祁公任 陈 涛 主编

第3版

现代实用临床

中药学

U0247616

 化学工业出版社

·北京·

本书以继承发扬、临床实用和富有新意为原则，总结中药临床应用的一般规律和方法，反映现代中药研究和临床应用的新成果，并记载药物在反应过程中可能出现的一些不良反应，为一本实用的中药临床应用参考书。全书收载常用中药 433 种，按药物主要功效分为 20 章。每一药物从异名、基源、性味归经、功效主治、成分研究、药理研究、炮制研究、临床应用、用量用法、制剂与成药、不良反应、中毒救治、使用注意 13 个方面进行论述。

本书适合广大临床中医师、中药工作者学习参考。

图书在版编目（CIP）数据

现代实用临床中药学/祁公任，陈涛主编. —3 版.
北京：化学工业出版社，2018.3（2021.1 重印）
ISBN 978-7-122-31234-1

Ⅰ.①现… Ⅱ.①祁…②陈… Ⅲ.①中药学
Ⅳ.①R28

中国版本图书馆 CIP 数据核字（2017）第 315686 号

责任编辑：李少华　　　　　　　　装帧设计：史利平
责任校对：宋　夏

出版发行：化学工业出版社（北京市东城区青年湖南街 13 号　邮政编码 100011）
印　　装：北京七彩京通数码快印有限公司
710mm×1000mm　1/16　印张 41⅛　字数 1072 千字　　2021 年 1 月北京第 3 版第 2 次印刷

购书咨询：010-64518888　　　　　　售后服务：010-64518899
网　　址：http://www.cip.com.cn
凡购买本书，如有缺损质量问题，本社销售中心负责调换。

定　　价：98.00 元

编写人员名单

主　编　　祁公任　陈　涛

副主编　　戴　岳　王　秋　耿义红　赵志英

编　者　（按姓氏笔画排列）

　　　　　王　冲　王　秋　王凤云　王春如

　　　　　方志军　祁公任　李　颖　宋　捷

　　　　　陈　涛　陆　丹　范晨怡　罗玉斌

　　　　　赵志英　耿义红　夏玉凤　高兴华

　　　　　徐　欢　徐　钊　徐先祥　戴　岳

　　　　　魏凯峰

前言
PREFACE

临床中药学是研究中药临床合理应用的一门学科。药物应用的合理性主要反映在提高药物疗效和降低其毒副作用两个方面，以确保用药的有效性与安全性。

本书收载常用中药 433 种，比第二版增加 15 种。按药物主要功效分列 20 章。每一药物条目分异名、基源、成分研究、药理研究、炮制研究、性味归经、功效主治、临床应用、用量用法、制剂与成药、不良反应、中毒救治、使用注意等 13 个方面。其中，临床应用部分又细分为单方验方、配伍应用、鉴别应用三个部分。

中药临床应用有三个特点：第一，中药很少单味使用，多以复方形式出现，这里涉及药物的配伍。第二，中药材大多须经炮制后始能入药应用。药物经过炮制，可以增强疗效，或降低毒副作用，或改变药物性能，以适应病情需要，或改变药物某些性状，便于贮存、制剂和服用。第三，临床应用中药都是在中医药理论指导下，强调辨证论治。以上三个特点可以概括为三个关键词，即：配伍、炮制和辨证用药。

（1）配伍应用 《神农本草经》序例中提到："药有阴阳配合，子母兄弟……有单行者，有相须者，有相使者，有相畏者，有相恶者，有相反者，有相杀者。凡七请，合和当视之，相须、相使者良，勿用相恶、相反者。若有毒宜制，可用相畏、相杀，不尔，勿合用也。"这段文字概括了药物七种配伍模式，即后世所称的药物配伍"七情"。但具体药物的配伍，则需要依靠长期临床实践经验的积累和总结，集中体现在前人留下的方剂中。本书在每一药物条目中设"配伍应用"，专栏，以"对药"形式，将展示该药物通过不同配伍体现其不同的功效特点，并将文献或方剂出处尽可能附于每一条目后，以便读者查阅。但前人积累的这些宝贵经验，仍然需要在现代临床实践中去求证、优化、发现和创新，以期进一步提高临床疗效和增强用药的安全性。

（2）鉴别应用 临床合理应用中药涉及如何鉴别应用的问题。例如同名中药但属不同植物基原，或者同一植物基原但入药部位不同，或者功效相似但毒性强弱有无不同，以及同一药物经不同炮制后的成品等，临床如何鉴别应用。为此，本书在每一药物条目中专设"鉴别应用"栏，论述不同药物的性能特点和适应病证，防止误用或任意相互替代使用，以免造成不良后果。

（3）单方验方 本书收录了具有实用价值的古代验方，更多地收录了现代临床报道的有效处方。其中单方较少，大多为复方，符合目前临床用药的实际情况。所治疾病均用现代病名表述，采用病证结合的方式可能更能为广大读者理解和接受。所谓验方，乃是在中医理论指导下通过辨证论治获得一定疗效的处方。用辨证论治和病证结合的认识观来看待验方，体现了中医对疾病诊治认识论和方法论的有机统一。

（4）不良反应 药物普遍具有药性和毒性两种性能。因此，药物对人体而言不仅有治疗作用，若应用不当还可能产生有害作用。过去，人们往往专注于中药的药性，而疏于对毒性的认识。本书对中药临床应用中可能产生的毒副作用以及其他不良反应的文献报道尽可能给予收载，以引起临床工作者的重视，在应用中尽量趋利避害，保证用药安全。对于前人配伍十八反、十九畏，妊娠用药禁忌等内容，则予以保留，放在"使用注意"一栏中，同时将现代中药研究涉及用药安全的相关知识，以简明提示的方式，也一并纳入其中。

中药的合理应用，前人主要依靠长期的临床实践经验的积累和不断总结，并载入历代中医药典籍中，成为国家传统医药文化的瑰宝，其合理用药的经验至今仍有非常高的实用价值。然而，中药的合理应用仅仅停留在临床经验层次上显然还是不够的。中药的现代基础研究已成果累累，主要反映在化学成分研究、药理研究、炮制研究三个方面。因此本书在每一中药条目中特别增设上述三个栏目，为读者提供合理用药的新思路、新方法，并为诠释中药的药性和毒性提供现代科学理论支撑，使临床用药的有效性和安全性得到进一步保证。此外，本书设"制剂与成药"一栏，为临床工作者提供多种药物制剂的应用选择。

由于本书内容已并不完全是传统意义上的临床中药学，故取名《现代实用临床中药学》，以示区别。

本书在编写过程中，曾得到中国药科大学严永清教授、南京中医药大学宋立人教授的悉心指导，在此表示衷心的感谢！

化学工业出版社对本书的出版给予了大力支持，在此一并表示衷心的感谢！

鉴于本书编写是一种新的尝试，涉及的学科领域十分广泛，因此在编写内容的深度、编写体例上有不尽如人意之处，祈望读者批评指正，以便日后修正。

中国药科大学　祁公任

2017. 12

目录
CONTENTS

第一章 解 表 药

第一节 辛温解表药

麻 黄

【基源】 为麻黄科植物草麻黄 *Ephedra sinica* Stapf、中麻黄 *Ephedra intermedia* Schrenk et C. A. Mey. 或木贼麻黄 *Ephedra equisetina* Bge. 的干燥草质茎。

【成分研究】

1. 生物碱类 麻黄中主要含有生物碱,成分随种而异[1]。

2. 挥发油类 主要有 2,3,5,6-四甲基吡嗪、L-α-萜品烯醇、β-萜品烯醇、萜品烯醇-4、月桂烯、二氢葛缕醇等。

3. 有机酸类 主要为对羟基苯甲酸、香草酸、肉桂酸、对香豆素、原儿茶酸等。

4. 其他 含麻黄多糖 A、麻黄多糖 B、麻黄多糖 C、麻黄多糖 D、麻黄多糖 E,儿茶酚鞣质,无机元素硒(Se)及钼(Mo)等。

【药理研究】

1. 发汗 给大鼠口服麻黄挥发油的水溶性提取物,在 75～300mg/kg 范围内,呈现剂量依赖性发汗作用。

2. 解热 牛乳引起人工发热的家兔,麻黄挥发油乳剂对其有解热作用。

3. 对中枢神经系统作用 麻黄碱的中枢兴奋作用远较肾上腺素强,治疗剂量即可兴奋大脑皮质,引起精神兴奋、失眠等;亦可兴奋中脑、延脑呼吸中枢和血管运动中枢。

4. 对心血管系统作用 麻黄碱能使心肌收缩力增强,心输出量增加,皮肤黏膜血管和内脏血管收缩,冠状动脉、脑血管和骨骼肌血管扩张,总外周阻力增加,血压升高缓慢而持久,收缩压比舒张压升高明显,脉压加大,反复应用或应用大剂量则对心脏有抑制作用。

5. 平喘 麻黄碱、伪麻黄碱、甲基麻黄碱均能舒张支气管平滑肌。

6. 抑制腹泻 其机制可能有 3 种:①抑制芳香氨基酸脱氨基酶催化的 5-羟色氨酸(5-HTP)转化为 5-羟色胺(5-HT);②阻断 5-HT 与肠道受体结合;③抑制胃肠道蠕动。

7. 利尿 D-伪麻黄碱有显著的利尿作用,其机制可能是阻碍肾小管钠离子重吸收及扩张肾血管使肾血流增加。

8. 胰岛素样作用 麻黄可促进由葡萄糖转化的脂肪合成,尚可抑制由去甲肾上腺素(NE)促进的脂肪分解作用。

9. 免疫调节 麻黄能减轻二硝基氯苯所致的小鼠耳郭肿胀,调整二硝基氯苯所致的血液中 CD4/CD8 失调。其机制一方面是使胸腺萎缩,导致 T 淋巴细胞的形成减少,另一方面可能与调整辅助性 T 淋巴细胞和抑制性 T 淋巴细胞的比例有关[2]。

10. 清除氧自由基 从麻黄中提取的水溶性麻黄多糖对邻苯三酚的氧化具有较强的抑制作用。

【炮制研究】 麻黄生品中挥发油含量为0.1150%,蜜炙麻黄中含量为0.0555%,炒麻黄中含量为0.0655%。在蜜炙品中,具有平喘作用的L-α-萜品烯醇、2,3,5,6-四甲基吡嗪、石竹烯及具有镇咳祛痰、抗菌、抗病毒作用的柠檬烯、芳樟醇等含量增高[3~5]。从而进一步证明了麻黄经蜜炙后发汗作用降低、平喘作用增强的传统经验。

麻黄绒的制取,不管采用哪种方法,均不同程度地损失部分有效成分,主要损失其髓部的麻黄碱和伪麻黄碱,而皮部的挥发油成分并未受到过多损失。故麻黄绒较麻黄作用缓和,主要由于总生物碱含量较低之故。

古代本草记载麻黄去节使用。在理论上这是有一定根据的,但在实际操作中难以执行。麻黄含多种麻黄型生物碱,主要在茎的节间,尤其在髓部。节中所含生物碱类型与节间相同,但含量较少,约为节间的1/3,但节中的伪麻黄碱含量较节间高。药理实验结果表明,节和节间两者的药理作用相同,但节比节间作用弱[6]。麻黄各部分的毒性研究表明,节的毒性最大,说明毒性大小并非与总生物碱含量的多寡成正比[7]。

【性味归经】 辛、微苦,温。归肺、膀胱经。

【功效主治】 发汗散寒,宣肺平喘,利水消肿。用于风寒感冒,咳嗽气喘,风水水肿。

【临床应用】

1. 单方验方

(1)变应性鼻炎　加味麻黄附子细辛汤:麻黄5g,制附子10g,细辛3g,黄芪30g,熟地黄10g,防风6g,白术15g,墨旱莲、苍耳子、地龙、鹿角霜各10g,全蝎3g,乌梅10g,每日1剂,水煎分2次服[8]。

(2)老年皮肤干燥症　桂枝二麻黄一汤:桂枝12g、白芍12g、杏仁10g、甘草6g、炙麻黄6g、生姜3片、大枣5枚,每日1剂,10天为一个疗程[9]。

(3)恶性胸腔积液　麻黄、白芥子、熟地黄、生黄芪各30g,干姜3g,附子12g,鹿角胶10g(烊化)、桂枝5g,每日1剂,水煎分2次温服[10]。

(4)缓慢性心律失常　加味麻黄附子细辛汤:炙麻黄7g,制附子9g,细辛3g,人参15g,黄芪20g,麦冬10g,五味子10g,桂枝10g,丹参15g。每日1剂,水煎,分2次服[11]。

(5)小儿咳嗽变异性哮喘　射干10g、炙麻黄10g、细辛3g、半夏10g、紫菀15g、款冬花15g、五味子5g、生姜10g、大枣6枚、地龙10g、蝉蜕10g。每日1剂,水煎分2次服[12]。

(6)小儿遗尿症　麻黄,5~7岁3g,8~15岁5g,15岁以上10g。水煎1次,去上沫,每晚睡前顿服。连服1个月[13]。

2. 配伍应用

(1)用于发汗解表

麻黄配桂枝:发汗散寒。用于风寒表实证。症见恶寒、发热、头痛无汗、脉浮紧等。如麻黄汤(《伤寒论》)。

麻黄配薏苡仁:解表祛湿。用于风湿在表证。症见一身尽痛、发热日晡加剧等。如麻杏薏甘汤(《金匮要略》)。

麻黄配葛根:升散发汗,解表祛邪。用于风寒客于肌表,卫气被外邪郁闭所致的发热、无汗、项背强直不适等。如葛根汤(《伤寒论》)。

麻黄配羌活、独活:祛风解表、除湿止痛。用于外感风寒表实证之身痛无汗及风湿痹痛。

(2)用于宣肺平喘

麻黄配杏仁:宣肺解表,止咳平喘。用于感冒风邪。症见鼻塞声重,语音不出,咳嗽胸闷等。如三拗汤(《太平惠民和剂局方》)。

麻黄配生石膏:清肺平喘。用于表邪未解,肺热咳喘。症见发热、喘急、苔黄、脉数等。如麻杏石甘汤(《伤寒论》)。

麻黄配细辛:温肺,化痰止咳。用于寒痰停饮。症见咳嗽气喘,痰多清稀。如小青龙汤(《伤寒论》)。

麻黄配射干:宣肺降气,消痰平喘。用于风寒束表、肺失宣降、痰饮上逆之喘咳气急等症。如射干麻黄汤(《伤寒论》)。

(3)用于利水消肿

麻黄配赤芍:利水消肿,凉血活血。用于血热夹瘀之小便不利、水肿、尿血,血热所致的衄血、吐血等(《施今墨对药》)。

麻黄配白术:发汗解表,散寒祛湿。用于风寒袭表,肺失宣降,水道不通所致的头面眼睑水肿之风水证。如越婢加术汤(《金匮要略》)。

麻黄配浮萍:发表宣肺,利水消肿。用于水肿,小便不利兼风热表证。

麻黄配车前子:利水消肿,平喘止咳。用于外邪袭肺,肺气郁闭,水道不通所致的发热恶风,头面四肢水肿兼有胸闷气喘、咳嗽痰多者。

3.鉴别应用

(1)生麻黄、蜜炙麻黄、麻黄绒　生麻黄发散力强,多用于风寒表实证及风水水肿。蜜炙麻黄发散力弱,兼有润肺作用,多用于咳喘证。麻黄绒其发散之力缓于生麻黄,适用于体虚及老弱患者而外感风寒者。

(2)麻黄、麻黄根　麻黄的药用部位为地上部分的草质茎,具有发汗解表、宣肺平喘、利水消肿的作用。麻黄根的药用部位为根及根茎,其性收涩,具有敛汗固表之功,常用于自汗、盗汗症。

(3)麻黄、桂枝　两者均能解表散寒发汗,用于风寒表证。麻黄发汗解表力强,适用于风寒表实证;桂枝发汗力不及麻黄,外感风寒表实、表虚证皆可用。麻黄且有宣肺平喘、利水消肿的功效,可用于多种原因引起的咳喘及风水、小便不利。桂枝具有温阳化饮、温通经脉的功效,可以治痰饮水湿及寒凝所致的月经不调、风湿痹痛、中焦虚寒等证。

(4)麻黄、香薷　两者均有发汗解表作用。但香薷兼有和中化湿祛暑功能,习称"夏月麻黄",多用于夏季外感风寒,阳气被遏之头痛、形寒、发热无汗及腹痛吐泻。此外,香薷也可治脚气肿痛。麻黄发汗力强,善治风寒表实无汗,又能宣肺平喘,可用于治疗肺气壅遏之咳喘。

(5)麻黄、浮萍　麻黄性温,适用于风寒表证,且能宣肺平喘,用于肺气壅塞的咳嗽气喘证。浮萍性寒,适用于风热表证,且能透疹止痒而治麻疹不透、风疹瘙痒等。

【用量用法】　水煎服,2～9g。发汗解表宜生用,体虚及老弱者宜用麻黄绒;止咳平喘多炙用。

【制剂与成药】

1.麻黄止咳丸　麻黄、甘草、桔梗,按1∶1∶2比例炼蜜为丸。用于支气管哮喘。口服,每次3～9g。孕妇及高血压患者忌服,体弱多汗者慎服。

2.气喘冲剂　麻黄、生姜、五味子、炙甘草,按8∶8∶1∶0.3比例制成。用于肺寒咳嗽,气喘。5g/次,2次/天,早、晚开水冲服。心源性气喘、高血压患者忌服。

3.止喘灵注射液　麻黄、洋金花等。用于寒痰伏肺之各型支气管哮喘、喘息性支气管炎。肌注,每次2ml,2～3次/天;7岁以下儿童酌减,3岁以下儿童慎用。1～2周为一个疗程。

【不良反应】　麻黄常规治疗剂量水煎服,一般无不良反应。但麻黄碱的毒性较大,口服麻黄碱治疗量的5～10倍时即可中毒,一般在服药后30min至2h可出现症状,主要表现为交感神经及中枢神经系统兴奋。中毒早期可见烦躁不安、焦虑谵妄、失眠、心悸气短、头晕震颤、恶心呕吐、血压升高、大量出汗、鼻黏膜干燥、排尿困难、尿潴留、心前区痛、瞳孔散大等。重度中毒者,可见休克、昏迷、呼吸困难、惊厥、心律失常,甚至呼吸衰竭、心室纤颤等。

【中毒急救】 氯丙嗪有抗麻黄碱中毒之效,急救可采用肌注或加入葡萄糖溶液静滴,常用量为25~50mg。忌用氨茶碱及中枢兴奋剂。

【使用注意】 表虚自汗、阴虚盗汗、肺虚喘咳、失眠、高血压、甲状腺功能亢进症、心脏病患者忌服。哺乳期妇女、前列腺增生患者慎服。

参考文献

[1] 王晓光等.常用中药药理研究与临床新用.北京:人民军医出版社,2006.
[2] 孔增科等.常用中药药理研究与临床应用.赤峰:内蒙古科学技术出版社,2005.
[3] 曾诠等.中国中药杂志,1992,(2):83.
[4] 孙静芸.中草药,1983,14(8):9.
[5] 孙静芸等.中国中药杂志,1995,20(6):331.
[6] 顾关云.中成药研究,1985,10:20.
[7] 杜建等.台湾中医药概览.北京:中国医药出版
社,1990.
[8] 林丹娜.中医药学刊,2006,24(11):2133.
[9] 景文川.山东中医杂志,1999,12:567.
[10] 刘淑英.湖北中医杂志,2006,28(10):25.
[11] 张福平.河北中医,2007,29(9):811.
[12] 李虹乐.中国中医药科技,2008,15(2):92.
[13] 宋立人等.临床验方手册.福州:福建科学技术出版社,2005.

桂 枝

【基源】 为樟科植物肉桂 *Cinnamomum cassia* Presl 的干燥嫩枝。

【成分研究】 桂枝中含有酚类、有机酸、鞣质、多糖、苷类、甾体、内酯、香豆精、挥发油等成分[1]。

【药理研究】

1. 抗病原微生物 桂枝醇提物在体外能抑制大肠杆菌、枯草芽孢杆菌及金黄色葡萄球菌,有效浓度为25mg/ml或以下;对白色葡萄球菌、志贺痢疾杆菌、伤寒杆菌、副伤寒甲杆菌、肺炎链球菌、产气杆菌、变形杆菌、炭疽杆菌、肠炎沙门菌、霍乱弧菌等亦有抑制作用。

2. 解热降温 桂枝汤对小鼠正常体温和伤寒疫苗、副伤寒疫苗所致小鼠及兔发热均有降温解热作用。

3. 镇痛镇静 桂枝水提物、桂皮醇和桂皮醛对小鼠的醋酸扭体反应有抑制作用;桂皮醛镇静作用明显,可使小鼠自主活动减少,被动活动失调,有拮抗中枢兴奋、延长巴比妥麻醉时间的作用。

4. 抗炎 桂枝汤对角叉菜胶所致的足肿胀有很强的抑制作用,可影响前列腺素合成,桂枝挥发油部分从呼吸道排出有消除炎症的作用[2]。

【性味归经】 辛、甘,温。归心、肺、膀胱经。

【功效主治】 发汗解肌,温通经脉,助阳化气。用于风寒感冒,寒凝血滞诸痛证,痰饮、蓄水证,心悸。

【临床应用】

1. 单方验方

(1)原发性低血压 桂枝、炙甘草为基本方,气虚者加黄芪,血虚者加当归,阴虚者加五味子、麦冬[3]。

(2)颈椎病 以桂枝、白芍、甘草、生姜、大枣、葛根为基本方,按神经根型、交感型、椎动脉型、脊髓型加减,并配合牵引[4]。

(3)糖尿病性疼痛　桂枝 6g、白芍 10g、干姜 6g、苍术 6g、甘草 5g、大枣 4 枚。每日 1 剂,水煎服[5]。

(4)糖尿病周围神经病变　桂枝 15g、白芍 15g、葛根 25g、当归 15g、全蝎(冲服)5g、生姜 5g、大枣 3 枚、甘草 5g。水煎服,每日 1 剂,分 2 次服,连服 30 天[6]。

(5)活动期类风湿关节炎　桂枝 10g、白芍 20g、赤芍 30g、知母 20g、防风 10g、黄柏 15g、薏苡仁 30g、苍术 15g、怀牛膝 30g、忍冬藤 30g、穿山龙 50g、地龙 20g、土茯苓 30g、甘草 15g。每日 1 剂,分 2 次服[7]。

2. 配伍应用

(1)用于发汗解肌

桂枝配白芍:调和营卫,解肌发表。用于风寒表虚之证。症见发热、恶风、汗出、脉浮缓等。如桂枝汤(《伤寒论》)。

桂枝配柴胡:解表退热,透泄少阳。用于风寒表证未解,半里邪热已见之太阳、少阳合病者。如柴胡桂枝干姜汤(《伤寒论》)。

桂枝配青蒿:透达调卫,解肌退热。用于无汗之久热不退等症。

(2)用于温经通脉

桂枝配枳实、薤白:温经通阳,理气止痛。用于胸阳不振,心脉瘀阻,胸痹心痛。如枳实薤白桂枝汤(《金匮要略》)。

桂枝配牛膝:温中散寒,活血止痛。用于肢节疼痛、血寒闭经诸证。

桂枝配当归、吴茱萸:温经散寒,活血止痛。用于血寒瘀阻之经闭腹痛、脉沉紧等。如温经汤(《妇人良方》)。

桂枝配附子:温经通脉,散寒祛湿。用于风寒痹之肩臂疼痛等。如桂枝附子汤(《金匮要略》)。

桂枝配川芎:祛风寒,温经脉,利关节,止痹痛。用于风寒湿痹、胸痹属胸阳闭阻、脉络不通者;痛经、闭经属寒凝经脉者。

桂枝配姜黄:温经散寒,活血,通脉止痛。用于风湿痹证,气滞血瘀之痛经、闭经、产后腹痛,跌打损伤之瘀阻肿痛。

(3)用于助阳化气

桂枝配茯苓:温阳化饮,健脾利湿。用于脾阳不运,痰饮眩悸,舌苔白滑,脉弦滑等。如苓桂术甘汤(《金匮要略》)。

桂枝配防己:祛风除湿,通阳利水。用于着痹、水肿、脚气。

桂枝配甘草、人参:温阳,补心,安神。用于心气不足之心动悸,脉结代。如炙甘草汤(《伤寒论》)。

【用量用法】　水煎服,3～9g;大剂量可用至 15～30g。或入丸、散。

【制剂与成药】　桂枝茯苓胶囊。由桂枝、茯苓、牡丹皮、芍药、桃仁组成,0.31g/粒。活血化瘀,消癥。用于妇人瘀血阻络所致癥块、闭经、痛经、产后恶露不尽;子宫肌瘤、慢性盆腔炎包块、卵巢囊肿等。口服,每次 3 粒,3 次/天。

【使用注意】　温热病及阳盛阴虚之证,血热妄行所致的血证均忌服。孕妇慎用。

参考文献

[1] 王晓光等.常用中药药理研究与临床新用.北京:人民军医出版社,2006.

[2] 孔增科等.常用中药药理研究与临床应用.赤峰:内蒙古科学技术出版社,2005.

[3] 高天德.实用中医药杂志,2001,17(6):20.

[4] 曹俊寿等.福建中医药,2001,32(1):13.

[5] 董慧咏等.河北中医,2008,30(5):499-500.

[6] 王武军.中国中医药信息杂志,2008,15(2):77-78.

[7] 刘茂祥.山东中医杂志,2008,27(6):374-375.

紫 苏

【异名】 苏叶。

【基源】 为唇形科植物紫苏 Perilla frutescens (L.) Britt. 的全草。

【成分研究】

1. 挥发油类 紫苏茎、叶中含有 0.3%～0.7% 的挥发油,主要为萜类化合物,且绝大多数为单萜,如紫苏醛、紫苏醇、左旋柠檬烯、紫苏酮、丁香油酚等。还有少数为倍半萜,如 β-丁香烯、α-葎草烯等[1]。

2. 黄酮及其苷类 从成熟的紫苏叶、种子中分离出 16 种黄酮类化合物,包括 5 种花色素苷、2 种黄酮及 9 种黄酮苷。

3. 脂肪酸类 紫苏籽有与油菜籽相当的含油量,且多数为高度不饱和甘油酯,此外还具有特异活性的 ω-3 系脂肪酸,其中 α-亚麻酸是一种功能性油脂。

4. 蛋白质类 紫苏籽中含蛋白质 20.96%,其氨基酸组成为苏氨酸、缬氨酸、蛋氨酸、异亮氨酸、亮氨酸、丙氨酸和赖氨酸[2]。

5. 其他 如类胡萝卜素、色素等。

【药理研究】

1. 解热 紫苏叶 95% 乙醇浸液既可刺激汗腺分泌、扩张皮肤血管,又具挥发性,带走机体大量热量,从而发挥解热降温作用。

2. 抗病原微生物 紫苏叶水煎剂对大肠杆菌、痢疾杆菌、葡萄球菌等有抑制作用;挥发油对自然污染真菌(如酵母)的抑制力明显优于尼泊金乙酯和苯甲酸;紫苏醛、蒎烯、苧烯等具有抗绿脓杆菌活性;紫苏醛和柠檬醛为抗真菌的主要活性成分,两者亦有协同作用,特别对皮肤丝状真菌生长有协同抑制作用[3]。

3. 抗炎 紫苏叶挥发油能抑制由肿瘤坏死因子-α(TNF-α)激活的内皮细胞表面细胞间黏附因子(ICAM-1)的表达,阻止血管内皮细胞与白细胞的黏附,抑制白细胞向血管外移行,发挥抗炎作用[4]。

4. 对中枢神经系统的作用 紫苏醛与豆甾醇协同具有镇静、镇痛作用。紫苏水提物和紫苏醛对猫的喉部反射有明显抑制作用,对离体蜗牛神经元和青蛙坐骨神经纤维的可兴奋细胞膜有抑制作用。

5. 抗肿瘤 紫苏中富含 β-胡萝卜素,能激活免疫系统功能,提高机体的免疫力,抑制癌症[2]。

6. 其他 如抗自由基、抗脂质过氧化和降血脂作用[3]。

【性味归经】 辛,温。归肺、脾经。

【功效主治】 解表散寒,行气宽中。用于风寒感冒,咳嗽痰多;脾胃气滞,胸闷呕吐;胎气不和,妊娠恶阻;鱼蟹中毒,腹痛吐泻。

【临床应用】

1. 单方验方

(1)慢性原发性肾小球疾病 紫苏叶、蝉蜕、桔梗、薄荷各 15g,金银花、白茅根各 20g,僵蚕、地肤子、牛蒡子、玄参、麦冬各 10g,甘草 6g。每日 1 剂,水煎,分 2 次服[5]。

(2)慢性胃炎　紫苏、草豆蔻、党参各 15g,吴茱萸 6g,黄连、半夏、川楝子、枳实、桔梗、甘草各 10g,白芍 30g。每日 1 剂,水煎,分 2 次服[6]。

(3)胆汁反流性胃炎　香附、法半夏各 10g,紫苏、陈皮各 6g,甘草 5g,党参 15g,黄连 3g。每日 1 剂,水煎,分 2 次服[7]。

(4)荨麻疹　取新鲜紫苏和新鲜樟树叶各 500g,洗净加水 5L,烧开后用小火煎 15min,将煎液倒入小桶中,先用蒸汽熏浴全身,待水温降至 40℃时,再用煎剂擦洗全身 10min,每日 1 次,连用 7 天[8]。

2. 配伍应用

(1)用于发汗解表

紫苏配广藿香:疏解表邪,化湿理气,和胃止呕。用于外感风寒湿邪而夹有里湿;内伤暑湿之呕吐,及脾胃气滞、湿浊内停。如藿香正气散(《太平惠民和剂局方》)。

紫苏配前胡、苦杏仁:轻宣凉燥,理肺止咳。用于外感凉燥证。症见恶寒无汗,咳嗽稀痰,咽干,苔白,脉弦等。如杏苏散(《温病条辨》)。

(2)用于行气宽中

紫苏梗配桔梗:开胸顺气,消胀除满。用于一切气机不畅,以致胸闷不舒,气逆诸证(《施今墨对药》)。

紫苏梗配藿香梗:理气宽中,消胀止痛。用于脾胃不和,气机不畅,湿滞中阻。症见胸腹满闷,纳食不化,嗳气呕吐等(《施今墨对药》)。

紫苏配黄连:清热和胃,理肺畅中。用于湿热阻困上中二焦,恶心呕吐,胸闷不舒;胃中气滞热郁,胃失和降之胃脘痞满、噫气、呕恶、不寐、眩晕等;肝胃郁热,胃气上逆所致的妊娠恶阻,胎动不安;外感风寒或脾胃气滞兼见呕恶,腹泻偏有里热者。如苏叶黄连汤(《温热病篇》)。

3. 鉴别应用

紫苏、紫苏梗:紫苏用其叶,简称苏叶;紫苏梗为紫苏的茎。紫苏梗的性味虽与苏叶相同,而发汗解表之力较弱,长于理气宽中安胎,适用于气郁食滞、胸腹满闷、胎动不安、恶心呕吐等。而紫苏叶长于发散风寒,解鱼蟹毒,适用于外感风寒表证及鱼蟹中毒。

【用量用法】　水煎服,5～9g,不宜久煎。

参考文献

[1] 王晓光等.常用中药药理研究与临床新用.北京:人民军医出版社,2006.

[2] 张卫明等.中国野生植物资源,1998,17(2):32.

[3] 王静珍等.中国中药杂志,1997,22(1):48.

[4] 顾文娟等.黑龙江畜牧兽医,2006,(8):26.

[5] 潘竞霞等.新中医,2008,40(9):40.

[6] 张玉润等.陕西中医,2008,29(7):843.

[7] 阮兜喜.新中医,2005,37(1):38-39.

[8] 陈细定等.湖北中医杂志,2007,29(10):41.

香　薷

【基源】　为唇形科植物石香薷 *Mosla chinensis* Maxim. 或江香薷 *Mosla chinensis* 'Jiangxiangru'的干燥地上部分。

【成分研究】

1. 黄酮类　香薷主要含有 5-羟基-6,7-二甲氧基黄酮、5-羟基-7,8-二甲氧基黄酮、5,7-二羟基-4′-甲氧基黄酮、5,5′-二羟基-7-甲氧基-6,3″,3″-三甲基-3′,4′-并吡喃黄酮、5-羟基-6-甲基-7-O-α-D-半乳吡喃糖双氢黄酮苷等[1]。

2. **挥发油类** 香薷主要含有百里香酚;石香薷主要含有百里香酚、香荆芥酚、对聚伞花素;密花香薷主要含有香薷二醇和香薷酮;木香薷主要含有桉叶油素和莰醌;荨果香薷主要含有百里香酚、香荆芥酚和香薷醇。

3. **香豆素类** 香薷主要含有 5-(3″-甲基丁基)-8-甲氧基呋喃香豆素、5-(3″-羟基-3″-甲基丁基)-8-甲氧基呋喃香豆素、5-(3″,3″-甲基烯丙基)-8-甲氧基呋喃香豆素等。

4. **萜类** 香薷主要含有 β-谷甾醇-3-β-D-葡萄糖苷、β-谷甾醇等。

5. **脂肪酸类** 香薷主要含有棕榈酸、亚油酸、亚麻酸、琥珀酸、丁二酸等。

【药理研究】

1. **抗病原微生物** 香薷挥发油对引起急性胃肠炎和细菌性痢疾的沙门杆菌、志贺杆菌、致病性大肠杆菌及金黄色葡萄球菌等都有较强的体外抗菌活性。

2. **解热** 香薷挥发油对注射啤酒酵母导致发热的大鼠,连续给药 3 次有显著的解热作用。

3. **镇痛镇静** 香薷挥发油具有镇痛作用,对中枢神经系统具有抑制作用。

4. **降压降脂** 香薷挥发油对动物的离体平滑肌具有松弛作用,可降低大鼠血压,还能降低高血脂患者血清中的 β-脂蛋白含量[2]。

5. **增强免疫功能** 香薷挥发油能增加小鼠血清溶菌酶含量,提高溶血素水平,提高血清绵羊红细胞(SRBC)抗体效价及外周血 T 淋巴细胞的百分率。

【性味归经】 辛,微温。归肺、胃经。

【功效主治】 发汗解表,和中化湿,利水消肿。用于暑天风寒感冒,兼有脾胃湿阻者,见恶寒发热,头痛无汗,脘腹疼痛,呕吐腹泻;或水肿脚气,小便不利,兼有表证者。

【临床应用】

1. **单方验方**

(1)口疮 香薷草液清洗口腔溃疡面,然后含香薷草液并保留 3min。每天用药 3 次,严重者用药 4 次,一周为一个疗程[3]。

(2)暑湿感冒 香薷 15g、柴胡 10g、广藿香 10g、羌活 10g、薄荷(后下)8g、厚朴 10g、金银花 15g、板蓝根 15g、六一散(包)10g,每日 1 剂,水煎服[4]。

(3)小儿疱疹性咽炎 香薷、佩兰、厚朴各 3g,金银花、连翘各 5g,生大黄 2g(另包),扁豆 6g,共为粗末,每天 1 剂,年长儿剂量酌加。将上述药倒入保温杯中,加开水 200ml 左右浸泡 30min 以上。首次服药 20~30ml,以后可小量频服[5]。

(4)湿疹 香薷 12g,天竺黄 10g,蝉蜕、杭菊花各 10g,防风 8g,黄芪、金银花各 15g,牡丹皮、玄参各 12g,水牛角 15g,石决明 10g,陈皮 6g。每日 1 剂,水煎,分 2 次服[6]。

2. **配伍应用**

(1)用于发汗解表、和中化湿

香薷配广藿香、佩兰:祛暑解表,和中化湿。用于夏令外感之头痛身热,呕恶脘闷,腹痛腹泻等。

香薷配厚朴、扁豆:发汗解表,化湿和中。用于暑天贪凉饮冷,风寒感冒兼脾胃湿困,恶寒发热,头痛身重,无汗胸闷,或腹痛吐泻者。如三物香薷饮(《太平惠民和剂局方》)。

香薷配白茅根:和中利湿。用于夏日外感之身热头痛,小便赤涩不利。

香薷配杏仁:发散表邪,降肺和胃。用于夏月外感寒湿所致的恶寒发热、无汗咳嗽等。

(2)用于利水消肿

香薷配白术:宣肺利水,健脾消肿。用于水气泛滥之小便不利,脚气水肿。如薷术丸(《僧深集方》)。

香薷配车前子:和中渗湿,止泻。用于暑热吐泻,烦闷口渴,小便不利。如车前子散(《证治准绳》)。

3. 鉴别应用

香薷、广藿香:两者均芳香辛散,具解暑发表、芳化湿浊之功,常相须为用,用于暑季贪凉饮冷而致寒热头痛,呕吐腹泻及湿阻中焦之证。但香薷发汗解表之力较广藿香强,主要用于夏令感暑伤寒,且有利水消肿的作用,也可用于水肿脚气、小便不利。而广藿香善于止呕,治湿郁呕吐,四季皆可使用。

【用量用法】　水煎服,3~9g。

【使用注意】　本品发汗力强,适用于阴暑证,表虚有汗及阳暑证当忌服。

参考文献

[1] 孔增科等.常用中药药理研究与临床应用.赤峰:内蒙古科学技术出版社,2005.
[2] 丁晨旭等.上海中医药杂志,2005,39(5):63.
[3] 戴珍华.湖南中医药导报,2003,9(7):32.
[4] 王靖.江苏中医,2000,21(2):17.
[5] 张硕等.陕西中医,2003,24(3):224.
[6] 王业龙.光明中医,2006,21(4):68.

荆　芥

【基源】　为唇形科植物荆芥 *Schizonepeta tenuifolia* Briq. 的干燥地上部分。

【成分研究】

1. 萜类　荆芥主要含有荆芥二醇、荆芥苷 E、荆芥苷 B、3-羟基-4(8)-烯-p-薄荷烷-3(9)-内酯、1,2-二羟基-8(9)-烯-p-薄荷烷、β-谷甾醇、齐墩果酸、熊果酸等。

2. 挥发油类　荆芥主要含有薄荷酮、胡薄荷酮、2-甲基-6-异丙基-2-环己烯-1-酮、月桂烯等。

【药理研究】

1. 抗病毒　荆芥醇提物具有较好的抗 H1N1 病毒作用[1]。

2. 解热、抗炎　荆芥煎剂对伤寒、副伤寒甲联合疫苗与破伤风类毒素混合制剂所致家兔发热有显著解热作用,对醋酸引起的炎症有明显的抗炎作用。

3. 抗氧化　荆芥甲醇提取物中含有能抑制大鼠脑匀浆过氧化脂(LPO)生成的物质,在这些物质中,迷迭香酸相关化合物的作用较强,并在甲酯化后活性增强。

【炮制研究】　荆芥与荆芥穗效用相同,荆芥穗发散力较强,荆芥梗中止痛活性成分薄荷酮含量较高。荆芥炒炭后,原所含挥发油成分产生变化,可检出乙酰呋喃、苯甲酰甲酯、2-甲基-2-丙烯基苯等 9 种新成分[2]。生荆芥无止血作用,炒炭后能止血,其止血成分为脂溶性物质[3]。

【性味归经】　辛,微温。归肺、肝经。

【功效主治】　祛风解表,透疹消疮,止血(炒炭后)。用于外感表证;风疹瘙痒,麻疹不透;疮疡初起兼有表证;吐衄下血。

【临床应用】

1. 单方验方

(1)慢性下肢溃疡　荆芥 20g、防风 12g、白芷 12g、柴胡 6g、薄荷 12g、连翘 15g、黄芩 15g、黄连 15g、黄柏 20g、栀子 15g、生地黄 15g、川芎 12g、枳壳 12g、黄芪 25g、甘草 3g、当归 15g、白芍 15g、桔梗 15g。每日 1 剂。加水 1500～2000ml,煎熬 15min 后断火。稍后待温,以不烫为宜,将患部置入药液中浸泡 30min。分泌物多者每天 4～5 次,分泌物少者每天 2～3 次,创面干净者每天 2 次,泡后用无菌敷料覆盖创面。若患部不便浸泡者,可用消毒敷料蘸洗及湿敷亦可。治疗以 1 个月为一个疗程[4]。

(2)中重度寻常性痤疮　生地黄 15g,荆芥、连翘、当归、白芍(或赤芍)、川芎、黄芩、栀子、防风、枳壳、柴胡、白芷、桔梗各 10g,黄连、薄荷、甘草各 6g。水煎取汁 300ml,口服,每日 2 次[5]。

(3)外阴白色病变　荆芥、防风、苏木、艾叶、川椒、黄柏、川乌、草乌各 10g,将药物倒入能加温的盆中,加水 1500ml,浸泡 30min 后,文火煮沸 10～15min 即可使用。首先用蒸汽熏洗,待药液稍凉后,再用毛巾热敷外阴,而后坐于药液中,使外阴浸在药液中,每次约 20min,每日 1～2 次。熏洗坐浴后用干净纱布拭干外阴。局部用氟轻松软膏外涂,药液每天 1 剂。10 次为一个疗程[6]。

(4)支气管哮喘　荆芥、防风、前胡、柴胡、黄芩各 10g,炙麻黄 6g,当归 12g,川芎、苏子、郁金各 15g,黄芪 30g,五味子、补骨脂各 20g,生甘草 3g。每日 1 剂,水煎,分 2 次服[7]。

2. 配伍应用

(1)用于发表散风

荆芥配防风:发散风寒。用于风寒感冒,风疹瘙痒,荨麻疹。如荆防败毒散(《摄生众妙方》)。

荆芥配当归:养血祛风。用于肠风下血,产后外感,产后血虚之风动晕仆等。

荆芥配黄芩:解表退热。用于外感风寒,内有郁热,恶寒发热,身痛无汗,口渴烦躁,脉浮紧,或脉浮数(《施今墨对药》)。

(2)用于透疹消疮

荆芥配蝉蜕、薄荷:解表透疹。用于表邪外束,小儿麻疹不透。如透疹汤(《太平惠民和剂局方》)。

荆芥配苦参:疏风清热,除湿止痒。用于风疹,湿疹。如消风散(《外科正宗》)。

荆芥配僵蚕:祛风清热,清肝明目,消肿散结。用于外感风寒,恶寒发热,头痛身痛,鼻塞流涕,咽喉肿痛,目赤口疮。如白僵蚕散(《证治准绳》)。

荆芥配胡荽:发汗透疹。用于风寒外束,疹出不畅,或疹出又复隐者。

(3)用于止血

荆芥炭配棕榈炭:固崩止血。用于妇女崩漏,月经过多等。

荆芥炭配槐花:凉血止血。用于肠风痔漏下血。

3. 鉴别应用

(1)荆芥、荆芥穗、荆芥炭　荆芥为全草入药,荆芥之花穗入药称荆芥穗,荆芥炒炭后入药称荆芥炭。荆芥性较平和,为发表散风之通用药,无论风寒、风热表证均可配伍应用,且能透表消疮。荆芥穗性味功能与荆芥相同,但药力较强,其发汗解表之力大于荆芥。荆芥炭无辛散之性,功专收涩,止血较好。

(2)荆芥、防风　两者皆有祛风解表、止痒的作用,用于外感表证(风寒、风热表证皆可),风疹瘙痒,且常相须为用。但防风偏温而质润,为“风药中之润剂”,祛风之力比荆芥强,且能胜湿止痛、止痉,也可用于风湿痹痛、破伤风证等。荆芥性质轻扬宣散,发汗之力比防风强,且有透疹消疮、止血(炒炭后)功效,可用于麻疹不透、疮疡初起及吐衄下血。

【用量用法】 水煎服,4.5～9g,不宜久煎。发表、透疹及消疮宜生用,止血宜炒用。

【制剂与成药】 荆防冲剂:由荆芥、防风、羌活、独活、柴胡、前胡、川芎、枳壳、茯苓、桔梗、甘草组成,制成颗粒冲剂。用于风寒感冒、头痛发热、恶寒身痛、鼻流清涕、咳嗽白痰。亦可用于疮疡初起、肿痛、发热、恶寒者。

【不良反应】 荆芥内服引起过敏反应,出现上腹不适、腹痛、恶心、呕吐、胸闷、皮肤疼痛、瘙痒、瘀血及皮疹等[8,9]。口服荆芥后食鱼、虾,也有致敏反应报道[10]。

【使用注意】 表虚自汗、阴虚头痛者慎服。

参考文献

[1] 周丽娜.中医药学刊,2004,22(10):1935.
[2] 叶定江等.中药通报,1985,10(7):19.
[3] 丁安伟等.中国中药杂志,1993,(9):535.
[4] 刘学清等.江西中医药,2006,37(2):33.
[5] 刘立.陕西中医,2007,28(12):1639.
[6] 石增兰.现代医药卫生,2008,24(3):404.
[7] 柳慧明.陕西中医学院学报,2008,31(5):19.
[8] 谢中志.四川中医,1998,11(2):56.
[9] 朱德梓.山东中医杂志,1989,8(1):11.
[10] 侯昕.中国中医杂志,1990,1(2):54.

防 风

【基源】 为伞形科植物防风 *Saposhnikovia divaricata* (Turcz.) Schischk. 的干燥根。

【成分研究】

1. **挥发油类** 辛醛、β-没药烯、壬醛、7-辛烯-4-醇、乙醛、花侧柏烯和 β-桉叶醇等。

2. **色原酮类** 吡喃色原酮(亥茅酚、乙酰亥茅酚等)、呋喃色原酮(升麻素、升麻苷等)。

3. **香豆素及聚乙炔类** 花椒毒素、东莨菪素、欧前胡素及香豆内酯等。

【药理研究】

1. **解热、镇痛、抗炎** 防风挥发油对小鼠醋酸扭体反应有明显的抑制作用;色原酮类成分对酵母菌诱导的大鼠发热有明显的退热作用;对腹膜化学性刺激引起的疼痛及温度刺激引起的小鼠疼痛均有明显的抑制作用;同时具有明显的抗炎作用。

2. **抗肿瘤** 防风多糖体内应用,能明显抑制 S_{180} 实体瘤的生长(抑瘤率为 52.92％),提高 S_{180} 荷瘤小鼠腹腔巨噬细胞($M\varphi$)的吞噬活性[1]。

3. **抗凝** 防风正丁醇提取物能明显延长小鼠的凝血时间和出血时间,提示其可抑制凝血因子、血小板和毛细血管的功能,具有明显的抗凝作用[2]。

【性味归经】 辛、甘,微温。归膀胱、肝、脾经。

【功效主治】 祛风解表,胜湿止痛,止痉。用于外感表证,风疹瘙痒,风湿痹痛,破伤风证,及肝郁侮脾之腹痛泄泻。

【临床应用】

1. 单方验方

(1)肠易激综合征 白术(土炒)、白芍各 15～20g,陈皮、防风各 9～12g,葛根 10～15g,枳实 6～9g,木香 7～10g,甘草 6～10g 为基本方,治疗肝旺脾虚之肠易激综合征[3]。

(2)寻常性痤疮 防风 15g、白芷 10g、桔梗 6g、桑白皮 10g、枇杷叶 10g、黄芩 9g、白花蛇舌草 15g、生地黄 12g、滑石粉 15g、丹参 15g、姜半夏 6g、牡丹皮 10g,水煎取汁 250ml,每日 3 次,饭后 0.5h 口服[4]。

(3)慢性溃疡性结肠炎 防风10g、苍术10g、白术10g、茯苓10g、白芍10g、党参15g、黄芪30g、佛手10g、肉桂3g(后下)、黄连3g、田三七5g。每日1剂,水煎分2次口服^[5]。

2. 配伍应用

(1)用于发表散风

防风配黄芪:祛风固表。用于表虚腠理不密之自汗盗汗,及卫气不固肌表易于感冒者。如玉屏风散(《医方类聚》)。

防风配苦参、荆芥:疏风清热,除湿止痒。用于风疹,湿疹。如消风散(《外科正宗》)。

防风配白芷:祛风止痛。用于外感风寒头痛及鼻渊头痛。

防风配川芎:祛风止痛。用于外感之头痛身痛等症。

防风配羌活:祛风散寒,胜湿止痛。用于风湿在表之偏正头痛,身重关节痛而偏于游走性者。如九味羌活汤(《此事难知》)。

防风配大黄、黄芩:表里双解。用于外感风邪,内有蕴热,表里俱实之证。如防风通圣散(《宣明论方》)。

防风配菊花:疏清风热。用于风热袭表之恶风、头痛目痒,风疹。

防风配谷精草:疏风明目止痒。用于目生翳膜,视物不清;风邪客于肌表之瘙痒。

(2)用于胜湿止痛

防风配防己:祛风胜湿,利水止痛。用于风寒热痹,全身关节疼痛。

防风配乌梢蛇:祛风通络。用于手足缓,不能伸举之行痹。如乌蛇丸(《太平圣惠方》)。

防风配秦艽:祛风除湿,通络止痛。用于风寒湿痹,筋脉拘急,肢体麻木等(《中药药对大全》)。

(3)用于止痉

防风配天麻、天南星:祛风定痉。用于破伤风。症见牙关紧闭、角弓反张等。如玉真散(《外科正宗》)。

(4)用于止泻

防风配白术、白芍:补脾柔肝,祛湿止泻。用于肝郁侮脾,腹痛泄泻等。如痛泻要方(《医学正传》)。

3. 鉴别应用

防风、羌活:两者皆有祛风解表、除湿的作用。但羌活辛温发散,气味雄烈,善于升散发表,有较强的解表散寒、祛风胜湿、止痛之功,其祛风胜湿之力较防风强,多用于外感风寒表证或风湿表证、风寒湿痹等。防风为"风药中之润剂",以祛风解表为主,虽不长于散寒,但能胜湿、止痛,因其药性甘缓微温不峻烈,故外感风寒、风湿、风热表证均可配伍使用。

【用量用法】 水煎服,4.5～9g;或入丸、散。外用适量,煎水熏洗。

【不良反应】 内服防风可引起过敏反应,停药后即愈。

【使用注意】 血虚发痉、阴虚火旺者慎服。

参考文献

[1] 杨震等.黑龙江医药,2005,18(1):36.
[2] 李莉等.北京医药大学学报,1999,22(3):38.
[3] 李伟等.陕西中医,2000,21(6):255.
[4] 叶文伟.浙江临床医学,2006,8(5):471.
[5] 王小婷.湖南中医杂志,2002,18(1):20.

羌 活

【基源】 为伞形科植物羌活 *Notopterygium incisum* Ting ex H. T. Chang 或宽叶羌活 *Notopterygium franchetii* Boiss. 的干燥根茎及根。

【成分研究】

1. 挥发油类 α-蒎烯、β-蒎烯、柠檬烯等。

2. 香豆素类 异欧芹素乙、佛手柑内酯、羌活酚、羌活醇、花椒毒酚、7-异戊烯氧基-6-甲氧基香豆精等[1]。

3. 糖类 鼠李糖、果糖、葡萄糖和蔗糖。

4. 有机酸及有机酸酯类 油酸、亚油酸、阿魏酸、茴香酸对羟基苯乙酯、苯乙基阿魏酸酯等。

5. 其他 β-谷甾醇、β-谷甾醇葡萄糖苷、胡萝卜苷、4-羟基-3,5-二甲氧基芪等。

【药理研究】

1. 镇痛 羌活水提物、乙酸乙酯提取物及正丁醇提取物,均能抑制醋酸引起的小鼠扭体次数,而乙酸乙酯提取物的镇痛作用略强于正丁醇提取物。

2. 抗炎 羌活水提醇沉溶液能抑制大鼠蛋清性足肿胀,抑制二甲苯所致小鼠耳肿胀,抑制纸片所致小鼠炎性增生,抑制小鼠胸腔毛细血管通透性增加,抑制弗氏完全佐剂所致大鼠第Ⅰ、Ⅱ期炎症足肿胀[2]。

3. 解热 羌活挥发油能使致热性大鼠体温明显降低,具有显著的解热作用。

4. 抗过敏 羌活挥发油经灌胃和腹腔注射给药,对 2,4-二硝基氯苯所致小鼠迟发型超敏反应有一定的抑制作用。

5. 对免疫系统作用 羌活水提醇沉溶液能显著促进佐剂性关节炎模型大鼠全血白细胞的吞噬功能和全血淋巴细胞的转化率,并提高其红细胞免疫功能。

【性味归经】 辛、苦,温。归膀胱、肾经。

【功效主治】 解表散寒,祛风胜湿,止痛。用于风寒感冒,头痛身疼;风寒湿痹,肩臂酸痛。

【临床应用】

1. 单方验方

(1)白癜风 内服九味羌活汤,由羌活、防风、白芷、川芎、生地黄、苍术、黄芩、细辛、甘草组成。外用加减九味羌活汤酊,由羌活 10g、防风 10g、白芷 10g、川芎 10g、细辛 5g、红花 5g 组成,加入 200ml 75%乙醇中浸泡 1 周,过滤备用。每日 2～3 次,外涂白斑区[3]。

(2)偏头痛 川芎 30g、白芷 12g、羌活 15g、藁本 10g、当归 15g、白芍 20g、僵蚕 10g、蔓荆子10g、红花 10g。随证加减。每日 1 剂,水煎服。15 天为一个疗程[4]。

(3)肩周炎 羌活、秦艽、木瓜、防风各 10g,海风藤 30g,五加皮、川续断各 15g,细辛 3g。每日 1 剂。10 天为一个疗程[5]。

2. 配伍应用

(1)用于解表散寒

羌活配细辛、苍术:解表散寒,祛湿止痛。用于外感风寒夹湿,恶寒发热,肌表无汗,头痛项强,肢体酸痛较重者。如九味羌活汤(《此事难知》)。

(2)用于祛风胜湿止痛

羌活配独活、川芎:发散风寒,除湿通痹,活络止痛。用于风寒湿痹,头痛身痛等。如羌活胜湿汤(《内外伤辨惑论》)。

羌活配威灵仙:祛风湿,通经络,止痹痛。用于风寒湿痹,尤以上半身痹痛最宜。

羌活配当归、姜黄:活血祛风,胜湿止痛。用于风寒湿痹,肩背肢体疼痛,腿脚沉重。如蠲痹汤(《是斋百一选方》)。

羌活配川芎、藁本:祛风湿,通瘀滞,止痹痛。用于风寒湿邪侵袭肌表,凝阻脉络之偏正头痛,或一身肢节疼痛、重着酸楚。如羌活芎藁汤(《审视瑶函》)。

3. 鉴别应用

羌活、独活:两者皆有祛风胜湿、止痛作用。但羌活性较燥烈,发散力强,长于发散肌表风寒,及偏上半身之风寒湿邪,且可通利关节而止痛,故常用于治疗风寒或风湿在表之头痛、身痛及上半身之风湿痹痛。独活性较和缓,发散力较羌活弱,而胜湿通痹止痛作用较羌活为强,且长于祛下半身风湿,故治疗风湿痹痛而以腰以下为甚者及少阴头痛则用独活为佳。若风寒湿痹,一身尽痛,两者常相须为用。

【用量用法】 水煎服,3～9g。

【制剂与成药】 九味羌活颗粒:由羌活、防风、苍术、细辛、川芎、白芷、黄芩、甘草、地黄组成,制成颗粒剂。用于恶寒发热、无汗、头疼口干、肢体酸痛。1次5g,1日2～3次,温开水冲服。阴虚气弱者慎用。

【使用注意】 本品燥烈,易伤阴动血,故阴虚外感、血虚痹痛者慎服。

参考文献

[1] 王曙等.中国中药杂志,1996,21(5):295.
[2] 李云霞等.辽宁中医学院学报,2004,6(1):22.
[3] 顾仲明.上海中医药杂志,2005,39(5):25.
[4] 张玲等.时珍国医国药,2005,16(7):647.
[5] 赵国英.浙江中医杂志,2008,43(5):280.

白　芷

【基源】 为伞形科植物白芷 *Angelica dahurica*(Fisch. ex Hoffm.)Benth. et Hook. f. 或杭白芷 *Angelica dahurica*(Fisch. ex Hoffm.)Benth. et Hook. f. var. *formosana*(Boiss.)Shan et Yuan 的干燥根。

【成分研究】

1. 香豆素类 主要有效成分为香豆精类。

2. 挥发油类 主要有甲基环癸烷、1-十四碳烯、有机酸类、碳烯类及醇类等。

【药理研究】

1. 镇痛 川白芷镇痛抗炎的有效成分是脂溶性部分,滇白芷亦有镇痛作用。

2. 抗病原微生物 白芷对大肠杆菌、宋氏痢疾杆菌、弗氏痢疾杆菌、变形杆菌、伤寒杆菌、副伤寒杆菌、绿脓杆菌、霍乱弧菌、革兰阳性菌及人型结核杆菌等有不同程度的抑制作用。

3. 抗过敏 白芷酊外用对豚鼠二硝基氯苯变应性接触性皮炎有明显抑制作用。

4. 对血管的作用 比克白芷素对冠状血管有扩张作用,白芷和杭白芷的醚溶性成分对离体兔耳血管有显著扩张作用,而白芷的水溶性成分有血管收缩作用。

5. 对平滑肌的作用 白芷及其多种有效成分具有解痉作用[1]。

6. 其他 主要有拮抗副交感神经、中枢兴奋、呼吸兴奋、升高血压、减慢心率、抑制肝药酶、抗肿瘤等作用。

【炮制研究】 白芷临床以生用为主,取其芳香通窍,散风止痛作用。白芷的产地及加工方法不同对其主要活性成分含量影响很大。以欧前胡素、异欧前胡素为指标,用分光光度法测定不同加工、干燥方法对成分的影响,结果以石灰干燥法含量最高,晒干法、烘干法含量稍降低,硫熏法含量明显降低,主成分损失约40%[2]。

【性味归经】 辛,温。归肺、胃、大肠经。

【功效主治】 解表散寒,祛风止痛,通鼻窍,燥湿止带,消肿排脓。用于风寒感冒,头痛鼻塞;阳明头痛,齿痛,鼻渊,风湿痹痛;白带过多,疮疡肿毒及皮肤风湿瘙痒。

【临床应用】

1. 单方验方

(1)慢性肠炎 茵陈白芷汤(茵陈、白芷、秦皮、茯苓皮、黄柏、广藿香)为基本方,随症加减,1次/天,1个月为一个疗程[3]。

(2)压疮 取白芷20g,放入容器内捣碎,用细纱布过滤后备用,用0.15%碘伏彻底消毒压疮部位,再用棉签或棉球蘸取白芷粉涂于患处[4]。

(3)婴儿湿疹、尿布疹 紫草270g、白芷170g,轧成粗粉,加石蜡油3000g浸润24h,加热至130℃,维持约30min使白芷至焦黄色为止,两层纱布过滤,去渣,滤液中加入尼泊金乙酯4g、蜂蜡800g搅拌至全溶,继续搅拌至冷凝即得红臀软膏,每日3次,洗净,涂抹[5]。

2. 配伍应用

(1)用于解表散寒

白芷配葛根:发表解肌,退热。用于外感风寒,表邪未解,郁于肌腠化热之恶寒发热、无汗项强、头痛心烦等。

白芷配藁本:祛风解表,散寒止痛。用于风寒头痛以巅顶为甚者;妇人湿胜之带下病;湿盛下注之腹痛腹泻。

(2)用于通窍止痛

白芷配苍耳子:通窍止痛。用于鼻渊头痛,时流浊涕。如苍耳子散(《严氏济生方》)。

白芷配升麻:清胃火,散风热,止痛。用于阳明头痛,以前额痛甚者及齿痛。

白芷配细辛:通窍止痛。用于外感头面疼痛较重者,及眉棱骨痛,齿痛等。如一捻金散(《御药院方》)。

白芷配石膏:祛风清火,消肿止痛。用于风热牙痛。如风热散(《仙拈集》)。

白芷配僵蚕:祛风止痛,胜湿止带。用于风热上攻,眉棱骨痛;妇人带下;黄褐斑(《施今墨对药》)。

(3)用于燥湿止带

白芷配鹿角霜:温阳燥湿止带。用于寒湿带下等。

白芷配黄柏:清热燥湿止带。用于湿热带下。

白芷配乌贼骨、血余炭:清热燥湿止带。用于妇人赤白带下。如白芷散(《妇人良方》)。

白芷配苍术:健脾燥湿。用于妇人湿浊带下。

(4)用于消肿排脓

白芷配金银花、当归:清热解毒,消肿排脓。用于痈疽初起,红肿疼痛等。如仙方活命饮(《校注妇人良方》)。

白芷配黄芩:清热解毒、消肿排脓。用于乳痈、疮肿。

15

3. 鉴别应用

(1)白芷、细辛　两者均能祛风散寒、通窍止痛。但细辛散寒力强,既散在表之风寒,又除在里之痼冷,且能温肺化饮,可治阳虚外感、寒痰停饮、气逆喘咳。此外,细辛兼能通利关节、开窍醒神、吹鼻取嚏,用于中恶、痰厥之神昏窍闭证。白芷善治眉棱骨痛、风冷牙痛,并能燥湿止带、消肿排脓,又为寒湿带下、风湿瘙痒、痈肿疮毒必用之品。

(2)白芷、羌活　两者均为治疗头痛的常用药,但白芷所治以阳明经头痛(前额部)为主,羌活所治以膀胱经头痛(后枕部)为主。

【用量用法】　水煎服,3～9g。外用适量。

【不良反应】　近年发现,大剂量内服白芷可致恶心、呕吐、头晕、心慌、气短、大量出汗、血压升高、惊厥、烦躁不安、呼吸困难等,严重者,最后因呼吸中枢麻痹而死亡。其毒性成分为白芷毒素、东莨菪素、花椒毒素等[6]。

采挖白芷可引起接触性皮炎,症状见皮肤红斑、水肿、水疱、丘疹、渗液、瘙痒、灼痛、胀木感及结膜充血水肿等[7]。在治疗白癜风的过程中,用白芷制剂于局部,如日光照射时间过长,也可产生类似症状。

银屑病患者内服光敏胶囊(杭白芷提取物)1.5～2h后,照射长波紫外线(UVA),有的患者出现头晕、恶心、上腹不适、皮肤瘙痒及转氨酶升高等反应[8,9],而且使外周血淋巴细胞的姊妹染色单体互换率明显高于治疗前($P<0.01$),因此认为此疗法有潜在致癌危险[10]。

【使用注意】　本品辛温香燥,阴虚血热者忌服。

参考文献

[1] 张富强等.南京中医药大学学报:自然科学版,2002,18(3):190.
[2] 叶定江等.中药炮制学.北京:人民卫生出版社,2003.
[3] 潘振南.江苏临床医学杂志,2000,21(3):258.
[4] 张宇慈等.吉林中医药,2006,26(11):30.
[5] 朱增燕等.山西医药杂志,2008,37(11):1039.
[6] 夏丽英.现代中药毒理学.天津:天津科技翻译出版公司,2005.
[7] 张振楷等.临床皮肤科杂志,1986,15(4):212.
[8] 重庆市银屑病防治研究协作组.中华皮肤科杂志,1981,14(3):129.
[9] 潘龙刚.中成药研究,1983,(3):30.
[10] 蒋仲无等.中华理疗杂志,1987,10(1):2.

细 辛

【基源】　为马兜铃科植物北细辛*Asarum heterotropoides* Fr. Schmidt var. *mandshuricum* (Maxim.) kitag. 、汉城细辛 *Asarum sieboldii* Miq. var. *seoulense* Nakai 或华细辛 *Asarum sieboldii* Miq. 的干燥根和根茎。

【成分研究】　挥发油为其主要有效成分,此外还含细辛脂素、细辛素等。

【药理研究】

1. 抗炎　细辛挥发油能增强肾上腺皮质的功能,即有促肾上腺皮质激素(ACTH)样作用,对炎症介质释放、毛细血管通透性增加、渗出、白细胞游走、结缔组织增生等均有明显的抑制作用[1]。

2. 抗衰老　细辛能减少氢化可的松造模小鼠组织内过氧化脂(LPO)含量,能避免有害物质对组织细胞结构和功能的破坏,同时也有提高超氧化物歧化酶(SOD)活性的趋势,增强机体对自由基的清除能力,减少自由基对机体的损伤[2]。

3. 对神经系统的作用

(1)解热、镇痛　辽细辛挥发油对正常小鼠的体温有降低作用,细辛对醋酸致小鼠腹痛、热板法致小鼠足痛均有明显的镇痛作用。

(2)抗惊厥　辽细辛挥发油可完全对抗电惊厥,显著延长戊四氮惊厥潜伏期及死亡时间。

4. 对心血管系统的作用　细辛水煎液能增强体外培养乳鼠心肌细胞的搏动频率,但对搏动强度无明显影响;细辛油在预先阻断β受体后,能抑制去甲肾上腺素对兔离体主动脉的收缩作用。

5. 其他　免疫抑制、抗肾脏病变、抗真菌等作用。

【性味归经】　辛,温;有小毒。归肺、肾、心经。

【功效主治】　祛风散寒,通窍止痛,温肺化饮。用于风寒感冒,阳虚外感;头痛,牙痛,鼻塞,鼻渊,风湿痹痛;寒痰停饮,气逆喘咳。

【临床应用】

1. 单方验方

(1)复发性口腔溃疡　每日取细辛 10g,加水 100ml,煎煮 5～10min,取液 60ml,分 3 次口含、漱口,每次 10～15min,吐出,不可吞咽入胃,溃疡面愈合后即可停药,最多用 2 周[3]。

(2)阳痿　细辛 5g、韭子 7.5g,加开水 200ml,浸泡 10min 后当茶频频饮服,每日 1 剂。治疗期间忌房事[4]。

(3)面瘫　取细辛叶适量,用 75%乙醇浸湿,揉搓成团塞健侧鼻孔,以舒适为度,也可取细辛、冰片等量研末,用纱布裹紧塞健侧鼻孔,治疗脑卒中后遗症、言语謇涩[5]。

(4)慢性咳嗽　麻黄 10g、附子 15g(先煎 1.5h)、细辛 5g。每天 1 剂,水煎 2 次,混合后分 2 次温服[6]。

(5)变应性鼻炎　生麻黄 3g、细辛 3g、制附子 12g(先煎)、地龙 12g。舌质淡红、舌苔薄润、无口干咽燥者,加桂枝 6g、生黄芪 12g;舌质红、舌苔黄、口干咽燥者,加黄芩 12g、桑白皮 5g;舌质暗红者,加赤芍 9g、丹参 9g;鼻塞症状明显者加辛夷 9g(包煎)[7]。

(6)口腔溃疡　细辛适量研末,每次取 2g,生姜汁调和,外敷脐部,上覆塑料薄膜,胶布固定,观察 4～6h 揭下,连用 5～7 天[8]。

(7)牙痛　麻黄 5g、细辛 10g、制附片 20g(先煎 1h),以上 3 味药以文火煎取 300ml 药汁,分 3 次温服[9]。

(8)偏头痛　川芎 10g、白芷 10g、细辛 3g、桃仁 10g、红花 10g、僵蚕 15g、地龙 20g、柴胡 10g、白芍药 15g。每日 1 剂,水煎 2 次,早晚各服 1 次,每次约 300ml。10 日为一个疗程[10]。

2. 配伍应用

(1)用于祛风散寒

细辛配独活:祛风散寒,止痛。用于风寒外感波及少阴所致的头痛如劈、痛连齿颊,及外感风寒之肢节疼痛;也可用于寒湿痹痛。

细辛配附子、麻黄:助阳解表。用于阳虚外感风寒,发热恶寒,脉沉者。如麻黄附子细辛汤(《伤寒论》)。

细辛配松节:温散寒湿,蠲痹止痛。用于历节风,风寒湿痹,寒邪偏胜,疼痛明显者。

(2)用于通窍止痛

细辛配川芎:疏风止痛。用于风邪头痛,或巅顶作痛,恶寒发热,目眩鼻塞。如川芎茶调散(《太平惠民和剂局方》)。

17

细辛配辛夷、苍耳子:疏风通窍。用于风邪犯肺,鼻塞鼻渊,头痛流涕等。

细辛配熟地黄:养血补肾,祛风止痛。用于腰部酸重疼痛,转侧不利,劳累或遇凉后加重,属肾虚寒侵,经络不利及血虚头痛。

细辛配通草:通经活络,散寒止痛,通气下乳。用于寒凝脉络所致的手足厥冷、乳汁不下及冻疮、痛经等多种疼痛。

细辛配黄连:清宣心肾郁火。用于心经旺盛,口舌生疮,疼痛难忍之症;肝火上炎所致耳肿耳聋、目赤畏光;胃火上冲所致齿龈肿痛、口臭牙宣等。

(3)用于温肺化饮

细辛配半夏、干姜:温肺化饮。用于寒饮证。症见喘咳,痰多清稀,舌苔白滑者。如小青龙汤(《伤寒论》)。

细辛配茯苓:温肺化饮。用于寒饮咳嗽。症见咳痰量多,清稀色白,舌苔白滑,脉弦滑。如苓甘五味姜辛汤(《金匮要略》)。

细辛配五味子:一散一收,化饮止咳。用于风寒感冒或肺寒咳嗽、痰多而稀、不渴,以及肺肾两虚,久咳虚喘。如小青龙汤(《伤寒论》)。

(4)用于通关开窍醒神

细辛配皂荚:通关开窍,醒神。用于中恶或痰厥所致卒然口噤气塞,昏不知人,面色苍白,牙关紧闭。如通关散(《丹溪心法附余》)。

【用量用法】 水煎服,1～3g。外用适量。

【制剂与成药】

1. 头风膏:细辛、白芷、薄荷油各等份,制成黑色药膏,每张重1g。用于风热头痛、产后冒风头痛。加热软化,对贴于两侧太阳穴。

2. 细辛皂角栓:细辛、皂角各20g,蜂蜜200g,制成长5cm、直径1cm的栓剂。用于蛔虫性肠梗阻、便秘等。1～2粒/次,塞入肛门内。

【不良反应】 细辛所含的挥发油,内含甲基丁香酚及黄樟醚等,在治疗中起重要作用,但亦为主要有毒物质,是一种神经阻滞麻醉剂和局部浸润麻醉剂。服细辛过量中毒,一般在服药40min至1h后出现中毒症状,可见头痛、呕吐、出汗、烦躁不安、面赤、呼吸迫促、脉数、颈项强直、瞳孔散大、体温及血压升高;严重者出现牙关紧闭、角弓反张、意识不清、四肢抽搐,最后因呼吸衰竭而死亡[11]。

有细辛过量致心律失常和心力衰竭的报道[12,13]。还有服用超量(8g)细辛出现重度中毒的病例,经抢救后恢复[14]。

【使用注意】 细辛毒性成分主要在挥发油部分,故入煎剂煎煮时间不宜太短,可在30min以上,以便其中挥发油逸去而使毒性下降。研末内服一般宜慎,不宜久服。细辛对肾脏有一定毒性,故肾功能不全者慎用。细辛挥发油中有增强脂质代谢及升高血糖的成分,糖尿病患者应慎用[15]。气虚汗多,阴虚肝阳头痛,肺燥伤阴干咳等忌服。

参考文献 ....

[1] 刘兴隆等.江苏中医药,2005,26(7):59.

[2] 樊景坡.中医药信息,1994,(2):48.

[3] 张善举.中医杂志,2003,43(4):281.

[4] 冷长春等.中国民间疗法,1999,4:23.

[5] 袁春意.中医函授通讯,2000,19(6):49.

[6] 农志新.福建中医药,2007,38(3):24.

[7] 高建忠等.山西中医学院学报,2007,8(3):41.

[8] 赵娟等.河南中医,2006,26(11):22.

[9] 郭渝南等.中国中医急症,2002,11(4):315.

[10] 曹国英.河北中医,2002,24(6):477.

[11] 杨易灿等.常用中草药中毒与急救.成都:四川人民　　[13] 周超凡.中国中药杂志,1995,20(7):440.
　　　出版社,1981.　　　　　　　　　　　　　　　　　　　[14] 龙月娥等.陕西中医,1999,20(6):282.
[12] 陈筱琴等.江苏中医,1994,15(1):10.　　　　　　　　[15] 彭家谋.时珍国医国药,1999,10(2):130.

藁　本

【基源】　为伞形科植物藁本 *Ligusticum sinense* Olive. 或辽藁本 *Ligusticum jeholense* Nakai et Kitag. 的干燥根茎及根。

【成分研究】　阿魏酸、藁本酚、藁本内酯、藁本内酯二聚体等。

【药理研究】

1. **抗炎**　藁本乙醇提取物对小鼠角叉菜胶性足肿胀具有较强的抑制作用。

2. **镇痛镇静**　藁本乙醇提取物具有明显的抗醋酸扭体作用,并促进动物进入睡眠状态,具有较强的镇静催眠作用。

3. **对细胞生长的作用**　藁本乙醇提取物对 L-M 细胞(鼠胸腺激酶缺陷细胞株)神经生长因子的产生有较强的促进作用,对人骨髓白血病细胞株(HL-60)的生长有中等程度的抑制效果[1]。

4. **其他**　抑制细胞增殖、抗血小板凝聚等作用。

【性味归经】　辛,温。归膀胱、肝经。

【功效主治】　祛风胜湿,散寒止痛。用于风寒感冒,巅顶疼痛,风寒湿痹。

【临床应用】

1. **单方验方**

瘀血头痛:藁本 10～30g,天麻、丹参各 10～20g,川芎 6～20g,乳香、没药、菊花各 10g,赤芍 10～16g,僵蚕、三七、炙甘草各 6～10g。每天 1 剂,水煎 2 次,混合药液早晚分服[2]。

2. **配伍应用**

藁本配苍术、川芎:发散风寒。用于四时温疫。症见恶寒,发热,头痛项强,巅顶痛甚等。如神术散(《太平惠民和剂局方》)。

藁本配独活:祛风胜湿,止痛。用于外感风寒湿邪,一身尽痛;或风寒湿痹。如羌活胜湿汤(《内外伤辨惑论》)。

3. **鉴别应用**

藁本、羌活:两者均为治疗头痛的常用药。藁本所治以厥阴经头痛(巅顶头痛)为主,羌活所治以膀胱经头痛(后枕部头痛)为主。

【用量用法】　水煎服,3～9g。

【使用注意】　血虚头痛忌服。

参考文献

[1] 陈若芸等.中医药通报,2005,1(1):44.　　　　　　　[2] 黄士杰等.新中医,2004,36(4):61.

苍耳子

【异名】　山苍耳。

【基源】 为菊科植物苍耳 *Xanthium sibiricum* Patr. 的干燥成熟带总苞的果实。

【成分研究】

1. 挥发油类 壬醛、反式石竹烯、十八烷醇、2,6,10,14-四甲基十五烷等。

2. 甾醇类 苍耳子苷、豆甾醇、β-谷甾醇、菜油甾醇等。

3. 脂肪油类 亚油酸、油酸、棕榈酸、硬脂酸等。

4. 有机酸类 1,3,5-三-*O*-咖啡酰基奎宁酸、酒石酸、琥珀酸、延胡索酸、苹果酸及多种氨基酸。

【药理研究】

1. 抗炎镇痛 苍耳子甲醇提取物腹腔注射,对大鼠角叉菜胶性足肿胀具有抑制作用;皮下注射对小鼠醋酸扭体反应具有抑制作用[1]。

2. 抗病原微生物 苍耳子煎剂对金黄色葡萄球菌有轻度至中度抑制作用,对乙型链球菌和肺炎链球菌亦有抑制作用;丙酮或乙醇提取物对红色发癣菌等有抑制作用[1]。

3. 对免疫功能的作用 苍耳子煎剂对 C57/BL 小鼠的细胞免疫和体液免疫功能均有抑制作用;可显著抑制 DNP-BSA 致敏小鼠 IgE 的产生,延迟和减轻卵蛋白致豚鼠的 I 型超敏反应;苍耳子对白细胞介素-2 受体表达有明显抑制作用。

4. 降血糖 苍耳子能对抗肾上腺素的升血糖作用,可能与其能显著降低肝糖原水平有关;羧基苍术苷能降低四氧嘧啶引起的大鼠血糖升高。

5. 其他 抗突变、抗氧化、清除自由基等作用。

【炮制研究】 苍耳子含毒性蛋白,内服须制用。苍耳子经加热炒制至焦黄,其所含毒性蛋白变性,凝固在细胞中不被溶出,达到去毒目的,以减少服后对胃肠刺激而引起的不良反应。且经炒制后,有利于脂肪油溶出和水溶性成分的煎出[2]。

【性味归经】 辛、苦,温;有毒。归肺经。

【功效主治】 散风除湿,通窍止痛。用于鼻渊头痛,不闻香臭,时流浊涕,外感风寒;湿痹拘挛,风疹疥癣瘙痒。

【临床应用】

1. 单方验方

(1)扁平疣 苍耳子 10g、龙胆草 6g、黄芩 10g、板蓝根 15g、薏苡仁 15g、甘草 6g、紫草 15g 组成苍耳子汤,治疗肝火内动型扁平疣[3]。

(2)慢性鼻窦炎 苍耳子 10g、辛夷 10g、细辛 3g、白芷 12g、野菊花 15g、鹅不食草 15g、白芍 12g、胆南星 10g、薄荷 6g、白附子 10g。每日 1 剂,水煎取汁 300ml,分早晚 2 次温服[4]。

(3)精神抑郁症 精神苍耳子 15g、白芷 15g、辛夷 15g、菖蒲 12g、郁金 12g、合欢皮 30g、首乌藤 30g、栀子 15g。每日 1 剂,水煎分 2 次服[5]。

(4)急性乳腺炎 苍耳子 15g、当归 10g、川芎 10g、益母草 10g、泽兰 10g。水煎冲黄酒服,每日 1 剂[6]。

2. 配伍应用

(1)用于散风除湿

苍耳子配地肤子:祛风,燥湿止痒。用于风疹瘙痒。

(2)用于通窍止痛

苍耳子配辛夷:通窍止痛。用于鼻渊,头痛,不闻香臭。如苍耳子散(《严氏济生方》)。

3. 鉴别应用

苍耳子、辛夷:两者均具散风宣肺、宣通鼻窍的作用。但苍耳子散风除湿作用较强,且能活络止痛,长于治疗鼻渊、风湿痹痛,且可治疗疥癣。辛夷芳香走窜,宣通鼻窍作用较强,可用于治疗各种鼻病。

【用量用法】　水煎服,3~9g;或入丸、散服。

【不良反应】　苍耳子所含毒性物质主要是苍耳子苷、毒蛋白类物质等。其毒性可影响人体各个系统,尤损害肝、肾等内脏。中毒多因误食引起。成人服用量达90~100g可致急性中毒,多在服药后1~3天发病。中毒反应轻重不一,轻者表现为全身乏力、精神萎靡、食欲不振、恶心呕吐、腹痛腹泻或便秘,继则出现头昏、头痛、嗜睡或烦躁不安、心率增快或减慢、低热出汗、两颊潮红而口鼻周围苍黄,或出现轻度黄疸、肝肿大。严重者可发生昏迷、抽搐、休克、闭尿、胃肠道大量出血或肺水肿,以致呼吸、循环或肾功能衰竭而死亡[7]。外用苍耳子可致接触性皮炎[8]。

【使用注意】　本品大剂量或长期服用,对肝肾功能都有一定的损害。肝肾功能障碍者应禁用。过敏体质及有本品过敏史者应忌用。年老体弱者及儿童应慎用。

参考文献

[1] 刘玉红等.山东医药工业,2003,22(1):22.

[2] 徐楚江等.中药炮制学.上海:上海科学技术版社,1985.

[3] 马敬录.青海医药杂志:中医药专辑,1999,29(11):27.

[4] 杨巧红.光明中医,2008,23(6):764.

[5] 于天耀.河南中医,2008,28(5):41.

[6] 孙丹春.实用中医药杂志,2007,23(2):169.

[7] 马锐等.药物流行病学杂志,2000,9(3):123.

[8] 杨新建等.中草药,1998,29(9):620.

辛　夷

【异名】　木笔花。

【基源】　为木兰科植物望春花 *Magnolia biondii* Pamp.、玉兰 *Magnolia denudata* Desr. 或武当玉兰 *Magnolia sprengeri* Pamp. 的干燥花蕾。

【成分研究】

1. 烯类　β-侧柏烯、α-蒎烯、莰烯、香桧烯、β-蒎烯等。

2. 醇类　γ-香芹苧烯醇、α-松油醇、芳樟醇、月桂烯醇等。

3. 酯类　α-佛手柑内酯、丙酸芳樟酯、乙酸龙脑酯、乙酸二氢松油酯、邻苯二甲酸二乙酯等[1]。

4. 黄酮苷类　芸香苷、紫丁香苷、β-谷甾醇-D-葡萄糖苷及花色苷类化合物。

5. 木脂素类　松脂素二甲醚、里立脂素B二甲醚、木兰脂素、辛夷脂素、芝麻脂素等。

【药理研究】

1. 抗炎　辛夷油有降低炎症组织毛细血管通透性的作用,能明显减轻充血、水肿、坏死和炎细胞浸润等炎性反应,其机制是对白细胞介素1、肿瘤坏死因子和磷脂酶 A_2 等炎症介质有抑制作用[2]。

2. 中枢抑制　阻断多巴胺受体,抑制交感神经摄取多巴胺。

3. 平喘　辛夷油能直接对抗慢反应物质对肺条的收缩,也能拮抗组胺和乙酰胆碱诱发的过敏性哮喘和回肠过敏性收缩。

4. 抗病原微生物　高浓度辛夷制剂对白色念珠菌、金黄色葡萄球菌、乙型链球菌、白喉杆菌、痢疾杆菌、炭疽杆菌、流感病毒等有不同程度的抑制作用。

5. 其他　局部收敛、刺激和麻醉、降压等作用。

【性味归经】 辛,温。归肺、胃经。

【功效主治】 发散风寒,通鼻窍。用于风寒感冒,鼻塞,鼻渊头痛,鼻流浊涕。

【临床应用】

1. 单方验方 治疗慢性鼻窦炎。用辛夷(包)10g、藁本 10g、黄芪 30g、杭菊 10g、防风 10g、荆芥 10g、川芎 10g、羌活 10g、僵蚕 10g、升麻 10g、薄荷 10g、白芷 10g、苍耳子 10g、蔓荆子 10g、细辛 3g、甘草 10g。儿童用量减半。每日 1 剂,水煎分 2 次温服[2]。

2. 配伍应用

辛夷配天花粉:清热排脓,通窍。用于鼻渊,流脓涕不止。

【用量用法】 水煎服,3～9g,纱布包煎;或入丸散。外用适量。

【制剂与成药】

1. 鼻通宁滴剂:辛夷、鹅不食草。用于鼻塞不通。滴鼻,每次 1～2 滴,每日2～3 次。

2. 鼻炎滴剂:辛夷、黄芩、冰片等。用于肺经风热或邪热蕴结所致慢性鼻炎。滴鼻,每次 2～4 滴,3～4 次/天。

【使用注意】 阴虚火旺者忌服。

参考文献 ....

[1] 朱雄伟等.海峡药学,2002,14(5):5.　　　　　　[2] 张超武.四川中医,2006,24(9):89.

胡　荽

【异名】 香菜,芫荽。

【基源】 为伞形科植物芫荽 *Coriandrum sativum* L. 的带根全草。

【成分研究】

1. 挥发油类 主要成分为芳樟醇。此外,还含有松油烯、樟脑、对伞花烃、牻牛儿醇等。胡荽特有的气味成分为壬醛。

2. 黄酮类 槲皮素、槲皮素-3-葡萄糖醛酸苷、异槲皮苷和芸香苷等。

3. 有机酸类 氯原酸、咖啡酸、咖啡酰奎尼酸、香豆酰奎尼酸等。

4. 其他 胆碱、乙酰胆碱、芫荽素和二氢芫荽素等[1]。

【药理研究】

1. 拟胆碱作用 胡荽水提取物对大鼠血压、大鼠空肠和蛙腹直肌标本显示有拟胆碱作用,此作用多在胡荽加热后出现。

2. 影响糖代谢 胡荽对饲喂高胆固醇及高脂肪引起的小白鼠高血糖有降血糖作用,使糖原分解和糖原异生率下降。

3. 抗维生素 A 缺乏 给一日龄小鸡以低维生素 A 饲料造成维生素 A 缺乏,给予胡荽叶可消除维生素 A 缺乏症。

4. 其他 具有明显抗氧化活性[1]。

【性味归经】 辛,温。归肺、胃经。

【功效主治】 发表透疹,开胃消食。用于风寒感冒,麻疹透发不畅;饮食不消,胃纳不佳。

【临床应用】

1. 单方验方 治疗小儿感冒发热。将鲜胡荽整棵洗净晒干留用,勿切。取干胡荽 10g 用乙醇浸泡 10min 左右,待胡荽充分软化后,在小儿的额头、颈部、腋窝、前胸、后背、手心、脚心反复涂擦 2 遍[2]。

2. 配伍应用

(1)用于发汗透疹

胡荽配葱白:发表透疹。用于风寒束表,疹出不畅,或疹出而又复隐者。

(2)用于开胃消食

胡荽配神曲、木香:行气健脾消食。用于饮食积滞,胃纳不佳。

3. 鉴别应用

胡荽、柽柳:两者均能发汗透疹,治疗疹出不透。胡荽芳香开胃,尚可用于饮食不消、纳食不佳;柽柳能祛风除湿止痒,也可用于风疹瘙痒、风湿痹痛等。

【用量用法】 水煎服,9～15g,鲜品 15～30g;或鲜品捣汁服。外用适量,煎汤洗或捣敷。

【使用注意】 因热毒壅盛疹出不畅者忌服。

参考文献

[1] 王本祥.现代中药药理与临床.天津:天津科技翻译出版社公司,2004.

[2] 马春梅.中国民间疗法,2008,6:13.

生　姜

【基源】 为姜科植物姜 *Zingiber officinale* Rosc. 的新鲜根茎。

【成分研究】

1. 挥发油类　主要为萜类物质。

2. 姜辣素类　姜醇类、姜烯酚类、姜酮类、姜二酮类等。

3. 二苯基庚烷类。

【药理研究】

1. 对消化系统的作用　生姜能明显增加唾液分泌,显著提高小鼠小肠黏膜的消化酶(脂肪酶、二糖酶、蔗糖酶、麦芽糖酶)活性,同时具有胃黏膜保护作用。

2. 抗凝、降脂　生姜能阻碍血小板凝固,降低兔血清胆固醇、甘油三酯、脂蛋白、磷脂水平,减少动脉硬化症的发生[1]。

3. 抗肿瘤　生姜乙醇提取物具有抑制小鼠皮肤肿瘤发生的作用。

4. 其他　抗晕动病、抗氧化、抗自由基等作用。

【性味归经】 辛,温。归肺、脾、胃经。

【功效主治】 解表散寒,温中止呕,温肺止咳,解毒。用于风寒感冒,胃寒呕吐,肺寒咳嗽;解半夏、天南星及鱼蟹毒。

【临床应用】

1. 单方验方

(1)肩手综合征　先将生姜切成片,厚约 0.3cm,20～30 片,用白酒炒生姜至热,然后以热姜片摩擦肩部、手腕、手指等疼痛或活动不灵活部位,致局部红润为止,勿使破皮。然后以桂枝 50g,姜片煮沸熏蒸局部约 30min,后用纱布包裹残余热药渣,热敷局部至药渣冷却为止。每日可依上法行 1～2 次[2]。

(2)产后巨幼红细胞性贫血　当归90g、生姜25g、羊肉500g,加水2500ml,煮至肉熟。食肉饮汤,5天服完,持续1个月[3]。

(3)肝癌腹胀　厚朴20g、生姜20g、半夏12g、炙甘草6g、人参6g。伴腹水者加大腹皮20g;肝区疼痛者加延胡索10g。连服3剂[4]。

(4)肠易激综合征　生姜10g、干姜8g、黄芩10g、法半夏10g、太子参20g、黄连6g、炒白术12g、防风10g、陈皮6g、大枣3枚、炙甘草6g。每日1剂,水煎取汁,分2次空腹温服。7天为一个疗程,一个疗程结束后停药2天,开始第二个疗程[5]。

2. 配伍应用

(1)用于发汗解表

生姜配大枣:入解表药中,发散风寒,调和营卫;入健脾理气药中,调补脾胃。用于体虚外感风寒或脾胃内伤。如桂枝汤(《伤寒论》)。

生姜配葱白:发汗散寒。用于伤寒已发汗或未发汗,头痛如劈。如连须葱白汤(《类证活人书》)。

(2)用于温中止呕

生姜配半夏:温中止呕。用于胃寒呕吐。如小半夏汤(《金匮要略》)。

生姜配竹茹:降逆止呕。用于胃气上逆之呕恶哕逆,无偏寒偏热之弊。

(3)用于温肺止咳

生姜配麻黄、杏仁:散寒止咳。用于风寒咳嗽,痰多,恶寒头痛者。如三拗汤(《太平惠民和剂局方》)。

(4)用于解毒

生姜配紫苏:解毒。用于鱼蟹中毒后吐泻等。

【用量用法】　水煎服,3~9g。或捣汁服。

【制剂与成药】

1. 生姜冲剂:用于风寒感冒,胃寒不适,心腹冷痛,痰饮咳喘。每次15g,2次/天,开水冲服。

2. 鲜生姜油:新鲜生姜经蒸馏所得的挥发油。用于风湿性关节炎、类风湿关节炎、关节痛、软组织伤痛等症。涂于患处。

参考文献

[1] 何文珊等.中药材,2001,24(5):376.

[2] 姚木铭.中医外治杂志,2001,10(2):31.

[3] 李明州等.中国实用乡村医生杂志,2007,8(14):37.

[4] 郭宏强等.中国中医急症,2006,15(10):1157.

[5] 牛久旺.中国中医急症,2005,14(2):99.

葱　白

【基源】　为百合科植物葱 *Allium fistulosum* L. 的鳞茎。

【成分研究】

1. 挥发油类　蒜素、二硫化物、多硫化物等。

2. 甾醇类　胆甾醇、菜子甾醇、豆甾醇等。

3. 维生素类　维生素A、维生素C、维生素B$_1$、维生素B$_2$等。

4. 其他　胡萝卜素、糖类、脂类、黏液质等。

【药理研究】

1. **抗病原微生物**　葱白的挥发性成分对白喉杆菌、结核杆菌、痢疾杆菌、金黄色葡萄球菌及链球菌均有抑制作用,抑菌机制与作用于细菌的酶系统有关,所含的硫化物是抗菌的有效成分之一。

2. **镇静镇痛**　小鼠灌服葱白水煎剂,能使自主活动减少,痛阈提高[1]。

3. **其他**　抗肿瘤,驱虫,保护皮肤及黏膜等作用。

【性味归经】　辛,温。归肺、胃经。

【功效主治】　发汗解表,散寒通阳。用于风寒感冒,少阴病下利脉微,阴寒腹痛;乳汁淤滞不下,乳房胀痛及疮痈初起。

【临床应用】

1. **单方验方**

(1)急性乳腺炎　生半夏、葱白等量,共捣为泥,做成枣核大小的栓剂,塞入健侧鼻腔,30min 后取出栓剂,每日3～5 次[2]。

(2)小儿腹泻　鲜生姜、葱白各 1 份,1 岁以内,每次 10～20g,1～5 岁,每次 20～30g,5 岁以上,每次 30～50g,用纱布包裹,敷脐,每 12h 更换 1 次,最多不超过 2 天[3]。

2. **配伍应用**

(1)用于发汗解表

葱白配淡豆豉:发散风寒。用于外感风寒之轻症,见微热、恶风、头痛、流涕等。如葱豉汤(《肘后方》)。

(2)用于散寒通阳

葱白配附子、干姜:通阳破阴。用于少阴病下利脉微者。如白通汤(《伤寒论》)。

3. **鉴别应用**

葱白、薤白:两者皆为通阳、散寒之品。薤白为百合科植物小根蒜或薤的干燥鳞茎,辛开苦降,长于宣通胸阳,用于胸阳不振之胸痹刺痛;也能下泄行滞,可用于治疗赤白下痢、霍乱干呕。葱白辛温发汗解肌,适用于风寒感冒,且能宣通上下之阳气,散寒凝,利小便,可用于治疗少阴寒厥、小便不利。

【用量用法】　水煎服,9～15g;或酒煎。煮粥食,每次可用鲜品 15～30g。外用适量,捣敷,炒熨,煎水洗,蜂蜜或醋调敷。

参考文献

[1] 中华本草编委会.中华本草:第 8 卷.上海:上海科学技术出版社,1998.

[2] 曲华清等.中国民间疗法,2003,11(3):19.

[3] 王树国等.河南中医,2002,22(1):54.

鹅不食草

【异名】石胡荽,地胡椒。

【基源】为菊科植物石胡荽 *Centipeda minima* (L.) A.Br. et Aschers.的干燥全草。

【成分研究】

1. **挥发油类**　干燥鹅不食草全草中含有约 0.1% 的挥发油,其中反式乙酸菊烯酯含量高达 59.06%,另外还含有桉油精、樟脑、马鞭草烯醇、香芹酚、异石竹烯、6,6-二甲基-2-亚甲基双环[3,1,1]庚烷、石竹烯、香柠檬醇、里那醇乙酸酯。

2. 甾醇类　从鹅不食草中发现包括蒲公英甾醇、棕榈酸蒲公英甾醇酯、醋酸蒲公英甾醇酯、山金车甾醇、β-谷甾醇、γ-菠菜甾醇、豆甾醇、豆甾醇-3-O-β-葡萄糖苷等8个甾体化合物。

3. 黄酮类　鹅不食草中黄酮类化合物主要以槲皮素衍生物的形式存在,包括槲皮素-3,3′-二甲酯、槲皮素-3-甲酯、槲皮素-3-7,3′-三甲酯、槲皮素-3,7,3′,4′-四甲酯、芹黄素、蜜橘黄素等。

4. 三萜类　鹅不食草中三萜类化合物主要以五环三萜皂苷及其苷元的形式存在,如3-α,21-β,22-α,28-四羟基-12-齐墩果烯;3-α、16-α、21-β、22-α、28-五羟基-12-齐墩果烯- 28- O- β- D-吡喃木糖苷等。

5. 愈创木内酯类和伪愈创木内酯类　鹅不食草含有山金车内酯 C、短叶老鹳草素、山金车内酯 D、堆心菊灵、异丁酸堆心菊灵内酯、四氢堆心菊灵、异戊酸堆心菊灵内酯、当归酸堆心菊灵内酯、银胶菊素、千里光酰二氢堆心菊灵。

6. 其他　羽扇豆醇、鞣质、香豆素等[1]。

【药理研究】

1. 抗过敏　鹅不食草乙醇、石油醚、水提取物均能减轻过敏性鼻炎豚鼠打喷嚏、流鼻涕的症状,不同程度减轻鼻黏膜组织的病理损伤,抑制嗜酸性粒细胞浸润,降低血清卵蛋白特异性 IgE 的浓度[2]。

2. 抗炎　鹅不食草挥发油对小鼠棉球肉芽肿、蛋清致大鼠足跖肿胀均有明显的抑制作用,抗炎机制与抑制炎症介质组胺和 5-羟色胺的释放有关[3]。

3. 抗肿瘤　鹅不食草乙酸乙酯部位中提取分离的部分单体化合物具有明显的抗肿瘤活性,包括短叶老鹳草素、二氢堆心菊灵、羽扇豆醇、山金车内酯、山金车内酯 B 以及鹅不食草酚。另外,还筛选出 2 个具有一定抗肿瘤活性的化合物,分别为槲皮素和 3-甲氧基槲皮素[2]。

4. 抑菌　鹅不食草乙醇提取物对金黄色葡萄球菌、枯草芽孢杆菌、大肠埃希菌、藤黄微球菌等尤其对金黄色葡萄球菌具有显著的抑菌活性[4]。

5. 其他　护肝、消除耐药质粒作用[2]。

【性味归经】辛,温。归肺经。

【功效主治】发散风寒,通鼻窍,止咳。用于风寒头痛,咳嗽痰多,鼻塞不通,鼻渊流涕。

【临床应用】

1. 单方验方

(1)慢性鼻炎　将洗净晒干后的鹅不食草碾成细粉末,过筛后装瓶备用。每晚睡前取适量药粉与红霉素眼膏充分混合均匀成面团状,分别涂于双侧鼻腔内。每日 1 次,3 个月为 1 个疗程[5]。

(2)鼻息肉　取鹅不食草(鲜品)适量捣烂取汁,滴于鼻息肉上,每日数次,连续治疗 1～2 周,直至息肉变小[6]。

(3)骨折　鹅不食草、酸浆草各适量。捣烂加酒外擦内服[7]。

2. 配伍应用

(1)用于发散风寒止咳

鹅不食草配麻黄、细辛:发散风寒,止咳平喘。用于风寒所致的咳嗽痰多。

(2)通鼻窍

鹅不食草配苍耳子、辛夷:发散风寒、宣肺通窍。用于风寒鼻塞、鼻渊。

鹅不食草配薄荷、黄芩:疏散风热,宣肺通窍。用于风热鼻塞、鼻渊。

【用量用法】水煎服,6～9g。外用适量,捣烂塞鼻,或研末搐鼻,或捣敷。

【制剂与成药】 鼻通宁滴剂:鹅不食草、辛夷。通鼻窍。用于慢性鼻窦炎,感冒鼻塞,对鼻息肉有辅助治疗作用。滴鼻,每次1~2滴,每日2~3次。

参考文献

[1] 林远灿,高明.浙江中医药大学学报,2011,2(35):303.
[2] 张淑娜,张亚玉.吉林农业,2015,19(39):76.
[3] 覃仁安等.中国医院药学杂志,2006,4(26):369.
[4] 李吉华.中国民族民间医药,2013,14(22):28.
[5] 杨德义.中国民间疗法,2014,22(10):24.
[6] 邹丽.家庭医药,2014,(7):52.
[7] 赵能武等.中国民族医药杂志,2012,(10):28.

柽　柳

【异名】 西河柳。

【基源】 为柽柳科植物柽柳 *Tamarix chinensis* Lour. 的干燥细嫩枝叶。

【成分研究】

1. **黄酮类** 黄酮苷元、黄酮苷、硫酯化黄酮等。

2. **酚酸及多酚鞣质类** 主要是没食子酸,没食子酸衍生物及其二聚体、三聚体及多聚体,以及一些多酚葡萄糖苷类[1]。

3. **苯丙素类** 苯丙醛、苯丙酸及其酯和硫酯化物、香豆素、双四氢呋喃木脂素等。

4. **其他** 三萜、甾体、生物碱类及脂肪族化合物。

【药理研究】

1. **保肝** 柽柳乙醇提取物灌胃给药,对四氯化碳(CCl_4)诱发的急性肝炎模型小鼠有保肝作用,减轻肝重量增加、肝组织变性程度。

2. **抗菌** 柽柳煎剂在体外对肺炎链球菌、甲型链球菌、白色葡萄球菌和流感杆菌有抑制作用。柽柳酮及柽柳醇对耐药金黄色葡萄球菌有较强的抑制作用。

3. **抗糖尿病** 柽柳具有醛糖还原酶抑制剂作用,其提取物可以用来治糖尿病并发症。

4. **其他** 抗氧化、抗衰老等作用。

【性味归经】 辛,平。归肺、胃、心经。

【功效主治】 解表透疹,祛风除湿。用于麻疹不透,风疹瘙痒,风湿痹痛。

【临床应用】

(1)用于解表透疹

柽柳配竹叶、牛蒡子:发表透疹。用于痧疹透发不出,烦闷躁乱,喘咳及咽喉肿痛。如竹叶柳蒡汤(《先醒斋医学广笔记》)。

柽柳配荆芥、防风:祛风止痒。用于风疹瘙痒。

柽柳配牛蒡子:解表透疹。用于麻疹透发不畅及隐疹瘙痒者。

(2)用于祛风除湿

柽柳配羌活、独活:祛风除湿。用于风湿痹证,肢节疼痛。

【用量用法】 水煎服,3~10g。外用适量,煎汤擦洗。

【使用注意】 麻疹已透者不宜用。用量过大者令人心烦。

参考文献

[1] 黄时伟等.海峡药学,2007,19(3):5.

第二节 辛凉解表药

薄　荷

【基源】 为唇形科植物薄荷 *Mentha haplocalyx* Briq. 的干燥地上部分。

【成分研究】

1. **挥发油类** 主要含左旋薄荷醇、旋薄荷酮、异薄荷酮等。

2. **黄酮类** 包括薄荷异黄酮苷、异瑞福、木犀草素-7-葡萄糖苷等。

3. **其他** 有机酸、氨基酸等。

【药理研究】

1. **对中枢神经系统的作用** 内服少量薄荷或薄荷油可通过兴奋中枢神经,使皮肤毛细血管扩张,促进汗腺分泌,增加散热,有发汗解热作用。薄荷醇能加强戊巴比妥钠的中枢抑制作用。

2. **对消化系统的作用** 薄荷醇有较强的利胆作用,薄荷酮与薄荷醇的作用相似,但较持久,对 CCl_4 造成的大鼠肝损害有一定保护作用。

3. **对呼吸系统的作用** 薄荷醇的刺激作用导致气管分泌增加,使稠厚的黏液易于排出,有祛痰作用[1]。薄荷醇能减少呼吸道的泡沫痰,使有效通气腔道增大。

4. **抗炎** 薄荷提取物腹腔注射可抑制大鼠角叉菜胶性足肿胀,主要有效成分为薄荷醇。

5. **其他** 抗病原微生物、影响平滑肌张力、促透等作用。

【性味归经】 辛,凉。归肺、肝经。

【功效主治】 疏散风热,清利头目,利咽透疹,疏肝理气。用于风热感冒,风温初起,风热头痛,目赤多眵,咽喉肿痛;麻疹不透,风疹瘙痒;肝郁气滞,胸闷胁痛。

【临床应用】

1. **单方验方**

(1)促进肠蠕动 用 0.5~1.0ml 薄荷油,滴入干棉球放至脐部(神阙穴),其上覆盖湿热毛巾(干毛巾放入 40℃温水中浸透,叠成 6~8 层,拧至不滴水为度),再覆盖塑料薄膜,恒温 30min,每 8h 敷 1 次,直至排便或排气[2]。

(2)放射性口腔炎 薄荷 6g、金银花 10g、板蓝根 15g、麦冬 20g、桔梗 10g、生地榆 10g、牡丹皮 10g、白及 10g、玄参 10g、生地黄 10g、生甘草 3g。用 150ml 开水冲化,搅匀成稀糊状,小口频服,1 日 2 剂。连服 5 日[3]。

2. **配伍应用**

(1)用于疏散风热

薄荷配金银花、连翘:疏散风热,清热解毒。用于外感风热或温病初起。如银翘散(《温病条辨》)。

薄荷配菊花:疏散风热,清利头目。用于外感风热或肝火上炎所致的头痛头晕、目赤肿痛。

(2)用于清头目,利咽喉

薄荷配牛蒡子:疏散风热,透疹。用于风热表证或温病初起、发热咽痛等;麻疹初起、疹透不畅及风疹、隐疹。

薄荷配桔梗、僵蚕:清热利咽。用于风热上攻,咽喉肿痛。如六味汤(《喉科秘旨》)。

薄荷配蔓荆子:清利头目。用于风热上攻,头痛目赤。

(3)用于透疹,止痒

薄荷配蝉蜕:疏散风热,透疹止痒。用于风热为患,温疫发疹;麻疹初起,疹出不透;风疹块,皮肤痒症及小儿夜啼不眠等(《施今墨对药》)。

薄荷配苦参、白鲜皮:疏风止痒。用于风疹瘙痒。

薄荷配浮萍:疏散风热,透疹。用于风热表证,发热无汗;麻疹初起,透发不畅。

薄荷配滑石:收湿止痒。用于痱子。

(4)用于疏肝解郁

薄荷配柴胡:疏肝解郁。用于肝气郁结,肋胁不舒。如逍遥散(《太平惠民和剂局方》)。

(5)用于辟秽气

薄荷配广藿香:芳香化湿辟秽。用于夏令感受暑湿秽浊之气,痧胀腹痛。

薄荷配香薷、厚朴:清热祛暑。用于暑令痧证,脘腹胀痛,呕吐泄泻。如薄荷汤(《痧胀玉衡》)。

3.鉴别应用

薄荷、菊花:两者皆有发散风热,清利头目之功效。薄荷偏于发散,辛凉解表之力较菊花强,且有清暑辟秽的作用,夏季伤暑可用。菊花解表之力不及薄荷,偏于清肝热、祛肝风,兼有养肝明目的作用,常用于肝经风热或肝火上炎之目赤肿痛,肝风或肝阳上亢之头痛眩晕等。此外,薄荷能疏肝解郁、透疹,可用于肝郁气滞、麻疹初起或风热外束而疹出不畅等;菊花尚能清热解毒,可用于治疗疮疡肿毒。

【用量用法】　水煎服,3～6g,宜后下。

【制剂与成药】　薄荷油:新鲜薄荷茎叶经蒸馏而得的挥发油。用于风热头痛,目赤肿痛,咽痛,齿痛及皮肤痒痛等。每次0.01～0.2ml,3次/天。外用,搽患处。

【使用注意】　本品芳香辛散,体虚多汗者慎用。

参考文献

[1] 梁呈元等.中国野生植物资源,2003,22(3):10.　　23-24.

[2] 施永敏等.实用临床医药杂志:护理版,2007,3(3):　　[3] 王洪真等.四川中医,2006,24(10):88.

桑　叶

【基源】　为桑科植物桑 *Morus alba* L. 的干燥叶。

【成分研究】

1.黄酮类　主要包括芸香苷等。

2.生物碱类　主要有1-脱氧野尻霉素(DNJ)、N-甲基-1-DNJ、fagomine、$1\alpha,2\beta,3\alpha,4\beta$-四羟基-去甲莨菪烷等。

3.多糖类　桑叶多糖等。

4.甾醇类　β-谷甾醇、豆甾醇、β-谷甾醇-β-D-葡萄糖苷等。

5.其他　挥发油、氨基酸、微量元素等。

【药理研究】

1.降血糖　桑叶可抑制胰岛的病变进展,维持胰岛素分泌,抑制血糖升高,延缓糖尿病的发作和恶化。同时可抑制 α-葡萄糖苷酶的催化反应[1]。

2. 降脂、抗粥样硬化 桑叶丁醇提取物具有抑制低密度脂蛋白胆固醇(LDL)氧化变性的作用,桑叶提取物对高脂血症血清脂质升高及动脉粥样硬化有抑制作用,有效成分主要是黄芪苷、异槲皮苷、东莨菪苷及苯甲醇的糖苷等。

3. 抗炎 以桑叶水煎剂给小鼠灌胃,对巴豆所致的小鼠耳肿胀有显著的抑制作用,对醋酸所致的腹腔毛细血管通透性升高有一定的抑制作用。

4. 其他 抗衰老、抗肿瘤、抗病毒等作用。

【炮制研究】 桑叶中主要含芸香苷等黄酮类化合物,以芸香苷为成分指标,对不同采集期的桑叶进行比较。结果表明,霜前桑叶中芸香苷含量比经霜桑叶高。霜前(每年 8～10 月)芸香苷含量逐渐升高,经霜后含量骤然下降,自然脱落叶的含量最低[2]。因此桑叶在每年 9～10 月经霜前采收为宜。

【性味归经】 甘、苦,寒。归肺、肝经。

【功效主治】 疏散风热,清肺润燥,平肝明目。用于风热感冒,肺热燥咳,头晕头痛,目赤昏花。

【临床应用】

1. 单方验方

(1)小儿支气管炎 桑叶 6g、连翘 6g、贝母 6g、枇杷叶 6g、杏仁 6g、蝉蜕 3g、前胡 6g、桔梗 3g、甘草 3g。每日 1 剂,水煎后分多次服[3]。

(2)面部褐色斑 桑叶,隔水蒸煮消毒,干燥后备用。每日 15g,沸水浸泡后当茶饮,连服 1 个月为一个疗程[4]。

(3)丝虫病下肢象皮肿 桑叶制成 25％口服液,每次 200ml,日服 3 次,1 个月为一个疗程。连用 6 个疗程[5]。

2. 配伍应用

(1)用于疏散风热

桑叶配菊花:疏散风热,平肝明目。用于外感风热之头昏目眩、咳嗽有痰,肝阳上亢之头晕目眩,肝火上炎之目赤肿痛。如桑菊饮(《温病条辨》)。

桑叶配桑枝:疏风清热,通络止痛。用于外感风热初起,身热不甚,头痛身痛等;风湿痹痛,四肢拘挛,关节疼痛等症;风热痒疹等(《施今墨对药》)。

桑叶配杏仁:疏散风热,宣肺止咳。用于风热犯肺或肺燥咳嗽。如桑杏汤(《温病条辨》)。

(2)用于清肺润燥

桑叶配石膏、麦冬:清燥润肺。用于温燥伤肺,头痛身热,干咳无痰,气逆而喘,鼻燥,舌干无苔者。如清燥救肺汤(《医门法律》)。

(3)用于平肝明目

桑叶配决明子:平肝明目。用于肝阳上亢,头目眩晕,头胀头痛;风热或肝火所致的目赤肿痛。

桑叶配黑芝麻:滋补肝肾明目。用于肝肾不足之眼目昏花,发须早白脱发。如桑麻丸(《胡僧方》)。

3. 鉴别应用

(1)桑叶、桑枝、桑白皮、桑椹 桑叶为桑树的叶片,桑枝为桑树的干燥嫩枝,桑白皮为桑树的干燥根皮,桑椹为桑树的成熟果实。桑叶具有疏风散热、清肺润燥、平肝明目的作用,多用于风热感冒、温病初起、肺热燥咳、目赤肿痛、眩晕等。桑枝具有祛风湿、通经络、利关节的作用,常用于风湿肢节疼痛、四肢拘急麻木,尤宜用于治疗上肢痹痛麻木。桑白皮具有泻肺平喘、利水消肿的作用,常用于肺热咳喘、肺气壅实之水肿胀满、小便不利等。桑椹具有滋阴补血、生津润肠的作用,常用于治疗阴血不足、眩晕、失眠、耳鸣、目暗、须发早白等症。

(2)桑叶、菊花　两者均能疏散风热、平肝明目。但桑叶性寒,疏散力较菊花强,又能润肺止咳,治肺燥咳嗽。菊花性微寒,清肝、平肝、明目力较桑叶为胜,常用于肝阳眩晕、肝风头痛、目赤昏花,且兼有清热解毒之功,也可用于疮痈肿毒。

【用量用法】　水煎服,5～9g;或入丸散。外用适量,煎水洗眼。用于解表、平肝明目,宜生用;用于润肺止咳,宜蜜炙用。

参考文献

[1] 欧阳臻等.江苏大学学报:自然科学版,2003,24(6):39.
[2] 梅全喜等.药学通报,1988,23(11):660.
[3] 刘芝平.云南中医中药杂志,2005,26(5):65.
[4] 朱庚甫.浙江中医杂志,1992,27(9):432.
[5] 王培义等.山东中医杂志,1991,10(5):20.

菊　花

【基源】　为菊科植物菊 *Chrysanthemum morifolium* Ramat. 的干燥头状花序。

【成分研究】

1. 挥发油类　主要为龙脑、樟脑、菊油环酮等。

2. 黄酮类　主要有香叶木素、木犀草素、芹菜素、香叶木素-7-O-β-D-葡萄糖、木犀草素-7-O-β-D-葡萄糖苷、刺槐苷、金合欢素-7-O-(6-O-乙酰)-β-D-葡萄糖苷等。

3. 其他　氨基酸、绿原酸、微量元素等。

【药理研究】

1. 抗菌　菊花挥发油对金黄色葡萄球菌、白色葡萄球菌、变形杆菌、乙型溶血性链球菌、肺炎球菌均有一定的抑制作用。

2. 抗炎　鲜菊花可增强毛细血管的抵抗力,降低毛细血管通透性而具有抗炎作用。

3. 对心血管系统的作用　杭白菊黄酮类化合物,可明显增加冠状动脉血流量,对抗乌头碱和三氯甲烷(氯仿)诱发的心律失常,拮抗 Ca^{2+} 内流从而改善心肌细胞收缩力,且具有明显的舒张血管和降血脂作用[1]。

4. 抗氧化　菊花水提液能明显抑制 D-半乳糖所致脂质过氧化,降低血中丙二醛含量、单胺氧化酶活性,提高血中超氧化物歧化酶和谷胱甘肽过氧化物酶活性,发挥抗氧化作用。

5. 其他　抗肿瘤、驱铅等作用。

【炮制研究】　用烘干法制备的菊花,挥发油含量略低于生晒品,高于硫熏品、蒸晒品和炕干品。烘干温度控制在 60℃ 以下,可保证质量。不同加工法的菊花中挥发油含量由高至低为生晒品＞烘干品＞熏晒品＞蒸晒品＞炕干品[2,3]。由于烘干法较生晒法干燥时间短,生产效率高,有推广应用价值。

【性味归经】　辛、甘、苦,微寒。归肺、肝经。

【功效主治】　疏散风热,平肝明目,清热解毒。用于风热感冒,目赤肿痛,头痛眩晕,疮痈肿毒。

【临床应用】

1. 单方验方

(1)天行赤眼　取菊花 15g、黄柏 15g 捣细,冷开水煎煮 3 次合并,取药液 250～300ml,澄清待凉,装瓶备用。用消毒不带针头注射器吸药液冲洗患眼或用吸管吸液滴眼,亦可用小酒杯倒入药液直接按罩在患眼上浸洗,5次/天。睡前可用无菌纱布浸药液湿敷于患眼上,用胶布固定,第2天早上揭去,效果更佳[4]。

(2)小儿急性支气管炎　鲜白菊花适量,水煎,头煎沸后煎20min,二、三煎沸后煎5min即可,1日3剂。3～5岁用30～60g,6～12岁用60～90g。服药期间禁食生冷、辛辣、油腻。一般服用3～5天[5]。

2. 配伍应用

(1)用于疏散风热

菊花配川芎:清热,祛风,止痛。用于风热上攻,头晕目眩,发热口干,苔薄黄,脉浮数;肝阳上亢所致的偏正头痛。如菊花茶调散(《医方集解》)。

菊花配蝉蜕:疏散风热,清肝明目。用于风热壅盛或肝经风热的目赤肿痛、翳膜遮睛;麻疹后疹毒未净所致的翳膜遮睛、目赤流泪等;外伤性角膜损害遗留的翳障、视物不清。

菊花配蔓荆子:祛风清热止痛。用于风热上攻所致的头痛头晕等。

菊花配僵蚕:疏风散热,消肿解毒。用于风热上壅头面诸证及风热郁表,风疹瘙痒等症。

(2)用于平肝明目

菊花配枸杞子:滋补肝肾明目。用于肝肾不足之眼目昏花。如杞菊地黄丸(《医级》)。

菊花配石决明:清火平肝潜阳。用于肝火上攻或肝阳上亢,头痛眩晕,目赤肿痛。如菊花决明散(《证治准绳》)。

菊花配夏枯草:清肝泄热明目。用于肝火上炎之目赤肿痛、头晕目眩等。

菊花配天麻:平肝息风。用于肝阳上亢之头痛眩晕;肝风内动之抽搐、小儿热痉。

(3)用于清热解毒

菊花配金银花:清热解毒。用于痈疽疮疡,疔毒肿痛。如银菊散(《验方》)。

菊花配生甘草:清热解毒。用于疔疮肿痛。如甘菊散(《揣摩有得集》)。

3. 鉴别应用

(1)菊花、野菊花　菊花为菊科植物菊的干燥头状花序,野菊花为菊科植物野菊的干燥头状花序。两者虽为同科植物,但不同种。野菊花在古代本草上别名"苦薏",外形与菊花无异,但叶薄小而多尖,花小而蕊多,如蜂窝状。两者均有清热解毒之功,但野菊花苦寒之性尤胜,长于解毒消痈,多鲜用捣烂取汁内服或外敷,对于疔毒肿痛有良好疗效。菊花辛散之力较强,长于疏风清热、清肝明目。

(2)白菊花、黄菊花　由于产地和加工方法不同,商品菊花有白菊花、黄菊花之分。两者功效相同,但白菊花味偏甘,清热之力稍弱,能益阴,长于养肝明目;黄菊花味偏苦,泄热作用较强,长于疏散风热。

【**用量用法**】　水煎服,5～9g。疏散风热宜用黄菊花,平肝清肝明目宜用白菊花。

【**制剂与成药**】　菊花冲剂:每包10g,相当于原生药3g。用于风热感冒,头痛,眩晕,目赤肿痛,高血压。1次1包,1日2～3次,开水冲服。

参考文献

[1] 张清华等.进展食品与药品,2007,9(2):60.

[2] 王琦等.中药材,1986,(6):35.

[3] 张素芹等.中草药,1990,21(1):35.

[4] 赵玉良等.光明中医,2003,18(104):55-56.

[5] 谈宇武等.中国民族民间医药杂志,2005,55:82-83.

牛蒡子

【异名】　鼠粘子,大力子。

【基源】　为菊科植物牛蒡 *Arctium lappa* L. 的干燥成熟果实。

【成分研究】

1. 甾体化合物　胡萝卜苷、β-谷甾醇、豆甾醇等。

2. 木脂素类　牛蒡子苷元、牛蒡子苷、罗汉松脂素等。

3. 其他　生物碱、维生素、氨基酸等。

【药理研究】

1. 抗病原微生物　牛蒡子对金黄色葡萄球菌、肺炎链球菌、乙型链球菌、伤寒杆菌等有抑制作用。

2. 增强免疫　牛蒡子醇提物能增强机体免疫功能,可使正常小鼠淋巴细胞转化率和小鼠的 α-醋酸萘酯酶阳性率显著提高,并可明显增加抗体生成细胞的形成,增强小鼠巨噬细胞的吞噬功能。

3. 降糖　牛蒡子提取物可显著降低正常小鼠口服高糖所致的高血糖水平和四氧嘧啶型糖尿病小鼠的血糖水平[1]。

4. 扩张血管　牛蒡苷对蛙下肢及兔耳血管有扩张作用,能短暂降低兔血压。

5. 其他　利尿、泻下、抗肿瘤、抗突变等作用。

【性味归经】　辛、苦,寒。归肺、胃经。

【功效主治】　疏散风热,透疹利咽,宣肺祛痰,解毒散肿。用于风热感冒,咽喉肿痛,麻疹不透;痈肿疮毒,痄腮喉痹。

【临床应用】

1. 单方验方

(1)扁平疣　炒牛蒡子200g,研细末去皮,口服,每日3次,每次3~5g[2]。

(2)高脂血症　大黄6g,水蛭6g,牛蒡子10g,制成脑脂平口服液[3]。

(3)颈椎病　牛蒡子、僵蚕、半夏各10g,葳蕤、桑枝各15g,独活、秦艽各9g,白芷5g,每日1剂,早晚煎服,15日为一个疗程[4]。

(4)乳痈　炒牛蒡子15g,青皮15g,蒲公英30g。水煎服,每日1剂[5]。

2. 配伍应用

(1)用于疏散风热,利咽

牛蒡子配金银花、连翘:辛凉透表,解毒利咽。用于发热,微恶风寒,头痛,咽喉肿痛,脉浮数等。如银翘散(《温病条辨》)。

牛蒡子配桔梗:疏散风热,宣肺止咳。用于风热咳嗽,痰多不畅等。

(2)用于透疹

牛蒡子配浮萍:疏风透疹,利咽消肿。用于痘疹初发或透发不畅;风热感冒,咽喉肿痛。

牛蒡子配连翘:疏散解毒,透疹。用于风热痒疹,斑疹等(《施今墨对药》)。

牛蒡子配升麻:疏散风热,透疹解毒。用于外感风热,咽喉肿痛及麻疹初起,疹透不畅。

(3)用于解毒消肿

牛蒡子配瓜蒌:清热解毒消痈。用于肝郁化火,胃络壅滞之乳痈症。如瓜蒌牛蒡汤(《医宗金鉴》)。

牛蒡子配玄参:清热解毒,利咽。用于风热犯肺,咽喉肿痛,及虚火上炎之咽喉疼痛而兼有外感风热者。

牛蒡子配大黄:清火通便,解毒。用于风火外袭,火毒内结,痈肿疮毒,兼有便秘者。

【用量用法】 水煎服,6~12g,本品炒后捣碎入煎,可提高有效成分的溶出率。

【使用注意】 本品性寒,滑肠通便,气虚便溏者慎用。

参考文献

[1] 蒋淑敏.时珍国医国药,2001,12(10):941.

[2] 姜辉等.四川中医,1999,17(9):32.

[3] 缪灿铭等.广州中医药大学学报,1999,16(4):296.

[4] 王亦专等.浙江中医杂志,2005,40(12):12.

[5] 顾伯华.实用中医外科学.上海:上海科学技术文献出版社,1985.

蔓 荆 子

【基源】 为马鞭草科植物单叶蔓荆 *Vitex trifolia* L. var. *simplicifolia* Cham. 或蔓荆 *Vitex trifolia* L. 的干燥成熟果实。

【成分研究】

1. 二萜类 主要为半日花烷型二萜,亦有部分松香烷型二萜。

2. 黄酮类 包括紫花牡荆素、木犀草素、木犀草素-7-O-葡萄糖苷、异荭草素、牡荆素等。

3. 其他 苯丙素类、环烯醚萜类、甾体类、三萜类等。

【药理研究】

1. 镇痛抗炎 蔓荆子果实提取物具有血管松弛和镇痛作用,镇痛成分主要为苯丁基糖苷类、环烯醚萜类及木脂素类化合物,部分环烯醚萜类化合物具有抗炎活性。

2. 抗肿瘤 蔓荆子果实中得到的木犀草素能够抑制人骨髓白血病细胞株(HL-60)的增殖并诱导其凋亡。蔓荆子黄素对淋巴细胞增殖具有很强的抑制作用[1]。

3. 对呼吸系统的作用 蔓荆子挥发油灌胃和腹腔注射给药,对实验性哮喘有显著的保护作用,明显降低组胺对离体豚鼠气管平滑肌的收缩作用。蔓荆中分离得到的 viteosin-A 和紫花牡荆素能阻断由组胺引起的雄性豚鼠气管的自发性收缩。

4. 其他 抗氧化、抗突变、降血压等作用。

【性味归经】 辛、苦,微寒。归膀胱、肝、胃经。

【功效主治】 疏散风热,清利头目,祛风止痛。用于风热感冒,头昏头痛;目赤肿痛,目昏多泪,耳鸣耳聋;风湿痹痛。

【临床应用】

1. 单方验方

(1)三叉神经痛 蔓荆子 60g,白酒 500ml,将蔓荆子炒至焦黄,研为粗末,入酒内浸泡 3~7 天(夏季泡 3 天,冬季泡 7 天),兑凉开水 200ml,取汁 700ml。每次服 50ml,每日 2 次,7 天为一个疗程[2]。

(2)急性乳腺炎 蔓荆子 200~300g,炒黄后研末,用白酒调成糊状。先用温盐水轻轻擦洗乳头及乳房,然后用吸乳器排空乳汁,将药敷于患处,用大青叶覆盖,再盖上纱布,外以胶布固定,12h 更换 1 次。若成脓者,行穿刺抽脓后再敷药[3]。

(3)慢性化脓性中耳炎 蔓荆子 15~20g,升麻 12~15g,前胡 8~12g,桑白皮12~15g,甘草3～9g,麦冬14～18g,茯苓18g,赤芍药15～20g。水煎,1日1剂,分2次服,直至外耳道停止流脓、恢复干燥。服药同时,每天将外耳道洗净,吹入红棉散(量宜少,鼓室内覆盖薄薄一层即可,以防结块妨碍引流。红棉散组成:枯矾15g、龙骨12g、海螵蛸15g,洗净,切碎,与冰片2g共为末,消毒,贮瓶中备用),1日1次[4]。

(4)坐骨神经痛 蔓荆子50g,炒至焦黄,轧为粗末,加入白酒500ml,浸泡3～7天(夏天泡3天,冬天泡7天),兑凉开水200ml,取汁700ml,每天分早、晚两次各饮50ml,7天为一个疗程,观察3个疗程[5]。

2. 配伍应用

(1)用于疏散风热

蔓荆子配连翘:解表清热。用于风热壅于上焦,头痛头昏发热,暴发火眼等(《施今墨对药》)。

(2)用于清利头目

蔓荆子配蒺藜:疏散清利,平肝明目。用于肝经风热或肝火上炎所致的头痛头晕、头胀、目赤肿痛。

蔓荆子配蝉蜕:疏风清利。用于风火上攻,目赤肿痛,目昏多泪者。

蔓荆子配生石膏、黄连:清胃解毒。用于胃火上冲,牙龈肿痛。

蔓荆子配连翘:解表清热,解毒止痛。用于风热聚于上焦,以致头痛、头晕、发热;风火头痛,暴发火眼等(《施今墨对药》)。

(3)用于祛风止痛

蔓荆子配川芎:活血,祛风止痛。用于外感风邪之头痛、牙痛、关节疼痛。

蔓荆子配羌活、独活:祛风止痛。用于风湿痹痛。如羌活胜湿汤(《内外伤辨惑论》)。

3. 鉴别应用

蔓荆子、蒺藜:两者皆可用于风热所致头痛眩晕,目赤肿痛,亦常相须为用。但蔓荆子性微寒,以疏散风热为主,更宜用于风热上攻而致的头痛、眩晕。蒺藜性平,以平肝潜阳为主,更适用于肝阳上亢之头痛、眩晕。此外,蒺藜有疏肝解郁、祛风止痒之功,可用于肝气郁结之证及风疹瘙痒。

【用量用法】 水煎服,5～9g。生用,长于疏散风热,多用于风热表证及偏正头痛;炒用,辛散作用缓和,用于目疾及耳窍失聪。

参考文献

[1] 盛习锋等.湖南中医杂志,2007,23(3):107.

[2] 刘永业.中医杂志,2000,41(12):712.

[3] 向爱兰.湖南中医杂志,1999,15(3):48.

[4] 郭萍等.河北中医,2003,25(7):508.

[5] 王士国.河北中医药学报,2001,16(4):24.

蝉 蜕

【异名】 蝉衣。

【基源】 为蝉科昆虫黑蚱 *Cryptotympana pustulata* Fabricius 若虫羽化时脱落的皮壳。

【成分研究】 含甲壳素、壳聚糖、蛋白质、氨基酸、酚类化合物、钙、铝、镁、磷等。

【药理研究】

1. 解热 解热作用以头、足部为强,全蝉蜕次之。

2. **镇静、抗惊厥** 蝉蜕能拮抗咖啡因的兴奋作用,与戊巴比妥类药物有协同作用;提取物能减少士的宁引起的惊厥死亡率,并能延长惊厥动物的存活期[1]。

3. **免疫抑制** 蝉蜕对非特异性免疫有抑制作用,对Ⅳ型超敏反应及细胞免疫功能也有明显的抑制作用。

4. **对心血管系统的作用** 静脉注射蝉蜕醇提物对家兔血压、呼吸无显著影响,但使心率显著减缓,且无过敏反应,无溶血作用,具有一定的膜保护作用。

【**炮制研究**】 蝉蜕大多生用。部分地区应用蝉蜕有去头足习惯。现代研究认为,蝉蜕各部位化学成分相同,都有镇静、镇痛和抗惊厥药理作用,其强度为蝉蜕整体＞身＞头足。抗惊厥实验表明,去头足蝉蜕煎液与连头足蝉蜕煎液均有非常显著的对抗士的宁惊厥作用。因此认为可不必去头足[2,3]。

【**性味归经**】 甘,寒。归肺、肝经。

【**功效主治**】 疏散风热,利咽开音,透疹,明目退翳,息风止痉。用于风热感冒,咽痛音哑;麻疹不透,风疹瘙痒;目赤翳障;惊风抽搐,破伤风证。

【**临床应用**】

1. **单方验方**

(1)产后急性尿潴留 蝉蜕10g、通草5g、生大黄9g(后下)。根据病情适当加味,如脾虚加白术、茯苓;肾虚加杜仲、桑寄生;肝郁加柴胡、郁金;膀胱郁热加淡竹叶、益元散。上药加水500～600ml,急煎5～20min,顿服[4]。

(2)小儿阴茎水肿 蝉蜕、生甘草梢加水煎煮,取汁温洗小儿患处并外敷[5]。

(3)百日咳 蝉蜕10g、百部5g、桑白皮5g、苦杏仁10g、浙贝母10g、厚朴5g、茯苓10g、陈皮5g。每日1剂,服10～20日[6]。

(4)疱疹性咽峡炎发热 薄荷20g,蝉蜕20g,加凉水1000ml,浸泡10min后文火煎开5min,自然凉至常温。小于1岁患儿100ml、1～2岁患儿200ml,保留灌肠15～30min,灌肠结束后将患儿臀部抬高30°,每日2次,至体温正常停用[7]。

(5)小儿夜啼 钩藤6～9g、蝉蜕3～6g、白芍3～6g、木香1.5～3g、川芎3～6g、延胡索6～9g。每日1剂,水煎服[8]。

(6)急性肾炎 水肿期:蝉蜕10～15g、麻黄8g、连翘15g、防己10g、赤小豆30g、桑白皮30g、黄芪30g、薏苡仁30g。水肿缓解期:蝉蜕10～15g、茯苓10g、白术10g、淮山药10g、薏苡仁30g、黄芪30g、党参10g、白茅根30g、地榆30g、大枣5枚。以上药物剂量,均为成人剂量,小儿酌减。水煎服,每日1剂[9]。

2. **配伍应用**

(1)用于疏散风热,利咽

蝉蜕配薄荷、牛蒡子:疏散风热,利咽开音。用于风热上攻,咽喉肿痛,声音嘶哑。如蝉薄汤(《中国当代名中医秘验方临证备要》)。

蝉蜕配胖大海:疏利咽喉。用于风热郁肺,肺气失宣,咽痛音哑。如海蝉散(《验方》)。

蝉蜕配石菖蒲:散风热,开清窍。用于风热夹痰,阻塞清窍之耳鸣、耳聋,头晕。

蝉蜕配凤凰衣:疏风,利咽开音。用于风热郁肺,气失宣降之咽炎、喉炎;风热壅滞之目赤肿痛、流泪、翳障等。

(2)用于透疹止痒

蝉蜕配紫草:清热凉血透疹。用于热盛疹出不畅者。

蝉蜕配乌梢蛇:祛除肌肉皮肤之风邪湿毒。用于慢性湿疹、隐疹、皮肤瘙痒等。

蝉蜕配荆芥、防风:祛风止痒。用于风疹、湿疹,皮肤瘙痒。如消风散(《外科正宗》)。

(3)用于明目退翳

蝉蜕配木贼:散风热,明目退翳。用于外感风热,目赤翳障多泪,兼有表证者。如神消散(《证治准绳》)。

蝉蜕配菊花:明目退翳。用于肝火上炎之目赤肿痛,翳膜遮睛。如蝉花散(《银海精微》)。

(4)用于祛风止痉

蝉蜕配天麻:祛风止痉。用于破伤风。如五虎追风散(《晋南·史全恩家传方》)。

蝉蜕配牛黄:清肝息风。用于小儿急热惊风。

蝉蜕配钩藤:疏风定惊。用于小儿感冒夹惊,惊痫夜啼。

蝉蜕配全蝎:息风止痉。用于小儿惊风、破伤风等惊痫、抽搐等症。

3. 鉴别应用

(1)蝉蜕、僵蚕:两者皆有祛风止痉、止痛、止痒的作用,常相须配伍同用。蝉蜕能透疹退翳,可用于麻疹透发不畅、翳膜遮睛、胬肉攀睛。僵蚕有化痰散结之功,长于治疗痰热壅盛及风痰郁阻之证,如脑卒中、面瘫、瘰疬痰核等。

(2)蝉蜕、蛇蜕　蛇蜕为多种蛇蜕下的干燥表皮膜,也可入药。两者皆有祛风止痉、止痒、退翳功能,用于小儿惊风、抽搐痉挛、目赤翳障、皮肤瘙痒等症。但蝉蜕更长于疏散风热,透疹,故常用于风热感冒、咽痛音哑、麻疹不透等;蛇蜕则多用于皮肤瘙痒、目赤翳障等症。蛇蜕煎服每次 2～3g,研末服每次 0.3～0.6g。

【用量用法】　水煎服,3～6g;或单味研末冲服。治疗惊风抽搐、破伤风,剂量要大,一般为 15～30g。

【不良反应】　少数患者服用本品煎剂后有上腹部持续疼痛,并伴有腹胀、肠鸣,30min 后自行消失[10]。也有服用含蝉蜕煎剂后出现皮肤过敏反应的报道[11]。

【使用注意】　自《名医别录》有"主妇人生子不下"的记载以来,历代本草一直将其作为妊娠禁忌药。现代研究证实本品对生育确有一定影响,故孕妇应慎用。

参考文献

[1] 何敏.内蒙古中医药,1999,(1):42.
[2] 王喜云等.中药通报,1986,11(4):25.
[3] 杨梅香.中药材,1985,(3):39.
[4] 徐妙燕.中医杂志,2000,41(4):245.
[5] 李新等.中医外治杂志,1999,8(4):53.
[6] 俞娴秋.甘肃中医,1999,12(2):40.
[7] 胡庆梅等.中国全科医学,2005,8(23):1966.
[8] 杨文庆等.福建中医药,2002,33(1):18.
[9] 丁祖杰.湖南中医杂志,2000,16(4):9-10.
[10] 夏承义.中国中药杂志,1989,14(10):636.
[11] 陈淑桂.河北医药,2001,23(5):336.

葛根

【基源】　为豆科植物野葛 *Pueraria lobata*(Willd.)Ohwi 或甘葛藤 *Pueraria thomsonii* Benth. 的干燥根。

【成分研究】

1. 异黄酮类　大豆苷元、大豆苷、葛根素、大豆素-4',7'-二葡萄糖苷、金雀异黄素 8-C-芹糖基-葡糖糖苷、金雀异黄素等[1]。

2. 葛根苷类　主要为葛根苷 A、葛根苷 B、葛根苷 C,这些葛根苷类被认为是二氢查耳酮的衍生物。

3. **三萜类** 皂草精醇、槐二醇等。

4. **其他** 氯化胆碱、二氯化乙酰胆碱、卡塞因、鞣质、乙酰胆碱、胡萝卜苷等。

【**药理研究**】

1. **对心血管系统的作用** 降低血压,减缓心率,降低心肌耗氧量;扩张冠状血管,改善心肌代谢;抑制动脉硬化;改善微循环[2]。

2. **降糖降脂** 葛根素可使四氧嘧啶性高血糖大鼠的血糖明显下降;大剂量的葛根素(500mg/kg)能明显降低血清胆固醇,但对血清游离脂肪酸和甘油三酯则无明显影响[3]。

3. **抗氧化、解酒** 葛根通过清除氧自由基和抗脂质过氧化,使乙醇导致的血清黏度异常变化恢复到正常状态。

4. **其他** 葛根总黄酮可升高细胞色素 P_{450} 的活性。

【**炮制研究**】 葛根生用,在切制时不宜长时间浸泡,否则淀粉与药效成分会流失,洗后稍泡,润软切片即可。葛根在麸煨炮炙工艺中,传统的加热方法是炒制。但现代研究表明,用烘法加热炮炙成煨葛根,不仅色泽好,无焦斑,有香气,且药效成分葛根素含量高,烘法优于炒法。实验中的最佳方案是每 10g 葛根用 4g 麦麸(1.6ml 水湿润),在 165℃ 条件下烘制 40min 即可[4]。

【**性味归经**】 甘、辛,凉。归脾、胃经。

【**功效主治**】 解肌退热,透疹,生津止渴,升阳止泻。用于外感表证,项背强痛;麻疹不透;热病口渴,阴虚消渴;热泄热痢,脾虚泄泻。

【**临床应用**】

1. **单方验方**

(1)儿童多发性抽动症 葛根、生地黄、菟丝子各 12g,天麻、僵蚕、地龙、钩藤、生牡蛎各 9g,甘草 3g。水煎取汁,每日 1 剂,分 2～3 次服[5]。

(2)气滞血瘀型颈源性眩晕 葛根 30g、桂枝 10g、川牛膝 10g、续断 10g、三七 6g、丹参 12g、赤芍 15g、川芎 10g、补骨脂 10g、天麻 10g、甘草 3g。水煎服,每日 1 剂,分 2 次温服,7 天为一个疗程[6]。

(3)过敏性紫癜 葛根 30g、黄芩 15g、黄连 15g、甘草 15g、蝉蜕 20g、犀牛角(水牛角代)6g、赤芍 15g。水煎服,每日 2 次,早晚各 1 次,5 天为一个疗程[7]。

(4)糖尿病周围神经病变 桂枝 15g、葛根 30g、白芍 20g、生姜 5 片、大枣 6 枚。30 天为一个疗程[8]。

(5)婴幼儿病毒性肠炎 葛根 10g、黄芩 6g、黄连 3g、炙甘草 3g、茯苓 6g、车前子 5g、苍术 5g、滑石 18g。每日 1 剂,加水 500ml 煎服,少量多次口服,不拘量,服用 3～5 天[9]。

(6)冠心病 石菖蒲 20g、葛根 30g、白术 15g、黄芪 15g、丹参 15g,随症加减。水煎服,每日 1 剂[10]。

2. **配伍应用**

(1)用于解肌退热

葛根配柴胡:解肌退热。用于外感表证,邪郁化热,发热重,恶寒轻,头痛鼻干,口微渴,苔薄黄等症;风疹,麻疹。如柴葛解肌汤(《伤寒六书》)。

葛根配麻黄:发汗,散寒解肌。用于风寒表证。症见恶寒无汗,项背强痛。如葛根汤(《伤寒论》)。

葛根配桂枝:解表退热,舒筋活络。用于外感风寒,发热恶寒,项强拘急不利者。

（2）用于透疹

葛根配升麻：解肌透疹。用于麻疹初起，疹出不透，身热头痛，咳嗽，目赤流泪，口渴，舌红，脉数。如升麻葛根汤（《阎氏小儿方论》）。

（3）用于生津止渴

葛根配天花粉：清热，生津止渴。用于热病津伤口渴；现代用于糖尿病。

葛根配乌梅：滋阴，生津止渴。用于内热消渴。如玉泉丸（《沈氏尊生书》）。

（4）用于升阳止泻

葛根配黄连：解肌清热，坚阴止利。用于表证未解，邪热入里之热泻、热痢；也可用于湿热痢疾。如葛根芩连汤（《伤寒论》）。

葛根配白术：健脾燥湿止泻。用于脾虚泄泻。如七味白术散（《校注妇人良方》）。

（5）用于活血祛瘀，降糖

葛根配丹参：活血化瘀，降低血糖。用于糖尿病，有瘀血者。症见舌质暗，或有瘀斑、瘀点，舌下静脉瘀滞等（《施今墨对药》）。

3. 鉴别应用

（1）生葛根、煨葛根：生葛根长于解肌退热、透疹、生津止渴，多用于治疗外感风寒证兼有颈项强痛者，或外感风热，麻疹初起，疹出不畅，热病口渴或消渴者。煨葛根发散作用弱，止泻作用强，多用于治疗湿热泻痢或湿热泄泻，脾虚泄泻。

（2）葛根，葛花　两者为同一植物不同药用部位，但功效不同，葛花具有解酒和胃功能，主要用于饮酒过度，头痛头昏，烦渴，呕吐，胸膈饱胀等症。可单用煎水服，常用量9～15g，也可配黄连3～5g同用。

【用量用法】 水煎服，9～15g。解肌退热、透疹、生津宜生用，升阳止泻宜煨用。

【制剂与成药】

1. 愈风宁心片：每片含葛根总黄酮60mg。用于冠心病、心绞痛、高血压、头痛、头晕、颈项疼痛、早期突发性耳聋。口服，5片/次，3次/天。

2. 葛根素（片剂，注射液）：片剂，25mg；注射剂，100mg、50mg。用于冠心病、心绞痛、心肌梗死。口服，2片/次，3次/天；静脉注射，100～200mg/次，2次/天；静脉滴注，200～400mg/次，用5％葡萄糖注射液稀释，1次/天。

3. 冠舒注射液：每支2ml，每毫升相当于葛根、茵陈、丹参各1g，延胡索0.5g。用于急性心肌梗死。每次4ml加10％葡萄糖液20ml，静脉注射；继以4ml加5％葡萄糖250ml，静脉滴注，每日1次。

参考文献

[1] 陈荔炟.时珍国医国药,2006,4(11):2305.
[2] 杨林静等.武警医学院学报,2002,11(2):138.
[3] 张东华等.首都医药,2007,6:44.
[4] 王和平等.中成药,1991,(6):20.
[5] 张卉等.陕西中医,2008,29(7):809-810.
[6] 夏志强.中医药导报,2008,14(7):31-32.
[7] 于影.实用中西医结合临床,2008,8(3):59.
[8] 敬鸿博等.中医药临床杂志,2008,20(4):416.
[9] 王妙玲.浙江中西医结合杂志,2008,18(8):522-523.
[10] 何志军.湖南中医杂志,2008,24(2):63-64.

柴　胡

【基源】 为伞形科植物柴胡 *Bupleurum chinense* DC. 或狭叶柴胡 *Bupleurum scorzoner-*

ifolium Willd. 的干燥根。前者习称"北柴胡",后者习称"南柴胡"。

【成分研究】

1. **黄酮类** 主要为黄酮醇类,包括山奈酚、槲皮素和异鼠李素。

2. **皂苷类** 主要含有柴胡皂苷 A、柴胡皂苷 B、柴胡皂苷 C、柴胡皂苷 D。

3. **木脂素类** 有 3 种结构类型,即木脂内酯类、单环氧木脂素及双环氧木脂素。

4. **香豆素类** 多为简单香豆素。

5. **多糖类** 北柴胡所含多糖基本由阿拉伯糖、核糖、木糖、葡萄糖、半乳糖及鼠李糖组成。南柴胡多糖成分与北柴胡相近,但无鼠李糖而有甘露糖。

【药理研究】

1. **解热镇痛** 大剂量柴胡煎剂对人工发热的家兔有解热作用;柴胡皂苷对醋酸所致小鼠扭体反应等有明显的镇痛作用。

2. **抗内毒素** 浓度大于 25% 的柴胡提取液体外对细菌内毒素有明显的破坏作用,柴胡对内毒素致热家兔有很好的解热作用。

3. **抗炎** 柴胡抗炎的有效成分为柴胡皂苷。柴胡皂苷对多个炎症过程包括渗出、毛细血管通透性、炎症介质释放、白细胞游走和结缔组织增生等都有抑制作用[1]。

4. **镇静、抗惊厥** 柴胡提取液能延长环己异戊巴比妥钠引起的睡眠时间,对咖啡因引起的惊厥有对抗作用。

5. **其他** 保肝、降脂等作用。

【炮制研究】 柴胡皂苷只有以皂苷元形式存在才有药理作用,而在柴胡中仅部分皂苷以皂苷元形式存在,如柴胡皂苷 E、柴胡皂苷 F、柴胡皂苷 G。在酸性条件下加热,柴胡皂苷 A、柴胡皂苷 B、柴胡皂苷 C、柴胡皂苷 D 等被水解,生成具药理作用的皂苷元及各种糖类,从而增强镇痛、抗炎作用。但是,所含 α-菠菜甾醇在酸性条件下加热,产生乙酰化衍生物,不具有解热的药理作用。加热后,挥发油也有损失。所以柴胡醋制后疏肝止痛作用增强,而发汗解表能力降低。生用发汗解表能力较制用为强[2]。

柴胡入药,历来用根。但目前国内部分地区除根入药外,也有以柴胡带有地上部分的幼苗入药,习称竹叶柴胡。研究证明,柴胡根和茎叶的主要成分不一样,根含柴胡皂苷,而茎叶中不含柴胡皂苷;根与茎叶的挥发油含量也不一样,叶含挥发油量多,约为根的 3 倍,其组分也有不同,说明根与茎叶的质量有差异。柴胡根有明显解热药理作用,而茎叶没有明显。因此,带茎叶的柴胡不能替代柴胡根[3]。

【性味归经】 苦、辛,微寒。归肝、胆经。

【功效主治】 解表退热,疏肝解郁,升阳举陷。用于感冒发热,少阳证;肝郁气滞,胸胁胀痛,月经不调;气虚下陷,脏器脱垂。

【临床应用】

1. **单方验方**

(1)胆汁反流性胃炎 柴胡 10g、黄芩 12g、党参 10g、半夏 10g、枳壳 12g、佛手片 12g、木香 10g、郁金 10g、沉香 10g、炙甘草 5g、生姜 3 片、大枣 7 枚。水煎,每天 1 剂,分 2 次服用。4 周为一个疗程[4]。

(2)更年期综合征 柴胡 9g、桂枝 9g、白芍 12g、茯苓 10g、当归 10g、丹参 10g、牡丹皮 10g、龙骨 30g、牡蛎 30g、女贞子 10g、墨旱莲 10g、生姜 2g、大枣 2 枚、炙甘草 3g。水煎 2 次,分 2 次温服,每日 1 剂。15～40 天为一个疗程[5]。

(3)抑郁症 柴胡 15g、黄芩 15g、半夏 10g、太子参 15g、甘草 6g、生姜 3 片、大枣 5 枚。每日 1 剂,水煎 2 次,2 次药液混合早晚分服,30 天为一个疗程[6]。

(4)肝郁脾虚型慢性丙型肝炎　柴胡、黄芩、赤芍、白芍、党参或太子参各 12g,半夏、枳壳各 10g,大枣 5 枚,白术 15g,丹参 20g,甘草 6g。每日 1 剂,水煎 2 次,于早上及午睡、晚上睡前各服 1 次。3 个月为一个疗程[7]。

(5)儿童多动症　醋柴胡 10g、郁金 10g、黄芩 10g、连翘 10g、决明子 10g、钩藤 10g、石菖蒲 12g、天竺黄 10g、当归 6g、益智 12g、制龟板 12g、炙远志 12g 等。每日 1 剂,水煎 2 次,分早晚 2 次口服。8 周为一个疗程[8]。

(6)脂肪肝　柴胡 10g、陈皮(醋炒)10g、川芎 10g、香附 10g、枳壳 15g、芍药 20g、炙甘草 5g。每日 1 剂,水煎,分早晚 2 次口服[9]。

(7)乳腺增生症　柴胡 12g、黄芩 9g、桂枝 9g、干姜 3g、天花粉 15g、生牡蛎 20g、生麦芽 15g、莪术 9g、白芷 9g、鹿角霜 12g。每日 1 剂,4 周为一个疗程[10]。

(8)失眠症　柴胡 10g、生龙骨 30g(先煎)、生牡蛎 30g(先煎)、黄芩 10g、半夏 10g、茯苓 15g、党参 15g、酸枣仁 30g、合欢皮 30g、首乌藤 30g、茯神 30g、桂枝 15g、珍珠母 30g、甘草 10g,水煎,分 2 次服。10 天为一个疗程[11]。

2. 配伍应用

(1)用于解表退热

柴胡配黄芩:和解少阳,疏泄肝胆。用于邪在少阳,寒热往来,胸胁苦满,口苦咽干,脉弦;肝郁气滞,久而化火见少阳证者。如小柴胡汤(《伤寒论》)。

柴胡配防风、生姜:疏风解表。用于感冒风寒,恶寒发热,头身疼痛。如正柴胡饮(《景岳全书》)。

柴胡配大黄:和解攻下。用于少阳未解,里热已盛,脘腹疼痛,泻痢下重,苔垢腻等。如大柴胡汤(《伤寒论》)。

柴胡配大豆黄卷:透邪祛湿,解表退热。用于感受湿温,腠理郁闭所致的发热恶寒、纳呆、汗少等症;湿热蕴滞所致的发热汗出不解、脘闷、呕恶纳少等症。

(2)用于疏肝解郁

柴胡配白芍、当归:疏肝敛阴和血。用于肝郁气血不调,肝脾不和诸证。症见两胁作痛,或寒热往来,头痛目眩,口燥咽干,脉弦而虚者。如逍遥散(《太平惠民和剂局方》)。

柴胡配香附:疏肝解郁,行气止痛。用于肝气郁滞证。症见胁肋疼痛,嗳气太息,脘腹胀痛,脉弦者。如柴胡疏肝散(《景岳全书》)。

柴胡配枳实:一升一降,疏肝理气。用于肝脾不和,胁肋胀闷,脘腹疼痛。如四逆散(《伤寒论》)。

柴胡配牡蛎:调和气血,疏肝软坚。用于肝气郁结,血瘀痰凝所致的胸胁满痛、胁下痞满或胁下痞块等。

(3)用于升阳举陷

柴胡配黄芪、升麻:补气升阳。用于气虚下陷,久泄脱肛,子宫脱垂,泄泻等。如补中益气汤(《脾胃论》)。

3. 鉴别应用

(1)生柴胡、醋柴胡、酒柴胡　生柴胡的升散作用较强,多用于解表退热。醋柴胡能缓和升散之性,且疏肝理气作用较好,肝气郁滞导致的胁痛、腹痛、月经不调者适用。酒柴胡增加了升提之性,中气下陷、清阳不升者更为适宜。

(2)柴胡、银柴胡　两者均有解热作用,但适应证不同。银柴胡无升散透表之性,以退虚热见长,专治骨蒸劳热、阴虚内热。柴胡善于透表泄热、和解少阳,有升散之性,善治外感发热及少阳病寒热往来,其退虚热作用相对较弱。此外,银柴胡尚能清疳热,有凉血止血之功,适用于治疗小儿疳热及阴虚内热所致的出血证。柴胡则有疏肝解郁、升阳举陷作用,适用于肝气郁结之证及中气下陷之证。

【用量用法】 水煎服,3～9g。解表退热宜生用,疏肝解郁宜醋炒,升阳举陷宜酒炒。

【制剂与成药】

1. 柴胡注射液:每毫升相当原生药1g。用于外感发热。肌注或静脉注射,成人每次2ml,周岁以内婴儿每次1～1.5ml,每日1次。

2. 小柴胡冲剂:由柴胡、黄芩、党参、制半夏、甘草、生姜、大枣组成。用于外感病,邪犯少阳证,症见寒热往来、胸胁苦满、食欲不振、心烦喜吐、口苦咽干。开水冲服,1次1～2袋(每袋10g),3次/天。

3. 正柴胡饮颗粒:由柴胡、陈皮、防风、赤芍、甘草、生姜组成。用于外感风寒初起,症见恶寒、发热、无汗、头痛、鼻塞、喷嚏、清涕、咽痒、咳嗽、四肢酸痛。口服,每次1袋,3次/天。小儿酌减或遵医嘱。

【不良反应】 本品大剂量服用可产生中枢抑制现象,表现为全身倦怠、嗜睡、工作效率降低等,还可出现食欲减退、腹胀等现象。柴胡注射液肌注可引起过敏反应,严重者可出现过敏性休克,应予以注意[12]。柴胡煎剂和柴胡皂苷还有溶血作用,其溶血作用强度与产地、采集时间及不同皂苷的含量有关[13]。

【使用注意】 古人有"柴胡劫肝阴"之说,故肝阳上亢、肝风内动、阴虚火旺及气机上逆者慎服。

参考文献

[1] 刘永春等.黑龙江医药,2006,19(3):216.
[2] 叶定江等.中药炮制学,上海:上海科学技术出版社,2003.368.
[3] 冯宝麟.山东中医学院学报,1979,2:19.
[4] 胡为俭.江西中医药,2008,8:60.
[5] 霍彬等.实用中医内科杂志,2008,22(8):61.
[6] 韩志琴.实用中医药杂志,2008,24(6):353.
[7] 戴晓萍等.浙江中医杂志,2008,43(5):272.
[8] 于涛等.中医研究,2008,21(4):40-43.
[9] 唐方荣.四川中医,2008,26(4):82-83.
[10] 刘春龙.中国实验方剂学杂志,2008,14(5):43.
[11] 李铁成等.长春中医药大学学报,2008,24(3):282.
[12] 沈映君.中药药理学.北京:人民卫生出版社,2000.
[13] 靳怀建译.国外医学,中医中药分册,1986,8(1):3.

升 麻

【基源】 为毛茛科植物大三叶升麻 *Cimicifuga heracleifolia* Kom.、兴安升麻 *Cimicifuga dahurica*(Turcz.)Maxim. 或升麻 *Cimicifuga foetida* L. 的干燥根茎。

【成分研究】

1. 生物碱类 升麻碱等。

2. 有机酸类 水杨酸、咖啡酸、阿魏酸、升麻酸等。

3. 苷类 升麻苷A、升麻苷E等。

4. 其他 升麻酰胺、升麻醇、齿阿米醇等。

【药理研究】

1. 抗菌抗炎 升麻能抑制结核杆菌的生长,对金黄色葡萄球菌等均有不同程度的抑制作用,对角叉菜胶所致的大鼠足肿胀有抑制作用。

2. 镇痛、解痉、抗惊厥 升麻提取物能显著提高小鼠压尾法刺激痛阈;对豚鼠空肠有明显的解痉作用;能使小鼠的自主活动减少,抗士的宁引起的小鼠惊厥。

3. 其他 降压、止血、降血脂、保肝、抗肿瘤等作用。

【性味归经】 辛、微甘,微寒。归肺、脾、胃、大肠经。

【功效主治】 发表透疹,清热解毒,升举阳气。用于外感风热,头痛发热,麻疹不透;齿痛口疮,咽喉肿痛,瘟毒发斑;气虚下陷,脏器下垂,崩漏下血[1]。

【临床应用】

1. 单方验方

(1)神经性皮炎 升麻 10g、贯众 12g、白芷 10g、金银花 10g、苦参 6g、蒲公英 10g、紫草 6g、牡丹皮 6g、千里光 12g、甘草 10g、绣球防风 10g、蝉蜕 6g。每日 1 剂,水煎服,15 天为一个疗程[2]。

(2)渗出性红斑 升麻 10g、连翘 10g、薏苡仁 20g、丹参 10g、徐长卿 15g、地肤子 15g、白鲜皮 15g、紫苏 10g、生甘草 4g。发热口干、舌红苔黄、脉数者加黄芪 15g、生地黄 20g、金银花 15g;四肢清冷、皮疹暗红、遇寒加重、舌淡苔白、脉沉细者加桂枝 10g、黄芪 15g、鹿角霜 20g。每日 1 剂,早、中、晚煎 3 次,服 3 次。服药时留少许药汁搽洗患处。4 日为一个疗程[3]。

(3)牙痛 升麻 10g、细辛 3g、白芷 10g、黄连 5g、川椒 6g、骨碎补 15g、枸杞子 15g。每日 1 剂,水煎,分 2 次服下[4]。

(4)化脓性创口 升麻 20g、漏芦 15g、芒硝 15g、黄芩 15g、栀子 10g、独活 15g、黄柏 30g、乳香 20g、没药 20g、甘草 10g。儿童用量可酌减。将上药(芒硝另包)用纱布包好,加水 2000～2500ml,文火烧开煮沸 15min 后倒出,将芒硝兑入药液,先熏洗患处,待药液降至 20～30℃时,将患处置药液中浸泡。若患处无法置入,可用药液纱布泡洗覆盖后,用针管持续向纱布添加药液,使药液能充分渗入病灶。泡洗完毕,用浸有药液的纱布敷盖患处。每日 1 剂[5]。

(5)婴幼儿秋季腹泻 升麻、甘草各 3g,葛根、茯苓、车前子(包煎)各 10g,乌梅 5g、炒白芍、防风、苍术各 6g,广藿香 8g。上述剂量可随年龄增减。每日 1 剂,水煎分服[6]。

2. 配伍应用

(1)用于发表透疹

升麻配葛根:解肌透疹。用于麻疹初起,疹出不透,身热头痛,咳嗽,目赤流泪,口渴,舌红,脉数。如升麻葛根汤(《阎氏小儿方论》)。

(2)用于清热解毒

升麻配石膏、生地黄:清胃泻火,清热透疹。用于胃火上攻,头痛,齿龈肿痛,口舌生疮,舌红苔黄,脉数;阳明气分热毒所致的斑疹。如清胃散(《兰室秘藏》)。

升麻配鳖甲:清热解毒,凉血消斑。用于外感时疫,阳毒发斑,咽痛目赤。如升麻鳖甲汤(《金匮要略》)。

升麻配玄参:清热解毒,凉血滋阴。用于热毒炽盛发斑;时邪疫毒,咽喉肿痛不利,口腔糜烂等;阴虚津伤,虚火上浮所致顽固性口腔溃疡;过敏性紫癜,血小板减少性紫癜属阴虚热毒壅盛者;痈肿疮毒等证。

升麻配淡竹叶:清胃泻火。用于阳明胃经火热之牙龈肿痛。

升麻配大青叶:清胃泻火,升散解毒。用于小儿外感风热,高热不退,心胃实热火毒;时邪疫毒所致的咽喉肿痛,牙龈溃烂,丹毒,大头瘟,时疫发斑。

(3)用于升举阳气

升麻配桔梗:升举阳气。用于胸中大气下陷,气短不足以吸。

升麻配人参:补气升阳止血。用于气虚崩漏下血。如举元煎(《景岳全书》)。

升麻配荆芥穗:升阳止血。用于血不循经,尿血,便血,妇人崩中漏下;产褥热(《施今墨对药》)。

升麻配黄芪:补中益气,升阳举陷。用于脾胃虚弱,中气下陷之内脏下垂、食少便溏、久泄久痢、倦怠无力等。如补中益气汤(《脾胃论》)。

3. 鉴别应用

(1)生升麻、蜜炙升麻　生升麻长于升散,发表透疹、清热解毒力强,多用于治疗麻疹初起、疹出不畅,热毒证,阳明邪热所致的头痛、牙龈肿痛、口舌生疮等。蜜炙后升举阳气作用增强,多用于治疗因气虚下陷所致的脱肛、胃下垂、子宫脱垂等。

(2)升麻、葛根、柴胡　三者皆能发表、升阳,用治外感表证发热,及清阳不升等证。其中,柴胡、升麻升阳举陷,主要用于治疗气虚下陷之证,且升麻的升提之力较柴胡为强;而葛根的升阳作用则通过升发脾胃清阳之气,体现在生津止渴、止泻方面,主要用于热病烦渴、阴虚消渴和热泄热痢、脾虚泄泻。升麻、葛根两者均能透疹,用于治疗麻疹初起,透发不畅,常配伍同用。此外,柴胡具有疏肝解郁的功能,可用于肝郁气滞、胸胁胀痛、妇女月经不调诸证;升麻具有清热解毒的功能,可用于咽喉肿痛、齿痛口疮、温毒发斑等热毒所致的多种病证;葛根解肌退热,用于发热恶寒,项背强痛作用显著。

【用量用法】　水煎服,3~9g。发表透疹、清热解毒宜生用,升阳举陷宜炙用。

【不良反应】　升麻所含升麻碱、升麻素(升麻苦味素),有一定毒性,对运动、呼吸、心脏及中枢神经系统均有损害。升麻碱内服的毒性主要是对胃有刺激性,可引起胃肠炎,严重时可发生呼吸困难、谵妄等;升麻素内服过量时可使肌肉松弛、头晕目眩、战栗、脉息减弱,对胃有刺激,可引起呕吐;升麻外用可使皮肤充血乃至形成溃疡[7]。

【使用注意】　用量不宜过大(应小于30g)。肝阳上亢、阴虚火旺、麻疹已透者当忌用。

参考文献

[1] 颜正华等.中药学.第2版.北京:人民卫生出版社,2006.
[2] 马应昌.云南中医学院学报,2000,23(1):38.
[3] 沈同生.湖南中医杂志,1999,15(1):18.
[4] 胡立新等.河北职工医学院学报,2000,17(3):49-50.
[5] 郭同芳等.中医外治杂志,1998,8(3):17.
[6] 江英能.新中医,1998,30(6):14-15.
[7] 夏丽英.现代中药毒理学.天津:天津科技翻译出版公司,2005.

淡 豆 豉

【基源】　为豆科植物大豆 *Glycine max* (L.)Merr. 的成熟种子发酵加工品。

【成分研究】　主要为黄酮类,即大豆异黄酮等。

【药理研究】

1. **降血脂**　主要是大豆异黄酮通过抗氧化、类雌激素样作用起作用。

2. **类雌激素样作用**　当异黄酮与雌激素同时作用于靶器官时,两者竞争结合雌激素受体,从而可减轻雌激素的促细胞增殖作用,降低与雌激素有关疾病的发病率[1]。

3. **降低血糖**　淡豆豉总提物、乙酸乙酯提取物、正丁醇提取物均有一定的降糖作用,其中正丁醇提取物更为明显。

【性味归经】　苦、辛,凉。归肺、胃经。

【功效主治】　解表,除烦,宣发郁热。用于外感表证,寒热头痛;热病烦闷,虚烦不眠。

【临床应用】

1. 单方验方

(1)不寐　栀子 10g、淡豆豉 10g、连翘 10g、知母 10g、茯苓 15g、五味子 10g、酸枣仁 10g、合欢皮 15g、首乌藤 20g。每日 1 剂,水煎 2 次,分 3 次服,午、晚饭后各 1 次,睡前 1 次。连服 7 剂为一个疗程[2]。

(2)痤疮　淡豆豉、栀子、连翘、皂角刺、赤芍、牡丹皮、浙贝、天花粉、黄芩、半夏、柴胡各 10g,黄连 6g。水煎服,每日 1 剂[3]。

2. 配伍应用

(1)用于解表

淡豆豉配金银花、连翘:疏散风热。用于风热感冒,或温病初起,发热,微恶风寒,头痛口渴,咽痛等。如银翘散(《温病条辨》)。

(2)用于除烦

淡豆豉配栀子:清热解郁除烦。用于外感热病,邪热郁于胸中,心中烦热不眠。如栀子豉汤(《伤寒论》)。

3. 鉴别应用

淡豆豉、大豆黄卷:大豆黄卷系大豆浸水湿润发芽,晒干而成。两者均有解表作用。淡豆豉解表,无论风寒、风热表证都可用,且具有宣郁、透热、除烦之功,也可用于热郁不透诸证。大豆黄卷性味甘、淡,平,长于解表祛暑、清热利湿,适用于暑湿、湿温初起,以及湿热内蕴所致发热汗少、恶寒身重、胸闷苔腻等。大豆黄卷又有清水豆卷和制大豆黄卷之分,前者即生品,后者加灯心草、淡竹叶药汁炮制而得。解表祛暑多用清水豆卷,清热利湿多用制大豆黄卷。

【用量用法】　水煎服,6～12g。

参考文献

[1] 葛喜珍等.河北中医药学报,2002,17(3):41.　　　　[3] 冯瑞雪等.四川中医,2002,20(9):66-67.
[2] 卢雨蓓.河南中医,2005,25(3):38.

浮　萍

【异名】　紫背浮萍。

【基源】　为浮萍科植物紫萍 *Spirodela polyrrhiza* (L.)Schleid. 的干燥全草。

【成分研究】

1. 黄酮类　芹菜素、木犀草素、芹菜素-7-*O*-葡萄糖苷等。

2. 有机酸类成分　亚麻酸、亚油酸、棕榈酸等。

3. 其他　脂质类、蛋白质类、钾盐等。

【药理研究】

1. 利尿　其利尿作用的有效成分主要为醋酸钾及硝酸钾。

2. 对心血管系统的作用　浮萍有强心作用,钙可使其作用增强。大剂量可使心脏停止于舒张期,并使血管收缩,血压上升[1]。

3. 解热　浮萍有微弱的解热作用。

4. 杀虫　浮萍对库蚊幼虫及蚊蛹均有一定的杀灭作用。

【性味归经】　辛,寒。归肺、膀胱经。

【功效主治】 发汗解表,透疹止痒,利尿消肿。用于风热感冒,麻疹不透,风疹瘙痒;水肿尿少。

【临床应用】

1. 单方验方

(1)痤疮 丹参30g,浮萍30g,生地黄20g,桑白皮12g,红花10g,川芎15g,鸡血藤21g,连翘30g,荆芥穗、甘草各10g,每日1剂,分早晚2次温服[2]。

(2)慢性荨麻疹 黄芪80g,浮萍20g,党参、当归各10g。水煎,早晚饭后温服。30天为一个疗程[3]。

(3)鹅掌风 浮萍、僵蚕、皂荚、荆芥、防风、制川乌、制草乌、羌活、独活、白鲜皮、黄精、威灵仙各10g,鲜凤仙花1株,陈醋1kg。将上述药用陈醋浸泡24h后,放在小火上煮沸,滤去药渣备用。每日用药醋浸泡患部2次,每次10~20min,泡后拭干皮肤。3剂为一个疗程,一般需1~2个疗程[4]。

(4)颜面再发性皮炎 金银花、土茯苓、浮萍、生地黄各20g,苦参15g,鲜白皮、地肤子、生槐花、玄参各30g,蒺藜12g,荆芥、当归各9g,升麻、生甘草各6g。每日1剂,水煎2次温服,12天为一个疗程[5]。

2. 配伍应用

浮萍配蝉蜕:祛风止痒。用于风疹瘙痒。

【用量用法】 水煎服,3~9g。外用适量,煎汤浸洗。

【使用注意】 表虚自汗者忌用。

参考文献

[1] 高学敏等.临床中药学.石家庄:河北科学技术出版社,2006.
[2] 周世群.河南预防医学杂志,2000,11(1):43.
[3] 徐明寿等.陕西中医,2003,24(9):792-793.
[4] 陈金兰.湖北中医杂志,2002,24(6):35.
[5] 张理梅等.四川中医,1999,17(8):29-30.

木 贼

【异名】 节节草。

【基源】 为木贼科植物木贼 *Equisetum hyemale* L. 的干燥地上部分。

【成分研究】

1. 挥发油类 含量较高的挥发油,依次为2-甲氧基3-(1-甲基乙基-吡嗪)、十五烷、9-辛基-十七烷。

2. 酚酸类 咖啡酸、阿魏酸、延胡索酸、戊二酸甲酯、对羟基苯甲酸等。

3. 黄酮类 山奈素、槲皮素、芹菜素、木犀草素等。

4. 酯类 多数为脂肪酸酯类。

【药理研究】

1. 镇静[1] 木贼醇提取物能明显增强戊巴比妥钠的中枢抑制作用。

2. 对心血管系统的作用 木贼提取物对离体血管有明显扩张作用,可预防实验家兔动脉粥样硬化斑块形成[2]。阿魏酸能抑制血小板聚集和5-羟色胺从血小板中释放。

3. 其他 降压、利尿、抗衰老、抗菌、抗病毒等作用。

【性味归经】 甘、苦,平。归肺、肝经。

【功效主治】 疏散风热,明目退翳,止血。用于风热目赤,迎风流泪,目生云翳;出血证。

【临床应用】

1. 单方验方

(1)扁平疣、扁平丘疹 香附、木贼各 30g,将两药加水 600ml 浸泡 30min,水煎外洗患处[3]。

(2)肛周尖锐湿疣 木贼、白鲜皮各 20g,土茯苓、薏苡仁、赤芍、龙胆、白头翁、白茅根各 15g,紫草、黄柏各 12g,甘草 3g,每日 1 剂。水煎,分 2 次服。药渣加入鸦胆子 15g,加水再煎 20min,煎药汁 1000～2000ml 坐浴,每次先熏再洗 20～30min,常规换药[4]。

(3)角膜炎 秦皮、木贼各 20g,黄连、紫草、栀子、密蒙花、谷精草、秦艽各 15g。水煎 2 次,将 2 次药液混合备用。取干净毛巾浸于药液内湿透,然后拧至湿度、温度适宜(以患者可耐受为宜),敷于患眼处,每次 20～30min,每天 3～4 次。2 周为一个疗程[5]。

2. 配伍应用

(1)用于疏散风热,明目退翳

木贼配石决明:益肝明目。用于外障目赤,翳障遮睛属肝虚者。

(2)用于止血

木贼配荆芥、槐角:止血。用于肠风下血。

3. 鉴别应用

木贼、决明子、青葙子、密蒙花、谷精草:五者皆有清肝明目功效。木贼主散在表之风热,发散之力较明显,主治风热感冒,兼治目赤、翳障,且具止血作用,可用于肠风下血、血痢等。决明子清肝热作用强,且有益肾阴之功,用于肝经实火所致的目赤肿痛,也可用于虚实夹杂之目昏、目暗、头昏、头痛,风热上扰之目赤肿痛及肠燥便秘等。青葙子专泻肝经实火,用于火热较盛或热毒之目疾,具明目消肿、退翳膜功效,但对肝肾不足目疾则不宜使用。密蒙花能补肝血、润肝燥,长于清补,其治疗目疾无论虚实皆可应用,尤宜用于肝肾不足而有热者。谷精草长于疏散,善除星翳,除用于风热肝热之目疾外,尚可治疗风热头痛、牙痛。

【用量用法】 水煎服,3～9g。

参考文献

[1] 颜正华等.中药学.第 2 版.北京:人民卫生出版社,2006.

[2] 朴惠顺等.时珍国医国药,2006,17(6):1077.

[3] 宋吉乐等.中国民间疗法,2001,9(3):39.

[4] 孟德霞.陕西中医,2008,29(8):1022-1023.

[5] 王跃进.新中医,2006,38(3):50.

第二章 清热药

第一节 清热泻火药

石 膏

【基源】 为硫酸盐类矿物硬石膏族石膏,主含含水硫酸钙($CaSO_4 \cdot 2H_2O$),采挖后,除去泥沙及杂石。

【成分研究】 含水硫酸钙和铝(Al)、镁(Mg)、铁(Fe)、锰(Mn)、锌(Zn)、铜(Cu)等微量元素。

【药理研究】

1. **解热、镇痛** 石膏对人工发热家兔具有明显的退热作用。可明显抑制猫隐神经纤维冲动引起的大脑皮层感区的诱发电位,达到选择性中枢镇痛作用。

2. **利尿、利胆** 石膏使小鼠的排尿量增加,大鼠和猫的胆汁排出增加。

3. **增强免疫** 石膏能增强巨噬细胞的吞噬能力,对机体免疫有一定的促进作用。所含的钙离子对于维持巨噬细胞的生理功能也有重要意义[1]。

4. **其他** 解痉、抗炎、促缺损骨愈合等作用。

【炮制研究】 生石膏为含水硫酸钙,加热至80～90℃开始失水,至225℃可全部脱水转化成煅石膏,其物理性状已不同于生石膏,但化学成分特征无变化[2]。石膏内服经胃酸作用,一部分变为可溶性钙盐,至肠吸收入血能增加血清钙离子浓度,可抑制神经应激能力和减轻血管渗透性,故能清热泻火、除烦止渴。清热作用则与结晶水的存在、钙离子和其他一些无机元素(铁、钴、硫等)均有一定关系[3]。

【性味归经】 甘、辛,大寒。归肺、胃经。

【功效主治】 生石膏:清热泻火,除烦止渴。用于外感热病,高热烦渴;肺热喘咳;胃火亢盛,头痛,牙痛。煅石膏:收敛,生肌,止血。用于溃疡不敛,湿疹瘙痒,水火烫伤;外伤出血。

【临床应用】

1. **单方验方**

(1)流行性出血热 淡竹叶15g、生石膏35g、法半夏10g、党参15g、麦冬12g、粳米15g、甘草4g。加减:①发热期,去党参,重用石膏。②低血压期,重用党参或人参,加五味子等;若出现肌肤斑疹、舌红绛、脉弦数等症,加牡丹皮、赤芍、水牛角等。③少尿期,属邪热深入营血、津伤液竭,重用生石膏,加白茅根、玄参、水牛角等。④多尿期,可加生山药、五味子、益智仁、覆盆子、菟丝子、桑螵蛸或加肉桂、黑附子等。⑤恢复期,加玉竹、黄精、生山药等[4]。

(2)三叉神经痛 生石膏25g、葛根15g、黄芩10g、赤芍12g、荆芥穗10g、钩藤12g、薄荷9g、甘草9g、苍耳子12g、柴胡12g、蔓荆子12g、全蝎6g、蜈蚣3条。每日1剂,水煎2次,分3次服用,7天为一个疗程,连服2～3个疗程[5]。

(3)复发性口疮 竹叶15g、生石膏12g、半夏9g、麦冬15g、人参15g、茯苓15g、白术15g、黄芪 15g，甘草 6g。每日 1 剂，水煎服[6]。

（4）2 型糖尿病 柴胡、白芍、知母、茯苓各 15g，生地黄、玄参、山药各 20g，枳实、地骨皮、五味子各 10g，玉竹、麦冬各 25g，苍术、白术各 12g，生石膏 50g，天花粉 18g，黄连 5g，黄芪 30g，香附 9g，甘草 3g。每日 1 剂，水煎服[7]。

（5）鼻窦炎 川芎 10g，白芷 12g，生石膏 30～60g，苍耳子 15～30g，辛夷 6g，鱼腥草 15～30g，桔梗 10g，黄芩 12～30g，赤芍 15g，金银花 15g，连翘 12g，甘草 6g。水煎服，日 1 剂，分 2～3 次服用，7 天为一个疗程[8]。

（6）放射性口咽炎 竹叶 9g，生石膏 20g～30g，半夏、麦冬、生地黄各 12g，太子参 15g～30g，甘草 6g，金银花 10g。每日 1 剂，水煎至 200ml，早晚分 2 次服[9]。

（7）关节扭伤 生石膏 30g、黄柏 10g 共为细末，加醋调糊状（无醋可用白酒），外敷患处，外加泡沫纸包扎好，防止药物外溢或散发醋味。如药干透，可取下来调成糊状再用，每日一剂。如损伤面积大，可按药物比例增加一倍或数倍。一般用 2～3 次痊愈，最慢者 4～7 次可痊愈[10]。

2. 配伍应用

（1）用于清热泻火，除烦止渴

生石膏配知母：清泻肺胃之热。用于外感风寒传变化热，或温热之邪，入于肺胃。症见高热不退、口渴、烦躁，甚则神昏狂乱，脉象洪大而数等外感气分实热证；糖尿病，表现为上消口干、口渴，甚则大渴引饮者；齿衄。如白虎汤（《伤寒论》）。

生石膏配薄荷：清解邪热，解表退热。用于外感风热为患，以致恶寒轻，或恶风，发热重，或昼凉暮热，久久不退。

生石膏配细辛：清热泻火，通络止痛。用于邪热内蕴，随经上窜，以致牙痛、牙龈肿痛、口舌生疮等；风热外感，上窜清窍，以致头痛诸症。如二辛煎（《疡医大全》）。

生石膏配淡竹叶：清热泻火，止咳平喘。用于心胃火盛，口舌生疮，牙龈肿痛；温病后期，余热未清，低热不退，胸中烦闷，舌红，少苔等；糖尿病之烦热咳逆，干渴多饮等。如竹叶石膏汤（《伤寒论》）。

生石膏配栀子：清泻心脾，使内郁之火得解，上炎之火得散。用于脾胃伏火，口疮口臭，烦渴易饥，小儿脾热弄舌等；温热病，症见壮热面赤、烦渴引饮、汗出恶热等。

生石膏配黄连：清热泻火除烦。用于心火炽盛，烦热神昏，口渴欲饮，或心烦不寐等；肠胃湿热所致痞满、腹痛等；胃火炽盛所致头痛、口疮、牙龈肿痛等。如清胃散（《医宗金鉴》）。

生石膏配生地黄：清气凉血养阴。用于热在气分津伤。症见身热、烦渴、脉浮滑大数等；气血两燔，肺胃大热所致的吐血、衄血、斑疹、咽痛肿胀糜烂。

生石膏配熟地黄：清火滋阴。用于年老体弱、素体阴亏火旺而见头痛、牙痛、口渴、齿龈松动等；口腔溃疡属阴虚火旺者。如玉女煎（《景岳全书》）。

生石膏配生甘草：清宣肺热，润肺止咳；甘草可缓解石膏大寒伤胃。用于肺热壅盛而见身热不解，咳喘气急等症；阳明气分热盛而见壮热面赤、烦渴引饮、汗出恶热等。如麻杏石甘汤（《伤寒论》）。

生石膏配寒水石：清热泻火除烦。用于温热病邪在气分，壮热烦渴，脉洪大；胃火上炎所致的头痛、牙龈肿痛；肺热所致的咳嗽痰稠、发热、气喘等。如三石汤（《温病条辨》）。

生石膏配犀角（水牛角代）：清热凉血，解毒消斑。用于瘟疫热毒，充斥内外，气血两燔。症见壮热渴饮，干呕狂躁，谵语神昏，斑疹衄血，舌绛而干等。如化斑汤（《温病条辨》）。

生石膏配苍术：清热祛湿。用于风湿热痹，大热，关节肿痛；或湿温病，身热胸痞，汗多舌红,苔白腻。如白虎加苍术汤(《类证活人书》)。

(2)用于生肌敛疮

煅石膏配白及:生肌敛疮,清热止血。用于外伤出血不止;手足皲裂;疮疡肿毒溃破,久不收口;肛裂下血;水火烫伤。

3. 鉴别应用

(1)石膏、知母　两者均能清热泻火、除烦止渴,用于热病高热烦渴,常须配伍同用。但知母甘寒质润,尚有滋阴润燥功能,故既可治疗肺胃实热诸证,又可治疗燥热咳嗽、阴虚劳嗽、骨蒸潮热、内热消渴、肠燥便秘等阴虚燥热诸证。石膏辛甘大寒,降火力强,并兼解肌,重在清解,善治肺热咳嗽,胃火头痛、牙痛及口舌生疮等肺胃实热病证;石膏煅用,有收湿敛疮之功,可治疮疡不敛、湿疹浸淫及水火烫伤。

(2)石膏、寒水石　两者同为硫酸盐类矿物的清热泻火药,性皆大寒,均具有清热泻火、除烦止渴之功,可用于热病邪在气分、壮热烦渴、脉洪大者。石膏主含硫酸钙,生用、煅用功异。生用能降火与解肌,又治肺热咳喘、胃火头痛、口舌生疮等;煅用能收湿敛疮,善治疮疡不敛、湿疹浸淫及水火烫伤。寒水石主含硫酸钠,多生用,能利窍消肿,治湿热水肿、闭尿;外用清火消肿,可缓解赤肿疼痛,治小儿丹毒、皮肤热赤及水火烫伤。

【用量用法】　生石膏打碎先煎,15~60g。煅石膏外用,适量研末,撒敷患处。

【使用注意】　脾胃虚寒及阴虚内热者忌用。

参考文献

[1] 颜正华等.中药学.第 2 版.北京:人民卫生出版社,2006.
[2] 叶定江等.中药炮制学.上海:上海科学技术出版社,1996.
[3] 王爱芳等.药学通报,1981,(3):61.
[4] 冯玉然等.河南中医药学刊,2000,15(6):52.
[5] 秦中辉.中国社区医师,2007,23:40.
[6] 张小红.河北中医,2007,29(8):724.
[7] 康小明.陕西中医,2006,27(12):1532.
[8] 张宝宪等.亚太传统医药,2006,8:67.
[9] 杨泽江.四川中医,2004,22(11):85.
[10] 张亚范.青岛医药卫生,2004,36(3):208.

知　母

【基源】　为百合科植物知母 Anemarrhena asphodeloides Bge. 的干燥根茎。

【成分研究】

1. 甾体皂苷类　知母主要含皂苷,根茎含皂苷约 6%。

2. 多糖类　知母多糖 A、知母多糖 B、知母多糖 C、知母多糖 D。

3. 有机酸类　烟酸、鞣酸等。

4. 其他　木脂素、黏液质、微量元素等。

【药理研究】

1. 抗病原微生物　知母对伤寒杆菌、痢疾杆菌、结核杆菌、白喉杆菌、肺炎链球菌、葡萄球菌等有一定的抑制作用。

2. 解热　皮下注射知母提取物对大肠杆菌所致的家兔发热有解热作用,可能机制包括知母皂苷元是 Na^+-K^+-ATP 酶抑制剂,知母可抑制体内的单胺氧化酶;知母对环氧化酶Ⅰ和环氧化酶Ⅱ有抑制作用,从而抑制前列腺素合成[1]。

3. 抗炎　知母总多糖对多种致炎剂引起的急性毛细血管通透性增高、炎性渗出增加及组织水肿均有明显的抑制作用,对慢性肉芽肿增生有显著抑制作用。

4.抗血小板聚集　知母中的甾体皂苷对血小板凝集有显著的抑制作用,延长活化部分凝血酶时间。

5.其他　抗衰老、抗肿瘤、降糖、降血压等作用[2]。

【炮制研究】　知母的主要活性成分为皂苷类化合物,据测定,知母皮中皂苷成分含量很高,体外抑菌效果亦很强。因此传统应用的"知母肉"要求去皮的工艺,值得进一步研究[3]。知母内黏液质含量较多,软化切片时,不宜泡水,以免黏液质溶出,使药物发黏,影响饮片的切制[4]。

【性味归经】　苦、甘,寒。归肺、胃、肾经。

【功效主治】　清热泻火,滋阴润燥。用于热病烦渴,肺热燥咳,骨蒸潮热;内热消渴,肠燥便秘。

【临床应用】

1.单方验方

(1)急性痛风性关节炎　桂枝、白芍各10g,生石膏30g,知母、防风、苍术各15g,薏苡仁30g,紫河车、秦艽、青风藤、石见穿、猪苓各10g,益母草15g,泽泻、泽兰各12g,全蝎、生甘草各5g。水煎服,每天2次,每次150ml,4周为一个疗程[5]。

(2)肌纤维疼痛综合征　桂枝24g、芍药18g、甘草12g、麻黄12g、生姜12g、白术30g、知母24g、防风24g、附子12g。水煎,1天1剂,1日3服。7天为一个疗程[6]。

(3)腱鞘炎　桂枝12g、赤芍9g、麻黄9g、白术15g、知母12g、防风10g、附子6g(先煎)、羌活12g、姜黄12g、甘草6g。每日1剂,水煎服。7天为一个疗程[7]。

(4)恶性肿瘤长期发热　青蒿18g、知母18g。水煎服,每日1剂。连续服用14~28日[8]。

2.配伍应用

知母配黄柏:滋阴清热退热,泻火解毒除湿。用于阴虚发热,骨蒸潮热,盗汗等症;阴虚火旺,相火妄动,以致梦遗、滑精,妇人阴痒等;小便不利,证属阴虚阳不能化者;男子"强中",女子性欲亢进。如知柏地黄丸(《医宗金鉴》)。糖尿病,血糖增高不降,前阴瘙痒等;一月经行两次,证属冲任火旺者(《施今墨对药》)。

知母配黄连:清热泻火,燥润相合,尤侧重于泻心胃之火。用于胃火炽盛、火盛阴伤而致的消渴病;甲状腺功能亢进并心动过速者(《中药药对大全》)。

知母配黄芩:清泻肺火滋阴。用于肺热实证之发热、咳喘、咽喉疼痛、咳吐黄黏痰。

知母配地骨皮:清热降火。用于热病烦渴,肺热咳喘,阴虚潮热,骨蒸盗汗等。

知母配川贝母:滋阴润燥,化痰止咳。阴虚燥咳,肺热咳嗽,痰壅喘急;肺痨咳嗽。如二母散(《急救仙方》)。

知母配百合:补虚清热。用于阴虚或热病后期余热未尽之心烦不安,及肺燥阴虚之咳嗽少痰。

知母配天花粉、葛根:滋阴润燥,生津止渴。用于内热津伤,口渴引饮之消渴病。如玉液汤(《医学衷中参西录》)

知母配酸枣仁:补养心肝,安神定志,清虚热。用于心肝血虚之心悸、失眠、头晕烦躁。如酸枣仁汤(《金匮要略》)。

知母配生首乌、火麻仁:润肠通便。用于肠燥便秘。

3.鉴别应用

(1)生知母、盐知母　生知母长于清热泻火、滋阴润燥,多用于外感热病、高热烦渴,或热病后期,热伏阴分而致的夜热早凉、热退无汗,或肺热喘咳、阴虚消渴,或热病津伤所致的大便燥结。盐知母专于入肾,能增强滋阴降火之功,多用于阴虚火旺所致的潮热骨蒸、五心烦热、盗汗、遗精、腰膝酸软等。

(2)知母、天花粉　两者皆能清热生津止渴,用于热病烦渴、肺热燥咳及阴虚消渴。但知母甘寒质润,能上清肺热而泻火,下润肾燥而滋阴,中泻胃火而止渴,既能清热泻火以治实热,又可滋阴润燥以治虚热,兼能润肠通便。天花粉甘、微苦、微寒,以清热生津见长,能清肺润燥,适用于肺热燥咳、痰热咳嗽带血;兼能消肿排脓;也可用于疮疡肿毒,脓未成者能消,脓已成者可促溃排脓。

(3)知母、黄柏　两者均苦寒而能清热泻火,退虚热,治阴虚内热证时相须为用。但知母甘寒质润,尤善清泻肺胃气分实火,又兼滋阴润燥之功,清中寓补,治阴虚内热证可标本兼顾。黄柏苦寒较甚,以清热燥湿为主,兼能泻火解毒,多用于湿热、实火及热毒证;若用于退虚热,则以治标降火为主,常配合补肾滋阴之品。

【用量用法】　水煎服,6~12g;或入丸、散。

【使用注意】　本品性寒质润,有滑肠之弊,故脾虚便溏者不宜用。本品易受潮生霉,变成黄棕色或内心发黑即失效变质,不宜再使用。

参考文献 ·····

[1] 杨丽蓉.国外医学:中医中药分册,2002,24(4):207.
[2] 白世庆等.中国现代药物应用,2007,1(4):66.
[3] 李曾欣.中成药,1989,11(6):20.
[4] 叶定江等.中药炮制学.上海:上海科学技术出版社,2003.
[5] 马桂琴等.中医正骨,2008,20(8):14.
[6] 陈宇等.云南中医中药杂志,2008,29(3):26.
[7] 叶志强.中国乡村医药杂志,2007,14(3):57.
[8] 李晓东.中医研究,2005,18(6):46.

天 花 粉

【异名】　栝楼根。

【基源】　为葫芦科植物栝楼 *Trichosanthes kirilowii* Maxim. 或双边栝楼 *Trichosanthes rosthornii* Herms 的干燥根。

【成分研究】　主要含天花粉蛋白、天花粉多糖、氨基酸等。

【药理研究】

1. **终止妊娠**　天花粉蛋白可用于终止早期或中期妊娠。其机制可能为直接作用于对其敏感的胎盘滋养层细胞,使绒毛破损,促使细胞内促凝物质外溢,并在绒毛间隙形成凝血,出现胎盘循环和营养障碍,导致组织坏死,引起炎症反应。由于营养障碍诱发胎儿应激反应,使前列腺素分泌增加,引发宫缩,最终导致流产[1]。

2. **抗肿瘤**　用于治疗多种肿瘤,如绒毛膜癌、腺癌和肝细胞癌及其他消化道肿瘤。其纯化组分可通过抑制小鼠黑色素瘤细胞的 DNA 合成,抑制肿瘤细胞分裂增殖,诱导肿瘤细胞凋亡。

3. **抗病毒**　天花粉蛋白高度纯化制品有很强的抗人类免疫缺陷病毒(HIV)作用,不仅对急性感染期淋巴细胞中 HIV 的复制有抑制作用,同时对慢性感染期单核巨噬细胞中 HIV 的复制和合胞体的形成有抑制作用。

4. **影响免疫功能**　天花粉蛋白对免疫系统具有增强和抑制两方面作用。一方面,天花粉蛋白具有免疫原性,肌内注射后可刺激机体产生程度不等的特异性 IgE 和 IgG 抗体;同时也是一种免疫抑制剂,无毒剂量的天花粉蛋白可抑制 T 淋巴细胞的活化、增殖和分化,但并不能抑制自然杀伤细胞的活化。

【性味归经】 甘、微苦,微寒。归肺、胃经。

【功效主治】 清热泻火,生津止渴,消肿排脓。用于热病烦渴,肺热燥咳,内热消渴,疮疡肿毒。

【临床应用】

1. 单方验方

(1)乳头溃疡 天花粉 60g,研末,鸡蛋清调敷(《内蒙古中草药新医疗法资料选编》)。

(2)胃及十二指肠溃疡 天花粉 30g,贝母 15g,鸡蛋壳 10 个。研细末,每服 6g,温开水送服(《辽宁常用中草药手册》)。

(3)肠腺化生 天花粉 12g、黛蛤散 3g(黛蛤散由青黛、煅蛤壳、煅石膏、黄柏、冰片按 12∶9∶9∶6∶1 比例配制研细而成)。每日 1 剂,20～40 天为一个疗程,连用 2 个疗程[2]。

2. 配伍应用

(1)用于清热泻火,生津止渴

天花粉配知母:清热泻火,润燥生津。用于温病热邪伤津,口干舌燥,烦渴;消渴病口渴多饮。

天花粉配瓜蒌皮:清热生津,开胸散结。用于肺燥咳嗽,干咳少痰,热病阴伤之口干口渴,胸闷气逆等。

天花粉配贝母:清热化痰润燥。用于痰热咳嗽,痰黄稠黏,咯吐不利,咽喉肿痛。

天花粉配天冬、麦冬:清肺润燥。用于燥热伤肺,干咳少痰,痰中带血等肺热燥咳证。如滋燥饮(《杂病源流犀烛》)。

(2)用于消肿排脓

天花粉配薄荷:疏风清热,利咽消肿。用于风热上攻、咽喉肿痛。如银锁匙(《外科百效全书》)。

天花粉配穿山甲、白芷:清热消肿排脓。用于疮疡肿毒。如仙方活命饮(《校注妇人良方》)。

3. 鉴别应用

天花粉、芦根:两者均可清热、生津、止渴,治热病津伤烦渴。但天花粉热病初起兼有表证者不宜用,其清热生津之力较强,又兼能清肺润燥,故可用于治疗肺热燥咳、痰热、咳嗽带血等;此外,能消肿排脓,可治痈肿疮毒。芦根作用较缓,善清肺胃之热兼透散,故可用于治疗外感热病初期兼表证、中期高热烦渴、后期热退津伤口渴;又能清肺利尿,兼祛痰排脓,可治胃热呕吐、肺热咳嗽、肺痈吐脓、热淋涩痛等。

【用量用法】 水煎服,10～15g。

【制剂与成药】 精制天花粉蛋白:2ml/支。用于中期妊娠引产,绒毛膜上皮癌及恶性葡萄胎。1 支/次,肌注或羊膜腔内注射。

【不良反应】 天花粉蛋白有较强的抗原性。部分患者口服天花粉可致皮肤、胃肠道过敏反应,见颜面四肢皮肤起疹做痒、恶心、腹泻等[3,4]。接触天花粉也可出现流泪、打喷嚏、口唇发绀、呼吸急促、全身不适等过敏反应[5]。

注射天花粉蛋白后,可出现发热、头痛、咽喉痛、关节酸痛、颈项活动不利等不良反应。这些反应出现在注射后 6～8h,2～3 天后自行消失。约 5% 的患者发生药物性皮疹,大部分为局部散在性皮疹,伴有瘙痒,大多发生在用药后的 2～3 天内。极少数病例在用药后次日发生恶心、呕吐反应、心率异常、出血[6,7]。

【使用注意】 过敏性体质者,慎用天花粉蛋白。肌注天花粉蛋白应先做过敏试验。天花粉蛋白给孕妇宫颈注射后,谷草转氨酶(AST)、谷丙转氨酶(ALT)、尿素氮(BUN)、IgM 等参数均比用药前有一过性增高,提示天花粉蛋白宫颈注射不宜用于心肌损害及肝肾功能不全者[8]。本品性寒凉,虚寒证者慎服。孕妇忌服。

参考文献

[1] 李振红等.国外医药:植物药分册,2003,18(1):45.
[2] 倪秀礼等.中西医结合杂志,1985,5(11):695.
[3] 许芝银.南京中医学院学报,1986,(1):22.
[4] 张立云.黑龙江中医药,1998,(5):33.
[5] 滕瑞卿.中药通报,1986,11(1):28.
[6] 上海市天花粉科研协作组.中华医学杂志,1976,(4):215.
[7] 王大增等.中西医结合杂志,1988,(8):461.
[8] 张淑景等.生殖与避孕,1994,14(1):19.

芦　根

【基源】 为禾本科植物芦苇 *Phragmites communis* Trin. 的新鲜或干燥根茎。

【成分研究】

1. 氨基酸类　天冬酰胺等。

2. 维生素类　维生素 B_1、维生素 B_2、维生素 C 等。

3. 其他　黄酮、蛋白质、甾醇、多糖等。

【药理研究】

1. 镇静　能拮抗咖啡因的作用。

2. 镇咳　主要作用成分是天冬酰胺。

3. 保肝　芦根多糖可不同程度保护肝细胞,改善肝功能,降低肝脂肪化程度,抑制肝纤维化[1]。

4. 其他　解热、降压、降血糖、抑制离体平滑肌等作用。

【性味归经】 甘,寒。归肺、胃经。

【功效主治】 清热生津,除烦,止呕,利尿,排脓。用于热病烦渴,胃热呕哕;肺热咳嗽,肺痈吐脓;热淋涩痛。

【临床应用】

1. 单方验方　治疗慢性支气管炎证属痰热者。芦根 15g、薏苡仁 20g、冬瓜仁 10g、桃仁 8g、葶苈子 6g、苦丁茶 3g。每日 1 剂,水煎取汁,分 2 次服,7 天为一个疗程[2]。

2. 配伍应用

(1)用于清热生津

芦根配天花粉:清热生津。用于热伤津液之口干,口渴,心烦。

芦根配地骨皮:清肺养阴。用于肺热阴伤,肺失清肃的喘咳。

芦根配生石膏:清热除烦,生津止渴。用于温病发热缠绵,日久不退,或热病后期,余热未消,阴液已伤。症见心烦口渴、口干恶心、小便短赤等。

(2)除烦止呕

芦根配竹茹:清热止呕。用于各种热病呕吐。如芦根饮子(《备急千金要方》)。

（3）用于清热排脓

芦根配薏苡仁、冬瓜仁：清肺排脓。用于肺痈吐脓。如苇茎汤（《备急千金要方》）。

（4）用于清热利尿

芦根配白茅根：清热利尿。用于急性肾炎，尿路感染。症见发热、小便不利、水肿者（《施今墨对药》）。

3. 鉴别应用

（1）芦根、苇茎　芦根为芦苇的根茎，长于生津止渴。苇茎为芦苇的嫩茎，长于清透肺热。目前药市多无苇茎供应，可以芦根代之。

（2）芦根、白茅根　两者均有清热生津止渴的作用。但芦根主清卫分、气分之热邪；白茅根善清营分、血分之邪热，且长于凉血止血，多用于血热妄行之衄血、咯血、吐血、尿血等。此外，芦根有清热排脓之功，可用于治疗肺痈；白茅根能清热利尿，可用于治疗热淋、小便不利、水肿等。

（3）芦根、鱼腥草　两者均有清透并俱之特点，能清热利尿排脓，治肺痈吐脓血、肺热或风热咳嗽及热淋涩痛等。但鱼腥草味辛微寒，能解毒消痈，治热毒疮肿及湿热泻痢；芦根则甘寒质轻，又能生津除烦止呕，治热病烦渴及胃热呕哕等。

【用量用法】　水煎服，15～30g；鲜品用量加倍，或捣汁用。

【使用注意】　脾胃虚寒者忌服。

参考文献

[1] 李立华等.安徽中医学院学报,2005,24(2):24.　　　　[2] 陈松云等.湖南中医药导报,2002,8(3):111.

栀　子

【异名】　黄栀子,山栀子。

【基源】　为茜草科植物栀子 *Gardenia jasminoides* Ellis 的干燥成熟果实。

【成分研究】

1. 萜类　包括环烯醚萜、三萜及二萜等。

2. 栀子黄色素类　主要是类胡萝卜素、藏红花素和藏红花酸。

3. 其他　栀子蓝色素、栀子花精油等。

【药理研究】

1. 抗炎镇痛　栀子提取物可抑制血管通透性增加,大鼠口服给予栀子浸膏可抑制角叉菜胶所致足肿胀。对醋酸诱发的小鼠扭体反应,口服栀子浸膏也有一定的抑制作用。

2. 对中枢神经系统的作用　栀子西红花总苷不仅明显减少小鼠自发活动,而且能显著影响小鼠机能协调作用,与戊巴比妥钠有明显协同作用[1]。

3. 利胆保肝　栀子中的京尼平苷是其利胆的有效成分,能改变胆汁成分,对阻止胆固醇结石的形成有一定作用,但对胆色素结石可能无效。

4. 其他　抗肿瘤、抗氧化、降血糖、抗补体效应等作用。

【炮制研究】　栀子含栀子苷、异栀子苷等多种环烯醚萜苷类以及熊果酸等活性成分。栀子在临床上可以根据病情需要生用、炒用、炒焦用或炒炭用。实验研究表明,生栀子、炒栀子、焦栀子、栀子炭的水溶性浸出物中,栀子苷的含量生品中最高,炒品、炒焦品中含量均有所下降,栀子炭中含量则下降幅度较大[2]。熊果酸的含量,生品、炒品无明显变化,但栀子炭中熊果酸含量较生品明显降低[3]。鞣质的含量则随栀子炮制过程中温度的升高而增加,但当高于200℃后,鞣质含量下降,且大部分炭化[4]。药理实验表明,生栀子在解热、抗菌、抗炎、抑制胃总酸分泌和胃蛋白酶活性方面,均比各炮制品作用明显。栀子经炒制,或炒焦后,其镇静作用及缩短凝血时间均比生品明显增强[2,5~7]。

【性味归经】 苦,寒。归心、肺、三焦经。

【功效主治】 泻火除烦,清热利湿,凉血解毒。用于热病心烦,湿热黄疸,血淋涩痛,血热吐衄,目赤肿痛,火毒疮疡;外用治扭挫伤痛。

【临床应用】

1. 单方验方

(1)创伤肿痛 生栀子(加工成细末)、面粉等比例和米醋调和成药膏,敷于肿痛处,边缘超过患处2cm,每天1次[8]。

(2)青壮年失眠 生栀子10~30g,研碎布包,敷于两足底之涌泉穴处,每晚更换1次,1周为一个疗程[9]。

(3)婴幼儿腹泻 取生栀子(新鲜者尤佳)捣为泥,加少许食盐混匀,外贴于劳宫穴上,外用纱布包扎固定。每隔12h换药1次,直至腹泻完全停止[10]。

(4)急性水肿型胰腺炎 柴胡10g、栀子12g、生大黄(后下)10g、败酱草30g、丹参20g、生甘草5g。煎剂,每日1剂,煎煮时加水500ml,煮沸15min后,加入大黄再煎5min,取汁250ml,分3次服。7天为一个疗程[11]。

2. 配伍应用

(1)用于泻火除烦

栀子配淡豆豉:清透郁热。用于外感风热,温病初起者;温病后期,余热留扰胸膈所致的胸中烦闷、躁扰不宁、失眠等症;急性胆囊炎。如栀子豉汤(《伤寒论》)。

栀子配连翘:清心除烦,凉血解毒。用于热郁胸脘,心烦不安;热入心包,高热神昏,烦躁不安;心经留热,口舌生疮或尿赤短涩;痈疡疮毒、烫伤、烧伤,外用。

栀子配黄芩、黄连:清三焦之火,止血热妄行。用于高热烦躁,神昏谵语,或火盛迫血妄行之吐血、衄血。如黄连解毒汤(《外台秘要》)。

栀子配大黄:清泻三焦热邪。用于肝胆火热上攻之目赤肿痛。如栀子汤(《圣济总录》)。

栀子配干姜:清上温下,平调寒热,辛开苦降,调畅气机。用于误下伤中,脾虚生寒兼郁热不除所致心烦腹满、便溏等;心下痞结,咽膈噎噻,日久不愈,即成反胃之证。如栀子干姜汤(《伤寒论》)。

栀子配姜黄:清利肝胆,泻火解毒,理气止痛。用于肝胆热毒壅滞,血瘀气结所致发热、胁痛、口苦咽干等(《中药药对大全》)。

(2)用于清热利湿

栀子配黄柏:清热化湿。用于湿热黄疸及湿热淋症。如栀子柏皮汤(《伤寒论》)。

栀子配滑石:清热利湿通淋。用于热淋、血淋诸证。

栀子配茵陈:清热利湿退黄。用于湿热黄疸。如茵陈蒿汤(《伤寒论》)。

栀子配瞿麦:清热凉血利尿。用于下焦湿热之小便淋沥热痛、血尿等。

(3)用于凉血解毒

栀子配牡丹皮:疏泄肝胆之热。用于肝郁火旺之胁痛、目赤、头痛,或肝郁血虚之潮热骨蒸、盗汗等。如丹栀逍遥散(《内科摘要》)。

3. 鉴别应用

(1)生栀子、炒栀子、焦栀子、栀子炭　生栀子苦寒较甚,长于泻火利湿、凉血解毒,用于温病高热、湿热黄疸、湿热淋证、疮疡肿毒、跌打损伤。因其苦寒之性较甚,易伤中气,且对胃有刺激性,脾胃较弱者,服后易吐,但炒后可除此弊。炒栀子与焦栀子功用相似,而前者比后者苦寒之性略强,均可清热除烦,常用于热郁心烦、肝热目赤。一般热甚者用炒栀子,脾胃较虚弱者用焦栀子。传统认为,栀子炭善于凉血止血,多用于吐血、咯血、衄血、尿血、崩漏下血。而根据现代研究,炒炭或炒焦后虽有一定的吸附能力而具有收敛止血作用,但是止血成分炒后被破坏,含量明显降低,其止血作用远不及生品稳定和持久,故临床应用于出血病症,仍以生栀子或炒栀子为宜。

(2)栀子皮、栀子仁　栀子皮偏于达表而去肌肤之热;栀子仁偏于走里而清内热。

(3)栀子、黄连　两者均为苦寒之品,皆有清热降火、凉血解毒、清心除烦之功。但栀子清轻上行,善泻心膈之热,适用于心火偏旺或热邪客于心胸、心神被扰之虚烦不眠、懊憹等;黄连大苦大寒,其清热降火之力较栀子为胜,尤善泻心火,不仅用于心烦懊憹,更适用于心火炽盛之烦热神昏、心烦不寐、胸闷口渴、面赤尿黄等。另外栀子清热利湿,通利三焦,其利胆、利湿作用优于黄连,适用于湿热郁结肠胃之泄泻、痢疾等。黄连尚有苦寒坚阴之功,适用于火热伤阴所致的消渴,也可用于热痞、痰热互结之结胸。

【用量用法】　水煎服,6~9g。外用,生品适量,研末调敷。

【使用注意】　本品苦寒伤胃,脾虚便溏、食欲不振者慎服。

参考文献

[1] 傅春升等.国外医药:植物药分册,2004,19(4):152.
[2] 张学兰等.中药材,1995,18(3):136.
[3] 张学兰等.中药材,1994,17(5):27.
[4] 赵淑杰等.中药材,1994,17(12):24.
[5] 王孝涛等.历代中药炮制法汇典:现代部分.南昌:江西科学技术出版社,1989.
[6] 张学兰等.山东中医学院学报,1994,(6):416.
[7] 张学兰等.中药材,1994,17(4):24.
[8] 张向荣.中医正骨,2008,20(5):18.
[9] 潘金常.中医外治杂志,2002,11(3):54.
[10] 周向锋等.中国民间疗法,2000,8(3):7.
[11] 沈宇清.南京中医药大学学报,2001,17(1):59.

夏枯草

【基源】　为唇形科植物夏枯草 *Prunella vulgaris* L. 的干燥果穗。

【成分研究】

1. 三萜类　主要为齐墩果烷型、乌索烷型和羽扇烷型三萜。
2. 甾体类　β-谷甾醇、豆甾醇等。
3. 黄酮类　芸香苷、芦丁、木犀草素、异荭草素和木犀草苷等。
4. 其他　香豆素类、苯丙素类、有机酸、挥发油等。

【药理研究】

1. 抗菌　夏枯草水煎剂有轻微抗淋球菌作用,对耐药性金黄色葡萄球菌敏感。
2. 免疫调节　夏枯草可上调外周血 T 淋巴细胞亚群,其调节免疫作用可能是治疗溃疡性结肠炎的作用机制之一[1]。
3. 降糖　夏枯草醇提物可降低正常小鼠和四氧嘧啶糖尿病模型小鼠血糖水平,其降糖机制可能与修复 B 细胞使胰岛素分泌正常有关。

4. **其他**　抗病毒、抗癌、抗突变等作用。

【性味归经】　辛、苦，寒。归肝、胆经。

【功效主治】　清热泻火，明目，散结消肿。用于目赤肿痛，目珠夜痛，头痛眩晕；瘰疬，瘿瘤，乳痈肿痛。

【临床应用】

1. **单方验方**

(1)甲状腺功能亢进症　夏枯草、酸枣仁各 20g，浙贝母、炒栀子各 15g，桃仁、红花各 10g，生地黄 30g。每日 1 剂，水煎服，分早、晚服用[2]。

(2)肝郁化火证高血压　夏枯草口服液，每次 10ml，每日 2 次[3]。

(3)皮肤烫伤　取干夏枯草 50g(创面大可加量)，加水 500ml，煎沸 12min 左右，倒在无菌容器里，凉至 37℃ 左右，用无菌纱布浸湿，轻轻拍打患处，立即有清爽舒适感，再慢慢将患处擦干后，马上取出鲜芦荟肉质，均匀涂在患处，厚度为 0.5cm 左右，用一层无菌纱布固定，以防脱落[4]。

(4)乳腺增生症　夏枯草口服液，每次 10ml，每日 2 次，4 周为一个疗程，连服 4 个疗程[5]。

2. **配伍应用**

(1)用于清肝泻火，明目

夏枯草配桑叶、菊花：清肝明目。用于肝火上炎，目赤肿痛。

夏枯草配决明子：清肝明目。用于肝热目疾诸症；肝肾不足，头痛眩晕，目暗不明等；高脂血症(《施今墨对药》)。

夏枯草配牡蛎：镇肝息风，清利上窍。用于肝郁化火、虚风上扰，症见头晕、口苦心烦、夜寐多梦、耳鸣眼花；高血压病，证属虚风扰者(《施今墨对药》)。

夏枯草配茺蔚子：清肝活血，降血压。用于高血压病，表现为头重脚轻、头昏目眩、血压增高者；脑动脉硬化，脑血管供血不足，以及脑血管意外之后遗症等。

(2)用于散郁结

夏枯草配浙贝母：清肝火，解毒热，散郁结，消瘰疬。用于瘰疬诸症(《施今墨对药》)。

夏枯草配蒲公英：清肝行滞，解毒散结。用于肝胆热毒、湿热郁结之黄疸、胁肋疼痛；肝经实火、热毒内蕴所致的咽喉肿痛、目赤肿胀；火热邪毒郁结所致的疔疮痈肿、瘰疬痰核、乳痈初起等症(《中药药对大全》)。

夏枯草配连翘：清热解毒散结。用于疮疡肿毒。

夏枯草配重楼：清热解毒，散结消肿。用于痰火郁结之瘿瘤瘰疬。

夏枯草配昆布、玄参：清肝软坚散结。用于治疗瘿瘤。如夏枯草膏(《医宗金鉴》)。

3. **鉴别应用**

(1)夏枯草、白毛夏枯草　两者均为唇形科植物，均味苦性寒，同具清热之功，可治火热及热毒病证。然白毛夏枯草为唇形科植物筋骨草(*Ajuga decumbens* Thunb)的全草，既能清热解毒，又能祛痰止咳、凉血止血，主治热毒壅盛、痈肿疮疖、肺热咳嗽、痰黄黏稠、咽喉肿痛及血热咯血、衄血或外伤出血。夏枯草为清热泻火药，长于清肝火、散郁结、降血压，善治肝热或肝火上炎之目赤肿痛、羞明多泪或目生翳障、瘿瘤瘰疬、高血压属肝火盛者。

(2)夏枯草、决明子　两者均有清肝明目的作用，皆可用于肝热目疾。但决明子兼能益肾阴；夏枯草兼能养肝血，用于治疗肝肾不足之目昏、目暗、眩晕、头痛，两药常同用。决明子长于润肠通便，适用于血枯、肠燥之便秘；夏枯草善于降肝火、散郁结，适用于痰火郁结之瘰疬、痰核、瘿瘤。

（3）夏枯草、龙胆　两者均味苦性寒，归肝胆经，善清泄肝胆之火，降血压，治肝火头痛、眩晕、目赤肿痛，以及高血压属肝火或肝阳上亢者。然龙胆清泄力甚强，宜用于肝火上炎之重症，还能入下焦清热燥湿，治湿热下注之阴痒、带下、湿疹、黄疸、尿赤及淋痛等。夏枯草清肝火力不及龙胆，宜用于肝火上炎轻症，善散郁结，可用于治肝郁化火，痰火凝结之瘰疬、瘿瘤。

【用量用法】　水煎服，9～15g；或熬膏服。

【制剂与成药】　夏枯草膏：用于头痛、眩晕、瘰疬、瘿瘤、乳痈肿痛、甲状腺肿大、淋巴结结核、乳腺增生症、高血压病。口服，9g/次，2次/天。

【使用注意】　脾胃虚弱者慎用。

参考文献

[1] 顾晓洁等.中国野生植物资源,2007,26(2):5.
[2] 刘桂芳.山西中医,2007,23(6):22.
[3] 潘定举.中国新药杂志,2007,16(12):971.
[4] 陈耀珍等.实用中西医结合临床,2003,3(4):41.
[5] 高学忠等.上海中医药杂志,2003,37(11):27.

寒水石

【异名】　凝水石。

【基源】　硫酸盐类石膏族矿物石膏或碳酸盐类方解石族矿物方解石。前者又称红石膏，北方地区大多用此，故又称北寒水石；后者方解石，南方地区大多用此，故又称南寒水石。

【成分研究】

1. 北寒水石　主要成分为硫酸钙（$CaSO_4 \cdot 2H_2O$），还含有铁、铝等杂质。

2. 南寒水石　主要成分是碳酸钙（$CaCO_3$），还含有镁、铁、锰、锌等杂质。

【药理研究】

1. 碳酸盐类寒水石主要具有杀菌、消毒、收敛等作用。

2. 硫酸盐类寒水石主要具有解热、泻下等作用。

【性味归经】　辛、咸，寒。归心、胃、肾经。

【功效主治】　清热泻火。用于热病烦渴、口疮、热毒疮肿、丹毒烫伤。

【临床应用】

1. 单方验方

治疗烧烫伤。由大黄、地榆炭、寒水石、冰片、四季青、白矾组成，以上药物以3∶2∶1∶0.5∶4∶3比例共研细末，用麻油调成糊状外用[1]。

2. 配伍应用

寒水石配黄柏：清热泻火。等份为末，撒敷患处。用于治疗口疮。如蛾黄散（《严氏济生方》）。

寒水石（煅）配青黛：清热解毒。等份为末，香油调搽。用于热毒疮肿（《普济方》）。

寒水石配赤石脂：清热敛疮。等份为末，菜油调敷。用于水火烫伤。如水石散（《古方汇精》）。

【用量用法】　水煎服，10～15g；外用适量。

【使用注意】　脾胃虚寒者忌服。

参考文献

[1] 杨旭辉等.黑龙江中医药,2005,5:43.

淡 竹 叶

【基源】 为禾本科植物淡竹叶 *Lophatherum gracile* Brongn. 的干燥茎叶。

【成分研究】 多糖类、氨基酸、微量元素、叶绿素、多酚、黄酮类[1]。

【药理研究】

1. 免疫增强 主要起作用的是多糖类成分。

2. 抗肿瘤 叶绿色素是抑制胃癌的有效物质,茶多酚也具有抗癌活性。

3. 抗氧化 主要是淡竹叶多酚起作用。

4. 降脂、抗血栓、降糖 起作用的主要是黄酮类化合物。

【性味归经】 甘、淡,寒。归心、胃、小肠经。

【功效主治】 清热泻火,除烦,利尿。用于热病烦渴、口疮尿赤、热淋涩痛。

【临床应用】

1. 单方验方

(1)热病烦渴 淡竹叶9g、芦根15g、生石膏12g(先煎),煎服(《安徽中草药》)。

(2)尿血 淡竹叶12g、灯芯草10g、海金沙6g。水煎服,每日1剂(《江西草药》)。

(3)特发性水肿 淡竹叶2g,开水浸泡代茶饮,每日1剂,连用1个月[2]。

(4)预防肛门术后小便困难 凡术后患者立即用淡竹叶、灯心草各6g,开水浸泡代茶饮,每日1剂,连用2日[3]。

2. 配伍应用

淡竹叶配荷梗:清心火,利小便,解暑湿。用于夏日中暑诸症;小儿发热,小便短赤等症;心移热于小肠,小便涩痛等;湿热发黄诸症。

淡竹叶配麦冬:清心除烦。用于虚烦不寐、心惊神疲、心烦口渴。

淡竹叶配生地黄:滋阴泻火。用于热病伤津、口渴、口舌生疮等症。如导赤散(《小儿药证直诀》)。

3. 鉴别应用

淡竹叶、竹叶:两者均源于禾本科植物,味甘淡性寒,皆能清热除烦、利尿。然竹叶为禾本科植物淡竹 *Phyllostachys nigra* (Lodd.) Munro var. *henonis* (Mitf.) Stapf ex Rendle 的叶,其清心除烦之力较淡竹叶强,热病心烦者多用;又兼辛味,清中有散,能凉散上焦风热,治风热表证或湿温病初起。其卷而未放的幼叶称"竹叶卷心",清心火之力强,有泻火解毒之功,温热病热入心包而致神昏谵语者多用之。淡竹叶为禾本科植物淡竹叶的茎叶,其通利小便力强,多用于口疮尿赤及热淋涩痛,并治水肿尿少及黄疸尿赤。

【用量用法】 水煎服,10～15g。

参考文献 ………

[1] 宋秋烨等.中华中医药学刊,2007,25(3):526.
[2] 吕华.中国中西医结合杂志,1994,14(10):634.
[3] 李文刚等.甘肃中医,1994,7(3):20.

决 明 子

【异名】 草决明,马蹄子。

【基源】　为豆科植物决明 *Cassia obtusifolia* L. 或小决明 *Cassia tora* L. 的干燥成熟种子。

【成分研究】

1. 蒽醌类　大黄素、大黄酚、大黄素甲醚等。

2. 萘并吡酮类　决明蒽酮、异决明内酯、决明苷、决明子内酯等。

3. 蛋白质及氨基酸类　谷氨酸和天冬氨酸的含量占氨基酸总量的 31% 以上，北方决明子中氨基酸的含量高于南方。

4. 其他　多糖类、脂肪酸、微量元素等[1]。

【药理研究】

1. 抗病原微生物　决明子醇提取物对葡萄球菌、白喉杆菌、伤寒杆菌、副伤寒杆菌、大肠杆菌等均有抑制作用，而水提取物则无效，水浸液（1∶4）在试管中对某些皮肤真菌有不同程度的抑制作用。

2. 降压　决明子的水浸液、醇-水浸液、醇浸液对麻醉犬、猫、兔等皆有降压作用。对离体蟾蜍心脏有抑制作用，对血管有收缩作用（下肢灌注法）。

3. 降血脂　决明子乙酸乙酯提取物、正丁醇提取物、乙醇提取物以及水提取物均明显降低实验性高脂血症大鼠总胆固醇，提高高密度脂蛋白胆固醇。

4. 泄下　蒽醌类是决明子起泻下作用的主要成分。

5. 其他　抗氧化、催产、杀虫等作用。

【炮制研究】　决明子中主要含蒽醌类化合物，且多以结合形式存在，具有泻热通便作用。决明子经炒制后，总蒽醌特别是结合型蒽醌，均有不同程度下降，结合型蒽醌在炒决明子中的含量仅为生品的 26.4%。但游离蒽醌含量相应地有所增高，且水溶性浸出物亦有所增加[2,3]。故决明子炒后清热泻下作用减弱，但平肝明目作用较好。

决明子炮制过程中，随着炒制温度升高，炒制时间延长，其制品的保肝作用和通便作用都减弱。为了炒制后既保留保肝作用，又减弱通便作用，决明子炒制的最佳工艺条件应为 140℃ 热锅下药，炒至药温升至 140℃，再保持此温度 10min，然后取出放凉[4]。

决明子质地坚硬，水分难于渗入，有效物质不易溶出，古今都强调打碎入药。

【性味归经】　甘、苦、咸，微寒。归肝、大肠经。

【功效主治】　清热明目，润肠通便。用于目赤涩痛，羞明多泪，目暗不明；头痛眩晕；肠燥秘结；高血压病。

【临床应用】

1. 单方验方

(1)乳腺小叶增生症　将决明子粉碎过 80 目筛，每次 25g，每天 2 次，开水冲服；如服后恶心可用生姜 5g 泡茶送服；如大便稀溏则适当减量。连续服 4 周为一个疗程，一般治疗 2 个疗程[5]。

(2)原发性高血压　决明子 30g，研末，每日分 3 次冲服[6]。

(3)老年人便秘　炒决明子 60g，压粉，每次服 3g，早晚各 1 次[7]。

2. 配伍应用

决明子配石决明：清热平肝明目。用于肝热头昏、视物不明、目赤涩痛、头痛等症；高血压动脉硬化（《施今墨对药》）。

决明子配青葙子：清肝泻火明目。用于肝火上炎之目赤肿痛、眼生翳膜、视物昏花等。

决明子配黄芩、木贼：清肝明目。用于肝热目赤肿痛、羞明多泪。如决明子散（《银海精微》)。

决明子配菊花：疏散风热，清肝明目。用于风热上攻、头痛目赤。如决明子丸(《证治准绳》)。

决明子配山茱萸、生地黄：益肝滋阴明目。用于肝肾阴亏、视物昏花、目睛不明。如决明散(《银海精微》)。

3. 鉴别应用

决明子、石决明：决明子又名草决明，与石决明均入肝经，皆有清肝、明目、退翳的作用，临床上治疗肝火上炎或肝经风热所致的目赤肿痛、多泪羞明、目生翳障等，常相须为用。决明子且能润肠通便，适用于肠燥便秘。石决明为凉肝、平肝之要药，又兼有滋养肝阴之功，故对肝肾阴虚、肝阳上亢之头晕目眩尤为适宜。煅石决明还有收敛、制酸、止痛、止血等作用，可用于胃酸过多之胃脘痛，外用可止血。

【用量用法】 水煎服，9～15g，打碎入煎。用于润肠通便，不宜久煎。

参考文献

[1] 吕翠婷等.食品科技,2006,8:295.

[2] 裴妙荣等.中国中药杂志,1990,15(8):29.

[3] 杨梓懿等.中成药,1991,13(12):18.

[4] 张启伟等.中药材,1995,18(12):618.

[5] 杨占江.新中医,2003,35(11):62.

[6] 荣文平.黑龙江中医药,2003,4:24.

[7] 冯岩等.吉林中医药,2001,5:41.

谷 精 草

【异名】 戴星草，流星草，珍珠草。

【基源】 为谷精草科植物谷精草 *Eriocaulon buergerianum* Koern. 的干燥带花蕾头状花序。

【成分研究】 谷精草素、槲皮万寿菊素、槲皮素等。

【药理研究】 抗菌 谷精草煎剂对绿脓杆菌作用较强，对肺炎链球菌和大肠杆菌作用较弱。3%～5%水浸液在试管内对奥杜盎氏小芽孢癣菌及铁锈色小芽孢癣菌有抑制作用。谷精草水浸液对絮状表皮癣菌、羊毛状小芽孢癣菌等皮肤真菌有抑制作用[1]。

【性味归经】 辛、甘，平。归肝、肺经。

【功效主治】 疏散风热，明目，退翳。用于风热目赤，眼生翳膜；风热头痛，齿痛。

【临床应用】

1. 单方验方

(1)花斑癣 谷精草、茵陈、石决明、桑枝、白菊花各36g，木瓜、桑叶、青皮各45g，共为粗渣，盛于布袋内熬水配成50%的水煎剂备用。每日外涂1～2次，每周洗浴1～2次，14天为一个疗程[2]。

(2)流行性结膜炎 金银花15g，菊花15g，密蒙花15g，红花10g，蝉蜕10g，夏枯草15g，谷精草15g，木贼草15g，龙胆10g，甘草5g。每日1剂，水煎分4次服用[3]。

(3)单疱病毒性角膜炎 连翘、金银花、栀子、黄柏、黄芩、木通、谷精草、天花粉各10g，白芷5g，黄连4g，板蓝根30g。每日1剂，水煎分3次服。10天为一个疗程[4]。

(4)小儿急性结膜炎 金银花、连翘、夏枯草、木贼草各10g，决明子、谷精草、紫草各6g。每日1剂，水煎日服3～4次[5]。

2. 配伍应用

谷精草配密蒙花：散风清肝，退翳明目。用于糖尿病性视网膜病变，黄斑变性诸症；白内障,症见视力下降、视物模糊、眼干目涩(《施今墨对药》)。

谷精草配荆芥、决明子:疏散风热,明目。用于风热上攻所致目赤肿痛、羞明多泪。如谷精草汤(《审视瑶函》)。

谷精草配薄荷、菊花、牛蒡子:疏散风热止痛。用于风热头痛、齿痛。

【用量用法】　水煎服,5～10g。

参考文献

[1] 肖培根.新编中药志:第二卷.北京:化学工业出版社,2002.
[2] 刘晓等.光明中医,2008,23(7):966.
[3] 李昌德.中国中医急症,2006,15(7):751.
[4] 严玲.湖北中医杂志,2005,27(12):35-36.
[5] 冯贵明等.四川中医,2002,20(3):71.

青葙子

【异名】　野鸡冠花子。

【基源】　为苋科植物青葙 *Celosia argentea* L. 的干燥成熟种子。

【成分研究】

1. 脂肪油类　含脂肪油约15％。

2. 甾体类　β-谷甾醇、棕榈酸胆甾烯酯等。

3. 有机酸类　3,4-二羟基苯甲醛、对羟基苯甲酸、3,4-二羟基苯甲酸等。

4. 其他　淀粉、多糖、硝酸钾等。

【药理研究】

1. 降糖　青葙子醇提物、水提物对四氧嘧啶糖尿病小鼠具有一定的降血糖作用[1]。

2. 保肝　青葙子水提物可降低 CCl_4 致肝损伤大鼠血清中的 AST、ALT 和乳酸脱氢酶(LDH)水平[2]。

3. 其他　抗菌作用等。

【性味归经】　苦,微寒。归肝经。

【功效主治】　清热泻火,明目退翳。用于肝热目赤、眼生翳膜、视物昏花、肝火眩晕。

【临床应用】

青葙子配桑叶、菊花:疏风清热明目。用于肝经风热之目赤肿痛、羞明多泪。

青葙子配夏枯草、栀子:清肝明目。用于肝热之目赤肿痛、羞明多泪。

青葙子配决明子:清肝泻火明目。用于肝火上炎之目赤肿痛、眼生翳膜、视物昏花等。如青葙丸(《证治准绳》)。

青葙子配菟丝子、肉苁蓉:益肝肾,明目。用于肝肾亏损、目昏干涩。如绿风还睛丸(《医宗金鉴》)。

青葙子配生地黄、玄参:养肝清热。用于肝虚血热之视物昏花。如青葙丸(《医宗金鉴》)。

青葙子配密蒙花:清肝明目。用于目赤肿痛、眼生翳膜;血虚肝旺所致的目盲翳障。

【用量用法】　水煎服,9～15g。

参考文献

[1] 单俊杰等.中国药学杂志,2005,40(16):1230.
[2] 杜海燕.国外医学:中医中药分册,1998,20(1):45.

密蒙花

【异名】 鸡骨头花。

【基源】 为马钱科植物密蒙花 *Buddleja officinalis* Maxim. 的干燥花蕾。

【成分研究】

1. 黄酮类 木犀草素、木犀草素-7-O-β-D-吡喃葡萄糖苷等。

2. 其他 刺槐素、密蒙花苷、蒙花萜苷、梓醇等。

【药理研究】

1. 抗炎 小鼠口服刺槐素能减轻甲醛性炎症,降低皮肤、小肠血管的通透性及脆性。

2. 利胆 给大鼠小肠注入或给兔静脉注射刺槐素,均可使胆汁分泌有短暂、轻度增加,对胆管平滑肌有松弛作用。

3. 解痉 刺槐素对乙酰胆碱致痉的小鼠离体小肠标本有解痉作用[1]。

4. 抑制醛糖还原酶 密蒙花的70%甲醇提取物对未纯化大鼠晶体醛糖还原酶显示高度抑制作用。

5. 其他 保肝、免疫调节等作用。

【性味归经】 甘,微寒。归肝、胆经。

【功效主治】 清热养肝,明目退翳。用于目赤肿痛,羞明多泪,眼生翳膜,肝虚目暗,视物昏花。

【临床应用】

1. 单方验方 治疗小儿目眨。密蒙花、黄芩各8~10g,荆芥、苍术、黑豆、桑叶、鹤虱、槟榔、赤芍各6~8g,当归、蝉蜕各4~6g,甘草4g。以上药加水400~500ml,煎至100~300ml。每日1剂,日服3~5次。4剂为一个疗程[2]。

2. 配伍应用

密蒙花配菊花:清肝明目。用于肝火上炎之目赤肿痛。如密蒙花散(《圣济总录》)。

密蒙花配蝉蜕:明目退翳。用于肝火郁滞、眼生翳膜。如拨云退翳丸(《原机启微》)。

【用量用法】 水煎服,6~10g。

【使用注意】 剂量不宜过大。历代本草谓其无毒,但近年研究认为本品所含刺槐素有小毒,临床虽未见不良反应报道,但亦应引起重视。

参考文献

[1] 王宏.时珍国医国药,2000,11(1):93.　　　　[2] 陈兆明.云南中医学院学报,1999,22(2):39-40.

第二节 清热燥湿药

黄 芩

【基源】 为唇形科植物黄芩 *Scutellaria baicalensis* Georgi 的干燥根。

【成分研究】

1. 黄酮及其苷类 黄芩苷、汉黄芩苷、汉黄芩素等。

2. 萜类 二萜苷、倍半木脂素苷等。

3. 其他　β-谷甾醇、苯甲酸、黄芩细淀粉等,微量元素铁、铜、锌、锰等。

【药理研究】

1. 抗菌和抗病毒　黄芩抗菌范围较广,其煎剂体外对多种革兰阳性菌、革兰阴性菌及螺旋体等均有抑制作用,黄芩素是其抗菌的有效成分。

2. 清除自由基及抗氧化　黄芩的 4 种主要黄酮成分在机体的不同系统中均具有消除自由基和抗氧化活性。

3. 抗炎　黄芩茎叶总黄酮可抑制炎症的急性期病变和后期结缔组织生成。

4. 对心血管系统的作用　黄芩素对离体大鼠肠系膜动脉在低浓度时表现为收缩作用,而在高浓度时则表现为松弛作用,其机制是抑制蛋白激酶的收缩作用。

5. 其他　保肝、抗肿瘤、清除氧自由基等作用[1]。

【炮制研究】　黄芩含多种黄酮类衍生物,黄芩苷和汉黄芩苷是其主要的活性成分。但黄芩苷在黄芩酶的作用下会被酶解成苷元-黄芩素和葡萄糖醛酸,而黄芩素又不稳定,暴露在空气中容易被氧化成绿色醌类衍生物。故破坏黄芩酶的活性以保证黄芩饮片的质量是黄芩炮制中关键的环节。一般采用蒸或水煮的方法即可。鉴于黄芩苷和汉黄芩苷溶于水,久煮会使其损失太大;且黄芩苷含量随加热时间的增加和加热温度的升高逐渐降低,所以目前大多采用蒸30min,或焯、煮 10min 的工艺,既能达到抑酶的效果,又能减少有效成分的丢失,以保证药品质量[2~5]。

黄芩根有枯芩、子芩之分,枯芩为其老根,体轻、中空、色黑;子芩又称条芩,为黄芩的新根,条实、体重、色黄。两者化学成分方面未见明显区别,但黄芩苷和汉黄芩苷的含量有差异,子芩(15.16%)较枯芩(10.63%)含量高[6]。

【性味归经】　苦,寒。归肺、胆、脾、大肠、小肠经。

【功效主治】　清热燥湿,泻火解毒,止血,安胎。用于湿温暑温,胸闷呕恶,湿热痞满,黄疸泻痢;肺热咳嗽,高热烦渴;痈肿疮毒;血热吐衄;胎动不安。

【临床应用】

1. 单方验方

(1)过敏性紫癜　黄芩 12g、犀角 2g(可用水牛角 9g 代替)、生地黄 12g、芍药 12g、牡丹皮10g、黄连 9g、金银花 15g、连翘 15g、玄参 15g、竹叶 10g、麦冬 10g、柴胡 9g、太子参 12g。每日 1剂,水煎分 2 次温服,10 天为一个疗程[7]。

(2)儿童慢性上颌窦炎　黄芩 9g、辛夷 6g、白芷 9g、金银花 9g、鱼腥草 15g、薏苡仁 15g、白术 9g、茯苓 9g、甘草 6g(以上药量可根据年龄酌情增减)。水煎服每日 1 剂,分 2 次服,早晚各1 次,20 天为一个疗程[8]。

(3)鼻衄　黄芩 20~60g、白茅根 20~60g、蜂蜜 30g。肺经热盛型加桑白皮 10~15g,并予局部用四环素软膏外敷或复方薄荷油滴鼻;胃热炽盛型加生石膏 30g、大黄 9g、知母 12g、栀子15g;肝火上炎型加柴胡 9~12g、郁金 9g、龙胆草 15g、栀子 15g。上药加水适量泡 10~20min,再煎沸 15min 左右,滤渣放入蜂蜜约 30g,待蜜化稍温顿服,每日 1 剂,2 次分服,3 剂为一个疗程[9]。

(4)菌痢　黄芩 15g、葛根 12g、秦皮 12g、白芍 15g、苦参 30g、马齿苋 30g、甘草 6g,水煎 2次,取汁 300~400ml,分 2 次服下,每日 1 剂,5~7 天为一个疗程[10]。

(5)银屑病　黄芩 20g,水煎浓缩成浸膏,加凡士林 100g,制成软膏;取黄芩膏 87g,将枯矾5g、青黛 5g、冰片适量研细末与之调匀制成。用手指将药物均匀涂布于皮损上,用保鲜膜覆盖其上,并用手抚平,使其吸附在皮肤上,封包治疗。晚间敷之,晨起除掉清洗。疗程最短 5 天,最长2周[11]。

(6)痤疮　黄芩15g、桑白皮15g、黄连12g、栀子12g、苦参15g、枯矾3g、地肤子20g、香附10g、白芷10g。每日1剂,水煎分2次服,5天为一个疗程[12]。

2. 配伍应用

(1)用于泻火解毒

黄芩配黄连:清热泻火,燥湿解毒,清热安胎。用于上中焦火热炽盛。症见高热头痛、目赤肿痛、齿龈肿痛、口舌生疮、烦躁不眠等。如黄连解毒汤(《外台秘要》)。

黄芩配天冬:清肺滋阴降火。用于肺热阴伤或肺虚燥热所致干咳少痰、咽干音哑;肺肾阴亏,虚火上冲所致烦渴引饮,多饮、多尿之上消证;肺痈后期,正气已伤而余邪尚盛者。

黄芩配杏仁、桑白皮:清热泻肺止咳。用于外感肺热咳嗽、痰气喘满。如清肺汤(《万病回春》)。

黄芩配百部、丹参:清热凉血,润肺止咳。用于肺热燥咳、肺痨咳嗽。如芩百丹方(上海市龙华医院验方)。

黄芩配射干:清泻肺火,通利咽喉。用于肺痈、咽喉声音嘶哑,或肺痈初起发热恶寒,头痛胸痛,喉中鸡鸣之声。

(2)用于清热燥湿

黄芩配白芍:清热止痢,坚阴止痛。用于湿热痢疾,发热,里急后重,腹痛之症;妊娠恶阻。如黄芩汤(《伤寒论》)。

黄芩配葛根、黄连:清热止痢。用于湿热蕴结肠道所致的发热口渴、暴注下泄、肛门灼热或湿热下痢诸症。如葛根黄芩黄连汤(《伤寒论》)。

黄芩配青蒿:清泄湿热。用于胆热犯胃、湿浊中阻之口苦呕恶。如蒿芩清胆汤(《重订通俗伤寒论》)。

(3)用于安胎

黄芩配白术:清热健脾安胎。用于胎热、胎动不安。

黄芩配砂仁:清热顺气安胎。用于胎热上冲,气机不调之胎动不安,妊娠恶阻。

(4)用于止血

黄芩配槐花:清热凉血止血。用于热伤血络所致的肠风下血、痔疮出血及崩漏月经过多者。

黄芩配大黄:清热凉血止血。用于热毒炽盛,血热妄行之吐血、衄血等。如大黄汤(《圣济总录》)。

3. 鉴别应用

(1)生黄芩、酒黄芩、炒黄芩、黄芩炭　生黄芩苦寒,以清热泻火力强,多用于治疗热病、湿温、黄疸、泻痢、痈疽疔毒等。酒黄芩升散,酒制后入血分,并可向上升腾和外行;同时因酒性大热,可缓和黄芩苦寒之性,以免损伤脾胃,多用于治疗肺热咳嗽及上焦热毒,如大头瘟、头风热痛等。炒黄芩经炒制后使其寒性减弱,多用于治疗胎动不安,小儿体弱者也可用于炒制品。黄芩炭长于清热凉血止血,多用于血热所致的吐血、衄血、崩漏下血等。

(2)黄芩、黄连、黄柏　三者均为苦寒之品,而黄连为苦寒之最。三药皆以清热燥湿、泻火解毒为主要功效,用于治疗湿热内盛或热毒炽盛之证,常相须为用。但黄芩偏泻上焦肺火,且有清热安胎之功,多用于肺热咳嗽、胎动不安之证。黄连偏泻中焦胃火,并长于泻心火,多用于中焦湿热、痞满呕逆、湿热泄泻、痢疾,心火炽盛之壮热烦渴、心烦失眠及胃火亢盛之牙龈肿痛、口舌生疮等。黄柏偏泻下焦相火、除骨蒸,多用于湿热下注之淋浊、小便不利、带下及骨蒸劳热等。故古人有"黄芩治上焦,黄连治中焦、黄柏治下焦"之说。

(3)枯芩、子芩 枯芩为其老根,体轻、中空、色黑;子芩又称条芩,为黄芩的新根,条实、体重、色黄。两者性味功效相同,但子芩药力胜过枯芩。

【用量用法】 水煎服,3～9g。清热泻火多生用,安胎多炒用,清上焦热可酒炙用,止血可炒炭用。

【成药与制剂】

1. 黄芩苷片:每片含0.25g。用于急性、迁延性、慢性肝炎,血清丙氨酸转氨酶及浊度试验异常者。口服,2片/次,3次/天。

2. 芩百冲剂:每包含黄芩、百部各5g。用于急、慢性支气管炎,肺结核。口服,1次1包,3次/天,小儿酌减。

【使用注意】 本品苦寒伤胃,脾胃虚寒者慎服。

参考文献

[1] 刘雄等.甘肃中医学院学报,2007,24(2):46.
[2] 凌罗庆等.中成药研究,1980,2:3.
[3] 唐恢天.中国中药杂志,1991,16(1):29.
[4] 王弘志等.中成药研究,1983,9:44.
[5] 朱志刚.基层中药杂志,1991,5(2):17.
[6] 于留荣等.中成药研究,1982,6:16.
[7] 秦天富等.中医药导报,2006,12(10):45.
[8] 任一军.山西中医学院学报,2006,6(2):41.
[9] 陈改峨.现代中医药,2002,4:11.
[10] 刘更祥等.现代中西医结合杂志,2001,10(5):427.
[11] 陈力等.南京中医药大学学报,2003,19(3):180.
[12] 张峰等.河南中医药学刊,1999,14(5):49.

黄 连

【基源】 为毛茛科植物黄连 *Coptis chinensis* Franch.、三角叶黄连 *Coptis deltoidea* C. Y. Cheng et Hsiao 或云连 *Coptis teeta* Wall. 的干燥根茎。

【成分研究】

1. 生物碱类 小檗碱、黄连碱、甲基黄连碱、药根碱等。

2. 内酯类 黄柏酮、黄柏内酯等。

3. 苯丙素类 阿魏酸等。

【药理研究】

1. 抗病原微生物 黄连抗菌谱广,对金黄色葡萄球菌、志贺痢疾杆菌、福氏痢疾杆菌等有较强的抗菌作用,但对宋氏痢疾杆菌无作用。黄连水提取液即使稀释30倍,对兔角膜细胞型单纯疱疹病毒感染仍有抑制作用[1]。

2. 解热 黄连注射剂对白细胞致热原性发热有解热作用,并使脑脊液中环磷酸腺苷(cAMP)含量下降,其解热作用与中枢 cAMP 的生成有关。

3. 降血糖 黄连碱、盐酸小檗碱对正常大鼠及自发性糖尿病小鼠均有降血糖作用[2]。

4. 解痉 黄连提取液可以抑制大鼠、小鼠离体小肠的痉挛性收缩。

5. 免疫调节 静脉注射小檗碱,可提高实验性金黄色葡萄球菌败血症犬巨噬细胞的吞噬能力。

6. 其他 抗炎、抗肿瘤、抗溃疡、防止动脉粥样硬化等作用。

【炮制研究】 黄连主要炮制品有生黄连(黄连)、酒炙黄连(酒黄连)、姜炙黄连(姜黄连)、吴茱萸水炒黄连(萸黄连)。黄连的主要成分为小檗碱等,易溶于水,在热水中溶解度更高,故黄连切制前在水中浸润时间不宜太长,水温宜低,以免损失有效成分。黄连经酒、姜汁、吴茱萸汁炮制,随着炮制温度升高,黄连中小檗碱含量有所下降,但炮制后可提高小檗碱在水中的溶出率。生黄连溶出率为58.17%,制黄连溶出率约为85%,说明炮制对小檗碱在煎液中的溶出有促进作用。所以,炮制虽然使小檗碱含量下降,但能提高溶出率,煎液中小檗碱实际含量比生品高[3]。

【性味归经】 苦,寒。归心、肝、胃、胆、大肠经。

【功效主治】 清热燥湿,泻火解毒。用于胃肠湿热,脘腹痞满,呕吐吞酸,湿热泻痢;高热神昏,心烦不寐,血热吐衄;胃火炽盛,内热消渴,目赤牙痛,痈肿疔疮;外治湿疹、湿疮、耳道流脓。

【临床应用】

1. 单方验方

(1)糖尿病合并带状疱疹 取黄连10g,加水100ml,水煎,取60ml,分次外擦患处,每日5次[4]。

(2)萎缩性舌炎 黄连6~10g,黄芩6~10g,白芍12~15g,阿胶12~15g,鸡蛋1个。煎服,前3味先煎,阿胶另煮,煎好后药液倾出,趁热将鸡蛋打入药液中搅匀,分2次温服。3剂为一个疗程[5]。

(3)酒精依赖综合征 黄连、甘草各6g,半夏、僵蚕、郁金、石菖蒲、陈皮、生姜各10g,竹茹、天麻、茯苓各15g。每天1剂,水煎,取汁500ml。早晚分服。治疗7天为一个疗程[6]。

(4)慢性胃炎 黄连、枳实、甘草各6g,茯苓12g,姜半夏、陈皮、竹茹各10g。每日1剂,水煎分3次服,1个月为一个疗程[7]。

(5)心律失常 在治疗原发病的基础上,加服黄连、甘草各10g,煎服,每日1剂,多次频服。7天为一个疗程,间歇1周后行第2个疗程[8]。

2. 配伍应用

(1)用于泻火解毒

黄连配大黄:泻热凉血解毒。用于热痞证,症见心下痞满,按之濡,其脉关上浮;热痢证,症见腹痛下利,或里急后重,或大便不爽,舌红苔黄腻属胃肠湿热火毒壅滞者;实热火毒上炎所致的目赤肿痛、口舌生疮、牙龈肿毒等症;火热之邪、迫血妄行所致的发斑、吐衄,发狂等症。如大黄黄连泻心汤(《伤寒论》)。

黄连配连翘:泻火解毒,散结消肿,用于热毒蕴结所致的疮痈肿毒、瘰疬、丹毒以及疔毒内攻、耳目肿痛诸症。

黄连配黄芩、栀子:清泻三焦之火,止血热妄行。用于高热烦躁,神昏谵语,或火盛迫血妄行之吐血衄血。如黄连解毒汤(《外台秘要》)。

黄连配天花粉:清热泻火,止消渴。用于消渴、小便滑数如油(《崔氏方》)。

黄连配麦冬:清心胃,养阴液。用于心中烦热,口舌生疮;胃阴不足,虚火旺盛,症见胃中嘈杂似饥、恶呕欲吐、烦渴引饮;热病邪热犯心所致的心烦不眠(《中药药对大全》)。

黄连配蟾酥:泻火解毒,消肿止痛。用于痈、疔、疮疡诸症;癌肿或无名肿毒属热毒炽盛者。

黄连配大蒜:泻热解毒。用于热痢脏毒、便下脓血。如蒜连丸(《普济本事方》)。

黄连配吴茱萸:清泻肝火,降逆和胃。用于肝火横逆、胃失和降之胁痛、口苦、呕吐吞酸、舌红苔黄、脉弦数诸症。如左金丸(《丹溪心法》)。

黄连配枳实:泄热除痞,泻火宽肠。用于心下痞,症见心下痞满,按之不硬,脘腹热痛者;湿热泄泻、痢疾等症;痔疮、瘘管、便秘诸症。

黄连配阿胶:养阴清热。用于阴亏火旺,心烦失眠等症;热痢、大便脓血等症。如黄连阿胶汤(《伤寒论》)。

黄连配朱砂:清心泻火安神。用于心火亢盛之心烦失眠。如朱砂安神丸(《医学发明》)。

黄连配附子:寒热并用,辛苦并调,阴阳相济。用于寒热互结所致的心下痞满,脘腹痞闷作痛,泄泻不爽,呕恶心烦兼见阳虚不固,汗多恶寒,肢冷脉弱等症;泄泻,痢疾属寒热错杂者。如附子泻心汤(《伤寒论》)。

黄连配肉桂:交通心肾,泻南补北。用于失眠,属心肾不交、心悸不安,不能入睡者。如交泰丸(《韩氏医通》)。

黄连配干姜:泻热除痞,寒热并用,辛开苦降。用于寒热互结心下而见胃脘痞满,嘈杂泛酸,不思饮食;上热下寒所致的食入即吐,腹痛肠鸣,下痢不止等症;泄泻,痢疾诸症。如黄连汤(《伤寒论》)。

(2)用于清热燥湿

黄连配龙胆:清热燥湿,泻火解毒。用于湿热痢疾;肝经火盛所致目赤肿痛,视物不清或暑行目涩,赤眼暴发等症。

黄连配木香:清热燥湿,行气导滞。用于细菌性痢疾或肠炎。症见下痢腹痛、里急后重、痢下赤白等。如香连丸(《太平惠民和剂局方》)。

黄连配半夏:泻心消痞,化痰和胃。用于湿热痰浊,郁结不解,胸脘满闷,痰多黏稠,苔黄腻,脉弦滑;寒热互结,气机不畅所致的心下痞闷,按之作痛。如半夏泻心汤(《伤寒论》)。

黄连配黄柏、白头翁:清热燥湿解毒。用于湿热痢疾,身热,里急后重;湿热下注,腿足湿肿热痛;湿热黄疸,身黄发热;肿疡,湿疹,口疮,痔肿,烫伤。如白头翁汤(《伤寒论》)。

黄连配广藿香:清热祛湿。同入中焦脾胃,一除热中之湿,一除湿中之热,湿化则阳气通,热清则中焦畅。用于暑温病或湿热中阻而致的身热不扬、呕吐恶心、胸脘痞闷、下痢不畅、舌苔黄白相兼之证。湿重者重用广藿香,热重者重用黄连。

黄连配佩兰:清热化浊。用于脾经湿热、口中甜腻、多涎、口臭等症。

黄连配胡黄连:清热燥湿凉血。用于疳热、吐血、衄血。

黄连配老鹳草:除湿解毒,止泻痢。用于湿热泻痢。

黄连配厚朴:清热燥湿,行气化湿。用于霍乱、暑湿等湿热内蕴所致的胸脘痞闷,胃呆泛恶,呕吐下利等。如连朴饮(《随息居重订霍乱论》)。

3. 鉴别应用

(1)生黄连、酒黄连、姜黄连、萸黄连 生黄连苦寒之性盛,善清心火,多用于心火亢盛、烦躁不眠、神昏谵语,以及湿热诸证,如湿温、痢疾、热毒疮疡等症。酒黄连能引药上行,善清头目之火,多用于肝火偏旺、目赤肿痛。姜黄连苦寒之性缓和,长于清胃止呕,多用于胃热呕吐。萸黄连(加吴茱萸水炮制)善散肝经郁火,多用于肝气犯胃之呕吐吞酸等症。

(2)黄连、秦皮 两者均苦寒而清热燥湿,泻火解毒,同治湿热泻痢、赤白带下等。但秦皮兼涩味,长于止痢、止带,善治热毒泻痢、赤白带下;又能清肝泻火、明目退翳,常用于治疗肝经郁火所致的目赤肿痛及目生翳膜。黄连大苦大寒,为治湿热郁火之主药,善清中焦湿热、泻心胃实火,并善解热毒,除用于肠胃湿热、泻痢呕吐外,还可用于治疗热病神昏、心烦不眠、胃热烦渴、消谷善饥。

【用量用法】 水煎服,2~5g;外用适量。

【制剂与成药】

1. 左金丸:黄连、吴茱萸。可泻火、疏肝、和胃、止痛。用于肝火犯胃,脘胁疼痛,口苦嘈杂,呕吐酸水,不喜热饮。口服,每次 3～6g,每日 2 次。

2. **戊己丸**:黄连、吴茱萸、炒白芍。泻肝火,和脾胃。用于肝胃不和,口苦嘈杂,呕吐吞酸,腹痛泄痢。口服,每次3～6g,每日 2 次。

3. **香连丸**:黄连(吴茱萸制)、木香。清热燥湿,行气止痛。用于湿热痢疾,里急后重,腹痛泄泻;细菌性痢疾(菌痢),肠炎。口服,每次 3～6g,每日 2～3 次;小儿酌减。

4. **黄连素片**:盐酸小檗碱。主要用于治疗急性细菌性痢疾、肠炎等。口服,每次 0.1～0.4g,每日 3 次。抗心律失常,每次 0.6g,每日 3 次;小儿按体重,每日 5～10mg/kg,分 3 次给药。

5. **复方黄连素片**:黄连、蒲公英。消炎,退热。用于风热感冒,头晕眼胀,肠炎,痢疾,疖肿,外伤发炎,乳腺炎,胆囊炎等。口服,每次 2 片,3 次/天,温开水送服。小儿酌减。

【不良反应】 口服黄连及小檗碱的治疗剂量,偶有恶心、呕吐、皮疹和药热,停药后即消失。小檗碱静脉注射毒性较大,主要为心脏毒性,可引起急性心源性脑缺氧综合征,出现头昏、气急、心律紊乱、呼吸心跳骤停,甚至死亡。小檗碱注射剂应用中也易出现过敏反应,表现为全身瘙疹、荨麻疹、体温升高、心慌、关节疼痛、呼吸急促、烦躁不安、恶心呕吐,严重者可致血压下降,出现过敏性休克。我国已宣布淘汰小檗碱的各种注射剂。

【使用注意】 黄连大苦大寒,过服、久服易伤脾胃,脾胃虚寒者忌用。苦燥伤津,阴虚津伤者慎用。葡萄糖-6-磷酸脱氢酶缺乏的儿童禁用,以免引起溶血性贫血。本品制剂严禁静脉给药。

参考文献

[1] 田智勇等.时珍国医国药,2004,15(10):704.
[2] 李真.辽宁中医杂志,2000,27(12):574.
[3] 叶定江.中药炮制学.上海:上海科学技术出版社,1998.
[4] 彭利等.陕西中医,2007,28(5):581.
[5] 李宪梅等.山东中医杂志,2007,26(8):538.
[6] 瞿金鸿等.新中医,2008,40(1):70.
[7] 杨冬梅.实用中医药杂志,2008,24(2):91.
[8] 韩仁贵.中国中西医结合杂志,1992,12(10):606.

黄　柏

【异名】 檗皮,黄檗。

【基源】 为芸香科植物黄皮树 *Phellodendron chinense* Schneid. 或黄檗 *P. amurense* Rupr. 的干燥树皮。前者习称川黄柏,后者习称关黄柏。

【成分研究】

1. **生物碱类** 小檗碱、巴马亭、木兰花碱、黄柏碱、掌叶防己碱等。
2. **内酯类** 黄柏内酯、黄柏酮、白鲜交酯等。
3. **甾体类** 胡萝卜苷、菜油甾醇、β-谷甾醇等。
4. **苯丙素类** 阿魏酸、(＋)-5-*O*-阿魏酰基奎宁酸乙酯等[1]。

【药理研究】

1. **抗炎、解热** 黄柏生品对巴豆油所致小鼠耳郭肿胀及醋酸所致小鼠腹腔毛细血管通透性增高具有较强的抑制作用,对酵母所致大鼠体温升高的抑制作用比较缓慢。

2. **免疫抑制** 其活性物质为黄柏碱和木兰花碱,它们均可抑制小鼠的局部移植组织的宿主反应,也可抑制 2,4,6-三硝基氯苯诱导的迟发型超敏反应小鼠的诱导期,但不抑制其反应期[2]。

3. **抗肿瘤** 黄柏对染色体并无光敏致粘连的畸变作用,但能延缓 S 期细胞周期过程。

4. **抗溃疡** 除去小檗碱的黄柏组分对小鼠捆束水浸应激性胃溃疡有抑制作用。

5. **其他** 抗肾炎、杀灭家蝇等作用。

【炮制研究】 炮制研究常以黄柏中小檗碱含量作为指标,小檗碱多以氢氧化季铵碱的形式存在于黄柏中,游离小檗碱能溶于冷水(1∶20),故黄柏水浸切丝后小檗碱损失较多,可采用水喷淋或抢水洗,闷润切制,或产地趁鲜切制,以减少小檗碱的损失。

【性味归经】 苦,寒。归肾、膀胱、大肠经。

【功效主治】 清热燥湿,泻火解毒,除骨蒸。用于湿热泻痢、黄疸,湿热带下、热淋、脚气,湿热痿证;骨蒸劳热,盗汗,遗精;疮疡肿毒,湿疹瘙痒。

【临床应用】

1. 单方验方

(1)慢性结肠炎 苦参 20g、黄柏(研末)6g、甘草 12g、儿茶(研末)3g、白芍 15g。用凉水 400ml 煎至 250ml,去渣,温度降至 38℃左右加庆大霉素注射液 8 万 U,用导尿管或灌肠器徐徐灌入肠腔,灌肠前应排净大便,灌肠后略垫高臀部,安静休息。每晚 1 剂,14 天为一个疗程,疗程间隔 3~4 天[3]。

(2)痔漏术后水肿 黄柏 750g、苦参 500g、生大黄 500g、野菊花 500g、芒硝(冲)、冰片(冲)100g、五倍子 250g、白芷 250g。将上述药用凉水适量浸泡 30min,用文火煎 30min 后,分装 100 瓶,每瓶 500ml。晨起排便后,取药液 150~200ml,加开水 1000~1500ml,先熏蒸 10min,待水温稍凉后坐浴 10min,用无菌纱布擦干,常规换药,7 天为一个疗程,治疗期保持大便通畅[4]。

(3)神经性皮炎 黄柏、生地黄各 30g,金银花、苦参、菊花各 10g,麦冬、赤芍、蛇床子、地肤子、土茯苓各 15g,甘草 3g。每日 1 剂,分 2 次煎服,1 个月为一个疗程[5]。

(4)肛周湿疹 黄柏 30g、百部 30g、苍术 30g、苦参 30g、地肤子 30g、川椒 20g、败酱草 30g。以上诸药择净、粉碎、过筛,呈细末状,经高温处理装瓶备用。使用时,取药放入盆内,用沸水 2000ml 冲泡,待水温降至 37℃时,外敷洗患处 0.5h,每日 2 次,7 天为一个疗程[6]。

2. 配伍应用

黄柏配白头翁:泻热燥湿,清肠解毒。用于湿毒凝结肠道,腹痛,里急后重,肛门灼热,泻下脓血,赤多白少,舌红苔黄。如白头翁汤(《伤寒论》)。

黄柏配苍术:清热燥湿。用于湿热下注之筋骨疼痛,或足膝红肿疼痛,下肢痿躄,下部湿疮等。如二妙丸(《丹溪心法》)。

黄柏配肉桂:温阳燥湿清热。用于肾阳不足,气化不行,湿热内停所致的尿闭不通。症见尿热不甚,尿前带白,淋沥渐止,癃闭,小腹急结,但无茎中痛者。

黄柏配生地黄:泻火滋阴。用于阴虚火旺之骨蒸潮热、盗汗遗精、消渴;胃热牙宣;下焦湿热之尿血便血等。

黄柏配龟板:滋阴降火。用于阴虚火旺,骨蒸劳热,盗汗等症;肝肾亏虚,腰酸腿软,阴虚血热,月经过多,崩漏带下等。

黄柏配椿皮:清热燥湿止带。用于湿热下注,带下赤白,淋漓腥臭,小便黄赤或刺痛。如樗树根丸(《摄生众妙方》)。

黄柏配白蔹:清热燥湿,消肿止痛。用于冻疮等。

黄柏配木瓜:清热除湿,舒筋通络。用于风湿热痹,下肢肿痛,或湿热下注,足膝红肿,以及湿热阻于下肢筋脉之症。

黄柏配滑石:清热祛湿。用于湿热下注膀胱所致的小便淋沥涩痛;外用湿疹、湿疮、皮炎等各种皮肤病。

3. 鉴别应用

(1)生黄柏、盐黄柏、酒黄柏、黄柏炭　生黄柏性寒苦燥而沉,长于清热、燥湿、解毒,多用于治疗热毒疮疡、湿疹、黄疸。盐黄柏能增强泻相火之力,多用于治疗肾虚火旺之证。酒黄柏可缓和其苦燥之性,不伤脾胃,可增强其清利湿热、通利关节的作用,多用于治疗痢疾、湿热泄泻、热淋、带下、足痿。黄柏炭苦寒之性大减,清湿热之余尚有收涩之性,长于凉血止血,可用于治疗湿热所致的便血、尿血、崩漏等。

(2)黄柏、椿皮　两者均能清热燥湿,用于湿热带下、泻痢、疥癣湿疮,常相须为用。但椿皮收涩凉血,对血热崩漏、便血及泻痢日久不愈者也常用之。黄柏清热燥湿作用更强,应用更广,如用于湿热黄疸、足痿等,且能清泄肾经相火,常用于阴虚火旺之证。

【用量用法】　水煎服,3～12g;外用适量。

【制剂与成药】

1. 口炎散:黄柏600g,硼砂400g。用于口腔炎、黏膜溃疡。外用适量,撒布患处,每日2～3次。

2. 胆黄片:黄柏、青黛、胆汁等量,每片含生药1.5g。用于急性黄疸型肝炎。口服,1次3～5片,3次/天。

【使用注意】　本品苦寒,易伤胃气,故脾胃虚寒者忌服。

参考文献

[1] 秦民坚等.林产化学与工业,2003,23(4):42.
[2] 王衡奇等.中国野生植物资源,2000,20(4):6.
[3] 杨立民等.四川中医,2004,22(10):38.
[4] 季红英.黑龙江中医药,2005,5:26.
[5] 宋书仪等.四川中医,2008,26(6):101.
[6] 梁发胜.光明中医,2008,23(6):867.

苦　参

【基源】　为豆科植物苦参 *Sophora flavescens* Ait. 的干燥根。

【成分研究】

1. 生物碱类　苦参碱、氧化苦参碱等。

2. 黄酮类　苦参醇、苦参丁醇等。

3. 其他　氨基酸类、挥发油类、糖类、有机酸类、内酯类等。

【药理研究】

1. 抗肿瘤　苦参提取物可抑制肿瘤细胞增殖,诱导肿瘤细胞分化和凋亡,抗肿瘤细胞黏附与浸润转移。

2. 抗病毒　苦参素能改善慢性乙型肝炎症状,促进肝功能恢复,对乙型肝炎病毒复制有一定抑制作用[1]。

3. 抗心律失常　氧化苦参碱能明显对抗乌头碱、结扎左冠状动脉前降支诱发的大鼠室性心律失常。

4. 对神经系统的作用　苦参碱、氧化苦参碱及槐果碱具有镇静、镇痛、解热降温作用,苦参碱还具有多巴胺样作用。

【性味归经】　苦,寒。归心、肝、胃、大肠、膀胱经。

【功效主治】 清热燥湿,杀虫,利尿。用于湿热泻痢、黄疸;湿热带下、小便不利;阴肿阴痒,湿疹,湿疮,皮肤瘙痒,疥癣。

【临床应用】

1. 单方验方

(1)低位单纯性肛漏术后 苦参 40g、金银花 40g、蒲公英 30g、黄柏 20g、菊花 15g、红花 10g、黄连 10g 等,加水 1000ml,水煎 30min,先熏后洗[2]。

(2)神经性皮炎 黄柏、生地黄各 30g,苦参、金银花、菊花各 10g,土茯苓、地肤子、蛇床子、赤芍、麦冬各 15g,生甘草 5g。每日 1 剂,水煎药,分 2 次口服[3]。

(3)前列腺增生症 当归 15g、浙贝母 10g、苦参 10g、滑石(包煎)25g、炮穿山甲 15g、皂角刺 30g。每日 1 剂,分 2 次水煎服,30 天为一个疗程[4]。

(4)真菌性阴道炎 蛇床子 30g、苦参 30g、地肤子 20g、黄连 15g、黄柏 15g、苍术 15g、白矾 15g、百部 15g、花椒 15g、土荆皮 15g、白鲜皮 15g、紫草 9g、龙胆 9g。将上药(除白矾外)置砂锅内加水浓煎 1500~2000ml,倒入干净盆中,冲入白矾,留药渣备二次用。高温时熏洗外阴,待温度降至适宜时坐浴,浸泡外阴及阴道 30min,或将温度适宜的药液放入阴道冲洗器内自行冲洗阴道,使分泌物排出体外。每日坐浴或冲洗 1 次,每日 1 剂,7 天为一个疗程,经期禁用[5]。

(5)顽固性失眠 苦参 100g,百合、枣柏仁各 40g。将苦参等中药加水适量,第一次煎 40min,第 2、3 次各煎 30min,将 3 次药液浓缩至 1200ml 过滤,装瓶备用,每晚临睡前 1h 服 30ml[6]。

(6)慢性溃疡性结肠炎 黄连、吴茱萸、葛根、苦参、肉豆蔻、芡实、金樱子、白芍、党参、蒲公英、败酱草、连翘、甘草等煎成汤剂 200ml,早晚温服 100ml[7]。

2. 配伍应用

苦参配女贞子:燥润相合。用于各种癌症放疗、化疗过程中有骨髓抑制和免疫抑制反应者(《施今墨对药》)。

苦参配木香:清热燥湿,行气止痛。用于湿热所致的腹痛、泻下、里急后重等。

苦参配白鲜皮:解毒清热,利水除湿。用于湿热蕴结、小便不利、灼热涩痛等。

苦参配生地黄:清热燥湿,凉血止血。用于湿热便血、痔漏出血。如苦参地黄丸(《杂病源流犀烛》)。

苦参配蛇床子:清热燥湿止痒。用于湿热带下、阴肿阴痒。如溻痒汤(《外科正宗》)。

苦参配皂角刺:清热燥湿止痒。煎水外洗用于治疗皮肤瘙痒。如参角丸(《鸡峰普济方》)。

3. 鉴别应用

(1)生苦参、苦参炭 生苦参苦寒之性较强,清热燥湿、杀虫止痒、利水作用强,常用于治疗湿热所致的黄疸、痢疾、赤白带下及皮肤瘙痒、疥癣、阴痒。苦参炭苦寒之性减弱,增加了涩味,以止血为主,常用于治疗痔漏出血、血痢。

(2)苦参、白鲜皮 两者均有清热燥湿、祛风止痒的作用,皆可治疗皮肤瘙痒、湿疮湿疹、疥癣及湿热黄疸等,常相须为用。苦参有利尿作用,除治疗皮肤病外,又可用于治疗湿热泻痢、赤白带下、阴痒、小便不利、赤涩热痛等。白鲜皮兼祛风湿作用,尚可用于风湿热痹。

(3)苦参、龙胆 两者均苦寒能清热燥湿,治湿热疮疹、阴痒、阴肿、带下及黄疸等。然苦参又能杀虫止痒、利尿,治疥癣、麻风、湿热泻痢、便血及湿热淋痛、小便不利等。龙胆长于泻肝火,治肝火上炎之头痛、目赤、耳聋、胁痛、高热抽搐、小儿急惊及带状疱疹等。

(4)苦参、秦皮 两者均苦寒而具清热燥湿解毒之功,主治湿热泻痢、肠风下血、带下色黄等。然秦皮味涩而收敛,既能清热燥湿解毒,又能收敛止痢、止带,还能清肝泻火、明目退翳,可用于肝经郁火、目赤肿痛、目生翳膜。苦参善清下焦湿热，兼能通利小便，使湿热从小便排出，又能杀虫止痒。

【用量用法】 水煎服，5～10g。外用适量，煎汤洗患处。

【制剂与成药】

1. 苦参总碱片：每片含氧化苦参碱45mg。用于急性菌痢、扁桃体炎、乳腺炎、盆腔炎、淋巴结炎、上呼吸道感染、支气管炎、心律不齐、白细胞下降等。口服，2～4片/次，3次/天。

2. 痢必灵糖衣片：苦参500g，白芍、木香各25g，每片含生药0.5g。用于菌痢、肠炎等。口服，8片/次，儿童酌减，3次/天。

【不良反应】 本品含毒性成分苦参碱，其制剂对胃肠道有刺激作用，临床不良反应率达30%以上，常见不良反应有服后上腹部灼热感、恶心、呕吐、反酸、腹泻、食欲减退等。大剂量服用对中枢神经系统有毒害作用，中毒后可出现流涎、步态不稳、呼吸急促、脉搏快，严重者出现痉挛、惊厥、呼吸慢而不规则，甚至呼吸抑制危及生命。曾有报道服用苦参60g水煎剂而出现中毒，一般在服后20min至3h后出现[8～10]。

【中毒救治】

1. 立即停药，对症处理。

2. 大黄、枳实、金银花各10g，甘草6g，水煎汁，另加玄明粉12g冲服[11]。

【使用注意】 本品苦寒，易伤胃、伤阴，脾胃虚寒及阴虚津伤者忌用或慎用。

参考文献

[1] 刘伟等.时珍国医国药,2006,17(5):829.
[2] 王天嫱等.中医药学报,2008,36(3):60.
[3] 宋书仪等.四川中医,2008,26(6):101.
[4] 瞿立武等.长春中医药大学学报,2007,23(4):58.
[5] 刘军.河南中医,2007,27(7):39.
[6] 赵金洋等.陕西中医,2007,28(4):447.
[7] 段迎喜等.中国中医基础医学杂志,2006,12

(12):953.
[8] 王忠山等.中国中药杂志,1993,18(4):24.
[9] 王世民等.河南中医,1995,15(4):225.
[10] 宫占凤.时珍国医国药,2000,11(5)：466.
[11] 华惠伦.动植物致毒及防治.上海：上海科学技术出版社,1985.

龙　胆

【基源】 为龙胆科植物龙胆 *Gentiana scabra* Bge.、条叶龙胆 *Gentiana manshurica* Kitag.、三花龙胆 *Gentiana triflora* Pall. 或滇龙胆 *Gentiana rigescens* Franch. 的干燥根和根茎。

【成分研究】 主要成分为生物碱类，包括龙胆苦苷、当药苷、当药苦苷、龙胆碱等。

【药理研究】

1. 保肝、利胆、健胃　龙胆苦苷对化学性肝损伤有一定保护作用，可使肝损伤时的胆汁流量增加，能使胃液及游离盐酸分泌增加。

2. 抗病原微生物　对绿脓杆菌、变形杆菌、伤寒杆菌等有不同程度的抑制作用。

3. 镇痛抗炎　龙胆提取物能减少冰醋酸所致小鼠扭体次数，对二甲苯所致小鼠耳郭肿胀有抑制作用[1]。

4. 耐缺氧、抗疲劳　龙胆提取物能延长小鼠缺氧情况下的存活时间，使小鼠有用肝糖原含量明显增加，乳酸含量明显降低。

5. 其他 抗甲状腺功能亢进等作用[2]。

【炮制研究】 龙胆现代大多用生品。龙胆含糖高,难以彻底干燥,所以收割后让其堆放和发酵,然后慢慢干燥。龙胆在切制过程中,不宜用水泡,应采用浸润的方法,以防止糖分溶解丢失。因为糖的存在,往往使苷元在水中溶解度增大,稳定性增强,能使苷类更好发挥疗效。

【性味归经】 苦,寒。归肝、胆经。

【功效主治】 清热燥湿,泻肝胆火。用于湿热黄疸,阴肿阴痒,湿热带下,湿疹瘙痒;肝胆实火头痛,目赤肿痛,耳聋耳肿,胁痛口苦,高热惊风抽搐。

【临床应用】

1. 单方验方

(1)慢性前列腺炎 龙胆草 15g、柴胡 10g、黄芩 10g、栀子 10g、桃仁 10g、红花 6g、瞿麦 20g、萹蓄 20g、牛膝 12g、泽泻 12g、车前子 15g、木通 10g。每日 1 剂,水煎后早晚分服。气虚者加黄芪 30g、党参 30g[3]。

(2)带状疱疹 龙胆草 10g、黄芩 12g、车前子 12g、泽泻 12g、木通 10g、当归 6g、柴胡 10g、生地黄 20g、栀子 12g、金银花 12g、连翘 12g、板蓝根 30g、土茯苓 20g。每日 1 剂,水煎服,10 日为一个疗程[4]。

(3)小儿多发性抽动症 龙胆草 4~6g,黄芩、焦栀子、泽泻、柴胡、生地黄、白芍各 10g,钩藤 6~10g,全蝎 1~2g,生甘草 3~6g。每日 1 剂,水煎服,1 个月为一个疗程[5]。

(4)盗汗 龙胆草 6g、黄芩 9g、栀子 9g、泽泻 12g、车前子(另包)9g、当归 9g、玄参 9g、生地黄 9g、黄芪 12g、炙甘草 6g。水煎服,每日 1 剂,早、晚分两次服。7 日为一个疗程[6]。

2. 配伍应用

(1)用于清热燥湿

龙胆配栀子、大黄:清利肝胆湿热。用于湿热黄疸。如龙胆散(《太平圣惠方》)。

龙胆配泽泻、木通:清利下焦湿热。用于湿热下注,阴肿阴痒,湿疹瘙痒,小便淋浊,带下黄臭。如龙胆泻肝汤(《医方集解》)。

龙胆配苦参:清利肝胆湿热。用于湿热黄疸。如苦参丸(《杂病源流犀烛》)。

(2)用于泻肝胆火

龙胆配大黄:泻火解毒,清利下焦。用于肝胆实火上炎所致的胁痛、口苦、目赤等症;肝胆湿热郁蒸之黄疸、热痢、阴囊湿肿;火盛迫血妄行而致的吐衄、惊狂等症(《施今墨对药》)。

龙胆配钩藤:清肝胆实火,平息肝风。用于肝胆实火,肝阳上亢之头痛、眩晕、呕吐抽搐等症。

龙胆配石决明:平肝阳,清肝火。用于肝火上炎,肝阳上亢之头目昏痛、目赤肿痛;肝经火盛,热极生风之惊风、手足抽搐。

龙胆配黄芩、栀子:清泻肝胆实火。用于肝火头痛、目赤耳聋、胁痛口苦。

【用量用法】 水煎服,3~6g。外用适量,煎水洗或研末调搽。

【制剂与成药】

1. 复方龙胆酊:1000ml 复方龙胆酊含龙胆 100g、橙皮 40g、豆蔻 10g。用于消化不良、食欲不振、胃腹气胀。口服,2~4ml/次,3 次/天。

2. 龙胆泻肝片(胶囊、颗粒、口服液、水泛丸):由龙胆草、柴胡、黄芩、栀子、泽泻、木通、车前子、当归、地黄、甘草组成。用于肝胆湿热、头晕目赤、耳鸣疼痛、胁痛口苦、尿赤涩痛、湿热带下。口服,片剂,4~6 片/次,3 次/天;胶囊剂,2~3 粒/次,3 次/天;水泛丸,3~6g/次,2 次/天。

【不良反应】 本品饭后服用或用量过大,可使消化功能减退,消化液分泌减少,并可出现头痛、颜面潮红、眩晕等不良反应。

【使用注意】 本品苦寒,易伤胃气,故脾胃虚寒及无湿热实火者忌服。

参考文献

[1] 金香子等.时珍国医国药,2005,16(9):842.

[2] 张学武等.四川中医,2005,23(5):18.

[3] 杨名滨等.实用中医药杂志,2008,24(4):209.

[4] 顾玉潜.甘肃中医学院学报,2008,25(1):29.

[5] 倪晓红.中国中医药科技,2007,14(2):67.

[6] 牛玉凤等.湖北中医杂志,2006,28(8):38.

秦 皮

【异名】 蜡树皮。

【基源】 为木犀科植物苦枥白蜡树 *Fraxinus rhynchophylla* Hance、白蜡树 *Fraxinus chinensis* Roxb.、尖叶白蜡树 *Fraxinus szaboana* Lingelsh. 或宿柱白蜡树 *Fraxinus stylosa* Lingelsh. 的干燥枝皮或干皮。

【成分研究】

1. 香豆素类 秦皮甲素、秦皮乙素、秦皮苷、秦皮素等。

2. 甾体类 β-谷甾醇、胡萝卜苷、熊果酸、三十三烷酸等。

3. 其他 酚类、鞣质等。

【药理研究】

1. 抗炎 秦皮中的秦皮甲素、秦皮乙素和秦皮苷均具有明显的抗炎作用。

2. 止咳平喘 秦皮甲素、秦皮乙素为秦皮止咳平喘作用的主要有效成分。

3. 抗病原微生物 秦皮可抑制大肠杆菌、痢疾杆菌、绿脓杆菌、金黄色葡萄球菌等病原微生物,秦皮乙素为有效成分。

4. 抗肿瘤 秦皮甲素、秦皮乙素对肿瘤细胞有一定的抑制作用,秦皮乙素可通过阻滞 G_1 期,抑制白血病细胞的增殖。

5. 其他 保护中枢神经系统、利尿、止汗、抗凝、抗过敏、抗氧化、清除自由基等作用[1]。

【性味归经】 苦、涩,寒。归肝、胆、大肠经。

【功效主治】 清热燥湿,收涩止痢,止带,明目。用于湿热泻痢,带下阴痒;肝热目赤肿痛,目生翳膜。

【临床应用】

1. 单方验方

(1)单纯疱疹病毒性角膜炎 秦皮、秦艽、防风、柴胡各 10g,大青叶、金银花各 30g,玄参、赤芍各 15g,薄荷、甘草各 6g。水煎服,每日 1 剂[2]。

(2)溃疡性结肠炎 白头翁 15g,黄柏 10g,黄连 8g,秦皮 15g。每日 1 剂,水煎,分 2 次温服,早晚各 1 次,15 日为一个疗程,可连服 2～4 个疗程[3]。

(3)慢性腹泻 秦皮、白头翁各 20g,黄柏 15g,黄连 10g,败酱草、蒲公英、金银花各 30g。每剂药加水煎 2 次,其浓缩药液约 200ml。待药液温度降至 37～40℃,灌肠,滴入速度控制在 60 滴/min 左右,滴完后平卧休息 2h。每日 1 次[4]。

2. 配伍应用

(1)用于清热燥湿,解毒,止痢

秦皮配白头翁:清肝解毒,凉血止血,清化湿热。用于湿热带下,崩漏,阴痒,湿热痢疾,热淋;肝经湿热之目赤肿痛。

秦皮配败酱草:清解肠间湿热瘀毒。用于湿热泻痢、便下脓血及湿热带下。

秦皮配萆薢:清热利湿祛浊。用于湿热浊邪,小便混浊,白带过多,湿热痹证。

(2)用于明目

秦皮配菊花:清肝明目。用于肝经风热,目赤肿痛。

秦皮配秦艽:清肝明目退翳。用于肝经风热,目赤生翳。如秦皮汤(《眼科龙木论》)。

【用量用法】 水煎服,6~12g;外用适量,煎洗患处。

【不良反应】 口服秦皮煎剂,少数患者可致呕吐。

【使用注意】 脾胃虚寒者慎服。

参考文献

[1] 汪国松等.国外医药:植物药分册,2007,22(3):108.
[2] 徐艳等.河南中医,2008,28(5):52.
[3] 唐尚友等.中国中医基础医学杂志,2006,12
(11):848.
[4] 刘竹凤等.陕西中医,2005,26(12):1331.

十大功劳叶

【异名】 功劳叶。

【基源】 为小檗科植物阔叶十大功劳 Mahonia bealei (Fort.)Carr. 的叶。

【成分研究】 主要为生物碱类,如小檗碱、小檗胺、药根碱、巴马汀、木兰花碱等。

【药理研究】

1. 抗菌 水煎剂对金黄色葡萄球菌和绿脓杆菌有轻度抑制作用,发挥作用的主要为小檗碱类生物碱。

2. 其他 药根碱、四氢药根碱、巴马汀盐类低浓度时能促进离体肠管的自发运动,高浓度时引起肌张力升高,运动受抑;还可引起短暂的血压下降[1]。

【性味归经】 苦,凉。归肺、肝、肾经。

【功效主治】 清热解毒,燥湿,补肺益肾。用于肺痨咯血,骨蒸潮热,头晕耳鸣,腰膝酸软;湿热黄疸,带下,痢疾,风火牙痛,目赤肿痛,痈肿疮疡。

【临床应用】

1. 单方验方

(1)溃疡性结肠炎 十大功劳叶16g、半边莲15g、穿心莲9g、金莲花12g、半枝莲10g、马齿苋18g、木香8g、炒砂仁8g、甜石莲子35g、罂粟壳9g。每天1剂,2次煎成500ml,每次服140ml,每日3次。余下80ml每日分2次保留灌肠[2]。

(2)风火牙痛 十大功劳叶9g,水煎顿服,每日1剂,痛甚者服2剂(《江西经验方》)。

2. 配伍应用

十大功劳叶配漏芦:清热解毒,祛风消肿。用于湿热痹证。

十大功劳叶配沙参、川贝母:清热养阴,润肺止咳。用于肺痨咳嗽,干咳少痰,骨蒸潮热。

十大功劳叶配女贞子、枸杞子:养阴益肾。用于肾虚腰膝酸痛,头晕耳鸣。

3. 鉴别应用

十大功劳叶、十大功劳:两者为同一植物不同药用部位。十大功劳叶用其叶,又称功劳叶;

十大功劳用其根,又称刺黄连、土黄连。两者在清热解毒、清热燥湿功效上有相似之处,都可用于湿热黄疸、泻痢及胃火牙痛、肝火目赤肿痛及痈肿疮疡等。十大功劳清热燥湿,泻火解毒作用更强,可以作为黄连、黄柏代用品使用;十大功劳叶尚有补益肺肾作用,既可清实热,亦可清虚热,可用治肺痨咯血、骨蒸潮热、腰膝酸软、头晕耳鸣等症。

【用量用法】 水煎服,6～9g。外用适量,研末调敷。

参考文献

[1] 肖培根.新编中药志:第三卷.北京:化学工业出版社,2002.　　[2] 牟科媛.广西中医药,2001,24(2):22.

三颗针

【基源】 为小檗科植物拟豪猪刺 *Berberis soulieana* Schneid.、小黄连刺 *Berberis wilsonae* Hemsl.、细叶小檗 *Berberis poiretii* Schneid. 或匙叶小檗 *Berberis vernae* Schneid. 等同属数种植物的干燥根或茎皮。

【成分研究】

1. **生物碱类** 三颗针含有多种生物碱,包括小檗碱型生物碱(小檗碱、黄连碱、小檗红碱、巴马亭、非洲防己碱、药根碱、表小檗碱、四氢小檗碱等),双苄基异喹啉型生物碱(小檗胺、尖刺碱、黄芦木碱、月桂小檗碱、黄杨小檗明碱、黄皮树碱、异粉防己碱等),以及阿扑芬类生物碱、阿扑芬－异喹啉类生物碱和简单异喹啉类生物碱等。

2. **其他** β-谷甾醇、胡萝卜苷、表木栓醇、槲皮素、蒲公英醇等[1]。

【药理研究】

1. **抗病原微生物** 三颗针所含小檗碱、黄连碱、巴马亭和药根碱在体外对金葡球菌、表葡球菌、痢疾杆菌、肺炎克雷伯杆菌等均有较强的抗菌活性[2]。

2. **对血液及淋巴系统的作用** 腹腔内注射小檗胺抑制环磷酰胺所致大鼠或犬的白细胞降低,减轻白细胞下降程度,并使停止注射环磷酰胺后白细胞回升更快,同时上升血小板水平[3]。

3. **对心血管系统的作用** (1)降压:三颗针流浸膏对麻醉猫有明显的降压作用;(2)负性肌力作用:小檗胺能抑制豚鼠离体心房的收缩力,降低自律性,延长有效不应期(ERP),但对兴奋性无影响;(3)对心肌缺血及心肌梗死的保护作用:在兔和大鼠急性心肌梗死模型上观察到小檗胺对心肌缺血的保护作用,它可使梗死面积缩小,对抗家兔冠脉结扎后引起的磷酸肌酸激酶(CPK)及游离脂肪酸(FFA)在血中含量的增加,也可抑制大鼠急性缺血造成的 FFA 的升高;(4)抗心律失常:小檗胺明显对抗乌头碱引起的大鼠心律失常,明显延长毒毛花苷 G 诱发豚鼠心律失常出现的时间及存活时间;缩短氯化钙－乙酰胆碱引起小鼠房颤(扑)的持续时间,提高家兔电致颤阈值,抗心律失常作用可能与抑制钙和钠通道有关[4,5]。

4. **利胆** 小檗胺能降低胆囊的紧张度,减少收缩次数,增加胆汁流量;小檗胺可刺激胆汁分泌,增加胆红素的排泄量[1]。

5. **抗肿瘤** 小檗碱能抑制癌细胞 MGC－803 的生长,其作用与抑制增殖和诱导凋亡相关[1]。

6. **降血糖** 小檗碱和黄连碱对糖尿病小鼠有降低血糖的作用,二者的作用与二甲双胍比较无显著性差别[2]。

7. 其他 抗炎、抗老年痴呆作用等[2]。

【性味归经】 苦,寒;有毒。归肝、胃、大肠经。

【功效主治】 清热燥湿,泻火解毒。用于湿热泻痢,黄疸,湿疹,咽痛目赤,聤耳流脓,痈肿疮毒。

【临床应用】

1. 单方验方

(1)小儿腹泻 苗族药验方小儿泻停方(三颗针、黄芩、苦参、五倍子各 5g),水煎服[6]。

(2)口腔炎 三颗针、马齿苋各 30g,野菊花 15g,甘草 9g。水煎服,日服 2～3 次[7]。

2. 配伍应用

(1)用于清热燥湿

三颗针配秦皮:清热燥湿止痢。用于湿热泻痢。

三颗针配茵陈:清热燥湿、利胆退黄。用于湿热黄疸。

三颗针配滑石:清热收湿敛疮。用于湿疹。

(2)用于泻火解毒

三颗针配金银花、野菊花:清热泻火解毒。用于疮痈肿痛、咽喉肿痛。

三颗针配龙胆、栀子:清热泻火解毒。用于肝火上攻,目赤肿痛。

【用量用法】 水煎服,9～15g。外用适量,研末敷。

【制剂与成药】 三颗针片:每片含干浸膏 0.5g。用于急性肠炎、菌痢、咽喉炎、结膜炎、口腔炎、疮疖肿毒等。口服,每次 2～4 片,每日 3 次。

【使用注意】 脾胃虚寒者慎用。

参考文献

[1] 范东旭,包海鹰.人参研究,2012,2(24):55.
[2] 曹阳等.现代药物与临床,2013,6(28):1012.
[3] 阎小洪等.中国药理学通报,1991,5(7):381.
[4] 李建红.中国中医药现代远程教育,2013,4(11):117.
[5] 郭治彬,付金国.中国中西医结合杂志,2005,8
(25):765.
[6] 田维毅等.四川中医,2006,24(8):97～98.
[7] 宋立人等.现代中药学大辞典,北京:人民卫生出版社,2001:84.

白 鲜 皮

【基源】 为芸香科植物白鲜 *Dictamnus dasycarpus* Turcz. 的干燥根皮。

【成分研究】

1. 生物碱类 白鲜碱、茵芋碱等。

2. 内酯类 黄柏酮等。

3. 倍半萜及其苷类 β-谷甾醇、柠檬苦素、汉黄芩素等。

【药理研究】

1. 抗菌 白鲜皮水煎剂对各种皮肤真菌均有不同程度的抑制作用,白鲜皮乙素对大肠杆菌、金黄色葡萄球菌、绿脓杆菌等有抑制作用。

2. 解热 新鲜白鲜皮水浸液对发热家兔有解热作用。

3. 对免疫系统的作用 白鲜皮对细胞免疫和体液免疫均有抑制作用,其多糖类物质能提高网状内皮系统的吞噬功能[1]。

4. 对心血管系统的作用 白鲜皮对离体蛙心有兴奋作用,使心肌张力增加,每分输出量增加,对离体兔耳血管有明显的收缩作用。

5. 其他 耐缺氧、抗疲劳、抗生育、抗肿瘤等作用。

【性味归经】 苦,寒。归脾、胃、膀胱经。

【功效主治】 清热燥湿,祛风解毒。用于湿热疮毒,湿疹,疥癣;湿热黄疸,风湿热痹。

【临床应用】

1. 单方验方

(1)急性湿疹 生地黄30g、当归9g、赤芍9g、黄芩9g、苦参9g、苍耳子9g、白鲜皮9g、地肤子9g、生甘草6g。每日1剂,水煎3次,前2煎早晚内服,第3煎药液浸多层纱布湿敷患处,20日为一个疗程[2]。

(2)面部脂溢性皮炎 金银花12g,连翘10g,蒲公英、白花蛇舌草、钩藤各15g,竹叶10g,生地黄15g,牡丹皮6g,银柴胡10g,珍珠母15g,白芍、白鲜皮各10g,甘草6g。每日1剂,水煎2次,取汁300ml,每日2次,饭后服,15日为一个疗程,连服2~3个疗程[3]。

(3)外阴白斑 白鲜皮、地肤子、蛇床子各30g。加水150ml,浸泡5min。苦参30g,加水150ml,浸泡5min,分别煎煮15min。两液合并再煮10min,过滤,浓缩至200ml,用100ml药液加500ml温开水稀释,坐浴15min,每日2次,15日为一个疗程[4]。

2. 配伍应用

白鲜皮配白蔹:解毒敛疮,生肌止痒。用于湿热疮疡,痈肿疮毒,皮肤瘙痒,烧烫伤。

白鲜皮配茵陈:利湿退黄。用于湿热黄疸。

白鲜皮配土茯苓:清热解毒,利关节。用于梅毒或因毒服汞剂而致肢体拘挛者。

白鲜皮配地肤子:清热燥湿,祛风止痒。用于各类皮肤瘙痒、疥癣等。

白鲜皮配豨莶草:祛风除湿止痒。用于风疹湿疮,皮肤瘙痒。

3. 鉴别应用

(1)白鲜皮、土荆皮 两者都是皮肤病常用药物。白鲜皮具有清热燥湿、祛风解毒功效,常用于湿疹、皮炎、疥癣,内服外用均可;土荆皮有毒,具有杀虫、止痒功效,常用于体癣、手足癣、湿疹、皮肤瘙痒,其制剂仅供外用不宜内服。

(2)白鲜皮、地肤子 两者都具有清热利湿、祛风止痒的功效,所以治疗皮肤湿疹、皮肤瘙痒症常配伍同用。但地肤子尚能利尿通淋,常用于淋证小便涩痛。

【用量用法】 水煎服,5~10g;外用适量,煎汤洗或研粉敷。

【制剂与成药】 复方白鲜皮酊:白鲜皮50g,木槿皮150g,95%乙醇1000ml,每毫升含生药0.2g。用于脚癣、湿疹及疥癣等。外用,1日数次。

【使用注意】 脾胃虚寒者慎用。

参考文献

[1] 肖培根.新编中药志:第三卷.北京:化学工业出版社,2002.

[2] 彭希亮.国医论坛,2008,23(5):24.

[3] 周云燕.浙江中西医结合杂志,2008,18(8):512.

[4] 杨永忠.中国医院药学杂志,1994,14(4):188.

椿 皮

【异名】 樗根皮,臭椿皮,苦椿皮。

【基源】 为苦木科植物臭椿 *Ailanthus altissima*（Mill.）Swingle 的干燥根皮或干皮。

【成分研究】

1. 内酯类 臭椿苦内酯、臭椿苦酮、苦木素等。

2. 有机酸类 丁香酸、香草酸等。

3. 甾体类 β-谷甾醇等。

4. 其他 鞣质、赭红、D-甘露醇等。

【药理研究】

1. 抗菌 体外实验，椿皮水煎剂对福氏痢疾杆菌、宋氏痢疾杆菌和大肠杆菌均有抑制作用。

2. 抗肿瘤 抗肿瘤的有效成分为臭椿双内酯及尚未鉴定的成分[1]。

3. 驱虫 椿皮具有驱蛔虫作用。

【性味归经】 苦、涩，寒。归大肠、胃、肝经。

【功效主治】 清热燥湿，止带止泻，收涩止血。用于湿热泻痢，久泻久痢，赤白带下；崩漏，痔疮便血。

【临床应用】

1. 单方验方

(1)真菌性阴道炎 内服方：萆薢、土茯苓、蒲公英、茯苓各20g，萹蓄、椿皮、黄柏、车前子、山药各15g，白术、野菊花、贯众各10g，黄连6g。每日1剂，水煎服，早晚各1次。经净后开始服，10日为一个疗程，总疗程3个月。外洗方：蒲公英、苦参、蛇床子各30g，黄柏20g，黄连、枯矾各10g，川椒6g。水煎后熏洗外阴并坐浴15min，每日1次，总疗程3个月[2]。

(2)湿热带下 蒲公英30g、大血藤30g、椿皮30g、败酱草15g、赤芍15g、牡丹皮12g、延胡索15g、川楝子12g、甘草6g。水煎服，每日1剂，5天为一个疗程[3]。

(3)溃疡性结肠炎 秦皮15g、椿根白皮15g、石榴皮15g。湿热毒型加忍冬藤20g，寒湿毒型加吴茱萸10g。水煎服，每日1剂[4]。

2. 鉴别应用

臭椿皮、香椿皮：古时称臭椿皮为樗皮，香椿皮为椿皮。但目前大部分地区商品椿皮药材多是臭椿皮，即苦木科植物臭椿的干燥根皮或干皮，仅部分地区如四川、贵州等地以楝科植物香椿 *Toona sinensis*（A. Juss.）的干皮和根皮入药用。《本草纲目》称"椿皮色赤而香，樗皮色白而臭……盖椿皮入血分而性涩，樗皮入气分而性利，不可不辨。其主治之功虽同，而涩利之效则异。"故凡血分受病而出血者，宜用椿根皮（香椿皮），气分受病而湿热盛者，宜用樗根皮（臭椿皮）。

【用量用法】 水煎服，6～9g；外用适量。

【使用注意】 脾胃虚寒者慎用。

参考文献

[1] 肖培根.新编中药志：第三卷.北京：化学工业出版社，2002.

[2] 朱慧萍.实用中医药杂志，2007，23(2)：84.

[3] 施志林等.光明中医，2006，21(8)：82.

[4] 康承君等.中国中西医结合消化杂志，2006，14(3)：164.

第三节 清热解毒药

金银花

【异名】 忍冬花,银花,双花,二宝花。

【基源】 为忍冬科植物忍冬 *Lonicera japonica* Thunb. 的干燥花蕾或带初开的花。

【成分研究】

1. **挥发油类** 鲜花与干花挥发油成分差异较大,鲜花挥发油大多以沸点低的不饱和萜烯类成分为主,干花挥发油成分以棕榈酸为主。

2. **有机酸类** 绿原酸、异绿原酸、咖啡酸、棕榈酸等[1]。

3. **黄酮类** 木犀草素-7-*O*-α-D-葡萄糖苷、木犀草素-7-*O*-β-D-半乳糖苷、金丝桃苷等。

4. **三萜皂苷类**。

【药理研究】

1. **抑菌、抗病毒** 主要有效成分为绿原酸。

2. **抗炎** 黄褐毛总忍冬皂苷(Ful)具有显著的抗炎活性[2]。

3. **保肝、利胆** 金银花中的三萜皂苷对 CCl_4 引起的小鼠肝损伤有明显的保护作用,可减轻肝病理损伤。所含的多种绿原酸类化合物具有显著的利胆作用,可促进大鼠的胆汁分泌。

4. **降脂、降糖** 金银花能降低多种模型小鼠血清胆固醇及动脉粥样硬化指数,提高高密度脂蛋白胆固醇含量;保护胰岛 B 细胞,呈现弱降糖作用。

5. **其他** 止血、抗氧化、免疫调节作用等。

【炮制研究】 目前多数学者认为绿原酸为金银花中主要的抗菌消炎有效成分,而绿原酸为具有邻位酚羟基的化合物,很易氧化,使颜色改变,直接影响金银花的外观质量和临床药效。为此,金银花采收后,都要采用一定的加工方法进行处理,以抑制花蕾中酶的活性,阻止绿原酸的继续氧化,保证金银花的质量。但现在全国各地对金银花的加工方法不统一,有采用阴干法,有硫熏后干燥,也有用氮气熏法代替风干或烘干法等[3,4]。这些加工方法的选择,皆以绿原酸为成分指标,但金银花中除含绿原酸外,尚含异绿原酸、木犀草素、肌醇和挥发性成分等。因此,确定最佳加工方法时应结合临床药效来制定质控指标,这些有待进一步研究。

【性味归经】 甘,寒。归肺、心、胃经。

【功效主治】 清热解毒,疏散风热。用于痈肿疔疮;外感风热,温病初起;热毒血痢。

【临床应用】

1. **单方验方**

(1)预防大剂量化疗口腔溃疡 煎甘草、金银花汤剂 500ml,每日 4～6 次,并用其漱口,连用 10 天[5]。

(2)急性阑尾炎 三叶鬼针草(鲜草)60g、金银花 30g、蜂蜜 60g。将三叶鬼针草、金银花水煎去渣,调入蜂蜜,分 2 次服,每日 1 剂[6]。

(3)甲沟炎、指头炎 取大黄 100g、金银花 50g,共研细末,以米醋调匀为糊状备用。用比患指稍粗一些的小塑料袋 1 个(用避孕套亦可),装上调匀的药糊(不要装满,大半量即可),患指插入药袋中,开口处用细绳系在患指根部,松紧要适宜,以免影响血液循环[7]。

2. **配伍应用**

金银花配忍冬藤:疏散风热,解毒消肿,止痛。用于外感发热,咽喉肿痛,肢体酸楚疼痛属温病初起,邪在卫分、气分者;关节炎,脉管炎,疮疡肿毒诸症。

金银花配连翘:清热解毒,透达解表。用于外感风热或温病初起表里俱热者;四时感冒,证属风热者;疮疡、痈疔,有红肿热痛属于"阳证"者;风热为患,上炎所致头痛、咽喉肿痛、目赤流泪及风热痒疹等症。如银翘散(《温病条辨》)。

金银花配皂角刺、穿山甲:清热解毒,消肿溃坚。用于痈疽疮疡,肿毒初起,赤肿焮痛等。如仙方活命饮(《校注妇人良方》)。

金银花配紫花地丁、野菊花:清热解毒,消肿散结。用于疔疮肿毒,坚硬根深者。如五味消毒饮(《医宗金鉴》)。

金银花配牡丹皮:清热解毒,凉血消痈。用于热毒壅滞之肠痈初起、发热腹痛者。

金银花配黄芪:扶正祛邪,解毒生肌。用于痈肿脓成不溃,或溃脓不畅。

3. 鉴别应用

(1)金银花、忍冬藤　两者均可用于痈肿疮毒。金银花为忍冬科植物忍冬的花蕾,其清热解毒作用较强,且有疏散风热、凉血止痢之功,适用于各种热毒病证。忍冬藤为忍冬的茎叶,其清热解毒作用相对较弱,多用于痈肿疮毒,但长于清经络中之风湿热邪而止疼痛,常用于风湿热痹。

(2)金银花、连翘　两者均为清热解毒药,性寒凉,轻清宣散,既能宣散表热,又能清里热而解毒,临床上治疗外感风热、温病、痈肿疮疡等热证,常相须为用。金银花气味芳香,甘寒清扬,善散在表之邪热,清心胃之热而不伤胃,并入血分具凉血止痢的作用,对于温热病卫气营血各阶段皆可与其他药物配伍同用,也常用于热毒血痢。连翘苦寒,其清心火、散结消肿之力较强,长于解疮毒、消痈肿,故有"疮家圣药"之称,多用于痈肿疮毒、瘰疬痰核。此外,连翘兼有清心利尿之功,可用于温热病热入心包之烦躁神昏,或热淋涩痛。

(3)金银花、山银花　山银花 Lonicera (Sweet)DC. 与金银花极相似,过去中药文献资料上常将山银花视为金银花的一个品种,药市商品金银花与山银花也并不严格区分,常混同供临床使用。现在《中国药典》将二者分列记载,虽然性味功效记载仍然雷同,但因二者所含效用物质有差异,功效还是存在一定的差异性。一般认为金银花的功效优于山银花。

【用量用法】 水煎服,6～15g。疏散风热、清泄里热用生品为佳,炒炭宜用于热毒血痢,露剂多用于暑热烦渴。

【制剂与成药】

1. 银黄片(注射液):每片含金银花提取物 40mg、粗黄芩素 50mg;注射液每 2ml 含金银花提取物 22.5mg、黄芩提取物 36mg。用于上呼吸道感染、急性扁桃体炎及急性咽喉炎等。片剂,口服,每次 2～4 片,4 次/天;注射剂,深部肌注,每次 2～4ml,1～2 次/天。

2. 双黄连口服液(片、颗粒、注射液):金银花、黄芩、连翘按 1:1:2 比例配制,提取精制而成。注射液每毫升含绿原酸 2.75mg、黄芩苷 5.8mg。用于外感风热引起的发热、咳嗽、咽痛。口服液,每次 2 支,3 次/天,小儿剂量酌减或遵医嘱;注射剂,肌注,每次 2～4ml,1～2 次/天。

3. 金银花露:每 100ml 含生药 6g。用于暑热口渴、疮疖、小儿胎毒。口服,每次 60～120ml,每日 2～3 次。

【不良反应】 金银花口服临床未见不良反应报道。金银花所含绿原酸,口服无致敏活性,但应用其注射液或以本品为主药的复方注射液(如双黄连注射液)可引起过敏反应,甚至引起过敏性休克而死亡,应予注意[8]。

【使用注意】 脾胃虚寒及气虚疮疡脓清者忌用。

参考文献 ┈┈

[1] 刘恩荔等.山西医科大学学报,2006,37(3):331.
[2] 刘杰等.中国药理学报,1988,9(5):395.
[3] 冯卫生等.中药通报,1987,12(11):18.
[4] 郭宏滨等.中医药研究,1991,3:52.
[5] 马志琴等.现代中西医结合杂志,2005,14(18):

2408.
[6] 林英等.中国民间疗法,2006,14(2):38.
[7] 孙常林等.中国中西医结合杂志,2000,20(8):573.
[8] 石崇竹.中药药理与临床,1998,14(1):45.

连 翘

【基源】 为木犀科植物连翘 *Forsythia suspensa*(Thunb.)Vahl 的干燥果实。

【成分研究】

1. **黄酮类** 芦丁、金丝桃苷、槲皮素等[1]。

2. **有机酸类** 绿原酸、咖啡酸类等。

3. **挥发油类**。

【药理研究】

1. **抗菌** 连翘提取物对枯草杆菌、谷氨酸棒状杆菌有强烈的杀菌作用。

2. **抗抑郁** 贯叶连翘提取物可能通过抑制单胺氧化酶及单胺类神经递质的摄取,发挥抗抑郁作用[2]。

3. **其他** 抗焦虑、抗肿瘤、影响药物代谢酶的作用。

【性味归经】 苦,微寒。归肺、心、小肠经。

【功效主治】 清热解毒,消痈散结,疏散风热。用于痈疽疮毒,瘰疬痰核;外感风热,温病初起;热淋涩痛。

【临床应用】

1. **单方验方**

(1)急性流行性腮腺炎 金银花、连翘各 10g,黄芩、柴胡、板蓝根、栀子各 9g,竹叶、赤芍、升麻各 6g,甘草 3g。每日 1～2 剂,水煎,分 2～4 次服完,5 日为一个疗程,服完 5 日观察疗效。另外用仙人掌加食盐捣烂敷患处[3]。

(2)带状疱疹 连翘 15g、栀子 10g、玄参 12g、黄芩 12g、羌活 10g、防风 10g、桔梗 6g、柴胡 10g、薄荷 10g、升麻 6g、牛蒡子 10g、当归 10g、川芎 10g、赤芍 10g。每包药煎 2 次,药沸后用温火煎 15～20min,把药汁倒出,再继续煎煮 15～20min。每日服 2 次,每次服 200ml,坚持服 2 周,如果 2 周后仍未痊愈,继续服一周。如果 2 周后基本痊愈,但有微痛者且疱疹已结痂,则每日服药 1 次,每次 200ml,服一周即可[4]。

(3)中重度寻常性痤疮 生地黄 15g,连翘、荆芥、当归、白芍(或赤芍)、川芎、黄芩、栀子、防风、枳壳、柴胡、白芷、桔梗各 10g,黄连、薄荷、甘草各 6g。水煎取汁 300ml,口服,每日 2 次。4 周为一个疗程[5]。

(4)肠痔 当归 15g、连翘 15g、赤小豆 10g、薏苡仁 15g、甘草 6g。每日 1 剂,水煎分 3 次服,同时药渣熏蒸坐浴,每次 10～15min[6]。

(5)流行性感冒 连翘 15g、桂枝 10g、柴胡 10g、白芍 9g、黄芩 6g、防风 6g、荆芥 6g、黄芪 6g、杏仁 3g、甘草 3g。每日 1 剂,水煎,分 2 次服。服药时间为 3～5 日[7]。

(6)肾病水肿 麻黄 10g、连翘 12g、赤小豆 20g、杏仁 10g、黄芪 15g、桑白皮 12g、白术 12g、益母草 30g、薏苡仁 30g、三棱 20g。水煎服,每日 1 剂[8]。

(7)过敏性紫癜 连翘 50g,白茅根 20g,茜草、板蓝根、玄参、槐花各 15g,生地黄 25g,甘草、牡丹皮、地榆各 10g。每日 1 剂,水煎两遍取药汁 400ml,早晚分服。2 周为一个疗程[9]。

2. 配伍应用

连翘配野菊花、蒲公英:清热解毒。用于痈疽疮毒。

连翘配穿山甲、皂角刺:清热解毒,消痈散结。用于疮痈红肿,坚硬未溃。如加减消毒饮(《外科真诠》)。

连翘配牡丹皮、天花粉:清热凉血,解毒排脓。用于疮疡脓出,红肿溃烂。如连翘解毒汤(《疡医大全》)。

连翘配竹叶:清心解毒利尿。用于心经有热,口舌生疮,小便短赤热痛等。

3. 鉴别应用

连翘、连翘心:连翘为木犀科植物连翘的果实,而连翘心为其种子。两者作用相似。但连翘心长于清心泻火,多用于治疗热入心包之高热、烦躁、神昏等症。

【**用量用法**】 水煎服,6～15g。

【**制剂与成药**】

1. 银翘注射液:由金银花、连翘、荆芥提取物精制而成。用于上呼吸道感染、急性扁桃体炎、急性咽炎。肌注,每次2～4ml,2 次/天;静滴,每次 20～100ml,加入 10% 葡萄糖 500ml。

2. 复方连翘注射液:由连翘、黄芩、大青叶提取物精制而成。用于牛皮癣。肌注,每次 2ml,2 次/天。

【**使用注意**】 脾胃虚寒及气虚脓清者不宜用。

参考文献

[1] 吴敏等.中成药,2004,26(9):760.
[2] 郑莉等.中国药科大学学报,2002,33(2):138.
[3] 莫长城.实用中西医结合临床,2008,8(4):23.
[4] 郭贞连.光明中医,2008,23(7):970.
[5] 刘立.陕西中医,2007,28(12):1639.
[6] 刘军平等.现代中西医结合杂志,2007,16(28):4165.
[7] 宗淑云.北京中医,2007,26(8):521.
[8] 王海燕.河南中医,2000,20(5):43.
[9] 王志华等.时珍国医国药,1999,10(9):692.

蒲 公 英

【**异名**】 黄花地丁。

【**基源**】 为菊科植物蒲公英 *Taraxacum mongolicum* Hand.-Mazz.、碱地蒲公英 *Taraxacum borealisinense* Kitag. 或同属数种植物的干燥全草。

【**成分研究**】

1. **三萜类** 蒲公英醇、蒲公英甾醇、伪蒲公英甾醇等。

2. **倍半萜内酯类** 蒲公英内酯、四氢日登内酯等。

3. **香豆素类** 香豆雌酚、东莨菪素、七叶素等。

4. **黄酮类** 槲皮素、木犀草素-7-β-D-葡萄糖苷等。

5. **其他** 脂肪酸、酚酸、色素、甾醇类等。

【药理研究】

1. **抑菌** 蒲公英对金黄色葡萄球菌、溶血性链球菌有较强的杀菌作用,还可抑制一些真菌,对耐药菌种也有抑制作用。

2. **抗内毒素** 在内毒素中加入蒲公英提取液后其活性降低。

3. **抗胃溃疡** 蒲公英对大鼠应激法及幽门结扎法胃溃疡和无水乙醇所致大鼠胃黏膜损伤模型,均有不同程度的保护作用,可能与影响胃组织内源性前列腺素 E_2(PGE_2)的含量有关。

4. **其他** 利胆、通乳、抗肿瘤等作用[1]。

【性味归经】 苦、甘,寒。归肝、胃经。

【功效主治】 清热解毒,消肿散结,利湿通淋。用于疔疮肿毒,乳痈,肺痈,肠痈;湿热黄疸,热淋涩痛。此外,亦治目赤肿痛。

【临床应用】

1. **单方验方**

(1)产后急性乳腺炎 干蒲公英50g,加水500ml,武火煮10min,改文火煎煮20min,滤去药渣,每日2次,空腹口服。如有乳汁排出不畅,可加王不留行10g、路路通10g[2]。

(2)皮肤溃疡 蒲公英50g,生地黄、黄芩各20g,加水煎至约500ml,无菌纱布过滤备用。首先常规用2%双氧水消毒,清洗创面,然后用中药药液清洗1遍,最后用药液浸渍无菌纱布覆盖创面3层,每日1次。翌日方法同上,但不用2%双氧水清创[3]。

(3)乳头状皮肤病 取鲜蒲公英立即把流出的白乳汁涂抹在疣上。每日涂3～5次,2～3日疣即可萎缩脱落[4]。

(4)难愈合伤口 取新鲜野菊花及蒲公英洗净后冷开水清洗沥干。捣烂呈糊状,敷于伤口表面,用无菌纱布覆盖,前3天每天更换2次,以后视伤口情况改为每天1次,直至伤口愈合为止[5]。

(5)慢性萎缩性胃炎 以丹参10g、蒲公英15g为主药,随证加减。每日1剂,水煎服[6]。

2. **配伍应用**

(1)用于清热解毒,消痈散结

蒲公英配紫花地丁:清热解毒,消肿行滞。用于痈肿疔毒、丹毒、乳痈等红肿疼痛之症;肠痈诸症;湿热黄疸。如五味消毒饮(《医宗金鉴》)。

蒲公英配生甘草:清热解毒,缓急止痛。用于咽喉肿痛、口舌生疮,证属热毒炽盛者;慢性胃炎,胃及十二指肠溃疡,症见嘈杂反酸,胃脘挛急、疼痛等(《施今墨对药》)。

蒲公英配天花粉:清热解毒,消散痈肿。用于乳痈初起,红肿热痛。

蒲公英配野菊花:清热解毒。用于疮痈疔毒、丹毒,目赤肿痛,咽喉肿痛。

蒲公英配败酱草:解毒化瘀,消肿排脓。用于热毒血瘀腹痛、腹胀、腹部有硬块等。

(2)用于利湿通淋

蒲公英配车前子:清热利湿通淋。用于湿热蕴结膀胱,小便淋沥涩痛。

蒲公英配茵陈:清热解毒,利湿退黄。用于湿热黄疸。

3. **鉴别应用**

(1)蒲公英、紫花地丁 两者均有清热解毒消痈的功效,临床治疗疔毒疮痈疾病常配伍同用。但紫花地丁兼能凉血,善治疔疮肿毒,消痈散结解毒药力较蒲公英更胜一筹。蒲公英兼能利湿通淋、清肝明目,故能治湿热黄疸、热淋涩痛、目赤肿痛。

(2)蒲公英、野菊花 野菊花功专清热解毒,用于痈疽疔疖、丹毒,又治目赤肿痛、咽喉肿痛。临床在治疗上述病症时二者常配伍同用。

（3）蒲公英、重楼　两者均能清热解毒,善治痈肿疮毒。但重楼有小毒,兼能消肿止痛,治毒蛇咬伤、跌打肿痛及外伤出血;还能息风定惊,治肝热生风、惊风、癫痫、热病神昏抽搐等。

【用量用法】　水煎服,9～15g;外用鲜品适量,捣敷,或煎汤熏洗患处。

【不良反应】　治疗剂量煎剂口服,偶见胃肠道不良反应,如恶心、呕吐、腹部不适及轻度腹泻;蒲公英注射液肌注,可致用药局部疼痛;静脉滴注,有个别患者出现寒战、面色苍白、发绀或精神症状;经常接触本品者,可能引起皮炎[7]。

【使用注意】　用量过大,可致缓泻[8]。

参考文献

[1] 孟志云等.人民军医药学专刊,1997,13(2):83.
[2] 林洁等.实用医药杂志,2007,24(8):943.
[3] 黄学红等.实用中医药杂志,2006,22(4):238.
[4] 张志浩等.中医外治杂志,2000,9(5):53.
[5] 陈友田等.现代医药卫生,2002,18(2):134.
[6] 滕玉良等.中国中医药科技,2004,11(2):123.
[7] 沈映君.中药药理学.北京:人民卫生出版社,2000.
[8] 翁维良等.临床中药学.郑州:河南科学技术出版社,1998.

紫花地丁

【异名】　地丁草,犁头草。

【基源】　为堇菜科植物紫花地丁 *Viola yedoensis* Makino 的干燥全草。

【成分研究】

1. 黄酮类　芹菜素 6,8-二-*C*-α-L-吡喃阿糖苷、山柰酚-3-*O*-鼠李吡喃糖苷等。

2. 有机酸类　软脂酸、对羟基苯甲酸、反式对羟基桂皮酸、丁二酸等。

3. 其他　挥发油、甾体萜、内酯香豆素、多糖、甾醇等成分。

【药理研究】

1. 抑菌　黄酮苷类及有机酸是其抗菌的有效成分。

2. 抗炎　小鼠腹腔注射紫花地丁煎剂,对二甲苯所致的小鼠皮肤毛细血管通透性增加有显著的抑制作用,且对小鼠棉球肉芽增生以及大鼠甲醛性足肿胀均有抑制作用。

3. 对免疫系统的作用　紫花地丁对机体非特异性免疫功能有增强作用[1]。

4. 抗内毒素　体外实验证明,紫花地丁提取液对细菌内毒素有拮抗作用。

5. 其他　抗氧化、抗 HIV 等作用。

【性味归经】　苦、辛,寒。归心、肝经。

【功效主治】　清热解毒,凉血消痈。用于疔疮肿毒,乳痈肠痈,丹毒肿痛,毒蛇咬伤。

【临床应用】

1. 单方验方

（1）蜂窝织炎　患部清洁后,取鲜嫩的紫花地丁适量,放在清洁容器内捣烂,见绿色汁溢出,即可将捣烂的紫花地丁敷于患处,范围略大于红肿面积,轻轻包扎,严禁挤压。每日早晚换药。另取紫花地丁、蒲公英各 30g,或两者鲜品各 60g,洗净加水 350ml,猛火煎 5～6min,滤汁250ml,两煎药汁混合后分 2 次饭前温服,儿童酌减[2]。

（2）疔肿　取新鲜紫花地丁 300～500g,洗净,除去多余水分,加入食盐 3～5g,捣烂成糊状备用。使用时,洗净患处,常规消毒皮肤,根据患处部位大小,取适量药糊敷于患处,以较细密的敷料包扎固定。每日换药 2 次[3]。

(3)腮腺炎　将紫花地丁及蒲公英鲜品捣烂为糊,用两层纱布包裹好,展平敷于患处,若无鲜品可用干品各 10～15g,鸡蛋清调为糊状,同法敷于患处,每日早晚各 1 次,每次 30min,7 日为一个疗程[4]。

(4)滴虫性阴道炎　儿茶 10g,苦参 10g,黄柏 10g,半边莲 15g,紫花地丁 15g。上药煎制成 250ml 药液,用一次性导尿管套在 20ml 注射器上,冲洗阴道,每日 1 次,7 日为一疗程,治疗一个疗程,月经期后,再行下一个疗程[5]。

2. 配伍应用

紫花地丁配野菊花:清热解毒消肿。用于热毒炽盛之蛇头疔、红丝疔及外科阳证疾病。如五味消毒饮(《医宗金鉴》)。

紫花地丁配大血藤:清热解毒,活血消痈。用于治肠痈。

【用量用法】　水煎服,15～30g;外用鲜品适量,捣烂敷患处。

【使用注意】　体质虚寒者慎服。

参考文献

[1] 李金艳等.中国现代中药,2008,10(1):27.

[2] 叶春芝.浙江中医杂志,2006,41(3):170.

[3] 张勤义.社区中医药,2005,21(1):36.

[4] 庄淑萍.中国民族民间医药杂志,2002,57:244.

[5] 刘震坤等.长春中医药大学学报,2008,24(4):428.

野菊花

【基源】　为菊科植物野菊 *Chrysanthemum indicum* L. 的干燥头状花序。

【成分研究】

1. 挥发油及萜类　樟脑、α-侧柏酮、4-松油醇、单萜烯类、倍半萜烯类及其含氧衍生物等。

2. 黄酮类　刺槐素苷、木犀草素、洋芹素等。

3. 有机酸类　绿原酸、棕榈酸等。

4. 其他　多糖、氨基酸、胆碱、鞣质、维生素、微量元素等。

【药理研究】

1. 抗病原微生物　野菊花煎液与挥发油均具有抑菌和抗病毒活性,且煎液的活性强于挥发油[1]。野菊花煎液抗菌谱较广,对金黄色葡萄球菌、大肠杆菌、白喉杆菌、伤寒杆菌、变形杆菌、痢疾杆菌、铜绿假单胞菌、福氏志贺菌有较强的抑制作用,但对肺炎球菌无明显抑制作用。

2. 抗炎、免疫抑制　野菊花水提物和挥发油都有显著的抗炎、免疫抑制作用,但挥发油对化学物所致的炎症效果较好,水提物对异种蛋白致炎因子所致的炎症作用较好。

3. 对心血管系统的作用　野菊花注射液能增加离体兔冠状动脉流量,降低冠状动脉阻力,降低血压及总外周阻力,抑制心肌收缩力,减慢心率,降低心肌耗氧量。

4. 抗血小板聚集　野菊花注射液对 ADP 诱导的家兔颈动脉血小板聚集功能有较强的抑制和解聚作用,其有效成分可能为黄酮类化合物[2]。

5. 其他　抗氧化、抗肿瘤等作用。

【性味归经】　苦、辛,微寒。归肝、心经。

【功效主治】　清热解毒。用于疔疮痈肿,咽喉肿痛,目赤肿痛;头痛眩晕。

【临床应用】

1. 单方验方

(1)新生儿红斑及脓疱疹 用250～300ml热水冲泡野菊花10g,待药液温度降至39～40℃时,用无菌纱布或无菌棉签蘸取药液轻轻擦洗新生儿的患处,每次擦洗间隔不超过2h。擦洗后用已消毒衣被包裹患儿,以防感染[3]。

(2)传染性软疣 野菊花每日5g,用250～300ml开水冲泡后代茶饮[4]。

(3)慢性细菌性前列腺炎 野菊花30g、蒲公英20g、丹参20g、黄柏15g、赤芍10g、泽兰15g、红花15g、败酱草15g、穿山甲10g、王不留行10g。加水250ml,文火煎煮30min,过滤去渣,继续煎煮至药液150ml止。保留灌肠,每日1次,12天为一个疗程[5]。

(4)皮肤溃疡 野菊花30g、龙骨25g、冰片5g、银珠8g、生大黄25g、紫草50g、鹅不食草50g。将野菊花、紫草、鹅不食草过筛,另取植物油煎至药草枯脆后过滤,与龙骨、银珠、冰片研碎细末,加入适量麻油,不断搅拌使药粉与麻油均能沾在纱条上备用。溃疡面有脓性分泌物者,常规清创后将中草药油性纱条敷在创面,并延至创缘外0.5～1cm,外盖无菌纱带,每天2次或隔天1次,2周为一个疗程[6]。

(5)腮腺炎 鲜野菊花叶约50g,洗净,捣烂如泥状,加入赤小豆粉30g,用适量鸡蛋清调和上述药泥,涂在纱布上并贴于患处,加以固定。每日换1次药,重者1日换药2次[7]。

2. 配伍应用

野菊花配蒲公英、紫花地丁:清热解毒。用于热毒蕴结,疔疮丹毒,痈疽疮疡,咽喉肿痛。如五味消毒饮(《医宗金鉴》)。

野菊花配金银花、密蒙花:清肝泻火,明目。用于肝火上攻之目赤肿痛。

野菊花配夏枯草:清肝明目。用于肝火上攻,目赤肿痛。

野菊花配苎麻根:解毒。外用,治热毒痈肿。

野菊花配决明子:清肝明目,平抑肝阳。用于肝火上炎之目赤肿痛,肝阳上亢之头痛眩晕。也可用于高血压病。

【用量用法】 水煎服,9～15g;外用适量,煎汤外洗或制膏外涂。

【制剂与成药】

1. 菊明降压片:每片含生药野菊花2.4g,决明子0.6g。用于原发性高血压、慢性肾炎型高血压。口服,每次10片,1日2次。

2. 野菊花栓:用于慢性前列腺炎、慢性盆腔炎。肛门给药。

【不良反应】 口服野菊花煎剂或醇浸膏,少数患者可出现胃部不适、胃纳欠佳、肠鸣便溏等消化道反应。野菊花注射液肌内注射偶可引起轻泻,阴道后穹隆注射有一定刺激性。

参考文献

[1] 任爱农等.药物生物技术,1996,6(4):241.
[2] 石兰萍等.中西医结合心脑血管病杂志,2005,3(5):434.
[3] 张林霞.解放军护理杂志,2008,25(5):17.
[4] 舒友廉等.实用中医内科杂志,2003,17(4):320.
[5] 张旺辉.中国计划生育学杂志,2002,5:304.
[6] 甄桃英.中国中医骨伤科杂志,2008,16(3):56.
[7] 蒲昭和.保健时报,2009-04-09(5).

四季青

【异名】 冬青叶。

【基源】 为冬青科植物冬青 *Ilex chinensis* Sims 的叶。

【成分研究】

1. 黄酮类 山奈素-3-*O*-*β*-D-半乳糖苷、紫云英苷、山奈酚、槲皮素等[1]。

2. 甾醇类 豆甾醇、*β*-谷甾醇、胡萝卜苷等。

3. 其他 糖类、鞣质、酚酸等。

【药理研究】

1. 抗菌 四季青为广谱抗菌药,对革兰阳性菌和革兰阴性菌均有较强的抑菌作用。

2. 抗心绞痛 四季青煎剂能显著增加冠状动脉流量,降低冠脉左旋支及下肢动脉阻力,使血压下降、心率减慢,发挥抗心绞痛作用。

3. 对创面愈合的作用 四季青能使创面收敛、结痂,在创面形成的痂膜能保护创面,且能防止体液渗出,有吸附和蒸发分泌物的作用。

【性味归经】 苦、涩,寒。归肺、心经。

【功效主治】 清热解毒,凉血止血,敛疮。用于水火烫伤,湿疹,疮疡;肺热咳嗽,咽喉肿痛,热淋,泻痢;外伤出血。

【临床应用】

(1)单纯型慢性化脓性中耳炎 四季青水煎服。5～10 岁每剂 15g,11～18 岁 20g,19 岁以上 25g。每日 1 剂[2]。

(2)治疗慢性支气管炎 四季青 15g,佛耳草 30g,苍耳草 30g,黄芪 30g,党参 45g,制成糖浆,每日 3 次,每次 20ml,开水冲服[3]。

【用量用法】 水煎服,15～30g。外用适量,鲜品捣敷;或水煎洗、涂。

【制剂与成药】

1. 四季青片(注射液):每片含生药 2g;注射剂每毫升含生药 2g。用于革兰阳性球菌和革兰阴性杆菌的感染,如肾盂肾炎、尿路感染、细菌性痢疾、肺炎、败血症;防治各种感染,促使伤口愈合等。片剂每次 5 片,3 次/天;肌注,每次 2～4ml,3～4 次/天;静滴,每次 10～20ml,用 5％或 10％葡萄糖稀释,每日 1～2 次。

2. 四季青消炎喉片:每 1000 片含四季青叶 125g、薄荷油 0.75g、薄荷脑 0.5g、蔗糖 500g。用于咽喉炎、扁桃体炎的辅助治疗。含服,每次 1～2 片,3～6 次/天。

3. 四季青药水:100％煎液。用于Ⅱ度烧伤、大疱性皮肤病。烧伤面清创后,反复喷雾或涂搽;皮肤疾患外搽。

4. 四季青乳剂:每毫升含生药 1.8g。用于深Ⅱ度及Ⅲ度烧、烫伤,皮肤溃疡。外搽或用纱布浸湿后敷于创面。

【使用注意】 煎剂内服可引起轻度恶心和食欲减退。脾胃虚寒者慎用。

参考文献 ....

[1] 廖立平等.中国药科大学学报,2004,35(3):205.

[2] 应利晏.中国全科医学杂志,2000,3(3):219.

[3] 翁维良.临床中药学.河南科学技术出版社,1998:412.

穿心莲

【异名】 一见喜。

【基源】　为爵床科植物穿心莲 *Andrographis paniculata* (Burm. f.) Nees 的干燥地上部分。

【成分研究】

1. 内酯类　穿心莲内酯、新穿心莲内酯、穿心莲内酯苷等。

2. 黄酮类　5-羟基-1,8,2-三甲基黄酮、5,2-二羟基-7,8-二甲基黄酮等。

【药理研究】

1. 解热、抗炎　穿心莲内酯具有抑制和延缓肺炎球菌和溶血性乙型球菌引起的体温升高作用,穿心莲治疗急性上呼吸道感染的效果优于抗生素。

2. 抗菌、抗病毒　穿心莲具有抑菌、促进白细胞吞噬作用,对菌苗所致发热的家兔有解热作用,穿心莲内酯还具有抗病毒活性。

3. 对心血管系统的作用　穿心莲能降低血压、抗心肌缺血-再灌注损伤、抗动脉粥样硬化、抑制血小板聚集[1]。

4. 其他　抗肿瘤、增强免疫功能、抗生育等作用。

【性味归经】　苦,寒。归肺、胃、大肠、膀胱经。

【功效主治】　清热解毒,燥湿消肿。用于外感风热,温病初起,肺热咳嗽,肺痈吐脓,咽喉肿痛;湿热泻痢,热淋涩痛,湿疹瘙痒;痈肿疮毒,蛇虫咬伤。

【临床应用】

1. 单方验方　治疗痰热咳嗽。金银花 15g、麻黄 6~9g、桔梗 12g、苦杏仁 12g、生石膏 12~20g、远志 12g、黄芩 15g、穿心莲 15g、黄连 10g、紫菀 20g、款冬花 15g、鸡矢藤 20g、生甘草 9g。两日 1 剂,加水煎沸 10~15min,去渣取汁,每次 150~250ml,每日 3 次,微温服[2]。

2. 配伍应用

(1)用于清热解毒,消肿

穿心莲配玄参、牛蒡子:清热解毒,利咽消肿。用于咽喉肿痛。

穿心莲配野菊花:清热解毒。用于热毒壅聚,痈肿疮毒。

穿心莲配金银花、重楼:清热解毒。用于热毒壅聚,痈肿疮毒。

穿心莲配黄芩、桑白皮:清肺止咳。用于肺热咳嗽气喘。

穿心莲配鱼腥草、桔梗:清热排脓。用于肺痈咳吐脓痰。

穿心莲配牡丹皮:清热解毒,凉血消痈。用于疮痈肿毒。

(2)用于清热燥湿

穿心莲配茵陈:清热利湿,退黄。用于湿热黄疸。

穿心莲配苦参、木香:清热燥湿,行气止痛。用于腹痛泄泻,下痢脓血。

穿心莲配车前子、白茅根:清热利湿,通淋。用于膀胱湿热,小便淋沥涩痛。

3. 鉴别应用

穿心莲、苦参　两者均味苦性寒,功能清热燥湿利尿,治湿热泻痢、下痢脓血、热淋涩痛、湿疹瘙痒。然苦参清热燥湿力胜,善清下焦湿热,故有良好的除湿热退黄疸作用,兼能杀虫止痒,用治湿热黄疸、带下色黄、阴肿阴痒等。穿心莲燥湿力稍逊,功专清热解毒,善清上焦肺火,主治外感风热、肺热咳喘、温病初起、咽喉肿痛及肺痈吐脓。

【用量用法】　水煎服,6~9g;外用适量。

【制剂与成药】

1. 穿心莲片:每片含干浸膏 0.105g。用于感冒、扁桃体炎、咽喉炎、支气管炎、肺炎、肠炎、痢疾、尿路感染、痈疖疮疡等。口服,每次 5 片,1 日 3~4 次。

2. **穿心莲苷酯片**:每片含穿心莲苷0.07g、穿心莲内酯0.03g。适用范围同穿心莲片。口服,每次1~2片,4次/天。

3. **穿心莲注射液**:每毫升含总内酯50mg。适用范围同穿心莲片。肌注,每日200~300mg,分2~3次注射。

【不良反应】 原生药煎服其味甚苦,口服较大剂量可致胃部不适、食欲减退、血清SGPT升高(停药后可恢复)。个别患者在应用穿心莲片、穿心莲注射液后引起过敏反应,出现药疹、上腹痛等,严重者引起过敏性休克,应予注意[3~5]。

【使用注意】 本品苦寒,易伤胃气,不宜多服久服。

参考文献

[1] 朱福龙等.中外健康文摘:医药学刊,2007,4 (10):163.
[2] 徐仕宏.实用中医药杂志,2008,24(6):367.
[3] 徐菊美.浙江医学,1991,13(4):54.
[4] 范琴舒.中医药研究,1992,(3):46.
[5] 覃学清.中国中药杂志,1993,18(7):442.

大青叶

【基源】 为十字花科植物菘蓝 *Isatis indigotica* Fort. 的干燥叶。

【成分研究】
1. 吲哚类 靛蓝、靛玉红等。
2. 喹唑酮类 4(3*H*)-喹唑酮、2,4(1*H*,2*H*)-喹唑二酮、色胺酮等。
3. 芥子苷类 芸苔葡萄糖硫苷、1-磺基芸苔葡萄糖硫苷等。
4. 有机酸类 邻氨基苯甲酸、苯甲酸、丁香酸、水杨酸、棕榈酸等。
5. 其他 β,γ-谷甾醇、腺苷、氨基酸及挥发性成分。

【药理研究】
1. **抗菌、抗病毒** 大青叶具有广谱的抗菌作用,4(3*H*)-喹唑酮具有抑制流感病毒和柯萨奇病毒的活性。

2. **抗内毒素** 大青叶抗内毒素的活性强度与所含的有机酸类、氨基酸类等成分密切相关。这些活性成分通过直接灭活细菌内毒素,抑制其毒性生物效应或者增强机体免疫功能抵御毒素侵袭从而发挥作用[1]。

3. **免疫调节** 大青叶水煎剂对小鼠脾淋巴细胞的增殖反应具有上调作用,并能促进小鼠腹腔巨噬细胞的吞噬功能。

4. **抗肿瘤** 大青叶抗肿瘤活性成分为靛玉红,其对动物移植性肿瘤有较强的抑制作用,对慢性粒细胞白血病有较好的疗效。

【性味归经】 苦,寒。归心、胃经。

【功效主治】 清热解毒,凉血消斑。用于温病热入营血,温毒发斑;喉痹口疮,痄腮丹毒。

【临床应用】
1. 单方验方

(1)阑尾炎 大青叶、芙蓉叶、黄连各10g,大黄、黄柏、白矾、五倍子、铜绿、没药、黄丹、乳香、胆矾、川楝子各5g,花椒2.5g,蜂蜡40g。上述药物制成软膏,外敷右下腹患处皮肤,每天换药1次[2]。

(2)扁平疣 柴胡15g,黄芩10g,香附10g,木贼10g,大青叶10g,败酱草15g,马齿苋20g、紫草15g。风热毒邪型加桑叶10g、菊花10g、板蓝根15g;气滞血瘀型加枳实10g、桃仁10g、红花10g;肝郁化火型加龙胆草10g、栀子10g。每日1剂,水煎2次取汁300ml,分早晚2次服[3]。

(3)贝尔麻痹　大青叶30～60g、当归15g、川芎15g、鸡血藤30g、制白附子10g、僵蚕10g、全蝎6g。每日1剂,饭前分早晚2次服,另配艾灸治疗,艾灸穴位为下关、颊车、地仓、迎香、翳风,隔姜艾炷灸,每日1次[4]。

(4)流行性腮腺炎　板蓝根20～30g、大青叶10～15g、金银花10～15g、连翘10～15g、紫花地丁10～15g、黄芩10～12g。每日1剂,水煎2次共约200ml,早晚各100ml,连服3～7日[5]。

(5)面部接触性皮炎　大青叶9～15g、紫花地丁6～12g、苦参6～15g、蛇床子6～15g、地肤子6～15g、金银花6～12g。Ⅰ型用基本方;Ⅱ型加黄柏6～15g,苍术15～30g;Ⅲ型再加白矾3～9g。每日1剂,水煎2次,早晚冷湿敷患处30min[6]。

2. 配伍应用

大青叶配玄参:清热解毒,凉血利咽。用于乳蛾肿痛。

大青叶配重楼:清热解毒,凉血消肿。用于温热邪毒,血分火热,邪毒炽盛者。

大青叶配水牛角:清热解毒,凉血消斑。用于热入血分发斑之证。

大青叶配板蓝根:清热解毒凉血。用于病毒感染之疾病,如乙型脑炎、腮腺炎、乙型肝炎、流感等。

大青叶配升麻、生地黄:清心胃之火,凉血解毒。用于心胃火盛,咽喉肿痛,口舌生疮。如大青汤(《圣济总录》)。

3. 鉴别应用

大青叶、板蓝根　植物来源相同,前者用其叶,后者用其根。两者均性寒,能清热解毒、凉血消斑。然大青叶长于凉血消斑,用于温毒发斑最宜;板蓝根长于解毒散结,主要用于咽喉肿痛、痄腮、丹毒等。

【用量用法】　水煎服,9～15g。

【不良反应】　大青叶内服或外用,未见明显不良反应,仅少数病例有轻度消化道不适症状。

【使用注意】　脾胃虚寒者忌服。

参考文献

[1] 武彦文等.中草药,2006,37(5):793.
[2] 肖兵等.陕西中医,2008,29(9):1177.
[3] 韩薇.河北中医,2008,30(8):821.
[4] 刘东义等.中医杂志,2008,49(6):526.
[5] 张宏丽等.中国社区医师,2008,24(7):40.
[6] 张艳丽等.中医杂志,2005,46(3):209.

板蓝根

【基源】　为十字花科植物菘蓝 Isatis indigotica Fort. 或爵床科植物马蓝 Baphicacanthus cusia (Nees)Bremek.的干燥根茎及根。

【成分研究】

1. 吲哚类　靛蓝、靛玉红、靛苷等。

2. 喹唑类生物碱　依靛蓝双酮[1(E)-二甲氧羟苄吲哚酮]、色氨酮等。

3. 芥子苷类　黑芥子苷、葡萄糖芸薹素等。

4. **有机酸类** 棕榈酸、苯甲酸、水杨酸、2-氨基苯甲酸、丁香酸等。

5. **其他** 氨基酸、多糖、甾醇等。

【药理研究】

1. **抗病原微生物** 板蓝根对金黄色葡萄球菌、肺炎链球菌、甲型链球菌、伤寒杆菌等均有抑制作用。

2. **抗内毒素** 抗内毒素作用的有效成分为有机酸类成分。

3. **增强免疫** 板蓝根多糖可增强二硝基氯苯所致的小鼠迟发型超敏反应,诱导体内淋巴细胞转化,增强小鼠脾细胞的自然杀伤活性[1]。

4. **抗肿瘤** 其抗肿瘤的有效成分为靛玉红,能用于治疗慢性粒细胞性白血病。

【性味归经】 苦,寒。归心、胃经。

【功效主治】 清热解毒,凉血,利咽。用于外感发热,温病初起,咽喉肿痛;温毒发斑,痄腮,丹毒,痈肿疮毒。

【临床应用】

1. **单方验方**

(1)痤疮 板蓝根 150g、薏苡仁 150g,冷水 1500ml,先煮板蓝根 30min,将板蓝根药渣去掉,用药水将薏苡仁煮为稀饭即可。每次服 15g,每天 2 次。服用 30 天[2]。

(2)跖疣 板蓝根、大青叶、金银花、马齿苋、苦参、香附、大飞扬各 30g,木贼 10g。水煎30min,口服,每日 2 剂。另外,把蒜头剁碎,用纱布包裹涂擦患处,每日 2 次[3]。

(3)流行性感冒 板蓝根 15g、青蒿 8g、黄芩 10g、金银花 10g、天葵子 10g、大青叶 15g、竹茹10g、土茯苓 15g、芦根 10g、甘草 5g。每日 1 剂,水煎取汁温服,每日 3 次;服药后覆加衣被取汗[4]。

(4)带状疱疹 取板蓝根液(板蓝根注射液或板蓝根煎成的水溶液)局部外涂,每天 4~6次,或视皮损范围大小随用随擦[5]。

(5)小儿水痘 板蓝根 30g,金银花、野菊花、连翘各 15g,桑叶、牛蒡子、黄芩各 12g,土茯苓20g,苦杏仁 10g,荆芥、蝉蜕各 8g,甘草 6g。药量根据患儿年龄大小及病情轻重适当增减。每天 1 剂,水煎 2 次分服[6]。

(6)流行性腮腺炎 板蓝根 60~120g,小儿量减半,水煎服,每日 1 剂,同时用 30%板蓝根溶液涂患处[7]。

(7)传染性肝炎 板蓝根 30g,栀子根 45g,水煎服,每日 1 剂,煎 2 次,早晚分服[7]。

2. **配伍应用**

板蓝根配山豆根:清热解毒,消肿利咽。用于里热蕴结之咽喉肿痛、口舌生疮、牙龈肿痛。

板蓝根配玄参、牛蒡子:清热解毒,清利咽喉,消肿止痛。用于丹毒、痄腮、大头瘟疫、咽喉肿痛。如普济消毒饮(《东垣试效方》)。

板蓝根配茵陈:清利湿热,凉血解毒。用于病毒性肝炎及肝胆疾患。

板蓝根配白茅根:清热凉血止血。用于血热迫血妄行之鼻衄、呕血等。

板蓝根配贯众:清热解毒。用于温病发热,或预防时疫。

3. **鉴别应用**

(1)板蓝根、山豆根 两者均有清热解毒利咽作用,皆为治疗咽喉肿痛之要药。但板蓝根长于解毒、凉血;山豆根能降胃肠之火、清热燥湿,尚可用于牙龈肿痛、湿热下痢、痔疮等。

(2)北板蓝根、南板蓝根 《中国药典》2015 年版将十字花科植物菘蓝的根定为板蓝根正品,而爵床科植物马蓝的根茎及根,在南方地区亦作为板蓝根使用。前者习称"北板蓝根",

后者习称"南板蓝根"。两者药性、功效、应用基本相同。

【用量用法】　水煎服,9～15g。

【制剂与成药】

1. **板蓝根冲剂**：由板蓝根、大青叶、连翘、拳参组成,每包 10g,相当于板蓝根生药 7.5g。用于感冒、上呼吸道感染、腮腺炎、流行性乙型脑炎、肝炎、扁桃体炎、咽炎、肺炎等多种病毒感染性疾病。口服,每次 1 包,3 次/天。

2. **板蓝根注射液**：每 2ml 含板蓝根生药 1g。适用范围同上。肌注,每次 2～4ml,1～2 次/天。

【不良反应】　板蓝根的不良反应很小,口服少数患者有过敏反应及消化道不适症状;个别患者口服板蓝根糖浆致溶血反应[7]。其注射液引起过敏反应报道较多,如荨麻疹、多形性红斑、过敏性皮炎、多发性肉芽肿以及过敏性休克[8]。

【使用注意】　脾胃虚寒者忌服。

参考文献

[1] 张润珍等.中草药,2003,6(1):474.
[2] 孙俊昌.中国社区医师,2007,11:38.
[3] 林少健等.时珍国医国药,2006,17(9):1757.
[4] 杨明亮.中国中医急症,2004,13(6):388.
[5] 朱永辉.现代中西医结合杂志,2004,13(6):732.
[6] 林玉珠.新中医,2001,33(1):64.
[7] 宋立人等.现代中药学大辞典.人民卫生出版社,2001:1184.
[8] 张英从.陕西中医,1997,18(11):522.
[9] 孙志红等.苏州医学院学报,1997,17(1):76.

青　黛

【基源】　为爵床科植物马蓝 *Baphicacanthus cusia* (Nees) Bremek.、蓼科植物蓼蓝 *Polygonum tinctorium* Ait. 或十字花科植物菘蓝 *Isatis indigotica* Fort. 的叶或茎叶经加工制得的干燥粉末或团块。

【成分研究】　主要成分为靛蓝、靛玉红、色胺酮、青黛素、青黛酮、异靛蓝等,还含有钾、钠、钙、镁等无机盐。

【药理研究】

1. **抗真菌**　色胺酮为青黛的抗真菌活性成分,对羊毛状小孢子菌、断发癣菌、石膏样小孢子菌、紫色癣菌、絮状表皮癣菌、红色癣菌等均有较强的抑制作用。

2. **抗炎**　对免疫复合物肾炎的家兔,给予青黛后能使蛋白尿明显减少,还可用于中耳炎的治疗[1]。

3. **抗肿瘤**　主要有效成分为靛玉红,主要用于治疗慢性粒细胞性白血病。

【性味归经】　咸,寒。归肝、肺经。

【功效主治】　清热解毒,凉血消斑,清肝泻火,定惊。用于温毒发斑,血热吐衄;痄腮喉痹,火毒疮疡;咳嗽胸痛,痰中带血;暑热惊痫,惊风抽搐。

【临床应用】

1. 单方验方

(1)儿童外感高热　青黛 5～10g,黄芩 5～25g,柴胡 3～9g,前胡 3～10g,羌活 3～10g,独活 3～10g,茯苓 5～20g,桔梗 3～6g,太子参 5～30g,薄荷 3～9g,甘草 3～6g。每日 1 剂,根据患儿年龄每剂水煎取汁 100～250ml,分 3～5 次温服[2]。

（2）流行性腮腺炎 青黛4g、冰片1g、胡黄连2g、胆南星2g,共研细末,加醋配以浸膏敷于腮腺肿胀之处[3]。

（3）巨脾症 青黛粉、四黄散(大黄、黄连、黄芩、黄柏)按3:1比例充分混匀,以开水调成糊状,干湿适中,敷于脾区(厚度为1cm、范围超过肿大的脾脏范围1cm),四周用棉花围起以防渗漏。覆盖塑料薄膜,胶布固定,多头带外固定。每次敷药时间6~8h,每日1次,连续治疗2周[4]。

（4）带状疱疹 外敷法:取青黛粉适量加小麻油调成糊状,敷于患处,将疱疹完全覆盖,每日换药1次,纱布固定,连用7天。内服法:青黛粉胶囊2粒,与汤药150ml[龙胆草、柴胡、栀子各9g,黄芩、车前子、泽泻各12g,生地黄18g,当归9g,全蝎3g,生石膏(先煎)30g,生大黄(后下)、甘草各6g。水煎,每日1剂]同服,每日3次[5]。

（5）预防化疗所致静脉炎 取适量青黛粉末,将适量醋和与醋等量的香油加入其中搅拌,调成糊状备用。给化疗药前30min,用棉签挑取青黛糊从穿刺点上方约0.5cm沿静脉走向涂抹近心端皮肤15cm,化疗完毕后2h将青黛擦掉[6]。

（6）压疮 青黛50g,滑石粉50g,麻油85ml。先将青黛与滑石粉混合均匀,然后用麻油调成糊状(以不干燥、不流动为宜),装于50g油膏盒中备用。用0.5%碘伏消毒压疮周围皮肤,对有分泌物及坏死组织创面,先用生理盐水冲洗,用无菌组织剪清除坏死组织,然后用鹅颈灯距压疮部位30cm烘烤30min,再用无菌棉签蘸青黛油膏涂于创面,让其暴露,每日换药1次[7]。

（7）溃疡性结肠炎 青黛3g,炉甘石、花蕊石、煅石膏各30g,儿茶6g,冰片3g。经乙状结肠镜,将药粉直接喷于患处[8]。

2. 配伍应用

（1）用于清热解毒,凉血消斑

青黛配马勃:清热解毒,消肿止痛,清利咽喉。用于热邪火毒聚于上焦,咽喉肿痛等症;急性咽喉炎,慢性咽喉炎,扁桃体炎。

青黛配雄黄:清热解毒,消肿杀虫。用于痈疽疔疮疥癣,毒蛇咬伤;各类癌症;慢性粒细胞白血病等。

（2）用于清肝泻火,定惊

青黛配蛤粉:清肝泻火,化痰止咳。用于肝火犯肺,咳嗽胸痛,夜咳较甚或痰中带血。如黛蛤散(《卫生鸿宝》)。

青黛配钩藤、牛黄:清肝息风定惊。用于小儿惊风抽搐。如凉惊丸(《小儿药证直诀》)。

【**用量用法**】 本品难溶于水,宜入丸散用,每次1.5~3g,外用适量。

【**制剂与成药**】 口腔溃疡散:含青黛、白矾、冰片。用于口腔溃疡、灼热疼痛,亦可用于复发性口疮等。外用,用消毒棉球蘸药涂于溃疡面上,每日2~3次。

【**不良反应**】 口服青黛及其复方制剂,部分患者服后有轻度腹胀、腹痛、腹泻、恶心、呕吐、便血等胃肠道黏膜刺激症状;个别患者可见谷丙转氨酶(GPT)升高、头痛、水肿等反应,停药或经保肝治疗可恢复正常。外用可发生接触性皮炎、皮疹、红斑等[9]。

【**使用注意**】 胃寒者慎用。

参考文献

[1] 刘宗林等.安徽中医学院学报,1997,16(2):58.
[2] 袁震土.中国中医急症,2007,16(2):129.
[3] 史湘英等.哈尔滨医药,2008,28(2).
[4] 吴顺杰等.实用中医药杂志,2007,23(6).

[5] 刘燕平.辽宁中医学院学报,2005,7(6):597.

[6] 陈世容等.肿瘤预防与治疗,2008,21(3):310.

[7] 丁小丽等.实用中西医结合临床,2007,7(2):44.

[8] 周荃芝等.陕西中医,2007,28(9):1164.

[9] 翁维良等.临床中药学.郑州:科学技术出版社,1998.

贯　众

【异名】　绵马贯众。

【基源】　为鳞毛蕨科植物粗茎鳞毛蕨 *Dryopteris crassirhizoma* Nakai 的干燥根茎及叶柄残基。

【成分研究】

1. 绵马酸类　绵马酸 BBB、绵马酸 PBB、绵马酸 PBP、绵马酸 ABA 等。

2. 三萜类　羊齿三萜、绵马三萜等。

3. 其他　鞣质、挥发油、树脂等。

【药理研究】

1. 抗病毒　贯众有良好的抗病毒和保护心肌细胞作用,可用于治疗病毒性心肌炎[1]。

2. 抗肿瘤　抗肿瘤的有效成分是贯众 B(间苯三酚类化合物)。

3. 对子宫平滑肌的作用　贯众对家兔离体及在体子宫平滑肌有显著的兴奋作用,使其收缩增强、张力提高。

4. 其他　保肝、驱虫等作用。

【炮制研究】　贯众炒炭后挥发油成分 80% 左右被破坏,而鞣质则较稳定,炒炭后止血作用增强,出血时间和凝血时间均比生品明显缩短[2]。

【性味归经】　苦,微寒;有小毒。归肝、脾经。

【功效主治】　清热解毒,凉血止血,杀虫。用于风热感冒,温毒发斑;血热吐血、衄血、便血、崩漏;绦虫、钩虫、蛔虫等多种肠寄生虫病。

【临床应用】

1. 单方验方

(1)小儿肾病综合征　贯众、木贼、木蝴蝶、鱼腥草、石韦、射干、僵蚕、白花蛇舌草、丹参、益母草。水煎服,每日 1 剂,2 个月为一个疗程[3]。

(2)放环后子宫出血　贯众炭、茜草、生地榆、仙鹤草、藕节炭、墨旱莲、金银花炭、败酱草各 15g,炒山楂 12g,益母草 30g,炒红花 6g,三七粉 3g(冲服)。每日 1 剂,水煎早晚 2 次分服。服法:经量多者于经期第 3 天开始服药 5 剂;经期延长者于经前服 5 剂,经期第 3 天服 5 剂至经净;经间期出血者即时服药至止。以上治疗以 3 个月经周期为一个疗程[4]。

(3)防止尖锐湿疣电灼后复发　在术后给予贯众散(贯众 15g、黄柏 9g),每天 1 剂,研粗末,分 3 份,早中晚各 3 次,开水冲泡做茶饮,30 剂为一个疗程[5]。

(4)钩虫病　贯众研细末,成人每次服 8~15g,每日 2 次,饭前开水送服。5~7 天 1 个疗程[6]。

2. 配伍应用

(1)用于清热解毒

贯众配金银花:疏风解表,清热解毒。用于风热感冒、发热恶寒、头痛咽痛。

(2)用于凉血止血

贯众配墨旱莲:滋阴益肾,凉血止血。用于治疗肝肾阴虚之崩漏。

(3)用于杀虫

贯众配苦楝皮:杀虫。用于驱杀肠道寄生虫。

【用量用法】 水煎服,5~10g。一般杀虫、清热解毒宜生用,止血宜炒炭用。

【制剂与成药】

1. **贯众浸膏**:用于预防麻疹、流行性脑脊髓膜炎与流行性乙型脑炎,治疗蛔虫病、蛲虫病等。口服,每次2~6ml。

2. **20%贯众液**:用于预防流感、感冒。每日喉头喷雾1次,每次0.5ml(约喷8下),连用3日。以后每隔3日喷1次。

【不良反应】 过量用药可引起中毒,轻者可致头晕、头痛、恶心呕吐、腹痛、腹泻;严重者出现黄疸、黄视或失明、惊厥、肌肉抽搐、运动失调,甚至昏迷、谵妄、呼吸抑制等[7]。

【使用注意】 贯众所含绵马酸为其主要毒性物质,故用量不可过大。脂肪可加速有毒成分的吸收而使毒性增大,因此,服用含本品的制剂时忌用油腻食物[8]。孕妇、体质虚弱、肝肾功能不全、消化道溃疡者应慎用。

参考文献

[1] 张丽军等.陕西中医,2002,23(8):748.
[2] 叶定江等.中药炮制学.上海:上海科学技术出版社,1996.
[3] 荣晓凤等.重庆医学,1999,28(5):385.
[4] 王飞霞.四川中医,2004,22(6):61.
[5] 王霄鹏.中国伤残医学,2008,16(4):82.
[6] 翁维良等.临床中药学.河南科学技术出版社,1998:394.
[7] 乐文菊等.中国医学科学院寄生虫病研究所,1979年年报:79.
[8] 夏丽英.现代中药毒理学.天津:天津科技翻译出版公司,2005.

鱼腥草

【异名】 蕺菜。

【基源】 为三白草科植物蕺菜 *Houttuynia cordata* Thunb. 的新鲜全草或干燥地上部分。

【成分研究】

1. **黄酮类** 槲皮苷、异槲皮苷、瑞诺苷、金丝桃苷等。

2. **挥发油类** 癸酰乙醛(鱼腥草素)、月桂醛等。

3. **有机酸类** 绿原酸、棕榈酸、亚油酸、油酸和硬脂酸等。

【药理研究】

1. **抗菌** 鱼腥草对卡他球菌、金黄色葡萄球菌、流感杆菌、肺炎链球菌有明显的抑制作用,对伤寒杆菌、钩端螺旋体也有较强的抑制作用。

2. **抗病毒** 鱼腥草提取物对亚洲甲型流行性感冒病毒、流感病毒、出血热病毒有明显的抑制作用。

3. **增强免疫功能** 鱼腥草可以增强白细胞的吞噬能力,增强机体非特异性和特异性免疫能力,显著提高外周血T淋巴细胞的比例[1]。

4. **抗炎** 鱼腥草煎剂对大鼠甲醛性足肿胀有较显著的抑制作用,能够抑制浆液渗出,促进组织再生和伤口愈合。

5. **其他** 抗过敏、抗衰老、抗肿瘤等作用。

【性味归经】 辛,微寒。归肺经。

【**功效主治**】 清热解毒,消痈排脓,利尿通淋。用于肺痈吐脓,肺热咳嗽,热毒疮疡;湿热淋证,湿热泻痢。

【**临床应用**】

1. 单方验方

(1)尿路感染 白花蛇舌草25g、鱼腥草20g、车前草15g、马鞭草15g、败酱草15g、灯心草15g、连钱草12g、鹿衔草15g。每日1剂,分早晚2次口服,10日为一个疗程[2]。

(2)急性支气管炎 炙麻黄、杏仁、鱼腥草、生石膏、法半夏、黄芩、全瓜蒌、白芍、甘草等。水煎服,每日1剂,早、中、晚饭后30min各服1次。7日为一个疗程[3]。

(3)老年性肺炎 苇茎25g、鱼腥草15g、黄芩10g、薏苡仁25g、冬瓜仁30g、桃仁10g、川贝10g、丹参15g、甘草5g。每日1剂,分早晚2次口服[4]。

(4)小儿急性上呼吸道感染 金银花、连翘、鱼腥草各10~15g,生大黄6~8g,生甘草10g。生大黄先煎20min,之后与其他药物共煎10~15min,每日1剂,频服,共服2日[5]。

(5)儿童鼻窦炎 鱼腥草15g、大血藤15g、鲜芦根25g、金银花10g、连翘10g、桔梗6g、杏仁6g、冬瓜仁6g、桃仁6g。较小儿童药量酌减。每日1剂,水煎2次各取汁100ml混合,分早晚2次服[6]。

(6)小儿急性肾炎 鱼腥草15g、倒叩草30g、半枝莲15g、益母草15g、车前草15g、白茅根30g、灯心草1g。每日1剂,水煎分服[7]。

(7)小儿急性扁桃体炎 土牛膝、鱼腥草根、珍珠菜根(俗称狗尾巴草)各取鲜者10~30g,每天1剂,水煎服,早、中、晚各服1次,幼儿用量酌减,体温>39℃患儿取羚羊角1~3g,冷水浸泡0.5h,隔水炖1h,加冰糖适量,趁热时服[8]。

(8)盆腔炎 鱼腥草、败酱草、白花蛇舌草、大血藤、蒲公英各30g,附件增厚有包块者加三棱、莪术活血化瘀;附件囊肿者加昆布、海藻软坚散结;大便干结者加大黄推陈致新;发热者加金银花、苦参清热、解毒、泻火。将上药加水500ml,浓煎取汁100ml灌肠,保留半小时,每日1次,2周为一个疗程,月经期停用[9]。

2. 配伍应用

(1)用于清热解毒,消肿排脓

鱼腥草配桔梗:清热解毒,消痈排脓。用于热毒壅滞、肺失宣降或痰热蕴毒之肺痈成脓。

鱼腥草配山豆根:清热解毒,消肿利咽。用于风热外感,咽喉肿痛,口舌生疮,腮肿等。

鱼腥草配桑白皮:清泻肺热,止咳平喘。用于邪热壅肺、宣降失职之咳喘气急、身热不退等。

(2)用于利尿通淋

鱼腥草配车前子:清热利水通淋。用于湿热蕴结膀胱,小便淋涩热痛者。

3. 鉴别应用

鱼腥草、金荞麦 两者均功善清热解毒消痈,主治肺痈吐脓、肺热咳嗽、咽喉肿痛及疮肿。但鱼腥草又能利尿通淋,能治热淋涩痛;还能清热止痢,可治湿热泻痢。金荞麦消痈散结力强,可治瘰疬及毒蛇咬伤,还能健脾消食,治脾失健运之食少腹胀、疳积消瘦。

【**用量用法**】 15~25g,不宜久煎;鲜品用量加倍,水煎或捣汁服。外用适量,捣敷或煎汤熏洗患处。

【**制剂与成药**】 鱼腥草注射液(片):每支2ml,相当于生药4g。用于各种炎症,如上呼吸道感染、慢性支气管炎、扁桃体炎、肺炎、宫颈炎和附件炎等。肌注,每次2~4ml,2次/天。鱼腥草片,口服,每次4片,1日3次。

【不良反应】　鱼腥草毒性很低,临床应用口服大多无明显不良反应,少数患者服药后偶见头晕、胃部不适、心前区烧灼感等。合成鱼腥草素的不良反应轻微,口服有鱼腥臭,肌内注射少数患者有局部疼痛。阴道内给药个别患者出现阴道充血,上述反应停药后均消失[10]。

鱼腥草注射液在国内临床广泛应用中发现,部分患者在肌注或静脉注射数分钟后出现过敏反应,严重者出现过敏性休克、呼吸困难、急性肺水肿等[11]。

另有报道,鱼腥草注射液引起末梢神经炎、大疱性表皮松解萎缩坏死型药疹和大疱性表皮松解萎缩型药物性皮炎各1例[11]。

【使用注意】　本品含挥发油,不宜久煎。

参考文献

[1] 吴佩颖等.上海中医药杂志,2006,40(3):62.
[2] 赫岩等.吉林中医药,2008,28(3):195.
[3] 王利等.时珍国医国药,2008,19(5):1223.
[4] 王丰.实用中医内科杂志,2008,22(7):25.
[5] 韩玲.陕西中医,2008,29(7):808.
[6] 郭转玲等.河北中医,2008,30(4):372.
[7] 李学芝.实用中医内科杂志,2007,21(5):57.
[8] 桑雅清等.浙江中西医结合杂志,2007,17(5):303.
[9] 傅绪梅等.中医杂志,2007,48(8):754.
[10] 杨仓良等.毒药本草.北京:中国中医药出版社,1993.
[11] 夏丽英.现代中药毒理学.天津:天津科技翻译出版公司,2005.

金荞麦

【异名】　野荞麦根、苦荞麦根。

【基源】　为蓼科植物金荞麦 *Fagopyrum dibotrys* (D. Don) Hara 的干燥根茎。

【成分研究】

1. 有机酸类　香豆酸、阿魏酸、没食子酸等。

2. 葡萄糖及其苷类。

3. 甾体类。

【药理研究】

1. 抗菌　金荞麦提取液对沙门菌、金黄色葡萄球菌等有明显的抑制作用,但对大肠杆菌无抑制作用[1]。

2. 解热　用金荞麦浸膏给家兔灌胃,对三联菌苗引起的发热具降温作用。

3. 抗炎　金荞麦对巴豆油诱发的小鼠耳郭肿胀,大鼠酵母性关节肿和皮肤过敏反应均有抑制作用。

4. 其他　镇咳、祛痰、抗血小板聚集、抗肿瘤等作用。

【性味归经】　微辛、涩,凉。归肺经。

【功效主治】　清热解毒,排脓祛瘀。用于肺痈,肺热咳嗽;瘰疬疮疖,咽喉肿痛。

【临床应用】

1. 单方验方

(1)小儿外感发热　金荞麦50g,水煎取汁150ml,分3次口服[2]。

(2)咳喘证　由鸡寄生(云南民间草药,为桑寄生科槲寄生属植物扁枝槲寄生的干燥带叶茎枝,具有止咳化痰功效)、金荞麦、鱼腥草组成。经提取、浓缩等方法制备成合剂。每日3次,每次30ml,或每日2次,每次20ml,超声雾化吸入20~30min。7日为一个疗程[3]。

(3)肺癌干咳　金荞麦 30g、桑白皮 10g、浙贝母 10g、麦冬 10g、桔梗 6g、平地木 30g、胆南星 10g、山慈菇 6g、黛蛤散 30g(包煎)、旋覆花 10g(包煎)、党参 10g、罂粟壳 2g 等。制成 500ml 糖浆。每次 30ml,每日 3 次,连服 1 个月为一个疗程[4]。

2.配伍应用

金荞麦配麻黄、杏仁:清宣肺中郁热。用于肺热之咳喘。

金荞麦配大青叶、牛蒡子:清解上焦热毒。用于外感风热,咽喉红肿疼痛。

金荞麦配鱼腥草:清热解毒,排脓祛瘀。用于肺痈咳痰,浓稠腥臭,或咯吐脓血。

金荞麦配矮地茶:清肺化痰止咳。用于肺热咳嗽。

金荞麦配生何首乌:清热解毒散结。用于瘰疬痰核。

金荞麦配紫花地丁:清热解毒,消肿止痛。用于疮痈疖肿或毒蛇咬伤。

金荞麦配射干:清热利咽消肿。用于咽喉肿痛。

【用量用法】　水煎服,15～45g;亦可用水或黄酒隔水密闭炖服。

【制剂与成药】　急支糖浆(颗粒):由金荞麦、四季青、鱼腥草、前胡等组成。用于肺有痰热所致急性支气管炎、上呼吸道感染、支气管扩张、肺脓疡等。口服,糖浆每次 20～30ml,3～4 次/天,小儿酌减;颗粒剂每次 1 袋,1 日 3～4 次,小儿酌减。

参考文献

[1] 刘圣等.基层中药杂志,1998,12(3):46.
[2] 杨琳等.中国中医急症,2005,14(7):644.
[3] 朱虹江等.中草药,2000,31(2):125.
[4] 倪依群.山东中医杂志,2004,23(12):728.

大血藤

【异名】　红藤,五花血藤。

【基源】　为木通科植物大血藤 Sargentodoxa cuneata (Oliv.)Rehd. et wils. 的干燥藤茎。

【成分研究】

1.蒽醌类　大黄素、大黄酚、大黄素甲醚等。

2.苷类　胡萝卜苷、葡萄糖苷、三萜皂角苷等。

3.其他　β-谷甾醇、硬脂酸、多糖等。

【药理研究】

1.保护心肌　大血藤水溶性提取物对动物实验性心肌梗死有缩小梗死范围、改善心肌功能的作用。

2.抗血小板聚集　大血藤水溶性提取物体内外给药,均可抑制血小板聚集,并有促进血小板解聚的作用。

3.其他　抗炎、抗病毒、抗氧化作用等[1]。

【性味归经】　苦,平。归大肠、肝经。

【功效主治】　清热解毒,活血,祛风,止痛。用于肠痈腹痛,热毒疮疡;跌打损伤,经闭痛经;风湿痹痛。

【临床应用】

1.单方验方

(1)慢性盆腔炎　大血藤 20g、丹参 20g、赤芍 15g、泽兰 10g、香附 10g、柴胡 6g、重楼 20g、乳香 10g、没药 10g、延胡索 15g、党参 15g、怀山药 15g。每日 1 剂,水煎 2 次,取汁 200ml,分 2

次服。同时每晚用中药液保留灌肠,方药为忍冬藤 20g、虎杖 20g、枳壳 12g、土茯苓 15g、败酱草 20g、大血藤 20g、鸡血藤 20g、三棱 10g、莪术 10g、蒲公英 20g。浓煎 150ml 侧卧保留灌肠 1 次,保留时间>30min,7 日为一个疗程,每月只用一个疗程,月经期停用,下次月经干净 2～3 天开始下一个疗程,3 个疗程后观察疗效[2]。

(2)慢性溃疡性结肠炎 大血藤 30g、黄连、黄芩、黄柏各 10g、苦参、制大黄各 15g,浓煎为 100ml 溶液,保留灌肠。每晚 1 次,10 日为一个疗程。共用 3 个疗程[3]。

(3)小儿慢性胃炎 大血藤 15g、姜半夏 7g、黄连 3g、生姜 3g、玫瑰花 5g、佛手花 5g、梅花 5g、炒鸡内金 10g、焦神曲 10g、太子参 15g、蒲公英 15g、石斛 10g。每日 1 剂,每次 60ml,每日 2 次[4]。

(4)慢性前列腺炎 大血藤 30g、败酱草 30g、菟丝子 20g、黄芪 20g、丹参 15g、赤芍 15g、香附 9g、茯苓 15g、陈皮 6g、皂角刺 30g、生大黄 6g。每日 1 剂,水煎至 250ml,分 2 次服[5]。

(5)结核性腹膜炎 大血藤 30g、败酱草 30g、蒲公英 30g、当归 10g、赤芍 10g、黄柏 20g、桃仁 10g、三棱 10g、莪术 10g、陈皮 10g、车前子 15g(有腹水者加),以上药加水浓煎为 100ml,保留灌肠,每日 1 次,14 次为一个疗程,一般用 2 个疗程[6]。

(6)输卵管阻塞性不孕症 大血藤、蒲公英、路路通、败酱草各 30g,当归、桃仁、三棱、莪术、炮穿山甲、皂刺各 15g,一方三用。每日 1 剂,煎制 2 次后(约 350ml)去渣,汤剂分为两部分,一部分约 200ml,于术后或月经净后 3 天开始口服,早晚各 1 次,连续 10 天。汤剂另一部分约 150ml 用于保留灌肠,连用 10 天,经期停用。药渣装入布袋中,热敷两侧少腹部,每日 2 次,连用 10 天[7]。

2. 配伍应用

(1)用于清热解毒,活血止痛

大血藤配桃仁、大黄:清热解毒,化瘀止痛。用于热毒瘀结,肠痈腹痛。

大血藤配连翘、金银花:清热解毒,消痈散结。用于热毒疮疡。如连翘金贝煎(《景岳全书》)。

大血藤配白头翁:清热解毒消痈。用于血热壅结,化腐成脓之肠痈、肝痈、盆腔炎、急慢性痢疾、溃疡性结肠炎。

(2)用于祛风活血止痛

大血藤配骨碎补、续断:接骨续筋,活血止痛。用于跌打损伤、瘀血肿痛。

大血藤配当归、香附:活血调经止痛。用于闭经、痛经。

大血藤配独活:祛风活络止痛。用于风湿痹痛。

3. 鉴别应用

大血藤、败酱草 两者皆有清热解毒、活血散瘀、止痛的作用,为治疗肠痈的要药,常相须为用。但大血藤散瘀止痛作用强,且有祛风通络的作用,故亦可用于跌打伤痛、经闭痛经及风湿痹痛的治疗。败酱草则长于消痈排脓,尚可用于肺痈、肝痈。

【用量用法】 水煎服,9～15g。外用适量。

【使用注意】 孕妇慎服。

参考文献

[1] 蒋洪等.内蒙古科技与经济,2002,3:120.

[2] 罗小华.中国药导报,2008,14(2):38.

[3] 卓红曼.浙江中医杂志,2007,42(3):152.

[4] 杜玉琳.浙江中医药大学学报,2007,31(3):336,338.

[5] 刘步平等.湖南中医杂志,2007,23(2):26.

[6] 张秀花等.实用医技杂志,2008,15(7):875.

[7] 秦森等.陕西中医,2008,29(7):772.

败酱草

【基源】 为败酱科植物黄花败酱 *Patrinia scabiosaefolia*. Fisch. ex Link. 和白花败酱 *Patrinia villose* Juss. 的全草。

【成分研究】

1. 皂苷类 齐墩果酸苷、熊果酸苷等。

2. 黄酮及其苷类 槲皮素、山柰酚、芦丁、金丝桃苷、异槲皮苷等。

3. 香豆素、木脂素类 东莨菪内酯、紫丁香树脂醇、落叶松脂醇等。

4. 其他 萜类、挥发油、环烯醚萜及其苷等。

【药理研究】

1. 抗菌、抗病毒 齐墩果酸或常春藤皂苷元为抑菌作用的有效成分。

2. 镇静 败酱草浸膏和酊剂在动物实验中经皮下给药具有镇静作用，可能是由酸性和中性的三萜皂苷所致。

3. 增强免疫 败酱草乙醇提取物可增加小鼠巨噬细胞的吞噬作用和细胞毒效应，提高ANAE阳性淋巴细胞百分数及EA玫瑰花环形成百分率[1]。

4. 抗肿瘤 败酱草水提物对小鼠 S_{180} 肉瘤抑制率达 62.5%，并直接杀伤肿瘤细胞，与厌氧棒状枝菌联用则抗癌杀瘤效应提高。

5. 其他 保肝、利胆、致泻等作用。

【性味归经】 辛、苦，微寒。归胃、大肠、肝经。

【功效主治】 清热解毒，活血排脓，祛瘀止痛。用于肠痈腹痛，肺痈吐脓，痈肿疮毒；产后瘀滞腹痛。

【临床应用】

1. 单方验方

(1)卵巢囊肿 败酱草、白花蛇舌草、车前草、薏苡仁、枣仁各 30g，皂刺、当归、香附子、白术各 15g，浙贝、白芥子、炒莱菔子各 10g，炮穿山甲(冲服)5g，生姜 3 片，大枣 3 枚。每日 1 剂，水煎 2 遍，分早晚饭后 30min 各服 1 次。3 周为一个疗程[2]。

(2)慢性前列腺炎 白英 20g，败酱草、半枝莲、生地黄、王不留行、蒲公英、车前子各 15g，茯苓 10g，桔梗、牡丹皮各 8g，随证加减。每日 1 剂，水煎 2 次，上、下午各口服 1 次。剩余药渣再加水 2500ml，煎 20min 后倒入盆中，先熏蒸会阴部及肛门等处，待药温降至 43℃左右时再坐浴 30min，每日 1 次，4 周为一个疗程[3]。

(3)慢性泄泻 附子 5~20g、败酱草 10~30g、薏苡仁 10~30g。每日 1 剂，水煎，饭后服用。20 天为一个疗程[4]。

(4)脂肪肝 败酱草、薏苡仁各 30g，茵陈、决明子、赤丹参、炒山楂、嫩桑枝各 15g，广郁金、石菖蒲、枸杞子、泽泻各 12g，茅苍术、鸡内金各 10g。水煎服，每天 1 剂，1 个月为一个疗程[5]。

(5)慢性盆腔炎 败酱草 30g、薏苡仁 30g、赤芍 12g、猪苓 12g、牡丹皮 10g、车前子 15g(另包)、焦栀子 12g、蒲公英 15g、龙胆草 6g、香附 10g、当归 15g、黄芪 20g、炮穿山甲 6g。每日 1 剂，水煎分 2 次服，21 日为一个疗程，经期停服，治疗期间禁房事[6]。

2. 配伍应用

(1)用于清热解毒

败酱草配秦皮：清解肠间湿热瘀毒。用于湿热瘀滞之下痢脓血及便下秽浊等症。

败酱草配金银花、牡丹皮:清热解毒消肿。用于肠痈初起,腹痛,未化脓者。

(2)用于消痈排脓,化瘀止痛

败酱草配薏苡仁、附子:清热解毒排脓。用于肠痈脓已成者或疮疡肿毒。如薏苡附子败酱散(《金匮要略》)。

败酱草配鱼腥草、芦根:清肺排脓。用于肺痈咳吐脓血者。

败酱草配五灵脂、当归:祛瘀止痛。用于妇女产后瘀阻,腹中刺痛。

【用量用法】 水煎服,10～15g。外用鲜品适量,捣敷。

【制剂与成药】

1. 白花败酱注射液:每毫升含生药2g。用于急性化脓性扁桃体炎、肺炎、急性阑尾炎、胆道感染、急性胰腺炎。每次2～4ml,小儿剂量酌减,2～4次/天,肌注。

2. 眠尔静片(黄花败酱浸膏片):每片相当于原药1g。用于以失眠为主要症状的神经衰弱或精神病患者。每次2～4片,2～3次/天。

【使用注意】 脾胃虚弱,食少泄泻者忌服。

参考文献

[1] 万新等.国外医药:植物药分册,2006,21(2):53.
[2] 罗化云.陕西中医,2008,29(7):788.
[3] 高丽明等.陕西中医,2008,29(8):1049.
[4] 田化德.河南中医,2006,26(12):12.
[5] 李延芳.陕西中医,2008,29(6):681.
[6] 侯敏.实用中医药杂志,2008,24(9):572.

射 干

【异名】 乌扇,开喉箭。

【基源】 为鸢尾科植物射干 *Belamcanda chinensis*(L.)DC. 的干燥根茎。

【成分研究】

1. 异黄酮及其苷类 鸢尾苷、鸢尾黄素、野鸢尾苷、野鸢尾黄素、白射干素等。

2. 苯醌类 ardisianone A、belamcandaquinone A 等[1]。

3. 甾体类 3-豆甾烷醇、β-谷甾醇和胡萝卜素等。

4. 挥发油类 桉叶醇、十四酸酯、橙花醇乙酸酯等。

5. 其他 酚类、二环三萜类、微量元素等。

【药理研究】

1. 抗炎 起主要抗炎作用的化学成分是异黄酮类化合物。

2. 抗菌、抗病毒 射干煎剂或浸剂在体外对常见的致病性皮肤真菌有抑制作用,野鸢尾黄素在组织培养中可抗流感病毒、延迟柯萨奇病毒、埃可病毒引起的细胞病变,并具有抗肺炎链球菌活性[2]。

3. 清除自由基 发挥抗氧化作用的主要有效成分是射干异黄酮类成分。

4. 其他 抗血栓、抗溃疡、利胆等作用。

【性味归经】 苦、寒。归肺经。

【功效主治】 清热解毒,消痰利咽。用于咽喉肿痛、痰盛咳喘。

【临床应用】

1. 单方验方

(1)儿童鼻后滴流综合征 射干、苍耳子、僵蚕、蝉蜕、黄芩各10g,辛夷花、白芷各6g,马勃

(包)5g,全蝎 1.5g,鱼腥草 30g,生甘草 3g。每日 1 剂,水煎服[3]。

(2)扁桃体炎 射干 30g、豆根 30g、马勃 30g、板蓝根 30g、玄参 20g、麦冬 20g、桔梗 20g、甘草 15g、牛蒡子 30g。每日 1 剂,水煎,药液徐徐服下[4]。

(3)预防鼻咽癌放疗不良反应 射干 15g、山豆根 15g、太子参 30g、赤芍 12g、浙贝母 12g、麦冬 15g、玄参 30g、半枝莲 30g、白花蛇舌草 30g、夏枯草 12g、焦山楂 15g、炒谷麦芽 25g、桔梗 10g、甘草 10g、大枣 30 枚。每日 1 剂,分 5～8 次服完[5]。

(4)毛细支气管炎 射干 5g、炙麻黄 3g、桂枝 5g、芍药 6g、细辛 1.5g、五味子 6g、生姜 5g、半夏 6g、紫菀 6g、款冬花 6g、生甘草 3g、桑皮 6g、炒白术 5g。每日 1 剂,每剂煎 2 次,2～6 月患儿每次取 50ml,1～2 岁每次取 100ml,总量在 24h 内分数次缓缓服用,10～14 天为一个疗程[6]。

(5)小儿哮喘 射干 5g、炙麻黄 3g、细辛 2g、干姜 5g、苏子 5g、炙桑白皮 5g、炙杏仁 5g、半夏 5g、陈皮 5g、鱼腥草 10g、紫菀 5g、五味子 5g。水煎,浓缩至 250ml,每次每千克体重 2ml,4 次/天,口服或鼻饲,连用 5 天为一个疗程[7]。

(6)咳嗽 射干 12g、麻黄绒 15g、款冬花 15g、紫菀 15g、法半夏 12g、细辛 5g、五味子 10g、大枣 20g、生姜 10g。每日 1 剂,水煎,分 3 次服[8]。

2. 配伍应用

射干配山豆根:清热解毒利咽,祛痰散血消肿。用于痰热郁结、壅塞于咽喉而导致的咽喉肿痛、喉中痰鸣、痰黏不易咯出等症。

射干配桔梗:清利咽喉。用于各种原因所致的咽喉肿痛。

射干配络石藤:解毒凉血消肿。用于热毒壅聚,咽喉红肿疼痛。

3. 鉴别应用

射干、马勃:均可清热解毒、消肿利咽,治咽喉肿痛。但射干苦寒,降火散血祛痰,适用于热结痰盛、瘀肿严重者;马勃辛散性平,质轻上浮,善散风热,适用于风热袭肺或肺有郁热者。射干还长于祛痰行水,治痰饮喘咳喉中辘辘有声等;马勃止血,内服治血热吐血、衄血,外用治外伤出血,此外还治肺热咳嗽失音。

【用量用法】 水煎服,3～9g。外用研末吹喉或调敷。

【不良反应】 口服射干治疗剂量煎剂,少数患者有腹泻等不良反应发生[9]。

【使用注意】 孕妇慎用。

参考文献

[1] 吉文亮.国外医药:植物药分册,2000,15(2):57.
[2] 孟军华等.湖北中医学院学报,2004,6(3):49.
[3] 卞国本.陕西中医,2007,28(11):1459.
[4] 宋天诚.实用中医药杂志,2008,24(5):293.
[5] 肖映昱等.内蒙古中医药,2007,10:6.
[6] 贺芝兰.山西中医,2003,19:5.
[7] 赵承栩.中国误诊学杂志,2008,8(26):6355.
[8] 张聪广.四川中医,2008,26(4):78.
[9] 郑日新.中国中药杂志,1991,16(4):249.

山豆根

【异名】 广豆根,南豆根。

【基源】 为豆科植物越南槐 *Sophora tonkinensis* Gapnep. 的干燥根及根茎。

【成分研究】

1. 生物碱类 苦参碱、氧化苦参碱、甲基金雀花碱等。

2. 黄酮类 黄酮衍生物、二氢黄酮衍生物、查耳酮衍生物等。

【药理研究】

1. 抗肿瘤 主要有效成分为氧化苦参碱等生物碱[1]。

2. 对心血管系统的作用 总生物碱对由乌头碱、氯化钾等诱发的心律失常模型均具有良好的对抗作用,对离体心肌具有正性肌力作用,氧化苦参碱对离体家兔心房亦具有正性肌力作用。

3. 抗溃疡 槐定(查耳酮衍生物)、槐酮具有抗溃疡及抑制胃液分泌的作用。

4. 其他 抗炎、镇痛、抗血小板聚集、降甘油三酯等作用。

【性味归经】 苦,寒;有毒。归肺、胃经。

【功效主治】 清热解毒,消肿利咽。用于热毒蕴结,咽喉肿痛,齿龈肿痛;此外,也可用于湿热黄疸,肺热咳嗽,痈肿疮毒等。

【临床应用】

1. 单方验方

(1)咽喉肿痛 山豆根、射干各 9g,桔梗、牛蒡子各 6g,生甘草 3g,水煎服(《中药大全》)。

(2)钩端螺旋体病:山豆根 15g、大青叶 60g、生甘草 15g。加 4 倍水浸渍半天,煎 2 次,每日分 4 次口服。3～5 日内症状明显减轻或消失[2]。

(3)宫颈糜烂 山豆根粉高压消毒后,局部涂患处,1～3 天涂 1 次,10 次为一个疗程[3]。

(4)非酒精性脂肪性肝炎 山豆根 1kg,加 6% 白醋 3L 浸泡 1 个月。每次 14ml,每日 3 次,口服,服用 2 个月[4]。

2. 配伍应用

山豆根配玄参:清热解毒利咽。用于热毒蕴结、咽喉肿痛。

山豆根配石膏、黄连:清热泻火解毒。用于胃火上攻、牙龈肿痛。

山豆根配大青叶、甘草:清热解毒,凉血消斑。用于钩端螺旋体病。

山豆根配白花蛇舌草:清热解毒。用于早期肺癌、喉癌。

山豆根配射干:清热解毒利咽,祛痰散血消肿。用于痰热郁结,壅塞于咽喉而致的咽喉肿痛,喉中痰鸣,痰黏不易咳出等症。

3. 鉴别应用

(1)山豆根、北豆根:山豆根,又称广豆根、南豆根,为豆科植物越南槐的根及根茎;北豆根为防己科植物蝙蝠葛的根茎。两者功效相似,都具有清热解毒、利咽消肿的功能。但山豆根毒性比北豆根大,清热解毒作用强,且有抗肿瘤作用。北豆根有小毒,尚有祛风止痛、抗心律失常作用,可用于风湿痹痛、心律失常等。水煎服,3～10g。

(2)山豆根、射干 两者均能清热解毒、消肿利咽,治疗咽喉肿痛,常配伍同用。射干苦寒,降火散血祛痰,适用于热结痰盛、瘀肿严重者;山豆根大苦大寒,清火力强,适用于实热闭塞壅盛者,能治胃火牙龈肿痛、疮肿、湿热黄疸、肺热咳嗽等,本品有毒,用时宜慎,不可过量。

【用量用法】 水煎服,3～6g。不宜久煎。

【制剂与成药】

1. 山豆根注射液(肝炎灵注射液):每支 2ml,含苦参碱 35mg。用于慢性活动性肝炎。肌注,每次 2ml,1 日 2～4ml。

2. 山豆根片:每片 0.25g,含山豆根总生物碱 0.1g。用于肺癌、咽喉癌、膀胱癌、滋养细胞瘤等。口服,每次 3～6 片,3 次/天。

【不良反应】 《中国药典》自 1985 年版以后山豆根项下都明确记载"有毒"。有毒成分主要为苦参碱、氧化苦参碱等生物碱,临床主要毒性表现为恶心、呕吐(严重者呕吐十分剧烈)、腹痛、腹泻、头晕眼花、恶寒、出汗、四肢颤抖、抽搐、昏迷;或见呼吸抑制、血压下降。严重者因呼吸衰竭、肺水肿而死亡[5]。有报道服山豆根制剂后出现亚急性坏死性基底节脑病6例[6]。

　　不良反应一般在服药后30min出现。中毒反应的发生与剂量有关,一般认为,煎剂一次用量3～5g无中毒反应,6～9g中毒反应发生率为4.7%,10～12g中毒反应发生率为17.6%,一次用量15～20g中毒反应发生率为50%;成人100g单煎口服可致死[6]。

　　山豆根也可致过敏反应,表现为全身皮肤散在性片状丘疹,瘙痒难忍[7]。

　　【中毒救治】　早期催吐、洗胃;服药超过4h,可导泻,并服药用炭。重度中毒者须用维生素C和654-2(山莨菪碱)静脉滴注,或用维生素B_6静脉注射。抽搐痉挛者用氯丙嗪;腹痛剧烈者注射阿托品;昏迷者给予甲氯芬酯,吸氧;合并血压下降、肺水肿、呼吸衰竭者采用升压、利尿和呼吸兴奋剂等对症处理,同时加用抗生素预防感染。

　　【使用注意】　山豆根毒性物质在体内有蓄积作用,临床宜间隔用药,并严格控制剂量。山豆根煎煮时间越长,则毒性越明显,故入煎时间不宜过长,宜后下。山豆根同名异物者有多种,应注意品种鉴别。山豆根与大黄配伍煎服易发生中毒反应,以头昏眼花、足软无力、手指颤抖为典型症状,故应尽量避免两者同用。

参考文献

[1] 方立琼等.天然产物研究与开发,1992,4(2):96.

[2] 宋立人等.现代中药学大辞典.北京:人民卫生出版社,2001.

[3] 翁维良等.临床中药学.郑州:河南科学技术出版社,1998.

[4] 戴兆云等.中国中西医结合杂志,2005,25(5):407.

[5] 沈映君.中药药理学.北京:人民卫生出版社,2000.

[6] 胡纪源.安徽中医学院学报,2002,21(3):20.

[7] 姜秀君.河南中医,1994,14(5):317.

马　勃

　　【异名】　牛屎菇,灰包菌,牛屎菌。

　　【基源】　为灰包科真菌脱皮马勃 *Lasiosphaera fenzlii* Reich.、大马勃 *Calvatia gigantea* (Batsch ex Pers.) Lloyd 或紫色马勃 *Calvatia lilacina* (Mont. et Berk.) Lloyd 的干燥子实体。

　　【成分研究】

　　1. 甾体类　麦角甾-7,22-二烯-3-酮、β-谷甾醇等。

　　2. 萜类　苯乙酮缩二羟孕酮,23-hydroxylatedlanosterol 等。

　　3. 小分子含氮化合物　N,N-二甲基-苯丙氨酸及羟苯基偶氮甲酰胺类化合物等。

　　4. 其他　蛋白质,肽类,多糖,铜、锌、铁等微量元素。

　　【药理研究】

　　1. 抗菌　马勃对金黄色葡萄球菌、肺炎链球菌、绿脓杆菌及真菌均有抑制作用。

　　2. 抗炎　马勃能显著抑制二甲苯所致小鼠耳郭肿胀,对腹腔注射醋酸所致小鼠腹腔毛细管通透性增高也有抑制作用。

　　3. 抗肿瘤　主要发挥作用的是马勃多糖[1]。

　　4. 其他　止血、止咳、杀虫、抗增殖等作用。

　　【性味归经】　辛,平。归肺经。

　　【功效主治】　清肺解毒,利咽,止血。用于风热或肺火咽喉肿痛,咳嗽音哑;外治鼻衄,创伤出血。

【临床应用】

1. 单方验方

(1)小儿急性化脓性扁桃体炎 金银花、连翘、射干、马勃、牛蒡子、蒲公英、鱼腥草、桔梗。体温高时加生石膏,大便干燥时加川大黄。水煎服,每日1剂,每剂水煎2次,取200ml分3次服,连服5日[2]。

(2)压疮 将外壳完整的马勃在顶部把皮揭掉,取出内容物后过筛,呈细粉状用纸包好,高压消毒后备用。一般选择Ⅱ期以上压疮进行治疗。每次换药,先用生理盐水清洗创面,由内至外,将创面上的渗出物、脓液清洗干净,然后用75%乙醇棉球消毒创面,最后取马勃粉涂于3～4层无菌纱布上,使之铺平,薄厚均匀,覆盖于创面上,用胶布固定。分泌物多时,可每日换2次药。逐渐每日换药1次。待创面干燥后,2～3天换药1次[3]。

(3)腮腺炎 黄芩、牛蒡子、玄参、马勃、连翘、桔梗各10g,蒲公英12g,金银花、板蓝根各15g,薄荷(后下)6g,甘草5g。药物剂量据年龄大小增减,每天1剂,水煎分2次口服[4]。

(4)喉源性咳嗽 金银花、连翘各15g,马勃、牛蒡子、射干、栝楼皮、前胡、桔梗各12g,杏仁10g。每日1剂,水煎500ml,分3次服用。服药期间忌辛辣、油腻,防感冒。7天为一个疗程[5]。

2. 配伍应用

马勃配玄参:清热滋阴利咽。用于风热或热毒壅滞所致的咽喉肿痛。

马勃配板蓝根:清肺解毒,利咽。用于风热或肺火所致的咽喉肿痛。

3. 鉴别应用

马勃、山豆根 两者均有清热解毒、消肿利咽功效,善治咽喉肿痛。但山豆根大苦大寒,清火力强,适用于实热闭塞壅盛者,除治咽喉肿痛外,常用于胃火牙龈肿痛、疮肿、湿热黄疸、肺热咳嗽等。且本品有毒,用时宜慎,不可过量。马勃辛散性平,质轻上浮,善散风热,适用于风热袭肺或肺有郁热者,且能止血,内服治血热吐血、衄血,外用治外伤出血,此外还可治肺热咳嗽失音。

【用量用法】 水煎服,1.5～6g,布包入煎;或入丸散服。外用适量,研末敷患处。

【不良反应】 偶见过敏反应,出现头晕,咽喉似有物堵塞,伴胸闷,继之全身皮肤出现散在性块状丘疹,瘙痒难忍[6]。加工马勃孢子的过程中也有感到周身不适、头晕、恶心、面色发绀、手足发凉、呕吐等不良反应的报道[7]。

参考文献

[1] 邓志鹏等.中药材,2006,29(9):996.
[2] 刘继萍等.现代中西医结合杂志,2007,16(8):1070.
[3] 高京华.现代中医药,2005,25(4):29.
[4] 陈雪丽.陕西中医,2005,26(12):1279.
[5] 敖素华等.陕西中医,2005,26(12):1273.
[6] 丁烈扬等.新中医,2000,32(4):23.
[7] 任书君.辽宁药物与临床,2000,3(4):161.

白头翁

【基源】 为毛茛科植物白头翁 *Pulsatilla chinensis*(Bge.)Regel 的干燥根。

【成分研究】

1. 三萜皂苷类 主要为五环三萜,包括羽扇豆烷型和齐墩果烷型。

2. 三萜酸类 白头翁酸、23-羟基桦木酸等。

3. 木脂素 β-足叶草脂素、(＋)-松脂素等。

4. 其他 原白头翁素、白头翁素、白头翁英、白头翁灵、胡萝卜苷、糖蛋白等[1]。

【药理研究】

1. 抗肿瘤 白头翁酸、齐墩果烷型三萜皂苷等均具有较强的抑制肿瘤活性,白头翁水提物也具有抗肿瘤活性,其机制可能为干扰肿瘤细胞核酸代谢[2]。

2. 抗菌、杀虫 白头翁水提液对金黄色葡萄球菌、炭疽杆菌、绿脓杆菌等均具有明显的抑制作用,煎剂杀灭溶组织内阿米巴的效果较好。

3. 抗氧化 白头翁水提液具有较强的抗氧化作用,能有效清除 H_2O_2,防止其引起的脂质过氧化而造成细胞或组织损伤。

4. 免疫增强 白头翁糖蛋白在体外可显著增强小鼠腹腔巨噬细胞吞噬中性红(3-氨基-7-甲氨基-2-甲基吩嗪盐酸盐)的作用,并可诱生巨噬细胞产生一氧化氮,对巨噬细胞分泌白细胞介素-1(IL-1)亦有一定的促进作用。

【性味归经】 苦,寒。归胃、大肠经。

【功效主治】 清热解毒,凉血止痢。用于热毒血痢;疮痈肿毒;外治阴痒带下。

【临床应用】

1. 单方验方

(1)绝经后尿路感染 白头翁 15g、黄柏 15g、黄连 6g、秦皮 12g、知母 15g、仙茅 6g、淫羊藿 6g、当归 9g、巴戟天 9g。每日 1 剂,加水 600ml,浸 1h,大火煮沸后改为文火煎 30min,煎至约 300ml,分早晚各服 150ml,2 周为一个疗程,连服 2 个疗程[3]。

(2)慢性放射性肠炎 白头翁 15g、黄柏 12g、黄连 6g、秦皮 12g、地榆 15g、防风 12g。便血重时加云南白药适量。水煎,过滤,浓缩至 100～120ml,待冷。每日睡前保留灌肠 1 次,15 天为一个疗程[4]。

(3)溃疡性结肠炎 白头翁 25g、秦皮 15g、乌梅 15g、赤石脂 20g、甘草 15g。每日 1 剂,水煎 2 次,早、晚各服 1 次,30 日为一个疗程[5]。

(4)尿路感染 白头翁 25g、瞿麦 15g、萹蓄 15g、马齿苋 25g、车前子(包煎)25g、蒲公英 20g、紫花地丁 20g、猪苓 20g、白芍 15g、甘草 10g。每日 1 剂,水煎取汁 300ml,每日 3 次口服,1 周为一个疗程[6]。

2. 配伍应用

白头翁配黄连:清热燥湿,凉血止痢。用于热痢腹痛,里急后重,下痢脓血。如白头翁汤(《伤寒论》)。

白头翁配钩藤:平肝息风定惊。用于帕金森病、甲状腺功能亢进症,证属血热风动者。

白头翁配秦皮:清化湿热。煎水外洗,用于湿热阴痒带下。

3. 鉴别应用

(1)白头翁、马齿苋 二者均有清热解毒、凉血止痢的作用,皆可用于治疗湿热泻痢。白头翁苦寒泄降,长于通降肠胃郁火而止痢,且有杀虫作用,适用于热毒血痢、阿米巴痢疾,尚可用于温疟。马齿苋酸寒滑利,善于清利大肠毒热,又能散血消肿,适用于热毒郁滞大肠所致的热毒血痢、腹泻,也可用于疮疡肿毒、湿热带下、热淋。

(2)白头翁、地锦草 两者均善清热解毒,凉血止痢,皆治热毒血痢。然白头翁苦寒,善清肠胃湿热和血分热毒,既为热毒血痢之良药,又为治疗阿米巴痢疾之要药;还可治阴痒带下。地锦草苦辛而平,清热解毒兼能止血,利湿退黄,可治热毒痈肿、毒蛇咬伤、便血、血尿、崩漏、外伤出血及湿热黄疸。

【用量用法】 水煎服,9～15g。白头翁入药内服宜用干品,鲜品不宜内服。

【制剂与成药】

1. 复方白头翁糖浆:每10ml含白头翁2.07g,黄柏、秦皮各3.12g。用于细菌性痢疾、肠炎。口服,每次30～40ml,3次/天。

2. 白头翁冲剂:每袋相当于生药20g。用于牙周炎、肠炎、痢疾等。开水冲服,每次1～2袋,2～3次/天。

【不良反应】 本品所含原白头翁素对皮肤黏膜具有强烈的刺激作用,新鲜白头翁全草捣烂,因原白头翁素逸出有强烈刺激性气味,接触眼部可引起流泪;直接贴敷于身体不同部位,几分钟后出现瘙痒及轻微烧灼感,继续贴敷后出现不同程度的刺痛,于1～24h后出现红斑、大疱或表皮剥脱伴剧烈疼痛;吸入可引起喷嚏、咳嗽;内服可引起流涎、胃肠炎、呕吐、腹痛、肾炎、血尿及心力衰竭,并可因呼吸衰竭而死亡[7]。

干燥久贮者因原白头翁素聚合为白头翁素,局部刺激作用大为降低,故其煎剂毒性甚低,一般服治疗剂量无明显不良反应[8]。

【使用注意】 白头翁煎水内服宜用干燥久贮者,鲜品白头翁不宜内服。虚寒泻痢忌服。

参考文献 ··

[1] 钟长斌等.中医药学刊,2003,21(8):1338.
[2] 关树光等.吉林中医药,2006,26(3):60.
[3] 沈以理等.上海中医药杂志,2007,41(12):37.
[4] 李海强.河南中医,2008,28(9):28.
[5] 呼军珍.实用中医内科杂志,2008,22(9):29.
[6] 窦莉莉.长春中医药大学学报,2006,22(2):26.
[7] 王浴生等.中药药理与应用.北京:人民卫生出版社,1983.
[8] 王本祥等.现代中药药理学.天津:天津科学技术出版社,1997.

马齿苋

【异名】 酱瓣豆草。

【基源】 为马齿苋科一年生肉质草本植物马齿苋 *Portulaca oleracea* L. 的干燥地上部分。

【成分研究】

1. 钾盐 硝酸钾、氯化钾、硫酸钾等。

2. 有机酸类 苯甲酸、柠檬酸等。

3. 其他 去甲肾上腺素、氨基酸、糖类、维生素等。

【药理研究】

1. 抗菌、抗病毒 马齿苋乙醇提取物在体内对大肠杆菌、痢疾杆菌及伤寒杆菌等均有显著抗菌作用,鲜马齿苋煎剂或片剂治疗病毒性肝炎、退黄疸、降转氨酶效果较好[1]。

2. 抗衰老 马齿苋能升高家兔体内超氧化物歧化酶(SOD)活力,减少或消除自由基和过氧化脂质对机体的损伤。

3. 增强免疫 马齿苋对家兔正常和植物血凝素(PHA)诱导的淋巴细胞增殖都有提高作用。

4. 降糖 马齿苋能延长四氧嘧啶所致严重糖尿病大鼠和家兔的寿命,但不影响血糖水平。

5. 其他　肌肉松弛、降血脂、子宫收缩等作用。

【性味归经】　酸,寒。归肝、大肠经。

【功效主治】　清热解毒,凉血止血,止痢。用于湿热下痢,热毒疮疡,丹毒肿痛;便血,痔血,崩漏下血;湿热淋证,带下。

【临床应用】

1. 单方验方

(1)隐翅虫皮炎　先用碱性肥皂水反复清洗患处,持续清洗 3～5min,再取鲜马齿苋茎叶洗净、捣烂,与适量米泔水拌成糊状,外涂于患处,1～2 次/天[2]。

(2)化妆品皮炎　马齿苋 60g、九里香 30g(取九里香叶阴干备用),水煎 1000ml,待冷后湿敷 20min,每日 2 次,10 日为一个疗程[3]。

2. 配伍应用

马齿苋配羌活:宣散郁火,清热解毒。用于瘰疬痰火。

马齿苋配黄芩、黄连:解毒凉血,燥湿止痢。用于湿热下痢及下痢脓血,里急后重等。

马齿苋配地榆:凉血止血。用于大肠湿热所致便血、痔血。

【用量用法】　水煎服,9～15g;鲜品 30～60g。外用适量捣敷患处。

【制剂与成药】　消痢片:每片含生药 2.5g。用于菌痢、肠炎。口服,每次 4～6 片,3 次/天。儿童剂量酌减。

【使用注意】　脾胃虚寒,泻痢者忌服。

参考文献

[1] 杨政等.福建中医药,2000,31(5):43.　　　[3] 韩平.新中医,2008,40(7):18.
[2] 段丛勇.东南国防医药,2008,10(2):115.

鸦 胆 子

【异名】　苦参子,鸭胆子。

【基源】　为苦木科植物鸦胆子 *Brucea javanica* (L.)Merr. 的干燥成熟果实。

【成分研究】

1. 生物碱类　鸦胆子碱、鸦胆宁等。

2. 类苦木素类　鸦胆子苦醇、鸦胆子素、鸦胆子内酯 D 等。

3. 黄酮类　槲皮素-3-O-β-D-半乳糖苷、木犀草素-7-O-β-D-葡萄糖苷等。

4. 其他　香草酸、鸦胆子甲素、鸦胆子酚、鸦胆子酸等。

【药理研究】

1. 抗疟　鸦胆子抗疟活性可能是由所含的少量苦木苦味素所致。

2. 抗阿米巴及其他寄生虫　杀阿米巴的有效成分可能是水溶性苦木素。此外,鸦胆子还对鞭虫和蛔虫有驱除作用[1]。

3. 抗肿瘤　可能起作用的是鸦胆子油中的油酸。

4. 对心血管系统的作用　去油鸦胆子浸剂静脉注射,可使犬血压暂时下降,对在体和离体心脏有抑制作用。

5. 对平滑肌的作用　鸦胆子的各种浸出物均能兴奋离体子宫、小肠平滑肌。

【性味归经】　苦,寒;有小毒。归大肠、肝经。

【功效主治】 清热解毒,截疟,止痢,腐蚀赘疣。用于热毒血痢,冷积久痢,各型疟疾;外治赘疣、鸡眼。

【临床应用】

(1)溃疡性结肠炎 鸦胆子30g,大黄、黄连、黄芩、甘草各15g,加水500ml,煎至150ml,保留灌肠。每晚1次,14天为一个疗程[2]。

(2)手指顽固性寻常疣 将鸦胆子用尖嘴钳剪开,取出仁,碾成油糊状敷于疣体上。最后用胶布将疣体和周围胶布一并覆盖[3]。

【用量用法】 内服,不入煎剂。0.5～2g,用龙眼肉包裹或装入胶囊吞服,避免或减轻鸦胆子油直接刺激胃黏膜引起恶心、呕吐等不良反应。外用适量,碾碎直接涂敷患处。

【制剂与成药】

1. 鸦胆子阴道片:每片含生药0.1g。用于滴虫性阴道炎。治疗时先用5%鸦胆子溶液冲洗阴道,取药片1～2片,放入阴道内,塞以消毒棉球,每日换药1次。

2. 鸦胆子油注射液:浓度为5%～10%。用于食管癌、胃癌、直肠癌、肺癌、子宫癌等。静注,每次10～20ml,加5%葡萄糖溶液或生理盐水500ml;肌注,每次2～4ml,1日或隔日1次。

【不良反应】 鸦胆子仁口服可引起明显的胃肠道刺激症状,表现为恶心、呕吐、腹部不适、腹痛、腹泻、里急后重及头晕、乏力等症状,其发生率高达78.3%。此外,还可出现呼吸困难,重者可发展为四肢麻痹及昏迷[4]。

鸦胆子局部外用,对皮肤、黏膜有强烈刺激性,部分患者可能出现过敏反应,甚至严重的过敏反应和过敏性休克[5,6]。

静脉滴注鸦胆子乳剂后有出现呛咳、心前区紧压感、双肾区刺痛难忍及严重心律失常而死亡的个案报道[7]。

【使用注意】 剂量不可过大或长期服用,以免过量和蓄积中毒。口服时勿直接吞服或嚼服,以免刺激胃肠黏膜,引起胃肠道反应。外用勿在皮肤破损表面敷用。使用鸦胆子乳剂或外用鸦胆子仁有可能引起过敏反应及过敏性休克,应用时需加以注意。

参考文献

[1] 杨峰等.黑龙江医药,1998,11(2):112.
[2] 毛炯等.浙江中西医结合杂志,2002,12(12):764.
[3] 丹璧.新中医,2007,39(12):57.
[4] 郭晓庄等.有毒中草药大辞典.天津:天津科技翻译出版公司,1992.
[5] 黎运洪等.中西医结合杂志,1989,9(6):354.
[6] 朱寅圣等.实用中医药杂志,2002,18(4):56.
[7] 刘学东等.西北药学杂志,1995,10(6):266.

重楼

【异名】 蚤休,草河车,白河车,七叶一枝花。

【基源】 为百合科植物云南重楼 *Paris polyphylla* Smith var. *yunnanensis* (Franch.) Hand.-Mazz 或七叶一枝花 *Paris polyphylla* Smith var. *chinensis* (F.) Hara 的干燥根茎。

【成分研究】 甾体皂苷类,如 Diosgenin 的糖苷、Pennogenin 的糖苷等,氨基酸、甾酮类,还含有蜕皮素、胡萝卜苷等。

【药理研究】

1. 抗病原微生物 重楼甲醇提取物对金黄色葡萄球菌、大肠杆菌、溶血性链球菌、伤寒杆菌等均有较强的抑制作用。

2. **镇痛、镇静** 重楼醇提物小鼠热板法实验表明有镇痛作用,并对小鼠有镇静作用,使小鼠活动减少,与戊巴比妥钠有显著的协同作用。

3. **止咳平喘** 重楼煎剂、乙醇提取物或皂苷部分对二氧化硫引咳的小鼠有明显止咳作用,对组胺所致气管痉挛的豚鼠有保护作用。

4. **抗肿瘤** 重楼总皂苷对小鼠肉瘤 S_{37} 有抑制作用[1]。

【性味归经】 苦,微寒;有小毒。归肝经。

【功效主治】 清热解毒,消肿止痛,凉肝定惊。用于痈肿疮毒,咽肿喉痹,毒蛇咬伤;小儿惊风抽搐;跌打伤痛。

【临床应用】

1. **单方验方**

(1)慢性萎缩性胃炎 太子参 30g、土茯苓 15g、重楼 10g、牡丹皮 10g、山楂 30g、佛手 12g、郁金 12g、莪术 10g、三七 6g(研末分 2 次冲服)、白芍 15g、甘草 6g。两次煎汁 400ml,分早、晚 2 次空腹服[2]。

(2)肠痈 重楼 15g、蒲公英 15g、大血藤 15g、大黄 15g(后下)、赤芍 20g、甘草 6g。热毒蕴肠者加白花蛇舌草 15g、紫花地丁 15g;肠道瘀滞者加丹参 15g、桃仁 10g;腹痛剧烈者加白芍 15g;胀痛为主者加川楝子 12g、厚朴 10g;便结不通者加芒硝 6g(冲服);有包块形成者加乳香 10g、没药 10g。水煎,每日 2 剂,每 6h 服药 1 次[3]。

(3)开放性感染性创口 黄柏 30g、重楼 25g、蒲公英、紫花地丁、苦参各 20g、丹参 15g。水煎,取汁备用。使用时将药液加温到 40℃左右,用敷料蘸取反复浴洗创面,每日 1～2 次,每次 20～30min,洗浴完后用单层粗网眼油纱覆盖创面,其上再以浸渍有解毒生肌洗剂药液的纱布敷盖,再用细网眼油纱敷盖,最后用干敷料覆盖包扎。1 周为一个疗程[4]。

(4)寻常性痤疮 何首乌、土茯苓各 30g,重楼、牡丹皮、生地黄、金银花、赤芍、当归各 15g,每日 1 剂,水煎至 400ml,分 2 次,早晚服用,连服 6 周[5]。

(5)疱疹性口腔炎 青黛 4.5g、重楼 6g、连翘 9g、知母 6g、黄芩 15g、黄连 9g、石膏 15g、竹叶 9g、神曲 15g、甘草 6g。此方为 3～5 岁儿童剂量,可根据年龄适当加减。将药液分为 4 份服用,每 6h 服 1 次[6]。

(6)慢性乙型肝炎 重楼、白花蛇舌草、蒲公英、赤芍各 15g,柴胡、枳壳、山豆根各 10g,白术、丹参、黄芪、茵陈、金钱草各 30g,白芍 12g,甘草 6g。每天 1 剂,煎药取汁 400ml,分两次口服[7]。

(7)阴道支原体感染 重楼洗净、焙干、碾粉、过 200 目筛,灭菌备用。取灭菌的重楼粉,上药于阴道及宫颈处。隔日 1 次,7 天为一个疗程。上药期间避开经期,禁止性生活[8]。

2. **配伍应用**

(1)用于清热解毒,消肿止痛

重楼配金银花:清热解毒。用于痈肿疔毒。

重楼配牛蒡子、板蓝根:清热解毒,消肿止痛。用于咽喉肿痛、痄腮喉痹。

重楼配半边莲:清热解毒。用于毒蛇咬伤。

重楼配土茯苓:清热解毒利湿。用于乙型肝炎 HBsAg 阳性,ALT 增高;痈肿疮疡诸症(《施今墨对药》)。

重楼配三七:消肿止痛。用于跌打损伤、瘀血肿痛。

(2)用于凉肝定惊

重楼配钩藤、蝉蜕:凉肝定惊。用于小儿惊风抽搐。

3. 鉴别应用

(1)重楼、拳参　两药均能清热解毒,治痈肿疮毒、瘰疬及毒蛇咬伤。拳参,又名紫参,源于蓼科植物,无毒,能凉血止痢利湿,可治湿热泻痢、血热吐衄、便血等。重楼,有小毒,善消肿定痛、凉肝定惊,常治疗疮喉痹、跌打损伤、小儿惊风。

(2)重楼、山慈菇　两药均有小毒,功善清热解毒、消肿,治痈肿疮毒、瘰疬及毒蛇咬伤。重楼长于消肿定痛,又能凉肝息风止惊,又治疗腮喉痹、跌打损伤、小儿惊风。山慈菇解毒散结力强,善治疔疮发背及恶肿、瘰疬痰核、癥瘕痞块,适用治甲状腺瘤。

【用量用法】　水煎服,3～9g。外用适量,捣敷或研末调涂患处。

【不良反应】　剂量过大,出现恶心、呕吐、头痛、头晕、眼花,严重者出现痉挛。重楼中毒剂量为62～94g,中毒潜伏期为1～3h[9]。

【中毒救治】

1. 先洗胃、导泻或内服稀盐酸,如痉挛则用解痉剂等对症处理。

2. 可用甘草15g煎水与白米醋、生姜汁60g混合,一半含漱,一半内服;痉挛时用乌梢蛇9g,全蝎3g,厚朴、甘草各6g,水煎服[9]。

【使用注意】　重楼含重楼皂苷,有细胞毒作用,使用剂量过大,可出现不良反应。但常规剂量用药安全,可不必畏忌。虚寒证、阴证疮疡音及孕妇忌服。

参考文献

[1] 肖培根.新编中药志:第一卷.北京:化学工业出版社,2002.
[2] 李景巍等.中医杂志,2007,48(10):909.
[3] 邹招初.中国中医急症,2001,10(5):272.
[4] 李军鹏等.陕西中医,2008,29(5):572.
[5] 曹发龙等.陕西中医,2005,26(12):1278.
[6] 任桂梅等.时珍国医国药,1999,10(4):291.
[7] 宁建平等.陕西中医,2008,29(9):1185.
[8] 叶燕萍等.陕西中医,2000,21(8):352.
[9] 马兴民.中草药急性中毒与解救.西安:陕西科学技术出版社,1980.

拳　参

【异名】　紫参。

【基源】　为蓼科植物拳参 *Polygonum bistorta* L. 的干燥根茎。

【成分研究】　含没食子酸,右旋儿茶酚,左旋表儿茶酚,β-谷甾醇及其异构体,绿原酸,钴、锰、铜、钛等微量元素。

【药理研究】

1. **抗菌**　拳参提取物在体外对金黄色葡萄球菌、绿脓杆菌、枯草杆菌及大肠杆菌等均具有抗菌作用。

2. **镇痛**　拳参水提取物具有镇痛作用。

3. **对心血管系统的作用**　拳参正丁醇提取物影响右心房自律性、对心肌缺血再灌注损伤具保护作用。

4. **止血**　拳参与明胶等制成的"止血净1号"用于犬、绵羊等,有一定的止血作用[1]。

5. **其他**　中枢抑制作用等。

【性味归经】　苦、涩,微寒。归肝、大肠经。

【功效主治】　清热解毒,镇惊息风,凉血止痢。用于痈肿瘰疬,毒蛇咬伤;热病神昏,惊痫抽搐;赤痢脓血,湿热泄泻;血热出血。

【临床应用】

1. 单方验方

(1)湿热型痢疾 拳参 12g、地锦草 12g、槟榔 6g。每日 1 剂,煎服。分 3 次口服,一般服药 3～7 天[2]。

(2)咯血、鼻衄 拳参等研细末,每服 4.5g,每日 2 次(《宁夏中草药手册》)。

2. 配伍应用

拳参配钩藤、全蝎:镇惊息风。用于热病高热神昏,惊痫抽搐。

拳参配白头翁:清热凉血解毒,燥湿止痢。用于湿热泻痢,热毒泻痢。

拳参配贯众炭:凉血止血。用于血热妄行之吐衄血、崩漏下血。

【用量用法】 水煎服,5～10g。外用适量。

【制剂与成药】 拳参片:每片含生药 0.3g。用于细菌性痢疾、肠炎。口服,每次 4 片,3 次/天。

【使用注意】 阴证疮疡忌服。

参考文献

[1] 中华本草编委会.中华本草(精选本):上册.上海:上海科学技术出版社,1998.　　[2] 黄平等.中国民族民间医药杂志,2001,49:85.

半边莲

【异名】 半边菊。

【基源】 为桔梗科植物半边莲 *Lobelia chinensis* Lour. 的干燥全草。

【成分研究】

1. 生物碱类 半边莲碱、山梗菜碱、去氢半边莲碱、异氢化半边莲碱等。

2. 有机酸类 对羟基苯甲酸、琥珀酸等。

3. 其他 黄酮及其苷类、皂苷、氨基酸、多糖、延胡索酸等。

【药理研究】

1. 利尿 半边莲浸剂碱化后的乙醚提取物静脉注射,有明显利尿作用。

2. 兴奋呼吸中枢 半边莲主要通过刺激颈动脉体化学感受器,反射性兴奋呼吸中枢。

3. 对心血管系统的作用 半边莲有降压作用,可能与其对血管运动中枢的抑制和神经节阻断有关[1]。

4. 对神经系统的作用 半边莲碱对植物神经节、肾上腺髓质、延脑各中枢、神经肌肉接头以及颈动脉体和主动脉体的化学感受器都有先兴奋后抑制作用。

5. 其他 解蛇毒、利胆、催吐等作用。

【性味归经】 辛,平。归心、小肠、肺经。

【功效主治】 清热解毒,利水消肿。用于疔疮肿毒,乳痈肿痛,蛇虫咬伤;腹胀水肿,黄疸尿少,湿疮湿疹。

【临床应用】

1. 单方验方

(1)急性肾小球肾炎 鲜半边莲水煎服。3～12 岁每日量为 50～150g;12 岁以上每日量为 100～250g,水煎加白糖适量,不拘时服[2]。

(2)前列腺增生症 大黄 15g、黄芪 25g、王不留行 15g、牡丹皮 10g、栀子 15g、半边莲 20g、半枝莲 20g、枳实 10g、路路通 10g。每日 1 剂,7 天为一个疗程[3]。

(3)毒蛇咬伤 半边莲 30～60g、半枝莲 30～60g、八角莲 15～30g、重楼 15～30g、田基黄 15～30g、一枝箭 15～30g、两面针 15～30g、白花蛇舌草 15～30g,每日 1 剂,水煎,冲入适量蜜糖或白糖口服[4]。

2. 配伍应用

(1)用于清热解毒

半边莲配半枝莲:清热解毒。用于痈肿疮毒,蛇虫咬伤。

半边莲配白花蛇舌草:清热解蛇毒。用于毒蛇咬伤。

(2)用于利水消肿

半边莲配白茅根:利水消肿,凉血通淋。用于小便淋涩、尿血等。

半边莲配金钱草:利尿解毒,排石通淋。用于石淋、砂淋等。

半边莲配茵陈:利水退黄。用于湿热黄疸。

3. 鉴别应用

(1)半边莲、半枝莲 两者均性凉而有清热解毒、利水消肿之效。半边莲属桔梗科植物,长于利水消肿,多用于水肿、毒蛇咬伤。半枝莲属唇形科植物,有活血化瘀功效,善治跌仆伤痛;尚有抗肿瘤的作用,临床常用于消化道癌症、宫颈癌等的治疗。

(2)半边莲、白花蛇舌草 两者均能清热解毒利湿,治热毒、湿热或水湿所致诸疾。半边莲具有清热解毒、利水消肿、退黄功能,善治蛇虫咬伤,又治痈肿疮毒、乳痈肿痛、水肿臌胀、黄疸尿少。白花蛇舌草具有清热解毒、利湿通淋功能,主治痈肿疮毒、咽喉肿痛、毒蛇咬伤及热淋涩痛;近年用于抗癌,治疗胃癌、食管癌、直肠癌等。

【用量用法】 水煎服,10～15g;鲜品 30～60g。外用适量。

【使用注意】 虚证水肿忌用。

参考文献 ......

[1] 赵勇等.医学信息,2006,19(5):5.

[2] 江怀筹.中国民族民间医药杂志,1999,39:211.

[3] 王和权.中国中医急症,2006,15(11):1289.

[4] 韦麟.中国民间疗法,2001,9(5):43.

白花蛇舌草

【基源】 为茜草科植物白花蛇舌草 *Hedyotis diffusa* Willd. 的全草。

【成分研究】

1. 三萜类 齐墩果酸、乌索酸、山柑子酮、异山柑子醇等。

2. 甾醇类 β-谷甾醇、β-谷甾醇-葡萄糖苷、γ-谷甾醇、豆甾醇等。

3. 环烯醚帖苷类 6-*O*-对香豆酰鸡矢藤苷甲酯、车叶草糖苷等。

4. 其他 蒽醌、生物碱、香豆素、强心苷等。

【药理研究】

1. 抗肿瘤 白花蛇舌草体外对急性淋巴细胞型、粒细胞型、单核细胞型以及慢性粒细胞型肿瘤细胞有较强的抑制作用。

2. 增强免疫 白花蛇舌草能增强异型小鼠脾细胞诱导的迟发型超敏反应及细胞毒性 T 淋巴细胞的杀伤功能,具有增强机体免疫功能的作用[1]。

3. **抗化学诱变** 白花蛇舌草对黄曲霉素 B_1 及苯并(a)芘引起的沙门菌属 TA_{100} 的染色体突变有明显抑制作用,并能抑制黄曲霉素 B_1 与 DNA 的结合[2]。

【**性味归经**】 微苦、甘,寒。归胃、大肠、小肠经。

【**功效主治**】 清热解毒,利湿通淋。用于疮痈肿毒,咽喉肿痛,毒蛇咬伤;热淋涩痛,湿热黄疸。

【**临床应用**】

1. **单方验方**

(1)寻常型银屑病 土茯苓 20g、生槐花 20g、茜草 15g、白茅根 15g、丹参 10g、生地黄 10g、赤芍 10g、黄芩 10g、白花蛇舌草 15g、天冬 10g、麦冬 10g、生甘草 10g。水煎,每日 1 剂,早晚分服[3]。

(2)慢性盆腔炎 热毒瘀结型用败酱草、白花蛇舌草、紫草、蒲公英各 20g,延胡索、牡丹皮、桃仁各 15g。附件增厚或盆腔有炎性包块加三棱、莪术、路路通各 15g。湿热阻滞型用败酱草、白花蛇舌草、夏枯草、三棱、紫草各 20g,延胡索、薏苡仁、赤芍各 15g。水煎取汁 150ml。保留灌肠,每晚 1 次,3 周为一个疗程,月经期暂停[4]。

(3)慢性乙型肝炎 白花蛇舌草 45g、金银花 20g、太子参 20g、五味子 15g、苦参 15g、黄连 10g、法半夏 20g、瓜蒌 15g、丹参 15g、垂盆草 15g、地耳草 15g、茯苓 15g。每日 1 剂,水煎取汁 100ml,每日 2 次口服[5]。

(4)原发性肾病 黄芪 20g、白花蛇舌草 20g。每天 1 剂,水煎取汁,每次 100ml,3 次/天,口服[6]。

(5)尿路感染 白花蛇舌草 25g、车前草 15g、马鞭草 15g、鱼腥草 20g、败酱草 15g、灯心草 15g、连钱草 12g、鹿衔草 15g。每日 1 剂,分早晚 2 次口服,10 日为一个疗程[7]。

2. **配伍应用**

(1)用于清热解毒

白花蛇舌草配金银花、野菊花:清热解毒。用于热毒诸证。

白花蛇舌草配大血藤、败酱草:清热解毒排脓。用于肠痈腹痛。

白花蛇舌草配板蓝根、玄参:清热解毒,利咽消肿。用于咽喉肿痛。

白花蛇舌草配重楼:清热解毒。用于毒蛇咬伤。以鲜品捣汁或煎水内服为好,药渣敷伤口。

白花蛇舌草配半枝莲:清热解毒消肿。用治各种癌症。

(2)用于利湿通淋

白花蛇舌草配白茅根:清热利尿,凉血止血。用于热淋尿血、小便不利。

白花蛇舌草配车前草、石韦:利湿通淋。用于膀胱湿热、小便淋沥涩痛。

【**用量用法**】 水煎服,15~30g,大剂量可用至 60g;鲜品可捣汁服。外用适量,捣敷。

【**使用注意**】 阴疽及脾胃虚弱者忌用。

参考文献

[1] 马超等.时珍国医国药,2006,17(2):269.
[2] 单保恩等.中国中西结合杂志,2001,21(5):370.
[3] 刘岚.江苏中医药,2008,40(4):27.
[4] 赵娟等.实用中医药杂志,2008,24(8):500.
[5] 耿读海.河北中医,2008,30(1):22.
[6] 易青等.湖北中医杂志,2006,28(9):11.
[7] 赫岩等.吉林中医药,2008,28(3):195.

山慈菇

【异名】 山茨菇,毛慈菇。

【基源】 为兰科植物杜鹃兰 *Cremastra appendiculata*(D. Don)Makino、独蒜兰 *Pleione bulbocodioides*(Franch.)Rolfe 或云南独蒜兰 *Pleione yunnanensis* Rolfe 的干燥假鳞茎。前者习称"毛慈菇",后两者习称"冰球子"。

【成分研究】

1. 简单芳香化合物及其苷类 对羟基苯乙醇、对羟基苯甲醛、对羟基苯乙醇-8-*O*-*β*-D-吡喃葡萄糖等。

2. 糖类 葡萄糖、甘露糖及葡萄糖配甘露聚糖等。

3. 其他 二氢菲类、联苄类、二氢异黄酮类、腺苷、胡萝卜苷、*β*-谷甾醇等。

【药理研究】

1. 抗菌 山慈菇对致病大肠杆菌、金黄色葡萄球菌、铜绿假单胞菌、白色念珠菌具有抑制作用。

2. 抗肿瘤 山慈菇乙醇提取物对结肠癌(HCT-8)、肝癌(Be17402)、胃癌(BGC-823)、肺癌(A549)、乳腺癌(MCF-7)和卵巢癌(A-2780)细胞表现出非选择性中等强度的细胞毒活性[1]。

3. 抗血管生成 山慈菇乙醇提取物无论在体外还是在体内实验中,都表现出很强的抗血管生成活性[2]。

4. 对造血系统的作用 山慈菇能明显促进小鼠外周血细胞回升,增强骨髓的造血功能,对小鼠外周微循环也有一定的改善作用。

5. 其他 M_3 受体阻断、激活酪氨酸酶等作用。

【性味归经】 甘、微辛,凉。归肝、脾经。

【功效主治】 清热解毒,消痈散结。用于痈疽疮毒,疔疮恶肿,瘰疬痰核;癥瘕痞块。

【临床应用】

1. 单方验方

(1)脂肪肝 山慈菇 15g、泽泻 20g、山楂 15g、决明子 20g、丹参 20g、土鳖虫 15g、柴胡 12g、黄芩 10g、法半夏 15g、茯苓 20g、甘草 10g。每日 1 剂,水煎服[3]。

(2)肝硬化 复方山慈菇片(每片含山慈菇 0.1g,土鳖虫 0.1g,穿山甲 0.6g),每次 5 片,口服,每日 3 次。3 个月为一个疗程[4]。

(3)乳腺增生症 山慈菇、半枝莲、鹿角霜等份,共研细末,水泛为丸如梧桐子大。每次 4g,每日 2 次,温开水送服,2 周为一个疗程[5]。

2. 配伍应用

山慈菇配淡菜:清热解毒,养阴利咽。用于治疗小儿麻疹后口臭、唇裂出血、成人慢性咽炎等。

山慈菇配白帽顶(白帽顶为大戟科植物白背叶的叶):清热解毒,散结消肿,止头痛。用于脑肿瘤引起的头痛。

山慈菇配雄黄、麝香:解毒疗疮。用于痈疽发背、疔疮肿毒、蛇虫咬伤。如紫金锭(《片玉心书》卷五)。

山慈菇配半枝莲、鹿角霜:化痰散结。用于乳腺增生症。

山慈菇配土鳖虫、穿山甲、蝼蛄:解毒化瘀散结。用于肝硬化。

山慈菇配夏枯草、浙贝母：清热化痰散结。用于瘰疬瘿瘤。

山慈菇配茶叶（同研服）：化痰定惊。用于癫痫（《奇效良方》）。

3. 鉴别应用

山慈菇、光慈菇：山慈菇为兰科植物杜鹃兰、独蒜兰或云南独蒜兰的假鳞茎，《中国药典》2015 年版将上述均收载入药，通称"山慈菇"。目前有的地区将百合科植物老鸦瓣 *Tulipa edulis*（Miq.）Bak. 和同科植物丽江山慈菇 *Iphigenia indica*（L.）Kunth 的鳞茎亦作山慈菇用，此两种药材商品通称"光慈菇"。山慈菇与光慈菇同名异物，虽两者均具有清热解毒、消肿散结的功效，但不可混淆替代互用。光慈菇有毒，含秋水仙碱等多种生物碱，具有良好的抗肿瘤、抗痛风作用，临床广泛用于治疗乳腺癌、宫颈癌、食管癌、肺癌、胃癌、皮肤癌等多种癌症及急性痛风性关节炎。但长期服用秋水仙碱在体内有蓄积作用，可抑制正常细胞的分裂，对骨髓造血功能有直接抑制作用，从而导致粒细胞缺乏症，故不宜剂量过大和久服。一般研末内服，不入煎剂，每次 0.3～0.6g。对老年体弱，尤其是有胃肠、肾和心脏病的患者应慎用，孕妇忌服。另外，由于丽江山慈菇的鳞茎与川贝母鳞茎外形略相似，部分地区亦称土贝母或草贝母，应注意区别，不可误服，以免中毒。

【用量用法】　水煎服，3～9g。外用适量。

【使用注意】　正虚体弱者慎服。

参考文献

[1] 董海玲等.中草药,2007,38(11):1734.

[2] Joong S S et al. Planta Med,2004,70(2):171.

[3] 郑昱等.中国中医药信息杂志,2002,9(5):67.

[4] 屠伯言等.江苏中医杂志,1980,(3):33.

[5] 苏力等.内蒙古中医药,1989,8(2):2.

土 茯 苓

【异名】　土草薢。

【基源】　为百合科植物光叶菝葜 *Smilax glabra* Roxb. 的干燥根茎。

【成分研究】

1. 黄酮及其苷类　异黄杞苷、土茯苓苷、槲皮素等。

2. 有机酸类　琥珀酸、棕榈酸、阿魏酸、莽草酸、油酸、亚油酸。

3. 皂苷类　薯蓣皂苷、提果皂苷、胡萝卜苷、提果皂苷元等。

4. 其他　糖类、甾醇类、苯丙素类、挥发油类。

【药理研究】

1. 抗肿瘤　土茯苓可以治疗棉酚中毒所引起的肝细胞损害，可以减少黄曲霉毒素 B_1 所致肝癌病灶。

2. 对心血管系统的作用　以土茯苓苷对模型小鼠灌胃或腹腔注射，能明显减轻缺血心肌超微结构损伤。土茯苓乙酸乙酯提取物能拮抗异丙肾上腺素对离体大鼠心脏的正性肌力和正性频率作用。

3. 抑制免疫　土茯苓通过影响淋巴细胞释放淋巴因子，选择性抑制细胞免疫反应。

4. 抗动脉粥样硬化　土茯苓在不影响血清胆固醇浓度的情况下，能显著降低实验性鹌鹑动脉粥样硬化斑块发生率[1]。

5. 其他　治疗冠心病、心绞痛，防治钩端螺旋体病等作用。

【性味归经】 甘、淡,平。归肝、胃经。

【功效主治】 解毒,除湿,通利关节。用于梅毒及汞中毒所致的肢体拘挛,筋骨疼痛;湿热淋浊,带下,湿疹瘙痒;痈肿疮毒。

【临床应用】

1. 单方验方

(1)梅毒或因服汞剂中毒而致肢体拘挛者 单用土茯苓500g,水煎去渣,煎成浓液,不拘时徐徐服之。如土萆薢汤(土萆薢即土茯苓)(《景岳全书》)。

(2)慢性膀胱炎 土茯苓15g、连翘15g、地肤子15g、虎杖15g、通草10g、冬葵子10g、穿山甲10g、猪苓10g、薏苡仁10g、天花粉10g、蒲公英10g、当归10g、浙贝母10g。每日1剂,水煎3次,前2次分早晚服,第3次兑温水后先熏后坐浴0.5h。14日为一个疗程[2]。

(3)嗜酸性筋膜炎 土茯苓15g、茵陈10g、山慈菇10g、鸡内金12g、地龙10g、积雪草30g、薏苡仁20g。水煎,每日1剂分2次服。3个月为一个疗程[3]。

(4)慢性盆腔炎 大血藤、鸡冠花、椿根皮各30g,土茯苓、败酱草各40g,益母草15g,乳香、没药、白芷、延胡索、苦参、黄柏、芡实、山药各10g。每日1剂,一剂煎2次,每煎250ml,早晚空腹各服1次,15日为一个疗程,服用5个疗程[4]。

(5)慢性前列腺炎 土茯苓15g、连翘15g、地肤子15g、虎杖15g、通草10g、冬葵子10g、猪苓10g、薏苡仁10g、穿山甲10g、天花粉10g、当归10g、浙贝母10g。每日1剂,14天为一个疗程,水煎3次,前2次分早晚服,第3次兑温水后坐浴0.5h,一般治疗2～3个疗程[5]。

(6)慢性湿疹 土茯苓30g、薏苡仁20g、茵陈20g、红花10g、当归15g、黄芩10g、黄柏10g、栀子10g、苦参5g、白鲜皮10g、金银花15g、甘草5g。水煎服,每日2次,于饭后温服。1周为一个疗程,一般用药3～6个疗程[6]。

(7)急性淋病 土茯苓、薏苡仁、茵陈、白茅根各30g,马齿苋、滑石各20g,黄芩10g,黄柏、甘草各6g,金银花、连翘各15g。每日1剂,煎取汁400ml,分早晚2次服用[7]。

(8)面部脂溢性皮炎 土茯苓30g、薏苡仁30g、蝉蜕10g、牡丹皮15g、丹参20g、生地黄20g、赤芍15g、白鲜皮15g、地肤子15g、生甘草5g。水煎服,每日1剂[8]。

(9)慢性肾盂肾炎 金银花、连翘、土茯苓、白头翁、蒲公英各15g,生地黄、黄芩、黄柏、车前子、泽泻、生甘草各10g。煎煮取药液约500ml,代茶饮服,每日1剂[9]。

(10)血热型寻常型银屑病 土茯苓30g、生槐花30g、生地黄30g、白鲜皮15g、忍冬藤15g、重楼15g、紫草15g、大青叶15g、山豆根9g、生甘草6g。水煎服,每日1剂,分早晚2次温服[10]。

2. 配伍应用

(1)用于解毒,通利关节

土茯苓配薏苡仁、防风、木瓜:搜风解毒,通利关节。用于汞中毒而致肢体拘挛者。如搜风解毒汤(《本草纲目》)。

(2)用于解毒,利湿

土茯苓配赤茯苓:清热利尿解毒。用于湿热蕴结之淋浊。

土茯苓配野菊花:清热解毒。用于丹毒,疮疡痈肿。

土茯苓配萆薢:祛风解毒,分清泌浊,除湿通淋。用于风湿热痹,痹证日久而见筋骨疼痛、屈伸不利及淋浊、白浊。

土茯苓配紫草:清热祛湿,凉血活血。用于肝经湿热瘀毒之黄疸、湿疹、疮疡肿毒、恶疮等。

土茯苓配金银花、白鲜皮、甘草:清热解毒。用于杨梅毒疮。

3. 鉴别应用

土茯苓、萆薢:土茯苓又名土萆薢,与萆薢功能相似,均以除湿见长,对于湿盛之淋浊、湿热疮痛及风湿痹痛均可应用。但萆薢除湿降浊之功更佳,故尤其适用于湿盛之膏淋、带下之证;土茯苓除湿又善解毒,故善治恶疮,尤为梅毒之要剂,也用治汞中毒。

【用量用法】　水煎服,15～60g。

【制剂与成药】　银屑冲剂:土茯苓、菝葜(为百合科植物菝葜的根茎)。用于银屑病。口服,每次1袋,2次/天,温开水冲服。

【不良反应】　过敏反应,出现周身瘙痒、丘疹、红斑。

【使用注意】　肝肾阴虚者慎服。另外本品忌犯铁器,服时忌茶。

参考文献

[1] 张存莉等.陕西林业科技,1999,3:61.
[2] 王成霞等.江苏中医药,2004,25(4):25.
[3] 董淑云.江苏中医药,2007,39(4):50.
[4] 王新斌等.甘肃中医学院学报,2007,24(5):24.
[5] 韩庭威.甘肃中医,2002,15(4):74.
[6] 郭新会等.河南中医,2005,25(10):51.
[7] 朱军.实用中医药杂志,2004,20(1):22.
[8] 邓燕.中药材,2007,30(7):898.
[9] 陈训军.湖北中医杂志,2002,24(3):35.
[10] 张勇等.现代医药卫生,2006,22(8):1185.

熊　胆

【基源】　为熊科动物黑熊 *Selenarctos thibetanus* Cuvier 及棕熊 *Ursus arctos* Linnaeus 的胆囊。

【成分研究】

1. 胆汁酸类　胆酸、去氧胆酸、鹅去氧胆酸、熊去氧胆酸等。

2. 胆色素类　胆红素、胆黄素等。

3. 微量元素　铬、铁、铜、硼等。

4. 其他　胆固醇、脂肪、磷脂、氨基酸、无机盐等。

【药理研究】

1. 解热、抗炎　熊胆灌胃给药,对啤酒酵母致热大鼠有明显的解热作用,腹腔注射能明显抑制二甲苯和巴豆油引起的小鼠耳肿胀。

2. 对心血管系统的作用　熊胆具有降压、增加冠脉流量、降低冠脉阻力、抑制血小板聚集、抗血栓、降血脂等作用。

3. 抗菌　熊胆对金黄色葡萄球菌、枯草芽孢杆菌、短小芽孢杆菌、肺炎链球菌等均有明显的抑制作用。

4. 其他　解痉、抗肿瘤、利胆、解毒等作用[1]。

【性味归经】　苦,寒。归肝、胆、心经。

【功效主治】　清热解毒,息风止痉,清肝明目。用于高热惊风,癫痫,子痫,手足抽搐;热毒疮痛,咽喉肿痛,痔疮肿痛;目赤翳障等。

【临床应用】

1. 单方验方

(1)小儿痰热惊痫　单用本品适量,和乳汁或竹沥化服(《食疗本草》)。

(2)热毒疮痛或久痔不瘥　熊胆外涂,或用水调化,或加入少许冰片,涂于患部(《备急千金要方》)。

(3)目赤翳障 以本品与冰片化水,外用点眼,如熊胆丸(《本草纲目》)。

2. 鉴别应用

熊胆、牛黄:两者均味苦,善清热解毒、息风止痉,治热毒疮肿、咽喉肿痛、高热动风、小儿急惊、癫痫等。但牛黄清热解毒力强,兼治口舌生疮;又能化痰开窍,治热病高热神昏及脑卒中痰热神昏等。熊胆性寒,又能明目,治目赤肿痛、目生翳障;兼治痔疮肿痛。

【用量用法】 内服宜入丸、散,每次 0.2~0.5g。外用适量,研末调敷或点眼。

【制剂与成药】

1. 熊胆胶囊(丸剂):引流熊胆干燥品。用于惊风抽搐,黄疸,咽喉肿痛,目赤肿痛,疮痈等。口服,每次 0.3~1g,2~3 次/天。外用适量,研末或水调涂敷患处。

2. 熊胆眼药水:熊胆粉。用于目赤肿痛,对病毒性结膜炎、滤泡性结膜炎有较好的疗效,还可用于清除视力疲劳。滴眼,每次 1~3 滴,3~5 次/天。急性期患者,前 3 日每 2h 滴 1 次。眼外伤患者慎用。

【不良反应】 熊胆不良反应轻微,其腥苦味可致少数患者服后呕吐。本品所含鹅去氧胆酸,3%患者可致肝毒表现,停药后恢复正常;40%患者可致腹泻,但轻微且不影响继续治疗。熊去氧胆酸无明显肝毒性和致泻不良反应[2]。

参考文献

[1] 徐惠波等.中国中医药信息杂志,1998,5(2):18.　　　　[2] 沈映君.中药药理学.北京:人民卫生出版社,2000.

漏　芦

【基源】 为菊科植物祁州漏芦 *Rhaponticum uniflorum*(L.)DC. 及蓝刺头(禹州漏芦) *Echinops latifolius* Tausch. 的干燥根。

【成分研究】

1. 蜕皮甾酮类 漏芦甾酮、蜕皮甾酮、土克甾酮等。

2. 黄酮及其苷类 槲皮素 5-*O*-葡萄糖苷、黄酮苷元槲皮素、六羟黄酮、木犀草素等。

3. 有机酸类 对羟基苯甲酸、原儿茶酸、香草酸、咖啡酸、阿魏酸、氯原酸等。

4. 三萜皂苷类 rhaponticoside A、rhaponticoside B、rhaponticoside C、rhaponticoside D 等。

5. 其他 挥发油、蛋白质、脂类、维生素 C、氨基酸、无机元素、糖类等。

【药理研究】

1. 抗真菌 漏芦水浸剂对许兰黄癣菌、奥杜盎小芽孢癣菌、紧密着色芽生菌和星形奴卡菌等具不同程度的抗菌活性。

2. 抗动脉粥样硬化 漏芦的抗动脉粥样硬化作用机制可能与其抗脂质过氧化作用有关。

3. 对免疫系统的作用 蜕皮甾酮灌胃给药,可明显提高正常小鼠末梢血 α-醋酸萘酯酶染色法(ANAE)阳性淋巴细胞的比值及绝对数,可使该比值保持在正常范围[1]。

4. 其他 抗氧化、降血糖等作用。

【性味归经】 苦,寒。归胃经。

【功效主治】 清热解毒,消痈,下乳,舒筋通脉。用于乳痈肿痛,痈肿疮毒,瘰疬疮毒;乳房胀痛,乳汁不下;湿痹拘挛。

【临床应用】

1. 单方验方 治疗乳腺增生症。柴胡 20g、白芍 25g、菊花 20g、白慈菇 10g、炮甲珠 10g、生牡蛎 25g、瓜蒌 10g、漏芦 15g、浙贝母 25g、海藻 10g、川楝子 20g;疼痛加延胡索 20g、乳香 10g。水煎取汁 300ml,分早晚 2 次服。30 天为一个疗程,月经期停服[2]。

2. 配伍应用

(1)用于清热解毒,消痈散结

漏芦配十大功劳叶:清热解毒凉血。用于痈肿疮毒瘰疬。

漏芦配蒲公英、王不留行:清热解毒,消痈散结。用于痈肿疮毒瘰疬。

漏芦配紫花地丁:清热解毒,消痈散结。用于热毒壅聚,痈肿疮毒。如漏芦汤(《备急千金要方》)。

漏芦配瓜蒌、蛇蜕:清热解毒,消痈散结。用于乳痈肿痛。如漏芦散(《太平惠民和剂局方》)。

(2)用于通经下乳

漏芦配穿山甲、王不留行:通经下乳。用于乳络塞滞,乳汁不下,乳房胀痛者。

漏芦配黄芪、鹿角胶:益气下乳。用于气血亏虚,乳少清稀者。

(3)用于舒筋通络

漏芦配地龙:舒筋通脉。用于湿痹,筋脉拘挛,骨节疼痛。如古圣散(《圣济总录》)。

3. 鉴别应用

祁州漏芦、禹州漏芦(蓝刺头):两者皆为菊科植物,均作为漏芦的正品入药,同具清热解毒、消痈散结、通经下乳之功,主治痈肿疮毒、乳痈肿痛、乳房胀痛、乳汁不下。两者产地不同,祁州漏芦力专效宏,入药最佳;蓝刺头药力稍逊,不及祁州漏芦。

【用量用法】 水煎服,5～9g。外用适量,研末调敷或煎水洗。

【不良反应】 有报道口服含 20g 漏芦复方煎剂 20min 后,出现四肢瘙痒,随之全身瘙痒,面部及全身潮红,背部出现大面积皮疹,伴有烦热、心慌、气短、呼吸困难,同时伴有恶心、呕吐、腹部隐痛、腹泻。原方中去除漏芦,煎服后无任何不良反应。故确认此系漏芦过敏反应[3]。

【使用注意】 阴证疮疡及孕妇忌服。部分患者口服漏芦制剂后有过敏反应,症见四肢皮肤瘙痒、皮疹及潮红,并伴有恶心、腹部隐痛等。

参考文献

[1] 布日额等.中国民族民间医药杂志,2004,70:291.　　[3] 谢世华.时珍国医国药,2000,11(11):1051.
[2] 薛广成等.黑龙江中医药,1999,6:39.

地锦草

【异名】 草血竭,奶花草。

【基源】 为大戟科植物地锦 *Euphorbia humifusa* Willd. 或斑地锦 *Euphorbia maculata* L. 的干燥全草。

【成分研究】

1. 黄酮及其苷类 槲皮素、山柰酚、芹菜素-7-*O*-葡萄糖苷等。

2. 甾体类 β-谷甾醇等。

3. 鞣质。

【药理研究】

1. 抗菌　不同地锦类对不同菌种抑制作用不同。

2. 抗氧化　起作用的可能为地锦草水提液及总黄酮。

3. 抑制肾功能损伤　可抑制肾缺血再灌注时引起的肾功能损伤[1]。

4. 止血　斑地锦能明显缩短凝血时间,止血作用最为明显。

【性味归经】　辛,平。归肝、大肠经。

【功效主治】　清热解毒,凉血止血,利湿退黄。用于热毒泻痢,热毒疮肿,毒蛇咬伤;血热出血;湿热黄疸。

【临床应用】

1. 单方验方

(1)慢性特发性血小板减少症　鲜地锦草30～50g、生地黄15g、牡丹皮10g、赤芍10g、当归10g、独活6g、补骨脂10g、墨旱莲15g、黄芪10g、党参10g、五味子6g、陈皮6g。水煎服,每日1剂。15天为一个疗程[2]。

(2)老年性皮肤瘙痒症　鲜地锦草200g,水煎服,每日1剂,分2次服。药渣加水再煎,用煎液趁热擦洗皮肤,每晚睡前1次。7天为一个疗程,休息1～2天,开始下一个疗程[3]。

(3)外阴色素减退疾病　地锦草30g,研末,每袋重3g,每次2袋,每天2次,熏洗坐浴20min,30天为一疗程[4]。

(4)溃疡性结肠炎　地锦草、生黄芪各30g,黄柏、白及粉各15g,生甘草、白芷各10g,血竭粉6g。上药前五味浓煎,取汁200ml,加入血竭粉及白及粉,搅匀。临睡前,行高位保留灌肠,每日1次,连用6次,停用1天。1个月为一个疗程[5]。

(5)青春期功能性子宫出血　地锦草、贯众炭各20g,仙鹤草、海螵蛸各30g,生地黄、茜草各15g。每日1剂,日服2次。病情较急、出血量多者可日服2剂。1个月经周期为一个疗程[6]。

2. 配伍应用

(1)用于清热解毒

地锦草配马齿苋、地榆:清热解毒。用于湿热泻痢,便下脓血。

(2)用于凉血止血

地锦草配地榆:凉血止血。用于痔疮出血、便血。

地锦草配白茅根、小蓟:凉血止血。用于尿血。

(3)用于利湿退黄

地锦草配茵陈、栀子:清热利湿退黄。用于湿热黄疸。

【用量用法】　水煎服,9～20g;鲜品30～60g。外用适量。

【制剂与成药】

1. 地锦片:每片0.35g,相当于生药2.5g。用于各种痢疾、腹泻、小儿疳积、乳水不足及各种内出血等。口服,每次4片,3次/天,小儿酌减。连服2～3日。

2. 地锦草注射液:每毫升含生药1.7g。用于血衄、血崩、月经过多、创伤后内外出血等。静注或肌注,每次5ml,1～2次/天,必要时可酌增。

参考文献

[1] 朱英.现代中药研究与实践,2003,17(5):62.

[2] 马朝斌.江苏中医药,2004,25(11):31.

[3] 郭吟龙.中医药研究,2001,17(2):30.

[4] 邢恺萝等.新中医,2003,35(7):28.

[5] 庞良泉等.湖北中医杂志,2003,25(9):42.

[6] 周志群等.安徽中医学院学报,2001,20(1):23.

冬凌草

【基源】　为唇形科植物碎米桠 *Rabdosia rubescens*（Hemsl.）Hara 的全草。

【成分研究】

1. 贝壳杉烷二萜类　冬凌草甲素、冬凌草乙素、冬凌草丙素、冬凌草丁素等。

2. 三萜、甾体类　α-香树脂醇、β-谷甾醇、β-胡萝卜苷、熊果酸等。

3. 挥发油类　柠檬烯、对聚伞花素、壬醛、癸醛、棕榈酸等。

4. 黄酮类　线蓟素、胡麻素等。

【药理研究】

1. 抗肿瘤　冬凌草水及醇提取物、冬凌草甲素、冬凌草乙素等具有抗肿瘤作用[1]。

2. 抗突变　冬凌草甲素具有显著的抗突变作用。

3. 抑制中枢　冬凌草煎剂及醇提取物注射或灌胃给药,均可明显提高戊巴比妥钠的催眠作用,使睡眠动物数增加,睡眠时间延长。

4. 抗菌消炎　冬凌草煎剂及醇提取物均可抑制肉芽肿的形成,醇提取物对金黄色葡萄球菌、白色葡萄球菌、甲型链球菌、乙型链球菌、弗氏痢疾杆菌等有明显抗菌作用。

5. 其他　抗氧化、解痉、影响免疫功能等作用。

【性味归经】　苦、甘,微寒。归肺、胃、肝经。

【功效主治】　清热解毒,活血止痛。用于咽喉肿痛,感冒头痛,肺热咳嗽。近年用于食管癌、贲门癌、肝癌、乳腺癌、膀胱癌的治疗。

【临床应用】

(1)膀胱癌　冬凌草 50g,加水 1000ml,大火煮沸后小火煎煮 40min,煎至 500ml(每毫升含生药 0.1g),过滤沉淀后取上清液,置广口瓶内,用超声热疗机水处理系统脱气后密封备用。治疗前患者留置三腔导尿管,膀胱注入脱气冬凌草煎液 300～500ml,保留灌注 3h[2]。

(2)食管癌、贲门癌　冬凌草糖浆(每毫升含生药 1g),每日 3 次,每次 30ml,饭后口服,连服 2～3 个月为一个疗程。经治疗病情稳定好转后,剂量可改为每次 15～20ml,治疗 1 个月,停药休息 1 个月,间断治疗半年以上[3]。

(3)原发性肝癌　100%冬凌草糖浆每次 30ml,每日 3 次。治疗半年,多数患者症状缓解,以肝痛减轻和食欲增加为明显[4]。

【用量用法】　水煎服,30～60g。

【制剂与成药】

1. 冬凌草片:每片含生药 3g。用于急性咽喉炎、急性扁桃体炎等。口服,每次 2～4 片,3 次/天。

2. 冬凌草流浸膏:用途同片剂。口服,每次 10～20ml,3 次/天。

【不良反应】　冬凌草糖浆、片剂、浸膏剂、煎剂口服无明显不良反应,偶有恶心、腹胀、腹痛、腹泻。个别患者出现过敏反应。

【使用注意】　孕妇慎服。

参考文献

[1] 刘净等.海峡药学,2004,16(2):1.
[2] 丁向东等.中国中西医结合杂志,2007,27(11): 1039.
[3] 陈绍棠等.中西医结合杂志,1988,8(11):43.

[4] 宋立人等.现代中药学大辞典.北京：人民卫生出版　　　社,2001.

白　蔹

【基源】　为葡萄科植物白蔹 *Ampelopsis japonica*（Thunb.）Makino 的干燥块根。

【成分研究】

1. 蒽醌类　大黄素、大黄素甲醚、大黄酚等。

2. 有机酸类　龙脑酸、酒石酸等。

3. 甾体类、萜类　β-谷甾醇、胡萝卜苷、没食子酸、卫茅醇、羽扇豆醇等。

4. 其他　黏液质、淀粉、脂肪酸、酚性化合物等。

【药理研究】

1. 抗菌　白蔹水浸剂在试管内对同心性毛癣菌等皮肤真菌有一定程度的抑制作用。

2. 抗肿瘤　体外实验白蔹对宫颈癌细胞培养系 JTC-26 有抑制作用。

3. 镇痛　配伍使用时,白蔹可明显增强乌头类药物的镇痛作用,提高电刺小鼠的痛阈值。

4. 强心　配伍使用时,白蔹可减弱乌头类的抑制离体蛙心作用,或增强炙草乌的心肌收缩力[1]。

【性味归经】　苦、辛,微寒。归心、胃经。

【功效主治】　清热解毒,消痈散结,敛疮生肌。用于疮痈肿痛,瘰疬痰核;水火烫伤,手足皲裂。

【临床应用】

1. 配伍应用

(1)用于清热解毒,消痈散结

白蔹配金银花、蒲公英:清热解毒,消肿散结。用于热毒壅聚,痈疮初起,红肿硬痛者。

白蔹配皂角:清热解毒,促溃排脓消肿。用于疮痈脓成不溃者。

(2)用于生肌敛疮

白蔹配白及、冰片:收敛止血,消肿生肌。用于金创出血,疮疡溃后不敛等;研末猪油脂调敷外用治手足皲裂。如白蔹散(《鸡峰普济方》)。

2. 鉴别应用

白蔹、山慈菇:两者均功善清热解毒、消痈散结,主治痈肿疮毒。山慈菇解毒散结力强,善治疗疮发背及恶肿,并治咽喉肿痛、瘰疬痰核及癥瘕痞块。白蔹消痈止痛力强,又能生肌敛疮,对疮疡肿毒未成脓者可消、已成脓者促排、脓尽不敛者能生肌敛疮,故为治疮疡之良药。

【用量用法】　水煎服,4.5～9g。外用适量,煎汤洗或研成极细粉敷患处。

【不良反应】　偶可出现皮肤潮红发痒,轻度头晕、恶心、烦躁,停药后自行消失。

参考文献

[1] 肖培根.新编中药志:第一卷.北京:化学工业出版　　　社,2002.

绿　豆

【基源】　为豆科植物绿豆 *Vigna radiate*（L.）R. Wilczak 的干燥种子。

【成分研究】

1. 蛋白质类　多为球蛋白。

2. 脂肪类　多为不饱和脂肪酸,还有磷脂酰胆碱、磷脂酰乙醇胺、磷脂酰肌醇等。

3. 淀粉类　戊聚糖、半乳聚糖、糊精、半纤维素等。

4. 其他　胡萝卜素、视黄醇、硫胺素、核黄素、尼克酸、维生素 E、钙、铁、镁、锰、锌等。

【药理研究】

1. 抑菌　绿豆衣提取液对葡萄球菌有抑制作用。

2. 降脂　降血脂机制可能为绿豆中含有的植物甾醇结构与胆固醇相似,植物甾醇与胆固醇竞争酯化酶,使之不能酯化而减少肠道对胆固醇的吸收,并可通过促进胆固醇异化和/或在肝脏内阻止胆固醇的生物合成等途径,使血清胆固醇含量降低[1]。

3. 抗肿瘤　绿豆中提取的苯丙氨酸氨解酶对小鼠白血病 L1210 细胞和人白血病 K562 细胞有明显的抑制作用。

4. 解毒　绿豆蛋白、鞣质和黄酮类化合物可与有机磷农药及汞、砷、铅化合物结合形成沉淀物,使之减少或失去毒性,并不易被胃肠道吸收。

5. 其他　增强免疫功能、抗氧化、清热解暑等作用。

【性味归经】　甘,寒。归心、胃经。

【功效主治】　清热解毒,消暑,利水。用于暑热烦渴,疮疡痈肿;水肿,小便不利;药物及食物中毒。

【临床应用】

1. 单方验方

(1)蕈中毒幻视　绿豆 100～300g,生甘草 10～20g,加水 1000ml 浸泡 30min,然后煎煮取汁 600ml,让患者不拘时代茶饮,每次服 100ml 左右,每日 1～2 剂[2]。

(2)肾病综合征　赤小豆、绿豆、黑豆各 30g,茯苓 10g,甘草 5g。每日 1 剂,煎取 2 次,去草药留豆,混匀早晚分服(吃豆喝汤)。30 剂为一个疗程[3]。

(3)婴幼儿腹泻　7 粒绿豆,3 粒白胡椒,加入乳汁内形成细末,然后让患儿平卧,把事先备好的药倒入患儿肚脐内,然后用略比肚脐大的布按压在肚脐上,再用胶布固定,以免药外出,维持 4～8h[4]。

2. 配伍应用

(1)用于清热解毒

绿豆配甘草:解毒。用于砒石、巴豆、附子、苍耳草等一切草木金石诸药中毒;鱼、蟹、豚、蛇等食物中毒;痈肿疮毒或防治痘疮、麻疹之流行感染;暑热烦渴,温疟伤津及夏令炎热之际(《施今墨对药》)。

绿豆配苍耳子:祛风清热解毒。用于鼻渊流浊黄涕者。

(2)用于解暑利尿

绿豆配六月雪:祛风清热解毒,活血利水。用于湿热水肿、腰痛。

绿豆配白扁豆、赤小豆:补脾和胃,化湿解毒。用于噤口痢,湿毒留滞之水肿尿浊。

【用量用法】　水煎服,15～30g,大剂量可用 120g;或研末;或生研绞汁。外用适量,研末调敷。

参考文献

[1] 李敏.上海中医药杂志,2001,5:47.

[2] 张宏.中国中医急症,2000,9(1):17.

[3] 柳伟.陕西中医,2008,29(4):406.

[4] 贾全恩等.中国基层医药,2000,7(2):156.

第四节 清热凉血药

生 地 黄

【基源】 为玄参科植物地黄 *Rehmannia glutinosa* Libosch. 的干燥块根。

【成分研究】

1. 环烯醚萜苷类 梓醇、地黄苷D、地黄苷A等。

2. 甾体及其苷类 麦角甾苷、β-谷甾醇等。

3. 糖类 水苏糖、棉子糖、甘露三糖、地黄多糖A、地黄多糖B等。

4. 氨基酸类。

【药理研究】

1. 对血液系统的作用 生地黄具有止血、促进血细胞增殖作用,同时可以通过影响白细胞和血小板发挥抗炎作用。

2. 对免疫系统的作用 地黄苷A可能通过增强B淋巴细胞产生抗体,促进溶血,增强免疫低下小鼠的体液免疫功能。

3. 对肾脏的作用 生地黄水提取液能明显降低小鼠尿蛋白排泄,改善肾小球上皮细胞轴突融合等病理变化,有明显的肾缺血保护作用。

4. 降血糖 地黄寡糖调节机体微生态平衡可能是其降血糖机制之一[1]。

5. 其他 保护胃黏膜、抗衰老、抗骨质疏松等作用。

【性味归经】 甘、苦,寒。归心、肝、肾经。

【功效主治】 清热凉血,养阴生津。用于热入营血,舌绛烦渴,血热妄行,斑疹吐衄;阴虚内热,骨蒸劳热;津伤口渴,内热消渴,肠燥便秘。

【临床应用】

1. 单方验方

(1)糖尿病性肾病 生黄芪30g,党参、生地黄、丹参、葛根各15g,枸杞子、川芎、苍术各10g,山茱萸6g,牡丹皮9g,水煎,每日1剂,早晚分服[2]。

(2)更年期综合征 当归15g、生地黄15g、熟地黄15g、黄连6g、黄芩6g、黄柏6g、黄芪15g。水煎服,每日1剂[3]。

(3)免疫性不孕症 生地黄、熟地黄、山茱萸、山药、炒当归、赤芍、柴胡各10g,白术、牡丹皮、茯苓各12g,五味子、甘草各6g。每天1剂,水煎,早晚分服,2个月为一个疗程[4]。

(4)急性眼部外伤 生地黄50g,高压蒸15min后,捣汁加蜂蜜10g外敷伤处,上午2次,下午2次,每次15min,晚上睡眠时外敷0.5h,连续3~5天[5]。

2. 配伍应用

(1)用于清热凉血

生地黄配牡丹皮:凉血散瘀,清热宁络。用于急性热病,热入心营之神昏谵语;血热妄行之吐血、衄血等症;热病后期,邪热未尽,阴液已伤所致的夜热早凉、热退无汗等症;肝肾阴亏,骨蒸劳热。

生地黄配知母、地骨皮:滋阴清热除骨蒸。用于阴虚内热,潮热骨蒸。如地黄膏(《古今医统大全》)。

生地黄配大黄：滋阴增液，通便泄热。用于心胃火炽，气火升腾，挟血上逆之吐血、衄血；热结便秘证。

生地黄配白茅根：清热，凉血，退热。用于热性病热邪入营所致的发热、口渴、舌绛，或身现斑疹等症；血热妄行，症见衄血、吐血、脉细数者；热病伤阴，低热不退者；手术后发热，及原因不明之低热。

生地黄配地榆：清热凉血止血。用于血热便血、尿血。如两地丹(《石室秘录》)。

生地黄配水牛角：清热凉血，泻火解毒。用于温热病之高热神昏，烦热口渴，斑疹，吐血、衄血等症；脑外伤后遗症；热痹，荨麻疹，证属风热为患者(《施今墨对药》)。

(2)用于生津养阴

生地黄配石斛：养阴清热，泄热除烦。用于热病后期，由于高热伤阴，以致口干舌燥、烦渴欲饮、津少纳呆、舌红少苔；温热病伤阴，阴虚内热，低热不退；胃病日久，阴液不足，胃口不开。

生地黄配熟地黄：滋阴补肾，益精填髓，补血生血，养阴凉血，清热除蒸。用于热病之伤阴、低热不退诸症；阴虚血亏，骨蒸潮热等症；肝肾不足，精亏血少，以致眩晕、心悸、失眠、月经不调、月经稀少或崩漏等症；糖尿病，表现为中消者；胎漏下血诸症。如二黄散(《景岳全书》)。

生地黄配玄参：清热凉血，养阴生津。用于热入血分之神昏谵语，斑疹显露或吐血、衄血，舌绛苔少等症；热病后期，津液损伤，心烦口渴，大便秘结等症；肾阴亏损，虚火上炎之咽喉燃肿、口干舌燥等症。如增液汤(《温病条辨》)。

3.鉴别应用

(1)鲜地黄、干地黄　鲜地黄多汁，苦重于甘，清热凉血生津效佳，热甚伤津者多用。干地黄质润，甘重于苦，清热力稍差而长于滋阴，阴虚血热、骨蒸潮热多用。

(2)生地黄、熟地黄　生地黄是地黄的块根晒干而成，性寒凉，具有清热凉血、养阴生津的作用，长于滋阴、凉血、润燥，但其滋阴之力不及熟地黄，适用于温热病热入营血证，热病后期低热不退及津伤口渴，消渴证，血热妄行之出血证等。熟地黄为生地黄加辅料炮制加工而成，性微温，长于滋养肝肾之阴，补益精血，适用于肝肾阴虚证及精血亏虚之证。

(3)生地黄、玄参　两者同属清热凉血药。生地黄甘寒偏入血分，凉血之功较玄参强，且能养血、止血，其治重在血分，适用于温热病后期或内伤之阴虚发热、消渴，血热妄行之出血证，女子月经不调，邪热伤津或津液不足之大便秘结。玄参咸寒偏入阴分，降火解毒之功较胜，且能散结、清肺利咽，其治重在阴分，适用于阴虚发热，消渴证，温热病邪入营血之发斑发疹，咽喉肿痛，瘰疬瘿瘤等。

【用量用法】　水煎服，9～15g。鲜地黄用量加倍，或捣汁入药。

【不良反应】　少数患者有腹泻、腹痛、恶心、头晕、疲乏、心悸等不良反应，但均为一过性，继续服药数日内即消失；个别患者可出现肝功能轻度障碍，表现为血清谷丙转氨酶、脑磷脂胆固醇升高，TTT异常[6]。

【使用注意】　脾虚湿滞，腹满便溏者不宜服用。

参考文献

[1] 曾艳等.中成药,2006,28(4):609.
[2] 刘玉玲.陕西中医,2007,28(8):981.
[3] 袁杰等.山东中医杂志,2007,26(12):828.
[4] 王春霞等.新中医,2008,40(2):24.
[5] 苏南湘.湖南中医杂志,2002,18(6):59.
[6] 沈映君.中药药理学.北京:人民卫生出版社,2000.

玄 参

【异名】 元参,黑参。

【基源】 为玄参科植物玄参 *Scrophularia ningpoensis* Hemsl. 的干燥根。

【成分研究】

1. 环烯醚萜类 哈帕苷、哈帕俄苷、6-O-甲基梓醇、8-O-阿魏酰基哈帕苷等。

2. 苯丙素苷类 angroside C、ningprosides A、cistanoside F 等。

3. 有机酸类 4-羟基-3-甲氧基苯甲酸、对甲氧基肉桂酸、熊果酸等。

4. 其他 β-谷甾醇及其苷、多糖等。

【药理研究】

1. 保肝 苯丙素苷能明显抑制模型肝细胞凋亡,上调 BCL-2 蛋白表达,下调 Fas/FasL 的表达,具有抗肝损伤作用。

2. 抗血小板聚集 angroside C 能使血小板环腺苷酸(cAMP)含量显著升高,可以使血浆中血栓素 B_2(TXB$_2$)和 6-酮-前列腺素 $F_{1\alpha}$(6-keto-PGF$_{1\alpha}$)均有所下降,但 TXB$_2$ 下降更为明显[1]。

3. 抗氧化 angroside C 在 0.1mmol/L 时有显著的抗氧化能力。

4. 其他 抗缺血、抗抑郁等作用。

【性味归经】 甘、苦、咸,微寒。归肺、胃、肾经。

【功效主治】 清热凉血,泻火解毒,滋阴。用于温邪入营,内陷心包,温毒发斑;热病伤阴,津伤便秘,骨蒸劳嗽;目赤咽痛,瘰疬,白喉,痈肿疮毒。

【临床应用】

1. 单方验方

(1)喉源性咳嗽 麦冬 6g、玄参 6g、桔梗 4.5g、生甘草 6g、五味子 3g、百部 6g、菊花 6g、薄荷 6g。以上诸药以清水漂洗 1～2 次除去浮灰,再用沸水冲泡后即可饮用;或将诸药先放入砂锅中稍加煮沸再倒入茶杯中饮用。以后再反复添加开水频服,至药汁清淡而弃。每日 1 剂[2]。

(2)脉管炎 玄参 90g、金银花 90g、当归 60g、甘草 30g、制乳香 6g、制没药 6g、黄柏(盐水炒)6g。每日 1 剂,水煎早晚 2 次分服,6 日为一个疗程,连续服药 5 个疗程[3]。

(3)放射性食管炎 玄参 10g、生地黄 10g、麦冬 10g、沙参 10g、石膏 30g、桃仁 10g、牡丹皮 10g、连翘 10g、金银花 15g、白及 20g、半枝莲 10g、石上柏 15g、延胡索 10g、川楝子 10g、八月札 10g、甘草 10g。水煎服,每日 1 剂[4]。

(4)肛肠病术后发热 玄参 30g,麦冬、生地黄各 25g,大黄 9g,芒硝 4.5g。腹胀者加枳实、厚朴;渴甚者加天花粉、黄连;呕吐者加竹茹。每日 1 剂,水煎,分早晚 2 次服,3 天为一个疗程,治疗期间禁食辛辣刺激之品[5]。

(5)治疗高血压病 玄参 15g、生地黄 15g、白芍 10g、钩藤 15g、夏枯草 15g、牛膝 10g、麦冬 10g、菊花 10g、丹参 10g、泽泻 10g。每天服中药 1 剂,15 天为 1 个疗程[6]。

2. 配伍应用

(1)用于清热凉血、养阴

玄参配苍术:益脾气,敛脾精,止淋浊,降低血糖。用于中气虚弱,清浊不分之尿浊膏淋等;雀目,夜盲;糖尿病,或伴有胆固醇增高者(《施今墨对药》)。

玄参配麦冬:养阴生津,润燥止渴。用于糖尿病,表现为津少口干、口渴多饮、舌红少苔等症者;虚劳诸症,以阴虚为主者。如增液汤(《温病条辨》)。

玄参配百合、生地黄:滋补肺肾之阴。用于肺肾阴虚,骨蒸劳嗽。如百合固金汤(《慎斋遗书》)。

(2)用于解毒散结

玄参配牡蛎:泻火解毒,软坚散结。用于阴亏火旺,灼津成痰,痰火郁结,郁而不散所致的瘰疬、瘿瘤、痰核等。如消瘰丸(《医学心悟》)。

玄参配贝母:清热解毒,化痰散结。用于肝肾阴虚,虚火内盛,灼津成痰,痰火凝结而成的瘰疬。

玄参配板蓝根、黄芩:清热泻火,解毒散结。用于瘟毒热盛,咽喉肿痛。如普济消毒饮(《东垣试效方》)。

3. 鉴别应用

玄参、麦冬 两者均有滋阴清热功效,用于肺胃阴伤有热之证。然玄参清热解毒力强,尚有清热凉血功效,实火虚火皆可用之,如常用于温毒发斑、目赤咽痛、痈肿疮毒等病证。麦冬长于润肺益胃,生津滋阴,清心除烦,用于肺胃阴伤、咽干鼻燥、肠燥便秘、心烦失眠等。

【用量用法】 水煎服,9～15g。

【制剂与成药】 玄麦甘桔颗粒(冲剂):由玄参、麦冬、甘草、桔梗组成。用于虚火上灼,口鼻干燥,咽喉肿痛。开水冲服,每次10g,3次/天。小儿酌减。

【使用注意】 脾胃虚寒,食少便溏者不宜服用。

参考文献

[1] 黄雄等. 中医药导报,2007,13(10):103.
[2] 谭薇. 时珍国医国药,2000,11(12):1128.
[3] 张居伟等. 青岛医药卫生,2001,33(1):61.
[4] 李茂钦. 河北中医,2008,30(2):142.
[5] 梁靖华等. 陕西中医,2006,27(3):303.
[6] 张水全. 光明中医,2008,23(1):62.

牡 丹 皮

【异名】 丹皮。

【基源】 为毛茛科植物牡丹 *Paeonia suffruticosa* Andr. 的干燥根皮。

【成分研究】

1. 丹皮酚及苷类 丹皮酚、芍药苷、丹皮酚苷、丹皮酚原苷等。

2. 香豆素类 6-羟基香豆素等。

3. 有机酸类 白桦脂酸、没食子酸等。

4. 其他 甾醇、萜类、多糖、鞣质等。

【药理研究】

1. 降血糖 发挥作用的主要是丹皮多糖。

2. 对心血管系统的作用 丹皮酚可抑制动脉粥样硬化的发生、发展,丹皮酚还具抗心律失常、保护缺血再灌注损伤的作用[1]。

3. 抗菌 丹皮酚对金黄色葡萄球菌、表皮葡萄球菌、铜绿假单胞菌、阴沟肠杆菌、肺炎克雷伯杆菌、大肠杆菌、白色念珠菌等均有抗菌活性。

4. 其他 抗超敏反应、抗肿瘤等作用。

【炮制研究】 牡丹皮中所含丹皮酚具有多种药理作用,丹皮酚具有水溶性和挥发性,并可随水蒸气蒸馏。因此,牡丹皮在切片前软化时,采用水淋法和抢水洗为宜,干燥时以阴干法为佳[2]。

【性味归经】 苦、辛,微寒。归心、肝、肾经。

【功效主治】 清热凉血,活血化瘀。用于温毒发斑,吐血衄血;温病伤阴,阴虚发热,夜热早凉,无汗骨蒸;血滞经闭,痛经,跌仆伤痛;痈肿疮毒。

【临床应用】

1. 单方验方

(1)过敏性紫癜 大黄10g、牡丹皮10g、桃仁10g、冬瓜子10g、生槐花30g、茜草炭30g、金银花炭20g、蝉蜕6g。每日1剂,水煎早晚2次分服。15日为一个疗程[3]。

(2)急性阑尾炎 大黄9~18g(后下)、牡丹皮9~12g、桃仁9~15g、红花9~15g、冬瓜仁15~30g、芒硝9~12g(分冲)。每日1剂,连服2日[4]。

(3)急性胆囊炎 大黄12g,牡丹皮、桃仁各12g,玄明粉10g(分2次冲服),冬瓜子10g。每剂煎2次,每6h服1次,7天为一个疗程,一般1~3个疗程[5]。

(4)肾病综合征出血热少尿期 大黄30g、牡丹皮15g、桃仁12g、芒硝(冲)6g、蒲公英30g、丹参45g。水煎服,每天1~2剂,分早、晚2次服下[6]。

2. 配伍应用

(1)用于清热凉血

牡丹皮配栀子:清热凉血,祛瘀化斑。用于温毒发斑。如牡丹汤(《圣济总录》)。

牡丹皮配赤芍:凉血活血。温热病热入营血之吐血、衄血、发斑;血热妄行之吐血、衄血、尿血、月经过多等;瘀血经闭、痛经;疮痈肿痛。

牡丹皮配紫草:清热凉血,活血透疹。用于热病皮下出血,过敏性紫癜。

牡丹皮配地骨皮:凉血除蒸。用于阴虚血热所致的午后潮热、骨蒸等。

牡丹皮配生地黄:清热养阴,凉血止血。用于阴虚血热吐衄。如滋水清肝饮(《医宗己任编》)。

牡丹皮配丹参:凉血活血,清透邪热。用于温热病热入营血之吐血、衄血、发斑等;血热瘀滞,月经不调,闭经,痛经,腹中包块,产后少腹疼痛等。

(2)用于活血化瘀止痛

牡丹皮配桃仁、桂枝:活血祛瘀。用于血滞经闭、痛经。如桂枝茯苓丸(《金匮要略》)。

牡丹皮配大黄:清热散瘀消痈。用于肠痈初起,少腹肿痞;附件炎、盆腔炎等属里热实证者。如大黄牡丹皮汤(《金匮要略》)。

牡丹皮配乳香、没药:活血化瘀止痛。用于跌打伤痛。如牡丹皮散(《证治准绳》)。

3. 鉴别应用

(1)牡丹皮、地骨皮 两者均能清退虚热、凉血,皆可用于骨蒸潮热。牡丹皮长于治疗无汗之骨蒸潮热,且具活血化瘀之功,可用于治疗血滞经闭、痛经、癥瘕、跌打损伤等瘀血病证,也可用于肠痈初起而未成脓者。地骨皮善治有汗之骨蒸潮热,且能清泄肺热,常用于治疗肺热咳喘。

(2)牡丹皮、赤芍 两者均能清热凉血、活血行瘀。赤芍活血散瘀之力较牡丹皮强,但其凉血清热之力不及牡丹皮,故适用于热入血分之实火,血热妄行或血瘀所致的出血实证,及血瘀所致的月经不调、胸胁腹痛等。牡丹皮善清血热,既能清血分之实热,又能除阴分伏热,适用于热入营血斑疹吐衄,也可用于阴虚发热、骨蒸劳热。

【用量用法】 水煎服,6~12g。

【使用注意】 血虚有寒,月经过多及孕妇不宜服用。

参考文献

[1] 张虹等. 江苏中医药,2007,39(9):75.
[2] 薛德华. 基层中药杂志,1995,9(2):11.
[3] 范华云. 河北中医,2000,22(8):607.
[4] 周国芳. 中医临床医生,2003,31(5):47.
[5] 曹金婷. 河南中医,2008,28(2):16.
[6] 周中辰等. 山东中医杂志,2000,19(15):280.

赤 芍

【基源】 为毛茛科植物赤芍 *Paeonia lactiflora* Pall. 或川赤芍 *Paeonia veitchii* Lynch 的干燥根。

【成分研究】

1. 单萜及单萜苷类 包括具蒎烷结构的单萜及其苷类,具内酯结构的单萜及其苷类。

2. 其他苷类 氧化芍药苷、芍药花苷、芍药苷元、没食子酰芍药苷等。

3. 其他 环烯醚萜类、三萜类、甾醇及其苷类、鞣质、黄酮类、氨基酸、蛋白质等。

【药理研究】

1. 对血液系统的作用 赤芍总苷能通过对凝血系统和血小板功能的影响,产生抗血栓作用。

2. 对心血管系统的作用 赤芍有较强的抗动脉粥样硬化作用,也能扩张冠脉血管,增加冠脉流量而增加心肌营养性血流量,保护缺血心肌,提高心肌对低氧的耐受性,降低肺血管阻力,减轻后负荷[1]。

3. 对肿瘤细胞的作用 芍药苷能抑制肿瘤细胞膜上三磷腺苷酶的活性及升高腺苷酸环化酶活性。

4. 对肝脏的作用 赤芍具有消退黄疸、抑制血浆中血栓素 B_2 产生、抗肝纤维化、促进肝细胞再生等作用。

5. 其他 抗炎、抗超敏反应、清除活性氧自由基等作用。

【性味归经】 苦,微寒。归肝经。

【功效主治】 清热凉血,散瘀止痛。用于温毒发斑,吐血衄血;目赤肿痛,痈肿疮疡;肝郁胁痛,经闭痛经,癥瘕腹痛,跌仆损伤。

【临床应用】

1. 单方验方

(1)肝性脑病 赤芍 10～30g、厚朴 20g、枳实 20g、玄明粉(冲服)4～6g、生大黄(后下)15～20g。每日 1 剂,水煎服,每次 100～150ml,每天 2 次[2]。

(2)重症急性胰腺炎 赤芍 120g、丹参 30g、柴胡 15g、败酱草 30g、生大黄 15g、厚朴 15g,开水 150ml 泡制,胃管内注入后夹闭胃管 30～60min,每日 2 次,必要时加以灌肠[3]。

(3)黄疸型肝炎 赤芍 60g,茵陈、白花蛇舌草、车前草各 30g,丹参 20g,白术、茯苓、猪苓各 15g,柴胡 12g,生大黄 10g。水煎,每日 1 剂,分 3 次口服,每次 200ml,4 周为一个疗程[4]。

(4)肠痈 大黄(后下)15g、赤芍 20g、重楼 15g、蒲公英 15g、大血藤 15g、甘草 6g。水煎 2 次,两煎液混合,每日 2 剂,每 6h 服药汁 250ml[5]。

(5)淤胆型慢性乙型肝炎 赤芍 45g、茵陈 30g、栀子 20g。每日 1 剂,水煎分 2 次服[6]。

2. 配伍应用

赤芍配水牛角、生地黄、牡丹皮:清热解毒,凉血散瘀。用于温病热入营血,温毒发斑。如犀角地黄汤(《备急千金要方》)。

赤芍配白芍:清热凉血。用于血虚兼有瘀滞之月经不调、闭经、痛经;血分有热,低热久久不退;阴虚津亏,余热未清之口干舌燥、目赤肿痛;肝郁血滞之胸胁疼痛、腹痛坚积。

赤芍配大黄:泄热逐瘀,和营止痛。用于肠痈初起,少腹疼痛;瘀血经闭、痛经;急慢性盆腔炎所致下腹疼痛等实热证。如神明度命丸(《备急千金要方》)。

赤芍配当归尾:化瘀止痛。用于瘀血所致痛经、闭经、癥瘕、产后腹痛;风湿痹痛。

赤芍配赤茯苓:利水消肿,凉血活血。用于血热挟瘀之小便不利、水肿、尿血,血热所致的衄血、吐血等证(《施今墨对药》)。

赤芍配川芎:行血化瘀破滞。用于瘀血经闭、痛经及月经不调;血痹;痈疮肿痛。

赤芍配柴胡、牡丹皮:疏肝解郁,活血止痛。用于肝郁血滞之胁痛。

3. 鉴别应用

赤芍、白芍:《神农本草经》不分赤芍、白芍,通称芍药。唐末宋初将两者区分。两者虽同出一物,均为芍药的根,但赤芍多为野生芍药,药材表皮色赤,直接入药;白芍多为人工栽培,多去栓皮加工后入药。赤芍功偏泻、散,以凉血活血、散瘀止痛为主,适用于血热妄行之出血证,血瘀所致的月经不调、痛经、闭经、胸胁腹痛及跌仆损伤。白芍功偏补、收,以养血敛阴、缓急止痛为主,兼能平抑肝阳,适用于血虚肝旺所致的眩晕、耳鸣,阴血亏虚所致的月经不调、闭经、崩漏下血,肝脾不和之胸胁腹痛,肝血不足,筋脉失养所致的四肢挛急、麻木不仁及营卫不和之症。

【用量用法】 水煎服,6～12g。

【不良反应】 有过敏反应报道[7]。

【使用注意】 血寒经闭者不宜服用。

参考文献 ··

[1] 杨媛媛等. 医药导报,2008,27(1):67.
[2] 樊宏伟等. 国医论坛,2006,21(4):34.
[3] 张敏等. 中西医结合学报,2008,6(6):569.
[4] 柳锋等. 实用中医药杂志,2000,16(5):23.
[5] 邹招初. 中国中医急症,2001,10(5):272.
[6] 袁年. 山西中医,2002,18(4):43.
[7] 杨东海等. 中医药学报,1991,4(3):31.

紫 草

【基源】 为紫草科植物新疆紫草 *Arnebia euchroma* (Royle) Johnst. 或内蒙紫草 *Arnebia guttata* Bunge 的干燥根。

【成分研究】

1. 萘醌类 紫草素、乙酰紫草素、2,3-二甲基戊烯酰紫草素等。

2. 多糖类 紫草多糖 A、紫草多糖 B、紫草多糖 C 等。

【药理研究】

1. 抗炎 紫草素为主要活性成分,对小鼠皮下注射巴豆油耳炎症有明显的抑制作用。

2. 抗肿瘤 紫草素 1-OH 位置上引入不同的酰基得到的衍生物,对 DNA 拓扑异构酶 I 有不同程度的抑制作用。新疆紫草能够有效地诱导大肠癌细胞 CCL229 凋亡[1]。

3. 抗生育 紫草乙醇提取物能显著抑制体外培养的人绒毛组织分泌 HCG 的功能,破坏绒毛组织结构,甚至使其坏死。

4. 保肝 紫草水提物具有抗 CCl_4 所致动物肝细胞损伤的作用。

5. 其他 抗甲状腺、抗免疫缺陷、抗凝血、抗前列腺素生物合成等作用。

【性味归经】 甘、咸,寒。归心、肝经。

【功效主治】 清热凉血,活血,解毒透疹。用于温病血热毒盛,斑疹紫黑,麻疹不透;疮疡,湿疹,水火烫伤。

【临床应用】

1. 单方验方

(1)过敏性紫癜 紫草、柴胡、赤芍、牡丹皮各 10g,丹参 9g,生地黄、蝉蜕各 10g,地骨皮 15g。每日 1 剂,早晚分服,2 周为一个疗程[2]。

(2)玫瑰糠疹 紫草 15～30g,每日一剂,水煎,分 2 次服[3]。或紫草 15g,板蓝根 30g,煎汤内服(《实用中医外科学》)。

(3)结节性红斑 紫草、茜草、川牛膝、木瓜、黄柏各 10g,防己、鸡血藤、赤芍、伸筋草各 15g,红花 6g。水煎服每日 1 剂,7 天为一个疗程[4]。

(4)烧伤、烫伤 紫草、忍冬藤、白芷各 30g,冰片 2g,麻油适量。熬成紫草油外用[5]。

(5)带状疱疹 以紫草油外敷,每日换药 1 次[6]。

2. 配伍应用

(1)用于清热凉血

紫草配茜草、墨旱莲:凉血化瘀止血,解毒清热。用于治疗血热或血有瘀热之过敏性疾病。

(2)用于解毒透疹

紫草配牛蒡子、山豆根、连翘:解毒透疹。用于麻疹紫暗,疹出不畅,兼有咽喉肿痛。如紫草消毒饮(《张氏医通》)。

紫草配黄芪、升麻:益气解毒透疹。用于麻疹气虚,疹出不畅。如紫草解肌汤(《证治准绳》)。

紫草配赤芍、蝉蜕:清热解毒,凉血透疹。用于温毒发斑,血热毒盛,斑疹紫黑者。如紫草快斑汤(《张氏医通》)。

(3)其他

紫草配当归、白芷、血竭:解毒生肌敛疮。用于疮疡久溃不敛。如生肌玉红膏(《外科正宗》)。

紫草配黄连、黄柏、漏芦:清热燥湿。用于湿疹。如紫草膏(《仁斋直指方论》)。

【用量用法】 水煎服,5～10g。外用适量,熬膏或用植物油浸泡涂擦。

【制剂与成药】

1. 紫草片:由紫草、甘草等组成,每片相当于生药 2g。用于热毒斑疹,麻疹欲出不畅。口服,每次 3 片,3 次/天。

2. 复方紫桉软膏:紫草 100g,桉叶油 40ml,石蜡 60g,凡士林适量。用于脓疱疮、皮肤过敏、蚊虫叮咬等。外涂,每天 1 次。

【使用注意】 本品性寒而滑,有轻泻作用,脾虚便溏者忌服。

参考文献

[1] 严松柏等. 时珍国医国药,2003,14(2):103.
[2] 吴文霞. 陕西中医,2008,29(8):1025.
[3] 刘军. 中医中药,2006,28(4):28.
[4] 侯新安. 陕西中医,2006,27(12):1512.

[5] 张本寿．江苏中医,1987,(7):40.　　　　[6] 王丽新等．吉林中医药,2007,27(12):33.

水 牛 角

【基源】 为牛科动物水牛 *Bubalus bubalis* Linnaeus 的角。

【成分研究】 各类氨基酸,铁、锌、铜、锰、钴等微量元素。

【药理研究】

1. 抗内毒素 水牛角浓缩粉水煎液能明显降低大肠杆菌内毒素所致小鼠死亡率。

2. 止血 水牛角浓缩粉水煎液能缩短弥散性血管内凝血(DIC)模型大鼠的部分凝血活酶时间、凝血酶原时间、凝血酶时间,升高血小板数[1]。

3. 镇静 水牛角浓缩粉水煎液能协同戊巴比妥钠延长小鼠睡眠时间。

4. 其他 解热、镇痛、抗炎等作用。

【性味归经】 苦,寒。归心、肝经。

【功效主治】 清热解毒,凉血,定惊。用于温病高热,神昏谵语,发斑发疹,吐血衄血,惊风,癫狂。

【临床应用】

1. 单方验方

(1)高血压病 水牛角30g、法半夏10g、陈皮10g、朱茯神12g、胆南星6g、竹沥20g、石菖蒲6g、天麻6g、石决明12g、党参10g、牡丹皮6g、郁金6g。水煎,分2次服用,连服6周[2]。

(2)过敏性紫癜 金银花15g、水牛角粉12g(先煎)、连翘12g、生地黄12g、牡丹皮12g、紫草10g、白茅根10g、茜草10g、蝉蜕9g。水煎服,每日1剂。7天为一个疗程[3]。

(3)急性脑出血 水牛角30g、大黄6g、生地黄30g、丹参15g、赤芍10g、焦栀子6g、石菖蒲6g、川牛膝10g、吴茱萸5g、泽兰20g。每日1剂,早晚分2次服[4]。

(4)肾性血尿 生侧柏叶、白茅根、薏苡仁各30g,水牛角(先煎)、土茯苓、女贞子、太子参、墨旱莲各15g,生地黄、侧柏炭、川牛膝各10g,三七粉(冲服)3g。每日1剂,水煎服,分早晚2次服[5]。

2. 配伍应用

水牛角配牛黄:清热开窍,解毒豁痰。用于高热烦躁,神昏谵语;脑卒中昏迷,小儿惊厥。如安宫牛黄丸(《温病条辨》)。

水牛角配赤芍:解毒散瘀,凉血止血。用于温热病热入血分,高热不退,斑疹,神昏谵语等症;热痹,关节红肿疼痛,口渴烦热,小便短赤,舌红苔黄等。

水牛角配山羊角:清心镇痉,化瘀清脑。用于小儿惊风、癫狂等。

水牛角配玳瑁:清热凉血,解毒定惊。用于温病热入营血,神昏谵语,动风抽搐等。

【用量用法】 镑片或粗粉,水煎服,15～30g,宜先煎3h以上。

【使用注意】 脾胃虚寒者忌用。

参考文献

[1] 陈赤．广西中医学院学报,2004,7(4):72.
[2] 郑静峡．实用中医内科杂志,2007,21(4):49.
[3] 朱红军．四川中医,2007,25(12):99.
[4] 陆海芬．吉林中医药,2008,28(10):718.
[5] 邵燕燕等．陕西中医,2008,29(3):312.

第五节 清虚热药

青 蒿

【基源】 为菊科植物黄花蒿 *Artemisia annua* L. 的干燥地上部分。

【成分研究】

1. 倍半萜类 青蒿素、青蒿酸、青蒿醇、蒿黄素等。

2. 挥发油类 芳樟醇、异龙脑等。

3. 黄酮类 5,7,4′-三羟基-6,3′,5′-三甲氧基黄酮、5,7-二羟基-6,3′,4′-三甲氧基黄酮等。

4. 香豆素类 芹菜素、木犀草素等[1]。

【药理研究】

1. 抗疟 青蒿素及其衍生物是青蒿发挥抗疟作用的主要有效成分。

2. 抗孕 青蒿素对体外培养的人蜕膜细胞有直接杀伤作用。

3. 抗肿瘤 青蒿素及其衍生物对鼠艾氏腹水瘤细胞和人宫颈癌细胞系(Hela)有细胞毒作用。

4. 对心血管系统的作用 青蒿具有减慢心率、抑制心肌收缩力、降低冠状动脉血流量、降低血压、抗心律失常等作用。

【性味归经】 苦、辛,寒。归肝、胆经。

【功效主治】 清虚热,除骨蒸,解暑,截疟。用于温邪伤阴,夜热早凉,阴虚发热,骨蒸劳热;暑热外感;疟疾寒热。

【临床应用】

1. 单方验方

(1)外感高热 青蒿 15g、生石膏 30～60g、知母 10g、重楼 20g、地骨皮 12g、牡丹皮 10g、金银花 20g、连翘 10g、蒲公英 30g、甘草 6g。每日 1～2 剂,水煎服[2]。

(2)复发性口腔溃疡 青蒿(后下)10g,鳖甲(先煎)30g,生地黄 15g,知母、牡丹皮、秦艽各 10g,青天葵 30g,玄参 15g,麦冬、柴胡、白薇各 10g,地骨皮 15g,僵蚕 10g,甘草 6g。水煎,每日 1 剂,分 2 次早晚温服,10 剂为一个疗程[3]。

(3)恶性肿瘤发热 青蒿(后下)18g、知母 18g。水煎服,每日 1 剂[4]。

(4)疟疾 (鲜)青蒿一握,以水二升渍,绞取汁,尽服之(《补缺肘后方》)。

2. 配伍应用

(1)用于清虚热,退骨蒸

青蒿配鳖甲:滋阴透热。用于温病后期,阴液已伤,邪伏阴分,症见夜热早凉,热退无汗,形瘦脉数,舌红少苔。如青蒿鳖甲汤(《温病条辨》)。

青蒿配银柴胡、知母:清虚热,除骨蒸。用于阴虚发热,骨蒸劳热,潮热盗汗,五心烦热。如清骨散(《证治准绳》)。

(2)用于解暑

青蒿配荷叶、西瓜翠衣:清解暑热。用于外感暑热,发热无汗等。

青蒿配大豆黄卷:宣化湿浊,微汗透表。用于湿浊困脾,复感风邪等。

3. 鉴别应用

青蒿、白薇:两者均能退虚热、凉血,兼透散。但青蒿味苦芳香,又解暑热、除疟热,治暑热表证或暑热烦渴、疟疾寒热。白薇味苦咸,不但凉血力强,而且能利尿通淋、解毒疗疮,治温病热入营血、月经先期、经前发热、胎前产后烦热、血淋、热淋、痈肿疮疡、咽喉肿痛及毒蛇咬伤。

【用量用法】 6~12g,入煎剂宜后下。截疟可用鲜青蒿水渍后绞汁服。

【制剂与成药】

1. 青蒿素片剂(注射剂):片剂规格分为 0.05g、0.1g、0.3g;注射剂规格分为 0.05g/2ml、0.1g/2ml、0.2g/2ml。用于间日疟、恶性疟,特别是抢救脑型疟有良效。口服,首次 1g,间隔 6~8h 后再服 0.5g,第 2、3 日各服 0.5g,3 日为一个疗程。深部肌注,首次 0.2g,间隔6~8h 后肌注 0.1g,第 2、3 日各肌注 0.1g,总量 0.5g,或每日肌注 0.3g,连用 3 日,总量 0.9g。

2. 蒿甲醚注射液:规格分为 0.1/ml、0.2g/ml。用于抗氯喹恶性疟及凶险型疟疾。肌注,第 1 日 0.2g,第 2~4 日各肌注 0.1g;或第 1、2 各肌注 0.2g,第 3、4 日各肌注 0.1g,总量 0.6g。或采用 5 日疗法,第 1 日肌注 0.16g,第 2~5 日各肌注 0.08g,总量 0.48g。儿童首剂 3.2mg/kg 体重,第 2~5 日,每次 1.6mg/kg 体重。

【不良反应】 少数病例服用青蒿浸膏片可出现恶心、呕吐、腹痛和腹泻等不良反应。青蒿素注射液偶可引起过敏反应。

【使用注意】 脾胃虚弱,食少便溏者不宜服用。

参考文献

[1] 吕华军等 . 广西中医药,2007,30(3):56.
[2] 张双春 . 北京中医,1999,2:27.
[3] 陈银环等 . 辽宁中医药大学学报,2006,8(4):45.
[4] 李晓东等 . 中医研究,2005,18(6):46.

白　薇

【基源】 为萝摩科植物白薇 *Cynanchum atratum* Bge. 或蔓生白薇 *Cynanchum versicolor* Bge. 的干燥根及根茎。

【成分研究】

1. 甾体皂苷类　白薇苷 A、白薇苷 B、白薇苷 C、白薇苷 D、白薇苷 E 等。

2. 芳香类　3,4-二羟基苯乙酮、3-甲氧基-4-羟基苯乙酮等。

3. 脂肪酸类　丁二酸、申二酸、壬二酸等。

【药理研究】

1. 解热　白薇水提取物对酵母致热大鼠有明显的退热作用,但其醇提取物和醚提取物效果不明显。

2. 抗炎　白薇水提物腹腔注射,对巴豆油所致小鼠耳郭渗出性炎症具有显著的抗炎作用[1]。

3. 祛痰平喘　直立白薇水提物有一定的祛痰作用,但没有镇咳和平喘作用;蔓生白薇水提物有一定的平喘作用,没有镇咳和祛痰作用。

4. 抗肿瘤　抗肿瘤活性成分为白薇苷 A。

5. 其他　增强心肌收缩力、减慢心率、抑菌、利尿等作用。

【性味归经】 苦、咸,寒。归胃、肝、肾经。

【功效主治】 清热凉血,利尿通淋,解毒疗疮。用于温邪伤营发热,阴虚发热,骨蒸劳热,产后血虚发热;热淋,血淋;痈疽肿毒,毒蛇咬伤,咽喉肿痛;阴虚外感。

【临床应用】

1. 单方验方

(1)顽固外感高热　柴胡12g,葛根、生石膏(先煎)、小春花、冬桑叶各15g,白薇、青蒿各12g,三叶青10g。水煎服,每日1剂[2]。

(2)婴幼儿发热　桂枝、白芍各9g,生姜6片,大枣6枚,甘草6g,白薇12g。水煎,稍凉后频频灌服,服完为度。1剂未愈,可继服第2剂,服药后着厚衣被覆之,并用热稀粥调养[3]。

2. 配伍应用

(1)用于清热凉血

白薇配地骨皮:益阴凉血除蒸。用于血虚发热,骨蒸劳热;温热病传入营分,午后发热;原因不明的低热。

白薇配秦艽:养阴清虚热,通络止痹痛。用于阴虚热痹之证。

(2)用于利尿通淋

白薇配木通、滑石:清热利尿通淋。用于膀胱湿热,小便淋沥涩痛。

(3)用于解毒疗疮

白薇配天花粉、赤芍:清热解毒。用于疮痈肿毒,如白薇散(《证治准绳》)。

白薇配金银花、山豆根、桔梗:清热解毒,利咽消肿。用于咽喉红肿疼痛。

【用量用法】　水煎服,5～10g。

【使用注意】　脾胃虚弱,食少便溏者不宜服用。

参考文献

[1] 袁鹰等.药学实践杂志,2007,25(1):7.　　[3] 于会勇等.陕西中医,2003,24(6):493.

[2] 黄文溪.中国中医急症,2004,13(6):388.

地骨皮

【异名】　枸杞根皮。

【基源】　为茄科植物枸杞 *Lycium chinense* Mill. 或宁夏枸杞 *Lycium barbarum* L. 的干燥根皮。

【成分研究】

1. 生物碱类　甜菜碱、地骨皮甲素、地骨皮乙素等。

2. 有机酸类　亚油酸、亚麻酸、肉桂酸、阿魏酸十八酯等。

3. 蒽醌类　大黄素甲醚、大黄素等。

4. 其他　肽类、苷类、β-谷甾醇等。

【药理研究】

1. 解热　主要解热有效成分为甜菜碱。

2. 降血糖　降血糖的有效组分是地骨皮的酸性组分,如亚麻酸等,可能与其能抑制中性脂肪在肝脏内合成,促进中性脂肪移向血流,保证肝脏维护血中葡萄糖恒定的生理功能有关[1]。

3. 镇痛　地骨皮可明显抑制醋酸所致小鼠扭体反应次数,提高小鼠热致痛及家兔电刺激致痛阈值。

4. **调节免疫** 地骨皮水煎剂对环磷酰胺所致小鼠脾细胞产生白细胞介素-2的降低有显著增强作用。

5. **其他** 降血压、抗菌、抗生育等作用。

【性味归经】 甘、寒。归肺、肝、肾经。

【功效主治】 凉血除蒸,清肺降火。用于阴虚潮热,骨蒸盗汗;肺热咳嗽,咯血、衄血,内热消渴。

【临床应用】

1. 单方验方

(1)骨科手术后非感染性发热 地骨皮20g、银柴胡10g、胡黄连10g、柴胡15g、生地黄15g、玄参10g。每日1剂,水煎,分2次服,连服5~7天[2]。

(2)功能性子宫出血 生地黄20g、地骨皮10g、阿胶10g、白芍15g、麦冬15g、玄参30g。水煎,每日1剂,分2次口服,7剂为一个疗程,连服2个疗程[3]。

(3)寻常性痤疮 桑白皮、地骨皮各12g,野菊花30g,黄芩12g,丹参15g,生地黄18g,白花蛇舌草30g,牡丹皮12g,红花、生栀子各9g,泽泻12g,生山楂15g,夏枯草30g,甘草5g。每天1剂,水煎2次,早晚分服,1个月为一个疗程[4]。

(4)齿龈出血 地骨皮、麦冬各15g。水煎2次,共得药液约300ml。不拘时含少量,轻轻漱口吐出。适用于齿龈红肿,口干口臭,齿龈刷牙时出血,一般用药5~10天即可[5]。

2. 配伍应用

(1)用于凉血退蒸

地骨皮配白茅根:清热凉血。用于血热之吐血、尿血等症。

(2)用于清肺降火

地骨皮配骨碎补:补肾清虚热止齿痛。用于肾虚牙疼。

地骨皮配桑白皮:清肺热,消水肿。用于肺热阴伤,肺失清肃宣降之喘咳或咯血之症;痰热壅肺所致身热、心烦口渴、喘嗽痰稠不利等症;风水证,面目肿甚,小便不利诸症。如泻白散。

(3)其他

地骨皮配骨碎补:补肾清虚热止齿痛。用于肾虚牙痛。

地骨皮配浮小麦:养阴清热敛汗。用于久病、大病之后而致的阴虚劳热之心烦、盗汗、舌红而干、脉细弦者。

地骨皮配生地黄、天花粉:清热养阴生津。用于内热烦渴。如地骨皮饮(《圣济总录》)。

3. 鉴别应用

枸杞子、地骨皮:枸杞子为植物枸杞的果实,具有滋补肝肾、益精明目的作用,常用于肝肾精血亏损之腰背酸痛、阳痿遗精、须发早白、眼目昏花等。地骨皮为植物枸杞的根皮,具有退虚热、除骨蒸、泻肺热及凉血止血作用,常用于治疗阴虚发热、骨蒸潮热、肺热咳喘、消渴证;也可用于血热妄行之吐血、衄血、尿血等。

【用量用法】 水煎服,9~15g。

【使用注意】 外感风寒发热及脾虚便溏者不宜用。

参考文献 ....

[1] 周洁等. 山西中医,2008,24(2):47.　　　　[4] 吴正华. 浙江中西医结合杂志,2007,17(6):382.
[2] 苏波等. 现代中西医结合杂志,2008,17(28):4442.　[5] 吴震西. 江苏中医杂志,1982,(6):28.
[3] 郑丽丽等. 吉林中医药,2007,27(10):21.

银柴胡

【基源】 为石竹科植物银柴胡 *Stellaria dichotoma* L. var. *lanceolata* Bge. 的干燥根。

【成分研究】

1. 黄酮类 5,7-二羟基-二氢黄酮等。

2. 皂苷类 主要为三菇皂苷等。

3. 甾醇类 α-菠菜甾醇、豆甾-7-烯醇、豆甾醇、β-谷甾醇等[1]。

4. 其他 挥发油、木脂素、香豆素、多糖等。

【药理研究】

1. 解热 主要有效成分为柴胡挥发油。

2. 抗炎 主要有效成分为皂苷类,对许多炎症过程包括渗出、毛细血管通透性、炎症介质释放、白细胞游走和结缔组织增生等都有影响。

3. 降脂 银柴胡可以显著降低小鼠血清总胆固醇、甘油三酯,抑制小鼠实验性高脂血症的形成。

4. 其他 抗病毒、抗肿瘤、保肝、促酶分泌等作用。

【性味归经】 甘,微寒。归肝、胃经。

【功效主治】 清虚热,除疳热。用于阴虚发热,骨蒸劳热,小儿疳热。

【临床应用】

1. 单方验方

(1)荨麻疹 银柴胡 15g,荆芥、乌梅、防风、五味子各 10g。表虚者加黄芪、炒白术;血虚者加生地黄、白茅根、牡丹皮、地肤子、白鲜皮。水煎服,每天 1 剂[2]。

(2)小儿外感高热 银柴胡 9～15g、牡丹皮 9～15g、羌活 6g、金银花 9g、石膏 12g、知母 9g、黄芩 6g、板蓝根 6g、芦根 9g、生甘草 3g。煎取 100ml,少量多次温服,每日 2 剂[3]。

2. 配伍应用

银柴胡配胡黄连:凉血除蒸。用于血虚热伏的骨蒸劳热,小儿疳热等。如清骨散(《证治准绳》)。

3. 鉴别应用

生银柴胡、炒银柴胡、鳖血银柴胡:生银柴胡以清疳热见长,常用于治疗小儿疳积热、小儿夏季热。炒银柴胡以凉血止血力强,用于阴虚内热、络脉受伤所致的咯血、衄血、尿血、崩漏等。鳖血银柴胡退虚热力强,多用于治疗热病后期发热、骨蒸潮热。

【用量用法】 水煎服,3～9g。

【使用注意】 外感风寒,血虚无热者不宜用。

参考文献

[1] 孙博航等. 沈阳药科大学学报,2006,23(2):84.　　[3] 刘立席等. 四川中医,2004,22(4):63.

[2] 马岩松等. 新中医,2007,39(3):59.

胡黄连

【基源】 为玄参科植物胡黄连 *Picrorhiza scrophulariiflora* Pennell 的干燥根茎。

【成分研究】

1. 环烯醚萜苷类　胡黄连苦苷Ⅰ、胡黄连苦苷Ⅱ、胡黄连苦苷Ⅲ。

2. 甾醇类　胡黄连甾醇等。

3. 有机酸类　香荚兰酸、桂皮酸、阿魏酸等。

4. 其他　鞣质、挥发油、萜类等。

【药理研究】

1. 保肝　活性成分为胡黄连苦苷Ⅰ,体外实验有显著的抗乙型肝炎病毒活性[1]。

2. 调节血脂　三硝基苯酚诱发的高脂血症大鼠服用胡黄连苦苷Ⅰ的制剂后,总胆固醇、磷脂、甘油三酯、β-脂蛋白浓度显著降低。

3. 抗炎　有效成分香荚兰乙酮能使胶原诱发的关节炎大鼠血浆中抗体水平恢复正常。

4. 其他　抗糖尿病、平喘、抗真菌等作用。

【性味归经】　苦,寒。归肝、胃、大肠经。

【功效主治】　退虚热,除疳热,清湿热。用于骨蒸潮热,小儿疳热,湿热泻痢。

【临床应用】

1. 单方验方

(1)小儿积滞　柴胡 6g、胡黄连 4g、法半夏 5g、山药 10g、厚朴 6g、木香 5g、山楂 8g、麦芽 8g、神曲 8g、甘草 5g。加水约 300ml,浸泡 10min 后煎煮,煎沸后 5min 取汁,1~3 岁每日 6 次,10ml/次,4~6 岁每日 4 次,10~30ml/次[2]。

(2)复发性口腔炎　胡黄连 12g,当归、生甘草各 10g。水煎服,每日 1 剂[3]。

2. 配伍应用

胡黄连配甘草:清化腰间湿热。用于湿热壅滞腰际,伏于肾间之湿热腰痛。

3. 鉴别应用

黄连,胡黄连:两者性味均苦寒,具清热燥湿解毒之功。但胡黄连源于玄参科植物,善退虚热、除疳热,多用于骨蒸潮热、小儿疳热。黄连大苦大寒,药力颇强,善清心胃之火,为清热燥湿、泻火解毒之要药。

【用量用法】　水煎服,1.5~9g。

【使用注意】　脾胃虚寒者慎用。

参考文献

[1] 黄林清等. 中国药业,2007,16(7):1.　　　　　　[3] 余勇军. 浙江中西医结合杂志,2007,17(2):124.
[2] 周一平. 黑龙江中医药,1999,2:39.

第三章　泻下药

第一节　攻　下　药

大　黄

【异名】　将军,锦纹大黄,川军。

【基源】　为蓼科植物掌叶大黄 *Rheum palmatum* L.、唐古特大黄 *Rheum tanguticum* Maxim. ex Balf. 或药用大黄 *Rheum officinale* Baill. 的干燥根及根茎。

【成分研究】

1. **蒽醌衍生物类**　大部分为结合状态,主要为蒽醌苷和双蒽醌苷,包括大黄酚-1-葡萄糖苷和大黄酚苷等,是泻下的有效成分。游离型苷元有大黄酚、大黄素、芦荟大黄素、大黄酸和大黄素甲醚。

2. **鞣酸及相关物质**　如没食子酸、儿茶精和大黄四聚素等。

3. **脂肪酸类**　如己酸、硬脂酸、油酸、亚油酸和亚麻酸等[1]。

【药理研究】

1. **泻下**　大黄致泻的主要成分是蒽醌苷,其中番泻苷 A 作用最强,芦荟大黄素、大黄酸活性较弱。大黄致泻的作用部位主要在大肠。所含鞣质在致泻后可产生继发性便秘。

2. **止血**　大黄、酒炖大黄、大黄炭对大鼠应激性胃溃疡、幽门结扎性胃溃疡和胃黏膜糜烂性大出血均有良好的止血作用。大黄止血有效成分是大黄酚、大黄素甲醚及没食子酸等。

3. **降脂**　大黄可使蛋黄及高脂饲料诱导的高脂血症小鼠血清及肝脏的胆固醇、甘油三酯和过氧化脂含量明显降低,而对正常小鼠血清胆固醇含量无明显影响,其有效成分可能是蒽醌类、儿茶素类及多糖[2]。

4. **保肝**　芦荟大黄素对 CCl_4 所致的小鼠急性肝损害有保护作用。

5. **其他**　抗菌、抗炎、免疫抑制、抗肿瘤和抗衰老作用等[3]。

【炮制研究】　炮制对大黄所含蒽醌类成分含量的影响研究表明,醋大黄、蒸大黄、大黄炭中大黄酸类化合物,无论是游离状态还是结合状态,其含量的下降程度依次递升,游离非大黄酸含量下降百分率以大黄炭最大,蒸大黄最小。结合非大黄酸含量下降百分率以蒸大黄为最大。各炮制品的游离状态蒽醌类化合物含量下降百分率小于结合状态蒽醌类化合物含量下降百分率[4]。

酒炒、醋炒大黄泻下效力降低 30% 左右,但其泻下出现时间、次数和性状与生品无明显差别;酒炖大黄、清宁片不仅泻下效力降低 95% 左右,且泻下出现时间明显延长,泻下次数明显减少,泻下物为软便,表明有缓泻作用;大黄炭几乎无泻下作用[5]。

炮制对大黄解热作用无明显影响,仅受热程度强与受热时间长的炮制品作用较生品减弱[6]。不同炮制品体外抑菌实验表明,大黄不同炮制品抑菌各有特点,酒炒大黄与酒炖大黄保持了与生品相近的抑菌效力,特别是对金黄色葡萄球菌、痢疾杆菌、伤寒杆菌等抑制作用较好;

醋炒大黄、石灰炒大黄及大黄炭对痢疾杆菌、伤寒杆菌抑制作用明显减弱,但对绿脓杆菌、金黄色葡萄球菌仍保持较好的抑制作用[7]。体外实验比较大黄生品与制品对胰蛋白酶、胰淀粉酶及胃蛋白酶的抑制强度,以熟大黄、大黄炭的抑制作用最弱,而醋制、醋炒、酒炒大黄则未见减弱,甚至还有增强;对胰蛋白酶活性抑制作用却是大黄炭、熟大黄作用最强。提示大黄抑制消化酶活性的药效成分不止一种[8]。

本草记载生大黄有"伤阴血""伤胃气""致虚"等不良反应,临床用药后易引起恶心、呕吐、腹痛、食欲不振等症状。大黄炮制后由于致泻成分被破坏,泻下作用降低,上述不良反应明显减少。

【性味归经】 苦,寒。归脾、胃、大肠、肝、心包经。

【功效主治】 泻下攻积,清热泻火,凉血解毒,逐瘀通经。用于实热便秘,积滞腹痛;血热吐衄,目赤咽肿;热毒疮疡;湿热痢疾,泻痢不爽,湿热黄疸,湿热淋证;妇女产后瘀阻腹痛,瘀血经闭,跌打损伤;外治水火烫伤。

【临床应用】

1. 单方验方

(1)高原急性脑梗死 大黄粗粉 100g,加 8 倍水浸泡 30min,煮沸 15 min 后口服,部分病重患者给予鼻饲。每日 3 次,连服 4 周[9]。

(2)肝性脑病 生大黄粉口服,每次 10g,每日 3 次,5 天为一个疗程,不能口服者给予胃管鼻饲[10]。

(3)化疗性静脉炎 敷药前先用 75% 乙醇清洁患部,用麻油将生大黄粉调成糊状,均匀摊在消毒纱布上。纱布大小视患处面积而定。将纱布包敷患处,包扎固定,24h 换药1 次[11]。

(4)急性化脓性扁桃体炎 生大黄 9~12g,以开水 150~200ml 泡药,待药汤温度降至暖热时缓缓饮服,4~6h 后若体温未降至正常,可泡服第 2 汁[12]。

(5)胆系感染 大黄 15g,加水 150ml,煎 10~15min,待药凉后空腹服下,每日分 4~6 次服用。根据大便次数酌情调整剂量,大便以每日 5~7 次为宜,5~7 天为一个疗程[13]。

(6)流行性腮腺炎 生大黄 10~30g,加入开水 100~300ml,浸泡 30min,每日 3 次口服,每次 10~100ml;发热退后,酌情减量服用,保持大便每日 1~3 次为宜。外用生大黄粉及芒硝粉各等份,取适量米醋调敷患处,每日 2~4 次[14]。

(7)急性有机磷中毒 生大黄粉 30~60g,加生理盐水 100ml 经胃管注入,每日 3 次,保留胃管用 10~20 ml 生理盐水冲管夹紧。连续 1~3 日,并同时用大黄粉 30~60g 加生理盐水100~250ml 灌肠,每日 2~3 次,连续 1~3 日[15]。

(8)急性乳腺炎 大黄、芒硝各 80g,研成粉末并混匀,用棉布缝制一个布袋,装入布袋后封口,嘱患者定时排空患乳敷于患处,范围应大于炎症直径 2~3cm,厚 5mm,外用纱布和乳罩固定,每日 1 次[16]。

(9)化疗性口腔溃疡 大黄粉 10g,加新鲜芦荟汁 15ml 调匀,涂抹溃疡面,以药粉覆盖溃疡面为度(严禁将药粉吞入口中),每天 3 次,分别于早、中餐后 1h 和睡前应用,6 天为一个疗程[17]。

(10)术后脂肪液化 大黄炭、芒硝按照 1:4 比例碾成粉状混匀,封装于消毒过的纱布袋中。挤压脂肪液化的切口至无明显渗液流出后,将大黄、芒硝药袋放在切口上,每天更换一次,直到拆线[18]。

2. 配伍应用

(1)用于泻下攻积

大黄配芒硝:泻热导滞,攻下破积。用于胃肠实热积滞,大便秘结,积食不下,腹痛痞满等症;热强便秘,壮热,神昏,谵语,苔黄等症;习惯性便秘;急性肾衰竭;赤鼻久不瘥者。如大承气汤(《伤寒论》)。

大黄配荆芥穗:清热通便。用于风秘(由于风搏肺脏,传于大肠,津液干涸所致。症见大便燥结,多见于老年体弱及素患风病者);癃闭,大小便不通,小腹急痛,肛门肿痛;风热疮疖,咽喉肿痛。如倒换散(《赤水玄珠全集》)、荆芥散(《圣济总录》)。

大黄配附子:温阳散寒,通腑荡积。用于肾阳衰微、阴寒内盛、寒凝内滞者,症见便秘、腹痛、手足不温、胁下或腰胯偏痛;年老体弱,寒实内结之便秘等症;寒疝、脉弦紧、胁下偏痛发热者。如大黄附子汤(《金匮要略》)。

大黄配肉桂:寒热并用,振脾阳通大便。用于习惯性便秘;肝郁多怒,胃郁气逆,以致吐血、衄血;胃脘痛,证属寒热错杂者。如秘红丹(《医学衷中参西录》)。

大黄配枳实:泻热除积,利气消痞。用于气滞食停之腹胀便秘、胸腹痞满、舌苔老黄、脉滑而疾;痢疾初起,腹中胀痛,或脘腹胀满,里急后重者。如小承气汤(《伤寒论》)。

大黄配厚朴:清泻里实,行气宽中。用于胃热实证之大便秘结、腹满胀痛;湿热下痢,里急后重或泻而不爽,肛门灼热等症。如小承气汤(《伤寒论》)。

大黄配巴豆:下寒积,逐痰癖,涤胃肠。用于寒邪积滞肠胃所致之猝然心腹胀痛、二便不利、面青气急,或口噤、暴厥、舌苔白、脉沉紧(《中药药对大全》)。

大黄配人参:益气活血,泄浊解毒。用于里热实证而见气血虚弱、腹痛硬满、口渴或素体亏虚而便秘不通,不宜强攻下者(《中药药对大全》)。

大黄配甘遂:泻热逐水。用于水热壅盛,形气俱实之证。如舟车丸(《景岳全书》)。

大黄配火麻仁:润肠泻热通便。用于肠胃燥热,津液不足之脾约便秘证。麻子仁丸(《伤寒论》)。

大黄配牵牛子:泻下利水,清热通滞。用于湿热壅滞之实肿胀满,二便不利等症。

大黄配防己:逐水通便。用于水肿腹满,二便不利,形证俱实者。如己椒苈黄丸(《金匮要略》)。

(2)用于清热泻火,凉血解毒

大黄配黄芩、栀子:清热泻火。用于火邪上炎所致的目赤、咽喉肿痛、牙龈肿痛等。如凉膈散(《太平惠民和剂局方》)。

大黄配黄连、黄芩:清热泻火,凉血止血。用于血热妄行之吐血、衄血、咯血。如泻心汤(《金匮要略》)。

大黄配礞石:泻火逐痰。用于实热顽痰壅塞,喘逆不得平卧,癫狂惊痫,大便秘结者。如礞石滚痰丸(《养生主论》)。

(3)用于活血逐瘀

大黄配桃仁:逐瘀通经。用于妇女瘀血经闭。如桃核承气汤(《伤寒论》)。

大黄配土鳖虫:逐瘀止痛。用于妇女产后瘀阻腹痛、恶露不尽者。如下瘀血汤(《金匮要略》)。

大黄配当归、红花:化瘀止痛消肿。用于跌打损伤,瘀血肿痛。如复元活血汤(《医学发明》)。

(4)用于清利湿热

大黄配茵陈:清热利湿,前后分消。用于湿热黄疸。如茵陈蒿汤(《伤寒论》)。

(5)其他

大黄配地榆:清热解毒敛疮。研粉麻油调敷用于治疗烧烫伤。

大黄配枯矾:解毒敛疮。等份为粉末涂擦患处,治口疮糜烂(《太平圣惠方》)。

大黄配硫黄:清热解毒,杀虫止痒。用于肺风粉刺、鼻面疙瘩、酒糟鼻。如颠倒散(《医宗金鉴》)。

3.鉴别应用

(1)生大黄、酒大黄、大黄炭 生大黄泻下力强,故欲攻下者宜生用,入汤剂后下,或用开水泡服,久煎则泻下力减弱。酒大黄泻下力较弱,活血作用较好,宜用于瘀血证。大黄炭则多用于出血证。

(2)大黄、土大黄 两药药名相近,同为蓼科植物的根茎入药,均含蒽醌类衍生物,有泻下、清热、行瘀、解毒作用。但大黄苦寒峻泻,攻积导滞,荡涤肠胃之力比土大黄强。土大黄为蓼科植物钝叶酸模及红丝酸模的根及根茎,味辛、苦,性凉,泻下作用不及大黄的一半,但有较好的清热利湿、解毒杀虫、凉血止血作用,用于治疗鹅掌风、体癣、痈疽肿毒初起热痛、水火烫伤、咯血、吐血、衄血及尿血等,收效良好。

(3)大黄、巴豆 两者均系攻下药,泻下作用峻烈,具有荡涤胃肠宿食积滞、燥屎坚积的作用。但大黄为苦寒沉降之品,峻下实热,荡涤胃肠,为临床荡涤实热、清除燥结、积滞的苦寒攻下药,主要用于热结便秘。巴豆为辛热有毒之品,能荡涤胃肠沉寒痼冷、宿食积滞,主要用于寒积便秘。且大黄尚能泄热凉血、行瘀破积,治疗血热所致的吐血、衄血及血瘀经闭、癥瘕、跌仆损伤等。巴豆尚可祛痰逐饮、利水消肿,可用于治疗臌胀及水肿实证,外用可治疮疡脓成未溃者。

(4)大黄、虎杖 两药同属蓼科植物,性味苦寒,功能清热、泻下、活血、解毒、利湿,均可用治热结便秘、湿热黄疸、瘀阻经闭、跌仆损伤、痈疡肿毒等。然虎杖尚能活血祛瘀以通经,又善清热利湿以退黄,又可用于风湿痹痛、损伤瘀阻、湿热黄疸及淋浊带下等;其解毒之功对于疮肿及毒蛇咬伤,内服外敷均有效;还有清肺化痰止咳的作用,用于肺热咳嗽。大黄则为泻下导滞之要药,药力峻猛,直折火邪,凉血止血效好,这几个方面均远胜虎杖。

【用量用法】 水煎服,5~15g。用于泻下宜用生大黄,后下,不宜久煎。外用适量,研末调敷患处。

【制剂与成药】

1.大黄片:大黄醇提取物。用于急性胰腺炎。口服,每次3~4.5g,1~2h1次,6~7次/天。待腹痛减轻,尿淀粉酶恢复正常后,逐渐减量至每次1.5g,以巩固疗效。

2.大黄浸膏:用于便秘。口服,每次0.1~0.5g,3次/1天。

3.新清宁片:熟大黄,每片0.3g,含总蒽醌衍生物不低于7mg。用于内结实热,喉肿牙痛,目赤便秘,下痢,感染性炎症,发热等。口服,每次3~5片,3次/天。

【不良反应】 服用过量可引起恶心、呕吐、头晕、腹痛、严重腹泻等不良反应;长期服用含蒽醌类泻药可能引起肝硬化和低血钾等电解质紊乱症状[19]。有报道老年患者长期服用(2年)大黄苏打片,每日15~21片,引起严重缺铁性贫血[20]。服用大黄片引起过敏性紫癜[21]及哮喘患者服用大黄苏打片出现皮肤痒疹、红斑、哮喘加重[22]各有个案报道。

德国联邦药品和医疗用品研究所1996年6月宣布限制含蒽类化合物泻药的应用。其限制原因是根据细胞培养、动物实验和流行病学研究,有理由怀疑这类药可能有遗传毒性和致癌作用。已发现芦荟大黄素在多种细胞株的AMES试验中有致突变作用;大黄素、大黄酚、2-羟大黄素、大黄素甲醚在多种细胞株试验中表现为遗传毒性作用;芦荟大黄素、大黄素,可使 C_3H/M_2 成纤维细胞转化为恶性表型等。尽管临床上用量不大,用药时间短,对人类的致癌性还有待进一步研究,但也应引起足够的重视[23]。

【使用注意】 老体弱者,应中病即止,勿重剂或久服。因其有攻下、活血功效,故孕妇、月经期应慎服。其泻下成分可从乳汁分泌,故哺乳期应慎服。

参考文献

[1] 李娟等.实用医药杂志,2006,23(9):1132.
[2] 徐春等.世界农业,2007,34(3):52.
[3] 李敏等.世界科学技术,2006,8(4):34.
[4] 徐楚江等.中药炮制学.上海:上海科学技术出版社,1985.
[5] 吴连英等.中药通报,1983,8(2):20.
[6] 吴连英等.中药通报,1986,6:24.
[7] 江文君等.中药通报,1983,3:18.
[8] 丁燕玲等.医药工业,1984,4:44.
[9] 刘志勤等.中成药,2008,30(8):1100.
[10] 王堂明等.辽宁中医杂志,2008,35(6):883.
[11] 陈传芬.上海中医药杂志,2008,42(2):48.
[12] 时延利.新中医,2007,39(1):53.
[13] 薄克平.中医与中西医结合,2008,15(2):45.
[14] 穆宏志.中国乡村医药杂志,2008,15(3):50.
[15] 高碧秀.中国现代药物应用,2008,(9):106.
[16] 韩晔红.现代中西医结合杂志,2007,16(30):28.
[17] 吴顺杰等.新中医,2007,39(6):82.
[18] 李亚等.实用中医药杂志,2011,27(11):779.
[19] 赵军宁等.中医药学刊,1990,(5):48.
[20] 李僧佛.湖南中医学院学报,1987,(2):44.
[21] 陆仁康等.新医药学杂志,1975,(2):39.
[22] 田学增.中国中药杂志,1994,19(7):439.
[23] 萧惠来.中药新药与临床药理,1998,(3):188.

芒 硝

【基源】 为硫酸盐类矿物芒硝族芒硝,经加工精制而成的结晶体。主要含含水硫酸钠($Na_2SO_4 \cdot 10H_2O$)。

【成分研究】 主要含硫酸钠,尚含少量氯化钠、硫酸镁、硫酸钙等无机盐。

【药理研究】

1. 泻下 芒硝溶化或煎汁内服后,硫酸钠很难被小肠吸收,因此使肠内保存大量水分,肠内容物变稀,与盐类泻药具有相同的泻下作用。硫酸镁也有这样的作用[1]。

2. 对胃肠运动的作用 家兔胃内给予芒硝溶液,可促进胃内容物向肠移动,但未见肠道运动增强[2]。

【炮制研究】 芒硝经提净炮制后,质地纯净,可供内服。有实验表明,2～4℃时结晶得率最高为68%,10℃为56%,12～15℃时为40%[3]。根据芒硝重结晶原理,利用冰箱快速结晶,得率可达88%[4]。

【性味归经】 咸、苦,寒。归胃、大肠经。

【功效主治】 泻热通便,润燥软坚,清火消肿。用于实热便秘,大便燥结;咽痛,口疮,目赤及痈疮肿痛。

【临床应用】

1. 单方验方

(1)静脉炎 芒硝50g、冰片50g,搅拌均匀,根据疼痛硬结部位大小,用2层纱布将药物包好平整放于病变部位,外层再用棉质布料包裹固定好,持续外敷,24h换药1次[5]。

(2)急性乳腺炎 芒硝60g、大黄30g,研碎成粉末,两者混匀,装入布袋后封口,贴敷在乳腺肿块上面,范围应大于肿块直径约2cm,药物厚度不应小于3mm。如肿块较大,可按大黄和芒硝1:2的比例适当增加药物量,用乳罩和绷带固定,24h换药1次[6]。

(3)痛风 芒硝50g、生栀子100g、生黄柏50g、生大黄50g、生黄芩50g、秦艽50g、独活50g、威灵仙30g、汉防己50g、冰片10g,研末,以陈醋调敷患处,纱布固定,每日1次,1~7天为一个疗程[7]。

(4)腮腺炎 芒硝、地龙各等份,共研细末,用米醋拌匀(醋药之比为2:1),外敷于患处,每日4次,保持湿润,或以开水浸泡10min后用纱布吸湿敷于患处[8]。

(5)阑尾周围脓肿 芒硝20g、大蒜10g(红皮大蒜为好),混合碾成糊状备用。用油纱2~3层垫于患者麦氏区,将该药均匀涂抹于油纱之上,外用无菌纱布包贴固定。2天更换一次,连用3~4次。用药第1~3天,应卧床休息、禁食。第4天起进清淡易消化食物,可下床活动[9]。

(6)胆囊炎 芒硝50g、冰片5g混匀,用一块大小适合的纱布平铺于桌面上,撒上药粉约1cm厚,纱布向一面折数层,将薄层面敷于腹部胆囊投影区,用胶布固定,再裹数层纱布,3天换药1次,3次为一个疗程[10]。

(7)老年性便秘 萝卜500g,芒硝、白芍各20g,枳实、炙甘草各10g,柴胡、桔梗各6g,生黄芪、肉苁蓉各20g,生白术50g,每日1剂,3次/天,用水500ml先煎炖萝卜40min,再取其汤液与芒硝兑服,当大便通即停用芒硝,其余药继用,以巩固疗效,7天为一个疗程[11]。

(8)急性胆源性胰腺炎 芒硝500g装入20cm×30cm纱布袋内,均匀平铺于胰腺体表投影区。6~8h后芒硝凝结成块,似板状,需重新更换,一般8h换药1次[12]。

2. 配伍应用

(1)用于软坚,泻下

芒硝配大黄:泻下攻积。用于实热积滞,大便燥结。如大承气汤、调胃承气汤(《伤寒论》)。

芒硝配瓜蒌:清热润燥,通便泻下。用于大便硬结不通,习惯性便秘。

芒硝配茯苓:涤痰软坚。用于痰停中脘,流注肢节,两臂疼痛等症。如茯苓丸(《全生指迷方》)。

芒硝配甘遂:逐水通便。用于水肿臌胀,大便不通。

(2)用于清热泻火

芒硝配硼砂、冰片:解毒泻火,防腐止痛。用于咽喉红肿,口舌生疮等。如冰硼散(《外科正宗》)。

芒硝配白矾:清热燥湿止痒。用于湿疹,荨麻疹等。

3. 鉴别应用

(1)朴硝、芒硝、玄明粉 朴硝取原药材除去杂质而成,具有泻热通便、润燥软坚、清火消肿的作用,其泻下作用峻于芒硝、玄明粉,但质地不纯,不宜内服,多作外用。芒硝以朴硝与萝卜共煮重结晶,或用热水溶解、过滤、析出的结晶,可提高其纯度,可以内服,并增强其润燥软坚、消导、下气通便的功效,多用于实热便秘、大便燥结、积滞腹痛、肠痈肿痛。玄明粉(风化硝)为芒硝经风化干燥所得,质地纯净,其泻下作用缓和,但解毒力量较强,多外用于口腔科、眼科疾患。

(2)芒硝、大黄 两者均为泻下药,能治疗实热积滞、大便秘结,常相须为用。但大黄苦寒,泻下力强,有荡涤肠胃之功,为治热结便秘之主药;芒硝咸寒,可软坚泻下,善治燥屎坚结。此外,大黄且有凉血解毒,逐瘀通经之功,可以用于治疗血热吐衄、烧烫伤及妇科、伤科瘀血诸证;而芒硝有清热软坚消肿之力,常用于咽喉肿痛,口舌生疮、乳痈、肠痈初起肿痛。

【用量用法】 内服,10~15g,一般不入煎剂,待汤剂煎得后,溶入汤剂中服用。外用适量。

【使用注意】 孕妇及哺乳期妇女忌用或慎用。

参考文献 ··

[1] 周永学.陕西中医学院学报,2007,30(1):54.

[2] 木村正康等.汉方药理学.北京:中国医药科技出版
社,2006.

[3] 周永厚.中成药研究,1987,4:20.

[4] 刘赞清.中国中药杂志,1990,15(11):29.

[5] 石英.家庭护士,2008,6(3):784.

[6] 陆应妹等.浙江中西医结合杂志,2006,16(5):314.

[7] 苏相国.云南中医中药杂志,2001,22(4):22.

[8] 陈华良.中医外治杂志,2003,12(6):44.

[9] 邹长富等.基层医学论坛,003,7(7):609.

[10] 王远进.中国乡村医药杂志,2005,12(2):44.

[11] 熊竹林.内蒙古中医药,2007,4:5.

[12] 吴继红等.中国实用医药,2007,2(28):29.

番 泻 叶

【基源】 为豆科植物狭叶番泻 *Cassia angustifolia* Vah 或尖叶番泻 *Cassia acutifolia* Delile 的干燥小叶。

【成分研究】

1. 蒽醌及其衍生物类 狭叶番泻的小叶中含有番泻苷 A、番泻苷 B、番泻苷 C、番泻苷 D 及番泻苷 A 的手性异构体番泻苷 G;最近得到一种新的番泻苷 I 及其异构体番泻苷 II。尖叶番泻叶主要含番泻苷 A、番泻苷 B、番泻苷 C[1]。

2. 多糖类 狭叶番泻叶中含酸性多糖,主要是由 L-鼠李糖-阿拉伯糖、L-半乳糖及 L-半乳糖醛酸等连接而成。

3. 挥发油类 包括 200 多种成分,分为以下几大类,即单萜、倍半萜、有机酸及酯、苯丙素类,其余为混杂成分。

【药理研究】 番泻叶具有泻下作用。番泻叶泻下的有效成分主要为番泻苷 A、番泻苷 B 的代谢产物大黄酸蒽酮。

【性味归经】 甘、苦,寒。归大肠经。

【功效主治】 泻下通便,行水消胀。用于热结便秘,腹水肿胀。

【临床应用】

1. 单方验方

(1)乳腺增生症 番泻叶 4~6g,加开水约 200ml 浸泡 15min 后饮用,每日重复浸泡 4~5 次。月经前 7 天开始服用,月经期停药,3 个月为一个疗程[2]。

(2)胃肠胀气 番泻叶 10~20g,儿童、年老体弱者用量酌减,将番泻叶放入 80℃左右的 200~300ml 热水中,加盖浸泡 15~20min 后,把药液 1 次服下,嘱患者轻度活动,每日 1 次。服药后稍感肠鸣音增强,或有轻微腹痛,4~8h 即腹泻,并有大量气体排出或泻下燥屎,随后腹胀减轻。此法在妇女月经期、妊娠期禁用[3]。

(3)老年患者便秘 番泻叶 3g,代茶饮,每日 1 次[4]。

2. 配伍应用

番泻叶配陈皮:通便导滞。用于热结胃肠,腑气不通所致的腹胀食少等症;习惯性便秘(《中药药对大全》)。

番泻叶配牵牛子:攻逐水饮。用于水肿腹胀,二便不利。

3. 鉴别应用

番泻叶、芦荟:两者均能泻下通便,治热结便秘。但番泻叶泻下力强,效速,且能行水消胀,治腹水水肿;少量用还能助消化,治食积腹胀。芦荟善清肝、杀虫,治肝经实火诸证、小儿疳积、虫积腹痛;外用还能治癣疮。此外,番泻叶泡水服即效,入煎剂当后下,芦荟则只入丸、散用。

【用量用法】 煎水服,3～6g,宜后下;或开水泡服,1.5～3g。

【制剂与成药】

1. **番泻叶流浸膏Ⅰ号**:每1000ml含番泻叶粗粉1000g、胡荽油6g。用于食物积滞,胸腹胀满,大便秘结。口服,每次1～5ml。

2. **番泻叶流浸膏Ⅱ号**:每1000ml含番泻叶粗粉800g。用于消化不良。口服,每次2～8ml。

3. **番泻叶粉胶囊**:每粒含生药0.25g。用于急性胰腺炎,胆囊炎,胆石症,胃、十二指肠出血。口服,每次4粒,每日3次。温开水送服。

【不良反应】 本品轻量应用多无不良反应,用量大(>20g)可致腹痛、恶心、呕吐等胃肠道反应[5],面部麻木、三叉神经分布区有痛觉减退以及头晕、走路不稳等中枢神经系统反应[6]。有报道番泻叶顿服30g,1h后出现头痛、频繁呕吐、躁动不安、血压升高至29.2/16kPa(219/120mmHg)[7]。

番泻叶也能引起过敏反应,表现为全身发冷、胸闷不适、寒战、呼吸困难、口唇发绀、体温上升、皮疹、固定型药疹和瘙痒,甚至出现过敏性休克[8,9]。

【使用注意】 本品为苦寒攻下药,同时又易使盆腔充血,故痔疮、月经期、妊娠期及哺乳期者忌用。部分肠梗阻者慎用,完全肠梗阻者禁用。有过敏史者应慎用本品。

参考文献 ━━━

[1] 高晔等. 中医药学刊,2006,24(11):2145.
[2] 陈秋东. 包头医学院学报,2003,9(1):46.
[3] 赵士修等. 中国民间疗法,2007,15(9):28.
[4] 王志荣等. 中外健康文摘,2008,5(2):121.
[5] 夏丽英. 现代中药毒理学. 天津:天津科技翻译出版公司,2005.
[6] 王笑中等. 中国神经精神疾病杂志,1985,4:211.
[7] 李良. 中国中药杂志,1991,16(10):626.
[8] 张国详. 广东药学,1997,2:40.
[9] 马佰良译. 国外医学. 中医中药分册,1987,9:46.

芦 荟

【基源】 为百合科植物库拉索芦荟 *Aloe barbadensis* Miller、好望角芦荟 *Aloe ferox* Miller 或其他同属近缘植物叶的汁液浓缩干燥物。

【成分研究】 芦荟含芦荟大黄素苷、对香豆素酸、少量 α-葡萄糖及多种氨基酸等。

【药理研究】

1. **泻下** 口服芦荟可致泻,对离体小肠无促进蠕动作用,蒽醌衍生物游离出的大黄素为泻下有效成分,作用的主要部位在大肠[1]。

2. **抗肿瘤** 芦荟凝胶可提高艾氏腹水癌(EAC)荷瘤小鼠的胸腺、脾脏重量及溶血素抗体含量,提高巨噬细胞吞噬能力,提高自然杀伤细胞活性,恢复白介素-2至正常水平。同时,芦荟苦素对 S_{180}、H22 瘤株造模小鼠均有显著的肿瘤抑制作用。可能与促进有丝分裂中期微管聚集,干扰肿瘤细胞的有丝分裂过程有关。

3. **免疫调节** 芦荟汁可使L5178Y淋巴瘤免疫抑制小鼠的细胞免疫反应及吞噬作用得以恢复。口服芦荟多糖可提高正常小鼠巨噬细胞吞噬能力和淋巴细胞转化。

4. **抗菌**　芦荟苷具有较强的抗菌活性,对革兰阳性菌的抗菌活性高于革兰阴性菌,芦荟大黄素的抗菌活性较弱。

5. **其他**　抗氧化、抗衰老、降血脂、抗过敏、抗辐射、调整血糖水平等作用[2]。

【**性味归经**】　苦,寒。归肝、胃、大肠经。

【**功效主治**】　泻下通便,清肝热,杀虫。用于热结便秘,烦躁惊痫,小儿疳积;外治癣疮。

【**临床应用**】

1. 单方验方

(1)复发性口腔溃疡　将新鲜芦荟叶洗净烘干,研成粉末涂在口腔溃疡处,每日4~6次,连用1周,溃疡面积较大者,可连用10天[3]。

(2)扁平疣　用生长期2年以上芦荟(美国库拉索芦荟,生长期长者效果好),取其鲜叶,洗净,取叶时叶根部的黄色汁液不要丢弃,每次用刀割取2~3cm鲜叶(也可视病变面积大小而定),洗净皮肤患处,擦干后,将叶片撕开,直接用鲜叶叶肉涂擦数分钟(注意防止叶片表皮划伤皮肤),每日1次,治愈为止。如扁平疣表皮较厚,可局部消毒后,用消毒针头刺破扁平疣,再涂擦芦荟,效果更好[4]。

(3)老年痔疮　取新鲜芦荟叶100g,削成薄片,加水2000ml,煮沸5~7min,然后将药液倒出100ml,口服,每日早晚各1次,每次50ml。余药液待冷却后,用以清洗肛门,早晚各1次,大便后要加洗1次。10~15日为一个疗程[5]。

(4)慢性支气管炎　取生长3年以上的厚质芦荟,榨成汁,兑1/4量椴树蜜,早晚分服,每次10ml,重症酌加,1个月为一个疗程[6]。

(5)小儿便秘　鲜芦荟外敷(新鲜芦荟2~3枚,清水洗净,去针刺,取汁,自内向外擦患儿小腹部内侧2~3遍;或把鲜芦荟打碎外敷小腹部,用绷带包扎1~2h),联合推拿疗法治疗[7]。

(6)放射性湿性皮炎　鲜芦荟叶,洗净,放入冰箱冷藏后,用小刀切掉一小部分,靠近芦荟表皮层处有黄汁渗出,待黄汁渗尽后,再用小刀将靠近黄汁处芦荟及芦荟两边的刺去掉,然后再用小刀把叶片从中剖开,将芦荟汁涂于创面上,每日3~4次[8]。

2. 配伍应用

(1)用于泻热通便

芦荟配朱砂:清火通便。用于热结便秘,兼见心肝火盛,烦躁失眠者。如更衣丸(《先醒斋医学广笔记》)。

(2)用于清肝火

芦荟配龙胆:清肝泻火,导热下行。用于肝经火盛,便秘溲赤,胁痛惊痫者。如当归龙荟丸(《宣明论方》)。

芦荟配天竺黄:清肝化痰,定惊止痉。用于小儿痰热内盛,肝热惊风,症见高热、抽搐、喉间痰鸣者。

(3)用于杀虫

芦荟配使君子:驱蛔杀虫。用于小儿虫疳证。如布袋丸(《补要袖珍小儿方论》)。

【**用量用法**】　入丸、散服,每次1~2g。外用适量,研末敷患处。

【**不良反应**】　本品有泻下作用,其作用部位在结肠和直肠,伴有显著腹痛和盆腔充血。用量过大可引起消化道功能紊乱及肾脏损害,出现恶心、呕吐、呕血、腹痛、腹泻、血便、里急后重,肾脏损伤时可出现少尿、蛋白尿,孕妇可致流产[9]。

【**使用注意**】　脾胃虚寒者及孕妇禁用。

参考文献 ••

[1] 黄祥远等.右江医学,2006,34(5):550.
[2] 崔桅等.药学专论,2007,16(16):17.
[3] 郭北秋.中国民间疗法,1999,1:27.
[4] 张福萍等.中医外治杂志,2000,9(5):49.
[5] 崔秀青.山东医药,2005,45(31):44.

[6] 孙玉琴.中医药学报,2001,29(6):12.
[7] 赵磊等.社区医学杂志,2011,20(9):85.
[8] 王小辉等.江西中医药,2011,42(3):32.
[9] 夏丽英.现代中药毒理学.天津:天津科技翻译出版公司,2005.

第二节 润 下 药

火麻仁

【异名】 麻子仁,大麻仁。

【基源】 为桑科植物大麻 *Cannabis sativa* L. 的干燥成熟果实。

【成分研究】

1. **脂肪酸及其酯类** 火麻仁含脂肪酸。饱和脂肪酸主要有硬脂酸、花生酸、豆蔻酸、山嵛酸、木蜡酸、棕榈酸等;不饱和脂肪酸主要有油酸、亚油酸、亚麻酸等,另含棕桐油酸、二十碳二烯酸及 eicosemic acid 和 sativic acid。酯类有棕榈酸甲酯、油酸甲酯、硬脂酸甲酯、亚麻酸甲酯等。

2. **木脂素酰胺类** 火麻仁中含有大麻酰胺 A、大麻酰胺 B、大麻酰胺 C、大麻酰胺 D、大麻酰胺 E、大麻酰胺 F、大麻酰胺 G,大海米酰胺。

3. **甾体类** 火麻仁中含菜油甾醇、豆甾醇、β-谷甾醇、麦角甾醇及其衍生物 5α-豆甾烷-3-酮和 5α-麦角甾烷-3-酮。

4. **其他** 火麻仁含多种氨基酸、微量元素、维生素、植物酸钙镁、胡芦巴碱和胆碱等生物碱类[1]。

【药理研究】

1. **对消化系统的作用** 火麻仁能刺激肠黏膜,使肠蠕动加快,减少大肠吸收水分,有泻下作用。

2. **对心血管系统的作用** 火麻仁酊剂去乙醇制成乳剂,麻醉猫十二指肠给药引起血压下降,亦可引起正常大鼠血压下降,其机制可能是兴奋胆碱能受体而引起血管舒张、血压下降[1]。

3. **降脂** 火麻仁能明显阻止高脂饲料喂养大鼠血清胆固醇的升高[2]。

4. **其他** 抗肿瘤、抗溃疡、利胆和抗腹泻作用[1]。

【炮制研究】 火麻仁的古代炮制方法中,只有炒法沿用至今。火麻仁虽有滋养作用,但生品亦有小毒,大剂量内服可发生中毒,且煎出效果不如炒制品。故现在很多地区已将炒麻仁作为配方的常规给药。

【性味归经】 甘,平。归脾、胃、大肠经。

【功效主治】 润肠通便。用于老人、产妇及体弱津血不足的肠燥便秘证。

【临床应用】

1. 单方验方

(1)慢传输性便秘 玄参、火麻仁、桃仁、炒莱菔子、枳壳、槟榔各 15g,决明子、生白术各

30g,大枣 6 枚。每日 1 剂,水煎取汁 400ml,分 2 次服,10 日为一个疗程[3]。

(2)老年人慢性便秘 黄芪 20g、火麻仁 15g、陈皮 10g、当归 10g。每日 1 剂,水煎服,加蜂蜜送服,15 天为一个疗程[4]。

2. 配伍应用

火麻仁配郁李仁:补虚润肠通便。用于热病后、产后、老年人体虚之阴虚肠燥,大便秘结难下;习惯性便秘(《中药药对大全》)。

火麻仁配瓜蒌仁:润肠通便。用于肠胃燥热,津液不足,大便干结,小便频数。

火麻仁配苏子:养血润燥,顺气通便。用于老年阴血不足、产妇或病后虚弱之肠燥便秘。如麻仁苏子粥(《普济本事方》)。

火麻仁配杏仁:滋润通便。用于肠中津液枯涸,大便秘涩。如五仁丸(《世医得效方》)。

火麻仁配当归:养血润肠,滋阴通便。如润肠丸(《沈氏尊生书》)。

3. 鉴别应用

(1)火麻仁、郁李仁 两者均为植物种仁而善润肠通便,凡年老、体虚、久病及产妇因津血不足所致肠燥便秘即可选用。火麻仁甘平油润,又善补虚。郁李仁则苦降散满,又兼行气、利水消肿,以肠燥兼气滞者用之为宜,还治水肿、脚气,兼便秘者尤佳。

(2)火麻仁、肉苁蓉 两者均有润肠通便作用,皆可用于肠燥便秘,尤以老年便秘最宜。火麻仁滋脾润肠而通便,适用于津枯血虚之肠燥便秘。肉苁蓉滋肾润肠而通便,适用于老年体弱、肾虚津亏之肠燥便秘。另外,肉苁蓉能补肾壮阳、益精补血,常用于肾阳不足、精血亏损之阳痿、遗精、腰膝冷痛、宫冷不孕等。

【用量用法】 水煎服,9~15g。打碎入药。

【制剂与成药】 麻仁胶囊(丸):由火麻仁、苦杏仁、熟大黄、枳实、厚朴、白芍组成。用于肠燥便秘,更适用于老年人无力性便秘、习惯性便秘、痔疮便秘等。口服,胶囊,每次 2~4 粒,早晚各 1 次,或睡前服;水蜜丸,每次 6g,1~2 次/天。

【不良反应】 误食火麻仁或大麻油60~120g,可致中毒。多在食后 0.5~2h 发病,食量越多症状越严重,出现恶心、呕吐、腹泻、头晕、口干、胸闷、四肢麻木、走路不稳、兴奋、幻觉、谵语、狂躁、失去定向力。严重者出现昏睡、昏迷、抽搐、瞳孔散大等反应[5]。

参考文献

[1] 尹燕霞等 . 中国中医药信息杂志,2003,10(6):92.

[2] 任汉阳等 . 河南中医,2003,23(11):78.

[3] 杨银良 . 陕西中医,2008,29(1):55.

[4] 黄亦彤等 . 实用中医药杂志,2008,24(9):561.

[5] 夏丽英 . 现代中药毒理学 . 天津:天津科技翻译出版公司,2005.

郁 李 仁

【基源】 为蔷薇科植物郁李 *Prunus japonica* Thunb.、欧李 *Prunus humilis* Bge. 或长柄扁桃 *Prunus pedunculata* Maxim. 的干燥成熟种子。

【成分研究】

1. 苷类 欧李仁含苦杏仁苷,并检测出郁李仁苷 A 和郁李仁苷 B。郁李仁亦含苦杏仁苷,以及郁李仁苷 A、郁李仁苷 B、阿福豆苷、山柰苷、营实糖苷 A 等。

2. 有机酸类 熊果酸、香草酸和原儿茶酸等。

3. 蛋白质类 IR-A 和 IR-B。

【药理研究】

1. **对肠道的作用**　郁李仁有显著的促进肠蠕动作用,以欧李仁、郁李仁最直接。水提物效果最好,脂肪油次之,而醇提物及醚提物、醇提过的水提液都无明显作用。

2. **对呼吸系统的作用**　郁李仁所含皂苷有促进支气管黏膜分泌的作用,内服则有祛痰效果。有机酸有镇咳祛痰作用。所含的苦杏仁苷在体内可产生微量的氢氰酸,对呼吸中枢有镇静作用(小剂量口服),使呼吸趋于安静而达到镇咳平喘作用,大剂量则易引起中毒。

3. **抗炎镇痛作用**　有报道郁李仁水提物中的两种蛋白对大鼠足关节水肿有抑制作用。

4. **其他**　降压、抗惊厥、扩张血管作用[1]。

【性味归经】　辛、苦、甘,平。归脾、大肠、小肠经。

【功效主治】　润肠通便,利水消肿。用于肠燥便秘;水肿腹满,脚气水肿,小便不利。

【临床应用】

1. **单方验方**

(1)肛门疾病术后便秘　郁李仁 24g、秦艽 10g、当归 10g、泽泻 10g、桃仁 15g、火麻仁 24g、黄芩 15g、生地黄 24g、酒军 35g、苍术 10g、枳实 15g。水煎 2 次混合,每日 1 剂,分 2 次口服[2]。

(2)婴幼儿便秘　北沙参 15g、麦冬 8g、广木香 5g、鸡内金 10g、神曲 12g、谷芽 15g、麦芽 15g、枳实 8g、厚朴 8g、杏仁 6g、火麻仁 12g、郁李仁 10g、生地黄 12g、阿胶 12g、胖大海 8g、甘草 5g。水煎 2 次混合,小于 3 个月者分 6 次服完,3 个月～1 岁分 4 次服完,1～3 岁分 3 次服完。剩余的药物置冰箱内保存,下次服用前先煮沸。7 天为一个疗程,可连用 2 个疗程[3]。

(3)老年糖尿病顽固性便秘　桃仁 10g、杏仁 10g、柏子仁 10g、松子仁 10g、郁李仁 10g、陈皮 10g、熟地黄 24g、山茱萸 12g、山药 12g、泽泻 9g、茯苓 9g、牡丹皮 9g。每日 1 剂,水煎早晚 2 次服,2 周为一个疗程[4]。

2. **配伍应用**

郁李仁配当归、生地黄:养血润肠。用于产后津亏血少,大便秘结。如郁李仁饮(《圣济总录》)。

郁李仁配薏苡仁:利水消肿。用于水肿小便不利,腹满喘促及脚气水肿。

郁李仁配桑白皮、赤小豆:利水消肿。用于水肿胀满,如郁李仁汤(《圣济总录》)。

【用量用法】　水煎服,6～12g,打碎入煎。

【不良反应】　本品含苦杏仁苷、皂苷等,大剂量服食可致中毒。大剂量苦杏仁苷遇酶水解后产生氢氰酸,可致延髓中枢先兴奋后麻痹;皂苷大量应用能破坏红细胞,可造成溶血。

【使用注意】　孕妇慎用。

参考文献

[1] 元艺兰. 现代医药卫生,2007,23(13):1987.　　[3] 李凡等. 实用中医药杂志,2007,23(5):295.
[2] 周毅. 大肠肛门病外科杂志,2003,14(9):269.　　[4] 李晓丽. 实用中医内科杂志,2007,21(4):53.

蜂　蜜

【基源】　为蜜蜂科昆虫中华蜜蜂 *Apis cerana* Fabricius 或意大利蜂 *Apis mellifera* Linnaeus 所酿的蜜。

【成分研究】

1. **糖类** 以还原糖为主,它赋予蜂蜜的甜味、吸湿性和触变性等特性。

2. **酸类** 包括有机酸、无机酸和氨基酸。

3. **酶类** 主要包括蔗糖酶和淀粉酶。淀粉酶含量的高低,可表示蜂蜜的新鲜度和成熟度。由于淀粉酶易于测定,故以淀粉酶的多少作为蜂蜜质量的重要指标之一。

4. **维生素类** 维生素以 B 族维生素最为丰富,其次是维生素 C。

5. **矿物质类** 蜂蜜中的矿物质种类和含量与人体血液中的矿物质十分相近[1]。

【药理研究】

1. **润肠** 蜂蜜具有润畅通便作用[2]。

2. **保肝** 蜂蜜对 CCl_4 中毒的大鼠肝脏有保护作用,它能促使大鼠的血糖、氨基己糖含量升高,肝糖原含量增加,血胆固醇含量恢复正常[1]。

3. **对心脏的保护作用** 蜂蜜可补偿心肌不间断工作的能量消耗,还能使血管扩张,改善冠状动脉血液循环。蜂蜜可使血流通畅,胆固醇降低,并能提高血液中高密度脂蛋白水平[2]。

4. **抗炎** 蜂蜜能明显减轻创伤引起的炎症和周围组织水肿,减少渗出液和减轻疼痛[2]。

5. **其他** 免疫调节、抗菌、调节糖代谢、抗肿瘤和加速创伤组织修复作用等[2]。

【性味归经】 甘,平。归肺、脾、大肠经。

【功效主治】 补中,润燥,止痛,解毒。用于脘腹挛急疼痛,肺虚久咳,肺燥干咳,肠燥便秘;缓解乌头类药毒;外治疮疡不敛,水火烫伤。

【临床应用】

1. 单方验方

(1)咳嗽 生姜 50g,捣烂挤汁,加蜂蜜 150g,盛于瓷器中调匀,隔水炖热约 8min,使药液温度为 60~80℃,早晚 2 次分服,连用 2~3 天。以上为成人用量,小儿应酌减[3]。

(2)新生儿红臀 蜂蜜和香油(按2∶1比例)调制成糊状,加热煮沸约 1min,待冷却后即可使用。用时将患儿臀部用温水洗净,用纱布或净洁软布轻轻拭干后,用棉签蘸油膏均匀涂于患处。更换尿布时可使用[4]。

(3)急性咽炎 用纱布包裹 10g 左右的苦丁茶放在茶杯里,用开水冲泡。稍凉后(温度要低于 60℃),加入一汤匙蜂蜜搅拌均匀放凉后,用此水在口中含漱 2~3min,每天数次,每 5 日为一个疗程[5]。

2. 配伍应用

(1)用于润肠通便

蜂蜜配杏仁:润肺止咳,润肠通便。用于肺燥干咳无痰,胸闷胁痛,咽喉干燥;体虚津伤肠燥便秘。如琼玉膏(《洪氏集验方》)。

(2)用于缓急止痛,解毒

蜂蜜配乌头:散寒缓急止痛。用于寒疝腹痛,手足厥冷。如大乌头煎(《金匮要略》)。

3. 鉴别应用

(1)生蜂蜜、炼制蜂蜜 生蜂蜜味甘,性微凉,以滑肠通便、解乌头毒之力为胜,多用于肠燥便秘、乌头中毒或防止乌头中毒。炼制蜂蜜味甘,性微温,以润肺止咳、补中缓急止痛力强,多用于肺燥干咳、中虚胃痛等。

(2)蜂蜜、饴糖 两者均味甘补中,且作用平和,可用于脾胃虚损之证。蜂蜜性平,能润燥通便、润肺止咳,多用于肠燥便秘、肺燥咳嗽。饴糖性微温,能缓急止痛,其滋润滑肠之力不及蜂蜜,多用于虚寒腹痛。

【用量用法】 煎服或冲服,15～30g,大剂量 30～60g。外用适量。本品作栓剂肛内给药,通便效果较口服便捷。

参考文献 ┈┈

[1] 闫玲玲等 . 特种经济动植物,2005,2:40.

[2] 顾雪竹等 . 中国实验方剂学杂志,2007,13(6):70.

[3] 兰福森等 . 中国民间疗法,1999,4:43.

[4] 张居芬 . 中国民间疗法,2006,14(5):25.

[5] 尤阳 . 中国误诊学杂志,2007,25(7):6068.

第三节 峻下逐水药

甘 遂

【基源】 为大戟科植物甘遂 *Euphorbia kansui* T. N. Liou ex T. P. Wang 的干燥块根。

【成分研究】

1. 二萜类 巨大戟二萜醇酯,如甘遂宁 A、甘遂宁 B 及甘遂素 A、甘遂素 B、甘遂素 C、甘遂素 D 等。

2. 三萜类 主要为大戟酮、大戟醇、甘遂醇等。

3. 有机酸类 棕榈酸、柠檬酸、草酸等。

4. 其他 鞣质、树脂等。

【药理研究】

1. 泻下 甘遂能刺激肠道,增加肠蠕动,产生泻下作用。小鼠灌服生甘遂或炙甘遂的混悬液,能出现泻下现象,但动物无死亡。小鼠灌服生甘遂或炙甘遂的乙醇浸膏,可出现明显泻下现象,生甘遂泻下作用较炙甘遂作用强,毒性也大,醇提后的残渣无泻下作用。

2. 利尿 甘遂水煎剂对大鼠无利尿作用,反而有使尿量减少的倾向。甘遂乙醇及乙醚浸剂对实验性腹水大鼠的排尿量比甘遂水煎剂高。有研究表明,甘遂醋制后利尿作用减弱,甘草制对利尿作用无明显影响。

3. 抗生育 甘遂乙醇浸出物对孕羊有引产作用。从甘遂中提取得到的巨大戟二萜醇对非洲蟾蜍胞胚期的细胞分裂有明显的抑制作用,同时也能抑制拓扑异构酶 Ⅱ 的活性。

4. 抗肿瘤 甘遂甲酯和衍生物能够导致人胃癌细胞株生长抑制和凋亡,可与阳性药物 5-氟尿嘧啶相比。另外,甘遂甲酯可通过阻断细胞周期的 G1 期,有效抑制人胃癌细胞株的增殖。

5. 其他 抗氧化、抗病毒和免疫抑制作用等[1]。

【炮制研究】 对生甘遂及不同炮制品(如醋甘遂、甘草制甘遂)的急性毒性试验表明,炮制品半数致死量(LD_{50})与生品比较,具有显著性差异($P < 0.01$),其中甘草制甘遂的毒性降低约 80%[2]。

通过对甘遂炮制前后的促癌活性、致突变活性、急性毒性及泻下活性进行比较研究,结果表明,甘遂生品及炮制品均无致突变作用,但具有体外激活 EB 病毒早期抗原(EBV-EA)活性、皮肤刺激作用及促肿瘤发生作用和泻下作用,只是甘遂经醋制、甘草制后上述作用有所减弱[3]。

【性味归经】 苦,寒;有毒。归肺、肾、大肠经。

【功效主治】 泻水逐饮,消肿散结。用于水肿,臌胀,胸胁停饮;风痰癫痫;外用治疮痈肿毒。

【临床应用】

1. 单方验方

(1)肝硬化腹水　甘遂(研末)30g、茵陈300g、黄芪100g、当归50g、半夏60g、陈皮100g、白术100g、山药100g、枸杞子100g、桑椹子100g、女贞子100g、墨旱莲100g、猪苓100g、茯苓100g、泽泻100g、车前子300g、香附100g、郁金100g、延胡索100g、枳壳100g、龟甲300g、鳖甲150g、炒谷芽300g,加饴糖500g制成膏方,早晚各1匙,豆浆送服,治疗1个月[4]。

(2)慢性支气管炎　用梅花针扣刺双侧肺俞、膏肓俞、心俞、膈俞等穴位;然后取白芥子、细辛各20g,延胡索、甘遂各12g,研末分3次用;再取生姜适量,捣烂、取汁,调和药末;最后将调和好的药末分摊于油纸上,分贴于双侧肺俞、膏肓俞、心俞、膈俞等穴位上,外用胶布固定,4~6h后取下。每年夏季治疗,治疗3次为一个疗程,每次治疗间隔10日[5]。

2. 配伍应用

甘遂配商陆:攻逐水饮。用于各种重症之水肿臌胀,伴二便不利,腹大胀满。

甘遂配半夏:逐水蠲饮。用于水饮内停或小便癃闭之证。症见咳嗽,痰喘,引胸作痛,痰涎清稀,或见面目全身水肿,皮色黄晦,小便不利等。如甘遂半夏汤(《金匮要略》)。

甘遂配牵牛子:泻下利水。用于水肿腹满。如二气汤(《圣济总录》)。

甘遂配京大戟、芫花:攻逐水饮。用于水肿臌胀,胸胁停饮,邪盛而正气未衰者。如十枣汤(《伤寒论》)。

甘遂配小茴香:温肝散寒,消肿散结。用于寒滞肝脉,疝气偏坠,肿胀疼痛。

3. 鉴别应用

(1)生甘遂、醋制甘遂　生甘遂有毒,药力峻烈,临床仅可外用,用于痈疽疮毒、二便不通。醋制甘遂毒性降低,以泻水逐饮力强,内服多用于胸腹积水、痰饮积聚、气逆喘咳、风痰癫痫、二便不利。

(2)甘遂、京大戟、芫花　三者均为有毒之品,都能泻水、逐痰、消肿散结。甘遂泻水之力猛烈,且偏走谷道,行经隧脉络之水湿,多用于水湿壅盛所致的水肿、结胸、留饮等。京大戟泻水之力不及甘遂,且谷道水道分消,偏于泻脏腑之水湿,适用于水湿泛滥机体的水肿喘满、胸腹积水、痰饮结聚及悬饮等。芫花毒性最大,逐胸胁之水湿,多用于饮停胸胁、咳唾引痛、心下痞满等。此外,甘遂尚能破癥瘕积聚,外用可治痈肿疮毒;京大戟能泻热散结,攻毒消肿,又去经络之痰凝,可用于治疗颈项腋间痈疽、瘰疬;芫花尚有解毒杀虫的作用,外用可治疮疡、秃疮、疥癣、冻疮。三者入药均须醋制,以降低毒性。

【用量用法】　内服宜醋制,每次0.5~1.5g,多入丸散用。外用适量,宜用生品。

【制剂与成药】　甘遂浸膏片:每片相当于生药0.3g。用于各种水肿,腹胀形气俱实者。口服,每次1~2片,1日2次。

【不良反应】　本品对肠黏膜有强烈刺激作用,引起炎症充血及蠕动增加,并有凝聚、溶解红细胞及麻痹呼吸和血管运动中枢的作用。甘遂中毒剂量为9~15g,中毒潜伏期为0.5~2h,主要为消化道刺激症状,如腹痛、腹泻、水样大便及里急后重。严重者可出现霍乱样米汤状大便、恶心、剧烈呕吐、头痛、头晕、心悸、血压下降、脱水、呼吸困难、谵语、发绀,最后由于呼吸循环衰竭而导致死亡[6]。有个案报道炮制甘遂引起接触性皮炎[7]。

【使用注意】　生甘遂毒性较大,泻下作用峻猛,只供外用;内服须经醋制后使用,以缓和其毒性,但仍不可过量或久服。年老体弱、孕妇、经期、新产后妇女及有胃肠道疾病者应禁用或慎用。不宜与甘草同用。

参考文献

[1] 修彦凤等. 上海中医药杂志,2008,42(4):79.
[2] 丁安伟等. 江苏中医杂志,1986,7:24.
[3] 聂淑琴等. 中国中药杂志,1996,21(3):153.
[4] 欧阳钦等. 中医杂志,2008,49(8):721.
[5] 王宝玲等. 时珍国医国药,2007,18(12):3103.
[6] 陈志周等. 急性中毒. 北京:人民卫生出版社,1989.
[7] 张志国等. 中国中药杂志,2001,26(9):648.

京大戟

【异名】 大戟,龙虎草,九头狮子草。

【基源】 为大戟科植物大戟 *Euphorbia pekinensis* Rupr. 的干燥根。

【成分研究】 京大戟根含大戟苷、生物碱、树胶、树脂等。

【药理研究】

1. 泻下 京大戟乙醚和水提取液均有剧泻作用,京大戟的泻下作用和毒性均强于红大戟。

2. 利尿 京大戟醇提取物对狗无利尿作用,但对大鼠造成实验性腹水后,再灌京大戟煎剂和醇提液,可产生明显的利尿作用[1]。

【炮制研究】 本品有毒,入药须醋制,毒理学比较生品和醋制品的 LD_{50},本品醋制后毒性显著降低($P<0.05$)[2]。

【性味归经】 苦,寒;有毒。归肺、脾、肾经。

【功效主治】 泻水逐饮,消肿散结。用于水肿,臌胀,胸胁停饮;痈肿疮毒,瘰疬痰核。

【临床应用】

1. 单方验方

(1)肝硬化腹水 京大戟制成粉剂,装入胶囊吞服。成人每次 0.6~0.9g。清晨空腹服,隔日或隔2天服药1次。服7~8次后停药1周[3]。

(2)急、慢性肾炎水肿 京大戟 500g,食盐 9g,加水混匀,烘干呈淡黄色,研成细粉,装入胶囊内,每次 0.45~0.6g(《全国中草药汇编》)。

2. 配伍应用

京大戟配白芥子:祛痰逐饮。用于痰饮停于胸膈,咳喘胸胁满痛者。如控涎丹(《三因方》)。

京大戟配木香:行气泻水逐饮。用于水饮内停,胸腹积水,腹大胀满,小便不利等症。

京大戟配干姜:温阳化湿,攻逐水饮。用于脾肾阳虚所致之臌胀,小便不利,畏寒便溏,舌质淡暗,苔白腻,脉虚缓或沉细。

京大戟配当归、生半夏:消肿散结。治颈间痈疽(《本草汇言》)。

3. 鉴别应用

(1)生京大戟、醋制京大戟 生京大戟泻下力猛,具有解毒疗伤、解毒散结的功效,除体质壮实者外,多外用,治虫蛇咬伤、热毒肿结。醋制京大戟毒性降低,药性缓和,具有逐水退肿、逐痰止咳的作用,可内服,用于水肿壅盛、痰涎留于上焦、咳唾稠黏、喘急背冷及痰迷心窍。

(2)京大戟、红大戟 两者均苦寒有毒,具泻水逐饮,消肿散结作用。京大戟源于大戟科植物,毒性大,泻下逐水力强;红大戟源于茜草科植物,毒小,但消肿散结力强。醋制均可减其毒。

【用量用法】　内服宜醋制,1.5～3g,水煎服;入丸散服,每次 1g。外用适量,生用。

【不良反应】　本品有强烈的刺激性。鲜品接触皮肤可引起皮炎,生品口服可引起口腔黏膜及咽部肿胀,胃肠黏膜充血水肿,肾功能不良,甚至发生肾衰竭。侵犯中枢神经时,可见眩晕、昏迷、痉挛、瞳孔散大,最后因呼吸麻痹而死亡[4]。

【使用注意】　本品醋制和配伍大枣可缓和其毒性。体质虚弱者及孕妇忌用。不宜与甘草同用。

参考文献

[1] 颜正华等. 中药学. 第 2 版. 北京:人民卫生出版社,2006.

[2] 汪素岩等. 浙江中医杂志,1985,20(9):420.

[3] 宋立人等. 现代中药学大辞典. 北京:人民卫生出版社,2001.

[4] 郭晓庄等. 有毒中草药大辞典. 天津:天津科技翻译出版公司,1992.

红大戟

【异名】　红芽大戟。

【基源】　为茜草科植物红大戟 *Knoxia valerianoides* Thorel et Pitard 的干燥块根。

【成分研究】　红大戟含游离蒽醌类 0.56%、结合性蒽醌类 0.25%。

【药理研究】

1. 泻下　红大戟的功效用途与京大戟相似,但泻下力和毒性较轻[1]。

2. 抑菌　红大戟对金黄色葡萄球菌、绿脓杆菌、痢疾杆菌、肺炎球菌及溶血性链球菌等有抑制作用。

【炮制研究】　茜草科红大戟因毒性较小,暂未做法定炮制要求。

【性味归经】　苦,寒;有小毒。归肺、脾、肾经。

【功效主治】　泻水逐饮,消肿散结。用于胸腹积水,二便不利;痈肿疮毒,瘰疬痰核。

【临床应用】

1. 单方验方

(1)瘰疬　红大戟 90g,甘遂(制)60g,白芥子 24g,麻黄 12g,生南星、僵蚕、朴硝、藤黄、半夏(姜制)各 48g。熬膏贴之,膏上掺九一丹少许,未溃者贴此甚效(《中国医学大辞典》引《许楣方》消核膏)。

(2)风火牙痛　红大戟、薄荷各 10g,生地黄 15g。煎水待凉后含漱,不咽服[2]。

(3)顽固性皮炎　红大戟 20g,芫花 10g,地肤子 15g,土茯苓 100g。煎水外洗,每日 1 次[3]。

(4)慢性咽炎　红大戟每次 3g,放入口中含服,每日 2 次,至症状消失。含服后咽干咽痛、咽喉黏膜充血缓解快,淋巴滤泡消失较慢[4]。

2. 配伍应用

红大戟配生天南星、藤黄:消肿散结。熬膏外用,治瘰疬未溃者。

红大戟配山慈菇:辟秽解毒,泻热逐痰,消肿止痛。用于中暑时疫,外敷疔疮疖肿、虫咬损伤、无名肿毒。如紫金锭(《万氏秘传片玉心书》)。

【用量用法】　内服宜醋制,1.5～5g,水煎服;研末服每次 1g。外用适量,生用捣敷或熬膏贴。

【使用注意】　孕妇忌服,体虚者慎用。不宜与甘草同用。

参考文献

[1] 颜正华,常章富等. 药学. 第2版. 北京:人民卫生 出版社,2006.

[2] 宋立人等. 现代中药学大辞典. 北京:人民卫生出

版社,2001.

[3] 朱自成. 浙江中医杂志,1986,21(11):521.

[4] 李治方. 江西中医药,1987,18(4):3.

芫 花

【基源】 为瑞香科植物芫花 *Daphne genkwa* Sieb. et Zucc. 的干燥花蕾。

【成分研究】

1. **黄酮及其苷类** 其苷元为芫花素,另含羟基芫花素、芹菜素等。

2. **其他** 芫花还含有谷甾醇、苯甲酸与刺激性有毒的油状物,根皮中含芫根苷、芫根乙素、β-谷甾醇、芫花酯甲(芫花萜)。

【药理研究】

1. **利尿泻下** 商芫花素能刺激肠黏膜引起剧烈的水泻和腹痛[1]。芫花不同的炮制品利尿强度依次为:醋炙芫花＞生芫花＞高压蒸芫花＞清蒸芫花＞醋煮芫花。但芫花、京大戟与甘草合用时,利尿与泻下作用明显减弱,并且有使芫花毒性增强的倾向,且甘草用量愈大,其相反作用愈强[1]。

2. **对心血管系统的作用** 芫根乙素能扩张冠状血管。芫花叶提取液能增加冠状动脉流量,明显提高小鼠耐缺氧能力,并有短暂但明显的降压作用。黄芫花总黄酮对实验性心律失常有一定对抗作用。

3. **镇咳祛痰** 羟基芫花素是其主要有效成分[2]。

4. **镇痛** 芫花根总黄酮具有较好的镇痛效果,机制可能和抑制 PGE_2 生成、提升 SOD 活力有关[2]。

5. **其他** 抗菌、镇静、抗惊厥、抗炎、抗肿瘤、抗寄生虫、抗生育和免疫调节作用等[2]。

【炮制研究】 芫花所含芫花酯甲毒性大,对皮肤及黏膜有较强的刺激作用,并能直接兴奋子宫平滑肌,具有引产作用。经醋制后其含量降低。芫花酯甲含量降低的最佳范围尚待毒理学和药效学研究的结果来阐明[3,4]。

芫花中所含的芫花素及羟基芫花素,为芫花镇咳、祛痰的有效成分。经醋制后芫花素含量降低最少,与生品含量相近[5]。另外,芫花还具有抗肿瘤、抗白血病和抑菌作用,炮制对这些药理作用有何影响,亦值得进一步研究。

【性味归经】 苦、辛,温;有毒。归肺、脾、肾经。

【功效主治】 泻水逐饮,祛痰止咳,杀虫疗疮。用于胸胁停饮,水肿,臌胀;咳嗽痰喘,痰饮积聚;外用治头疮,白秃,顽癣,痈肿。

【临床应用】

1. **单方验方**

(1)冻疮 芫花、甘草各 10g,先用水 2000ml 煎煮甘草 5min 后加入芫花继续煎煮 5min。待水温降至 40℃ 左右时,用以浸洗冻疮部位,每次 20～30min。每日 2～3 次,3 剂为一个疗程[6]。

(2)牙痛 取新鲜芫花根二层皮 500g,洗净砸碎,置入容器,倒入开水 600ml,冷却后装瓶备用,也可加少许白酒以防腐,3～5 天后即可使用。用棉球或棉签蘸药液放于患牙上 3～

5min。芫花根皮有毒,药液不可咽下[7]。

2. 配伍应用

芫花配枳壳:行气逐饮。用于水肿臌胀。

芫花配朱砂:逐水消痰,通血滞而散结。用于疟母弥年,腹胁坚痛,如消癖丸(《仁斋直指方论》)。

芫花配牵牛子:峻下逐水。用于水肿臌胀,二便秘塞。如舟车丸(《古今医统大全》)。

芫花配芥子、京大戟:祛痰逐饮。用于水饮内停,悬饮胸胁引痛,及水肿腹胀实证。如控涎丹(《三因极一病证方论》)。

3. 鉴别应用

生芫花、醋制芫花:生芫花有毒,擅长解毒杀虫,多外敷用于秃疮、头癣。醋制芫花,毒性减低,增强泻水逐饮作用,多内服用于治疗胸腹积水、水肿胀满、痰饮积聚、气逆喘咳、二便不利。

【用量用法】 内服宜醋制,1.5～3g,水煎服。研末吞服,每次 0.6g,每日 1 次。外用适量。

【不良反应】 芫花对胃肠道有较强烈的刺激,并可刺激神经系统引起神经症状。内服过量可出现恶心、呕吐、剧烈腹痛、腹泻、头痛、头晕,甚至昏迷,并可延长凝血时间,出现血尿。外用对皮肤有刺激,可引起皮肤充血、发疱。

【使用注意】 内服用量宜轻,逐渐增加,中病即止,不可久服。严重心脏病、溃疡病、消化道出血及孕妇均应禁服。不宜与甘草同用。

参考文献

[1] 颜正华等. 中药学. 第 2 版. 北京:人民卫生出版社,2006.

[2] 李玲芝等. 沈阳药科大学学报,2007,24(9):587.

[3] 刘洁等. 中国中药杂志,1993,18(1):25.

[4] 原思通等. 中国中药杂志,1995,20(5):280.

[5] 王弘志等. 中国中药杂志,1989,14(11):24.

[6] 应芳芹等. 中国民间疗法,1999,12:32.

[7] 秦保和. 中医外治杂志,2000,9(4):41.

商 陆

【异名】 白母鸡,山萝卜。

【基源】 为商陆科植物商陆 *Phytolacca acinosa* Roxb. 或垂序商陆 *Phytolacca americana* L. 的干燥根。

【成分研究】 含商陆碱、商陆毒素、三萜皂苷、生物碱及大量硝酸钾等。

【药理研究】

1. 利尿 商陆根提取物灌注蟾蜍肾,能明显增加尿量,以其直接滴于蛙肾或蹼可使毛细血管扩张,血流量增加,其作用机制可能是刺激血管运动中枢,使蛙肾小球毛细血管扩张,循环加速而利尿。用商陆煎剂给小鼠灌胃,小剂量有利尿作用,大剂量反而使尿量减少。另有报道,用商陆浸膏静脉注射麻醉狗,未发现显著利尿作用[1]。

2. 抗肿瘤 小鼠腹腔注射商陆多糖Ⅰ,在脂多糖的辅助下诱生肿瘤坏死因子。腹腔注射可显著抑制 S_{180} 的生长,显著促进脾脏增生,提高 T 淋巴细胞产生 IL-2[1]。

3. 镇咳祛痰 商陆煎剂、酊剂、水浸剂灌胃或腹腔注射均有明显的祛痰作用,以煎剂作用最强。镇咳作用可能主要是直接刺激呼吸道黏膜,引起腺体分泌增加和促进纤毛运动的结果。本品生物碱部分给小鼠灌胃有明显镇咳作用,而煎剂及酊剂的作用则较差[2]。

4. 其他 抗炎、抗菌、抗病毒、免疫调节、调节代谢、抗生育作用等[1]。煎剂尚有一定抗辐射作用。

【炮制研究】 商陆主要毒性成分为商陆毒素(又称商陆皂苷甲)和组胺,商陆经炮制后其毒性成分较原药材明显降低,其商陆毒素减少约34.3%,组胺减少约23.3%,而利尿作用虽逊于生商陆,但仍保持较明显的作用[3,4]。传统经验采用醋制方法减毒,商陆经醋制后能明显减轻其肠黏膜的毒性反应[5]。

有学者对醋制、醋蒸、水煮及清蒸四个不同工艺炮制的4种饮片进行了研究,其所含商陆毒素和组胺含量,以水煮品和清蒸品为低,水煮品和清蒸品中商陆毒素含量仅分别为原药材的16.29%和19.24%。上述研究结果表明,降低商陆毒性,用加热处理似比辅料醋的作用更显著,这为商陆炮制工艺的改进提供了科学依据[4]。

商陆的不同炮制品虽然都有利尿作用,但其效用各有所长,如醋制品长于祛痰,生品长于利尿,清蒸品长于扶正固本,提高免疫机能[6]。

【性味归经】 苦,寒;有毒。归肺、脾、肾、大肠经。

【功效主治】 泻下逐水,消肿散结。用于水肿,臌胀,二便不通;外治痈肿疮毒。

【临床应用】

1. 单方验方

(1)精神病 鲜商陆40~60g,洗净切细,加开水40~60ml,浸泡1h,去渣取汁,加白糖适量,空腹1次服下,间隔5天1次,共2次[7]。

(2)血小板减少性紫癜 仙鹤草、鸡血藤、白茅根各50g,商陆、生地黄、牡丹皮各30g,山茱萸20g,何首乌、甘草各15g,鳖甲、龟板各10g,三七5g,大黄3g。先将商陆用醋制与鳖甲、龟板合并先煎1h,加入剩余药,再煎煮2次,每次1h,然后过滤,将滤液浓缩至1000ml,酌加0.5%苯甲酸钠后装100ml塑料瓶中密闭。每日3次口服,每次50ml,30天为一个疗程[8]。

2. 配伍应用

(1)用于泻下利水,消肿散结

商陆配槟榔:行气逐水。用于水肿臌胀,气机闭阻者。如疏凿饮子(《严氏济生方》)。

商陆配赤小豆:利水消肿。用于水气肿满。如商陆豆方(《圣济总录》)。

(2)用于消肿散结

商陆配苦参:清热消肿散结。用于肿毒痈疮。

3. 鉴别应用

(1)生商陆、醋制商陆 生商陆有毒,擅长消肿解毒,多用于外敷痈疽肿毒。醋制商陆毒性减低,以逐水消肿见长,多用于内服治水肿胀满。

(2)商陆、牵牛子 两者均有通泻二便、逐水消肿的作用,皆可用于二便不通、水肿胀满。牵牛子毒性较商陆小,且有导滞消积杀虫的作用,可用于虫积腹痛、宿食不消等。商陆内服毒性大,外用有解毒消肿的作用,可用于痈疽肿毒。

(3)白商陆、红商陆 商品商陆药材分红白两种,唐代苏恭谓"商陆有赤白二种,白者入药用,赤者甚有毒,但贴肿处"。现代毒性研究证明,红商陆较白商陆毒性大一倍。故一般内服用白商陆,红商陆仅供外用。

【用量用法】 水煎服,5~10g,宜醋制用,若用生品宜久煎。外用适量,鲜品捣烂或干品研末涂敷。

【不良反应】 商陆含商陆毒素,对黏膜有刺激性。误服或服用过量易引起中毒,大剂量可致惊厥。一般在服后20min至3h发病。早期有恶心、呕吐、腹痛、腹泻等消化道反应,严重者出现眩晕、头痛、言语不清、躁动不安,甚至血压下降、心跳减慢、呼吸减弱、神志恍惚或昏迷,孕妇有流产的危险[9,10]。

【使用注意】 商陆鲜品经煎煮或蒸煮 0.5h 以上,毒性可大大降低;干品除久煎外,制成蜜丸、蜜浆、乙醇浸膏,其毒性亦均减弱。本品外貌形似人参易误服,须注意。脾虚水肿者及孕妇忌服。

参考文献

[1] 贾金萍等. 山西医科大学学报,2003,34(1):89.
[2] 颜正华等. 中药学. 第 2 版. 北京:人民卫生出版社,2006.
[3] 殷玉生等. 中成药,1989,16(11):18.
[4] 原思通等. 中国中药杂志,1991,16(11):659.
[5] 唐迎雪. 中成药,1992,14(12):20.
[6] 叶定江等. 中药炮制学. 上海:上海科学技术出版社,2003.
[7] 崔泽宽. 中国乡村医生杂志,2001,1:37.
[8] 李翠萍等. 中医药学报,2001,29(2):9.
[9] 陈岱等. 江苏中医,1990,11(6):258.
[10] 邓泽善. 中药通报,1988,13(5):178.

牵 牛 子

【异名】 黑丑、白丑,丑牛子。

【基源】 为旋花科植物裂叶牵牛 *Pharbitis nil* (L.) Choisy 或圆叶牵牛 *Pharbitis purpurea* (L.) Voigt 的干燥成熟种子。

【成分研究】

1. 牵牛子苷类 约 25%,为树脂性苷,又称牵牛子酯。

2. 有机酸类 牵牛子酸 A、牵牛子酸 B、牵牛子酸 C、牵牛子酸 D、没食子酸等。

3. 生物碱类 麦角醇、裸麦角碱、喷尼棒麦角碱、野麦碱等。

【药理研究】

1. 泻下 牵牛子乙醇或水浸出液灌胃,对小鼠有泻下作用,而煎剂则失去致泻作用。牵牛子苷在肠内遇胆汁及肠液分解成牵牛子素,刺激肠道,增进肠蠕动,导致强烈的泻下作用。去牵牛子苷后的水溶液,仍有泻下作用,故除了牵牛子苷外还有其他泻下成分。

2. 其他 利尿、驱蛔作用[1]。

【性味归经】 苦,寒;有毒。归肺、肾、大肠经。

【功效主治】 泻下逐水,去积杀虫。用于水肿,臌胀,二便不通;痰饮喘咳;虫积腹痛。

【临床应用】

1. 单方验方

(1)顽固性便秘 将牵牛子洗净置锅内,文火炒约 5min,研末,每晚睡前 0.5h 服 2～3g,1 个月为一个疗程[2]。

(2)黏液腺囊肿 取牵牛子 300g,放置炒锅中火炒至 7 分熟,加入白糖 40g(减少口服时的辛、苦味),至炒熟。自然冷却后,放置密闭容器中备用。每次取 1 汤匙(4～8g,儿童适当减量),充分嚼碎后,适量温水冲咽即可。每日 1 次,2 周为一个疗程。可重复 2～4 个疗程,疗程间隔 2～3 周[3]。

(3)泌尿系统结石 牵牛子 10～15g、小茴香 10g、川楝 10g、穿山甲 10～15g。每天 1 剂,煎煮 2 次,穿山甲先煎 0.5h,将头煎与二煎药混合,分 2 次服用,连服 21 天为一个疗程[4]。

(4)肾炎 大黄 10g、牵牛子 10～20g、杏仁 10g、葶苈子 10g、黄芪 15～60g、党参 10～30g。

每天1剂,煎煮2次,将头煎与二煎药混合,分2次服用,连服21天为一个疗程[5]。

(5)小儿便秘 黄精10～20g、紫草5～15g、牵牛子3～9g、槟榔5～15g、大黄(后下)3～9g、蜂蜜(冲服)9～15g。用量随年龄大小酌定。用时加水适量浸泡30min,文火煮沸15min,取汁150～300ml,频频少量温服,或分3～4次温服,每日1剂[6]。

2. 配伍应用

(1)用于泻下逐水

牵牛子配沉香:下气泻下逐水。用于下焦水湿。

牵牛子配小茴香:温阳利水。用于停饮肿满属寒证者。如禹功散(《儒门事亲》)。

牵牛子配葶苈子:泻肺逐饮。用于肺气壅盛,水气内停之气喘胸闷,水肿臌胀。

牵牛子配大黄、槟榔:泻肺逐痰。用于肺气壅滞、痰饮咳喘、面目水肿者。如牛黄夺命散(《田氏保婴集》)。

牵牛子配甘遂、京大戟:峻下逐水。用于水肿臌胀,二便秘塞;肝硬化腹水。如舟车丸(《丹溪心法》)。

(2)用于消积杀虫

牵牛子配槟榔、使君子:消积杀虫,通便导滞。用于食积腹胀便秘或小儿虫积腹痛等。

3. 鉴别应用

牵牛子、千金子:两药均有泻下逐水作用,用于腹水臌胀。但牵牛子又能泻肺气,逐痰饮而用于肺气壅滞、痰饮喘咳、面目水肿者。牵牛子且有泻下、通便、去积的作用,用于肠胃实热积滞、大便秘结,并可借其泻下通便的作用排除虫体,治蛔虫、绦虫及虫积腹痛者。千金子,又名续随子,有破瘀血、消癥瘕、通经脉的作用,用于癥瘕痞块、闭经;还有攻毒杀虫的作用,可治顽癣、恶疮肿毒,赘疣以及毒蛇咬伤等。

【用量用法】 水煎服,3～9g;入丸、散服,每次1.5～3g。本品炒用药性减缓。

【不良反应】 牵牛子有一定的毒性,大剂量能刺激肠胃引起呕吐、腹痛、腹泻及黏液血便,亦可刺激肾脏使之充血,还能引起血尿,用量30g以上可引起舌下神经麻痹,出现语言障碍、昏迷等[7]。

【使用注意】 孕妇忌用。不宜与巴豆或巴豆霜同用。

参考文献

[1] 敖冬梅等. 中国中医药信息杂志,2003,10(4):77.
[2] 戚建明. 四川中医,2000,18(9):12.
[3] 侯明. 中国误诊学杂志,2008,18(8):4508.
[4] 胡静娟. 湖南中医,1999,5:52.
[5] 杨建丰. 河南中医,2003,23(8):36.
[6] 张焱. 辽宁中医杂志,2006,33(2):195.
[7] 孙方成. 中医杂志,1964,5:189.

巴 豆

【基源】 为大戟科植物巴豆 *Croton tiglium* L. 的干燥成熟果实。

【成分研究】 巴豆种子含巴豆油34%～57%,以及巴豆毒素、巴豆苷、生物碱和β-谷甾醇等。

【药理研究】

1. 泻下 小鼠灌胃巴豆霜,明显增强胃肠推进运动,促进肠套叠还纳。在离体兔回肠实验中,可显著增加回肠的收缩幅度。巴豆油水解液给小鼠灌胃,促进炭末向肠推进。等量巴油对小鼠肠推进促进作用强于巴豆霜,毒性小于巴豆霜。

2. **对皮肤、黏膜的刺激作用** 巴豆油外用对皮肤有刺激作用,可发展为脓疱,甚至坏死。在肠内刺激肠黏膜使之发炎,增加分泌,促进蠕动,0.5～3h可产生剧烈腹泻[1]。

3. **抗肿瘤** 巴豆油、巴豆树脂、巴豆醇酯类均有促使某些化学致癌剂如甲基绿蒽等的致癌作用,且本身亦有弱的致癌活性。但实验又表明,巴豆提取物对小鼠 S_{180} 实体型、腹水型及子宫颈癌 U_{14} 实体型、腹水型与艾氏腹水癌皆有明显抑制作用,巴豆醇二酯对小鼠 P388 型淋巴细胞白血病亦有一定抑制作用[2]。

4. **抑菌** 巴豆煎剂对金黄色葡萄球菌、白喉杆菌有较强抑制作用,对流感杆菌、绿脓杆菌亦有一定抑制活性[1]。

5. **其他** 小剂量巴豆有镇静作用。巴豆毒素能抑制蛋白质的合成。巴豆油局部应用可引起组胺的释放。

【炮制研究】 生巴豆毒性强烈,仅供外用蚀疮。临床内服,须去油制成巴豆霜或炒炭制成巴豆炭用。传统巴豆霜炮制法,采用碾烂,多层吸油纸包裹,加热微烘,压榨去油,反复数次,至松散成粉,不再黏成饼为度,取出研细。巴豆霜的质量标准《中华人民共和国药典》定为含油量18%～20%。但传统制霜法含油量不易控制,有效成分损失大,生产效率低。目前制霜改进方法有两种:一是加填充剂稀释,在稀释以前先加热处理,破坏毒性蛋白。此法成品含油量稳定,可避免有效成分损失,提高效率,且可保证用药安全[3,4]。但此法巴豆霜的粉末细度仍不能达到要求,制丸、散剂时难于混匀,造成成品中巴豆霜含量不一致。二是采用新法制霜,即先将巴豆脱脂,再粉碎成合乎丸、散剂所要求细度的粉末,然后再将巴豆油返回粉末中,其制霜质量稳定可靠,巴豆霜含油量仍以不超过20%为宜[5,6]。此法制霜,质量上乘,但成本较高,工艺也较繁琐,若用于生产,还有待进一步研究和改进。

【性味归经】 辛,热;有大毒。归胃、大肠经。

【功效主治】 峻下冷积,逐水退肿,祛痰利咽,外用蚀疮。用于寒积便秘,腹水臌胀,喉痹痰阻;外用治恶疮疥癣,疣痣。

【临床应用】

1. **单方验方**

(1)周围性面神经麻痹 巴豆10个、斑蝥5只、生姜50g。碾碎后贴敷于患侧面部8h,外用敷料固定。待形成水疱后,用无菌注射器将水疱内液抽出,油纱覆盖患处,使其自然愈合[7]。

(2)牛皮癣 巴豆(去壳)10g、雄黄3g、黄柏8g、青黛8g、冰片5g。以上共研粉末,加猪油适量,调成糊状油膏,用玻璃瓶贮藏待用。外擦患部嘱患者用苦参30g、艾叶15g煎水洗患部,再用消毒洁净的鹅毛蘸油膏涂擦患部,每日3次。10日为一个疗程[8]。

(3)慢性阑尾炎 乌药15g、小茴香10g、木香6g、川楝子6g、槟榔6g、高良姜6g、青皮6g、巴豆7个。先把巴豆微打破,同川楝子用麸皮炒黑,去巴豆及麸皮不用,和余药文火共煎,两煎混合,顿服。一般三服后巴豆加麸皮炒,川楝子改单用麸皮炒,川楝子继用[9]。

2. **配伍应用**

巴豆配杏仁:泻水通便。用于大腹水肿。

巴豆配绛矾:逐水杀虫。用于晚期血吸虫肝硬化腹水。如含巴绛矾丸(《补缺肘后方》)。

巴豆配桔梗、贝母:宣肺散结通便。用于寒实结胸之胸胁痞满、大便不通等症。如三物白散(《金匮要略》)。

巴豆配胆南星、神曲:消食逐痰。用于小儿痰食壅滞、腹痛便秘、疳积等。如保赤散(《中华人民共和国药典》)。

3. 鉴别应用

生巴豆、炒巴豆、巴豆炭、巴豆霜：生巴豆毒性强，仅外用于蚀疮，多用于白喉、疥癣、疣痣。炒巴豆毒性降低，可用于疮痈肿毒、腹水臌胀、泻痢。巴豆炭止泻作用明显，对顽固性慢性泄泻有效。巴豆霜能降低毒性，缓和泻下作用，多用于寒积便秘、乳食停滞、腹水、二便不利、喉风、喉痹。

【用量用法】 内服大多制成霜用，入丸、散剂服，每次 0.1～0.3g。外用适量，研末涂患处，或捣烂以纱布包擦患处。

【不良反应】 巴豆所含巴豆油有强烈的刺激性，对消化道黏膜及平滑肌的直接刺激作用是引起消化道不良反应的主要原因。口服巴豆油 20 滴(相当于 1g)可致死。

内服巴豆中毒的主要表现为口腔、咽喉异常灼热、刺痛，流涎，呕吐，腹泻，剧烈腹痛，便血，甚至引起失水虚脱；对肾脏有刺激作用，可发生血尿、闭尿等；严重者谵语、发绀、血压下降、呼吸困难，最后因呼吸循环衰竭而死亡[10]。

巴豆去油后的残渣仍含一种毒性球蛋白(巴豆毒素)，外用能引起皮肤、黏膜发赤、起水疱和造成炎症，并可溶解红细胞，使局部组织坏死。

【使用注意】 本品的毒性成分在巴豆油中，故内服应去油取霜。内服或外用均应注意剂量和用法，不宜久用。体虚及孕妇禁服。服巴豆及其制剂后，不宜食热粥，饮热开水等热物，以免加剧泻下。服巴豆后若泻下不止，可以黄连、黄柏或绿豆煎汤冷服，或食冷粥，饮大豆汁以缓解。

参考文献

[1] 颜正华等. 中药学. 第2版. 北京：人民卫生出版社, 2006.
[2] 万莉等. 江苏中医药, 2003, 24(11):60.
[3] 唐万东. 中成药, 1991, 13(2):45.
[4] 曹连民. 中国中药杂志, 1993, 18(8):480.
[5] 王毅等. 中成药, 1991, 13(4):20.
[6] 王毅等. 中药材, 1993, 16(4):24.
[7] 邵长艳等. 江苏中医药, 2004, 25(2):33.
[8] 李刚明. 时珍国医国药, 2005, 16(2):134.
[9] 徐恩歧等. 齐鲁护理杂志, 2004, 10(9):721.
[10] 郝继先. 吉林中医药, 1988, (2):37.

千金子

【异名】 续随子。

【基源】 为大戟科植物续随子 *Euphorbia lathyris* L. 的干燥成熟种子。

【成分研究】 含脂肪油 40%～50%，主要含油酸、棕榈酸、亚油酸等的甘油酯，还含有巨大戟萜醇-20-棕榈酸酯等。此外，还含百瑞香素、续随子素、马栗树皮苷等。

【药理研究】

1. 峻泻 千金子脂肪油中的环氧千金二萜醇、苯乙酸酯、二乙酸酯等能刺激肠管而产生峻泻作用[1]。

2. 抗肿瘤 千金子的氯仿、丙酮提取混合物能明显改善 EAC 荷瘤鼠的一般生存状况，延长其生存时间。该提取物对 S_{180} 的抑瘤率达 45%～55%[2]。

3. 其他 百瑞香素有镇静催眠作用，与苯巴比妥类药物有协同作用[1]。

【炮制研究】 千金子生品毒性较大，多供外用，内服制霜用。千金子霜炮制品经验标准为：①吸油纸不显油痕；②药粉松散，不再黏结成饼；③呈淡黄色粉末，微显油性，味辛辣。但上述经验标准所制的霜含油量差异仍较大。结合实验研究,有学者提出千金子霜含油标准宜定为30％±2％。中间质量控制方法为用吸油纸法可按理论得霜率67％,控制霜重;压榨法可按理论去油率33％,控制榨出的油重。通过分析,不论千金子原料含油量大小如何,控制中间质量都很有效[3]。

【性味归经】 辛,温;有毒。归肝、肾、大肠经。

【功效主治】 逐水消肿,破血消癥。用于水肿,臌胀;癥瘕,闭经;外治顽癣,赘疣。

【临床应用】

1. 单方验方

(1)面瘫 取千金子20枚,去壳,将千金子肉压碎敷患侧太阳、颊车穴,胶布密封固定,嘱患者每天早、晚在上述两穴位各按摩1次,每次15min,7天更换1次,连续1～3次。内服:僵蚕10g、白附子3g、白芷3g、全蝎4g、炒川芎10g、蝉蜕6g、蔓荆子10g、淮牛膝10g、归尾10g、防风10g、生白芍15g、生甘草5g[4]。

(2)乳腺增生 将生南星、生半夏、白附子、山奈、重楼、狼毒、甘松、胡芦巴、樟脑、肉桂、血竭等药物研末过100～120目筛,将千金子、马钱子用少量麻油炸焦去药用油。将药末加入溶化的松香,再加入适量药油使其成膏状备用。取杏核大一块贴于太渊穴上,对病程长或冲任不调者加用列缺穴。用胶布覆盖。1天换药1次或隔日换药1次。1个月为一个疗程[5]。

2. 配伍应用

(1)用于泻下逐水

千金子配大黄:泻下逐水攻积。用于阳水水肿,二便不通。

千金子配甘遂、京大戟:攻逐水饮。用于水肿停饮重症。

(2)用于破血消癥

千金子配轻粉:逐瘀行血。用于瘀血阻滞,积聚癥块等。如续随子丸(《圣济总录》)。

【用量用法】 内服,去壳,去油制霜用,多入丸、散服,每次0.5～1g。外用适量,捣烂敷患处。

【不良反应】 临床多服或误服千金子可引起中毒,中毒剂量为9～15g,多在服药后1～3h发病。出现头晕、头疼、恶心流涎、剧烈呕吐、腹痛、腹泻、心悸、冷汗、面色苍白、尿量少、尿液浑浊、心率加快;严重者出现血压下降、大汗淋漓、四肢厥冷、气息微弱、呼吸浅促等。

【使用注意】 内服宜去油制成霜用。脾胃虚寒、中气不足、有消化系统疾病史、月经期、妊娠期等当禁用或慎用。

参考文献

[1] 冯堃等. 中医药学报,2008,36(3):77.

[2] 薛存宽等. 中国中西医结合杂志,2004,24:166.

[3] 袁劲松等. 中成药,1995,17(5):19.

[4] 来建琴. 湖南中医杂志,2001,17(3):32.

[5] 罗纪峰. 中医外治杂志,2007,16(2):48.

第四章 祛风湿药

第一节 祛风寒湿药

独　活

【基源】　为伞形科植物重齿毛当归 *Angelica pubescens* Maxim. f. *biserrata* Shan et Yuan 的干燥根。

【成分研究】　独活含紫花前胡苷元、伞形花内酯、哥伦比亚苷元、二氢山芹醇-β-D-葡萄糖苷、哥伦比亚苷、独活内酯、当归素、佛手柑内酯、黄酮类及少量挥发油、γ-氨基丁酸等[1]。

【药理研究】

1. 对中枢神经系统的作用　独活煎剂或浸膏均有镇静、催眠及一定的抗惊厥作用,有明显镇痛和抗炎作用。独活液静注,可产生兴奋作用。

2. 对心血管系统的作用　独活酊剂或煎剂均能明显降低血压,但持续时间较短。独活水提物有抗心律失常作用,可能为 γ-氨基丁酸的作用[2]。独活在体外对人肝癌细胞亚细胞毒浓度下可以有效抑制微血管内皮细胞的增殖,低浓度即能够抑制血管网形成[3]。

3. 光敏　花椒毒素、佛手柑内酯、欧芹属素乙等呋喃香豆精类化合物有光敏作用。

4. 其他　佛手柑内酯有抗溃疡作用,对兔回肠有明显解痉作用。还有抗肿瘤、免疫调节、抑制人型结核杆菌的作用[2]。

【炮制研究】　独活中的主要活性成分为香豆精类、皂苷类及挥发油成分。考虑到挥发油成分的药效作用,饮片加工过程中宜低温干燥或晒干,避免高温烘干造成挥发性、芳香性成分的损失。

【性味归经】　辛、苦,微温。归肾、膀胱经。

【功效主治】　祛风湿,止痹痛,解表。用于风寒湿痹,腰膝疼痛;外感风寒挟湿表证,少阴伏风头痛。

【临床应用】

1. 单方验方

(1)膝关节骨性关节炎　独活、白茯苓、丹参各 15g,桑寄生、薏苡仁各 30g,秦艽、防风、当归、甘草、川芎各 9g,干地黄 10g,白芍、杜仲各 12g,制附片、细辛各 3g。每日 1 剂,煎两汁分 2 次服,15 天为一个疗程。在服药同时再将药渣加水 1000ml,煎汤后再加醋 50ml 外洗敷患膝,温度适宜,边洗边轻柔地拍打患膝关节与髌骨,按摩患膝及其周围组织,屈伸患膝,每日 1～2 次,每次 30～40min[4]。

(2)坐骨神经痛　独活 15g、桑寄生 15g、秦艽 10g、细辛 6g、杜仲 15g、牛膝 10g、当归 10g、白芍 10g、生地黄 15g、党参 10g、茯苓 10g、肉桂 8g、川芎 10g、附子 6g、麻黄 10g、甘草 3g。开水煎服,每日 1 剂,连服半月为一个疗程[5]。

(3)产后和流产后身痛　当归 15g、熟地黄 10g、白芍 15g、川芎 10g、党参 15g、茯苓 15g、独活 12g、桑寄生 10g、秦艽 12g、防风 10g、怀牛膝 15g、杜仲 15g、细辛 5g、肉桂 6g、炙甘草 6g。每日 1 剂,水煎服。20 天为一个疗程[6]。

2. 配伍应用

独活配羌活、防风:祛风胜湿,解表。用于外感风寒挟湿表证,头痛头重,一身尽痛。如羌活胜湿汤(《内外伤辨惑论》)。

独活配桑寄生、杜仲:益肾壮骨,祛风除湿。用于痹证日久,肝肾两亏,症见腰膝酸痛、关节拘挛掣痛、屈伸不利。如独活寄生汤(《备急千金要方》)。

独活配蚕沙:祛风除湿,通络止痛。用于风湿痹痛、筋脉拘急等症。

独活配寻骨风:祛风除湿,通络止痛。用于风湿痹痛、肢体麻木及跌打疼痛等。

独活配鹿衔草:祛风胜湿,舒筋活络。用于风湿痹痛、筋骨拘挛之症。

独活配细辛、川芎:搜风止痛。用于少阴头痛。如独活细辛汤(《症因脉治》)。

【用量用法】 水煎服,5~15g。

【不良反应】 偶有头昏、头痛、恶心等不良反应。

参考文献

[1] 丁希飞等. 中药材,2008,31(4):516.

[2] 颜正华等. 中药学. 第2版. 北京:人民卫生出版社,2006.

[3] 邹玺等. 南京中医药大学学报,2008,24(3):194.

[4] 周友连. 浙江中医杂志,2007,42(10):591.

[5] 任麦存等. 实用医技杂志,2008,15(8):1034.

[6] 冯变景. 中国民间疗法,2006,14(10):30.

威 灵 仙

【基源】 为毛茛科植物威灵仙 *Clematis chinensis* Osbeck、棉团铁线莲 *Clematis hexapetala* Pall. 或东北铁线莲 *Clematis manshurica* Rupr. 的干燥根及根茎。

【成分研究】

1. 皂苷类 威灵仙和东北铁线莲含皂苷或次皂苷种类较多,多数是三萜皂苷,这些五环三萜皂苷的苷元主要为齐墩果酸和常春藤皂苷元。

2. 黄酮类 棉团铁线莲中含 3,5,6,7,8,3′,4′-七甲氧基黄酮、橙皮素、柚皮素、7,4′-二羟基-氢黄酮-7-*O*-β-D-葡萄糖苷、5,7,4′-三羟基-3′-甲氧基黄酮醇-7-*O*-α-L-鼠李糖(1→6)-β-D-葡萄糖苷、芒柄花素、大豆素、染料木素、鸢尾素等。

3. 挥发性成分 威灵仙含苯丙素、倍半萜、三萜、有机酸、有机酸脂、酚类、白头翁素、异阿魏酸、β-谷甾醇、十六烷酸、肉豆蔻酸、2-氢双环庚烷、麝香草酚等。东北铁线莲果实中含二十二烷、三十九烷、13-二丁烯酸、十六烷酸、酞酸二丁酯,花中含 2,5-呋喃二酮、2-环戊烯-1,4-酮、芳樟醇氧化物、5-三甲基-5-乙烯基四氢化-2-呋喃甲醇、2,2,6-三甲基-6-乙烯基-四氢化-2H-吡喃-3-醇、正十五烷、山葵酸甲酯、β-谷甾醇等。

4. 其他 从威灵仙中还鉴定得到多个化合物,如(十)丁香树脂醇、(一)丁香树脂醇-4′-*O*-β-D-葡萄糖苷、胡萝卜苷、5-羟甲基呋喃甲醛、5-羟基乙酰丙酸、棕榈酸、亚油酸、白头翁素、白头翁内酯、原白头翁素。威灵仙中还含有锌、钙、铁、镍、镁等微量元素。

【药理研究】

1. 抗炎镇痛 威灵仙水提液、注射液和大剂量煎剂都能减少冰醋酸引起的小鼠扭体次数,有明显的镇痛作用。这几种溶液都能明显减轻二甲苯导致的小鼠耳郭肿胀,降低毛细血管通透性,明显抑制炎症早期引起的组织水肿和渗出。大剂量灌服对10%蛋清所致的大鼠足跖致炎模型有明显的保护作用,作用强,持续时间长。抗炎作用和剂量大小、所含皂苷的种类有关。

2. 抗癌　威灵仙总皂苷对体外培养的移植性肿瘤细胞,包括肉瘤腹水型、艾氏腹水型和肝癌腹水型等的抗癌活性较好。

3. 抗菌　威灵仙的抗菌活性成分主要是原白头翁素和白头翁素。原白头翁素不稳定,容易聚合成白头翁素。原白头翁素的抑菌浓度为大肠杆菌1∶83000、链球菌1∶60000、结核杆菌1∶40000。白头翁素对金黄色葡萄球菌、链球菌、白喉杆菌的抑菌浓度为1∶12500,对结核杆菌为1∶50000,对大肠杆菌和革兰阴性菌也有效。

4. 抗疟作用　威灵仙对感染伯氏鼠疟的原虫有抑制作用。灌胃可使小鼠红细胞疟原虫感染率明显降低。

5. 其他　降压、降糖、抗利尿、利胆、促进肠平滑肌运动和亮肤美白作用等[1]。

【性味归经】　辛、咸,温。归膀胱经。

【功效主治】　祛风除湿,通络止痛,消骨鲠。用于风湿痹痛,肢体麻木,筋脉拘挛,屈伸不利;骨鲠咽喉。

【临床应用】

1. 单方验方

(1)腰椎间盘突出症　黄芪30g、白术30g、威灵仙15g、木瓜12g、川牛膝15g、独活12g、橘络12g、穿山甲6g、何首乌30g、乌药12g、茜草12g、白鲜皮30g、延胡索12g、蜈蚣2条、土鳖虫10g、甘草9g。水煎,早晚分服,每日1剂,15天为一个疗程[2]。

(2)颈椎病　葛根45g,威灵仙、黄芪、鸡血藤各30g,乌梢蛇、当归、赤芍各15g,红花、桂枝、全蝎各10g。先将上述药在冷水浸泡30min,然后煎沸15min即可。每日1剂,煎熬3次取药汁约600ml,每日3次,每次200ml,饭后服用。10剂为一个疗程[3]。

(3)肛肠病术后　威灵仙、黄柏、五倍子、生大黄、虎杖各30g,炒地榆、防风、没药各20g,用纱布包扎置于锅内,加冷水800ml,文火煎沸10min,取药液500ml,趁热先熏蒸患处5min,适温后坐浴10~15min,每日早、晚各1次,后用生肌膏纱条局部换药,每日1次,5~7天为一个疗程[4]。

(4)腰腿痛　威灵仙15g,当归10g、丹参15g、制乳没(乳香和没药)各6g,土鳖虫6g,骨碎补20g。水煎服,每日1次。2周为一个疗程[5]。

(5)慢性咽炎　威灵仙20g、半夏10g、厚朴10g、紫苏9g、茯苓10g、生姜5g、黄芩10g。每日1剂,水煎,取汁400m,分4次口服。30天为一个疗程[6]。

2. 配伍应用

(1)用于祛风湿止痹痛

威灵仙配川牛膝:祛风除湿,活血通络止痛。用于寒湿痹痛,且下半身痹痛为宜(《中药药对大全》)。

威灵仙配五灵脂:祛瘀通经,除湿止痛。用于风湿痹证手足麻木疼痛,或跌打损伤,筋骨疼痛。

威灵仙配徐长卿:祛风胜湿止痛。用于外感风湿,痹阻筋骨,肢体疼痛较甚。

威灵仙配豨莶草:祛风湿,通经络。用于风湿筋骨疼痛,四肢麻木,疼痛游走不定者。

威灵仙配当归、肉桂:祛风散寒,通络止痛。用于风寒腰背疼痛。如神应丸(《证治准绳》)。

(2)用于消骨鲠

威灵仙配砂仁、砂糖：化骨鲠。用于治疗鱼骨鲠喉(《本草纲目》)。

威灵仙配食醋、砂糖：消骨鲠。用于治疗鱼骨鲠喉。

3. 鉴别应用

威灵仙、秦艽：两者均具有祛风除湿、通络止痛的作用,常用于治疗风湿痹痛、肢体关节疼痛、筋脉不利等。但威灵仙辛散走窜,性温通利,能通利十二经,既可驱散在表之风邪,又能温化在里之湿,通达经络,可宣可导,具较强的祛风湿、通经络作用,对于肢体瘫痪、麻木、关节不利更为适宜。此外,本品对骨鲠咽喉有效。秦艽辛散苦泄,质润不燥,为风药中之润剂,长于舒筋止痛,对于风湿阻络所致的关节疼痛、筋脉拘急、骨节酸痛,无论寒热新久均可配伍应用。因其性偏寒,兼有清热作用,故对热痹尤宜。且能退虚热、除骨蒸、利湿退黄,也可用于血中郁热所致的骨蒸潮热、湿热黄疸。

【用量用法】　水煎服,6~9g。外用适量。

【不良反应】　鲜品外敷或干品煎汤外洗,可使所接触的局部皮肤发生红斑、发疱、黏膜充血水肿、瘙痒或灼痛,可有渗液、糜烂,并可伴有心悸、胸闷、烦躁、低烧等全身不良反应,尤其以鲜品为甚。

过量服用(50g以上)可引起中毒,主要表现为腹痛、腹泻、恶心、呕吐等消化道刺激症状,并可伴有头晕、烦躁不安、神志不清等神经系统症状,严重中毒者可因低血容量休克而死亡[7,8]。

【中毒救治】　对于出现的皮肤或消化道刺激症状,可对症处理。如给予抗组胺药、糖皮质激素等,腹痛可给予阿托品等解痉药。对于严重中毒者需补液、补充血容量,纠正酸中毒并维持电解质平衡。

【使用注意】　古代本草大多记载威灵仙无毒,近年发现其所含白头翁素为有毒成分。本品尤其是鲜品,对皮肤黏膜有强烈刺激性,局部外用时应慎重,应限制接触面积和接触时间。内服剂量不宜任意加大。

参考文献

[1] 赵燕强等．中药材,2008,31(3):465.
[2] 刘其聪．现代中西医结合杂志,2008,17(4):569.
[3] 杨国荣等．陕西中医,2007,28(12):1623.
[4] 陈华良．中医外治杂志,2003,12(3):24.
[5] 郑文少．中外医疗,2008,21:98.
[6] 李红莲等．湖南中医杂志,2007,23(2):69.
[7] 章树毅．浙江中医学院学报,2000,24(4):81.
[8] 张振东．浙江中医杂志,1991,26(10):464.

川　乌

【异名】　川乌头,乌喙。

【基源】　为毛茛科植物乌头 *Aconitum carmichaelii* Debx. 的干燥母根。

【成分研究】　主要为生物碱类,包括川乌含消旋去甲基乌药碱、棍掌碱、中乌头碱、次乌头碱、乌头碱等生物碱。生川乌还含有塔拉弟胺、川乌碱甲与川乌碱乙。

【药理研究】

1. 镇痛、抗炎　制川乌能明显抑制二甲苯所致小鼠耳郭肿胀,显著减少醋酸所致小鼠扭体次数,延长小鼠扭体潜伏期;明显延长热板刺激小鼠舔足潜伏期,提高热板小鼠痛阈值[1]。制川乌发挥镇痛、抗炎功效的最佳煎煮时间为6h。

2. 抗肿瘤　生川乌水煎液灌胃可显著抑制小鼠 S_{180} 实体瘤的生长,对肿瘤细胞 LoVo、

MGC-803 的生长有明显的抑制作用[2]。

3. 对心血管系统的作用　服用制川乌后可有胸闷、心悸、血压下降,甚至各种类型的心律失常,包括窦性心动过速,窦性停搏,心房颤动,多源性室性早搏,频发室性早搏呈二联律、三联律,室性心动过速,心室纤颤,房性传导阻滞,左束支传导阻滞,并可导致休克,甚至死亡。小剂量减慢心率,大剂量使心律不齐[3]。

4. 对神经系统的作用　对神经末梢及中枢神经系统均有先兴奋后抑制的作用[3]。

【炮制研究】　川乌的毒性成分主要是双酯型二萜类生物碱,该类化合物性质不稳定,易被水解。在炮制工艺中,加水、加热处理(包括干热法、湿热法),或蒸法、煮法都能促进水解反应,使其 C_8 位上的乙酰基水解时失去一分子醋酸,得到相应的苯甲酰单酯碱,若继续水解,C_{14} 位上的苯甲酰基失去一分子苯甲酸,生成乌头原碱。水解产物苯甲酰单酯碱和乌头原碱的毒性较小,从而达到"解毒"的目的[4,5]。

由于川乌炮制方法、条件(如温度、时间)等因素控制的差异,导致制川乌饮片中实际乌头碱的含量差异较大。据报道,其含量在 0.0041%～0.0210%,相差五倍之多,值得引起注意[6]。有学者采用乌头去毒指数(DI)为质量指标来评估乌头的有效性和毒性,通过 $L_8(4^1 \times 2^4)$ 正交试验确定乌头的最佳炮制工艺为将整个乌头经清水润湿后,120℃加压蒸制 90min[7]。

【性味归经】　辛、苦,热;有大毒。归心、肝、肾、脾经。

【功效主治】　祛风除湿,温经止痛。用于风寒湿痹,关节疼痛;心腹冷痛,寒疝作痛;跌打损伤,麻醉止痛。

【临床应用】

1. 单方验方

(1)青春期原发性痛经　制川乌 6g,炒当归、炒白芍各 12g,炒党参、阿胶、醋制延胡索、鹿角片(先煎)各 15g,川芎、五灵脂、制香附各 10g,炒小茴香 5g,肉桂 2g,益母草 24g。1 天 1 剂,水煎 2 次,取汁 300m,分 2 次服。月经前 3 天开始服用,6 天为一个疗程,连用 3 个月经周期[8]。

(2)痛痹　制川乌 2g、制附子 5g、桂枝 10g、细辛 3g、麻黄 6g、白芍 15g、威灵仙 15g、红花 12g、川芎 10g、甘草 6g。每日 1 剂,水煎 3 次,分 3 次服,7 剂为一个疗程[9]。

(3)骨质增生　熟附片、黄芪、海风藤、忍冬藤各 15g,制川乌、杜仲、秦艽、僵蚕、地龙、桂枝、鹿角胶(烊化)、白芍各 10g,丹参 20g,红花 12g,蜈蚣(去足头、研末冲服)2 条,全蝎(研末冲服)8g。久煎服用,每日 1 剂,每日 3 次。病情严重者以酒炒药渣外敷患处或复煎药渣熏洗患处[10]。

(4)肩周炎　川乌、樟脑各 10g,共研细末,用醋调成糊状,涂于纱布上贴敷痛处,同时用热水袋热敷 30min,每天换药 1 次[11]。

(5)晚期癌痛　制川乌 15g,蜂蜜 30g。加水 1000ml,文火煎煮 60～80min,得滤液 100ml。如法再煎,两次煎液混合,分上、下午 2 次服用。止痛效果与哌替啶(杜冷丁)对照组相近,尤其对消化道癌痛止痛效果更好[12]。

(6)坐骨神经痛　生川乌、生草乌各 30g,桂枝 15g。共为细末,加入食盐 125g,炒至盐变成深黄色,加少量白酒,立即用湿纱布包熨压痛点,或沿坐骨神经分布区熨治。每日 2～3 次,每次 10～15min[13]。

2. 配伍应用

(1)用于祛风湿

川乌配五灵脂:温经散寒,活络止痛。用于痹证腰膝疼痛,四肢麻木。

川乌配草乌:祛风胜湿,温经止痛。用于风寒湿痹之顽症。如小活络丹(《太平惠民和剂局方》)。

川乌配麻黄:祛风除湿,散痛。用于寒湿头痛,身痛,历节疼痛,不可屈伸等。如乌头汤(《金匮要略》)。

(2)用于温经止痛

川乌配赤石脂:温经散寒。用于寒痰内盛的心痛彻背、背痛彻心者。如乌头赤石脂丸(《金匮要略》)。

川乌配蜂蜜:降低川乌毒性。温经散寒。用于心腹冷痛,寒疝腹痛,手足厥冷。如大乌头煎(《金匮要略》)。

(3)用于跌打伤痛,麻醉止痛

川乌配乳香、没药:活血止痛。用于外伤瘀痛。

生川乌配生草乌、生南星、蟾酥:外用麻醉止痛。如外敷麻药方(《医宗金鉴》)。

3. 鉴别应用

(1)生川乌、制川乌　生川乌有大毒,故一般不予内服,多外用,以祛寒止痛为主;也可用于麻醉、癌症止痛等。制川乌为生川乌经蒸或煮法炮制后而成,毒性大为降低,但药效并未明显减弱,仍有良好的祛寒止痛、祛风湿功能,安全起见,内服仍需先煎。常用治风寒湿痹,肢节挛痛不利,或脑卒中后口眼㖞斜,语言謇涩,手足不遂,或寒邪壅滞,寒疝腹痛,手足厥冷等。

(2)川乌、草乌　川乌为毛茛科多年生草本植物乌头的块根,草乌为毛茛科野生植物北乌头的块根。两者均为辛热有毒之品,内服宜制用,生品多外用。两药均为祛风除湿,温里散寒之良药,善治风寒湿痹之顽症、脑卒中后肢体麻木不仁、心腹冷痛、寒疝腹痛等,又可用作手术麻醉药。一般认为,草乌毒性胜过川乌。川乌长于祛在里之寒湿,散在表之风邪;草乌温里祛寒力较强,长于祛寒胜湿,逐痰消肿,故还可用于寒痰阴疽、冷痢、顽痹等。

【用量用法】　内服宜炮制后用,1.5～3g,宜先煎、久煎。生品可适量外用。

【制剂与成药】

1. 风湿镇痛膏:生川乌30g,防己18g,樟脑3g,植物沥青膏480g。每张净重分15.625g和31.25g两种规格。用于关节、肌肤因受风寒湿引起的疼痛。先将疼痛部位用生姜或热水擦洗净,将膏药加温软化贴患处。

2. 风湿骨痛胶囊:由制川乌、制草乌、红花、木瓜、麻黄等组成。用于风湿痹痛。口服,每次2～3粒,2次/天,15日为一个疗程。孕妇忌服,心功能不全者慎用。

【不良反应】　本品毒性极强,属大毒之品,主要致毒成分为乌头碱、中乌头碱和次乌头碱等。川乌中毒原因大多因为过量服用、未经炮制、配伍失宜、煎煮时间过短,或使用酒浸、酒煎剂所致。乌头碱中毒剂量为0.2mg。一般在服药后10min至1h,也有1～2min出现中毒症状,涉及多系统,主要表现为:①神经系统,口舌、四肢及全身发麻,烦躁不安,头痛,神志不清,阵发性抽搐[14]。个别患者可失明[15]。②消化系统,可出现严重恶心、呕吐、流涎、腹痛、腹泻。③循环系统,心慌心悸、血压下降、心律失常最为常见,甚至发绀、四肢厥冷。严重的心律失常或循环、呼吸衰竭是致死的主要原因[16～19]。致毒成分乌头碱在体内不易蓄积,排泄较快。

【中毒救治】

1. 早期洗胃,注意保温和呼吸情况。必要时给氧、呼吸中枢兴奋剂。

2. 使用阿托品以对抗迷走神经兴奋,肌注或静注0.5～1mg/次,4～6h重复1次,直至心律恢复正常,减量或停用。

3. 除对症处理外,可配合服用生姜15g、甘草15g、金银花18g,水煎液;或用绿豆120g、甘草30g,煎汤频服;或服生蜂蜜也有一定解毒作用。

【使用注意】 阴虚阳亢,热证疼痛及孕妇禁服。不宜与半夏、瓜蒌、天花粉、贝母、白蔹、白及同用。酒浸、酒煎服易致中毒,应慎用。

参考文献

[1] 张宏. 时珍国医国药,2007,18(5):1025.
[2] 曾瑾等. 四川大学学报,2007,44(6):1344.
[3] 刁继红等. 时珍国医国药,2005,16(6):931.
[4] 刘成基等. 中药通报,1985,10(7):22.
[5] 宋东江等. 中国药理学通报,1989,5(5):272.
[6] 曹晖. 中国中药杂志,1993,18(5):279.
[7] 苏孝礼等. 中药材,1994,17(4):27.
[8] 鲁文珍. 浙江中西医结合杂志,2008,18(8):501.
[9] 刁洪亮. 实用中医药杂志,2008,24(4):220.
[10] 黄莺飞. 现代中西医结合杂志,2008,17(8):1218.

[11] 卫田江等. 中西医结合杂志,1991,6(4):373.
[12] 葛瑞昌. 山西中医,1992,8(2):13.
[13] 陈绍斌. 四川中医,1993,11(10):25.
[14] 吴汝彪. 中医药信息,1988,2:40.
[15] 魏世辉等. 中国中医眼科杂志,1992,3(2):124.
[16] 王炳申. 佳木斯医学院学报,1995,18(1):90.
[17] 邱位文等. 福建中医药,1993,4(2):21.
[18] 余化平等. 医学研究进展,1993,22(8):31.
[19] 黄继斗. 中原医刊,1982,12:84.

草 乌

【异名】 草乌头,乌喙,竹节乌头。

【基源】 为毛茛科植物北乌头 Aconitum kusnezoffii Reichb. 的干燥块根。

【成分研究】

1. 生物碱类 乌头碱、中乌头碱、次乌头碱、3-脱氧乌头碱、北乌头碱、10-羟基乌头碱、14-苯甲酰乌头原碱、14-苯甲酰中乌头原碱、尼奥宁、15-α-羟基尼奥宁、查斯曼宁、塔拉萨敏、弗斯生、牛扁碱、氨茴酰牛扁碱等。

2. 多糖类 草乌中多糖有木糖、甘露糖、半乳糖、葡萄糖、鼠李糖和阿拉伯糖等。

【药理研究】

1. 抗炎 有学者证明草乌抗炎成分为乌头类生物碱(如乌头碱、中乌头碱和次乌头碱),但也有学者认为草乌不含生物碱的水提取物也有明显抗炎作用。大鼠口服不含生物碱的水提取物 30mg/kg 时,对踝关节佐剂性关节炎的作用比口服 50mg/kg 保泰松强,对棉球肉芽肿的抑制作用比口服 20mg/kg 保泰松强。各种单体生物碱对急慢性炎症模型均有抑制作用[1]。

2. 镇痛 主要有效成分为乌头碱和次乌头碱等二萜类生物碱。

3. 强心 以家兔心电变化为指标,北乌头总碱能增强肾上腺素对心肌的作用,对抗氯化钙所致 T 波倒置,对抗垂体后叶素所致 ST 段上升和继之发生的 ST 段下降。豚鼠实验还可见有增强毒毛花苷 G 对心肌的毒性[1]。

【性味归经】 辛,苦,热;有大毒。归心、肝、肾、脾经。

【功效主治】 祛风除湿,温经止痛。用于风寒湿痹,关节疼痛;心腹冷痛,寒疝作痛;跌打损伤,麻醉止痛。

【临床应用】

1. 单方验方

(1)急性软组织损伤 生南星 100g、生草乌 100g、乳香 100g、没药 100g、肉桂 100g、当归 100g、阿魏 500g、冰片 200g、生大黄 100g、桃仁 100g、泽兰叶 100g、生栀子 120g、香附 100g。除冰片外,其他药烘干后,研磨成粉末,过 120 目筛并与研碎之冰片混合。根据局部疼痛面积的大小,取适量粉末撒在止痛消肿膏上,敷于患处;或将粉末与止痛消肿膏混合拌成糊状,均匀地涂在肿痛部位,厚 0.3～0.5cm,牛皮纸覆盖,绷带包扎。置于功能位,抬高患肢,5 天换药 1 次[2]。

(2)肩周炎　熟地黄 30g,白芍 30g,黄芪15g,鹿角胶、当归各 12g,白芥子、桂枝、干姜、地龙各 9g,制川乌、制草乌各 3g,制南星、制乳香、制没药各 6g,炙麻黄 3g。每天 1 剂,煎煮 2 次,每次约 100ml,滤汁混匀,分早、晚饭后服。药渣装袋扎口,煎约 30min,先热熏患处,待药温适宜后,用药汁擦洗局部至潮红,再把药袋放置患处热敷,边敷边活动患肩。连用 10 天为一个疗程,巩固疗效[3]。

(3)坐骨神经痛　川乌、草乌、甘草各 6g,全蝎、蜈蚣各 3g,乌梢蛇、威灵仙、独活、乳香各 10g,川牛膝、杜仲、桑寄生各 12g。每日 1 剂,开水煎煮(川乌、草乌先煎 40min),取汁 300ml,分 3 次饭后服用。10 日为一个疗程,一般服用 1～3 个疗程[4]。

(4)寒湿痹证　天麻 40g,川牛膝、制川乌、制草乌、乌梅、杜仲、甘草各 20g。取上药一剂,用白酒(45°)750ml 盛于大瓶中,浸泡 7 天后服用,每日不超过 50ml,20 天为一个疗程[5]。

(5)阳虚型晚期胃癌　制草乌 24g,文武火水煎 2 次,兑于一起,共 480ml,每日 2 次,每次 20ml,服 12 天后,休息 4 天,重复上述一个疗程,28 天为一个疗程[6]。

2. 配伍应用

草乌配川乌:祛风胜湿,温经止痛。用于风寒湿痹,肢节疼痛。

草乌配天南星:祛风除痰,止痛。用于风痰所致的肌肉疼痛、麻木、拘挛以及阴疽不溃等。

【用量用法】　内服宜炮制后用,1.5～3g,宜先煎、久煎。生品可适量外用。

【制剂与成药】

1. 草乌注射液:2ml 相当于草乌总碱 2mg。用于风湿病,关节痛,腰腿痛,神经痛。肌注,1 次 2～4ml,2 次/天。穴位注射,1 次 2～3 穴,每穴 0.5ml。孕妇忌用,心脏病患者慎用。

2. 乌木牙痛水:草乌 30g,雪上一枝蒿 20g,细木通 20g,冰片 20g,白酒(50°)1100ml。每毫升相当于生药 0.09g。用于牙龈红肿,龋齿疼痛。外用,取小棉球蘸药水塞入,或外擦患处。

【不良反应】　草乌系剧毒药,其毒性较川乌更大。中毒临床表现与川乌相同。

【中毒救治】　参见川乌。

【使用注意】　同川乌。

参考文献

[1] 赵英永等. 中国科技核心期刊,2006,1:61.
[2] 赵伟儿. 中医正骨,2002,14(5):38.
[3] 崔志恒等. 内蒙古中医药,2004,4:11.
[4] 柳哲. 陕西中医,2008,29(9):1190.
[5] 于存才等. 现代中医药,2002,5:47.
[6] 崔大江等. 陕西中医,2002,23(12):1079.

蕲　蛇

【异名】　大白花蛇,五步蛇,百步蛇,棋盘蛇。

【基源】　为蝰科动物五步蛇 *Agkistrodon acutus* (Güenther)的干燥体。

【成分研究】　蕲蛇含有 3 种毒蛋白(AT-Ⅰ、AT-Ⅱ、AT-Ⅲ),透明质酸,出血毒素等[1]。

【药理研究】

1. 局部损伤　蛇毒溶液皮下或皮内注射 30min 后均引起毛细血管通透性增加,呈现局部弥漫性出血,损伤附近的皮肤、肌肉等组织,导致局部剧痛、溃烂、坏死。

2. 对血液系统的作用　用蛇毒生理盐水溶液 20mg/kg 静脉注入家兔,可使全血凝固时间延长,以至于完全不凝固。血中纤维蛋白含量明显减少,鱼精蛋白附凝试验多数呈阳性以及血小板数目明显减少。

3. 对心血管系统的作用 蛇毒静脉注射可使血压下降。用尖吻蝮蛇制成的注射液对麻醉犬可产生显著的降压作用,其降压作用主要是直接扩张血管的结果。

4. 对泌尿系统的作用 蛇毒实验中毒动物的病理解剖见到肾小球及间质的小血管呈中度充血,近曲小管上皮细胞中度混浊。肾盂黏膜有散在性出血,输尿管、膀胱黏膜及肌层等均呈现弥漫性出血,因此常出现蛋白尿及血尿。

5. 其他 蕲蛇制成的注射液对小鼠有镇静、催眠及镇痛作用[2]。

【炮制研究】 蕲蛇入药应用要去头。蕲蛇头部毒腺中含有一种出血性毒素,内服中毒,能引起内脏广泛出血。去头主要是为了降低毒性,保证中医临床用药安全有效。

蕲蛇腥臭,故常用酒炙法炮制。黄酒具有通经活络作用,也是良好的有机溶剂。炮制后,使所含的难溶于水的成分易于溶出,从而增强其功效。且可矫腥臭味。

【性味归经】 甘、咸,温;有毒。归肝经。

【功效主治】 祛风,通络,止痉。用于风湿顽痹,麻木拘挛,脑卒中半身不遂;小儿惊风,抽搐痉挛,破伤风;麻风,疥癣。

【临床应用】

1. 单方验方 治疗糖尿病周围神经病变。黄芪50g,太子参、鸡血藤、蕲蛇各2g,当归、木瓜、地龙各15g,桃仁、红花、川芎、全蝎各10g,水蛭5g。每天1剂,水煎取汁约200ml,分早晚2次服,30天为一个疗程[3]。

2. 配伍应用

(1)用于祛风通络

蕲蛇配防风:祛风通络。用于风湿顽痹,筋脉拘急,肢体麻木。如白花蛇酒(《李时珍濒湖集简方》)。

蕲蛇配黄芪:补气通络。用于脑卒中后遗症,口眼㖞斜,半身不遂,肢体瘫痪(《中药药对大全》)。

蕲蛇配蜈蚣:祛风通络止痛。用于治疗风中经络,口眼㖞斜或破伤风,痉挛抽搐,角弓反张者。

(2)用于定惊止痉

蕲蛇配乌梢蛇:定惊止痉。用于小儿急慢惊风,破伤风。如定命散(《圣济总录》)。

蕲蛇配天麻:平肝息风止痉。用于肝风内动的脑卒中口眼㖞斜、筋脉拘急及小儿急惊风、四肢抽搐等。

(3)用于祛风止痒

蕲蛇配蝉蜕、皂角刺:祛风止痒,以毒攻毒。用于风毒壅于肌肤之麻风。如追风散(《秘传大麻风方》)。

蕲蛇配荆芥、薄荷、天麻:祛风止痒。用于疥癣。如驱风膏(《医垒元戎》)。

3. 鉴别应用

蕲蛇、乌梢蛇:两者均为蛇类药,其性搜剔走窜,善祛风通络,定惊止痉。蕲蛇有毒,祛风止痉力强,顽痹、顽癣及麻风多用;乌梢蛇无毒,祛风止痉力缓,风痹、癣痒多用。

【用量用法】 水煎服,3~9g;研末吞服,每次1~1.5g。或酒浸、熬膏,或入丸、散服。

【不良反应】 被蕲蛇咬伤可出现局部肿痛、瘀斑、溃烂;全身出现大量溶血、出血及咯血、水与电解质紊乱。严重病例的中毒症状与组胺休克相似,迅速出现血压骤降,导致心跳呼吸停止以致死亡。蛇干燥体内含有 AaT-Ⅰ、AaT-Ⅱ、AaT-Ⅲ三种毒蛋白,但临床迄今尚未有服用蕲蛇药材中毒的报道。

参考文献

[1] 颜正华等.中药学.第2版.北京:人民卫生出版社,2006.

[2] 金莲花.现代医药卫生,2007,23(17):2620.

[3] 李正武.新中医,2006,38(4):48.

金钱白花蛇

【异名】 小白花蛇,银环蛇。

【基源】 为眼镜蛇科动物银环蛇 *Bungarus multicinctus* Blyth 的幼蛇干燥体。

【成分研究】 与蕲蛇类似,未有详细报道。

【药理研究】

1. 抗炎 金钱白花蛇蛇毒对二甲苯所致小鼠耳郭炎症及大鼠、小鼠蛋清性足肿胀有明显抑制作用。对摘除肾上腺大鼠蛋清性足肿胀无抑制作用,提示其作用机制可能与垂体-肾上腺皮质系统有关。小鼠热板法实验表明蛇毒腹腔注射能延长痛反应潜伏期,表明有镇痛作用,且此镇痛作用不易产生耐受性和依赖性。

2. 对神经系统的作用 经过氧化、氢氧化去毒的神经毒素可阻止脊髓灰质炎、肌肉萎缩、侧索硬化等神经变性退化[1]。

3. 对血液系统的作用 蛇毒中含有的血液循环毒素可分别引起血管内血液凝固和抗凝血,并能使血管舒缩功能瘫痪。还能引起血管壁的损伤,造成出血、水肿及坏死。某种毒素可引起红细胞溶血。此外,蛇毒制剂具有抗血栓作用,能降低纤维蛋白、血液黏度、血小板数量、黏附率和聚集功能[2]。

4. 对心脏的作用 蛇毒中有一种碱性多肽类物质,能直接作用于心肌,使其短暂兴奋后即转入抑制,并可引起心律失常和心力衰竭。

【性味归经】 甘、咸、温;有毒。归肝经。

【功效主治】 祛风,通络,止痉。用于风湿顽痹,肢体麻木拘挛;脑卒中口眼㖞斜,半身不遂;小儿惊风,抽搐痉挛,破伤风;麻风疥癣,瘰疬恶疮。

【临床应用】

1. 单方验方

(1)肩周炎 全蝎45g、蜈蚣30条、僵蚕90g、蕲蛇80g、金钱白花蛇5条。将上述药末和匀,为20日剂量,即一个疗程,每日3次,每天加红糖15g,芝麻粉25g,水冲服[3]。

(2)神经性皮炎 樟脑300g、冰片250g、金钱白花蛇100g、苦参150g、水杨酸200g、枯矾250g、水飞雄黄250g、硼砂300g。上药共研细末,每50g药粉加凡士林120g调匀,外涂患处,每日3次,15天为一个疗程,一般治疗1～3个疗程。但应注意有糜烂(溃疡)处禁用本品[4]。

2. 配伍应用

金钱白花蛇配防风、当归:祛风活血。用于风湿顽痹,肢体麻木,筋脉拘急,屈伸不利。

金钱白花蛇配黄芪、桂枝:益气祛风通络。用于中风半身不遂,口眼㖞斜。

金钱白花蛇配钩藤、羚羊角:祛风止痉。用于小儿惊风。

金钱白花蛇配苦参、雄黄:祛风攻毒。外用治皮肤顽癣、瘰疬、恶疮等。

3. 鉴别应用

金钱白花蛇、蕲蛇：两者均有毒，药性、功效和应用相似，但金钱白花蛇药力较蕲蛇更胜一筹。应用剂量前者可比后者略减。

【用量用法】 水煎服，3～4.5g；研末吞服，每次1～1.5g，或浸酒、熬膏、入丸散服。

【不良反应】 金钱白花蛇毒为剧烈的神经毒，当被金钱白花蛇咬伤时，局部仅有麻木感，一旦神经毒症状发作，即神志不清、全身瘫痪、呼吸困难，最后因呼吸麻痹而死亡[5]。

金钱白花蛇干燥体毒性尚待进一步研究。迄今临床尚未有服用金钱白花蛇药材中毒的报道。但有应用其制剂而出现过敏反应的报道[6]。

参考文献

[1] 颜正华等.中药学.第2版.北京:人民卫生出版社,2006.349.

[2] 韩进庭.现代医药卫生,2008,24(14):2132.

[3] 昂永宏.基层中药杂志,2000,14(6):60.

[4] 卢俊芳等.中国民间疗法,2002,10(5):24.

[5] 张赟中等.动物活性成分化学.天津:天津科学技术出版社,1995.

[6] 阎山林等.天津药学,2002,14(5):80.

乌梢蛇

【异名】 乌蛇。

【基源】 为游蛇科动物乌梢蛇 *Zaocys dhumnades*(Cantor)的干燥体。

【成分研究】

1. **氨基酸** 主要含有天冬氨酸、苏氨酸、丝氨酸、谷氨酸、脯氨酸、甘氨酸、丙氨酸、胱氨酸、半胱氨酸、缬氨酸、蛋氨酸、异亮氨酸、酪氨酸、苯丙氨酸、赖氨酸、组氨酸、甲硫氨酸、亮氨酸、精氨酸、γ-氨基丁酸。

2. **微量元素** 主要有钙、铜、铁、钾、镁、锰、铝、钠、镍、硼、锌等。

3. **其他** 蛋白质、脂肪、果糖-1,6-二磷酸酯酶、蛇肌醛缩酶及胶原蛋白等[1]。

【药理研究】

1. **抗炎、镇痛、镇静** 乌梢蛇水煎液和醇提取物有抗炎、镇痛、镇静作用[2]。

2. **抗蛇毒** 乌梢蛇血清有抗五步蛇毒作用[2]。

3. **其他** 乌梢蛇Ⅱ型胶原能通过免疫方法诱导大鼠产生多关节炎,并且体内有自身免疫反应的表现[3]。

【炮制研究】 古今炮制乌梢蛇多用酒制法。酒制后可使乌梢蛇中不溶于水的脂类成分容易浸出,同时可防止乌梢蛇霉烂、变质、虫蛀等。因此,乌梢蛇酒制,可增强祛风通络作用,并能矫臭、防腐、利于贮存。

【性味归经】 甘,平。归肝经。

【功效主治】 祛风,通络,止痉。用于风湿顽痹,麻木拘挛;脑卒中口眼㖞斜,半身不遂;小儿惊风,破伤风;麻风,疥癣,瘰疬,恶疮。

【临床应用】

1. 单方验方

(1)肩周炎 乌梢蛇15g,蜈蚣(去头足)2条、当归15g、羌活8g、桑枝15g、防风8g、秦艽10g、威灵仙15g、薏苡仁30g、黄芪30g、地龙10g、姜黄8g、制乳香10g、制没药10g。水煎2次,两煎混合,分2次温服,每日1剂[4]。

(2)小儿哮喘 乌梢蛇 4～12g、蝉蜕 4～8g、僵蚕 4～7g、麻黄 1～4g、杏仁 4～7g、生甘草 1～3g、桔梗 4～6g、苏子 4～7g、前胡 4～7g、浙贝母 4～8g、鱼腥草(后下)5～15g，每日 1 剂，水煎 2 次分服[5]。

(3)老年皮肤瘙痒症 乌梢蛇 15g、全蝎 10g、当归 20g、生地黄 20g、熟地黄 25g、防风 15g、荆芥 15g、首乌 20g、黄芪 40g、枸杞子 25g、蒺藜 25g、川芎 10g、白芍 20g、甘草 10g。水煎服，每日 1 剂，煎煮 2 次，共取汁 300 ml，早晚 2 次分服[6]。

(4)坐骨神经痛 制川乌(先煎)9g、制草乌(先煎)6～9g、乌梢蛇 9g、全蝎 6g、蜈蚣 2 条、地龙 9g、炙麻黄 6～9g、桂枝 12g、细辛 6g、当归 15g、独活 15g、炙黄芪 20g、川牛膝 10g、木瓜 20g、白芍 15～30g、甘草 6g。水煎服，每日 1 剂，早晚 2 次分服[7]。

(5)寻常型银屑病 金银花 30g、连翘 20g、蒲公英 20g、乌梢蛇 15g、土茯苓 30g、白花蛇舌草 20g、丹参 20g、乌梅 20g、牡丹皮 20g、荆芥 30g、蝉蜕 10g、甘草 10g。水煎服，每日 2 次，1 个月为一个疗程[8]。

(6)类风湿关节炎 黄芪 30g，桑寄生、熟地黄各 20g，乌梢蛇、乳香、没药各 6g，牛膝、当归各 15g，独活、白芍各 12g，秦艽 10g，炙甘草 9g，每日 1 剂，水煎服。30 剂为一个疗程，每日早晚药渣加热外敷患处关节 15～20min[9]。

2. 配伍应用

(1)用于祛风通络

乌梢蛇配全蝎、天南星：祛风通络。用于风湿顽痹，日久不愈，手足缓弱，麻木拘挛，不能伸举者。如乌蛇丸(《太平圣惠方》)。

(2)用于止痉定惊

乌梢蛇配僵蚕：祛风化痰止痉。用于风痰阻络、筋脉痉挛、角弓反张等。

乌梢蛇配麝香、皂荚：祛风止痉。用于小儿急慢惊风。如乌蛇散(《卫生家宝产科备要》)。

(3)其他

乌梢蛇配大风子、白附子、白芷：祛风止痒。用于麻风病。如乌蛇丸(《秘传大麻风方》)。

【用量用法】 水煎服，9～12g。研末，每次 2～3g。或入丸剂、酒浸服。

【不良反应】 本品《药性论》有"小毒"记载，但后世本草大多认为无毒。临床至今未有不良反应报道。

参考文献

[1] 郑艳青等. 中国药业,2006,21(15):59.
[2] 颜正华等. 中药学. 第 2 版. 北京:人民卫生出版社,2006.
[3] 沈杰等. 现代免疫学,2007,27(3):223.
[4] 秦火印等. 江西中医药,2006,288(37):37.
[5] 陈忠伟等. 中国中医药科技,2007,14(3):214.
[6] 张晓忠等. 中医研究,2008,21(9):31.
[7] 王福林. 实用中医内科杂志,2006,20(5):491.
[8] 毕艳武. 实用中医内科杂志,2007,21(10):37.
[9] 陈有岭. 陕西中医,2007,28(5):538.

徐 长 卿

【异名】 鬼督邮。

【基源】 为萝藦科植物徐长卿 Cynanchum paniculatum (Bge.)Kitag. 的干燥根及根茎。

【成分研究】 徐长卿主要含丹皮酚，约 1%。此外，还含有异丹皮酚、氨基酸、黄酮及少量生物碱和多糖[1]。

【药理研究】

1. 抗炎、镇痛　对棉球致慢性炎症的小鼠灌胃徐长卿水提物,小鼠肉芽肿重量明显减轻。热板试验中,小鼠灌胃徐长卿水提物,2h后痛阈值明显延长[2]。

2. 对心血管系统的作用　徐长卿煎剂能增加冠状动脉流量、降压、降血脂、抗动脉粥样硬化、抑制血小板聚集和抗血栓形成。徐长卿内关穴注射可显著提高因缺血再灌注损伤所致动脉压和左心室内压下降。徐长卿可通过减轻心肌细胞内钙超载而改善心脏功能[1]。

3. 抗过敏　丹皮酚可显著抑制豚鼠Forssman皮肤血管反应,大鼠主动和被动Arthus型足跖肿胀,对绵羊红细胞、牛血清蛋白诱导的小鼠迟发型足跖肿胀、二硝基苯引起的小鼠接触性皮炎均有明显抑制作用[1]。

4. 免疫调节　多糖成分有一定的促脾细胞和淋巴细胞增殖作用[1]。

5. 其他　抗肝癌[3]、解痉、抗胃溃疡、镇静等作用[1]。

【性味归经】　辛,温。归肝、胃经。

【功效主治】　祛风化湿,止痛止痒。用于风湿痹痛,胃痛胀满,牙痛,腰痛,跌仆损伤;荨麻疹,湿疹。

【临床应用】

1. 单方验方

(1)腰椎间盘突出症　徐长卿10g、蜈蚣2条、细辛6g、牛膝10g、荆芥6g、甘草6g,每日一剂,早晚煎服,半个月为一个疗程[4]。

(2)前列腺疼痛　白芍30g、当归20g、柴胡、香附、乌药、秦艽、徐长卿、乌梢蛇各10g、蜈蚣1条、炙甘草6g。每天1剂,水煎,分早晚2次服。治疗30天为一个疗程[5]。

(3)偏头痛　徐长卿15g、川芎25g、荆芥12g、防风12g、全蝎12g、天麻15g、细辛7g、白芷12g、葛根30g、菊花20g、羌活12g、甘草10g、蜈蚣3条、三七(冲)4g。每日1剂,早晚2次分服[6]。

(4)慢性荨麻疹　徐长卿30g、当归20g、川芎15g、生地黄30g、桃仁15g、红花10g、赤芍15g、地龙10g、蝉蜕6g、甘草6g。每天1剂,水煎2次,早晚各服1次,10剂为一个疗程[7]。

(5)男女免疫性不育　重楼、徐长卿、薏苡仁、黄芪各30g,淫羊藿、熟地黄各18g,菟丝子、山茱萸、枸杞子、何首乌各15g,当归、僵蚕、蝉蜕、汉防己各12g,甘草9g。每日1剂,水煎取汁,分2次口服[8]。

2. 配伍应用

徐长卿配伸筋草、续断:祛风湿,强腰膝。用于腰肌劳损,腰部疼痛之疾。

徐长卿配青木香、甘草:行气止痛。用于胃痛、腹痛。如胃痛丸(《中草药学》)。

徐长卿配海螵蛸、瓦楞子:止痛制酸。用于胃痛泛酸。

徐长卿配高良姜:行气散寒止痛。用于寒凝气滞的心腹疼痛。

徐长卿配桃仁、红花:活血止痛。用于跌打损伤及瘀阻而致的心腹疼痛。

徐长卿配当归:行气活血,调经止痛。用于气滞血瘀之经行腹痛等。

【用量用法】　水煎服,6～12g,宜后下,不宜久煎。研末,每次1.5～3g,每日2次。或酒浸服。

【制剂与成药】　徐长卿注射液:每支1ml,含丹皮酚50mg。用于各种疼痛,并有安眠作用。肌注,每次1～2ml,1日1～2次。

【不良反应】　本草记载有小毒,其致毒成分主要是牡丹酚,但牡丹酚安全范围大,内服常规剂量未有不良反应报道。但使用徐长卿注射液或丹皮酚注射液有出现过敏反应,甚至过敏性休克的报道[9,10]。

【使用注意】 牡丹酚为徐长卿的主要有效成分之一,它是一种小分子酚类物质,具有易挥发特点,故入汤剂不宜久煎,药材也不宜久存,以免降低疗效。

参考文献

[1] 郭婕等. 黑龙江中医药,2004,1:44.
[2] 许青松等. 时珍国医国药,2007,18(6):1407.
[3] 张桂芳等. 中华中医药学刊,2007,25(8):1723.
[4] 王锦年等. 黑龙江中医药,2004,(1):14.
[5] 江立军. 新中医,2005,37(7):23.
[6] 闫爱兰. 河北中医,2008,30(1):341.
[7] 王尚金. 中医研究,2004,17(3):39.
[8] 杨海魁 等. 中医研究,2003,16(4):32.
[9] 马瑞寅等. 上海医药,1978,9:80.
[10] 吴润德等. 上海医药,1981,4(2):28.

木 瓜

【基源】 为蔷薇科植物贴梗海棠 *Chaenomeles speciosa* (Sweet) Nakai 的干燥近成熟果实。

【成分研究】

1. **萜类** 齐墩果酸、乙酰熊果酸、桦木酸和乌苏酸等。

2. **挥发油** γ-癸内酯、正己醇、α-杜松醇、顺-11-十六烯酸、辛酸已酯等。

3. **氨基酸** 有 19 种,含量较高的有天门冬氨酸、亮氨酸、异亮氨酸、谷氨酸等。

4. **蛋白酶类** 木瓜蛋白酶和木瓜凝乳蛋白酶等。

5. **微量元素** 铜、锰、铁、锌、镉、镍、钴、铬、砷和硒等。

6. **其他** 芥草酸、奎尼酸、木瓜总皂苷以及丰富的维生素 C、维生素 B$_1$、维生素 B$_2$ 和 β-胡萝卜素等[1]。

【药理研究】

1. **抗炎抗菌** 木瓜总提物和木瓜苷对二甲苯引起的小鼠耳肿胀、醋酸致小鼠腹腔毛细血管通透性增加有明显抑制作用,木瓜苷可使佐剂性关节炎大鼠前列腺素 E$_2$(PGE$_2$)和肿瘤坏死因子(TNF-α)水平显著降低。木瓜汁和木瓜煎剂对肠道菌和葡萄球菌有明显抑制作用。

2. **镇痛** 木瓜总苷可抑制小鼠的乙酸扭体反应和甲醛第二相反应,木瓜苷镇痛作用机制可能与其抑制外周炎症介质有关。

3. **抗肿瘤** 木瓜提取液对体外培养的正常人胚胎二倍体成纤维细胞第 35 代有明显减缓生长作用,桦木酸及其衍生物 23-羟基桦木酸等能明显抑制人黑色素瘤细胞 A375、小鼠黑色素瘤细胞 B16 生长。齐墩果酸、熊果酸、桦木酸、木瓜蛋白酶、木瓜凝乳蛋白酶均有很好的抑制肿瘤效果。

4. **保肝** CCl$_4$ 引起的急性肝损伤大鼠灌胃木瓜混悬液,发现木瓜有减轻肝细胞坏死、肝细胞脂变、防止肝细胞肿胀、气球样变、促进肝细胞修复等作用,还能显著降低血清丙氨酸转移酶。有效成分为齐墩果酸、熊果酸和乌苏酸。

5. **其他** 抗氧化及促进缺氧损伤大脑神经细胞的形态学恢复等作用[1]。

【性味归经】 酸,温。归肝、脾经。

【功效主治】 平肝舒筋,和胃化湿。用于湿痹拘挛,腰膝关节酸重疼痛;吐泻转筋,脚气水肿。

【临床应用】

1. 单方验方

(1)神经根型颈椎病 白芍 18g、木瓜 18g、威灵仙 12g、葛根 12g、鸡血藤 12g、川芎 9g、丹参

12g、熟地黄 10g、甘草 6g。每天 1 剂,水煎 2 次分服,2 周为一个疗程[2]。

(2)痤疮 海浮石 12g、连翘 12g、重楼 12g、牡丹皮 12g、土茯苓 15g、木瓜 10g、大黄 6g。经煎煮加工,制成液体合剂,每瓶 450ml,备用。每次 150ml,每日 3 次口服,6 天为一个疗程,一般 2～3 个疗程[3]。

(3)眼睑跳动症 木瓜 30g,牡蛎(先煎)30g,加水 500ml,煎取药汁 350ml,分 3 次口服,常规服用 1 周,服药期间忌酒辣,怡情志[4]。

2. 配伍应用

(1)用于舒筋活络

木瓜配薏苡仁:祛湿舒筋活络。用于风湿痹痛,筋脉拘急等症。

木瓜配伸筋草:舒筋通络。用于各种原因引起的筋脉拘挛、转筋腿痛之症。

木瓜配五加皮:祛风胜湿,舒筋活络。用于下肢痹痛、筋骨拘挛之症。

木瓜配乳香、没药:舒筋活络。用于筋急项强,不可转侧。如木瓜煎(《普济本事方》)。

木瓜配羌活、独活、附子:祛风活络,散寒止痛。用于脚膝疼重,不能远行久立。如木瓜丹(《传信适用方》)。

木瓜配槟榔、紫苏:祛湿舒筋。用于感受风湿,脚气肿痛不可忍者。如鸡鸣散(《朱氏集验方》)。

(2)用于化湿和胃

木瓜配吴茱萸:温中散寒,化湿和胃,舒筋止痛。用于寒湿中阻,脾胃升降失调,霍乱吐泻。如木瓜汤(《三因方》)。

木瓜配蚕沙:祛湿和胃,化浊舒筋。用于湿热内蕴,霍乱吐泻,腹痛转筋。如蚕矢汤(《霍乱论》)。

【**用量用法**】 水煎服,6～9g。

【**制剂与成药**】 木瓜冲剂:每包含生药 5g。用于急性病毒性黄疸型肝炎。开水冲服,每次 1～2 包,3 次/天。小儿减半。

【**使用注意**】 内有郁热,小便短赤者忌服。

参考文献 ....

[1] 何家宝等. 中国中医药信息杂志,2007,14(8):98.
[2] 杨光等. 中医正骨,2008,20(2):9.
[3] 陈永哲等. 中国中医药科,2007,14(3):213.
[4] 唐曙. 江苏中医药,2011,43(2):15.

蚕 沙

【**异名**】 蚕矢。

【**基源**】 为蚕蛾科动物家蚕 Bombyx mori L. 幼虫的干燥粪便。

【**成分研究**】 蚕沙含叶绿素、植物醇、氨基酸、胡萝卜素及维生素 B、维生素 C 等。最近新分离出二氢尿嘧啶、尿嘧啶、苯甲酸[1]及生物碱类成分 1-脱氧野尻霉素、fagomine 和 3-epi-fagomine[2]。

【**药理研究**】

1. 促进造血 蚕沙提取物通过调节造血调控因子 α 干扰素(INF-α)、肿瘤坏死因子(TNF-α)及白介素-6(IL-6)的水平,改善造血功能[3]。

2. 其他 蚕沙还有抗炎[4]、抗辐射作用。从蚕沙中分离出的叶绿素衍生物有抗肿瘤、光敏及保肝作用。由蚕沙和蚕蛹提取物组成的"地骨素"有促进骨折愈合的作用[5]。

【性味归经】 辛、甘,温。归肝、脾、胃经。

【功效主治】 祛风除湿,和胃化浊。用于风湿痹痛,肢体不遂,吐泻转筋,风疹瘙痒。

【临床应用】

1. 单方验方

(1)骨质增生症 用干净蚕沙,约250g放进瓦煲里用火炒热,边炒边下米醋使炒热蚕沙呈湿润状态。用纱布包好热蚕沙,热烫患处[6]。

(2)腰椎间盘突出症 骨碎补、虎杖、牛膝、蚕沙、川断、杜仲、川乌、草乌、桑枝、狗脊、海桐皮各60g,将药物按比例装入布袋,用清水浸泡12h以上,在加热器中加热至出现气雾时开始治疗,窗口对准患者突出椎间盘节段即压痛腧穴部位,调节加热温度,一般在40℃左右,以患者自觉舒适为度,避免烫伤。每次治疗30～40min,治疗结束后需卧床休息2h以上。每日1次,15日为一个疗程[7]。

2. 配伍应用

(1)用于祛风湿

蚕沙配羌活、独活:祛风化湿,通络止痛。用于风湿寒痹,肢体疼痛,屈伸不利。

蚕沙配防己、秦艽:祛风化湿,通络止痛。用于风湿热痹,关节红肿热痛。如宣痹汤(《温病条辨》)。

(2)用于和中化浊

蚕沙配木瓜:和胃化湿。用于湿浊中阻,腹痛吐泻转筋。如蚕矢汤(《霍乱论》)。

3. 鉴别应用

蚕沙、木瓜:两者均能祛风湿,和胃化湿,以治湿痹拘挛及湿阻中焦之吐泻转筋。但蚕沙作用较缓,长于祛风,故凡风湿痹痛,不论风重、湿重均可应用。木瓜长于舒筋活络,善治筋脉拘挛,除了湿阻中焦吐泻转筋外,也可用于血虚肝旺、筋脉失养所致挛急疼痛。

【用量用法】 内服,10～15g,纱布包煎。外用适量,炒热熨。

参考文献

[1] 崔锡强等. 中草药,2007,38(4):501.
[2] 周光雄等. 中药材,2007,30(11):1384.
[3] 魏克民等. 中国中医药科技,2008,15(2):117.
[4] 高学敏. 中药学. 北京:中国中医药出版社,2002.
[5] 颜正华等. 中药学. 第2版. 北京:人民卫生出版社,2006.
[6] 饶乃华. 广东蚕业,2003,37(3):17.
[7] 刘美霞. 中医外治杂志,2005,14(6):39.

伸 筋 草

【异名】 宽筋藤,过山龙。

【基源】 为石松科植物石松 *Lycopodium japonicum* Thunb. 的干燥全草。

【成分研究】 伸筋草含石松碱、棒石松碱等生物碱及香荚兰酸、阿魏酸等三萜化合物。

【药理研究】

1. 抗炎、镇痛 伸筋草醇提取物对佐剂关节炎大鼠有显著的抗炎作用[1]。

2. 免疫调节 伸筋草煎剂灌胃给药,可抑制小鼠脾脏产生和分泌抗体,降低血清溶血素水平,对亢进的体液免疫有抑制作用,对免疫超常和免疫抑制小鼠T细胞介导的细胞免疫起到双向调节作用[2]。

3. **抗氧化** 伸筋草醇提取物对超氧阴离子自由基有较高清除率,对脂质过氧化有抑制作用[3]。

4. **其他** 伸筋草还有降温作用,有效成分是石松碱及棒石松碱、棒石松毒。此外,伸筋草还有抗实验性矽肺、兴奋小肠和子宫平滑肌等作用[4]。

【性味归经】 微苦、辛,温。归肝、脾、肾经。

【功效主治】 祛风除湿,舒筋活络。用于风寒湿痹,关节酸痛,屈伸不利;跌打损伤。

【临床应用】

1. **单方验方**

(1)跟腱滑囊炎 伸筋草30g、苏木20g、威灵仙15g、徐长卿30g、红花15g、海桐皮15g、川椒12g、防风15g、木瓜12g、丹参20g、细辛5g、透骨草15g、艾叶20g。将上述药物兑水3L浸泡1h后,放入锅内煎约45min,然后渣和水一同倒入盆内烫洗患处(注意水温不要太高,以免烫伤皮肤)。烫洗的时候,手可以慢慢地揉搓患处。每次洗20～30min,每天2～3次,以后可多次加热重复使用4～5天,一般治疗1～2周[5]。

(2)膝关节骨性关节炎 伸筋草30g、透骨草30g、杭白芍30g、鸡血藤30g、海风藤30g、金银花20g、天花粉20g、当归15g、延胡索12g、桑枝30g、土茯苓15g,适用于骨性关节炎急性期,伴有红肿者。伸筋草30g、透骨草30g、杭白芍30g、鸡血藤30g、海风藤30g、当归15g、延胡索12g、桑枝30g、桂枝15g、杜仲15g、牛膝15g,适用于骨性关节炎慢性期无红肿者。煎煮后用蒸汽熏蒸患膝,每日1次,每次30min,连续治疗10次为一个疗程[6]。

(3)强直性脊柱炎 麻黄10g、桂枝10g、独活10g、青风藤12g、木瓜12g、伸筋草15g、五加皮12g、乌梢蛇15g、当归15g、赤芍15g、杜仲15g、甘草10g。上药按比例混合,共研细末,制成水丸。3次/天,每次5g,温开水送服。服3个月为一个疗程[7]。

(4)肩周炎 黄芪50g、当归15g、虎杖15g、羌活15g、威灵仙15g、桂枝10g、伸筋草30g、鸡血藤30g、桑枝30g、姜黄10g、川芎20g、白芍15g、甘草10g。水煎,早晚饭后40min服药,每次100ml[8]。

(5)膝关节韧带损伤后关节功能障碍 乳香30g、没药30g、当归30g、川芎30g、红花30g、海桐皮30g、伸筋草30g、透骨草30g、牛膝30g、续断30g、川乌30g、草乌30g、木瓜30g。加入水中煮沸,产生蒸汽。患膝置于熏洗盆上,以浴巾覆盖,熏蒸约10min,药液温度下降后,浸洗患膝10min,每天2次[9]。

(6)带状疱疹 伸筋草10g,烧成灰,加海金沙5g、麻油适量调成糊状,棉签蘸涂于患处,每天2～4次[10]。

2. **配伍应用**

伸筋草配海风藤:祛风湿,通经络。用于风湿痹痛,筋脉拘急,关节屈伸不利或小儿麻痹后遗症。

伸筋草配羌活、独活:祛风湿,舒筋活络。用于风寒湿痹,四肢关节酸痛,屈伸不利。

伸筋草配土鳖虫、桃仁、红花:舒筋活络,消肿止痛。用于跌打损伤,瘀肿疼痛。

3. **鉴别应用**

(1)伸筋草、寻骨风 两药皆能祛风除湿,舒筋活络。用于风湿痹痛,筋脉挛急疼痛,跌打损伤等。而伸筋草,尤长于舒筋缓挛,为久风顽痹、筋脉拘急、伸展不利之要药。也可用于腿足转筋及跌打损伤之筋脉不利,肢体麻痹软弱,肌肤麻木。寻骨风功善祛风湿、利筋骨、通经脉、止疼痛,故风湿痹痛、肢体麻重,疼痛较著尤为适宜。又能行滞气、止疼痛,治疗肝胃不和或脾胃不和所致胃脘疼痛,肝脉瘀阻所致疝气以及牙痛等。

(2)伸筋草、松节、透骨草　三者均有祛风湿、活经络、利关节的作用,皆可用于风湿痹痛、历节风痛。松节擅长利关节,偏用于关节屈伸不利或关节肿胀的寒湿痹痛。而伸筋草、透骨草偏用于筋骨拘挛之风湿痹痛。

(3)伸筋草、豨莶草　两者均能祛风除湿,对于风寒湿邪所致的肢体疼痛麻痹均可应用。伸筋草其性温,走而不守,善于舒筋活血而通络,故肢体拘急、伸展不利等用之较好。豨莶草性寒,祛风湿中又有补肝肾之功,故风湿或肝肾气血不足所致的腰腿疼痛麻木及头晕耳鸣等,均可使用;且生用能清热解毒止痒,故风疹湿疮也可用之。豨莶草尚能降血压,可治高血压病。

【用量用法】　水煎服,10～25g。

【使用注意】　孕妇、出血过多者忌服。

参考文献

[1] 尹丽颖等.中医药信息,2008,25(2):28.
[2] 郑海兴等.中医药学报,2005,33(4):36.
[3] 张建胜等.云南中医中药杂志,2008,29(3):38.
[4] 颜正华等.中药学.第2版.北京:人民卫生出版社,2006.
[5] 郭永洋等.中医正骨,2003,15(7):26.
[6] 李巍等.中医外治杂志,2006,15(2):28.
[7] 杨勇.四川中医,2005,23(7):77.
[8] 杨军等.吉林医学,2008,29(17):1486.
[9] 赵燕邦等.辽宁中医药大学学报,2008,10(6):124.
[10] 陈浩.浙江中医杂志,1990,25(5):237.

寻骨风

【异名】　白毛藤。

【基源】　为马兜铃科植物绵毛马兜铃 *Aristolochia mollissima* Hance. 的带根全草或根茎。

【成分研究】　寻骨风含马兜铃酸、马兜铃内酯、β-谷甾醇、挥发油等。

【药理研究】

1. 抗炎、镇痛　寻骨风浸膏灌胃给药,能明显抑制冰醋酸诱发的小鼠扭体次数,延长小鼠热板痛阈值时间。寻骨风浸膏对佐剂性关节炎症早期病变及继发性病变均有明显的抑制作用[1]。

2. 其他　抗着床、抗早孕、抗感染、抗肿瘤、解热作用[2]。

【性味归经】　辛、苦,平。归肝经。

【功效主治】　祛风除湿,通络止痛。用于风湿痹痛,肢体麻木,筋骨拘挛;脘腹疼痛,跌打伤痛,牙痛。

【临床应用】

1. 单方验方

(1)类风湿关节炎　乳香15g、没药15g、寻骨风8g、透骨草4g、制川乌8g、乌梢蛇10g、秦艽12g、知母10g、白术15g、白芍15g、当归12g、黄芪20g、炙甘草10g。水煎分2次服,每日1剂[3]。

(2)骨痹　寻骨风、川芎、生大黄各等份,烘干,研极细末,收贮于瓷瓶中备用。先将骨关节处用清水洗净,揩干,用鲜鸡蛋清将药末调成糊状,均匀平摊于关节面上,用塑料布包裹,24h后取下,清水清洗关节面,每天外敷1次,10天为一个疗程[4]。

(3)转移性骨肿瘤　骨碎补、寻骨风、透骨草、自然铜各15g,补骨脂、熟地黄、炙鳖甲、干蟾皮各 10g,生黄芪、绞股蓝、白花蛇舌草、石见穿各 30g,穿山甲 6g,蜈蚣 3 条。水煎服,每日 1 剂,15 天为一个疗程[5]。

2. 配伍应用

寻骨风配威灵仙、羌活:祛风湿,通络止痛。用于风湿痹痛,关节屈伸不利。

3. 鉴别应用

寻骨风、海桐皮:两者均能祛风湿、通经络、止痹痛,皆可用于风湿痹痛、四肢拘挛、腰膝疼痛。寻骨风其止痛作用较强,除用于痹痛外,尚可用于治疗牙痛、胃痛、疝痛及外伤疼痛。海桐皮善治下肢关节风湿痹痛、腰膝疼痛或麻木等;外用有杀虫止痒之功,可用于治疗疥癣、湿疹。

【用量用法】 水煎服,10～20g。外用,适量。

参考文献 ··

[1] 陈铎葆等.基层中药杂志,2001,15(1):9.
[2] 高学敏等.临床中药学.石家庄:河北科学技术出版社,2006.
[3] 马彬等.山东中医杂志,2004,23(6):337.
[4] 郭春慧等.中医外治杂志,2001,10(1):16.
[5] 方秀兰.浙江中医杂志,2004,6:249.

松　节

【异名】 油松节。

【基源】 为松科乔木油松 *Pinus tabulieformis* Carr. 、马尾松 *Pinus massoniana* Lamb. 或赤松 *Pinus densiflora* Sieb. et Zuec. 等枝干的枝节。

【成分研究】 松节含挥发油(主要为 α-蒎烯及 β-蒎烯)、树脂。还含有纤维素、木质素等。

【药理研究】

1. 抗肿瘤 酸性多糖有抗肿瘤作用。

2. 其他 抗炎、镇痛、解热、抗早孕、抗着床、改善关节功能作用[1]。

【性味归经】 苦、辛,温。归肝、肾经。

【功效主治】 祛风湿,通络止痛。用于风寒湿痹,历节风痛,脚痹痿软;跌打伤痛。

【临床应用】

1. 单方验方

(1)脚掌嵌压伤 用松节油将数层纱布棉花湿透,敷在患处,用铁片放在酒精灯上烧红,立即放在松节油棉花纱布上烫熨,反复进行,以患者能耐受为度。持续 3～5min。一般每日治疗一次,若未愈第 2 日可再治疗一次[2]。

(2)沥青烫伤 用无菌纱布蘸松节油轻轻擦拭黏附于创面上的沥青,不要用镊子和棉球。动作要轻柔准确,边擦拭边用生理盐水或 1%新洁尔灭溶液冲洗,至沥青擦净为止。再用 1%新洁尔灭泡洗一遍。对创面上的水疱,应保留至创面清洗干净后,再在水疱低位处开窗放出疱液,然后用 1%新洁尔灭纱布湿敷,3 天后换药[3]。

2. 配伍应用

松节配天仙藤:行气活血通络,化湿消肿止痛。用于风湿侵袭,经气不利,症见关节僵硬、屈伸不利、肿胀麻木、疼痛等。

松节配羌活、独活:祛风湿,通络止痛。用于风湿痹痛,历节风痛。

松节配乳香、没药:活血止痛。用于跌打损伤。

【用量用法】 水煎服,10～15g。外用适量,浸酒涂擦;或炒研末调敷。

参考文献

[1] 高学敏等. 临床中药学. 石家庄:河北科学技术出版社,2006.

[2] 王三德. 中国民间疗法,1997,5:17.

[3] 陈丹红等. 中国民间疗法,2001,9(6):62.

海风藤

【基源】 为胡椒科植物风藤 *Piper kadsura* (Choisy) Ohwi 的干燥藤茎。

【成分研究】

1. **挥发油** 榄香醇、β-甜没药烯、β-蒎烯、蛇麻烯、γ-榄香烯和愈创木烯等。

2. **木脂素类** 海风藤酮、细叶青蒌藤烯酮、细叶青蒌藤酮醇、pipemone、二苯基四氢呋喃衍生物等。

3. **生物碱类** 细叶青蒌藤酰胺、piperlactam S、pelitorine 等。

4. **其他** 黄酮类化合物,5,7,4′-三羟基异黄酮,以及巴豆环氧素、pipataline、豆甾醇等。

【药理研究】

1. **抗炎镇痛** 海风藤酮对急性胰腺炎合并肺损伤大鼠炎症介质血小板活化因子(PAF)、TNF-α、IL-6 均有明显的抑制作用。

2. **抑制血小板活化因子** 海风藤的二氯甲烷提取物在浓度为 10μg/ml 时,对血小板活化因子诱导的兔血小板聚集的抑制率大于 70%。有研究发现海风藤酮是血小板活化因子的特异性受体拮抗剂。

3. **对局部缺血的保护作用** 海风藤酮对脑缺血再灌注有保护作用,可明显抑制脑缺血再灌注期鼠脑磷脂酶 A_2 活性及自由基的形成。同时海风藤酮对肝脏缺血再灌注也有保护作用。

4. **其他** 抗氧化、抗生育、抑制淀粉样前体蛋白、抗肿瘤作用等[1]。

【性味归经】 辛、苦,微温。归肝经。

【功效主治】 祛风湿,通络止痛。用于风寒湿痹,肢节疼痛,筋脉拘挛,屈伸不利;跌打损伤。

【临床应用】

1. **单方验方**

(1)腰椎骨质增生 杜仲 30g、狗脊 60g、怀牛膝 10g、三棱 15g、莪术 30g、黄芪 60g、刘寄奴 20g、续断 15g、海风藤 15g、灯盏花 20g、淫羊藿 20g、当归 10g、桑寄生 60g、鸡血藤 10g、补骨脂 25g。每日 1 剂,水煎服,日服 3 次,10 天为一个疗程[2]。

(2)坐骨神经痛 大血藤 30g、石楠藤 30g、络石藤 30g、海风藤 30g、鸡血藤 30g、木瓜 15g、秦艽 15g。加水 2000ml,煎至 600ml,每服 100ml,每日 3 次。病重者每日 1 剂,即将两日量(本方 1 剂)于 1 日内分为 4～6 次服用;或将 1 剂量加水 2000ml,煎至 400ml,分 4 次服[3]。

(3)类风湿关节炎 清风藤 30～50g,鸡血藤、海风藤各 30g,川乌 3～9g,甘草 10g。水煎服每日 1 剂,分早晚 2 次服,30 天为一个疗程,连服 1～3 个疗程[4]。

2. **配伍应用**

海风藤配独活、威灵仙:祛风湿,通络止痛。用于风湿痹痛,筋脉拘挛,关节屈伸不利。

海风藤配三七、土鳖虫:活血通络止痛。用于跌打损伤,瘀肿疼痛。

3. **鉴别应用**

(1)海风藤、络石藤 两者皆有祛风湿、通经络、舒筋利痹的作用,用于风寒湿邪所致的关节疼痛、筋脉拘挛、屈伸不利等。海风藤味辛苦、性温,长于祛风通络、活血通脉,善治风湿痹痛、阴雨天加重者。络石藤味苦、微寒,能祛风湿而舒筋活络,善治风湿痹痛而挟有热象者。且海风藤能活血脉、消肿止痛,可用于跌打损伤、瘀血作痛等。络石藤能凉血消肿,可用于咽喉肿痛、疮疡肿毒。

(2)海风藤、海桐皮　两者均能祛风湿、通络止痛,用于风湿痹痛、关节不利等。海桐皮味苦辛、性平,尤善于除下肢关节风湿痹痛、脚气、痛风,尚能杀虫止痒,外用治疗癣、湿疹等。海风藤味辛苦、性微温,为祛风通络止痛的要药,用于风寒湿痹、跌打伤痛。

【用量用法】　水煎服,6～12g。外用适量。

参考文献 ....

[1] 宋敬丽等.湖北中医学院学报,2007,9(3):70.
[2] 赵永祥等.云南中医中药杂志,2006,27(6):13.
[3] 李克煦.四川中医,2005,23(2):54.
[4] 胡茂荣等.中国现代医药杂志,2008,10(6):57.

昆明山海棠

【异名】　紫金皮。

【基源】　为卫矛科植物昆明山海棠 *Tripterygium hypoglaucum*（Levl.）Hutch. 的根或全株。

【成分研究】

1. 萜类　昆明山海棠含多种萜类化合物,包括二萜类、三萜类、四萜类和倍半萜类,其中二萜类是其主要活性成分[1]。

2. 生物碱类　昆明山海棠中所含生物碱含量与雷公藤相似,主要包括雷公藤次碱、雷公藤春碱、雷公藤吉碱等[2]。

3. 黄酮类　昆明山海棠的黄酮类成分主要有儿茶素和表儿茶素[3]。

4. 甾体类　从昆明山海棠提取分离出的甾体类化合物主要为 β-谷甾醇和胡萝卜苷[4]。

5. 其他　原花青素、二十三烷酸、对羟基苯甲酸等。

【药理研究】

1. 抗炎　昆明山海棠水煎液具有良好的抗炎作用,能抑制毛细血管通透性增高、减少渗出和抑制增生。

2. 抗肿瘤　昆明山海棠总生物碱具有一定的抗肿瘤作用,可以抑制肺癌细胞 A549、4 种白血病细胞以及结肠癌细胞 HCT116 增殖,并诱导其凋亡。

3. 免疫抑制　昆明山海棠提取物可以缓解异基因骨髓移植小鼠移植物抗宿主病,发挥免疫抑制作用的机制可能与升高 $CD4^+$、$CD25^+$、T 细胞水平和增加 Foxp3 mRNA 的表达有关[4]。

4. 抗生育和生殖毒性　昆明山海棠对雌性大鼠和小鼠有非常显著的抗早孕作用,使雄性大鼠附睾精子的活动率和密度明显下降。对大鼠睾丸的生精细胞产生损伤作用,其机制可能与睾丸功能相关酶的异常表达有关。

5. 其他　镇痛、抗病毒和杀虫等作用[5]。

【性味归经】　苦、辛,温;有大毒。归肝、脾、肾经。

【功效主治】　祛风湿,祛瘀通络,续筋接骨。用于风湿痹证,跌打损伤,骨折肿痛。对类风湿关节炎、红斑狼疮、神经性皮炎、慢性肾炎、银屑病等多种胶原性疾病及自身免疫性疾病均有一定疗效。

【临床应用】

1. 单方验方

(1)郁积性皮炎 昆明山海棠 20g,水煎,分早、中、晚服,局部加用复方黄柏液湿敷创面,每天 3 次,7 天为一疗程[6]。

(2)肾病综合征继发脂质代谢紊乱 昆明山海棠片,3～5 片/次,3 次/日,饭后服用,2 个月为 1 个疗程[7]。

(3)类风湿关节炎 昆明山海棠酒浸剂,昆明山海棠 200g,45～60 度白酒 1000ml 浸泡 1 周,每次 10～20ml,最大剂量不超过 30ml,每日 3 次,饭后饮,忌茶[8]。

(4)银屑病 用昆明山海棠浸膏片(每片 0.3g,相当于原生药 3g),每次 1～3 片,每天 3 次,3 个月为 1 个疗程[8]。

2. 配伍应用

(1)用于风湿痹证

昆明山海棠配鸡血藤:祛风湿、舒筋活络。用于风湿痹证日久,关节肿痛麻痹。

昆明山海棠配当归、川牛膝:祛风湿,通络止痛。用于筋骨疼痛,瘫痪痿软。《滇南本草》

(2)用于跌打损伤

昆明山海棠配天南星、半夏、川芎:外用,祛瘀通络,止痛。用于跌打损伤,骨折肿痛。如紫金皮散《证治准绳》。

昆明山海棠配芙蓉叶、生地黄:外用,祛瘀通络,止痛。用于跌打损伤,骨折肿痛。如紫金膏《证治准绳》。

【用量用法】 水煎服,根 6～15g,茎枝 20～30g,宜先煎。或酒浸服。外用,适量。

【制剂与成药】 昆明山海棠浸膏片:每片含 250mg,相当于生药 3g。用于类风湿关节炎、系统性红斑狼疮、慢性肾炎等。口服,每次 3 片,每日 3 次,1 个月为一疗程。

【不良反应】 服后可能有胃痛、心悸、经闭、面部色素沉着等不良反应,减量或停药后可消失。内服过量可引起中毒,出现头痛、头晕、四肢发麻、烦躁不安、阵发性惊厥、恶心呕吐、强烈腹痛、腹泻、血便、心律不齐、血压下降、呼吸急促,甚至循环衰竭或呼吸停止而死亡。此外,还可出现尿闭、血红蛋白尿、毛发脱落等[9]。

【使用注意】 孕妇及体弱者忌服;肾功能不全者慎用。

参考文献 ································

[1] 张彦文等 . 中草药,2007,38(4):493.

[2] 王钺,隆长锋 . 医学综述,2006,12(11):691.

[3] 张亮等 . 中国中药杂志,1998,23(9):549.

[4] 谢晨琼等 . 中草药,2015,46(13):1996.

[5] 韩玉,万屏 . 国外医学,2005,27(5):272.

[6] 周敏等 . 中国美容医学,2012,21(12):425.

[7] 孙建军 . 中国民族民间医药,2010,(4):122.

[8] 田海丽等 . 中华中医药学会第六次民间医药学术年会暨首批民间特色诊疗项目交流会论文集,2013:108.

[9] 宋立人等 . 现代中药学大辞典,北京:人民卫生出版社,2001:1273.

第二节 祛风湿热药

秦 艽

【基源】 为龙胆科植物秦艽 *Gentiana macrophylla* Pall.、麻花秦艽 *Gentiana straminea*

Maxim.、粗茎秦艽 *Gentiana crassicaulis* Duthie ex Burk. 或小秦艽 *Gentiana dahurica* Fisch. 的干燥根。

【成分研究】 主要含生物碱秦艽碱甲、秦艽碱乙和秦艽碱丙,还含龙胆苦苷、当药苦苷、褐煤酸、褐煤酸甲酯、α-香树醛、栎瘿酸、β-谷甾醇-β-D-葡萄糖苷、β-谷甾醇、落干酸、糖及挥发油等。

【药理研究】

1. 抗炎 龙胆苦苷腹腔注射能明显对抗二甲苯所致的小鼠耳郭肿胀,抑制角叉菜胶导致的大鼠后足跖肿胀反应,抑制冰醋酸所致腹腔毛细血管通透性增加。主要有效成分是秦艽碱甲,其通过神经系统兴奋垂体肾上腺皮质功能而实现的。

2. 抗过敏 秦艽碱甲具有抗过敏性休克和抗组胺作用。给兔腹腔注射秦艽碱甲,能明显减轻蛋清所致的过敏性休克症状,降低毛细血管通透性。

3. 对中枢神经系统的作用 秦艽煎液具有镇静、镇痛、解热及抑制反射性肠液分泌的作用。秦艽小剂量灌服或腹腔注射对大鼠和小鼠有镇静作用,但较大剂量时则有中枢兴奋作用,最后导致试验鼠麻痹而死亡。光热刺激法试验表明,秦艽碱甲能提高大鼠的痛阈,但作用时间短暂。热板法试验研究表明,秦艽碱甲对小鼠有镇痛作用。秦艽提取物当药苦苷具有抑制中枢神经及抗炎、退热、抗惊厥作用[1]。

4. 保肝 龙胆苦苷能明显降低 CCl_4、硫代乙酰胺(TAA)水平,D-半乳糖急性肝损伤、CCl_4 慢性肝损伤及豚鼠同种免疫性肝损伤动物的血清转氨酶,不同程度地减轻肝组织的片状坏死、肿胀及脂肪变性,且可促进肝脏的蛋白质合成。

5. 其他 抗氧化、升血糖、利尿、降压、健胃和抗微生物等作用[1]。

【炮制研究】 秦艽生品极苦,炒制后苦味减弱,便于服用,功同生品,且无致呕等不良反应。秦艽酒炙后由于辅料黄酒与药物的协同作用,另外酒炙后使秦艽的主要活性成分如秦艽碱甲及苷类成分更易煎出,故能增强祛风通络止痛的作用,提高临床疗效[2]。

【性味归经】 辛、苦,微寒。归胃、肝、胆经。

【功效主治】 祛风湿,通络止痛,退虚热,清湿热。用于风湿痹痛,筋脉拘挛,骨节酸痛,脑卒中半身不遂,口眼㖞斜;骨蒸潮热,疳积发热;湿热黄疸。

【临床应用】

1. 单方验方

(1)急性脑梗死 秦艽20g,川芎、当归、赤芍各15g,防风、黄芩、羌活各8g,桃仁、红花、郁金、菖蒲各10g,生地黄9g,丹参30g,细辛2g。水煎服,每日1剂,15天为一个疗程[3]。

(2)产后关节痛 秦艽30g、当归15g、白芍15g、熟地黄15g、川芎10g、羌活10g、独活10g、防风10g、白芷10g、细辛3g、甘草5g。每日1剂,水煎2次,每次取汁150ml,早晚分服[4]。

(3)风湿性关节炎 秦艽15g、细辛3g、羌活10g、独活10g、防风10g、白芷10g、鸡血藤20g、当归15g、生地黄15g、川芎10g、白芍15g、茯苓10g、白术10g、黄芩10g、生石膏30g、木瓜30g、松节10g。每天1剂,水煎2次,取汁300ml,分2次服[5]。

2. 配伍应用

(1)用于祛风湿,通络止痛

秦艽配防己:疏泄湿热,舒筋通络。用于风寒湿邪为患,腰腿肌肉拘挛疼痛,关节肿胀不利,或兼发热,或兼小便不利等湿热痹证;湿热黄疸之湿偏盛者(《中药药对大全》)。

秦艽配海桐皮:祛风除湿,通络止痛。用于风湿外侵,闭阻经络,以致腰腿肢节疼痛、周身肌肉酸痛;小儿脊髓灰质炎后遗症(《中药药对大全》)。

秦艽配天麻、羌活:祛风除湿,通络止痛。用于风寒湿痹,肢节疼痛发凉,遇寒即发。如秦艽天麻汤(《医学心悟》)。

秦艽配升麻、葛根:疏风通络。用于老年脑卒中,口眼㖞斜,恶风恶寒。如秦艽升麻汤(《卫生宝鉴》)。

(2)退虚热

秦艽配鳖甲:滋阴退虚热。用于风劳骨蒸。如秦艽鳖甲散(《卫生宝鉴》)。

秦艽配薄荷、甘草:清热除蒸。用于小儿低热,形体消瘦,食欲减退。如秦艽散(《小儿药证直诀》)。

(3)清湿热

秦艽配茵陈:清热利湿退黄。用于湿热黄疸。

【用量用法】 水煎服,5～15g。

【制剂与成药】 秦艽素注射液:每毫升含生物碱5mg。用于风湿性关节炎及其他关节炎,亦可用于肺结核低烧。肌内注射或穴位注射,每次2ml,1次/天。

【不良反应】 偶有出现恶心、呕吐等胃肠道反应。

参考文献

[1] 芦启琴等. 安徽农业科学,2007,35(29):9299.

[2] 叶定江等. 中药炮制学,上海:上海科学技术出版社,2003.

[3] 屈小元等. 陕西中医,2005,26(11):1155.

[4] 边忠德. 中外健康文摘,2007,7(4):217.

[5] 蒯彤. 北京中医药,2008,27(2):123.

防 己

【异名】 汉防己,粉防己。

【基源】 为防己科植物粉防己 *Stephania tetrandra* S. Moore 的干燥根。

【成分研究】 防己中生物碱类有汉防己甲素、汉防己乙素、汉防己丙素、汉防己己素等。还含有黄酮苷类、酚类、有机酸、挥发油等。

【药理研究】

1. 抗炎 小鼠灌胃能明显抑制巴豆油所致的耳郭水肿,大鼠灌胃能明显抑制完全佛氏佐剂所形成的大鼠原发性关节炎,家兔腹腔注射能显著抑制晶体蛋白引起的家兔前色素膜炎的发生,抑制白细胞的渗出,病理学检查发现虹膜炎症反应明显减轻[1]。

2. 解热、镇痛 汉防己总碱及汉防己甲素、汉防己乙素、汉防己丙素都有镇痛作用,汉防己总碱最强,汉防己丙素强于汉防己甲素和汉防己乙素,但毒性较大。汉防己甲素还有解热作用。

3. 抗过敏 汉防己甲素具有一定的抗过敏作用,可抗过敏性休克。

4. 松弛肌肉 防己各种生物碱均能松弛横纹肌,由其生物碱制备的季铵盐和汉肌松、溴甲素、汉松敏更可以提高肌松效果。防己碱对离体子宫及输卵管平滑肌有松弛作用。

5. 对心血管系统的作用 防己的多种生物碱均有快速可靠的降压作用,作用强度汉防己丙素＞汉防己甲素＞汉防己乙素,汉防己己素也有降压活性。汉防己甲素能显著扩张冠状动脉及增加冠状动脉流量,降低心肌耗氧量和心输出量。防己碱还有抗心律失常作用。

6. 其他 抗肿瘤及抗病原体作用,抑制血小板聚集作用,抗实验性矽肺、降低慢性阻塞性肺疾病作用,抑制肺动脉高压作用,抑制瘢痕成纤维细胞的增殖作用,抑制肝纤维化和肺纤维化、肾纤维化作用,免疫抑制作用,保护脑缺血作用,利尿作用等[2]。

【性味归经】 苦、辛、寒。归膀胱、肺经。

【功效主治】 祛风湿,止痛,利水消肿。用于风湿痹痛,湿热偏胜,关节红肿疼痛;水肿,脚气,小便不利;湿疹疮毒;高血压病。

【临床应用】

1. 单方验方

(1)慢性肾病 防己 15g、黄芪 30g、白术 10g、淫羊藿 10g、薏苡仁 20g、秦艽 10g、泽兰 10g、泽泻 10g、当归 10g、车前子(包煎)10g。每日 1 剂,水煎分 2 次服,早晚每服 200ml,连服 3 个月[3]。

(2)肝硬化腹水 防己 20g、黄芪 30g、炒白术 15g、半边莲 20g、桂枝 10g、甘草 6g、生姜 3 片、大枣 10 枚。每日 1 剂,水煎服。10 天为一个疗程[4]。

(3)类风湿关节炎 黄芪 30g、防己 10g、白术 10g、防风 10g、忍冬藤 15g、木瓜 10g、黄柏 8g、薏苡仁 20g、赤芍 20g、杜仲 12g、川续断 12g、枸杞子 20g。水煎服,每日 1 剂[5]。

2. 配伍应用

(1)用于祛风湿,止痹痛

防己配滑石:祛风清热除湿,通络止痛。用于痹痛湿热偏盛者等。如宣痹汤(《温病条辨》)。

防己配乌头:散寒通络。用于痹痛寒湿偏盛者(《中药药对大全》)。

防己配木通:清热利湿,通脉止痛。用于着痹、痛痹之关节肿痛、屈伸不利。

防己配麻黄、肉桂:祛风湿,散寒止痛。用于风寒湿痹,四肢挛急者。如防己饮(《圣济总录》)。

(2)用于利水消肿

防己配茯苓:利水渗湿。用于水湿内停,四肢肿甚,按之没指之皮水证。如防己茯苓汤(《金匮要略》)。

防己配黄芪:益气健脾,利水消肿。用于气虚水肿、汗出恶风、脉浮之风水证。如防己黄芪汤(《金匮要略》)。

防己配椒目、葶苈子、大黄:攻逐水饮,利水通便。用于水饮停聚,腹满便秘,小便不利。如己椒苈黄丸(《金匮要略》)。

3. 鉴别应用

汉防己、木防己、广防己:三者功效虽然相似,均能祛风湿、止痛、利水消肿,但各有所偏,且毒性不同。汉防己,即防己又称粉防己,长于祛湿利水,常用于治疗下焦湿热、下半身水肿、湿脚气。木防己,为防己科植物木防己的根,长于祛风止痛,多用于治疗风湿痹痛。但目前市场上木防己品种较混乱,常将广防己当木防己使用。应该指出的是,广防己为马兜铃科植物广防己的根,虽然功效与木防己相似,但因本品含马兜铃酸,临床应用剂量不可过大,且不宜长期服用,以免对肾脏造成损害。

【用量用法】 水煎服,5～10g。

【制剂与成药】

1. 汉防己甲素片:每片含汉防己甲素 0.02g。用于关节痛、神经痛等。口服,每次 1～2 片,3 次/天。

2. 汉防己甲素注射液:每 2ml 含汉防己甲素 0.03g。用于风湿痛、关节痛及神经痛等。肌注,每次2ml,1～2次/天。

【使用注意】 本品苦辛而寒,易伤胃气,故胃纳不佳及体弱阴虚者慎用。

参考文献

[1] 张乐之等. 解放军药学学报,2002,18(3):172.
[2] 颜正华等. 中药学. 第2版. 北京:人民卫生出版社,2006.
[3] 韩洪. 北京中医,2004,23(3):155.
[4] 李勇等. 中西医结合肝病杂志,1999,14(5):11.
[5] 张四方等. 中国医师杂志,2005,7(6):856.

桑 枝

【基源】 为桑科植物桑 *Morus alba* L. 的干燥嫩枝。

【成分研究】 桑枝主要含黄酮类,如异斛皮苷、桑酮、桑素、桑色素、二氢桑色素、环桑素、环桑色烯素、桑色烯、杨树宁、桑辛素等。尚含有生物碱、多糖、香豆精类化合物、氨基酸、有机酸、挥发油及多种维生素等。

【药理研究】

1. 抗炎 小鼠灌胃给药桑枝乙醇提取物乳剂,在二甲苯致小鼠耳肿胀、醋酸致小鼠腹腔毛细血管通透性增高、鸡蛋清性小鼠足跖肿胀及滤纸片诱导的肉芽增生等模型具有抗炎作用。

2. 增强免疫 桑枝多糖对地塞米松所致免疫低下小鼠,使小鼠的吞噬指数显著提高,网状内皮细胞的吞噬功能和小鼠迟发型变态反应能力增强。

3. 其他 抗菌、抗病毒、降糖、降脂和治疗糖尿病末梢神经炎等作用[1]。

【性味归经】 微苦,平。归肝经。

【功效主治】 祛风湿,利关节。用于风湿痹证,肩臂、关节酸痛麻木。尚能利水,消水肿。

【临床应用】

1. 单方验方

(1)神经根型颈椎病 桑枝50g,葛根20g,桂枝、白芍、延胡索、当归各15g,鸡血藤20g,细辛5g,甘草6g。手臂麻痛显著者桑枝的用量可增至60～70g,每天1剂,取汁200ml,分2次服用,药渣翻煎,以毛巾热敷颈项肩部。2周为一个疗程,2个疗程后停用3～5天再继续服用,症状消失继续服用一个疗程[2]。

(2)肩周炎 白芥子15g、桑枝30g,水煎服,每日1剂,用剩余药渣热敷肩峰部位,每日2次,每次30min,10天为一个疗程[3]。

(3)2型糖尿病 给予桑枝颗粒剂(桑枝提取物),1袋/次,3次/天,温开水溶化餐时服用[4]。

(4)肌腱术后粘连 术后1周予中药煎服。威灵仙、片姜黄各25g,桑枝50g,当归、川芎、延胡索、制香附、伸筋草各12g,海桐皮、赤芍、木瓜、制乳香各10g。术后2周可视伤口愈合情况而予以外洗治疗。用上方加透骨草15g,没药、川椒各10g。每日1剂煎汤熏洗,每剂2次,每次15～30min。以上内服及外洗治疗均应持续4～6周[5]。

2. 配伍应用

桑枝配桑寄生、天麻:祛风湿,通经络,补肝肾,强筋骨。用于风湿腰膝酸痛,关节屈伸不利,筋骨疼痛以及肝阳上亢之头痛、眩晕、肢体麻木等症。

桑枝配忍冬藤、络石藤:祛风湿,清热,利关节。用于风湿热痹,肩臂、关节酸痛麻木者。

桑枝配桂枝、羌活:祛风湿,通经络,散寒止痛。用于风湿寒痹,关节疼痛。

【用量用法】 水煎服,9～15g。

【制剂与成药】 桑枝膏:用于关节酸痛,四肢拘挛,活动不便。口服,每次1g,每日2～3次,温开水冲服。

参考文献 ·····

[1] 姜乃珍等. 江苏蚕业,2006,2:25.

[2] 罗英等. 临床和实验医学杂志,2008,8(7):144.

[3] 王国建. 中医研究,1998,11(4):48.

[4] 郭宝荣等. 山东中医药大学学报,1999,23(1):46.

[5] 成羿等. 中国民间疗法,2001,9(1):47.

豨莶草

【基源】 为菊科植物豨莶 *Siegesbeckia orientalis* L.、腺梗豨莶 *Siegesbeckia pubescens* Makino 或毛梗豨莶 *Siegesbeckiaglabrescens* Makino 的干燥地上部分。

【成分研究】

1. 豨莶主要含萜、苷类、内酯类化合物,有豨莶糖苷、豨莶精醇、豨莶精醇 B、豨莶精醇 C、豆甾醇、豨莶酯酸、豨莶醚酸等。

2. 腺梗豨莶含有机酸和长链烷醇类化合物,豨莶醚酸、阿魏酸、琥珀酸、腺梗豨莶萜醇酸、腺梗豨莶酸等,叶挥发油主要成分是吉马烷 D 和 δ-杜松烯类化合物。

3. 毛梗豨莶除含有豨莶苷和苷元外,还含有大花酸、阿魏酸、琥珀酸、β-谷甾醇、二十七烷酸、单棕榈酸甘油酯、胡萝卜苷、豨莶新苷等。

【药理研究】

1. 抗炎 豨莶草生品和炮制品对角叉菜胶引起的炎症有显著抑制作用,炮制品显著抑制大鼠佐剂性关节炎。炮制品对大鼠慢性棉球肉芽肿具有显著的抑制作用,生品无此作用。

2. 对心脑血管系统的作用

(1)降压 豨莶草的水浸液、乙醇-水浸液和30％乙醇浸出液有降低麻醉动物血压的作用。对于 Okamoto-SHR 高血压动物模型,口服腺梗豨莶萜二醇酸有抗高血压作用。

(2)舒张血管 腺梗豨莶草提取液能使保留神经的兔耳血管舒张,阻断刺激神经引起的收缩血管反应,此作用是通过阻断交感收缩血管神经的影响而产生的。

(3)抗血栓形成 家兔静脉注射豨莶草提取物,可使血栓湿重明显减轻。

(4)改善微循环作用 小鼠耳郭微循环实验证实,豨莶草乙醇提取物具有良好的改善微循环作用。

3. 对免疫系统的作用 小鼠腹腔注射豨莶草煎剂,豨莶草对胸腺有强烈抑制作用。

4. 其他 抗生育、抗菌和抗疟作用[1]。

【性味归经】 辛、苦,寒。归肝、肾经。

【功效主治】 祛风湿,利关节,解毒。用于风湿痹痛,筋骨无力,腰膝酸软,四肢麻痹;脑卒中半身不遂,高血压病。外治风疹、湿疮。

【临床应用】

1. 单方验方

(1)胸痹 豨莶草50g、全瓜蒌15g、薤白15g、桂枝9g、葛根20g、山楂15g、丹参18g、麦冬

12g、香附 10g、炒枳壳 12g、党参 15g、甘草 5g。每日 1 剂,1 周为一个疗程,巩固治疗 2 月[2]。

(2)消瘀肿　豨莶草 50g、丹参 20g、红花 15g、苏木 15g、透骨草 10g,水煎,局部熏洗每日 2 次,每次 30min 以上[3]。

(3)降血沉　豨莶草 30～50g,温开水洗净,用保温杯开水泡 10min 饮用,不拘时,每日 1 剂,2 周为一个疗程[4]。

(4)先兆子痫　豨莶草 40g、钩藤 20g、茯苓 10g、地龙 10g。每日 1 剂,水煎日服 2 次。1 周为一个疗程[5]。

(5)美容消斑　豨莶草 20g、生地黄 15g、麦冬 15g、赤芍 15g、牡丹皮 12g、天花粉 12g。每日 1 剂,水煎服,1 月为一个疗程,为巩固疗效,在后 2 个月内于经前再服上药 10 剂[6]。

(6)高血压　①豨莶草、臭梧桐根皮各 15g,炒槐花 9g。煎水代茶饮(如豨桐丸《安徽中草药》)。②豨莶草、夏枯草各 90g,龙胆草 15g。共研细末,炼蜜为丸。早晚各 9g,开水送服(如豨夏丸《中药临床应用》)。

2. 配伍应用

(1)用于祛风湿,通经活络

豨莶草配海桐皮:祛风湿,活血脉,软弱无力等,半身不遂,患肢肿胀疼痛;小儿麻痹后遗症(《中药药对大全》)。

豨莶草配地龙:祛风除湿,清热定惊,活血通络。用于脑卒中后遗症,症见半身不遂、拘急疼痛、肢体麻木;颈椎病,可利关节、强筋骨。用于风湿客于关节筋脉,症见筋骨不利、骨节疼痛、肢体麻木等;糖尿病周围神经病变;高血压病(《施今墨对药》)。

(2)用于清热解毒

豨莶草配蒲公英、野菊花:清热解毒消肿。用于疮痈肿毒红肿热痛者。

(3)用于降压

豨莶草配臭梧桐:祛风胜湿,活血通络,降压。用于风湿痹痛,肢体麻木,或半身不遂;高血压病伴肢体麻木。

(4)用于清利湿热

豨莶草配白鲜皮、地肤子:祛风除湿止痒。用于风疹,湿疮,皮肤瘙痒。

豨莶草配茵陈:清利湿热。用于湿热黄疸。

3. 鉴别应用

豨莶草、臭梧桐:两者均性寒凉,能祛风湿、通经络、降血压,治风湿痹痛、拘挛麻木、湿疹瘙痒、脑卒中手足不遂及高血压病等。豨莶草性寒,善祛筋骨间的风湿而除骨节疼痛,治热痹宜生用,治寒痹宜制用;又能清热解毒,治疮疡肿毒。臭梧桐性凉,清热力不及豨莶草,痹证无论寒热也皆可配伍应用。

【用量用法】　水煎服,9～12g。外用,适量。一般治风湿痹痛、半身不遂宜制用;治湿疮、风疹、疮痈宜生用。

【制剂与成药】

1. 风湿豨桐片:豨莶草、臭梧桐按1∶1配比组成,每片重 0.23g。用于风湿性关节炎或半身不遂、原发性高血压病。口服,每次 4 片,2～3 次/天。

2. 豨莶草干糖浆:每包相当于生药 10g。用于神经官能症和高血压病。口服,每次 1 包,3 次/天。

【不良反应】　生用或大剂量应用,易致呕吐[7]。

【使用注意】　阴虚血少者不宜单用。

参考文献 ••

[1] 张哲锋等.中医药信息.2006,23(3):15.

[2] 张喜奎.中医杂志,2001,42(4):201.

[3] 冯仙荣.中医杂志,2001,42(4):201.

[4] 马继明等.中医杂志,2001,42(5):263.

[5] 唐净同等.中国中医急症,2004,13(5):285.

[6] 杨小清.中医杂志,2001,42(5):265.

[7] 国家中医药管理局《中华本草》编委会.中华本草:第七册.上海:上海科学技术出版社,1999.

臭 梧 桐

【基源】 为马鞭草科植物海州常山 *Clerodendrum trichotomum* Thunb. 的嫩枝及叶。

【成分研究】 臭梧桐含海州常山黄酮苷、臭梧桐素 A、臭梧桐素 B、海州常山苦素 A、海州常山苦素 B、内消旋肌醇、刺槐素-7-双葡萄糖醛酸苷、洋丁香酚苷、植物血凝素和生物碱等。

【药理研究】

1. 镇痛 臭梧桐煎剂及臭梧桐素 B 有明显的镇痛作用,开花前作用比开花后强。

2. 镇静 臭梧桐煎剂及臭梧桐素 A 有明显的镇静作用。

3. 降压 臭梧桐水浸剂和煎剂的降压作用最强[1]。

【性味归经】 辛、苦,甘,凉。归肝经。

【功效主治】 祛风湿,通经络,平肝降压。用于风湿痹痛,肢体麻木,半身不遂;肝阳偏亢,头痛眩晕,高血压病。外用治风疹、湿疮。

【临床应用】

1. 单方验方

(1)颈椎病 根据患者具体情况不同用臭梧桐 30~60g,体质好、症状重者用量可大些,反之则小。水煎汁,每日服 2 次,5 天为一个疗程,同时配合卧床休息、颈部保暖等措施[2]。

(2)类风湿关节炎 梧桐胶囊每次 2 粒(由臭梧桐、豨莶草组成,病情严重者可加至 3 粒),3 次/天,餐后开水送服,连续服药 1 个月为一个疗程[3]。

(3)高血压病 臭梧桐 30g,荠菜 30g,夏枯草 15g。水煎服(《四川中药志》)。

(4)湿疹或痱子瘙痒 臭梧桐适量,煎汤洗浴(《上海常用中草药》)。

2. 配伍应用

臭梧桐配豨莶草:祛风湿,通经络。用于风湿痹痛,四肢麻木。如豨桐丸(《济世养生集》)。

臭梧桐配忍冬藤、络石藤:祛风湿,通经络。用于风湿热痹。

臭梧桐配钩藤、夏枯草:清肝热,平肝阳。用于高血压病,肝阳偏亢,头痛眩晕。

臭梧桐配桑寄生:补肝肾,降血压。用于高血压病,症见腰痛脚软、头昏耳鸣等。

【用量用法】 水煎服,10~15g,鲜品 30~60g;或浸酒;或入丸、散。外用适量,煎水洗;或捣敷;研末掺或调敷。

【制剂与成药】 臭梧桐浸膏片:每片重 0.23g。用于高血压病及风湿疼痛。口服,每次 3~5 片,3 次/天。

参考文献 ••

[1] 高学敏.中药学.北京:中国中医药出版社,2002.

[2] 王利群.江苏中医,1996,17(2):25.

[3] 窦永起.中国医药学报,2004,19(12):752.

海 桐 皮

【基源】　为豆科植物刺桐 *Erythrina variegata* L.、乔木刺桐 *Erythrina arborescens* Roxb. 的干皮或根皮。

【成分研究】　从刺桐和乔木刺桐中分离鉴定出的化学成分主要为生物碱类和黄酮类。从五加科刺楸中分离得到多种类型的化学成分,其中主要有三萜皂苷类、黄酮类、香豆素、生物碱等。萜类主要是五环三萜类化合物,其皂苷元是齐墩果酸、常春藤皂苷元、葳严仙皂苷元等。目前对木棉和芸香科的朵椒和椿叶花椒的研究相对较少。

【药理研究】

1. 镇痛　刺桐和乔木刺桐对醋酸和热刺激致痛有较强的镇痛作用。

2. 镇静　刺桐和乔木刺桐有显著的镇静作用,能延长小鼠睡眠时间,减少自发活动的位移距离。

3. 抗炎　刺楸树皮甲醇提取物有抗炎活性。木棉花乙醇提取物中乙酸乙酯可溶性部分对小鼠角叉菜胶性足肿胀和小鼠二甲苯耳郭肿胀有较强的抑制作用。

4. 保肝　木棉花水提物对小鼠 CCl_4 和 D-半乳糖胺急性肝损伤模型均有保护作用。

5. 其他　木棉花醇浸出液对离体蛙心有强心作用。海桐皮还有抗菌、抗肿瘤、抗糖尿病等作用[1]。

【性味归经】　苦、辛,平。归肝经。

【功效主治】　祛风湿,通络止痛,杀虫止痒。用于风湿痹痛,肢节拘挛,腰膝酸痛;疥癣,湿疹。

【临床应用】

1. 单方验方

(1)骨质增生症　海桐皮 18g、透骨草 18g、乳香 12g、没药 12g、当归 15g、川椒 15g、川芎 10g、红花 10g、威灵仙 10g、防风 10g、甘草 6g、白芷 6g。加水 4500ml,文火煎煮,煎液 4000ml,加入陈醋 50ml,盛于盆内,患部放于盆口上方,用湿毛巾覆盖,蒸汽熏蒸,温度适宜时,浸泡或淋洗。此法适用于膝关节及足跟部。或加水 2000ml,煎成 1000ml 药液,不去渣加入陈醋 50ml,将药液倒入盆中(最好是锅)加盖保温或加热待用。药渣倒在毛巾上裹起,温度适宜时,敷熨患处,待凉浸入热药液后再敷熨或热敷。此法适用于各个部位。每日 1 剂,每日 2～3 次,每次约 20min。7 天为一个疗程,每疗程结束后休息 2 天。用药 1～6 个疗程[2]。

(2)疼痛性骨萎缩　海桐皮 15g、生黄芪、熟地黄各 30g,川断、丹参各 20g,当归、威灵仙、知母、木通各 10g。上肢病变加桑枝 10g,下肢病变加川牛膝 10g。每日 1 剂,每剂煎服 2 次。药渣再煎,外洗患处,15 天为一个疗程,一般 1～3 个疗程[3]。

(3)创伤性骨化性肌炎　海桐皮、透骨草、没药、乳香、当归、川芎、川椒、红花、威灵仙各 20g,防风 15g,生甘草 6g。中药煎汤洗患处,温度较高时先用毛巾浸透药液,局部热敷患处,待温度适宜时,将患处及关节尽量浸泡入药液内,同时嘱患者推、挤、按、揉、弹、拨患处关节及周围软组织,每次 15～20min,每日 2～3 次,每剂药用 3 天,每 5 剂为一个疗程,一般 1～3 个疗程。患处组织有破溃,感染或经烫洗有皮肤过敏者慎用[4]。

(4)瘙痒　苦参 20g、黄柏 15g、当归 20g、生首乌 30g、蒺藜 40g、紫草 10g、白鲜皮 20g、徐长卿 30g、生地黄 20g、皂角刺 15g、蝉蜕 10g、赤芍 15g、海桐皮 15g、蜈蚣 2 条。每日 1 剂,水煎服,1 周为一个疗程[5]。

(5)龋齿牙痛　取海桐皮 15～30g 放置杯内,加开水 100～200ml 浸泡 15min 后,待放至温热时含漱;或用海桐皮 15～30g 放置砂锅内,加水 200ml 水煎 10min 后,取 100～150ml 含漱 5～10min 即可[6]。

2. 配伍应用

海桐皮配牛膝、五加皮:祛风湿,通络止痛。用于风湿痹痛,四肢拘挛,或麻痹不仁,尤宜于下肢关节痹痛。煎服,或浸酒服。如海桐皮酒(《杂病源流犀烛》)。

海桐皮配蛇床子、苦参:祛风,杀虫,止痒。煎汤内服并外洗,用于疥癣、湿疹瘙痒。

海桐皮配补骨脂:补肾祛风湿。用于痹证日久,肝肾两亏,腰膝酸软疼痛者。

【用量用法】　水煎服,6～12g;或浸酒服。外用适量,煎汤熏洗,或浸酒搽。

参考文献

[1] 里艳如等. 北京中医药大学硕士学位论文,2006.
[2] 杨继源. 中医药学刊,2001,19(4)357.
[3] 殳跃飞. 浙江中医杂志,2002:150.
[4] 朱晓飞. 浙江中医杂志,2003:298.
[5] 李群等. 内蒙古中医药,2006(1):26.
[6] 郝时全. 中国实用乡村医生杂志,2008,15(1):38.

络石藤

【基源】　为夹竹桃科植物络石 *Trachelospermum jasminoides*(Lindl.)Lem. 的干燥带叶藤茎。

【成分研究】　含牛蒡苷、络石苷、生物碱、黄酮类化合物。

【药理研究】

1. 抗炎　牛蒡苷元和络石苷元有很强的抑制炎症作用。

2. 抗癌　牛蒡苷口服给药对 2-氨基-N-甲基-5-苯基咪唑并吡啶(PhIP)引起的雌性大鼠乳腺、大肠、膀胱癌变有显著抑制作用[1]。

3. 其他　抗痛风、抑菌、抗氧化、抗雌激素样作用等[2]。

【性味归经】　苦,微寒。归心、肝、肾经。

【功效主治】　祛风通络,凉血消肿。用于风湿热痹,腰膝酸痛,筋脉拘挛;咽喉肿痛,痈肿疮毒;跌打损伤,瘀滞肿痛。

【临床应用】

1. 单方验方

(1)糖尿病性多发性神经炎　葛根、忍冬藤各 35g,络石藤、鸡血藤、首乌藤、钩藤各 25g,地龙 10g,水蛭 6g。每日 1 剂,水煎服,15 天为一个疗程,一般 1～3 个疗程[3]。

(2)小儿腹泻　络石藤鲜品 200g,加水 2500ml,煎煮至沸后,用温火维持 15min,去渣留汁,待温,外洗,外洗部位为小儿双膝以下。轻者每日 1 次,略重者每日 2 次,早晚分洗,危重有脱水及酸中毒者,应及时补液,纠正酸碱失调,配合应用抗生素[4]。

(3)痛风性关节炎　忍冬藤、络石藤、青风藤各 15g,败酱草、老鹳草各 20g,土茯苓 30g,黄柏 10g,苍术、牛膝各 15g[5]。

2. 配伍应用

(1)用于祛风通络

络石藤配忍冬藤:清热通络止痛。用于风湿热痹,关节红肿疼痛。

络石藤配当归:养血和络。用于风湿痹痛日久,营血虚损,遍身疼痛,筋脉拘急,面色少华者。

（2）用于凉血消肿

络石藤配皂角刺、乳香、没药：消肿散强止痛。用于热毒痈疽。如止痛灵宝散（《外科精要》）。

【用量用法】 水煎服，6～12g。外用鲜品适量，捣敷患处。

参考文献 ··

[1] 韩英梅．国外医药：植物药分册，2002,17(2):57．

[2] 颜正华等．中药学．第 2 版．北京：人民卫生出版社,2006．

[3] 潘成平．吉林中医药,2001,5:23．

[4] 邹彩华．中医外治杂志,2001,10(4):48．

[5] 张姚萍等．中医正骨,2002,14(7):47．

雷公藤

【异名】 莽草，黄藤。

【基源】 为卫矛科植物雷公藤 *Tripterygium wilfordii* Hook. f. 的根或根的木质部。

【成分研究】

1. 生物碱类 雷公藤碱、雷公藤次碱、雷公藤宁碱、雷公藤晋碱、雷公藤碱戊、雷公藤碱己、雷公藤碱丁、雷公藤碱庚、雷公藤碱辛、雷公藤新碱等。

2. 萜类 二萜类有雷公藤甲素、雷公藤乙素、雷公藤内酯三醇、雷公藤内酯二醇、雷公藤内酯四醇等。三萜类有雷公藤内酯甲、雷公藤内酯乙、雷公藤三萜酸 A、雷公藤三萜酸 B、雷公藤酮、雷公藤红素等。倍半萜类有雷公藤素、雷公藤类酯等。

3. 其他 有卫矛醇、卫矛碱、1,8-二羟基-4-羟甲基蒽醌、雷公藤总苷、多糖、挥发性成分等。

【药理研究】

1. 抗炎 雷公藤总苷对大鼠甲醛性足肿胀有抑制作用，对佐剂性关节炎亦有明显的抗炎作用[1]。可能通过下丘脑兴奋垂体-肾上腺皮质系统而产生，尚有免疫抑制作用及其他机制参与[2]。

2. 对免疫系统的作用 雷公藤中大多数活性成分具有免疫抑制作用，少数呈免疫调节作用。雷公藤中的三萜类成分雷公藤红素对免疫功能有明显抑制作用，雷公藤内酯醇可以降低多种炎症因子的生成，抑制免疫细胞增殖，诱导细胞凋亡。给予大鼠灌服雷公藤根皮煎剂，发现所有淋巴组织内淋巴细胞数减少和广泛坏死，病变部位以脾小结、淋巴小结等 B 淋巴细胞分布的部位最为明显，证实雷公藤能全面作用于淋巴细胞而抑制免疫，对体液免疫的作用较显著[1]。

雷公藤甲素与环孢菌素合用有协同作用，能增强抗移植排斥作用，提高环孢菌素的疗效，并能减少环孢菌素的用量，可减少单独使用环孢菌素所致的不良反应[1]。

3. 抗肿瘤 雷公藤甲素为有效成分，可促进肿瘤细胞凋亡[2]。

4. 其他 抗生育作用，对多种实验性肾炎、肾病综合征有预防和保护作用[2]。

【炮制研究】 一般认为，雷公藤皮部毒性大，内服要去皮，用木质部分，剥皮不净，会引起中毒。但亦有认为根皮毒性大是由于雷公藤内酯醇的含量较高所致；该化学成分是雷公藤的有效成分，也是主要毒性成分，故可控制剂量使用。饮片加工时，浸泡时间不宜过长，以免有效成分丧失，亦不宜直接暴晒[3]。

【性味归经】 苦、辛,寒;有大毒。归肝、肾经。

【功效主治】 祛风除湿,活血通络,消肿止痛,杀虫解毒。用于类风湿关节炎,风湿性关节炎,坐骨神经痛,肾小球肾炎,肾病综合征,红斑狼疮,口眼干燥综合征,白塞病,湿疹,银屑病,疥疮、顽癣。

【临床应用】

1. 单方验方

(1)面部接触性皮炎 雷公藤生药 20g,加水 1000 ml,浸泡 20min,文火煎 20min,将煎好的药液(不少于 500 ml)倒入非铁制容器中,冷却后灌装于医用无菌塑料瓶内,可置于冰箱内冷藏 1 周。治疗时,取医用纱布,将其折叠 4~6 层,面积以覆盖皮损为宜,用药液浸透纱布,以挤压后不滴水为度,敷于皮损上,每次 30min,每日 2 次。6 天为一个疗程[4]。

(2)寻常型银屑病 生地黄 15g、玄参 15g、当归 20g、三棱 12g、丹参 18g、紫草 10g、赤芍 12g、鸡血藤 15g、白芷 10g、虎杖 12g、麦冬 18g、天花粉 10g、青黛 2g、雷公藤 5g。每日 1 剂,水煎服。残药渣温水洗患处,去除鳞屑。15 天为一个疗程[5]。

(3)类风湿关节炎 海风藤、青风藤、鸡血藤、桑枝、地龙各 20g,雷公藤、乌梢蛇各 12g,络石藤、桂枝、苍术各 15g,薏苡仁、忍冬藤各 30g,穿山龙、蜈蚣各 2 条,全蝎、制乳香、制没药、炙甘草各 6g。每天 1 剂,水煎 2 次,取汁 400ml 和匀,分早、晚 2 次饭后 1h 服。1 个月为一个疗程[6]。

(4)晚期癌性疼痛 雷公藤 15~21g,煎熬 2h,取药液 300ml,每天分 2 次口服,10 天为一个疗程。镇痛效果大多在 0.5~1h 内出现,作用缓慢而持久,其痛阈提高率与罗通定无明显差异[7]。

(5)斑秃 雷公藤 65g,浸泡于 60° 白酒 500ml 中,摇匀密闭 1 个月,过滤去渣,备用。用时将酊剂涂擦患处,至有微热感为度,每日 3 次以上,1 个月为一个疗程[8]。

2. 配伍应用

(1)联合用药可降低毒性

雷公藤配伍陈皮、鸡血藤、何首乌,或与维生素 B_6、肝泰乐同用。

(2)用于杀虫解毒

雷公藤配乌药:解毒消疮。用于腰带疮。

3. 鉴别应用

雷公藤、昆明山海棠:两者均为卫矛科植物,功能主治相似,有毒,毒性成分主要是雷公藤甲素,但昆明山海棠中其含量仅为雷公藤的 1/10。在治疗类风湿关节炎、风湿性关节炎、红斑狼疮、慢性肾炎方面均有较好效果。昆明山海棠也可用于跌打损伤、骨折肿痛,常用酒泡饮,或与苏木、土鳖虫、骨碎补同用。昆明山海棠其毒性成分不耐高温,高温可使其毒性减弱,故入汤剂宜先煎。煎汤内服剂量,根 6~9g,茎枝 20~30g;治跌打损伤泡酒(含生药 1/10)服,每次 10~20ml,极量 30ml,3 次/天。

【用量用法】 内服:煎汤,去皮根木质部 15~25g;带皮根 10~12g,文火煎 1~2h;亦可制成糖浆、浸膏片;若研粉装胶囊,每次 0.5~1.5g,每日 3 次。外用:适量,研粉;捣烂敷;制成酊剂、软膏涂擦。

【制剂与成药】 雷公藤总苷片:每片相当于生药 4.5g。用于类风湿关节炎、红斑狼疮、白塞氏综合征、亚急性或慢性重症肝炎、儿童肾病综合征、狼疮性肾炎、麻风反应、斑秃、银屑病、皮肤血管炎、红皮病、过敏性疾病等。少数患者服药后有闭经及轻微胃肠反应。口服,每次 3~4 片,3 次/天,1 个月为一个疗程。孕妇、哺乳期忌用。

【不良反应】 雷公藤有毒,应用不当易发生中毒,有学者统计国内自1981-1995年共有19篇文献,计317例中毒,其中死亡90例[9]。

雷公藤中毒类型可分为三种:急性毒性反应、慢性毒性反应和迟发型毒性反应。

急性毒性反应:一般发生于超常规剂量服用,尤其服用禁止入药的部分,如嫩叶、芽尖等,或误服采食雷公藤花酿制的蜂蜜均可引起中毒。个别对雷公藤敏感的特异体质者,虽用常量亦可中毒。一般服药后2h左右出现症状。首发症状为消化系统症状,表现为上消化道强烈烧灼感,腹部剧烈绞痛,阵发性剧烈呕吐,呕吐咖啡状血性液体,严重腹泻、便血,肝区疼痛,肝肿大,黄疸,SGPT升高。心血管系统表现为胸闷、心悸、气短、呼吸困难、发绀、心率加快,可伴有心律不齐或心电图心肌受损改变,尚可出现肢冷、血压下降,严重者可发生心源性休克。神经系统症状表现为头昏、头痛,乏力,烦躁或嗜睡,口舌及全身麻木,语言不清,眼睑下垂,复视,甚至抽搐昏迷。泌尿系统症状多于1～3天后出现,有腰痛、水肿、少尿甚至闭尿,尿中出现红细胞、白细胞,管型及蛋白,血尿素氮(BUN)升高。后期可出现骨髓抑制、循环衰竭[10～12]。

慢性毒性反应:消化道症状一般于1周内出现,发生率达15%～17%。轻者不影响治疗,继续用药耐受性增加,发生率减少。肝脏损害多于用药后1月左右出现,以SGPT增高为主。白细胞减少多于用药后1周发生,常为轻度或中度减少,与用药剂量有关。可致妇女闭经、男子精子减少,但不影响性功能,停药后可恢复[13～21]。

迟发型毒性反应:即急性中毒经处理后症状消失,经过一段时间后症状复发。

【中毒救治】

1. 急性中毒:催吐、洗胃、导泻以迅速排除毒物,洗胃在中毒后4h内最为有效。另外,给予补液、纠酸、扩容、利尿等对症支持疗法。

中毒在12h内可用新鲜羊血或白鹅血200～300ml,口服1～2次,或用鲜萝卜125g或莱菔子250g炖服,也可用绿豆125g、甘草50g煎水分次服[22]。脱险后给予低盐饮食。

2. 慢性中毒:轻者不需停药,对症处理即可;症状较重者应停药,同时对症处理。如严重呕吐、腹泻者,内服云南白药、西咪替丁,胃部烧灼感者用氢氧化铝凝胶,肝功能异常者用肝泰乐、联苯双酯,肾功能轻度受损者可用中药辨证治疗等。

【使用注意】 雷公藤有大毒,入药部分是根的木质部,严禁嫩叶、芽尖入药。严格掌握适应证,非适宜病证不宜内服。凡患有心、肝、肾器质性病变,白细胞减少者慎服;对过敏体质者慎用本品;孕妇、哺乳期妇女及体弱者禁服。本品安全范围较小,且剂量与疗效及毒性呈平行关系,故掌握好剂量是保证安全用药的关键。应遵循"三小一慢"的原则,即初服者剂量要小,女性、儿童、老年人剂量要小,增加剂量幅度要小;增加剂量时速度要慢。雷公藤致毒成分易溶于有机溶剂,故其酒剂最易引起中毒。服用雷公藤其他制剂期间,忌饮酒,以免增加药物吸收所致毒性。忌与细胞毒药物联合用药。

参考文献

[1] 徐央丽. 现代中西医结合杂志,2008,17(12):1941.

[2] 强春倩等. 中国中医急症,2006,15(2):198,216.

[3] 叶定江等. 中药炮制学. 上海:上海科学技术出版社,2003.

[4] 欧阳忠辉. 江西中医药,2007,296(38):35.

[5] 任海平等. 实用中医药杂志,2008,24(8):501.

[6] 黄朝富. 新中医,2008,40(5):81.

[7] 仲杰等. 上海中医药杂志,1987,(2):46.

[8] 冯二柱. 内蒙古中医药,1993,12(2):20.

[9] 朱天忠. 北京中医,1995,(2):35.

[10] 杨仓良等. 毒药本草. 北京:中国中医药出版社,1993.

[11] 毕可波等. 中国中药杂志,2000,25(3):191.

[12] 陈远辉. 福建医药杂志,1999,21(3):56.

[13] 徐倩等. 中国现代应用药学,1998,15(2):11.

[14] 郭晓庄等. 有毒中草药大辞典. 天津:天津科技翻

[15] 谷华春等.中国中药杂志,1992,17(12):753.
[16] 旷秋怀.中华肾脏病杂志,1991,7(6):385.
[17] 孙德珍等.中华肾脏病杂志,1993,9(4):220.
[18] 史影等.中国实用内科杂志,1999,19(8):502.
[19] 王淑芬等.中国中药杂志,1996,21(1):52.
[20] 陆钫等.上海医学,1996,19(5):268.
[21] 范实昌等.中国实用内科杂志,1995,15(6):348.
[22] 夏丽英.现代中药毒理学.天津:天津科技翻译出版公司,2005.

老鹳草

【异名】 老贯草。

【基源】 为牻牛儿苗科植物牻牛儿苗 *Erodium stephanianum* Willd.、老鹳草 *Geranium wilfordii* Maxim. 或野老鹳草 *Geranium carolinianum* L. 的干燥地上部分。

【成分研究】 含老鹳草素、鞣花酸、柯里拉京、云实酸、短叶苏木酚、短叶苏木酚酸乙酯、原儿茶酸、没食子酸、诃子酸等。

【药理研究】

1. 抗炎、镇痛、免疫抑制 老鹳草总鞣质可明显抑制大鼠蛋清性关节炎足跖肿胀,抑制大鼠佐剂性关节炎的原发病变和继发病变,减少甲醛致痛的舔足次数和醋酸致痛的扭体次数,抑制2,4-二硝基氯苯所致的小鼠耳郭皮肤迟发型超敏反应,抑制小鼠网状内皮系统的吞噬功能。

2. 抗菌 老鹳草醇提物有较强的抑菌活性。

3. 保肝 老鹳草能抑制肝脏线粒体和微粒体的脂质过氧化,并能降低血浆胆固醇及天冬氨酸转移酶(GOT)、丙氨酸转氨酶(GPT)水平,抑制由 5′-二磷酸腺苷(ADP)和抗坏血酸诱发的线粒体脂质过氧化作用,同时也抑制由 ADP 和 NADPH 诱发的微粒体脂质过氧化作用,从而保护肝脏。

4. 抗病毒 老鹳草经石油醚脱脂后的多酚类甲醇提取物能抑制多种病毒的复制,如流感、牛痘、HIV-Ⅰ、单纯疱疹等,在试验中保护小鼠免遭流感,在体外抑制金葡菌和白色念珠菌的生长。

5. 其他 抗氧化、抑制诱变、止泻、止血作用等[1]。

【性味归经】 辛、苦,平。归肝、肾、脾经。

【功效主治】 祛风湿,通经络,清热毒,止泻痢。用于风湿痹痛,麻木拘挛,筋骨酸痛;湿热泻痢;疮疡。

【临床应用】

1. 单方验方

(1)痛风性关节炎 忍冬藤、络石藤、青风藤各15g,败酱草、老鹳草各20g,土茯苓30g,黄柏10g,苍术、牛膝各15g[2]。

(2)溃疡性结肠炎 将老鹳草制成生药浓度为1g/ml的膏剂。1次10ml,每日3次[3]。

(3)咳喘 佛耳草、碧桃干、老鹳草各15g,旋覆花、全瓜蒌、姜半夏、防风各10g,五味子6g。水煎服,每日1剂[4]。

(4)乳腺增生症 老鹳草30~60g,煎服,分2~3次服,30~60天为一个疗程。月经期照常服。服药10天左右疼痛消失,15天左右肿块大多变软并逐渐缩小[5]。

(5)带状疱疹 取鲜老鹳草捣烂成浆,加少量食醋调成糊状,涂于患处,每日1次。一般3天即愈[6]。

2. 配伍应用

(1)用于祛风湿,通经络

老鹳草配当归:祛风除湿,活血通络。用于风湿痹痛,拘挛麻木,跌打损伤等。

老鹳草配威灵仙、独活:祛风湿,通络止痛。用于风湿痹痛,筋骨酸痛。

(2)用于清热毒,止泻痢

老鹳草配黄连、马齿苋:清热解毒,止泻痢。用于湿热,或热毒所致泄泻、痢疾。

老鹳草配蒲公英、紫花地丁:清热解毒。用于疮疡肿毒。

3. 鉴别应用

(1)老鹳草、豨莶草　两者均能祛风湿、利关节、舒筋骨,皆可用于治疗风湿痹痛、筋骨不利、肌肤麻木等。但老鹳草能治湿热泻痢;而豨莶草生用能解毒,治风疹湿疮瘙痒,制用能益肝肾、降血压,用于肝肾不足之头晕耳鸣、心烦失眠、高血压病等。

(2)老鹳草、鹿衔草　两者均能祛风湿、止痹痛,用于治疗风寒湿痹。但鹿衔草味苦而燥,味甘能补,既能祛风湿,又能入肝肾强筋骨,常用于风湿日久、关节疼痛而腰膝无力者;且有收敛止血之功,可治月经过多、崩漏下血、肺痨咯血、外伤出血等;又能补肺肾定喘嗽,治肺虚久咳或肾不纳气之虚喘。老鹳草则能清热毒,止泻痢,用于湿热或热毒所致泻痢、疮疡。

【用量用法】　水煎服,9~15g。或熬膏、酒浸服。外用,适量。

【制剂与成药】　老鹳草软膏:老鹳草 1000g,双羟基苯甲酸乙醇 0.3g,羊毛脂 50g,凡士林适量。用于湿疹,痛疔疮疖,小面积水火烫伤。涂敷患处,每日 1 次。

参考文献

[1] 吴悦涛等. 黑龙江医药,2008,21(1):67.

[2] 张姚萍等. 中医正骨,2002,14(7):47.

[3] 刘荣汉. 甘肃中医学院学报,2005,22(2):25.

[4] 咳喘方. 家庭医药,2008,1:11.

[5] 柳宗典. 中医杂志,1983,24(9):30.

[6] 王贵堂等. 中国乡村医生,1992,1:36.

第三节　祛风湿强筋健骨药

五 加 皮

【异名】　南五加皮。

【基源】　为五加科植物细柱五加 *Acanthopanax gracilistylus* W. W. Smith 的干燥根皮。

【成分研究】　南五加含丁香苷、刺五加苷、芝麻素、棕榈酸、亚麻酸、挥发油等。短梗五加含木脂素苷类及糖类。

【药理研究】

1. 抗炎、镇痛　五加皮总苷对二甲苯所致小鼠耳郭肿胀,蛋清、角叉菜胶、甲醛性大鼠足肿胀及大鼠琼脂肉芽肿增生均有显著抑制作用[1]。

2. 对中枢神经系统的作用　五加皮醇提取物有明显的镇痛作用;能降低家兔正常及蛋白胨所致发热体温,但对霍乱弧菌引起的发热无影响;五加皮醇提物和水提物有明显的中枢抑制作用,可以减少小鼠的自发活动性[1]。

3. 保肝　五加皮多糖腹腔注射,能明显降低小鼠和大鼠 CCl_4、硫代乙酰胺及 D-氨基半乳糖急性肝损伤所致血清谷丙转氨酶升高。对 CCl_4 中毒小鼠血清中磺溴酞钠滞留量的增高有明显降低作用[2]。

4. **抗肿瘤** 荷瘤小鼠灌胃给予五加皮水提液,可显著抑制肿瘤细胞的增殖[3]。

5. **其他** 抑菌、抗病毒、镇静、耐缺氧、调节免疫系统等作用[2]。

【**性味归经**】 辛、苦,温。归肝、肾经。

【**功效主治**】 祛风湿,补肝肾,强筋骨,利水。用于风湿痹痛,筋脉拘挛;筋骨痿软,小儿行迟,体虚乏力;水肿,脚气。

【**临床应用**】

1. 单方验方

(1)乳汁郁滞症 透骨草 250g、五加皮 120g、白芷 120g、乳香 60g、没药 60g、归尾 120g、千年健 60g、追地风 60g、羌活 60g、独活 60g 等,上药磨成粉状,每 150g 为 1 份。每次取 1 份,用纱布袋包好放入蒸锅,隔水文火蒸 15min 后,用干毛巾包裹药包热敷于乳房硬结处(防止烫伤),直至药包冷却,敷后用手环形按摩硬结部位并协助产妇挤出淤积的乳汁;同时轻提乳头数次,以扩张乳管,促使积乳排出。每日 2 次,每药包可反复使用 7~10 天。10 日为一个疗程[4]。

(2)消化性溃疡 黄芪、海螵蛸各 30g,白术、白及、白芍、陈皮、五加皮、威灵仙、百合、延胡索、草果、蒲公英、桂枝、甘草各 10g。水煎,早晚各 1 次,30 天为一个疗程[5]。

(3)特发性水肿 生黄芪 30g、防己 10g、薏苡仁 30g、茯苓 12g、白术 12g、菟丝子 10g、五加皮 10g、牛膝 12g、甘草 4g。每日 1 剂,分 2 次口服[6]。

(4)小儿静脉炎 黄柏 10g、连翘 10g、五加皮 10g、野菊花 15g、白花蛇舌草 15g,加水 1500ml 浸泡 20min,煮开后文火再煮 20min,先熏蒸小儿患处。待药温降至 25℃左右过滤后,用浸有该药汁的医用纱布局部湿敷,纱布宜稍大于病变面积,让药液能充分渗入,每 4h 更换敷料 1 次[7]。

2. 配伍应用

(1)用于祛风湿,强筋骨

五加皮配杜仲:祛风湿,补肝肾。用于肝肾两虚,风湿入侵筋骨而致的腰腿足膝酸痛、关节不利、两下肢无力(《中药药对大全》)。

五加皮配当归、牛膝:祛风湿,养血补肝肾。用于风湿痹证,腰膝疼痛,筋脉拘挛。如五加皮酒(《本草纲目》)。

五加皮配桑寄生:祛风湿,强筋骨。痹证日久,损及肝肾,腰膝酸软者。

(2)用于利水消肿

五加皮配茯苓皮、大腹皮:利水消肿。用于气滞水停,胸胁胀满,小便不利。如五皮饮(《太平惠民和剂局方》)。

3. 鉴别应用

(1)五加皮、香加皮:五加皮,为五加科植物细柱五加的根皮,又称"南五加皮"。同属植物无梗五加、糙叶五加、刺五加的根皮也常作五加皮应用。本品祛风湿、壮筋骨之力较优,适用于风湿痹痛兼有肝肾功能不足者,或痹痛日久而见肝肾受损、筋骨痿弱等。香加皮,为萝藦科植物杠柳的根皮,又称"北五加皮",有毒,具有强心、利尿、止痛之功效,其利水消肿之力较强,多用于水肿、脚气胫肿、小便不利等。

因其含有多种强心苷成分,故不宜大剂量应用或与强心类西药配伍同用,以免剂量过大引起中毒。

(2)五加皮、刺五加 两者都为五加科植物,前者为细柱五加的根皮,后者为刺五加的根茎或茎。两者都有补肾强腰膝功效,都可用治肾虚腰膝酸痛。但五加皮功能更长于祛风湿,故常用于治疗风湿痹痛,且有利水功能,也用于水肿病。而刺五加功能更长于益气健脾,多用于脾肺气虚证。此外,尚有养心安神功能,常用于失眠健忘之症。内服,煎汤,10～15g。

【用量用法】　水煎服,4.5～9g。或酒浸,或入丸、散服。

【制剂与成药】　五加皮浸膏:每毫升含提取物200mg。用于慢性关节痛、各种风湿性疼痛、腰痛、痿痹及遗溺、脚气、水肿、囊湿等。口服,每次1～4ml,2次/天。

【不良反应】　《药性论》虽云其"有小毒",但后世本草大多均未从其说。临床应用一般是安全的。但过量(80g)服用有报道可引起中毒性视神经乳头炎及多发性神经炎,甚至双目失明[8]。

参考文献

[1] 高月来等. 山东中医药大学学报,2000,24(5):392.

[2] 王祝伟等. 沈阳药科大学学报,2003,20(1):65.

[3] 单保恩等. 中国中西医结合杂志,2004,24(1):55.

[4] 许国姣等. 江苏中医药,2002,23(10):35.

[5] 李彩霞等. 陕西中医,2007,28(9):1136.

[6] 陈学勤等. 实用中医内科杂志,2002,16(1):21.

[7] 曾元香. 中医药导报,2006,12(4):42.

[8] 宋立人等. 现代中药学大辞典:上册. 北京:人民卫生出版社,2001.

香加皮

【异名】　北五加皮,杠柳皮。

【基源】　为萝摩科植物杠柳 *Periploca sepium* Bge. 的干燥根皮。

【成分研究】　根皮含甾类糖苷,如杠柳毒苷(即杠柳苷 G)、杠柳苷 A、杠柳苷 B、杠柳苷 C、杠柳苷 D、杠柳苷 E、杠柳苷 F、杠柳苷 H、杠柳苷 J、杠柳苷 K、杠柳苷 L、杠柳苷 M、杠柳苷 N、杠柳苷 O、β-谷甾醇以及多糖等[1,2]。

【药理研究】

1. 强心、升压　主要强心成分为杠柳苷。对心力衰竭者的强心作用更为显著。

2. 对呼吸系统的作用　杠柳苷对呼吸系统有轻度的兴奋作用,可使动脉血的氧合血红蛋白含量升高,氧合血红蛋白的动-静脉差值增大,并促进脑组织对氧的摄取,提高骨骼肌的氧张力。

3. 抗癌　香加皮氯仿-甲醇(10:1)组分对肉瘤-180细胞有抑制作用。有效成分为苷类。

4. 其他　杠柳苷有抗胆碱酯酶、抗辐射作用。α-香树脂醇对实验性关节炎有明显的对抗作用[1]。

【性味归经】　辛、苦,温;有毒。归肝、肾、心经。

【功效主治】　祛风湿,强筋骨,利水。用于风寒湿痹,腰膝酸软,心悸气短,下肢水肿。

【临床应用】

慢性心力衰竭　生黄芪30g、红参须10g、大麦冬15g、五味子6g、香加皮6g、血丹参15g、炒川芎10g、车前子15g、白茯苓30g。每日一剂,水煎服。2周为一个疗程[3]。

【用量用法】　水煎服,3～6g。

【不良反应】　香加皮含有多种强心苷成分,其毒性主要由强心苷所引起。中毒者大多为心力衰竭患者在服用地高辛等洋地黄类药物基础上加服含有香加皮的中药复方或药酒所致,而且用量都较大(10g以上),超过药典规定剂量(3～6g)。早期中毒表现为胃肠道反应,如恶心、呕吐、腹泻,与强心苷过量的早期表现相似[4,5]。中毒患者表现出各种心律紊乱,如心率减慢、早搏、Ⅱ度房室传导阻滞伴有室性期前收缩;心率减慢和多源性多发性室性期前收缩,呈三联律;频发室早、室颤;也可出现 ST 段下降等。

【中毒救治】　中毒早期,应立即停药,一般可自行恢复。中毒较严重者,可参考强心苷中毒的解救对症处理。对中毒引起的心动过缓或房室阻滞宜用阿托品;室性心律紊乱,可用苯妥英钠、利多卡因。

【使用注意】 虽然香加皮和五加皮两者祛风湿功效相似,但因前者含强心苷类成分,有毒,两者不可混用。本品治疗心力衰竭时,与其他强心药如地高辛同用需谨慎,必须严密观察。若有早期中毒表现,应即刻停药,必要时对症处理,避免产生严重后果。严格遵循内服剂量规定(3～6g),不宜久服。

参考文献

[1] 颜正华等. 中药学. 第2版. 北京:人民卫生出版社,2006.
[2] 段漓童等. 中国煤炭工业医学杂志,2007,10(7):766-768.
[3] 金九如等. 浙江中医学院学报,1995,19(3):36.
[4] 翁维良. 中药通报,1986,11(1):60.
[5] 红英等. 中国中药杂志,1989,14(2):115.

桑 寄 生

【基源】 为桑寄生科植物桑寄生 *Taxillus chinensis*(DC.)Danser 的干燥带叶茎枝。

【成分研究】 桑寄生含萹蓄苷等黄酮类及槲皮素等。槲寄生含齐墩果酸、黄酮类、β-谷甾醇等。

【药理研究】

1. **对心血管系统的作用** 桑寄生新鲜叶的醇提取物给麻醉兔静脉注射,使血压明显下降。槲寄生能抑制血小板聚集和抗血栓形成,并能抗心律失常。

2. **利尿** 麻醉犬以萹蓄苷静脉注射,可引起利尿作用。在大鼠实验中,无论口服或注射,开始即有显著的利尿作用[1]。

3. **抗病原微生物** 桑寄生煎剂及浸剂对脊髓灰质炎病毒和其他肠道病毒有灭活作用,能抑制乙型肝炎类病毒表面抗原,并能抑制伤寒杆菌和葡萄球菌[2]。

4. **抗肿瘤** 桑寄生粗品蛋白能抑制肝肿瘤细胞 Bel-7402 的生长[3]。

【性味归经】 苦、甘、平。归肝、肾经。

【功效主治】 祛风湿,补肝肾,强筋骨,安胎。用于风湿痹痛,腰膝酸软,筋骨无力;崩漏经多,妊娠漏血,胎动不安;高血压病。

【临床应用】

1. 单方验方

(1)先兆性流产和习惯性流产 炒黄芩6g、白术10g、桑寄生15g、川续断10g。水煎服,每日1剂[4]。

(2)腰椎间盘突出症 桑寄生、川杜仲、白芍各15g,独活、防风、细辛各8g,秦艽、当归、川芎、熟地黄、茯苓、党参各10g,羌活6g,肉桂、甘草各7g,川牛膝12g。水煎服,每日1剂,分2次温服,20天为一个疗程[5]。

(3)风湿痹痛 独活10g、桑寄生15g、防风10g、秦艽10g、白芍10g。水煎服,每日1剂[4]。

(4)慢性乙型肝炎 桑寄生15g、何首乌10g、黄芪15g、五味子6g、枸杞子10g、黄柏6g、女贞子10g。水煎服,每日1剂[4]。

(5)肾病蛋白尿及尿毒症 桑寄生15g、山茱萸10g、水蛭6g、益母草15g、白茅根15g、覆盆子10g。水煎服,每日1剂[4]。

2. 配伍应用

(1)用于祛风湿,补肝肾,强筋骨

桑寄生配狗脊:祛风湿,补肝肾,强筋骨。用于痹证日久,损及肝肾,腰膝酸软者。

桑寄生配鹿衔草:祛风湿,强筋骨。用于痹证日久,损及肝肾,腰膝酸软者。

(2)用于安胎

桑寄生配阿胶:补肾安胎,养血止血。用于肾虚胎动不安,胎漏下血,习惯性流产等。如寿胎丸(《医学衷中参西录》)。

桑寄生配砂仁:安胎。用于孕妇肾虚兼有湿阻气滞胎动不安。

3. 鉴别应用

(1)桑寄生、杜仲 两者均有补肝肾、强筋骨、安胎的作用,皆可用于腰痛、胎动不安,常相须为用。杜仲性温,补益之力强于桑寄生,适用于肾经气虚、寒湿侵袭之腰痛。桑寄生性平,补肝肾之力不及杜仲,但长于祛风湿,且能养血,适用于肾经血虚,内湿侵袭之腰痛。杜仲补肝肾气分而安胎,桑寄生补肝肾血分而安胎。

(2)桑寄生、狗脊 两者都能祛风除湿,强筋健骨,补益肝肾。但桑寄生性平,祛风胜湿之力更强,还有养血安胎之功,能固冲任而安胎,用于胎漏下血、胎动不安等。狗脊性温,补益肝肾作用较好,能温补固摄,用于肝肾阳虚、肾气不固所致的遗尿、尿频、白带过多等。

(3)桑寄生、槲寄生 两者均来源于桑寄生科不同属的植物,过去槲寄生[*Viscum coloratum* (Komar.)Nakai]没有单列,常作为商品药材桑寄生中的一个品种,现在《中国药典》将槲寄生从桑寄生中分离出来单独收载。其性能、功效与应用均与桑寄生相同。

【用量用法】 水煎服,9～15g。

参考文献

[1] 陈乐生. 陕西中医,2000,21(11):520.
[2] 颜正华等. 中药学. 第2版. 北京:人民卫生出版社,2006.
[3] 刘山莉等. 天然产物研究与开发,2006,18:43.
[4] 刘丽娟. 中国临床医药研究杂志,2008,189:45.
[5] 镇树清等. 现代中西医结合杂志,2009,18(2):175.

狗　脊

【基源】 为蚌壳蕨科植物金毛狗脊 *Cibotium barometz*(L.)J. Sm. 的干燥根茎。

【成分研究】 狗脊根茎含淀粉、绵马酚、山柰醇等。狗脊根茎的毛绒含鞣质及色素。

【药理研究】

1. 抗炎 活性成分为十六酸、原儿茶酸和咖啡酸等。

2. 抗癌 同属植物席氏狗脊叶的70%乙醇提取物腹腔注射,对接种艾氏腹水癌及肉瘤 S_{180} 腹水型的小鼠能延长其存活天数,但对小鼠淋巴细胞瘤 L_{120} 无效。

3. 止血 狗脊毛绒对瘢痕组织、肝脏、脾脏的损害性出血及拔牙等外伤性出血有较好的止血作用,其效果较明胶海绵迅速。

4. 抗血小板聚集 比较狗脊及其不同炮制品对凝血酶诱导的兔血小板聚集的影响,发现狗脊的各种炮制品均有抑制血小板聚集作用,作用强度依次为砂烫品＞盐制品＞酒蒸品＞单蒸品＞生品。

5. 降血脂 有效成分是十八碳二烯酸[1]。

【炮制研究】 狗脊质地坚硬,经砂炒后质地松脆,便于粉碎和煎出有效成分,也便于除去

残存绒毛,以确保饮片质量

【性味归经】 苦、甘,温。归肝、肾经。

【功效主治】 祛风湿,补肝肾,强腰膝。用于风湿痹痛,腰痛脊强,足膝软弱;肾气不固之遗尿、白带过多。

【临床应用】

1. 单方验方

(1)绝经后骨质疏松症 狗脊、川续断、熟地黄、当归、阿胶、黄芪各 15g,鹿角胶(烊化)12g,白芍、香附、川芎、红花、土鳖虫各 10g。水煎,分早、晚 2 次温服,每天 1 剂。连服 3 个月为一个疗程[2]。

(2)腰痛 狗脊 18g,先用冷水 500ml 浸泡 30min,然后加热至沸,改用微火煎 30min,过滤取汁,药渣再加开水 500ml,煎 30min。两煎药汁混合,分 2 次服[3]。

(3)腰椎间盘突出症 豨莶草 15g、狗脊 15g、地骨皮 12g、当归 8g、炒白芍 12g、淫羊藿 12g、广地龙 10g、怀牛膝 10g、青藤根 12g、炒延胡 12g、小茴香 8g、炙甘草 6g。水煎服,每日 1 剂[4]。

(4)腰肌纤维组织炎 狗脊 15g、续断 15g、桑寄生 15g、杜仲炭 15g、骨碎补 15g、当归 10g、白芍 15g、鸡血藤 20g、川芎 15g、乳香 10g、穿山甲(冲服)6g、苏木 15g、赤芍 30g、桃仁 10g。水煎服,每日 1 剂[5]。

2. 配伍应用

狗脊配杜仲:祛风湿,补肝肾。用于肝肾亏虚的寒湿痹痛、腰痛、下肢不利等。如狗脊饮(《中国医学大辞典》)。

狗脊配补骨脂:祛风湿,补肾阳,强筋骨。用于肾阳不足,寒湿痹阻之腰膝虚寒冷痛、足膝无力等。

狗脊配附子、牛膝:补肾助阳,壮腰膝。用于治肾脏虚冷,腰胯疼痛。如狗脊丸(《太平圣惠方》)。

狗脊配益智:温补缩泉。用于肾虚不固之尿频、遗尿。

狗脊配鹿角胶:温补固摄。用于冲任虚寒,带下过多清稀。

3. 鉴别应用

狗脊、骨碎补 两者均有补肝肾,强筋骨功能,但狗脊长于祛风湿,强筋骨,故临床多用于风湿痹痛、腰痛脊强、足膝软弱病证;而骨碎补长于活血续筋,补肾强骨,临床多用于跌打损伤、筋骨损伤、瘀滞肿痛。

【用量用法】 水煎服,6～12g。

【使用注意】 肾虚有热,小便不利,或短涩黄赤者慎服。

参考文献 ————————————————————————————

[1] 胡彦武等. 时珍国医国药,2006,17(2):275.
[2] 何文扬等. 中医药学刊,2004,22(7):1316.
[3] 石训义等. 中国民间疗法,2003,11(11):38.
[4] 孟春等. 中医正骨,2005,17(5):32.
[5] 常建波等. 吉林中医药,2000,6:37.

千年健

【基源】 为天南星科植物千年健 Homalomena occulta (Lour.) Schott 的干燥根茎。

【成分研究】 含挥发油,油中有 β-胡萝卜苷[1]。

【药理研究】　千年健主要药理作用为抗炎、抑菌,其甲醇提取物有抗炎作用,挥发油可抑制布氏杆菌[2]。

【性味归经】　苦、辛,温。归肝、肾经。

【功效主治】　祛风湿,强筋骨。用于风寒湿痹,腰膝冷痛,下肢拘挛麻木。

【临床应用】

1. 单方验方

(1)压疮　将新鲜千年健柄叶清洗干净,切碎煮沸 3min,冷却后渣、液分别置于灭菌盅中备用。取其制备好的药液(37～38℃)涡流式冲洗至创面清洁,有瘘管者彻底清除坏死组织后再用该药液冲洗溃疡面。用无菌干棉签轻轻擦拭溃疡面的积水,用碘伏消毒周围皮肤。将制备好的千年健碎柄叶敷于创面,把整个溃疡面填满,外面覆盖一层薄灭菌纱块,包扎固定,每天换药 1～2 次,直至溃疡面愈合[3]。

(2)腰椎间盘突出症　川续断 15g、狗脊 15g、牛膝 15g、木瓜 15g、威灵仙 20g、地风 10g、千年健 10g、鸡血藤 3og、伸筋草 30g、鹿衔草 15g、乌梅 6g、细辛 3g、土鳖虫 12g、全蝎 4 条(研末冲服)、甘草 6g,每日 1 剂,加水 500ml,煎至 150ml,早晚分服[4]。

2. 配伍应用

千年健配续断:补肝肾,强筋骨。用于肝肾不足,腰腿酸痛,筋骨痿软无力。

千年健配牛膝、枸杞子:祛风湿,强筋骨。浸酒服,用于风寒湿痹,腰膝冷痛,下肢拘挛麻木(《本草纲目拾遗》)。

【用量用法】　水煎服,5～10g;或浸酒服。

【不良反应】　《本草再新》记载本品有小毒,但在常用剂量下使用临床未见不良反应报道。

参考文献

[1] 胡永美等.中国中药杂志,2003,28(4):342.
[2] 颜正华等.中药学.第 2 版.北京:人民卫生出版社,2006.
[3] 赵鸥.中国临床医药研究杂志,2007,171:56.
[4] 马尚波等.中医正骨,2003,15(5):48.

雪莲花

【异名】　雪莲,雪荷花,大拇花。

【基源】　为菊科植物绵头雪莲花 *Saussurea laniceps* Hand.-Mazz.、鼠曲雪莲花 *S. gnaphaloides* (Royle) Sch.-Bip.、水母雪莲花 *S. medusa* Maxim.、新疆雪莲花 *S. involucrata* (Kar. et Kir.、西藏雪莲花 *S. tridactyla* Sch.-Bip. 等的带花全株。

【成分研究】

1. 黄酮类　从新疆天山雪莲花中分离得到 4′,5,7-三羟基-3′,6-二甲氧基黄酮和 4′,5,7-三羟基-6-甲氧基黄酮,以及芦丁、槲皮素等;从水母雪莲中鉴定出柯伊利素-7-O-β-D-葡萄糖苷、洋芹素-7-O-β-D-葡萄糖苷、木犀草素-7-O-β-D-葡萄糖苷、芦丁、木犀草素-7-O-α-L-鼠李吡喃糖基-双胍[1]。

2. 生物碱类　天山雪莲中含有大苞雪莲碱[5]。

3. 萜类　从新疆雪莲中分离、鉴定出 β-蒎烯、β-金合欢烯、莳酮、α-苎烯、α-石竹烯、3α-OH,11β,13-二氢去氢广木香内酯-8-β-D-葡萄糖苷[1]。

4. 挥发油类 新疆雪莲中含有的挥发油包括烷烃类、烯烃类、苯类、酮类、芳香族类、内酯类等[5]。

5. 甾醇类 豆甾烷醇、β-谷甾醇、豆甾-7-烯-3-醇、麦角甾烷-3,24-二醇等[2]。

6. 木质素类 水母雪莲中含有木脂素,如牛蒡苷元和牛蒡子苷等[3]。

7. 其他 绵头雪莲花中含有东莨菪素、伞形花内酯等香豆素类化合物;对羟基苯乙酮、大黄素甲醚、三十一烷和β-谷甾醇等蒽醌类成分以及秋水仙碱、3-吲哚乙酸等[1]。

【药理研究】

1. 抗炎镇痛 天山雪莲花总碱和醇提取物对丹青引起的大鼠后踝关节急性炎症有较强的抑制作用,新疆雪莲总黄酮对大鼠关节急性炎症及小鼠疼痛反应皆有明显的对抗作用,作用强度与水杨酸钠相近[5,8]。

2. 抗肿瘤 新疆雪莲中两种黄酮 4′,5,7-三羟基-3′,6-二甲氧基黄酮和 4′,5,7-三羟基-6-甲氧基黄酮,对腹水型肝癌细胞的 DNA 合成具有抑制作用。新疆雪莲总生物碱对 L7712 癌细胞 DNA 的合成具有极强的抑制作用[4,7]。

3. 对心血管系统的影响 新疆雪莲总碱和醇提物均可降低家兔皮肤血管的通透性;总碱可使离体兔血管收缩;新疆雪莲总碱和总黄酮均能降低家兔和麻醉犬的血压;总碱对离体兔心脏有抑制作用,使其收缩幅度变小,心率减慢,T 波变凸[4,5,8]。

4. 解痉 新疆雪莲总碱对组胺、毛果芸香碱和乙酰胆碱引起的离体家兔肠平滑肌痉挛有显著的解痉作用,部分对抗组胺引起的豚鼠离体气管环的收缩[4,8]。

5. 清除自由基及抗疲劳 天山雪莲花多糖具有清除超氧阴离子自由基的作用,腹腔注射可降低小鼠耗氧量,延长小鼠游泳时间[4]。

6. 终止妊娠及收缩子宫 水母雪莲花多糖对小鼠有明显的终止妊娠作用,并增加大鼠子宫收缩振幅、频率和张力[3~5]。

7. 其他 雪莲花还具有抗缺氧、抗辐射、抗寒、强心、镇静和平喘等作用[5]。

【性味归经】 甘、微苦,温。归肝、肾经。

【功效主治】 祛风湿,强筋骨,补肾阳,调经止血。用于风湿痹证,阳痿,月经不调,痛经经闭,崩漏带下。亦可治肺寒咳嗽。

【临床应用】

1. 单方验方

(1)子宫肌瘤 雪莲花 5g,当归 20g,川芎 10g,生地 20g,白芍 10g,艾叶 10g,阿胶(烊化兑服)20g,炮姜 10g,益母草 10g,茺蔚子 10g,九制香附 10g,穿山甲(炮后碾末兑服)6g,水蛭(碾末兑服) 6g。水煎服,每日 1 剂[9]。

(2)慢性支气管炎 取绵头雪莲花 9~15g,煎汤内服,1 日 3 次[10]。

(3)风湿性关节炎 雪莲 15g,加白酒或黄酒 100ml,泡 7 天,每服 10ml,1 日 2 次。(《新疆中草药手册》)

2. 配伍应用

(1)用于祛风湿、强筋骨

雪莲花配桑寄生、五加皮、狗脊:祛风湿、补肝肾、强筋骨。用于痹证日久,肝肾两亏,腰膝酸软,筋骨无力者。

(2)用于补肾阳

雪莲花配冬虫夏草:温肾壮阳。用于肾阳不足,精血亏虚的阳痿遗精、腰膝酸痛等。(《高原中草药治疗手册》)

3. 鉴别应用

雪莲花始载于《本草纲目拾遗》，称雪荷花。现在临床所谓雪莲花涉及同属多种植物，如产于四川、云南、西藏等地的绵头雪莲花，产于青海、甘肃、四川等地的水母雪莲花，产于新疆、青海、甘肃等地的新疆雪莲花以及产于西藏的西藏雪莲花等。上述各地所称的雪莲花，其性味功效和应用方法大致相似，但其中新疆雪莲花即《中国药典》所载天山雪莲，系维吾尔族习用药材。内含秋水仙碱，有毒，内服过量，易致不良反应。此外，该药尚有止咳功效，可用于肺寒咳嗽。天山雪莲用量较其他品种的雪莲花要小。

【用量用法】 水煎服，6～12g，新疆雪莲花（天山雪莲）3～6g。或浸酒服。外用，适量。

【不良反应】 新疆天山雪莲花和水母雪莲花含有致癌成分 β-甲基蒽和芘，天山雪莲中的秋水仙碱的毒性较大，能引起恶心、食欲减退、腹胀，严重者会出现肠麻痹和便秘、四肢酸痛等不良反应[6]。

【使用注意】 水煎剂量及药酒剂量不可随意加大，以免引起严重不良反应。本品对子宫有兴奋作用，且可终止妊娠，故孕妇忌服。

参考文献

[1] 王慧春，徐文华．青海大学学报，2001,4(19):7.
[2] 余建华．中国中药杂志，1991,6(16):356.
[3] 李咏华等,中草药,2004,4(27):297.
[4] 卢新生等．中草药，2011,6:188.
[5] 翟科峰等．湖北农业科学，2009,11(48):2869.
[6] 林秀云等．福建中医学院学报，2005,S1(15):53.
[7] 陈玉珍，李凤兰．中国野生植物资源，2005,3(24):1.
[8] 赵莉，王晓玲．西南民族大学学报，2003,4(29):424.
[9] 邓柯虹．湖南中医杂志，2009,25(2):77～78.
[10] 金美子．中外健康文摘，2010,7(34):420.

鹿衔草

【异名】 鹿蹄草，鹿含草。

【基源】 为鹿蹄草科植物鹿蹄草 *Pyrola calliantha* H. Andres 或普通鹿蹄草 *Pyrola decorata* H. Andres 的干燥全草。

【成分研究】 含鹿蹄草素、熊果酚苷、梅笠草素、金丝桃苷、挥发油、1,4-萘醌类化合物、苦杏仁酶、鞣质等[1]。

【药理研究】

1. 抗菌、抗病毒、抗炎 鹿蹄草素有广谱抗菌作用,梅笠草素为鹿蹄草抗菌作用的主要活性成分,抗炎的活性成分主要为1,4-萘醌类化合物。

2. 对心血管系统的作用 鹿衔草总黄酮灌胃给药,对垂体后叶素诱发的大鼠急性心肌缺血性心律失常有保护作用[2]。对心力衰竭蛙心有强心及调整心律等作用,又能扩张血管和降低血压。并能明显增加小鼠心肌营养性血流量和组织血流量,明显升高血浆环腺苷酸(cAMP)的含量,还能抗凝、抗血栓。

3. 保肝 鹿衔草中齐墩果酸有护肝作用,对 CCl_4 引起的小鼠急性肝损伤有明显的保护作用,能促进肝细胞再生,熊果酸能降低血清转氨酶。

4. 其他 护肾、免疫促进、止痢、抗氧化、健胃、止咳平喘祛痰作用等。

【性味归经】 甘、苦,温。归肝、肾经。

【功效主治】 祛风湿,强筋骨,止血,止咳。用于风湿痹痛,腰膝无力;月经过多,崩漏,咯血,外伤出血;久咳劳嗽。

【临床应用】

1. 单方验方

(1)腔隙性脑梗死　在基础治疗上口服复方鹿衔草(由鹿衔草、赤芍、丹参、川芎、瓜蒌、玄参等组成),每日 1 剂,连续 3 周[3]。

(2)老年性膝骨关节炎　鹿衔草 30g、伸筋草 15g、女贞子 15g、墨旱莲 15g、生黄芪 10g、赤芍 12g、白芍 12g、炒白术 9g、秦艽 9g、威灵仙 15g、桃仁 9g、红花 5g、桑寄生 15g、杜仲 9g、牛膝 9g。水煎服,每日 1 剂,分 2 次口服,共服用 4 周,并辅以推拿治疗[4]。

2. 配伍应用

(1)用于祛风湿,强筋骨

鹿衔草配牛膝:祛风湿,补肝肾。用于肝肾两虚,风湿入侵筋骨而致的腰腿足膝酸痛,关节不利。

鹿衔草配桑寄生、杜仲:补肝肾,祛风湿。用于风湿日久,痹痛而腰膝无力者。

鹿衔草配羌活、独活:祛风湿,止痹痛。用于风湿痹痛,筋骨疼痛。

(2)用于止血

鹿衔草配白及、阿胶:止血。用于咳嗽咯血。

鹿衔草配棕榈炭、地榆炭:收敛止血。用于月经过多,崩漏下血。

鹿衔草配三七:止血。用于外伤出血,可研末调敷外用。

(3)用于止咳

鹿衔草配五味子、百部:补益肺肾,止咳定喘。用于肺虚久咳或肾不纳气之虚喘。

【用量用法】 水煎服,9～15g。

参考文献 ··

[1] 吴小虎等 . 天然产物研究与开发,2007,19:356.

[2] 丁存晶等 . 中药材,2007,30(9):1105.

[3] 李新毅等 . 山西中医学院学报,2004,5(3):27.

[4] 刘洪波等 . 中国临床康复,2006,23(10):30.

第五章 化湿药

广藿香

【异名】 藿香。

【基源】 为唇形科植物广藿香 *pogostemon cablin*(Blanco)Benth. 的地上部分。

【成分研究】

1. 挥发油类　广藿香主要含挥发油(约 1.5%),成分有广藿香醇、δ-愈创木烯、α-愈创木烯、α-香柠檬烯、艾里莫酚烯、β-愈创木烯、β-广藿香、反-丁香烯等。

2. 生物碱类　包括广藿香吡啶、表愈创吡啶等。

3. 黄酮类　商陆素、芹菜素、鼠李素等。

4. 其他　包括丁香油酚、桂皮醛、苯甲醛、木栓酮、表木栓醇、齐墩果酸、β-谷甾醇和胡萝卜苷等[1]。

【药理研究】

1. 对消化系统的作用　广藿香的水提物、去油水提物和挥发油对离体兔肠自发收缩以及由乙酰胆碱或氯化钡引起的痉挛性收缩均有抑制作用,其中挥发油对乙酰胆碱或氯化钡引起的收缩抑制作用最强。此外,水提物、去油水提物和挥发油均可抑制冰醋酸引起的小鼠内脏绞痛,其中水提物的作用最强。同时,广藿香水提物、挥发油以及去油其他部分均能不同程度地促进消化液的分泌。

2. 抗病原微生物　广藿香水提物和挥发油对沙门菌、大肠杆菌、志贺菌、金黄色葡萄球菌等均有一定抑制作用,对金黄色葡萄球菌的作用明显强于肠道杆菌。广藿香酮和桂皮醛是抗真菌的主要活性成分,广藿香挥发油具有较强的抗疟作用。广藿香中的黄酮类物质具有抗病毒活性,可用于抑制上呼吸道病原体鼻病毒的繁殖增长。广藿香水煎剂在低浓度对钩端螺旋体有抑制作用,高浓度能杀死钩端螺旋体。

3. 抗炎、镇痛　广藿香挥发油和水提物灌胃给药,能抑制二甲苯所致的小鼠耳郭肿胀以及醋酸所致的小鼠扭体腹痛,提示广藿香具有一定的抗炎镇痛作用[2]。

4. 其他　广藿香还具有镇吐、抑制子宫收缩以及抗毒蛇与蚊虫咬伤等药理作用。β-丁香烯具有平喘、祛痰作用,广藿香酮和丁香酚还有消炎防腐作用,广藿香酸性醇提取物对实验用常见食品污染菌有较强的抑制作用,0.02% 的广藿香酮对内服液体药剂具有良好的防腐效果[3]。

【性味归经】 辛,微温。归肺、脾、胃经。

【功效主治】 祛暑解表,化湿和胃,止呕。用于湿阻中焦,胸脘痞闷,少食作呕;夏令感冒,寒热头痛,伴呕恶吐泻者;外用治手、足癣。

【临床应用】

1. 单方验方

(1)小儿暑湿发热　柴胡 10g、广藿香 10g、枯芩 6g、连翘 10g、芦根 10g、竹茹 5g、射干 10g、杏仁 10g、前胡 10g、厚朴 10g、法半夏 10g、陈皮 10g、白扁豆 10g、生甘草 5g。水煎,每日 1 剂,

213

日服 4～5 次[4]。

(2)外感夹湿型感冒　广藿香 15g、紫苏 15g、桂枝 15g、白芍 15g、白芷 15g、茯苓 15g、川芎 10g、枳壳 10g、陈皮 15g、法半夏 15g、黄芩 10g、生姜 3 片、大枣 5 枚、生甘草 10g，每剂水煎 3 次，所得药液混合共 450ml，分 3 次服用，3 天为一个疗程[5]。

(3)骨科术后非感染性发热　广藿香、苍术、半夏、当归各 10g，陈皮、柴胡、川芎、蔻仁各 6g，薏苡仁 18g，黄芪 60g。每日 1 剂，早晚温服[6]。

(4)缓解海洛因成瘾戒断症状　戒毒期间服藿香正气口服液(10ml/次，每日 4 次)和刺五加片(4 片/次，每日 2 次)可缓解戒断症状，72 天为一个疗程[7]。

(5)口臭　口服藿香正气软胶囊，每次 4 粒，每日 3 次，并嘱禁食生冷油腻刺激之物。1 周后症状明显减轻，口臭基本消失，巩固治疗 3 周[8]。

(6)难治性水肿　广藿香 10g、紫苏 10g、苏梗 10g、白芷 10g、生白术 10g、茯苓 30g、陈皮 10g、大腹皮 10g、生大黄 5g、黄连 5g、黄芩 10g、泽泻 10g、滑石(包煎)15g、阿胶(烊化)10g、生甘草 5g。3 周为一个疗程[9]。

2. 配伍应用

(1)用于祛暑解表

广藿香配紫苏：解表化湿，和胃止呕。用于暑月外感风寒，内伤湿滞，恶寒发热，脘痞不舒，恶心呕吐，舌苔黏腻等。如藿香正气散(《太平惠民和剂局方》)。

广藿香配白扁豆：解暑和中化湿。用于伤暑吐泻。

广藿香配佩兰：化湿解暑。用于暑湿，湿阻中焦等证。

(2)用于化湿和胃、止呕

广藿香配苍术、厚朴：芳香化湿，理气和胃。用于寒湿困脾，脘腹痞闷，少食作呕，神疲体倦。如不换金正气散(《太平惠民和剂局方》)

广藿香配半夏：芳香化湿，和胃止呕。用于湿浊中阻，脾胃不和，头目昏沉，胸脘痞闷，呕恶腹泻。如藿香半夏汤(《太平惠民和剂局方》)。

广藿香配陈皮：辟秽化浊，止呕止泻。用于外感暑湿或湿浊内蕴所致的脘闷痞满，食少纳呆，吐泻并作等症。

广藿香配砂仁：理气和中，止呕安胎。用于妊娠呕吐及气滞脘闷的胃纳不佳。

广藿香配白术：健脾益胃，化湿止泻。用于脾胃虚弱之呕吐泄泻。

(3)用于清热化湿

广藿香配黄连：清热祛湿。用于暑温病或湿热中阻而致的身热不扬，呕吐恶心，胸脘痞闷，下痢不畅，舌苔黄白相兼之证。湿重者重用广藿香，热重者重用黄连。

广藿香配黄芩、滑石：化浊利湿，清热解毒。用于湿温初起，湿热并重者。如甘露消毒丹(《温热经纬》)

3. 鉴别应用

(1)鲜广藿香、干广藿香　鲜广藿香，燥性微弱，善于清化暑湿之邪而不伤阴，暑月湿热蒸腾之季尤为适宜。干广藿香即广藿香阴干而成，其性辛香疏散，发表而不峻烈；微温芳香，化湿而不燥烈，湿化气行而脾胃和则呕逆自止，为治疗夏伤暑湿、寒热身重、头晕头痛、胸膈满闷、脘腹绞痛、吐泻之佳品，感受暑湿重症尤宜。但辛温发散之性较鲜品强，有伤阴之弊。

(2)广藿香叶、广藿香梗　两者都具有芳香化湿、发表解暑、和中止呕功效。但广藿香叶味辛发散之性较强，长于发表散邪；广藿香梗能宽中畅膈，理气行滞，长于和中止呕。

(3)广藿香、佩兰　两者均芳香入脾胃而善化湿解暑，治湿阻中焦、湿温及暑湿等证常相须为用。广藿香微温,化湿力较强,且善发表,又善治夏月感寒饮冷之阴暑证;还能止呕,治寒湿等所致的恶心呕吐。佩兰性平偏凉,药力平和,又为治脾经湿热之口甜或口苦、多涎之要药。

(4)广藿香、藿香 两者均为唇形科植物广藿香和藿香的地上部分,前者主产于广东、海南、云南等地,后者主产于大江南北,以四川、江苏、湖南等地为主。广藿香别名藿香,藿香别名土藿香、川藿香、苏藿香。因其性味、功效和应用相似,故常两者不分,都以藿香药材名应用于临床。根据药材来源不同,《中国药典》将两者分别单列。从效用而言,一般认为广藿香为优。

【用量用法】 水煎服,6~10g;鲜品加倍。或入丸、散。外用适量,煎水洗,治手足癣。

【制剂与成药】

1. 藿香正气水(颗粒、胶囊):由广藿香、紫苏叶、白芷、白术、陈皮、半夏、厚朴、茯苓、桔梗、甘草、大腹皮、生姜、大枣组成。用于夏日呕吐,腹泻,胃肠型感冒、急性胃肠炎及四时感冒。口服,水剂,每次5~10ml,1日2次。

2. 藿胆丸(片):由广藿香、猪胆膏组成。用于鼻流腥涕,头胀头痛,鼻塞不通,不闻香臭等。口服,丸剂,每次3~6g;片剂,每次3~4片,1日2次。

【使用注意】 阴虚血燥者当慎用。

参考文献

[1] 张英等. 中草药,2006,37(5):786.
[2] 赵书策等. 中成药,2007,29(2):285.
[3] 任守忠等. 中国现代中药,2006,8(8):27.
[4] 杨艳等. 云南中医中药杂志,2006,27(3):29.
[5] 褚蕾等. 云南中医学院学报,2007,30(5):45.
[6] 陈细明等. 中国中医药科技,2008.15(2):104.
[7] 黄德彬等. 中成药,2004,26(5):382.
[8] 陈明. 中国民间疗法,2005.13(5):29.
[9] 华传金. 北京中医药大学学报:中医临床版,2008,15(4):43.

佩 兰

【异名】 省头草。

【基源】 为菊科植物佩兰 *Eupatorium fortunei* Turcz. 的干燥地上部分。

【成分研究】 佩兰全草含挥发油1.5%~2%,油中主要成分为对-聚伞花素、5-甲基麝香草醚及乙酸橙花醇酯、菖蒲烯酮、长叶烯、胡萝卜烯、百里香酚甲醚、荜澄茄油烯醇、十六酸、α-琼脂呋喃、匙叶桉油烯醇、冰片烯、延胡索酸、琥珀酸、甘露醇等。佩兰叶含香豆精、邻-香豆酸、麝香草氢醌;佩兰叶及花中尚含蒲公英甾醇棕榈酸酯、蒲公英甾醇乙酸酯、蒲公英甾醇等;佩兰根中含兰草素;佩兰全草中含有双稠吡啶生物碱。

【药理研究】

1. 祛痰 小鼠酚红法试验表明,佩兰挥发油有明显的祛痰作用。

2. 抗病毒 挥发油中对-聚伞花素、乙酸橙花醇酯、5-甲基麝香草醚B_1等可直接抑制流感病毒。

3. 抗炎 佩兰挥发油对巴豆油引起的小鼠耳郭炎症有明显的抑制作用。

4. 其他 抗肿瘤、增强免疫等作用[1]。

【性味归经】 辛,平。归脾、胃、肺经。

【功效主治】 化湿,解暑。用于湿浊中阻,脘痞呕恶,脾经湿热,口中甜腻,口臭,多涎;暑湿表证或温病初起。

【临床应用】

1. 单方验方

(1)小儿夏季热　丝瓜叶、广藿香、金银花各3g,苦瓜叶、佩兰叶各2g,白扁豆、麦冬各6g,鲜薄荷叶、苇根、太子参各10g,鲜荷叶15g。将太子参、麦冬、白扁豆三味药加水煎沸5～10min后再入其他药,沸后再煎2min即可。每日1剂,分2～4次服。6天为一个疗程[2]。

(2)小儿轮状病毒性肠炎　佩兰6g、广藿香6g、白术10g、苍术6g、茯苓10g、法半夏6g、广木香3g、厚朴6g、薏苡仁15g、车前子6g、炒川连3g、甘草3g、生姜6g。水煎浓缩至100ml。小于6月龄者每次服10ml,6月～1岁者每次20ml,1～2岁者每次服用30ml,分早、中、晚3次,3天为一个疗程[3]。

(3)小儿厌食　佩兰叶10g、广藿香10g、苏梗10g、竹茹10g、佛手10g、焦三仙10g、天花粉10g、乌梅6g、砂仁3g、鸡内金10g、荷叶10g、生谷芽10g、生麦芽10g。同时配合捏脊,每日1次。2周为一个疗程[4]。

(4)闭经　佩兰叶9g、泽兰叶9g、大腹皮9g、茯苓块9g、川续断9g、杜仲炭12g、盐橘核9g、台乌药9g、杭白芍9g、香附米9g、砂仁米9g、丝瓜络9g。每日1剂,水煎服,12剂为一个疗程[5]。

2. 配伍应用

佩兰配滑石:解暑醒脾,清热利尿。用于夏令暑症。

佩兰配砂仁:芳香化湿,醒脾开胃,降逆止呕,用于湿阻气滞,呕恶不食,脘闷苔腻等。

佩兰配荷叶:轻清宣透,清热解暑化湿。用于暑湿内蕴之发热头胀、脘闷不饥等。

佩兰配泽兰:芳香化浊,活血利水消肿。用于湿阻血瘀,水肿臌胀,小便不利及外伤肿痛等。

佩兰配石菖蒲:芳香开胃,理气和中。用于湿阻中焦及肝胃不和所致的脘闷腹胀,呕恶泄泻,胁痛苔腻等。

【用量用法】　水煎服,5～10g。鲜品加倍。

参考文献 ··

[1] 魏道智等. 时珍国医国药,2007,18(7):1782.

[2] 丁素珍等. 四川中医,2001,19(2):51.

[3] 陈辉. 中国民族民间医药杂志,2002,55:78.

[4] 韩谨. 中国民间疗法,2001,9(3):30.

[5] 于丽军等. 北京中医,1998,6:6.

苍　术

【基源】　为菊科多年生草本植物茅苍术 *Atractylodes lancea* (Thunb.)DC. 或北苍术 *Atractylodes chinensis* (DC.)Koidz. 的干燥根茎。

【成分研究】　茅苍术含挥发油,油中主要成分为β-桉叶醇和茅术醇。同时还含有少量苍术酮、维生素A样物质、维生素B及菊糖等[1]。茅苍术还含有伪蒲公英甾醇乙酸酯、蒲公英赛醇乙酸酯、豆甾醇、白术内酯Ⅱ、白术内酯Ⅲ、白术内酯Ⅳ、β-谷甾醇、胡萝卜苷、葡萄糖、蔗糖等[2]。

【药理研究】

1. 对消化系统的作用　苍术水煎剂对脾虚泄泻动物能增加体重,抑制小肠推进运动,提高血清锌、铁含量,降低血清铜含量,还能对抗盐酸盐所致大鼠胃炎及幽门结扎所致大鼠溃疡的形成,抑制胃蛋白酶活力。β-桉叶醇和茅术醇为苍术促进胃肠活动的主要活性成分[1]。

2. 抗炎 苍术烯内酯甲可抑制醋酸引起的小鼠血管通透性增加,促使角叉菜胶引起的大鼠足跖肿胀消退。

3. 保肝 不同产地苍术提取物对四氯化碳、半乳糖胺所致小鼠肝中毒模型有一定的保肝作用。有效成分为苍术酮、β-桉叶醇。还有研究发现苍术酮对叔丁基过氧化物诱导的DNA损伤及大鼠肝细胞毒性有抑制作用[1]。

4. 抗肿瘤 苍术挥发油、β-桉叶醇和茅术醇在体外对食管癌细胞有抑制作用,其中以茅术醇作用最强。

5. 其他 降血糖、利尿、抑制血小板聚集、抗缺氧、抗菌抗病毒、抗心律失常等作用[1]。

【炮制研究】 苍术生品,温燥而辛烈,其"燥性"与苍术中的挥发油有关,过量的苍术挥发油引起的不良反应是非常明显的。苍术经清炒,麸炒,或米泔水炙炮制后,不但其挥发油含量减少,而且挥发油的折射率、比旋度、相对密度等均有所改变[3]。所以,传统苍术泔制、麸炒等炮制工艺均能达到缓和燥性的目的。

【性味归经】 辛,苦,温。归脾、胃、肝经。

【功效主治】 燥湿健脾,祛风散寒,明目。用于湿阻中焦,脘腹胀满,呕恶食少,吐泻乏力;风湿痹证,风寒挟湿感冒;夜盲症。

【临床应用】

1. 单方验方

(1)植物神经功能紊乱 熟地黄30g、苍术45g、五味子10g、炮姜10g、厚朴10g、茯苓15g、黄连6g、肉桂3g。水煎服,每日1剂,2周为一个疗程[4]。

(2)肠易激综合征 炒苍术(必要时50g)、炒党参各30g,茯苓、焦六曲各20g,木香、台乌药、补骨脂、炒白术、肉豆蔻各15g,炮附子、淡干姜、炙甘草各10g。水煎服,每日1剂,2周为一个疗程[5]。

(3)妊娠呕吐 陈艾叶(2年以上)250g、苍术50g,先将苍术研为细末,再将艾叶揉撮成团状,两者混匀,用细麻线(或易燃的薄纸)卷裹成20～25cm长的艾条,直径约为1.2cm。取中脘、天突、内关、神门、巨阙、足三里等穴,点燃艾条对准选定的穴位,距皮肤1寸上下熏灼,直到所灸穴位皮肤呈潮红色为止。每日1次,治疗3～5次不等[6]。

(4)小儿厌食 苍术、白术、山楂、炒谷芽、炒麦芽、六神曲、陈皮各6g,鸡内金、胡黄连各5g,枳实3g。水煎2次,约200ml,2岁以内小儿每日分4～6次,5岁以内小儿每日分3～4次,口服,每日1剂,1个月为一个疗程,治疗期间停用其他营养、健胃消食药物[7]。

(5)胃下垂 取苍术15～20g,煎汤或用滚开水浸泡,每次煎药2次或冲泡2～3杯。服时慢慢呷饮,像喝茶那样,坚持服用1～3个月[8]。

(6)过敏性紫癜 苍术15g、黄柏10g、川牛膝10g、薏苡仁30g、泽泻10g、紫草15g、生地黄30g、牡丹皮15g、赤芍15g、萆薢15g。每天1剂,水煎日服3次,10天为一个疗程[9]。

2. 配伍应用

(1)用于燥湿健脾

苍术配厚朴:燥湿运脾,行气和胃。用于湿阻中焦证,症见脘腹胀满、苔厚腻等。如平胃散(《太平惠民和剂局方》)。

苍术配白术:燥湿健脾。用于脾胃不健,纳运失常,而见纳差,纳后腹胀,脘闷呕吐等;外湿困脾,气机不利,胸脘满闷,呼吸不畅等;湿气下注肠间,症见腹胀、肠鸣、泄泻等。

苍术配神曲:消食健脾。用于食积内停、湿阻脾胃之脘闷腹胀、食欲不振、恶心呕吐、腹泻等症。

苍术配茯苓、泽泻:健脾利水。用于脾虚湿聚,水湿内停所致痰饮、水肿。如胃苓汤(《证治准绳》)。

苍术配地榆:燥湿、清热、止血。用于大肠湿热所致的痢疾、便血、痔疾下血等。

苍术配花椒:温中散寒,燥湿化浊止泻。用于脾胃虚寒,脘腹冷痛,寒湿内蕴,泻久不愈,纳呆,舌苔白滑;妇女下焦虚寒,寒湿带下等。如椒术丸(《普济方》)。

苍术配车前子:健脾燥湿。用于妇女带下或泄泻因湿邪导致者。

(2)用于祛风散寒

苍术配羌活、防风:解表祛湿。用于风寒表证挟湿者,症见寒热头痛、肢体一身酸痛。如神术散(《太平惠民和剂局方》)。

(3)用于祛风湿止痹痛

苍术配石膏、知母:祛风湿热,止痹痛。用于湿热痹痛,关节红、肿、热、痛。如白虎加苍术汤(《普济本事方》)。

苍术配白芥子:除肌表痰湿,通经络止痛。用于风湿痰郁阻于经络所致的关节疼痛、肢体痿废等。

(4)其他

苍术配黑芝麻:补肝肾明目。用于内外障、青盲、雀目等。

苍术配黄柏:清热燥湿。用于湿热下注证,症见筋骨疼痛,或两足痿软,或足膝红肿疼痛,或湿热带下、下部湿疮等。如二妙丸(《丹溪心法》)。

苍术配黄柏、牛膝:清热燥湿。用于湿热下注证,症见两脚麻木,或如火烙之热。如三妙丸(《医学正传》)。

苍术配黄柏、牛膝、薏苡仁:清热利湿,舒筋壮骨。用于湿热痿证,症见两脚痿软无力。如四妙丸(《成方便读》)。

苍术配玄参:敛脾精,降血糖。用于糖尿病、浊淋、膏淋等(《施今墨对药》)。

3. 鉴别应用

(1)苍术、白术:两者皆能燥湿健脾,皆可用于脾虚湿阻证。苍术性温而燥,走而不守,功偏燥湿而健脾,适用于湿邪困脾之实证,能治上中下三焦的湿邪。白术性缓不燥,守而不走,偏于益气健脾而除湿,适用于脾胃虚弱之证而夹湿者。苍术能发汗解表,常用于风寒感冒。白术能止汗,常用于治疗表虚自汗。苍术能祛风除湿、明目,常用于治疗风湿痹痛及青盲、雀目等目疾。白术能健脾利水安胎,常用于治疗脾虚水肿及胎动不安等。

(2)生苍术、麸炒苍术、制苍术、炒(焦)苍术 根据临床治疗需要,苍术有不同炮制品。其中,生苍术温燥而辛烈,燥湿、祛风、散寒力强;制苍术功同生品,但经米泔水浸泡后能缓和燥烈之性,降低辛烈温燥之性,增强和胃的功效;麸炒苍术辛性减弱,燥性得以缓和,气变芳香,增强了健脾和胃的作用;焦苍术辛烈之性大减,以固肠止泻为主。

【用量用法】 水煎服,5~10g。苍术生用燥性强,临床一般多用燥性缓和的制苍术。

【使用注意】 阴虚内热,气虚多汗者忌服。

参考文献

[1] 李曼玲等. 中国中医药信息杂志,2002,11(9):79.
[2] 汪六英. 中草药,2007,38(4):499.
[3] 冯敬群等. 中成药,1989,11(7):17.
[4] 王小沛. 河南中医,2008,28(3):63.
[5] 顾文忠. 实用中医药杂志,2001,17(9):43.
[6] 杨宗善. 中国针灸,2000,4:225.

［7］曹秀玲等．实用中医药杂志，2002，18（1）：16.
［8］杨锋．上海中医药杂志，2001，9：39.
［9］赵永祥．云南中医中药杂志，2002，23（4）：45.

厚　朴

【基源】　为木兰科植物厚朴 *Magnolia officinalis* Rehd. et Wils. 或凹叶厚朴 *Magnolia officinalis* Rehd. et Wils. var. *biloba* Rehd. et Wils. 的干燥干皮、根皮及枝皮。

【成分研究】　厚朴中含有5％酚类物质，主要成分为木兰醇、厚朴酚；1％的挥发油及生物碱，挥发油中含 β-桉叶醇及其异构体。此外，还含有四氢厚朴酚、异厚朴酚、和厚朴酚、木兰箭毒碱、鞣质、皂苷等。无机成分含钙、钠、钾、镁、铁、锰、锌、铜等[1]。

【药理研究】

1. 对胃肠活动的作用　厚朴挥发油低浓度兴奋家兔、豚鼠、小鼠离体肠管活动，高浓度则抑制。厚朴碱静注使麻醉猫在体小肠张力下降，并可抑制组胺所致大鼠十二指肠痉挛。厚朴生品、姜炙品煎液均可对抗大鼠幽门结扎型溃疡和应激型溃疡，姜炙后抗溃疡作用增强。厚朴酚可抑制应激反应时胃液分泌的增加，并抑制应激反应引起的胃黏膜对胃液抵抗力减弱带来的胃出血。厚朴酚、和厚朴酚有镇吐作用。

2. 抗菌、抗病毒　厚朴煎剂在体外对金黄色葡萄球菌、白喉杆菌、枯草杆菌、痢疾杆菌、伤寒杆菌、副伤寒杆菌、大肠杆菌、绿脓杆菌、肺炎链球菌、百日咳杆菌有抑制作用。厚朴醇提物对致病性皮肤真菌及结核杆菌也有较强的抑制作用。厚朴酚、和厚朴酚、四氢厚朴酚被认为是其有效成分。

3. 抑制中枢　小鼠腹腔注射厚朴酚，对脑干网状结构及下丘脑神经通路有抑制作用。和厚朴酚也有中枢抑制作用，是抗焦虑作用的主要成分。β-桉叶醇可减轻小鼠电休克癫痫发作。

4. 其他　肌松、抗氧化、抑制血小板聚集、扩张血管、保护心肌、抗溶血、抗动脉粥样硬化、抗癌等作用[2]。

【炮制研究】　厚朴生用棘人喉舌。故临床上一般不用生厚朴，而是以不同的方法炮制成姜厚朴应用。姜厚朴可消除其对咽喉的刺激性，并能增强温中和胃功能。

现代对厚朴的炮制研究，多数是以厚朴酚与和厚朴酚为指标，有的以水醇浸出物、抗溃疡作用为指标。多数研究认为，厚朴姜制后上述成分含量有所下降，降幅一般不超过20％[1,2]。但药理实验表明，姜炙厚朴抗溃疡作用显著增强。其原因认为是辅料生姜的协同作用，及姜汁使厚朴酚溶出量增加所致[3~5]。

【性味归经】　苦、辛，温。归脾、胃、肺、大肠经。

【功效主治】　燥湿消痰，下气除满。用于湿阻中焦，脘痞吐泻；食积气滞，腹胀便秘；痰饮喘咳。

【临床应用】

1. 单方验方

（1）胃轻瘫综合征　法半夏10g、制厚朴10g、茯苓10g、紫苏梗10g、生甘草3g。脾胃虚弱加党参20g、黄芪20g、白术10g；肝胃不和加川楝子10g、八月札10g、佛手片10g；中焦瘀热加制香附10g、丹参10g、蒲公英30g、黄连3g；胃阴不足加玉竹10g、石斛10g、南沙参10g、麦冬10g。上药加水500ml，煎成200ml，分2次口服或由胃管注入，每日1剂，分2次口服[6]。

（2）十二指肠胃反流　半夏厚朴汤150ml，每日2次，每7天记录一次病情变化，疗程4周。

停服其他中西药[7]。

2. 配伍应用

(1)用于行气,燥湿

厚朴配干姜:温中化湿,行气消胀。用于急、慢性胃炎、肠炎,消化不良,妇人带下属寒湿气滞者。如厚朴温中汤(《内外伤辨惑论》)。

厚朴配术:健脾燥湿。用于脾虚或寒湿困脾,症见胃脘痞满、呕恶纳呆、纳后腹胀,或便溏泄泻、舌淡胖、苔白滑、脉沉缓。

厚朴配泽泻:行气利水。用于湿邪困脾,或脾虚水停、气机不利,症见脘闷腹胀、尿少肿满。

厚朴配半夏:燥湿化痰,行气降逆。用于痰气凝结之胸闷咳喘,脘闷腹胀,呃逆呕吐;痰郁互结所致之咽中如有异物,吐之不出,咽之不下,即梅核气。如半夏厚朴汤(《金匮要略》)。

厚朴配砂仁:化湿行气和胃。用于湿阻气滞所致的脾胃不和诸证,尤以寒湿气滞多宜。

厚朴配豆蔻:化湿行气和胃。用于湿阻中焦及脾胃气滞所致的脘腹胀满、不思饮食等。

厚朴配草豆蔻:温中止痛,散寒除湿降逆。用于寒湿困脾所致的脘腹疼痛、呕吐纳呆等。

(2)用于消积除满

厚朴配枳实:破气除满,行痰消痞。临床无论寒热虚实的胸腹胀满、脘腹痞闷、喘满呕逆、大便不通等皆可应用。如厚朴三物汤(《金匮要略》)。

厚朴配山楂:行气消食。如食积之嗳气吞酸,脘腹胀满,痞满不舒等。

(3)用于平喘

厚朴配杏仁:宣肺下气,消痰平喘。用于气逆喘咳。如厚朴杏子汤(《伤寒论》)。

厚朴配苏子:降气化痰,定喘止咳。用于痰湿内阻,胸闷喘咳。如苏子降气汤(《太平惠民和剂局方》)。

【用量用法】 水煎服,3～10g。

【使用注意】 孕妇慎用。

参考文献 ··

[1] 龚建明等 . 东南国防医药,2008,10(2):125.

[2] 张永太等 . 中国中医药信息杂志,2005,12(5):96.

[3] 潘三红等 . 中药材,1988,2:31.

[4] 曾诠等 . 中草药,1996,27(1):11.

[5] 胡丽萍等 . 中草药,1991,22(11):509.

[6] 袁瞳 . 山东中医杂志,2006,25(7):450.

[7] 杨勤 . 中华腹部疾病杂志,2003,9(3):672.

砂 仁

【基源】 为姜科植物阳春砂 *Amomum villosum* Lour. 、绿壳砂 *Amomum villosum* Lour. var. *xanthioides* T. L. Wu et Senjen 或海南砂 *Amomum longiligulare* T. L. Wu 的干燥成熟果实。

【成分研究】 砂仁含乙酸龙脑酯、樟脑、柠檬烯、龙脑、茨烯、α-蒎烯、胡萝卜苷、β-谷甾醇、皂苷及锌、铜、铁等无机元素。

【药理研究】

1. 对胃肠运动的作用 阳春砂煎剂可使豚鼠、大鼠小肠收缩加强,加大剂量时对肠管有抑制作用,张力降低,振幅减少。对乙酰胆碱和氯化钡引起的大鼠小肠肠管紧张性、强直性收缩有部分抑制作用。乙酸龙脑酯可抑制番泻叶所致小鼠腹泻、冰醋酸所致小鼠疼痛和离体家兔小肠平滑肌运动。

2. **抗炎、镇痛** 乙酸龙脑酯对小鼠热板法致痛的痛阈值有一定程度的提高,对小鼠醋酸致痛引起的扭体次数有明显的降低作用,能抑制二甲苯致小鼠耳郭肿胀。

3. **其他** 抑制血小板聚集、抗肿瘤等作用[1]。

【性味归经】 辛,温。归脾、胃、肾经。

【功效主治】 化湿开胃,温脾止泻,理气安胎。用于湿浊中阻,脘痞不饥;脾胃虚寒,呕吐泄泻;妊娠恶阻,胎动不安。

【临床应用】

1. **单方验方** 治疗腹胀。萎缩性胃炎、胃溃疡、浅表性胃炎出现腹胀属于脾虚气滞证,可用六君子汤加木香、砂仁,一般砂仁(后下)6g,用药时间不宜太长,5～10天为宜[2]。

2. **配伍应用**

(1)用于化湿行气

砂仁配豆蔻:行气止痛,芳香化浊,醒脾开胃,和中消食。用于脾胃虚寒,运化失职,湿浊内蕴,气机不畅,以致纳食减少、胸闷不舒、脘腹胀痛、反胃、呕逆等症;小儿胃寒消化不良、吐乳等症(《施今墨对药》)。

砂仁配陈皮:理气除湿,和胃畅中。用于湿滞中焦,脾不健运之纳呆、腹泻或胃气不利之嗳气饱闷,甚或呕吐痰涎等。

砂仁配草果:化湿浊,温脾阳,和胃气。用于寒湿困阻中焦,脾胃气机升降不利而见胸脘痞闷、恶心呕吐、腹痛等。

砂仁配木香、枳实:行气化滞。用于脾胃气滞,脘腹胀满,不思饮食。如香砂枳术丸(《景岳全书》)。

(2)用于温中止呕止泻

砂仁配干姜:温中止呕止泻。用于脾胃虚寒吐泻。

(3)用于安胎

砂仁配苏梗、白术:化湿行气安胎。用于湿阻气滞,胎动不安。

3. **鉴别应用**

(1)砂仁、豆蔻:两者性味相同,功效相近,皆有芳香化湿、行气宽中的作用,均可用于湿阻中焦、脾胃气滞之证。砂仁香气浓郁,温燥之性较强,偏行中下二焦之气滞,适用于脾胃气滞、寒湿郁结之脘腹胀满、呕吐泄泻及妊娠恶阻、胎动不安。豆蔻则芬芳清香,温燥之性较小,兼宣通肺气,偏行中上二焦之气滞,善治噎膈,也常用于寒湿中阻之脘腹胀满、呕吐泄泻及湿温初起之胸闷不畅、身热不扬等。

(2)砂仁、砂仁壳 前者为成熟果实,后者为砂仁之果壳。性味功效两者相似,但砂仁壳温性略减,药力薄弱,适用于脾胃气滞,脘腹胀痛,呕恶食少等症。用量同砂仁。

【用量用法】 入煎剂,3～6g,宜后下。

【使用注意】 阴虚内热者忌服。

参考文献 ....

[1] 颜艳.中国中医药科技,2007,14(4):304.　　　　[2] 巫浣宜.北京中医杂志,1992,2:49.

豆 蔻

【异名】 白豆蔻。

【基源】 为姜科植物白豆蔻 *Amomum kravanh* Pierre ex Gagnep. 或爪哇白豆蔻 *Amomum compactum* Soland ex Maton 的干燥成熟果实。

【成分研究】 豆蔻含挥发油,油中主要成分为 1,8-桉叶素、α-樟脑、葎草烯、α-萜品醇、α-松油醇等。

【药理研究】

1. 对消化系统的作用　豆蔻煎剂能促进胃液分泌,兴奋肠管蠕动,驱除肠内积气,并抑制肠内异常发酵,同时还有止呕作用。

2. 抑菌　豆蔻煎剂对痢疾杆菌有抑制作用,挥发油能增强小剂量链霉素对豚鼠实验性结核的治疗作用。

3. 平喘　豆蔻对豚鼠气管平滑肌有松弛作用[1]。

【性味归经】 辛,温。归肺、脾、胃经。

【功效主治】 化湿行气,温中止呕。用于湿浊中阻,脘腹胀满,不思饮食;湿温初起,胸闷不饥;胃寒湿阻气滞呕逆。

【临床应用】

1. 单方验方

(1)小儿腹泻　柴胡 10g、黄连 6g、炒黄芩 10g、吴茱萸 3g、白芍 10g、车前子 10g、薏苡仁 15g、茯苓 10g、豆蔻 10g、生甘草 3g。每日 1 剂,水煎服,连服 4 天[2]。

(2)妇产科腹部术后肠功能恢复　豆蔻 10g,研细末,加水 150ml 煮沸后,于术后 6h 即服,每日 2 次,服至患者饮食正常为止[3]。

2. 配伍应用

(1)用于化湿行气

豆蔻配杏仁、薏苡仁:宣畅上中二焦。用于湿温初起,胸闷不饥,头痛身重,午后身热,苔白腻等。如三仁汤(《温病条辨》)。

豆蔻配陈皮:理气健脾。用于脾胃虚弱,湿浊郁滞的胸腹满闷、泛恶纳呆、吐泻。

豆蔻配党参、白术:理气健脾。用于脾胃虚弱,湿阻气滞的胸腹虚胀、食少无力者。如白豆蔻丸(《太平圣惠方》)。

(2)用于温中止呕

豆蔻配广藿香、半夏:行气宽中,温胃止呕。用于寒湿阻滞所致胃脘胀满,气滞呕吐。如白豆蔻汤(《沈氏尊生书》)。

豆蔻配丁香:温中行气,和胃降逆。用于寒凝气滞之胃脘疼痛、呕吐呃逆等症。

3. 鉴别应用

(1)豆蔻、草豆蔻　两者均属辛温,有化湿散寒止呕的作用,皆可用于寒湿中阻之证。豆蔻芳香气清,长于行气温中化湿,尤善行中上二焦之气滞,常用于寒湿中阻之脘腹胀满、呕吐泄泻、噎膈及湿温初起之胸闷不畅、身热不扬等。草豆蔻辛温燥烈之性甚于豆蔻,长于燥湿化浊,适用于中焦寒湿郁结之脘腹胀闷、胃脘冷痛、气逆呕吐等。

(2)豆蔻、肉豆蔻　两者均有温中行气的作用,皆可用于治疗中焦虚寒气滞之脘腹胀满、呕吐泄泻。肉豆蔻固摄力强,能涩肠止泻,多用于脾胃虚弱之久泻不止及脾肾阳虚之五更泄泻。

豆蔻则行气止呕力强,兼能化湿和胃,多用于中焦湿阻气滞、腹胀、纳呆等症,也可用于湿温初起之证。

(3)豆蔻、红豆蔻 豆蔻为姜科植物白豆蔻或爪哇白豆蔻的成熟果实,红豆蔻为姜科植物大高良姜的果实。性味功效相似,均能化湿行气,温中散寒。用于寒湿阻滞、脾胃气滞引起的脘腹冷痛,消化不良,呕吐等症。但红豆蔻温燥之性较豆蔻为甚,多服易伤阴动火。用量3～6g,入煎剂,后下。

【用量用法】 水煎服,3～6g,宜后下。研末适量,入丸、散剂。

【使用注意】 阴虚、血燥者忌服。

参考文献

[1] 高学敏等 . 临床中药学 . 石家庄:河北科学技术出版社,2006.

[2] 杨红松等 . 中医药学刊,2001,19(6):554.

[3] 时学芳等 . 北京中医,2003,25(12):950.

草豆蔻

【异名】 草蔻仁。

【基源】 为姜科植物草豆蔻 *Alpinia katsumadai* Hayata 的干燥近成熟种子。

【成分研究】

1. 挥发油类 1,8-桉油素、4-松油醇、芳樟醇、橙花叔醇、桂皮酸甲酯、樟脑、龙脑等。

2. 黄酮类 槲皮素、山柰酚、鼠李柠檬素、山姜素等。

3. 微量元素 含有锰、铁、铜、锌等。

【药理研究】

1. 对消化系统的作用 草豆蔻煎剂对离体豚鼠肠管低浓度兴奋,高浓度则为抑制作用。挥发油对离体肠管起抑制作用。水浸出物不刺激狗胃酸分泌,但能增加胃蛋白酶活性。

2. 抑菌 草豆蔻煎剂在试管内对金黄色葡萄球菌、痢疾杆菌及大肠杆菌有抑制作用[1]。

【性味归经】 辛,温。归脾、胃经。

【功效主治】 燥湿行气,温中止呕。用于寒湿中阻,脘腹胀满、冷痛,不思饮食;寒湿呕逆,腹痛泄泻。

【临床应用】

1. 单方验方

(1)功能性消化不良 枳实、党参各15g,白术、茯苓、白芍各30g,麦芽20g,柴胡、陈皮、法半夏、石菖蒲、草豆蔻、甘草各10g。每日1剂,水煎分两次口服,每次200ml。4周为一个疗程[2]。

(2)顽固性呃逆 柴胡、白芍各9g,山药、赭石、苏子各30g,党参、半夏、草豆蔻、炒麦芽各15g,枳实20g,甘草6g。水煎服,每日1剂,连服7剂[3]。

(3)高胆红素血症 茵陈1500g、蒲公英1500g、茯苓900g、泽泻900g、白术900g、车前子600g、草豆蔻600g。制成总量2000ml,摇匀、过滤、分装、灭菌即得。儿童每日2次,每次10ml,1岁以下酌减[4]。

(4)恙虫病 柴胡18g、黄芩15g、半夏15g、党参15g、黄连10g、连翘18g、夏枯草15g、大黄6g、羌活15g、独活15g、草豆蔻18g、青蒿18g、大枣10g、生姜15g。小儿剂量减半,每日1剂,开水浸泡30min煎沸即可,大便干结者大黄可酌情加量。服用3～9天[5]。

2. 配伍应用

草豆蔻配半夏:燥湿化油,行气消胀。用于脾胃寒湿偏重,气机不畅所致的脘腹胀满,不思饮食等。如豆蔻汤(《圣济总录》)。

草豆蔻配厚朴、干姜:温中散寒,化湿行气。用于寒湿郁滞中焦的脘腹冷痛,恶心呕吐。如厚朴温中汤(《内外伤病辨惑论》)。

草豆蔻配白术:温脾和胃。用于湿困脾胃或脾虚湿盛所致的纳呆不食、呕吐泄泻、脘痞或痛等。

草豆蔻配吴茱萸:散寒止痛。用于脾胃气滞,寒湿郁阻的腹痛、呕泻。

草豆蔻配肉桂、高良姜:温中散寒,降逆止呕。用于寒湿困脾所致的脘腹疼痛、呕吐纳呆等。如草豆蔻散(《博济方》)。

3. 鉴别应用

(1)用草豆蔻、炒草豆蔻、姜制草豆蔻 草豆蔻生品散寒祛湿、理气开郁较强,常用于寒湿中阻所致的胸腹胀满、食欲不振、呕吐或腹痛泄泻等。草豆蔻炒制后辛香走散作用减弱,偏于温暖脾胃,常用于治疗虚寒泄泻。草豆蔻姜制后偏于温中止呕,适用于胃寒呕吐。

(2)草豆蔻、草果 两者性味皆辛温,都有健脾、燥湿、温中之功,用于寒湿内阻之脘腹胀满、恶心呕吐。草果偏于除湿祛寒、除瘴截疟,多用于疟疾、温疫初起。草豆蔻偏于温中调胃、止呕消胀,多用于寒湿困脾之脘腹胀满、呕吐等。

【用量用法】 水煎服,3~6g,宜后下。

【使用注意】 阴虚血燥者慎服。

参考文献

[1] 高学敏等. 临床中药学. 石家庄:河北科学技术出版社,2006.
[2] 黄育平. 陕西中医,2006,27(1):43.
[3] 徐亚民等. 四川中医,2004,22(7):94.
[4] 孙逢国. 济宁医学院学报,2003,3(1):57.
[5] 张兴海. 河南中医,2004,24(12):13.

草 果

【基源】 为姜科植物草果 *Amomum tsao-ko* Crevost et Lemaire 的干燥成熟果实。

【成分研究】 本品含挥发油,油中主要含 1,8-桉叶素、反-2-十一烯醛、α-蒎烯、β-蒎烯、香叶醇、橙花椒醇、对聚伞花烃、壬醛、癸醛、芳樟醇、樟脑、α-松油醇、橙花醛-a、橙花醛-b、香叶醇、牛儿醛、草果素、草果苷、草果酮等。此外,草果中含有淀粉、油脂及锌、镍、锰、铁、锡、铅、铜等[1]。

【药理研究】

1. 对消化系统的作用 草果可拮抗由醋酸引起的小鼠腹痛,拮抗肾上腺素引起的回肠运动抑制和乙酰胆碱引起的回肠痉挛。草果提取物混悬液对消炎痛、利血平引起的胃溃疡有明显的抑制作用[1,2]。

2. 其他 1,8-桉油素具有驱风、镇静、抗菌、抗病毒、杀灭寄生虫及发汗作用。柠檬醛、α-蒎烯等具有平喘、祛痰、抑菌的作用。樟脑具有刺激神经,使头脑清醒灵活的作用。α-松油醇、香叶醇、橙花叔醇等有明显的镇静、抗菌作用[1]。

【炮制研究】 草果含挥发油、无机元素等。炮制对无机元素含量及药理作用均有一定影响。草果炮制后水煎液中锌、铜、镍等元素的含量均增加。草果可拮抗阿霉素引起的兔回肠运动抑制和乙酰胆碱引起的回肠痉挛,草果也能拮抗由乙酸(腹腔注射)引起的小鼠腹痛。但姜制草果比生草果有更好的作用[3]。

【性味归经】　辛,温。归脾、胃经。

【功效主治】　燥湿温中,除痰截疟。用于寒湿内阻,脘腹胀痛,痞满呕吐;疟疾寒热。

【临床应用】

1. 单方验方

(1)剖宫产术后腹胀　草果50g,加冷水200ml,浸泡30min,煮沸15min后口服[4]。

(2)便秘　草果、枳实、郁金、石菖蒲各10g,冬瓜仁、薏苡仁各30g,海浮石、肉苁蓉各20g,全瓜蒌60g,生干姜2g,浙贝母15g,蚕沙(另包)12g。7天为一个疗程[5]。

2. 配伍应用

(1)用于燥湿温中

草果配吴茱萸、砂仁:燥湿利气,温中止呕。用于寒湿中阻,脘腹冷痛,呕吐泄泻。

(2)用于除痰截疟

草果配常山、槟榔:化浊截疟。用于疟疾寒湿偏盛者。如草果饮(《慈幼新书》)。

3. 鉴别应用

炒草果、姜草果:炒草果长于除痰截疟,散邪外出,多用于治疗疟疾,瘟疫初起。姜草果燥烈之性缓和,温中祛寒止痛、止呕力强,多用于寒湿阻滞脾胃之脘腹胀满、呕吐食少等症。

【用量用法】　水煎服,3～6g。去壳取仁捣碎用。

【使用注意】　气虚血少及素体阴虚者慎用。

参考文献

[1] 丁艳霞等. 中国科技核心期刊,2005,4:60.
[2] 彭建明等. 中成药,2006,28(7):1036.
[3] 李伟等. 中国中药杂志,1992,17(12):727.
[4] 戴芙蓉. 中国民族民间医药杂志,2003,(64):281.
[5] 李军等. 新疆中医药,2008,26(1):52.

第六章　利水渗湿药

第一节：利水消肿药

茯苓

【基源】　为多孔菌科真菌茯苓 *Poria cocos*(Schw.)Wolf 的干燥菌核。

【成分研究】　菌核主要含 β-茯苓聚糖,还含有三萜类化合物,如茯苓酸、乙酰茯苓酸等。另外还含麦角甾醇、胆碱、腺嘌呤等。

【药理研究】

1. 利尿　茯苓提取物大剂量具有利尿作用。

2. 保肝　茯苓多糖经修饰得到的羧甲基茯苓多糖对四氯化碳引起的小鼠肝损害具有保护作用,并可使血清谷-丙转氨酶显著降低,还能提高肝脏部分切除大鼠的肝再生能力。

3. 增强免疫　茯苓多糖能提高荷瘤小鼠体内的肿瘤坏死因子水平,提高自然杀伤细胞活性。羧甲基茯苓多糖能提高小鼠腹腔巨噬细胞的吞噬百分率及吞噬指数,并具有抗胸腺萎缩和脾脏增大的作用。

4. 抗肿瘤　羧甲基茯苓多糖可提高荷瘤小鼠淋巴细胞转化率和自然杀伤细胞杀伤活性,还可提高小鼠血清中肿瘤坏死因子的含量,可改善荷瘤小鼠的免疫功能,具有抗肿瘤作用。茯苓三萜对多种肿瘤具有抑制活性,尤对肺癌、卵巢癌、皮肤癌、中枢神经肿瘤、直肠癌等作用明显。

5. 其他　镇静、抗菌、抗乙肝病毒、抗白血病、抗衰老、改善大脑记忆功能、抗炎、止呕作用等[1]。

【炮制研究】　鲜茯苓按不同部位切制,阴干,分别称为"茯苓皮"及"茯苓块"。茯苓含有的菌丝,水分很难浸入内部,必须切薄片,或捣为末,方能煎透。尤以制成颗粒状,扩大接触面,才能提高疗效。

【性味归经】　甘、淡,平。归心、脾、肾经。

【功效主治】　利水渗湿,健脾,宁心安神。用于各种水肿,小便不利,痰饮眩悸;脾虚食少,便溏泄泻;心悸,失眠。

【临床应用】

1. 单方验方

(1)子宫肌瘤　桂枝、牡丹皮各9g,茯苓12g,桃仁、赤芍、莪术各10g。水煎服,月经净后每日1剂,1个月为一个疗程,治疗3个疗程[2]。

(2)卵巢囊肿　桂枝9g、茯苓12g、牡丹皮10g、桃仁10g、赤芍9g、水蛭粉(吞服)5g。每日1剂,分2次服,30天为一个疗程[3]。

(3)盆腔炎包块　茯苓20g、桂枝20g、赤芍20g、牡丹皮15g、生牡蛎20g、败酱草15g、三棱9g、莪术6g、桃仁15g、甘草6g。水煎服,每日1剂,分2次服[4]。

（4）防治化疗所致呕吐　生姜、半夏、茯苓各50g，制成半夏茯苓胶囊，每粒净重0.55g，化疗前1天，分早、中、晚服3次，化疗当日8:00加服1次，每次服11g，与恩丹西酮合用可能有协同作用[5]。

2. 配伍应用

（1）用于利水渗湿

茯苓配黄芪：健脾利水。用于脾胃气虚之食少体倦、便溏；脾虚所致的水肿、白浊、白带增多者。

茯苓配附子：温阳利水。用于脾肾阳虚，水气内停证，症见小便不利、四肢沉重疼痛、腹痛下利、苔白不渴、脉沉。如真武汤（《伤寒论》）。

茯苓配泽泻、猪苓：利水渗湿健脾。用于水湿内停之水肿、淋浊、小便不利、泄泻等。如五苓散（《伤寒论》）。

茯苓配赤小豆：清热利湿。用于湿热为患，水肿腹满，下肢水肿，小便不利，或尿血。

赤茯苓配土茯苓：见第二章第三节土茯苓条。

茯苓配冬葵子：利水通淋。用于妊娠有水气、身重、小便不利等症。如葵子茯苓散（《金匮要略》）。

（2）用于健脾

茯苓配人参：补气健脾。用于脾气不足证，症见神疲乏力、气短、语声低微、食少便溏、舌淡苔白、脉虚弱。如四君子汤（《太平惠民和剂局方》）。

茯苓配半夏：健脾利水，燥湿化痰，和胃降逆。用于脾虚水湿内停、胃气不降之脘痞腹胀、呃逆呕吐、大便溏泻，或咳嗽痰多等。如二陈汤（《太平惠民和剂局方》）。

茯苓配白术：健脾燥湿渗湿。用于脾气虚弱，不能运化水湿的神倦食少、腹胀肠鸣、大便泄泻等。如参苓白术散（《太平惠民和剂局方》）。

茯苓配益智仁：健脾益肾，缩泉止泻。用于脾肾虚寒、固摄失权、小便淋沥、浑浊、泄泻等（《施今墨对药》）。

（3）用于宁心安神

茯苓配麦冬：清心养阴，宁心安神。用于心阴不足，阴不敛阳，症见头昏、口干、心烦、失眠、舌红脉细数（《施今墨对药》）。

茯苓配酸枣仁：补益心脾，养血安神。用于心脾气血不足，心悸失眠等。如归脾汤（《济生方》）。

（4）其他

茯苓配桂枝、丹皮、桃仁：温通经脉，消痰化瘀。用于瘀阻胞宫证。如桂枝茯苓丸（《金匮要略》）。

3. 鉴别应用

（1）茯苓、赤茯苓、茯神、茯神木、茯苓皮　上述诸药均为多孔菌科寄生植物茯苓菌干燥菌核的不同入药部位。茯苓为其菌核内部色白者，习称白茯苓，具利水渗湿、健脾补中、养心安神的作用，其补而不峻，利而不猛，既能扶正，又能祛邪。常用于水湿停滞之水肿、小便不利，脾虚不运、痰饮内停之咳嗽、痰证、饮证，脾虚湿困、运化失职之脘腹满闷、食少、腹泻，以及心脾两虚、心神失养之健忘、失眠等。赤茯苓为茯苓菌核近外皮部淡红色部分。长于渗湿热利小便，多用于膀胱湿热引起的小便不利、淋沥涩痛等。茯神即抱有松根的菌核，以宁心安神为长，多用于心虚或心脾两虚引起的惊悸、怔忡、失眠、健忘等。茯神木为茯苓菌核中间的松根，又称茯神心木，长于息风安神、舒筋利痹，多用于治疗风湿筋骨挛缩、脑卒中口眼㖞斜、舌强语涩、心掣痛等。茯苓皮为茯苓菌核的外皮,长于利水消肿,多用于治疗脾虚不能行水,以致周身肤肿之皮水及妊娠水肿。

(2)茯苓、薏苡仁 两者均属甘淡渗利兼补虚之品,能利水渗湿、健脾,主治水肿、小便不利及脾虚诸证。但薏苡仁性凉,利水之力不及茯苓,生用兼能清热除痹、排脓消痈,故可治湿热痹痛或湿痹拘挛、肺痈、肠痈;炒用寒性减而长于健脾止泻,治脾虚泄泻。而茯苓性平,凡水湿停滞及脾虚诸证无论寒热均宜应用,且能宁心安神,治心脾两虚或水气凌心之心悸、失眠。

(3)茯苓、泽泻 两者均善利水渗湿,治小便不利、水肿、痰饮、泄泻等水湿内停证。其中茯苓性平,治水湿内停无论寒热咸宜;泽泻性寒,水湿内停兼热者尤宜。此外茯苓又能健脾、安神,治脾虚诸证、心悸、失眠;泽泻又兼泄热,治疗相火妄动的梦遗、白浊、眩晕、消渴等。

【用量用法】 水煎服,10～15g。

参考文献

[1] 金惠等.湖北中医杂志,2008,30(8):59.
[2] 王华.浙江中西医结合杂志,1998,8(5):312.
[3] 钱晓琴.贵阳中医学院学报,2001,23(2):42.
[4] 耿金凤等.江苏中医杂志,1997,18(6):13.
[5] 柏玉举,等.陕西中医,2006,27(10):1224.

猪　苓

【异名】 猪茯苓。

【基源】 为多孔菌科真菌猪苓 *Polyporus umbellatus*(Pers.)Fries 的菌核。

【成分研究】 含猪苓多糖、麦角甾醇、生物素和粗蛋白、多糖等。

【药理研究】

1. 利尿 猪苓煎剂静脉注射或肌内注射,对不麻醉犬具有比较明显的利尿作用,并能促进钠、氯、钾等电解质的排出,可能是抑制了肾小管的重吸收功能。

2. 保肝 猪苓多糖腹腔注射可减轻四氯化碳和 D-半乳糖胺引起的小鼠肝损伤,使丙氨酸转氨酶活力下降,5-核苷酸酶、酸性磷胺酶、6-磷酸葡萄糖磷酸酶活力回升。

3. 抑菌 猪苓的醇提取液对金黄色葡萄球菌、大肠杆菌有抑制作用。

4. 抗肿瘤 猪苓菌核中分离得到的水溶性葡聚糖,能明显抑制小鼠肉瘤 S_{180} 的生长。猪苓干粉对膀胱瘤的发生具有较显著的抑制作用,且无明显不良反应。

5. 其他 免疫增强、抗诱变、抗辐射作用等[1]。

【炮制研究】 猪苓切片软化,宜采用少泡多润法和抢水洗法。切片后,晒干。

【性味归经】 甘、淡,平。归肾、膀胱经。

【功效主治】 利水渗湿。用于小便不利,水肿胀满,泄泻、淋浊。

【临床应用】

1. 单方验方

(1)慢性肾炎 猪苓 15g、茯苓 15g、泽泻 15g、滑石(包煎)9～30g、阿胶(烊化)6～20g、茜草 10g、白茅根 30g、当归 15g。水煎服,每日 1 剂,30 剂为一个疗程,连用 3 个疗程[2]。

(2)慢性病毒性肝炎 用猪苓多糖注射液治疗慢性病毒性肝炎,对改善自觉症状、谷丙转氨酶(SGPT)恢复正常等有显著性差异,对乙型肝炎表面抗原(HBsAg)滴度下降及乙型肝炎 e 抗原(HBeAg)转阴率均优于对照组[3]。

(3)玻璃体变性混浊 猪苓 9g、木通 9g、大黄 4.5g、栀子 9g、滑石 9g、萹蓄 9g、苍术 9g、车前子 9g、薏苡仁 24g。每日 1 剂,早晚分服,30 剂为一个疗程[4]。

(4)寻常型银屑病　猪苓多糖注射液 4ml 肌内注射,连续 20 天,休息 10 天,3 个月为一个疗程[5]。

(5)中晚期膀胱癌　猪苓、茯苓、泽泻各 12g,阿胶 9g,滑石 6g,白花蛇舌草 30g,半枝莲、半边莲、山慈菇各 15g。每天 1 剂,水煎早晚分 2 次口服。于热疗前 5 天至热疗后 17 天服用[6]。

(6)产后尿潴留　猪苓、瞿麦、木通、泽泻、桔梗、益母草各 15g,茯苓、滑石(包煎)各 25g,黄芪 30g,车前子(包煎)、甘草各 10g。每日 1 剂,水煎分 2 次服[7]。

2. 配伍应用

猪苓配大腹皮:利水除胀。用于水肿胀满小便不利者。

猪苓配苍术、茯苓:利水燥湿,健脾止泻。用于脾虚水湿泄泻,或水肿腹胀,小便不利。如胃苓汤(《丹溪心法》)。

猪苓配泽泻、滑石、阿胶:滋阴、清热、利水。用于阴虚有热,小便不利,淋浊等。如猪苓汤(《伤寒论》)。

3. 鉴别应用

猪苓、茯苓　两者性平,均善利水渗湿,治小便不利、水肿、痰饮、泄泻等水湿内停证。但茯苓尚有健脾、安神功能,治脾虚诸证、心悸、失眠等;猪苓则功专渗利而力强。

【**用量用法**】　水煎服,6～12g。

【**制剂与成药**】　猪苓多糖注射液(片):注射剂 20mg、40mg;片剂 0.1g、0.5g。可提高机体细胞免疫功能,具有抗肿瘤、调整免疫、抗辐射等作用。

【**不良反应**】　猪苓多糖注射液在治疗乙肝过程中,出现低热、肌肉痛、皮疹、淋巴结肿大等不良反应,发生率为 29.48%[8]。少数有过敏反应,甚至出现过敏性休克[9～12]。也有个别病例出现血管神经性水肿、消化道反应、阴道出血、肾损害等[13～16]。

【**使用注意**】　无水湿及小便过多者忌用。

参考文献

[1] 王林丽等. 中国药业,2000,10(9):58.

[2] 张玉贤等. 中华临床防治医学杂志,2007,3(2):90.

[3] 刘小丰等. 临床荟萃,1998,13(12):550.

[4] 嵇金宝等. 中华实用中西医结合杂志,2003,16(3):726.

[5] 孙凤春等. 中华皮肤科杂志,1994,27(3):170.

[6] 丁向东等. 中国中西医结合杂志,2007,27(2):168.

[7] 向中吉. 中国民族民间医药,2007,89(6):360.

[8] 刘秀珍等. 山东医药,1993,33(6):27.

[9] 樊国斌等. 中国新药杂志,1995,4(6):44.

[10] 李滕等. 中国医院药学杂志,1996,16(2):93.

[11] 方丽霞. 安徽医学,1995,16(4):51.

[12] 赵文君. 中国实用内科杂志,1994,14(9):543.

[13] 周庭雄等. 药物流行病学杂志,1994,3(1):35.

[14] 江勇. 医药导报,1995,14(4):183.

[15] 张芝萍等. 新药与临床,1995,14(3):183.

[16] 孟保利. 中国药学杂志,1995,30(增刊):166.

薏苡仁

【**基源**】　为禾本科植物薏苡 *Coix lacryma-jobi* L. var. *ma-yuen*(Roman.)Stapf 的干燥成熟种仁。

【**成分研究**】

1. 脂肪酸及其酯类　薏苡仁脂肪油含有薏苡仁酯、薏苡内酯、棕榈酸、硬脂酸、十八碳一烯酸、十八碳二烯酸、肉豆蔻酸及软脂酸酯、硬脂酸酯、棕榈酸酯、α-单亚麻酯、甘油三油酸酯、甘油三亚油酸酯等。

2. **甾醇类** 阿魏酰豆甾醇、阿魏酰菜子甾醇、芸苔甾醇、α,β-谷甾醇及豆甾醇等。

3. **其他** 薏苡多糖 A、薏苡多糖 B、薏苡多糖 C、中性葡聚糖及酸性多糖。同时还含有苗类化合物、生物碱、维生素 B_1 以及亮氨酸、赖氨酸、精氨酸、酪氨酸等氨基酸,镁、钙、铁、锰等微量元素[1]。

【**药理研究**】

1. **对心血管系统的作用** 低浓度薏苡仁脂肪油对离体蛙心呈兴奋作用,高浓度呈抑制作用。对兔耳郭血管灌流,低浓度使血管收缩,高浓度则使血管扩张。家兔静脉注射,能使血压下降。薏苡素对离体蟾蜍心脏有抑制作用,使其收缩振幅减低,频率减慢。给家兔静脉注射,能引起血压下降[2]。

2. **对呼吸系统的作用** 薏苡仁油(主要是棕榈酸及其酯),小剂量兴奋呼吸中枢,大剂量抑制,扩张肺血管[2]。

3. **镇静和镇痛** 小鼠静脉注射薏苡素可减少其自发活动,给家兔静脉注射后脑波振幅增大,频率变慢[1]。

4. **抗肿瘤** 薏苡仁总提物对晚期原发性肝癌患者的免疫功能有促进作用,并对肝癌细胞有较好的毒性作用,对吉田肉瘤具有杀灭作用。薏苡仁醇提物腹腔注射,抑制小鼠艾氏腹水癌细胞增殖,延长小鼠生存期。皮下注射则使小鼠腹水透明,肿瘤细胞几乎完全消失。有效成分为棕榈酸、硬脂酸、油酸和亚油酸以及薏苡仁酯等[1]。

5. **其他** 诱发排卵、降温与解热、抑制胰蛋白酶、抑制多突触反射、降血糖和血钙、免疫调节、抑菌等作用[1,2]。

【**性味归经**】 甘、淡,凉。归脾、胃、肺经。

【**功效主治**】 利湿渗湿,健脾,除痹,清热排脓。用于水肿,脚气,小便不利;湿痹拘挛;脾虚泄泻;肺痈,肠痈;扁平疣。

【**临床应用**】

1. **单方验方**

(1)带状疱疹 生薏苡仁 120g,每日分 2 次煎服。少则 3 天,多则 1 周,疱疹可迅速消退[3]。

(2)扁平疣 生薏苡仁 100g 和粳米适量煮而食之,每日 1 次,连服,方能取效。赘疣消失之前,病灶可见增大变红,不必停药,继服数日后必然自行脱落而愈[3]。

(3)泌尿系统结石 生薏苡仁研末加少许白糖拌匀,每次 30g,每日服 2 次。服后大量饮水,同时配以跳跃运动,往往可促结石速以下排[3]。

(4)鼻咽癌 用单味薏苡仁(80g)煎剂配合[60]Co 根治性外照射治疗晚期鼻咽癌[4]。

(5)晚期肝癌 中晚期肝癌行肝动脉化疗栓塞术,康莱特注射液(薏苡仁提取物)与化疗药物的疗效近似但不良反应较轻,且能增加化疗药物的抗癌作用[5]。

(6)非小细胞肺癌 晚期癌症患者全部给予康莱特注射液 21 天,临床观察发现部分患者病灶稳定,临床症状改善,KPS 评分增加,生存质量提高,对肝肾功能无影响,无骨髓抑制,患者可以耐受且能坚持治疗[6]。

2. **配伍应用**

(1)用于健脾,利水渗湿

薏苡仁配白术:健脾祛湿。用于脾虚湿盛之大便溏泻、身倦乏力等。

薏苡仁配冬瓜皮:健脾利水消肿。用于湿热盛而脾虚之水肿、小便短少者。

薏苡仁配绿豆衣:益脾胃,清虚热,解毒热。用于糖尿病上消诸症(《施今墨对药》)。

(2)用于除痹

薏苡仁配独活、苍术:祛风湿除痹。用于湿痹而筋脉挛急疼痛者。如薏苡仁汤(《类证治裁》)。

(3)用于清热排脓

薏苡仁配苇茎:清肺化痰,逐瘀排脓。用于肺痈,症见咳嗽痰多,甚则咳吐腥臭脓血,胸中隐隐作痛,舌红苔黄腻,脉滑数。如苇茎汤(《千金要方》)。

薏苡仁配杏仁:理气行水,排脓消肿。用于肺痿、肺痈(《施今墨对药》)。

3. 鉴别应用

生薏苡仁、炒薏苡仁:生薏苡仁性偏寒凉,长于利水渗湿、清热排脓、除痹止痛,常用于治疗水肿脚气、肠痈、肺痈、湿痹、筋脉拘急及湿温病在气分。炒薏苡仁健脾止泻作用加强,适用于脾虚泄泻、食少、脘腹作胀。

【用量用法】 水煎服,9～30g。清利湿热宜生用,健脾止泻宜炒用。本品力缓,用量宜大。亦可作粥食用,为食疗佳品。

【制剂与成药】 康莱特注射液:主要成分为薏苡仁油,为水包油型白色乳剂。用于不宜手术的气阴两虚、脾虚湿困型原发性非小细胞肺癌、肝癌等恶性肿瘤。配合放、化疗有一定增效作用。静脉滴注,每日1次,每次200ml,20日为一个疗程,间隔3～5日可进行下一个疗程。联合放、化疗时可酌减剂量。首次使用滴注速度应缓慢,开始滴速为20滴/min,20min后可持续增加,30min后可控制在40～60滴/min。

【不良反应】 康莱特注射液治疗晚期肺癌不良反应率为30.6%,多为静脉炎,少数为白细胞下降,未发生神经性或心、肝、肾功能损害[7]。

参考文献

[1] 温晓蓉. 辽宁中医药大学学报,2008,10(3):135.

[2] 高学敏等. 临床中药学. 石家庄:河北科学技术出版社,2006.

[3] 华乐柏. 中国中药杂志,1997,22(2):119.

[4] 李毓. 桂林医学院学报,1997,10(1):51.

[5] 史周印等. 肿瘤,2001,21(3):233.

[6] 林育红等. 肿瘤,2002,22(6):884.

[7] 赵杜鹃. 上海中医药杂志,1996,(7):10.

泽 泻

【基源】 为泽泻科植物泽泻 *Alisma orientalis*(Sam.)Juzep. 的干燥块茎。

【成分研究】

1. 三萜类 泽泻醇A、泽泻醇B、泽泻醇C及其醋酸酯,乙酰泽泻醇E,泽泻醇F,泽泻醇H,泽泻醇G、24-乙酰泽泻醇A及其衍生物,23-乙酰泽泻醇B及其衍生物等。

2. 倍半萜类 泽泻二醇、泽泻醇萜A、泽泻醇萜B、泽泻醇萜C,泽泻醇萜E、泽泻醇萜F等。

3. 其他 β-谷甾醇、硬脂酸、三十烷、胆碱、植物凝聚素、泽泻多糖、生物碱、黄酮大黄素、淀粉、蛋白质和氨基酸等[1]。

【药理研究】

1. 利尿 24-乙酰泽泻醇A,23-乙酰泽泻醇B灌胃给药,使大鼠尿液的钠含量增加,钾含量不变,泽泻醇B有增加尿量的倾向。小剂量泽泻煎剂及浸膏给家兔口服时利尿效果极弱,但泽泻流浸膏腹腔注射或大剂量煎剂则呈显著利尿作用,并能增加健康人尿量,增加尿素及氯化钠的排泄[1]。

2. **降血脂**　泽泻提取物对兔实验性高胆固醇血症具有明显的降低作用,对实验性血清高三酰甘油亦具有一定抑制作用。降胆固醇的活性成分为泽泻醇 A 及泽泻醇 A、泽泻醇 B、泽泻醇 C 的醋酸酯,其中 24-乙酰泽泻醇 A 降脂作用最强[1]。

3. **抗脂肪肝**　泽泻的甲醇、苯和丙酮提取物对各种原因引起的动物脂肪肝有良好效应,对低蛋白饮食、乙基硫氨酸所致脂肪肝有不同程度的抑制作用,对四氯化碳所致急性肝损害有保护作用,能抑制肝内脂肪堆积,改善肝功能。此外,泽泻中的胆碱、卵磷脂等成分亦有一定抗脂肪肝作用[2]。

4. **抗炎**　泽泻煎剂灌胃给药能明显抑制由二硝基氯苯所致小鼠接触性皮炎,减轻二甲苯引起的小鼠耳郭肿胀,抑制大鼠棉球肉芽组织增生[1]。

5. **其他**　降血糖、抗动脉粥样硬化、抗尿路结石、降压、扩张冠脉、抗变态反应、抗肾炎活性、调节免疫系统等作用[1,2]。

【炮制研究】　泽泻临床常生用、盐炙、麸炒制等。一般认为生泽泻用于利水泄热,盐炙后引药下行,增强泄热作用,利尿不伤阴,麸炒后长于和脾渗湿,降浊而升清。药理实验结果表明,生泽泻、炙泽泻、麸炒泽泻均有一定的利尿作用。

【性味归经】　甘,寒。归肾、膀胱经。

【功效主治】　利水渗湿,泄热。用于水肿,小便不利,泄泻,痰饮;淋浊带下,遗精。

【临床应用】

1. 单方验方

(1)内耳眩晕症　①泽泻15g、白术12g、云苓18g、桂枝9g、甘草9g、半夏12g、陈皮12g、生姜9g、生龙骨(先煎)18g、生牡蛎(先煎)18 g。水煎内服,每日 1 剂,分 2 次饭前服用,7 天为一个疗程[3]。②泽泻、白术各60g,加水 500ml,煎至100ml,每日 1 剂,12 天为一个疗程[4]。

(2)高脂血症　何首乌10g、泽泻15g、法半夏10g、白术10g、枳实8g、制大黄10g、白芥子8g、生山楂15g、郁金10g、丹参10g、当归10g。水煎分 2 次服,每日 1 剂[5]。

(3)慢性前列腺炎　山茱萸、黄芪、泽泻、杜仲各15g,山药、茯苓、菟丝子各20g,白术12g、巴戟天、桃仁、红花各10g,泽兰9g,车前子(包煎)、益母草各30g。每日 1 剂,水煎 2 次,分早、晚 2 次口服。4 周为一个疗程,可连续服用 2～3 个疗程[6]。

2. 配伍应用

泽泻配白术:健脾利湿。用于脾虚湿停所致的小便不利、水肿泄泻、淋浊带下等。也可用于痰饮内停,清阳不升之头目昏眩。现代临床常以此为基本方用治内耳眩晕症。如泽泻汤(《金匮要略》)。

泽泻配木通:利水湿、泻心火。用于热淋、血淋、石淋、小便短赤涩痛、水肿、黄疸等。

泽泻配茵陈:利湿退黄。用于黄疸湿重于热者。如茵陈五苓散(《金匮要略》)。

泽泻配熟地黄、山茱萸、牡丹皮:补肾阴,清相火。用于肾阴不足,相火偏亢之遗精。如六味地黄丸(《小儿药证直诀》)。

3. 鉴别应用

(1)泽泻、车前子　两者均利水消肿、清泄湿热,皆可用于水肿胀满、小便淋沥不爽及暑湿泄泻等,常相须为用。但泽泻入肾经,能清泄相火,多用于阴虚火旺之证。车前子入肝经,能清肝明目,可用于目赤涩痛或昏暗。

(2)泽泻、泽漆　两者均为利水消肿药,都能利水消肿,用于水肿、小便不利等。但泽泻善泻伏水,故心下水饮所致的头晕目眩,水湿内停所致水肿、泄泻均为适用;且长于泻肾经之相火,常用于湿热内蕴所致的小便不利、尿赤热痛及阴虚火旺、遗精耳鸣等。泽漆有毒,利尿消肿作用较强,且有化痰止咳平喘之功,适用于腹水胀满、四肢面目水肿、小便不利、肺热咳嗽及痰饮内停、湿痰犯肺咳喘等;还可化痰散结,解毒消肿,治疗瘰疬、痰核。

【用量用法】 水煎服,5~10g。

【使用注意】 肾虚滑泄者慎服。

参考文献

[1] 谢一辉.亚太传统医药,2008,4(1):57.

[2] 易醒等.时珍国医国药,2007,18(2):331.

[3] 何随奇.现代医药卫生,2007,23(20):3098.

[4] 彭暾.陕西中医,1989,12:534.

[5] 赵坤元.江苏中医药,2006,27(5):32.

[6] 高征.陕西中医,2007,28(12):1604.

玉米须

【基源】 为禾本科植物玉蜀黍 *Zea mays* L. 的花柱和柱头。

【成分研究】

1. **多糖类** 甘露糖、木糖、阿拉伯糖、鼠李糖、葡萄糖等。

2. **甾醇类** 豆甾-5-烯-3-醇、β-谷甾醇、豆甾-7-烯-3-醇等。

3. **微量元素** 钾、钙、镁、钠、铁、锰、铜、铯、镍、砷、锂、铬、钼、钴、铅、镉等。

4. **氨基酸** 谷氨酸和天冬氨酸等。

5. **有机酸** 甲酸、乙酸、乳酸、丁二酸、软脂酸、硬脂酸、山萮酸、油酸和亚油酸等。

6. **其他** 脂肪油、挥发油、大量硝酸钾、维生素K、皂苷、生物碱等。

【药理研究】

1. **利尿** 玉米须水提物对家兔有利尿作用,可增加氯化物排出量,其利尿作用是肾外性的,作用较弱但持久。玉米须水提物能抑制实验性高草酸尿症小鼠肾脏草酸钙结晶的形成[1]。

2. **利胆** 玉米须多糖具有较明显的促胆汁分泌作用[2]。

3. **保肝** 玉米须多糖能对抗四氯化碳引起的小鼠血清谷丙转氨酶、谷草转氨酶、乳酸脱氢酶及肝脏乳酸脱氢酶含量和肝脏指数的升高,对抗肝脏谷胱甘肽含量的降低,并能减轻四氯化碳引起的肝小叶内灶性坏死[2]。

4. **降血脂** 玉米须水提物能降低正常小鼠血中甘油三酯含量,亦能明显降低正常小鼠和高脂血症小鼠血中胆固醇含量,其机制可能是阻止了胆固醇在肝脏的合成[2]。

5. **其他** 降压、抗氧化、降血糖、止血、抗菌、抗衰老、抗肿瘤、抗过敏、调节免疫等作用[1,2]。

【性味归经】 甘,平。归膀胱、肝、胆经。

【功效主治】 利尿消肿,利湿退黄。用于水肿,小便淋沥;黄疸。

【临床应用】

1. 单方验方

(1)急、慢性肾炎,肾病综合征 玉米须30~60g煎服;或与赤小豆、冬瓜皮、泽泻等同用,可利尿消肿,改善肾功能,消除蛋白尿[3]。

(2)肾性高血压 玉米须30~60g,煎水代茶饮;或在辨证论治的基本方中加用玉米须,有利尿降压作用,并有对抗肾上腺素的升压效应[3]。

(3)乳糜尿　玉米须 30～60g、荠菜花 15g、萆薢 15g。水煎服,每日 1 剂[3]。

2. 配伍应用

玉米须配车前草:利水消肿。用于水肿,小便不利或短赤、淋痛等。

玉米须配茵陈:清热利湿。用于湿热淋浊,小便不利、黄疸等。

3. 鉴别应用

玉米须、冬瓜皮:两者作用均比较缓和,利水消肿,用于小便不利、水肿等。但冬瓜皮性微寒,清热利水,水肿有热者更为适宜。玉米须还有利尿通淋,利胆退黄的功效,可用于小便淋沥涩痛、黄疸等。

【用量用法】　水煎服,15～30g,大剂量 60g。鲜品加倍。

参考文献

[1] 张育光. 中国中医药现代远程教育,2007,5(2):34.　　　[3] 胡烈. 中国临床医生,2000,28(8):40.
[2] 叶盛英等. 中成药,2008,30(5):748.

泽　漆

【基源】　为大戟科植物泽漆 *Euphorbia helioscopia* L. 的全草。

【成分研究】　泽漆皂苷、三萜、丁酸、泽漆醇、β-二氢岩藻甾醇、槲皮素-3,5-二半乳糖苷、3,5-二羟基苯甘氨酸及 12-去氧巴豆醇、葡萄糖、果糖、麦芽糖等[1]。

【药理研究】

1. 扩血管　泽漆根制剂对离体兔耳有扩血管作用[1]。

2. 抑菌　泽漆粗提物对小麦赤霉病菌、番茄早疫病菌、苹果炭疽病菌、苹果腐烂病菌、葡萄白腐病菌等有抑制作用[2]。

3. 抗肿瘤　泽漆根水提取液对人肝癌 7721 细胞、人宫颈癌 Hela 细胞、人胃癌 MKN-45 细胞均有明显的抑制作用[2]。

4. 平喘　泽漆中的多酚类物质可抑制白三烯 D_4 诱导的反应,发挥平喘作用[2]。

5. 其他　泽漆还能抑制蘑菇酪氨酸酶活性[2]。

【性味归经】　辛、苦,微寒;有毒。归大肠、小肠、肺经。

【功效主治】　利水消肿,化痰止咳,解毒散结。用于水气肿满;痰饮喘咳;瘰疬,癣疮。

【临床应用】

1. 单方验方

(1)结核性溃疡　①取新鲜泽漆乳浆,用蒸馏水稀释后涂于溃疡面上,若脓液较多,可将药液注入溃疡面底,然后盖以油纱布或无菌纱布,每日换药 1 次,脓少后可隔日或隔 3 天后换药。一般通过9～40 次换药,创面可痊愈[3]。②泽漆 500g,加水 1500ml,慢火熬成糊状,涂治破溃型淋巴结核。每日 1 次[4]。

(2)乳糜尿　泽漆 30g,水煎约 30min,分 3 次服,或研细末,水泛为丸,每次 4g,3 次/天。10 天为一个疗程[5]。

(3)肺结核　泽漆、百部各 15g,蒲公英 30g,甘草 10g。水煎服[6]。

2. 配伍应用

(1)用于利水消肿

泽漆配茯苓、泽泻:健脾利水。用于大腹水肿,四肢面目水肿。

(2)用于化痰止咳

泽漆配桂枝:化痰止咳。用于水饮内停,湿痰犯肺而致喘咳。如泽漆汤(《金匮要略》)。

泽漆配桑白皮:化痰止咳。用于肺热咳喘。

(3)用于解毒散结

泽漆配夏枯草、生牡蛎:解毒散结消肿。用于瘰疬、痰核。

泽漆配浙贝母:化痰软坚散结。用于瘰疬、痰核。

【用量用法】 水煎服,5～10g;或熬膏,入丸、散用。外用适量,煎水洗;熬膏涂或研末调敷。

【使用注意】 本品有毒,不宜过量或长期使用。脾胃虚寒者慎服。

参考文献

[1] 胡小华等.新疆中医药,2008,26(2):80.

[2] 杨莉等.中草药,2007,38(10):1585.

[3] 全国各地临床经验选辑.浙江中医杂志,1983,18(3):134.

[4] 耿太峰等.河北中医,1991,13(3):24.

[5] 吕长青.新中医,1992,24(9):54.

[6] 南京药学院.中草药学.南京:江苏科学技术出版社,1987.

蝼 蛄

【异名】 地牯牛,拉蛄。

【基源】 为蝼蛄科动物非洲蝼蛄(南方蝼蛄)*Gryllotalpa africana* Palisot et Beauvois 和华北蝼蛄(北方蝼蛄)*Gryllotalpa unispina* Saussure 的虫体。

【成分研究】 蝼蛄中含游离氨基酸 13 种,其中丙氨酸、组氨酸和缬氨酸含量较高。此外,还含有二十三烯、十四烷酸、11-十六碳烯酸、十六烷酸、9-十八烯酸、花生四烯酸等[1,2]。

【药理研究】 蝼蛄粉混悬液灌胃,对家兔不能证实有利尿作用。对家兔、小鼠长期喂饲料蝼蛄粉,并未见中毒现象[3]。

【性味归经】 咸,寒。归膀胱、小肠、大肠经。

【功效主治】 利水消肿,通淋。用于小便不利,水肿,淋证。

【临床应用】

1. 单方验方

(1)肝硬化腹水 蝼蛄(焙)20g,大青蛙 1 只,砂仁 6g,木香 6g,大腹皮、党参各 15g,黄芪 20～30g,鳖甲(煅)、茵陈、马鞭草各 20g。先将砂仁、木香纳入青蛙腹内,用泥封固,火煅至泥枯为度,取青蛙及内药,加蝼蛄、鳖甲共研细末,用上方煎水冲服[4]。

(2)尿潴留 龟甲、知母、黄柏各 10g,鹿角胶 10g,熟地黄 10g,白参 6g,当归 10g,牛膝 12g,菟丝子 12g,杜仲 12g,茯苓 12g,黄芪 18g。1 天 1 剂,煎服,另用蝼蛄(去头、翼、爪)7 只焙干加琥珀 3g 研粉冲服[5]。

(3)产后尿潴留 黄芪、益母草各 30g,当归 20g,蝼蛄(用酒醉死,去足、翅,焙干,研末,白米酒或黄酒兑服)12 只,大黄、车前子、桂枝、怀牛膝、炙甘草各 10g,水煎服,一般一剂见效,两剂病除[6]。

2. 配伍应用

蝼蛄配大腹皮:利水消肿。用于水肿喘满,小便不利。

蝼蛄配海金沙、石韦:利尿通淋排石。用于石淋。

3. 鉴别应用

蝼蛄、蟋蟀:两者均为昆虫类利水药,利水消肿作用较好,用于大腹水肿、面目水肿、小便不利、闭塞不通等。但蝼蛄味咸性寒,尚有通淋作用,故能用治小便不利、石淋等。而蟋蟀味辛咸,性温,为通窍利水之佳品,功专利水消肿,主要用于癃闭、水肿、腹水、小儿遗尿等,且能兴阳事,配合温肾助阳药,善治阳痿。

【用量用法】 水煎服,5~9g;研末服,每次 3~5g。外用适量。

【使用注意】 气虚体弱者及孕妇均忌服。

参考文献

[1] 魏道智等. 中草药,2007,38(7):992.
[2] 魏道智等. 时珍国医国药,2002,13(7):427.
[3] 颜正华等. 中药学. 第 2 版. 北京:人民卫生出版社,2006.
[4] 王贯中. 现代中医药,2004,3:52.
[5] 孙海鸣等. 中西医结合应用临床急救,1996,3(1):32.
[6] 卢财生等. 新中医,1996,28(2):63.

第二节 利水通淋药

车前子

【基源】 为车前科植物车前 *Plantago asiatica* L. 或平车前 *Plantago depressa* Willd. 的干燥成熟种子。

【成分研究】

1. 糖类 车前子含 L-阿拉伯糖、D-半乳糖、D-葡萄糖、D-甘露糖、L-鼠李糖、D-葡萄糖酸及少量 D-木糖和炭藻糖。

2. 黄酮类 木犀草素、高车前苷、车前苷等。

3. 环烯醚萜类 桃叶珊瑚苷、京尼平苷酸、3,4-二羟基桃叶珊瑚苷和 $6'$-O-β-葡萄糖桃叶珊瑚苷等。

4. 其他 连翘酯苷、熊果酸、乌苏酸、生物碱、β-谷甾醇苷等。

【药理研究】

1. 对泌尿系统的作用 车前草醇提物可抑制马肾脏 Na^+-K^+-ATP 酶活性。车前草水提醇沉液给犬静注,引起尿量显著增加,并使输尿管蠕动频率增加,输尿管上端腔内压力升高,利于输尿管结石的下移。车前子提取液给大鼠灌胃,能降低尿草酸浓度及尿石形成的危险性,肾钙含量显著性下降,说明其有较强的抑制肾脏草酸钙结晶沉积的作用。

2. 缓泻 车前子胶能吸收水分而增加体积,可以做容积性泻药。

3. 明目 车前子可明显抑制晶体上皮细胞凋亡。

4. 止咳化痰 车前草及车前子煎剂在大鼠和猫的实验中,均显示较强的镇咳与去痰作用,车前苷是其有效成分[1]。

5. 其他 抗炎、抗菌、抗衰老、缓解动物关节囊紧张度、保肝、抗肿瘤、降低胆固醇、降糖、抗血栓等作用[1,2]。

【炮制研究】 车前子含多种黄酮成分和多量黏液质。生车前子经清炒或盐水炒后,黄酮类成分含量有差异,清炒车前子含量较高,盐炒车前子次之,生车前子较低[3]。

【性味归经】 甘,微寒。归肝、肾、肺、小肠经。

【功效主治】 利尿通淋,渗湿止泻,明目,祛痰。用于水肿胀满,热淋涩痛;暑湿泄泻;目赤肿痛,目暗昏花,翳障;痰热咳嗽。

【临床应用】

1. 单方验方

(1)慢性前列腺炎 败酱草 30g、泽兰 15g、石韦 12g、车前子 10g、灯芯草 6g、橘核 15g、丹参 15g、延胡索 15g、淫羊藿 15g。水煎 2 次,取汁 1000ml,分早晚 2 次空腹温服,每日 1 剂,30 天为一个疗程,忌烟酒、海鲜等辛辣刺激性食物[4]。

(2)小儿秋季腹泻 炒车前子(包煎)4g、生车前子(包煎)4g、炒白术 3g、炒白芍 3g、陈皮 2g、防风 1g、炒山楂 4g。每日 1 剂,水煎分早晚 2 次服。以上为小儿 1 岁剂量,其他年龄可酌情增减。3 天为一个疗程[5]。

(3)糖尿病神经源性膀胱 麦冬、茯苓、车前子各 15g,沙参 20g,黄芩、桔梗、柴胡、栀子、冬葵子各 10g,通草 6g,猪苓、桑白皮各 12g。每天 1 剂,水煎,分 2 次服,10 天为一个疗程,治疗 1～3 个疗程[6]。

(4)矫正胎儿臀位 采用口服车前子加膝胸卧位法,用车前子 9g 烘干研末开水冲饮,睡前 1 次口服,2～7 天为一个疗程,如一个疗程矫正未成功,可加用一个疗程,但不应超过 3 个疗程[7]。

(5)急性结膜炎 车前子 50g、薄荷 10g,水煎 2 次取汁 500～600ml,待药液凉后用消毒纱布蘸药汁洗患眼,洗时拨开上下眼睑,使药物进入球结膜,每日 1 剂,每日洗 3 次[8]。

2. 配伍应用

(1)用于利尿通淋

车前子配车前草:清热利湿,通淋排石。用于小便短少或淋沥涩痛或癃闭,或尿血及水肿者;暑热泻痢,石淋(《施今墨对药》)。

车前子配六一散:清热解暑,通淋止痛。用于淋浊;石淋;夏日中暑,发热汗出,烦躁口渴,小便黄少、不利或呕吐、腹泻等症(《施今墨对药》)。

车前子配白茅根:利水通淋,凉血止血。用于水湿内停所致的小便不利、下肢水肿;湿热内停或水热互结所致的尿少、尿痛及尿血等证。

车前子配血余炭:化瘀止血,利尿通淋。用于湿热下注,迫血妄行之血淋、尿血等证。

车前子配海金沙:清利湿热通淋。用于湿热蕴结膀胱所致的不便淋涩疼痛或湿热所引起的结石。

车前子配木通:清热渗湿,利水通淋。用于水肿淋病,小便短少或淋沥涩痛。

(2)用于清肝明目

车前子配菊花、龙胆草:清肝明目。用于肝热目赤肿痛。如车前散(《证治准绳》)。

车前子配熟地黄:补益肝肾明目。用于肝肾不足,两目昏花,或目暗不明。如驻景丸(《证治准绳》)。

(3)用于化痰止咳

车前子配枇杷叶:清肺化痰止咳。用于肺热咳嗽痰多。

3. 鉴别应用

(1)车前子、车前草 两者为源于同一植物的不同药用部位,前者为车前成熟种子入药,后者为其全草入药。两者均属性寒泄降之品,具渗湿利水、清热通淋之功,常用于治疗热性水肿,小便不利,淋痛、尿闭等。但车前子尚能清肝热,疗目疾;清肺化痰,疗痰热咳嗽。而车前草长于清热解毒、凉血止血,故也常用于治疗热痢及血热衄血、尿血、热毒疮疡痈肿等。

(2)车前子、滑石　两者均为甘寒滑利之品,都有利水通淋之功,皆可用于淋证、尿闭。车前子长于利水,为利水通淋要药,主治淋病尿闭。滑石长于清热解暑,除用于淋证、尿闭外,常用于湿温、暑病发热。且车前子能清肝明目,可用于目赤涩痛或昏暗。滑石外用能清热收湿,为治疗痱疮、湿疹之常用药。

【用量用法】　水煎服,9～15g,宜布包入煎。

【使用注意】　内无湿热及肾虚滑精者慎服。

参考文献

[1] 李敏等. 现代中医药,2005,3:60.
[2] 姚晓惠. 安徽农业科学,2007,35(4):1053.
[3] 许腊英. 中草药,1986,17(11):10.
[4] 王振洲. 四川中医,2008,26(6):65.
[5] 张朝霞. 现代中西医结合杂志,2008,17(4):500.
[6] 夏世澄. 新中医,2005,37(6):41.
[7] 王忠叶等. 山东医药,2004,44(35):71.
[8] 蒲昭和,中国中医药报,2010-01-28(5).

滑　石

【基源】　为硅酸盐类矿物滑石族滑石,主要含含水硅酸镁$[Mg_3 \cdot (Si_4 O_{10}) \cdot (OH)_2]$。

【成分研究】　含硅酸镁、氧化铝、氧化镍等[1]。

【药理研究】

1. 镇吐、止泻　内服保护发炎胃黏膜,发挥镇吐、止泻作用[1]。

2. 抗病原微生物　滑石粉对伤寒杆菌、副伤寒杆菌有抑制作用,对脑膜炎球菌有轻度抑制作用[2]。

3. 其他　内服还能阻止毒物在胃肠道中的吸收。硅酸镁对发炎的皮肤黏膜有保护作用[1]。

【性味归经】　甘、淡,寒。归膀胱、肺、胃经。

【功效主治】　利尿通淋,清热解暑,祛湿敛疮。用于热淋,石淋,尿热涩痛;暑湿烦渴,湿温初起;外治湿疹,湿疮,痱子。

【临床应用】

1. 单方验方

(1)婴幼儿病毒性肠炎　在对症支持治疗的同时,合用六一散(由滑石、甘草组成)治疗婴幼儿病毒性肠炎,予以六一散21g,配水500ml煎服,采用少量多次口服,总量不限,连用3～5天[3]。

(2)烧烫伤　用滑石粉、石膏粉配制成麻油双石膏,外涂于烧烫伤处,纱布包扎,每日1次。Ⅰ度烫伤3天治愈,浅Ⅱ度烫伤7天治愈,深Ⅱ度烫伤平均12天治愈,Ⅲ度烫伤平均35天治愈[4]。

(3)产后尿潴留　给予新斯的明0.5mg肌注,同时给予木通、滑石(包煎)、冬葵子、槟榔各9g,枳壳12g,生甘草6g。每日1剂,水煎服[5]。

2. 配伍应用

(1)用于利水通淋

滑石配木通、车前子:利水通淋。用于湿热下注之小便不利、热淋及尿闭等。如八正散(《太平惠民和剂局方》)。

滑石配海金沙:利水通淋止痛。用于诸淋涩痛。如海金沙散(《证治准绳》)。

滑石配海浮石:清热渗湿,软坚化石,通淋止痛。用于尿少、滴沥不尽或癃闭;淋证如石淋、砂淋,症见小便淋沥不尽、尿道疼痛等(《施今墨对药》)。

滑石配椿根皮:清热利湿固涩。用于妇女带脉为病,任脉不固,复因湿热浸淫,酝酿而见带下赤白,绵绵不断。

滑石配冬葵子:清热利水通淋。用于湿热蕴结膀胱之小便不利、淋沥涩痛等症。

(2)用于清解暑热

滑石配生甘草:清暑利湿。用于暑湿证。症见身热,烦渴,小便不利,或泄泻。如六一散(《伤寒直格》)。

滑石配山药:清暑利湿,补益气阴。用于气阴两虚,感受暑湿而见低热自汗、烦渴饮不多、小便不利、泻痢不止等症(《医学衷中参西录》)。

滑石配通草:清暑利湿。用于湿热蕴结所致的头痛身重、胸闷小便滞涩不爽等。

(3)用于收湿敛疮

滑石配枯矾、黄柏:清热祛湿敛疮。用于湿疮、湿疹。

【用量用法】　10～20g,布包入煎。外用适量。

【使用注意】　脾虚、热病伤津及孕妇忌服。

参考文献

[1] 颜正华等. 中药学. 第2版. 北京:人民卫生出版社,2006.

[2] 高学敏等. 临床中药学. 石家庄:河北科学技术出版社,2006.

[3] 王华伟等. 浙江中西医结合杂志,2006,16(10):639.

[4] 赵伍等. 现代中药,2008,28(1):22.

[5] 李华玉等. 陕西中医,2001,22(6):342.

木　通

【基源】　为木通科植物木通 *Akebia quinata* (Thunb.) Decne. 、三叶木通 *Akebia trifoliata* (Thunb.) Koidz. 或白木通 *Akebia trifoliata* (Thunb.) Koidz. var. *australis* (Diels) Rehd. 的干燥藤茎。

【成分研究】

1. 三萜类　常春藤皂苷元、去甲常春藤皂苷元、阿江榄仁酸和去甲阿江榄仁酸、齐墩果烷皂苷元等。

2. 糖类　鼠李糖、阿拉伯糖、葡萄糖、木糖和半乳糖等。

3. 氨基酸　天冬氨酸、谷氨酸、丙氨酸、亮氨酸、精氨酸和赖氨酸等。

4. 其他　豆甾醇、胡萝卜苷、β-谷甾醇、棕榈酸、肌醇、白桦脂醇、蔗糖以及钾、钙、镁、钠等[1]。

【药理研究】

1. 利尿　木通醇浸膏腹腔注射对兔有显著利尿作用,灌胃则无利尿作用。大鼠充血性水肿试验中,木通有抗水肿和抗利尿作用[1]。

2. 抗肿瘤　木通中的三萜皂苷对 A549、SK-OV-3、SK-MEL-2、XF-498、HCT15 等肿瘤细胞表现出显著的细胞毒活性。八月札(木通、三叶木通、白木通的果实)中所含的皂苷类对小鼠肉瘤 S_{180}、肉瘤 97 细胞均有一定的抑制作用[1,2]。

3. 抗菌　木通醇浸剂在体外对革兰阳性及革兰阴性杆菌(如痢疾杆菌、伤寒杆菌)均有抑制作用;木通水浸剂对堇色毛癣菌也有抑制作用;三叶木通对变形杆菌、金黄色葡萄球菌、大肠杆菌、绿脓假单胞菌作用均较强。抗菌主要成分是木通皂苷[2]。

4. **降压** 无患子皂苷 A~E 皮下注射可使家兔血压下降。早期注射无患子皂苷,可降低实验性动脉粥样硬化兔的胆固醇水平,降低血压[2]。

5. **其他** 溶血、解热镇痛、镇静、收缩血管、抑制缓泻、缩瞳等作用[2]。

【性味归经】 苦,微寒;有毒。归心、小肠、膀胱经。

【功效主治】 清心火,利尿通淋,通经下乳。用于热淋涩痛,水肿;口舌生疮,心烦尿赤;经闭乳少。

【临床应用】

1. 单方验方

(1)尿潴留 黄芩、黄柏、桑白皮、杏仁、木通、滑石各15g,栀子、桔梗、车前子、萹蓄、瞿麦、甘草梢各10g,茯苓12g。水煎,每日1剂,分2次服[3]。

(2)复发性口腔溃疡 生地黄30g、木通15g、甘草10g。每日1剂,水煎早晚分2次服,4剂为一个疗程,可连服2个疗程[4]。

(3)小儿多动症 生地黄15g、淡竹叶10g、木通10g、黄连6g、牡丹皮10g、栀子6g、僵蚕12g、蝉蜕6g、姜黄10g、大黄(后下)10g、槟榔15g、炒枳实10g。每日1剂,服12剂[5]。

2. 配伍应用

(1)用于利尿通淋

木通配生地黄、甘草:清心养阴,利水通淋。用于心经热盛,心胸烦热,口渴面赤,口舌生疮之症;心移热于小肠,症见小便短涩刺痛,甚至尿血。如导赤散(《小儿药证直诀》)。

木通配灯芯草:利水泄热,兼清降心火。用于心经有热,下移小肠,或热结膀胱,或湿热下注,但见淋沥涩痛者。

木通配地肤子:清利湿热。用于膀胱湿热,小便不利,淋沥涩痛。如地肤子汤(《济生方》)。

木通配通草:清热利湿通淋。用于热淋涩痛,小便不利。如通草汤(《沈氏尊生书》)。

(2)用于通经下乳

木通配丹参、红花:活血通经。用于血瘀经闭。

木通配穿山甲、王不留行:通经下乳。用于乳汁短少或不通。

3. 鉴别应用

(1)木通、关木通、川木通 木通为木通科植物木通、三叶木通、白木通的干燥藤茎;关木通为马兜铃科植物东北马兜铃的干燥藤茎;川木通为毛茛科植物小木通或绣球藤的干燥藤茎。三者均味苦性寒,具有利水通淋、泄热、通经下乳功效。但关木通有毒,所含马兜铃酸对肾脏有损害,《中国药典》自 2005 年版后已不予收载。故现在木通多用木通科木通、三叶木通、白木通或毛茛科川木通。木通、川木通不良反应小,功效相似。

(2)木通、防己 两者均为大苦大寒之品,善走下行,清热利水作用均较强,故湿热蕴结之水肿、小便不利及风湿痹痛均可应用。但防己既善于利水,又善于祛风,故水肿胀满、痰饮喘息及风湿痹痛用之更好。木通善清心与小肠之火,又能通利血脉,故心与小肠火盛之口舌生疮、尿涩尿痛及血滞经闭等较为常用。

(3)木通、瞿麦 两者均为利水通淋药,苦寒,归心与小肠经,都能利水通淋,用于淋证、小便淋沥涩痛等;又都能活血通经,用于闭经等。但木通善清心与小肠之火,用治心火上炎、口舌生疮及心火下移小肠所致的心烦尿赤等;还可用于水肿脚气;又有通利气血之功,适用于湿热痹痛、乳汁不下等。瞿麦又归膀胱经为治淋专药,利尿通淋止痛作用较好,各种淋证均能用之,尤宜于热淋、血淋。

（4）木通、预知子　两者植物来源相同，同为木通科植物，前者茎藤入药，后者是成熟果实入药，别名木通子、八月札、八月炸、八月瓜。两者均性苦、微寒。但木通功能主要是清心火，利尿通淋，通经下乳。预知子功能疏肝理气，活血止痛，散瘀利尿，主要用于肝胃气痛、胁痛、痛经经闭、痰核痞块、小便不利等。也常用于各种消化道癌性疼痛、腹胀等。预知子入煎剂，9～15g，鲜品 30～60g。

【用量用法】　水煎服，3～6g。

【使用注意】　商品木通前一时期市场上较混乱，木通、川木通、关木通统称木通。而且关木通在较长一段时期曾作为木通的主流品种广泛用于临床。关木通含马兜铃酸，大剂量或长期服用，对肾功能有严重伤害，《中国药典》自 2005 版后已不予收载。

参考文献

[1] 高慧敏等. 中国中药杂志,2006,31(1):11.
[2] 高黎明等. 西北师范大学学报,2004,40(1):108.
[3] 王冬毅. 实用中医药杂志,2005,21(11):696.
[4] 任冬梅等. 黑龙江中医药,2006,(5):29.
[5] 徐正莉等. 四川中医,2006,24(3):7.

通　草

【异名】　通脱木，白通草。

【基源】　为五加科植物通脱木 *Tetrapanax papyrifer* (Hook.) K. Koch 的干燥茎髓。

【成分研究】　含多糖，如多聚戊糖、果糖、半乳糖醛酸等。

【药理研究】

1. 调节免疫　通草多糖腹腔注射，可提高小鼠血清溶菌酶活力和网状内皮细胞吞噬功能，提高小鼠血清溶血素水平，抑制二硝基氯苯(DNCB)致小鼠迟发型超敏反应[1]。

2. 抗氧化　通草多糖腹腔注射，可明显提高小鼠血清过氧化氢酶活性。

3. 其他　利尿、抗炎、解热作用[2]。

【性味归经】　甘、淡，微寒。归肺、胃经。

【功效主治】　利尿通淋，通气下乳。用于热淋，小便不利，水肿尿少；产后乳汁不下。

【临床应用】

1. 单方验方　治疗产后缺乳。黄芪 30g、党参 15g、当归 10g、王不留行 20g(炒)、通草 12g、猪蹄 1～2 只、黄豆 50g、花生 50g。黄豆、花生、猪蹄加水适量，文火炖至猪蹄烂熟，再将余药放入另一药锅内按照中药煎煮法煎煮两次合并两次煎液，加入熬好的花生黄豆猪蹄汤内，煮沸即可。分早、晚 2 次服用，每日 1 剂，7 天为一个疗程[3]。

2. 配伍应用

通草配穿山甲、猪蹄：补益下乳。用于产后气血不足，乳汁不下(《医宗金鉴》)。

3. 鉴别应用

通草、木通　木通在古代本草文献中常称为通草，如《神农本草经》。大约公元 8 世纪以后有文献记载称为木通，如《食性本草》。明代以后则普遍采用木通名。现在所称通草为五加科植物通脱木的干燥茎髓，两者均能利水通淋、通乳，常用于湿热淋痛、妇女产后乳少。但木通苦寒，清心火作用较强，并能通血脉，治痹痛。通草甘淡微寒，利尿作用较木通缓和。

【用量用法】　水煎服，3～5g。

【使用注意】 孕妇慎服。

参考文献

[1] 沈映君等. 中国中药杂志,1998,23(12):741. 社,2006.
[2] 颜正华等. 中药学. 第2版. 北京:人民卫生出版 [3] 苏伟琴等. 中国医药导刊,2008,10(3):420.

瞿 麦

【基源】 为石竹科植物瞿麦 *Dianthus superbus* L. 或石竹 *Dianthus chinensis* L. 的干燥地上部分。

【成分研究】 全草含皂苷、糖类、花色苷、水杨酸甲酯、丁香油酚、维生素A样物质等。

【药理研究】

1. 对泌尿系统的作用 瞿麦穗煎剂可使盐水潴留的家兔尿量增加,瞿麦煎剂使麻醉犬尿量增加。瞿麦对钾的影响大于钠,利尿作用可能与此有关。

2. 对心血管系统的作用 瞿麦穗煎剂对麻醉犬有降压作用,对离体蛙心、兔心有明显的抑制作用。

3. 抗病原微生物 瞿麦对金黄色葡萄球菌、大肠杆菌、伤寒杆菌、福氏痢疾杆菌、绿脓杆菌等有抑制作用。

4. 其他 瞿麦还有兴奋肠管作用[1]。

【性味归经】 苦,寒。归心、小肠经。

【功效主治】 利尿通淋,破血通经。用于热淋,血淋,石淋,小便不利,淋沥涩痛;闭经,月经不调。

【临床应用】

1. 单方验方

(1)糖尿病肾衰水肿 在基础治疗上加服瓜蒌瞿麦散(瓜蒌根15g、瞿麦15g、茯苓15g、怀山药20g、五爪龙30g、炮附片5g)。每日1剂,水煎,分早晚2次服,4周为一个疗程,治疗2疗程[2]。

(2)泌尿系统结石 在体外碎石治疗基础上加服中药宣肺排石汤(乌药、枳壳、瞿麦、海金沙、牛膝、车前子各15g,川芎、白芷各10g,干姜5g,桂枝6g,麻黄3g,金钱草30g)。每日1剂,水煎2次,每次取汁500ml,混匀后分早、晚2次温服,10天为一个疗程,连续3个疗程[3]。

(3)足癣 瞿麦12g、萹蓄12g、苍术9g、苦参12g、车前子9g、乌梅12g、白鲜皮12g、蛇床子12g、地肤子12g、土茯苓15g、川牛膝9g、黄芪15g、生甘草3g。水煎服,每日2次,渣再煎外洗[4]。

2. 配伍应用

(1)用于利尿通淋

瞿麦配萹蓄:清热利湿通淋。用于湿热下注膀胱所致的小便淋沥涩痛。如八正散(《太平惠民和剂局方》)。

瞿麦配海金沙:清热利湿排石。用于石淋。

瞿麦配栀子、甘草:清热利尿通淋。用于小便淋沥有血。如立效散(《太平惠民和剂局方》)。

(2)用于活血通经

瞿麦配丹参、红花:活血逐瘀通经。用于血瘀经闭、痛经。

3. 鉴别应用

瞿麦、萹蓄:两者均为清热利水通淋药,用治热淋、石淋、尿涩热痛,两者常相须为用。但萹蓄长于清利下焦湿热,故也可用于湿热泻痢、湿疹、湿疮、阴痒等;且能"杀三虫",用治蛔虫、蛲虫、钩虫病。瞿麦则能破血通经,故可用于妇女经闭或月经不调。

【用量用法】　水煎服,9～15g。

【使用注意】　孕妇忌服。

参考文献

[1] 高学敏等. 临床中药学. 石家庄:河北科学技术出版社,2006.
[2] 罗试计等. 河南中医,2006,26(4):44.
[3] 何淑娴等. 新中医,2006,38(12):58.
[4] 王东庆. 安徽中医杂志,2001,13(3):211.

萹　蓄

【基源】　为蓼科植物萹蓄 *Polygonum aviculare* L. 的干燥地上部分。

【成分研究】　全草含萹蓄苷、槲皮苷、*d*-儿茶精、没食子酸、咖啡酸、草酸、硅酸、绿原酸、*p*-香豆素、黏液质、葡萄糖、果糖及蔗糖等。

【药理研究】

1. 利尿　萹蓄煎剂给予盐水负荷大鼠后,尿量及钠、钾排出均增加。

2. 降压　萹蓄的水及醇提物静脉注射,对猫、兔和狗有降压作用。

3. 止血　萹蓄水提物和醇提物能加速血液凝固。

4. 其他　抗菌、利胆、增加子宫张力等作用[1]。

【性味归经】　苦,微寒。归膀胱经。

【功效主治】　利尿通淋,杀虫,止痒。用于热淋,石淋,小便短赤,淋沥涩痛;虫证,皮肤湿疹,阴痒带下。

【临床应用】

1. 单方验方

(1)急性尿路感染、血尿　车前草10g、木通10g、萹蓄10g、大黄5g、栀子10g、滑石7g、灯芯草5g、瞿麦10g、甘草梢10g、紫珠草10g、墨旱莲10g、石橄榄10g、石韦10g、凤尾草10g、藕节10g。每日1剂,水煎分3次口服。10～14天为一个疗程,一般治疗1～2个疗程[2]。

(2)慢性盆腔炎　瞿麦、萹蓄、连翘、蒲公英各12g,红花、木通各6g,桃仁3g,延胡索、车前子、滑石、泽兰、益母草各10g,红花6g。一个月为一个疗程,一般治疗3个疗程[3]。

2. 配伍应用

(1)用于利尿通淋

萹蓄配白茅根:清热利尿凉血。用于血淋。

(2)用于杀虫止痒

萹蓄配米醋:杀虫。同煎用于蛔虫、蛲虫。

萹蓄配地肤子、蛇床子:利湿止痒。用于湿疹、湿疮、阴痒,可煎水外洗。

【用量用法】　水煎服,9～15g。外用适量,煎洗患处。

【使用注意】　多服泄精气。

参考文献 ┈┈┈

[1] 赵爱华等. 天然产物研究与开发,2002,14(5):29. [3] 亢丽等. 陕西中医,2008,29(7):795.
[2] 段冬寿等. 中国中医急症,2003,12(6):568.

地肤子

【异名】 地葵、落帚子。

【基源】 为藜科植物地肤 *Kochia scoparia*(L.)Schrad. 的干燥成熟果实。

【成分研究】 三萜皂苷类成分有齐墩果酸 $28\text{-}O\text{-}\beta\text{-}D$-吡喃葡萄糖酯苷、齐墩果酸 $3\text{-}O\text{-}\beta\text{-}D$-吡喃葡萄糖醛酸甲酯苷、齐墩果酸和豆甾醇 $3\text{-}O\text{-}\beta\text{-}D$-吡喃葡萄苷等,还含有脂肪油、维生素 A 等物质[1]。

【药理研究】

1. 抗菌 地肤子水提物体外能抑制大肠埃希菌生长[2],水浸剂在试管内对许兰黄癣菌、奥杜盎孢癣菌等皮肤真菌有抑制作用[3]。

2. 抗超敏反应 地肤子总皂苷灌胃给药,使 4-氨基吡啶(4-AP)、组胺、compound 48/80(N-甲基-对甲氧基苯乙胺和甲醛缩合产生的聚合物)致过敏性皮肤瘙痒小鼠舔体次数减少。地肤子醇提物抑制实验性 I、IV 型超敏反应[4]。

3. 其他 利尿、抗炎、抑制单核巨噬系统功能的作用[3]。

【性味归经】 辛、苦,寒。归肾、膀胱经。

【功效主治】 利尿通淋,清热利湿,祛风止痒。用于淋证,小便涩痛,阴痒带下;风疹,湿疹,皮肤瘙痒。

【临床应用】

1. 单方验方

(1)痤疮 取黄连 15g、黄柏 15g、黄芩 20g、地肤子 15g、苦参 15g、陈皮 15g、丹参 20g、冰片 10g、甲硝唑 2g、螺内酯 1g、维生素 B_6 2g。将中药饮片破碎后放入大磨口瓶中,加入 $40\% \sim 60\%$ 乙醇浸泡 7 天后过滤,再将冰片及其他西药研粉后加入滤液,融化后即可应用。治疗方法:温水洗净面部拭干后,用棉签蘸取药液涂患处,不拘次数[5]。

(2)扁平疣 用复方地肤子搽剂 100ml,用棉棒蘸少许药液涂疣体,稍用力,每天 3 次,连用 20 天[6]。

(3)急性湿疹 黄连、黄柏各 50g,白鲜皮、地肤子、苦参各 30g。上方共碾成粗末,加水 3000ml,煮沸后再用文火煎煮 20min,待水微温时,用纱布蘸药液外敷皮损处 20min,每日 2 次,3 日为一个疗程,一般 $1 \sim 2$ 个疗程[7]。

2. 配伍应用

地肤子配蛇床子:祛风燥湿,杀虫止痒。煎水外用,用于男女阴部湿痒、湿疮湿疹、疥癣等,无论寒热皆可使用。

3. 鉴别应用

地肤子、苦参:两者均能清湿热,又能祛风止痒,且都有利尿作用,故凡风湿侵袭肌肤所致的皮肤瘙痒、妇女阴痒带下及湿热蕴结小便淋沥涩痛不利等均可配伍使用。但苦参苦寒,清热燥湿力强,故可外治热毒疮肿,内治泻痢黄疸等。地肤子祛风利湿止痒较好,故偏治因风湿热邪所致的皮肤瘙痒及妇女阴痒、小便淋痛等。

【用量用法】　水煎服,9～15g。外用适量,煎汤熏洗。

参考文献

[1] 汪豪等．中国天然药物,2003,3(1):134.

[2] 孔凡元．潍坊学院学报,2008,8(2):75.

[3] 高学敏等．临床中药学．石家庄:河北科学技术出版社,2006.

[4] 刘建萍等．江苏农业科学,2007,5:177.

[5] 李玉仙等．中医外治杂志,2003,12(4):51.

[6] 田健等．中国现代药物应用,2008,11(2):9.

[7] 金春林等．中医外治杂志,2009,18(4):21.

海金沙

【基源】　为海金沙科植物海金沙 *Lygodium japonicum* (Thunb.)Sw. 的干燥成熟孢子。

【成分研究】　含田蓟苷、山柰酚、对香豆素、胡萝卜苷、正三十一烷醇、1-正十六烷酸甘油酯、β-谷甾醇等[1]。

【药理研究】

1. **抑菌**　海金沙多糖对枯草芽孢杆菌、甘薯薯瘟病原菌、大肠杆菌、普通变形杆菌及啤酒酵母、中华根霉、稻瘟病病原菌、甘蔗黑穗病病原菌等有不同程度的抑制作用[2]。

2. **其他**　有明显的利胆作用。本品可引起输尿管上段压力增高,输尿管蠕动频率增加[3]。

【性味归经】　甘、咸,寒。归膀胱、小肠经。

【功效主治】　利尿通淋,止痛。用于各种淋证,尿道涩痛,小便不利,水肿。

【临床应用】

1. **单方验方**

(1)泌尿系统结石　金钱草30g、杜仲10g、海金沙20g、补骨脂10g、白茅根30g、川牛膝15g、白芍30g、郁金10g、鸡内金10g、续断10g、甘草10g、柴胡8g、石韦10g、通草8g、冬葵子10g、莪术10g。每日1剂,水煎取汁400ml,分2次温服。2周为一个疗程,服2个疗程[4]。

(2)带状疱疹　海金沙用麻油调成糊状,敷于患处约0.3cm厚并包扎,每日1次,同时口服病毒灵片0.4g,每日3次[5]。

(3)胃脘痛　取海金沙若干装入空心胶囊,每次吞服3～5g(6～10粒),每日2～3次,或不装入胶囊用开水直接吞服,用量相同[6]。

(4)婴幼儿腹泻　鲜海金沙全草50g,洗净切碎,加米泔水浸渍捣烂,加温过滤取汁,加适量蜂蜜即可服用。1周岁以上幼儿每次50ml,每天2次,温服,1周岁以下酌减。一般服药一天,最多不超过2天。脱水严重者配合补液治疗[7]。

2. **配伍应用**

海金沙配甘草梢:清热泻火,通淋止痛。用于湿热蕴结下焦所致的各种淋证。

海金沙配金钱草:清热利尿,通淋排石。用于尿路结石(肾结石、输尿管结石、膀胱结石);胆管结石(《施今墨对药》)。

海金沙配海浮石:化坚散瘀,利尿止痛。用于湿热为患,小便淋沥不畅,尿管灼热疼痛;砂淋,石淋诸症;膏淋,热淋诸症(《施今墨对药》)。

海金沙配石韦:清热利尿通淋,凉血止血。用于石淋、血淋、热淋。

3. **鉴别应用**

(1)海金沙、金钱草　两者均能利湿通淋,为治结石病之要药,无论是尿路结石或肝胆结石均适用。此外,金钱草兼能解毒消肿,治热毒疮肿;海金沙兼能利水消肿,治水肿。

(2)海金沙、海金沙藤　海金沙为植物海金沙的成熟孢子,海金沙藤为海金沙的全草,也可入药。两者性味功效相似,但海金沙藤更长于清热解毒,多用治热淋、石淋等证,也可用于痈肿疮疡、痄腮和黄疸。水煎服,15～30g。外用适量,煎汤外洗或捣敷。

【用量用法】　水煎服,6～15g,宜布包入煎。

【制剂与成药】　三金片:由金樱根、金刚刺、海金沙组成。用于肾盂肾炎、急性膀胱及下尿路感染等。口服,每次5片或胶囊3～4粒,每日3～4次。症状消失,尿常规正常,尿培养阴性后,急性患者继续服药10天,慢性患者继续服药1个月,以巩固疗效。

【使用注意】　肾阴亏虚者慎服。

参考文献

[1] 张雷红等. 中国中药杂志,2005,30(19):1522.
[2] 苏育才. 福建师范大学学报,2005,21(4):76.
[3] 颜正华等. 中药学. 第2版. 北京:人民卫生出版社,2006.
[4] 龚明伟. 中国中医急症,2008,17(4):546.
[5] 楼英. 浙江临床医学,2002,4(4):265.
[6] 兰小华等. 浙江中医杂志,2001,8:343.
[7] 陈建龙等. 新中医,2002,34(9):77.

石　韦

【异名】　石兰,石剑。

【基源】　为水龙骨科植物庐山石韦 *Pyrrosia sheareri*(Bak.)Ching、石韦 *Pyrrosia lingua*(Thunb.)Farwell 或有柄石韦 *Pyrrosia petiolosa*(Christ)Ching 的干燥叶。

【成分研究】　石韦含皂苷、蒽醌类、黄酮类、鞣质和 β-谷甾醇;庐山石韦含异芒果苷延胡索酸、咖啡酸等;有柄石韦含黄酮类、皂苷、酚性物质、树脂等。

【药理研究】

1. 对呼吸系统的作用　石韦提取物有明显镇咳作用,异芒果苷有祛痰作用。

2. 抗病原微生物　庐山石韦对痢疾杆菌、伤寒杆菌、副伤寒杆菌有抑制作用。石韦对金黄色葡萄球菌、溶血性链球菌、炭疽杆菌等有不同程度的抑制作用,并具有抗甲型流感病毒、抗钩端螺旋体等作用。

3. 其他　利尿、升白、抗癌等作用[1,2]。

【性味归经】　甘、苦,微寒。归肺、膀胱经。

【功效主治】　利尿通淋,清肺止咳,凉血止血。用于热淋、血淋、石淋,小便淋沥涩痛;肺热咳喘;血热妄行之吐血、衄血、尿血、崩漏。

【临床应用】

1. 单方验方

(1)慢性气管炎　鲜石韦全草50g,水煎服(《老年慢性气管炎防治研究资料》)。

(2)慢性肾盂肾炎　冬葵子9～15g,瞿麦、石韦、滑石、车前子各9～12g,白花蛇舌草25～30g,萆薢、猪苓各12～15g,刘寄奴、牛膝各12～18g,生甘草6g。每日1剂,短者7～10天,长者1～2个月[3]。

(3)扁平疣　取新鲜石韦500g,切碎,放入75%乙醇1000ml内浸泡1周,用棉棒蘸药水后反复在疣体上进行螺旋式涂擦15～20s,每日3次,连续治疗10天为一个疗程[4]。

(4)白细胞减少症　石韦30g,大枣10枚,随症加减。水煎服,每日1剂,6～12剂为一个疗程[5]。

2. 配伍应用

（1）用于利水通淋

石韦配生蒲黄：利水通淋，散瘀止血。用于小便涩痛、血淋。如石韦散（《千金方》）。

（2）用于清热止咳

石韦配鱼腥草、黄芩：清肺止咳。用于肺热咳喘气急。

（3）用于凉血止血

石韦配侧柏叶、栀子：凉血止血。用于血热妄行之吐血、衄血、尿血、崩漏。

3. 鉴别应用

石韦、金钱草　两者均能利水通淋，治疗湿热淋痛常配伍同用。金钱草兼能解毒消肿，治热毒疮肿；石韦兼能清肺止咳、凉血止血，治肺热咳喘及血热出血等。

【用量用法】　6～12g，水煎服。大剂量可用到 30～60g。

【制剂与成药】　石韦片：有柄石韦水煎滤液浓缩，加淀粉干燥后压片，每片相当于原药 0.5g。用于急慢性肾炎、肾盂肾炎、急慢性痢疾、肠炎。口服，每次 2～3 片，3 次/天。用于痢疾、肠炎，剂量加倍。

【使用注意】　阴虚无湿热者慎用。

参考文献

[1] 高学敏等．临床中药学．石家庄：河北科学技术出版社，2006.
[2] 颜正华等．中药学．第 2 版．北京：人民卫生出版社，2006.
[3] 庄道征等．四川中医，1999,17(5):33.
[4] 沈庆毅．现代中西医结合杂志，2003,12(10):8701.
[5] 李文海等．湖南中医杂志，1992,8(1):7.

冬葵子

【基源】　为锦葵科植物冬葵 *Malva verticillata* L. 的干燥成熟种子。

【成分研究】　含脂肪油、蛋白质、中性多糖、酸性多糖、肽聚糖及铁、锰、硼、锌等。

【药理研究】

1. 调节免疫　中性多糖 MVS-Ⅰ能增强网状内皮系统的吞噬功能。

2. 其他　冬葵子还有抗补体、降血糖和抑菌等作用[1,2]。

【性味归经】　甘、涩，凉。归大肠、小肠、膀胱经。

【功效主治】　利尿通淋，滑肠通便，下乳。用于淋证，水肿，小便不利；乳汁不通、乳房胀痛；肠燥便秘。

【临床应用】

1. 单方验方

（1）前列腺增生性急性尿潴留　荆芥 20g，大黄 15g，瞿麦、石韦、冬葵子、茯苓各 12g，青皮、陈皮各 6g，泽泻、丹参、车前子各 15g。每日 1 剂，水煎 2 次分服，服 3～7 天[3]。

（2）尿路感染　萹蓄 30g，石韦、怀牛膝、蒲公英、党参各 15g，瞿麦、冬葵子、生地黄各 12g，六一散（由滑石、甘草组成）（布包）10g。7 天为一个疗程，治疗 2 个疗程[4]。

（3）体外碎石后输尿管结石　橘茴排石冲剂（橘核 20g、小茴香 10g、瞿麦 20g、车前子 15g、冬葵子 15g、石韦 15g、滑石 10g、泽泻 20g、三棱 10g、王不留行 15g、枳壳 15g、川牛膝 15g）1～2

包,服药后多饮水,20min后运动30min,每日2次,7天为一个疗程。一周后复查,若结石减小或位置下移,则重复治疗[5]。

(4)乳汁不足　黄芪50g、王不留行50g、瓜蒌30g、当归30g、麦冬20g、川断20g、茯苓20g、路路通15g、冬葵子15g、合欢皮15g、陈皮20g、甘草10g。每日1剂,慢火煎煮两遍,浓缩400ml,早晚分服,3天为一个疗程[6]。

2.配伍应用

(1)用于利水通淋

冬葵子配冬瓜子:利湿排脓,消肿止痛。用于水肿,小便不利,大便不通等症;肺痈,肠痈(《施今墨对药》)。

冬葵子配猪苓、泽泻:利水消肿。用于水肿胀满,小便不利。

冬葵子配海金沙、鸡内金:通尿通淋。用于石淋。

(2)用于下乳

冬葵子配穿山甲、王不留行:通经下乳。用于产后乳汁不通,乳房胀痛。

(3)用于润肠通便

冬葵子配郁李仁、杏仁:润肠通便。用于肠燥便秘。

3.鉴别应用

冬葵子、滑石:两者均能滑利通窍、利尿通淋,皆可用于小便不利、淋沥涩痛等。冬葵子利小便尚能通大便,并能通经下乳、下胎,常用于治疗水肿、便秘、乳汁不通及死胎不下、难产。滑石能开毛腠之窍,长于清热解暑,外用能清热收湿,常用于湿温、暑病发热及痱疮、湿疹。

【用量用法】　水煎服,6～15g;或入散剂。

【使用注意】　脾虚便溏者与孕妇慎用。

参考文献

[1] 蔡光先等.湖南药物志.湖南:湖南科学技术出版
　　社,2004.
[2] 高学敏等.临床中药学.石家庄:河北科学技术出
　　版社,2006.
[3] 陈忠伟.河北中医,2007,29(5):443.
[4] 徐大龙等.陕西中医,2007,28(7):827.
[5] 张丽.实用中医药杂志,2007,23(10):651.
[6] 张秋晔等.黑龙江医药科学,2006,29(5):78.

灯心草

【基源】　为灯心草科植物灯心草 *Juncus effusus* L. 的干燥茎髓。

【成分研究】　各地灯心草的成分差别较大,一般含纤维、脂肪油、蛋白质等。此外,还含有多聚糖。

【药理研究】

1.镇静催眠　灯心草乙酸乙酯提取物灌胃给药对小鼠有镇静催眠作用[1]。

2.抗菌　灯心草中菲类化合物和萜类化合物对枯草芽孢杆菌、草分枝杆菌、环状芽孢杆菌、金黄色葡萄球菌有抑制作用[3]。

3.其他　抗氧化、抗肿瘤及抗藻类作用[1~3]。

【性味归经】　甘、淡,微寒。归心、肺、小肠经。

【功效主治】　利尿通淋,清心降火。用于淋证,小便淋沥涩痛;心烦失眠,口舌生疮。

【临床应用】

1. 单方验方

(1)呃逆 用一张白纸将一撮灯心草(1～2g)卷成"烟卷"样柱状物,点燃一端后凑近患者鼻孔(切勿太近以免灼伤皮肤),嘱患者尽量吸入灯心草燃烧产生的烟雾,然后屏气片刻,呼气后再次吸入。屏气及呼气时可移开"烟卷",吸气时再凑近。重复进行至"烟卷"燃尽[4]。

(2)带状疱疹 将灯心草一端浸入香油、花生油或豆油中,若蘸油太多可用棉纸吸去浮油,以免油滴下烫伤皮肤,然后掐住灯心草上端,将蘸油的一端点燃,迅速灼"蛇头、蛇尾",一触及皮肤便立即离开,以发生"啪"的一声响为度,火随之即灭,灸处可有小块灼伤,可自愈,每日治疗一次,10次为一个疗程[5]。

2. 配伍应用

灯心草配六一散:清热泻火,祛暑除烦,利湿通淋。用于夏季感受暑湿,身热面赤,口干渴,心烦不安,小便短少等证;湿热蕴结下焦之小便淋沥涩痛,及石淋、血淋(《施今墨对药》)。

灯心草配朱砂:清心安神。用于心烦失眠。先将朱砂水飞研磨极细,后将适量朱砂拌入灯心草中,称朱衣灯心草,再入煎剂。

灯心草配蝉蜕、淡竹叶:清心除烦。用于小儿夜啼,惊痫。

3. 鉴别应用

灯心草、通草 均甘淡微寒,能利水通淋,常用于湿热淋痛,但两药作用缓和,不作主药应用,可配伍木通、车前子等药同用。此外,通草能通乳,如配穿山甲、猪蹄,或配黄芪,治疗妇女产后缺乳;灯心草能清心火,常配朱砂,清心安神,治疗心烦失眠。

【用量用法】 水煎服,1～3g。外用治喉痹,将本品煅存性研末,吹喉即可,每日2次。

参考文献

[1] 李红霞等. 中药材,2006,29(11):1186.
[2] 王衍龙等. 北京中医药大学学报,2006,29(3):181.
[3] 李红霞等. 华中师范大学学报,2006,40(2):205.
[4] 张舒雁. 浙江中医杂志,2001,10:453.
[5] 郑朴敏等. 河北中西医结合杂志,1999,8(4):608.

萆薢

【异名】 川萆薢,粉萆薢。

【基源】 为薯蓣科植物绵萆薢 *Dioscorea septemloba* Thunb.、福州薯蓣 *D. futschauensis* Uline ex R. Kunth 或粉背薯蓣 *D. hypoglauca* Palibin 的干燥根茎。前二者称绵萆薢,后者称粉萆薢。

【成分研究】 萆薢中含薯蓣皂苷、纤细皂苷、原薯蓣皂苷、原新薯蓣皂苷、原纤细皂苷、延令草次苷、棉萆薢孕甾醇苷、棉萆薢苷、棉萆薢素、芝麻素酮、胡椒醇、棕榈酸、棕榈酸酯、胡萝卜苷以及鞣质、多糖、黏液质等。

【药理研究】

1. 降尿酸 萆薢水提物灌胃对小鼠和大鼠的高尿酸有显著清除作用,表现为降低血清中尿酸含量,而醇提物虽然也具有一定的尿酸清除作用,但效果不明显[1]。

2. 抗心肌缺血 萆薢液给小鼠腹腔注射,可增加心肌对铷[86]的摄取,具有抗心肌缺血作用[2]。

3. 抗肿瘤 萆薢的乙醇提取物、石油醚和乙酸乙酯萃取部分对小鼠白血病细胞 L-1210

具有较强的细胞毒活性。薯蓣皂苷次级皂苷B能抑制多种人肿瘤细胞的增殖,在体外可诱导人慢性髓系白血病细胞株细胞凋亡,发挥抗K562细胞增殖的作用[1]。

4. 抗动脉粥样硬化 萆薢水提醇沉后的粗提物能显著减少实验性鹌鹑主动脉粥样硬化斑块的发生率[2]。

5. 其他 抗骨质疏松、抗菌、促进单核巨噬系统功能作用等[3]。

【性味归经】 苦,平。归肾、胃经。

【功效主治】 利湿去浊,祛风除痹。用于膏淋,白浊,白带过多;风湿痹痛,关节不利,腰膝疼痛。

【临床应用】

1. 单方验方

(1)慢性前列腺炎 萆薢分清丸(由萆薢、乌药、石菖蒲、益智仁、茯苓、甘草等组成),每次6g(1瓶),每日3次,温开水送服。一个月为一个疗程。在治疗期间停用所有与治疗前列腺相关的药物[4]。

(2)下肢丹毒 萆薢20g、薏苡仁15g、黄柏10g、赤茯苓12g、牡丹皮12g、泽泻10g、滑石10g、牛膝10g。水煎服,每日一剂。全身症状严重、高热、烦躁者可加青霉素肌注或静脉滴注。选取红、肿、热、硬较重及最早出现病变的部位,用2%碘酒消毒,75%乙醇脱碘,用三棱针快速点刺,连续2～3针,刺后放出少量暗红色血液并于针孔处拔罐,留罐5min,拔出少量黑血或组织液,每日一次,每次选1～2处,5日为一个疗程[5]。

(3)结节性红斑 黄柏12g、萆薢15g、茯苓30g、薏苡仁30g、牡丹皮20g、泽泻10g、滑石30g、延胡索15g、银花藤30g、茜草15g、川牛膝10g,加水浸泡药物30～60min,煎2次,药液混合分2次服,饭前服,若胃肠功能较差者可饭后服。10天为一个疗程[6]。

(4)急性湿疹 萆薢10g、薏苡仁30g、黄柏10g、茯苓10g、牡丹皮10g、泽泻10g、通草3g、苦参6g、车前子(包)10g、徐长卿10g、白鲜皮10g、生甘草6g。每日1剂,水煎2次,共取汁约500ml,分早、晚2次温服。至皮损完全消失停服,皮损未消者最长不超过3周。局部处理:糜烂渗出时以黄柏30g、苦参20g、苍术20g、白鲜皮30g、野菊花30g、蒲公英30g,加水煎至约1000ml去渣,浸洗湿敷患处,每日2次,每次20min,皮损渗出停止[7]。

2. 配伍应用

(1)用于利湿祛浊

萆薢配益智仁:温暖下元,利湿化浊。用于虚寒白浊。症见小便频数,白如米泔,凝如膏糊,舌淡苔白,脉沉。如萆薢分清饮(《杨氏家藏方》)。

萆薢配芡实:健脾固肾,分清泌浊。用于肾病所致的蛋白尿。

萆薢配石菖蒲:利尿化浊。用于湿浊不化之尿浊、尿频。

(2)用于祛风除湿

萆薢配附子:祛风散寒,除湿通络。用于寒湿痹痛,腰膝酸痛,筋脉屈伸不利等症。如萆薢散(《元和纪用经》)。

萆薢配怀牛膝:补肝肾,强筋骨,止痹痛。用于着痹之肢体重痛、腰膝酸软。

萆薢配黄柏、防己:清热利湿,止痹痛。用于热痹关节红热肿痛。

3. 鉴别应用

萆薢、菝葜 菝葜别名金刚根,为百合科植物菝葜(*Smilax china L.*)的根茎,由于植物形态与萆薢有某些相似之处,部分地区常将两者混淆。菝葜味甘、微苦,性平。归肝、肾经。功能胜湿除痹,解毒消肿。主要用于痹痛湿甚,筋脉拘挛,肢体麻木,泄泻痢疾,痈肿,疮疖,湿疹,牛皮癣等。还用于多种癌肿。水煎服,10～15g,大剂量可用到 30～90g。亦可浸酒服。外用:煎水熏洗。

【用量用法】　水煎服,9～15g。

【使用注意】　肾阴亏虚,遗精滑泄者慎用。

参考文献

[1] 费洪荣等 . 医药导报,2007,26(11):1270.

[2] 王勇等 . 沈阳药科大学学报,2007,24(6):374.

[3] 伍月红等 . 广东药学,2005,15(3):69.

[4] 周智恒等 . 中成药,2007,29(7):25.

[5] 孙欣 . 白求恩军医学院学报,2007,5(4):237.

[6] 常贵祥 . 光明中医,2007,22(3).3-4.

[7] 吴宏斌 . 中国中医药现代远程教育,2007,5(9):21.

第三节　利湿退黄药

茵　陈

【基源】　为菊科植物滨蒿 *Artemisia scoparia* Waldst. et Kit. 或茵陈蒿 *Artemisia capillaris* Thunb. 的干燥地上部分。

【成分研究】

1. 香豆素类　6,7-二甲氧基香豆素等。

2. 有机酸类　绿原酸、咖啡酸等。

3. 挥发油类　主要成分为 β-蒎烯、茵陈二炔酮、茵陈二烯酮、茵陈烯炔、茵陈炔内酯等。

【药理研究】

1. 利胆　茵陈挥发油及醇提物给大鼠十二指肠给药,均显示明显的利胆作用。大鼠急性利胆实验中,对羟基乙酮具有明显的利胆作用,在增加胆汁分泌的同时,也增加胆汁中固体物、胆汁酸和胆红素的排出量,对于四氯化碳引起的肝损伤大鼠也可增加胆汁分泌。

2. 保肝　茵陈中的一些色原酮、黄酮和香豆素成分有抗四氯化碳和半乳糖胺诱发的大鼠肝细胞毒性作用。从茵陈蒿中提取分离的水溶性成分茵陈多肽具有显著抗药物肝损伤作用,且作用强于茵陈蒿汤。

3. 抗炎、镇痛、解热　6,7-二甲氧基香豆素在醋酸扭体法、热板法和 Haffner 法中均显示镇痛作用,对角叉菜胶引起的大鼠足肿胀均有抑制作用。对鲜啤酒酵母菌和 2,4-二硝基苯酚致热大鼠,均有解热作用。

4. 抗血小板聚集　6,7-二甲氧基香豆素对于二磷酸腺苷(ADP)、血小板活化因子(PAF)、花生四烯酸和骨胶原诱导的家兔血小板聚集显示了很强的抑制作用。

5. 其他　抗肿瘤、扩张脑血管、抗心绞痛、舒张气管平滑肌、细胞保护、降压、抗菌、利尿、驱蛔虫等作用[1]。

【性味归经】　苦、辛,微寒。归脾、胃、肝、胆经。

【功效主治】　清利湿热,利胆退黄。用于湿热黄疸,湿疮瘙痒。

【临床应用】

1. 单方验方

(1)病毒性肝炎重度黄疸　在基础治疗上用加味茵陈蒿汤:茵陈 30～50g,栀子、泽泻、茯苓、赤芍各 15g,苍术、半夏、牡丹皮、大黄、郁金各 10g。每日 1 剂,水煎早晚 2 次分服。疗程为一个月[2]。

(2)胆石症 茵陈 20g、栀子 15g、大黄 10g、金钱草 30g、海金沙 15g、陈皮 30g、川楝子 10g、白芍 15g、枳壳 10g、甘草 6g。煎煮 2 次,取汁 300ml,加入猪胆汁 5ml 混合均匀,分 2 次饭前服,每日一剂,一个月为一疗程[3]。

(3)肝癌介入治疗后急性综合征 肝癌在介入治疗当天给予口服加味茵陈蒿汤(茵陈 30g,栀子、大黄各 10g,黄芩、柴胡各 12g,虎杖 30g,枳实 15g,厚朴 12g,蒲公英 30g,丹参 20g,郁金 12g,白芍 15g,党参 30g)。每日 1 剂,水煎服,连用 4 天[4]。

(4)急性胆管炎内毒素血症 急性胆管炎行内镜乳头括约肌切开术(EST)后第一天始服茵陈蒿承气汤[茵陈 30g、栀子 15g、厚朴 15g、枳实 15g、大黄(后下)15g、芒硝(冲服)10g]。每日 1 剂(200ml),水煎服,早晚分服[5]。

(5)痤疮 茵陈、连翘、大黄、白芷、防风、天花粉、鸡内金、陈皮各 15g,金银花、浙贝母、皂角刺各 30g,鱼腥草、败酱草、苍术各 20g,栀子、乳香、没药、甘草各 10g。每日 1 剂,水煎,分 2 次口服。4 周为一个疗程,连服 2 个疗程[6]。

2. 配伍应用

茵陈配栀子、大黄:清热利湿退黄。用于阳黄证,症见一身面目俱黄,黄色鲜明,腹微满,口中渴,小便短赤,舌苔黄腻,脉沉数。如茵陈蒿汤(《伤寒论》)。

茵陈配附子:温阳祛寒,利湿退黄。用于阴黄证,症见黄色晦暗,手足不温,身体沉重,神倦食少,脉沉紧或沉细无力。如茵陈四逆汤(《卫生宝鉴》)。

茵陈配金钱草:清热利湿,清利肝胆。用于肝胆湿热证。

茵陈配虎杖:清热利湿退黄。用于湿热黄疸,淋浊带下。

茵陈配垂盆草:解毒利湿退黄。用于湿热黄疸,急慢性肝炎丙氨酸氨基转移酶高。

3. 鉴别应用

(1)茵陈、金钱草:两者均能清热利湿退黄,为治疗湿热黄疸之要药。但茵陈功专利湿退黄,无论湿热阳黄,或寒湿阴黄,通过不同配伍均可应用,且兼有清热利湿止痒功效,可治湿疹、湿疮。金钱草则长于利尿通淋、排石,为治肝胆结石、尿路结石的要药,兼能解毒消肿,可治热毒疮肿、毒蛇咬伤等。

(2)茵陈、阴行草 阴行草为玄参科植物阴行草(*Siphonostegia chinensis* Benth.)的全草,该药用植物云南地区称金钟茵陈(《滇南本草》),广西部分地区称土茵陈草,有些地区沿用《植物名实图考》称黄花茵陈。本品与茵陈都有清热利湿功能,可用于湿热黄疸。但本品尚可用治热淋、血淋、小便短赤,且有祛瘀通经功能,也可用治妇女血瘀经闭、痛经、产后瘀血腹痛,跌打瘀肿,外治创伤出血、水火烫伤。煎汤内服,10～15g,鲜品加倍;外用,研末撒或油调敷。

【用量用法】 水煎服,6～15g。外用适量,煎汤熏洗。

【制剂与成药】 茵栀黄注射液:由茵陈、栀子、金银花、黄芩苷组成。降低谷丙转氨酶,用于各型肝炎的综合治疗。肌注,每次 2～4ml,1 次/天;静滴,每次 10～20ml,用 10％葡萄糖注射液 250ml 或 500ml 稀释后滴注。

【不良反应】 茵陈毒性较小,临床报道服用茵陈蒿制剂后出现的不良反应大多属于其副作用,如头昏、恶心、上腹饱胀与灼热感,多在服药第 1 日内出现,以后反应逐渐减轻或消失。

【使用注意】 蓄血发黄及血虚萎黄者慎用。

参考文献 ························

[1] 谢韬等.海峡药学,2004,16(1):8.

[2] 王志炜等.浙江中医杂志,2008,43(8):453.

[3] 许靖.右江民族医学院学报,2005,(4):575.

[4] 邬晓东等.浙江中西医结合杂志,2001,11(9):559.

[5] 尚东等. 中国中西医结合外科杂志,1998,4(1):5. [6] 李怀军等. 吉林中医药,2008,28(3):194.

金钱草

【异名】 四川大金钱草,对坐草,过路黄。

【基源】 为报春花科植物过路黄 *Lysimachia christinae* Hance 的干燥全草。

【成分研究】 金钱草主要含酚性成分和甾醇黄酮类、鞣质、挥发油、氨基酸、胆碱、固醇、内酯类、氯化钾等。

【药理研究】

1. 利胆 金钱草水煎液能明显促进胆汁分泌,使胆管泥沙状结石易于排出,胆管阻塞和疼痛减轻,黄疸消退。

2. 对泌尿系统的作用 金钱草煎剂与双氢克尿噻相似,具有增强输尿管蠕动和增加尿流量的效应。

3. 其他 抗炎、抗菌、免疫抑制、镇痛、松弛血管平滑肌、抑制血小板聚集、增加冠状动脉流量等作用[1]。

【性味归经】 甘、咸,微寒。归肝、胆、肾、膀胱经。

【功效主治】 利湿退黄,利尿通淋,解毒消肿。用于湿热黄疸,热淋、石淋,尿涩作痛;痈肿疔疮,毒蛇咬伤。肝胆结石,尿路结石均可应用。

【临床应用】

1. 单方验方

(1)肾积水 金钱草 80g、海金沙 15g、木通 12g、丹参 15g、牛膝 15g、滑石 15g、灯芯草 10g、白术 15g、甘草 5g。水煎服,每日 1 剂,早中晚分服,5 天为一个疗程,服用 2 个疗程[2]。

(2)腹腔镜胆囊摘除术后综合征 柴胡、枳壳、川芎、茵陈、陈皮各 10g,赤芍、白芍、香附、延胡索、郁金各 12g,金钱草 30g,石见穿、垂盆草、田基黄各 15g,甘草 5g。每日 1 剂,水煎,分 2 次口服,服药时间一周至一个月[3]。

(3)婴儿人巨细胞病毒性肝炎 常规给予保肝、退黄并补充维生素治疗,金钱草 40g,水煎成 100ml,每日分 2~4 次口服,连用 5 天停 2 天,共服 4 周[4]。

(4)慢性胰腺炎 吴茱萸 3g、黄连 3g、金钱草 30g、车前草 30g、茵陈 30g、延胡索 15g、乌药 15g、青皮 15g、制香附 15g、白芍 15g。水煎服,每日 1 剂,分 2 次,饭后 0.5h 服用[5]。

(5)泌尿系统结石 体外碎石后即予以金钱草 15g、海金沙 20g、鸡内金 20g、车前子(包煎) 15g、萹蓄 15g、瞿麦 15g、木通 10g,每日 1 剂,分 3 次口服,多饮水,多运动[6]。

2. 配伍应用

金钱草配大黄、郁金:清热利胆。用于肝胆结石。

金钱草配萹蓄:利尿通淋。用于热淋。

金钱草配蒲公英:解毒消肿。鲜品捣汁内服或捣烂外敷,用于恶疮肿毒。

3. 鉴别应用

(1)金钱草、虎杖 两者同属利湿退黄药,常相须为用,且能清热解毒、消肿止痛,用治疮疡肿毒之证。但金钱草甘咸微寒,善清肝胆之火,又能除下焦湿热,有较好的利尿通淋、清热排石之功,为通淋排石要药,适用于石淋、热淋、尿涩作痛等,肝胆结石应用效果也佳。而虎杖苦寒,长于活血通经、清肺化痰、泻下通便,用治血滞经闭、风湿痹痛、跌打肿痛、肺热咳嗽、热结便秘等。

(2)金钱草、垂盆草　同属利湿退黄药,常用于湿热黄疸,且都有清热解毒之功,用于痈肿疮毒。但垂盆草清热解毒力较强,更长于治疗痈肿疮疡、水火烫伤、毒蛇咬伤。金钱草善清肝胆之火,又能除下焦湿热,为治淋排石要药,无论肝胆结石还是泌尿结石,均为首选药物之一。

(3)金钱草品种较多,各地所用不尽相同,但以报春花科过路黄为正品。全国各地称金钱草并作金钱草用的植物还有:四川部分地区将旋花科植物马蹄金的全草,别称小叶金钱草,江浙地区将唇形科活血丹属植物长管活血丹的全草、广东地区将豆科植物山蚂蝗属植物广金钱草地上全草、江西等地将伞形科天胡荽属植物天胡荽的全草和同科同属植物破铜钱全草当作金钱草使用。据记载上述各地所用金钱草都具有清热利湿,通淋排石的作用。但一般认为以四川大金钱草,即报春花科过路黄功效最优。

【用量用法】　水煎服,15～60g;鲜品加倍。

【制剂与成药】

1. 利肝丸:金钱草和猪胆汁按2∶1配比,每粒含生药0.2g。用于急性传染性肝炎,慢性肝炎及肝脏分泌功能障碍。口服,每次6～8粒,3次/天。

2. 利胆排石颗粒:由金钱草、茵陈蒿、黄芩、木香、郁金、枳壳组成。用于胆总管结石、胆道感染、胆囊炎、胆道蛔虫症。口服,每次1袋,3次/天。

【不良反应】　服用金钱草有发生接触性皮炎或过敏的报道[7,8]。

参考文献 ⋯⋯⋯⋯⋯⋯⋯⋯⋯⋯⋯⋯⋯⋯⋯⋯⋯⋯⋯⋯⋯⋯⋯⋯⋯⋯⋯⋯⋯

[1] 颜正华等. 中药学. 第2版. 北京:人民卫生出版社,2006.

[2] 马五华等. 云南中医中药杂志,2007,28(7):23.

[3] 陈富强等. 新中医,2008,40(2):80.

[4] 刘学工等. 中国中西医结合杂志,2006,26(7):639.

[5] 金涛等. 中医杂志,2008,49(2):143.

[6] 叶艳军等. 河北医学,2008,14(2):239.

[7] 钟灵萍. 乐山医药,1989,3:36.

[8] 徐振华. 实用中医药杂志,1994,10(2):35.

虎　杖

【异名】　蛇总管,酸汤秆,阴阳莲,大叶蛇总管。

【基源】　为蓼科植物虎杖 *Polygonum cuspidatum* Sieb. et Zucc. 的干燥根茎及根。

【成分研究】　主要含蒽醌类化合物,如大黄素、大黄素-8-葡萄糖苷、大黄酚、大黄酸、大黄素醚-8-葡萄糖苷等。还含有鞣质,白藜芦醇苷、异槲皮苷等。近年新分离得到虎杖素A[1]。

【药理研究】

1. 保肝利胆　虎杖能增加胆汁分泌和松弛奥狄括约肌,清除过氧化脂质,保护肝细胞。虎杖煎剂可改善损伤肝组织的微循环,抑制白细胞、血小板与肝脏内皮细胞的黏附,达到促进肝细胞再生、修复损伤的作用。

2. 抗病原微生物　大黄素、大黄素-8-葡萄糖苷对金黄色葡萄球菌、肺炎球菌有抑制作用。大黄酚能有效地抑制脊髓灰质炎病毒2型和脊髓灰质炎病毒3型,大黄素有抗HIV活性,虎杖煎液对单纯疱疹病毒有抑制作用。

3. 抗氧化　白藜芦苷对自由基系统引发的脂质过氧化反应有很强的抑制作用。

4. 抗休克　白藜芦醇苷能抑制烧伤休克大鼠的血浆肿瘤坏死因子升高,减轻白细胞附壁黏附和肺损伤,改善休克。

5. 其他 止血、抗炎、镇静、抗癌、降糖降脂、调节内分泌、保护大脑皮层神经元、镇咳、强心和扩血管、抑制血小板聚集和抗血栓等作用[2]。

【性味归经】 微苦,微寒。归肝、胆、肺经。

【功效主治】 利湿退黄,清热解毒,散瘀定痛,止咳化痰。用于湿热黄疸,淋浊带下;水火烫伤,痈肿疮毒,毒蛇咬伤;经闭,癥瘕,跌仆损伤;肺热咳嗽。

【临床应用】

1. 单方验方

(1)急性黄疸性乙型肝炎 在基础治疗上加服中药蓝芪虎杖丸[板蓝根20g,黄芪、虎杖、柴胡、丹参各15g,黄芩、猪苓各12g,败酱草、白花蛇舌草各30g,党参10g,甘草、大枣(去核)各6g、生姜9g],每次10g,每日2次,15天为一个疗程[3]。

(2)烧伤 虎杖3000g,黄连、黄柏、黄芩、大黄、地榆各1000g,紫草500g,冰片50g,亚硝酸钠100g。创面消毒干净,将药液喷于创面,并用烤灯照射,每天多次,待结痂后每天喷药3次。注意保持创面干燥,以无渗液为佳。如结痂下有渗液和积脓,应及时清洗消毒[4]。

(3)慢性前列腺炎 大血藤30g、败酱草30g、虎杖30g、生大黄(后下)8g、知母10g、黄柏10g、肉桂2g、牡丹皮10g、桃仁10g、琥珀(另冲)2.5g、生黄芪40g、甘草梢6g。每日1剂,水煎2次,两煎合并,早晚分服,15天为一个疗程[5]。

(4)男性不育 枸杞子15g、淫羊藿15g、何首乌15g、黄芪15g、虎杖15g、蒲公英20g、生地黄15g、丹参15g、赤芍15g、徐长卿12g、当归15g、生甘草3g。每日1剂,水煎服,3个月为一个疗程[6]。

(5)急性上消化道出血 以单味虎杖制成虎杖口服液,治疗160例急性上消化道出血,每次10ml(每10ml含生药5g),每日4次,7天为一个疗程。治疗期间不用其他止血药、制酸药及胃黏膜保护剂[7]。

(6)化疗引起的静脉炎 用碘伏棉棒消毒局部皮肤,直接将虎杖膏(虎杖120g、冰片1.5g、香油40g、固体石蜡20g。将石蜡与香油加热,放冷后加入虎杖粉、冰片混匀即可)调匀后外敷患处,厚0.5cm用双层纱布覆盖,24h更换一次[8]。

2. 配伍应用

(1)用于清热解毒

虎杖配地榆、冰片:清热解毒敛疮。研末外用调敷,用于水火烫伤而致肤腠灼痛或溃后流黄水者。

(2)用于活血祛瘀止痛

虎杖配三七:活血祛瘀止痛。用于跌打损伤疼痛。

虎杖配桃仁、红花:活血通经止痛。用于闭经、痛经。

虎杖配苏木、赤芍:活血止痛。用于跌打瘀肿。

虎杖配土鳖虫:活血疗伤。用于伤筋折骨。

(3)用于利湿退黄

虎杖配茵陈、郁金:清热利湿退黄。用于湿热黄疸。

(4)用于止咳化痰

虎杖配贝母、枇杷叶:清肺化痰止咳。用于肺热咳嗽。

【用量用法】 水煎服,9～15g。外用适量,制成煎液或油膏涂敷。

【制剂与成药】 虎杖浸膏片:每片0.5g,相当于生药2g。用于支气管炎,高脂血症。口服,每次3片,3次/天。一个月为一个疗程。

【不良反应】 虎杖及其制剂不良反应轻微,部分患者内服有口干、口苦、恶心、呕吐、腹痛、腹泻等消化道反应。外用无刺激性。

【使用注意】 本品含大量鞣质,大剂量或长期应用,应注意肝功能的定期检查。孕妇忌服。

参考文献

[1] 金雪梅等. 中草药,2007,38(10):1446.
[2] 伍晓春等. 中医药信息,2005,22(2):22.
[3] 李金海. 河南中医,2003,23(8):31.
[4] 徐敏洁等. 新中医,2007,39(3):61.
[5] 王道俊. 中国民间疗法,2007,15(10):13.
[6] 卢太坤 等. 中华男科学杂志,2006,12(8):750.
[7] 傅志泉 等. 中国医院药学杂志,2006,26(5):925.
[8] 罗世惜 等. 陕西中医,2006,27(2):211.

垂 盆 草

【基源】 为景天科植物垂盆草 *Sedum sarmentosum* Bunge 的新鲜或干燥全草。

【成分研究】

1. 氰苷类 盆草苷。

2. 黄酮类 苜蓿素、苜蓿苷、木犀草素、木犀草素-7-葡萄糖苷、甘草素、甘草苷、异甘草素、异甘草苷、异鼠李素-7-葡萄糖苷等。

3. 三萜类及甾醇类 β-谷甾醇、胡萝卜苷、δ-香树脂酮、δ-香树脂醇等。

4. 生物碱类 消旋甲基异石榴皮碱、N-甲基-2β-羟丙基哌啶、N-甲基异石榴皮碱、异石榴皮碱、二氢-N-甲异石榴皮碱等。

5. 其他 谷氨酸、蛋氨酸、异亮氨酸、亮氨酸、苯丙氨酸、蔗糖、果糖、葡萄糖及大量鞣质、胶质和黏液质等。

【药理研究】

1. 保肝 垂盆草片对四氯化碳性肝损伤有明显的保护作用,垂盆草的生物碱部位对鼠和人的肝细胞瘤 HepG$_2$ 细胞具有明显的抗增殖作用。

2. 抑制免疫 在氯化苦或绵羊红细胞诱导的迟发型超敏反应中,垂盆草在抗原攻击前给药有显著的抑制作用。而在抗原攻击后给药抑制作用则不明显,对二甲苯所致的小鼠耳郭肿胀亦无显著影响。

3. 抑制血管紧张素转化酶 垂盆草乙酸乙酯部位通过抑制血管紧张素转化酶,促使血管紧张素Ⅰ不能转化为血管紧张素Ⅱ,达到降血压的作用。

4. 抗菌 垂盆草注射液对金黄色葡萄球菌、白色葡萄球菌、大肠杆菌、伤寒杆菌、绿脓杆菌、甲型链球菌、乙型链球菌、白色念珠菌、福氏痢疾杆菌等均有一定作用。

5. 雌激素样作用 垂盆草的乙醚和乙酸乙酯萃取部位对卵巢切除的大鼠有雌激素样作用[1,2]。

【性味归经】 甘、淡、微酸,微寒。归肝、胆、小肠经。

【功效主治】 利湿退黄,清热解毒。用于湿热黄疸;痈肿疮疡,毒蛇咬伤,水火烫伤。

【临床应用】

1. 单方验方

(1)慢性乙肝 ALT(丙氨酸氨基转移酶)升高 垂盆草冲剂每次 1～2 包冲服,每日 3 次,一个月为一个疗程[3]。

(2)防治妊娠肝内胆汁淤积症 妊娠期有肝内胆汁淤积症趋向(胆汁酸偏高)者予垂盆草颗粒冲服,每次 10g,每日 3 次,10 天为一个疗程[4]。

(3)暑疖、痈 取新鲜垂盆草 60～120g,将上药洗净捣烂加干面粉少许调成糊状(或晒干研末加凡士林适量调成软膏)外敷患处,每日换药1次(如脓已出头,中间留一小孔以便排脓),内服将鲜垂盆草30~60g捣汁冲服。治愈时间最短2~5天[5]。

(4)带状疱疹　新鲜垂盆草全草去杂质、泥灰,洗净,加少量盐,捣汁。常规消毒创面,用无菌垂盆草汁均匀敷于创面,即刻干燥,每日1次,用1~5次[6]。

(5)压疮　采用新鲜垂盆草茎、叶适量,洗净,阴干备用。用时加入适量乙醇,在药钵内捣烂,再用纱布滤干,根据压疮面积大小,敷于创面,外加尼龙薄膜加纱布固定,早晚各更换一次,一般2~8天。敷药前先将压疮进行常规消毒处理[7]。

2. 配伍应用

垂盆草配茵陈、板蓝根:清热利湿退黄。用于湿热黄疸。

垂盆草配鱼腥草、金荞麦:清肺排脓。用于肺痈。

垂盆草配冰片:清热解毒。鲜品加冰片捣成糊状外敷,用于水火烫伤。

垂盆草配防风、苦参:清热解毒,祛风止痒。用于皮肤湿疹瘙痒。

【用量用法】　水煎服,干品15~30g,或鲜品加倍。外用鲜品适量。

【制剂与成药】

1. 复方垂盆草糖浆:垂盆草,紫金牛。用于慢性肝炎、迁延性肝炎。口服,每次50ml,2次/天,15日为一个疗程。

2. 垂盆草片:每片含干浸膏粉0.34g。用于急、慢性肝炎。口服,每次3~4片,3次/天。

3. 护肝宁片:垂盆草,虎杖,每片0.35g。用于急性黄疸型或无黄疸型肝炎,慢性迁延性肝炎。口服,每次4~5片,3次/天。

参考文献

[1] 张洪超等. 中成药,2005,27(10):1201.
[2] 郭辉等. 食品与药品,2006,8(1):19.
[3] 吴敦煌等. 现代中西医结合杂志,2004,13(6):759.
[4] 华舟等. 交通医学,2003,17(4):420.
[5] 叶春芝等. 中国民族民间医药杂志,2002,55:96.
[6] 冯幕芬等. 实用中医药杂志,2005,21(7):411.
[7] 钟建平. 浙江中医杂志,2007,42(1):15.

鸡 骨 草

【基源】　为豆科植物广州相思子 *Abrus cantoniensis* Hance 的干燥全株。

【成分研究】

1. 萜类　全草含多种三萜皂苷,如大豆皂苷Ⅰ、槐花皂苷Ⅲ、去氢大豆皂苷Ⅰ、白桦酸皂苷等,以及三萜皂苷元,如羽扇豆醇、相思子皂醇、大豆皂醇、葛根皂醇、槐花二醇、广东相思子三醇、甘草次酸和光果甘草内酯[1~4]。

2. 黄酮类　鸡骨草含有大黄酚和大黄素甲醚[1],以及 7,3,4-三羟基-黄酮和 7,4-二羟基-8-甲氧基异黄酮[2,3]。

3. 甾体类　如 β-谷甾醇和胡萝卜苷[2,3]。

4. 其他　三十烷酸、原儿茶酸乙酯、原儿茶酸、肌醇甲醚、腺嘌呤、腺嘌呤核苷、N,N,N-三甲基-色氨酸、咖啡酸、二十九醇酯、香草酸、肌醇甲醚、蔗糖等[2~4]。

【药理研究】

1. 护肝　鸡骨草黄酮提取物可减轻 CCl₄ 引起的小鼠肝脏损伤[5]。

2. 抗菌　鸡骨草醇提物对大肠埃希菌和铜绿假单胞菌具有抑菌作用,对铜绿假单胞菌的抑菌效果最为明显[6]。

3. **抗炎及免疫增强** 鸡骨草水提物抑制二甲苯所致小鼠耳郭肿胀,抑制醋酸所致小鼠腹腔毛细血管通透性增加。此外,鸡骨草水提物降低小鼠血清溶血素水平,增强巨噬细胞吞噬功能,增加幼鼠和成年小鼠的脾脏重量[7]。

4. **抗氧化** 鸡骨草黄酮提取物对自由基有清除作用,其清除能力随鸡骨草黄酮提取物含量升高而增强[8]。

5. **降脂** 鸡骨草水提物具有一定降血脂和抗脂肪肝作用[9]。

【**性味归经**】 甘、微苦,凉。归肝、胃经。

【**功效主治**】 利湿退黄,清热解毒,疏肝止痛。用于湿热黄疸,胁肋不舒,胃脘胀痛,乳痈肿痛。

【**临床应用**】

1. **单方验方**

(1)ABO 母儿血型不合 鸡骨草 100g,煎成 250ml 服,每天 1 次,10 天一疗程[10]。

(2)乙型肝炎 黄芪 30g、鸡骨草 50g、黄脚鸡 50g、绣花针 50g。每日 1 剂,水煎分早晚 2 次口服。3 月为一疗程[11]。

2. **配伍应用**

(1)利湿退黄、清热解毒

鸡骨草配茵陈:利湿退黄、清热解毒。用于肝胆湿热郁蒸引起的黄疸。

(2)用于疏肝止痛

鸡骨草配两面针:疏肝和胃、行气止痛。用于肝气郁结之胁肋不舒,胃脘疼痛(两面针又名入地金牛,为芸香科植物两面针的根或枝叶,具有行气止痛,祛风湿的功效。与鸡骨草配伍加强止痛作用)。

3. **鉴别应用**

鸡骨草、垂盆草 两者均有利湿退黄功效,是治疗湿热黄疸的常用药物。但鸡骨草兼有疏肝止痛作用,所以更适合于黄疸兼有肝区胀痛者,或胃脘胀痛者使用。垂盆草清热解毒作用较好,故也常用于痈肿疮疡等病证,内服外敷均可。

【**用量用法**】 水煎服,15～30g。治乳痈肿痛,鲜品适量,捣烂外敷。

【**制剂与成药**】

1. **鸡骨草肝炎冲剂**:由鸡骨草、茵陈、地耳草、桃金娘根、鸭脚艾、鹰不泊等药组成。具有舒肝清热,利湿祛黄功效。用于黄疸型和无黄疸型急性传染性肝炎。每次 15g(每袋 15g,相当于原生药 31g),开水冲服,1 日 2 次。

2. **鸡骨草丸**:单味鸡骨草。每粒药丸含生药 0.5g。清热解毒,利湿退黄。用于急慢性肝炎、胆囊炎。口服,每次 4 丸,每日 3 次。

参考文献 ··

[1]《中华本草》编委会.中华本草.上海:上海科学技术出版社,1999,4:303.
[2] 史海明等.中草药,2006,37(11):1610.
[3] 史海明等.中国天然药物,2006,4(1):30.
[4] 温晶等.中草药,2006,37(5):658.
[5] 江生周,江辉.安徽医药,2009,13(10):1174.
[6] 程瑛琨等.现代中药研究与实践,2006,20(2):39.
[7] 周芳,李爱媛.云南中医中药杂志,2005,26(4):33.
[8] 张丽丹等.微量元素与健康研究,2007,24(2):44.
[9] 陈晓白等.中国医药指南,2009,7(23):28.
[10] 冯惠娟等.中国妇幼保健,2006,21(12):1712.
[11] 徐新华.医药前沿,2012,(2):215.

第七章 温 里 药

附 子

【基源】 为毛茛科植物乌头 *Aconitum carmichaeli* Debx.(栽培品)的侧根(子根)的加工品。

【成分研究】 本品含剧毒的二萜双酯类生物碱,如次乌头碱、乌头碱、新乌头碱、塔拉弟胺、川乌碱甲和川乌碱乙,还有毒性较弱的阿替新、氨基酚等非生物碱部分。

【药理研究】

1. 强心 熟附片煎剂对蛙、兔、蟾蜍等具有强心作用,在心脏功能不全时作用更为显著。附子久煮后毒性大减,但强心作用更强,有效成分为去甲乌药碱及非生物碱部分。附子还有增强心率和对抗缓慢型心律失常的作用。正丁醇提取物、乙醇提取物及水提物对氯仿所致小鼠心室颤动有预防作用。

2. 抗炎 附子有显著的抗炎作用,能抑制蛋清、角叉菜胶、甲醛等所致大鼠足跖肿胀,抑制醋酸所致毛细血管通透性增加,抑制肉芽肿形成及佐剂性关节炎[1]。

3. 其他 抗休克、降血糖、保护关节液、抗氧化、兴奋副交感神经、增强免疫、镇静、镇痛等作用[1,2]。

【炮制研究】 生附子中含有剧毒的二萜双酯类生物碱,如乌头碱、次乌头碱、新乌头碱等成分。附子经浸泡和蒸煮等加工炮制后,乌头碱水解为毒性较小的单酯型生物碱,如苯甲酰乌头原碱等,若再进一步水解失去苯甲酰基则转变为毒性更小的乌头原碱。而附子的强心成分如消旋去甲乌药碱则经炮制而不被破坏,故呈明显强心作用。在炮制过程中浸、泡、漂、煮等使各种类型的生物碱均被破坏和流失,采用蒸法则可比较有效地保持成分和降低毒性[3,4]。

【性味归经】 辛、甘,热;有毒。归心、肾、脾经。

【功效主治】 回阳救逆,补火助阳,散寒止痛。用于亡阳虚脱,肢冷脉微;阳痿宫冷,脘腹冷痛,虚寒吐泻,阴寒水肿,阳虚外感;寒湿痹痛。

【临床应用】

1. 单方验方

(1)低血压 附子15g、黄精31g、甘草31g。水煎内服,日服2～3次(《实用中医内科学》)。

(2)冻疮 附子10g,浸入白酒50ml中,0.5h后,用文火煎沸3min,趁热用棉球蘸药酒涂于冻疮患处,每晚临睡前涂搽5次。治疗1～2周[5]。

(3)顽固性头痛 制附子60g、食盐30g(为一剂量)。分别研末,各分成6包,每次服1包,每日2次,饭后冲服。阳虚头痛者,服一剂后头痛仍未缓解者,间隔3～5日,可持上方再服一剂,但不宜连续久服[6]。

(4)过敏性鼻炎 取穴肺俞(双)、脾俞(双)、肾俞(双)。将附子片放置以上诸穴,上置艾柱,施灸,使皮肤潮红而不起泡为度。每日一次,10次为一个疗程,间隔2～3天行第2疗程,治疗3个疗程后观察疗效。然后改为每月施灸一次,连灸一年为巩固期治疗[7]。

(5)外感风寒引起失音 麻黄9g、熟附子9g、细辛3g、蝉蜕10g,每日一剂,先煎麻黄去沫,后纳其他药物同煎两次,取药汁分 3 次服。上药具体用量根据患者年龄、体重等不同可做调整[8]。

(6)十二指肠溃疡 黄连 10g、炮附子 5g、白芍 10g、延胡索 15g、乳香 10g、海螵蛸 10g、醋炒香附 5g、酒炒高良姜 10g。水煎 2 次,取汁 450ml,每日 2 次口服[9]。

2. 配伍应用

(1)用于回阳救逆

附子配干姜:回阳救逆。用于亡阳证之冷汗自出、四肢厥冷、脉微欲绝。如四逆汤(《伤寒论》)。

附子配人参:温补元阳,大补元气。用于正气大亏、阳气暴脱之四肢逆冷、呼吸微弱、汗出肢冷、脉微欲绝等。如参附汤(《正体类要》)。

(2)用于温肾助阳

附子配肉桂:温肾助阳,温经散寒止痛。用于治疗肾阳不足之腰膝酸软无力,形寒肢冷;男子阳痿早泄,女子宫寒不孕;寒湿痹证。如右归丸(《景岳全书》)。

附子配党参、干姜、白术:温阳散寒,健脾燥湿。用于脾肾阳虚,寒湿内盛所致脘腹冷痛、大便溏泻等。如附子理中汤(《太平惠民和剂局方》)。

附子配白术:温阳散寒,健脾燥湿。用于脾肾阳虚或脾虚寒盛、水湿内停、痰饮水肿之证,以及风寒湿痹证之肢体关节疼痛、屈伸不利。如白术附子汤(《伤寒论》)。

附子配麻黄:温经散寒,助阳解表。用于阳虚外感风寒。如麻黄附子细辛汤(《伤寒论》)。

(3)用于散寒止痛

附子配桂枝:温通经脉,散寒止痛。用于寒湿痛痹不能转侧,骨节烦疼掣痛,关节不能屈伸者。如桂枝附子汤、甘草附子汤(《伤寒论》)。

3. 鉴别应用

(1)附子、干姜 两者均为辛热之品,具有温里、散寒、回阳的作用,皆可用于治疗阳虚欲脱证、中焦虚寒证,常可相须为用。但附子长于回阳救逆,兼能温中,以治中下焦虚寒证为主,多用于肾阳不足、命门火衰之证;尚有温经止痛的作用,也常用于寒湿痹痛。而干姜长于温中暖脾,且能温肺,以治中上焦虚寒证为主,多用于脾胃虚寒,脘腹冷痛,肺寒喘咳。

(2)附子、肉桂 两者均有补肾阳、益命火的作用,皆可用于治疗肾阳不足、命门火衰之证。但附子辛热燥烈,走而不守,其回阳救逆力强,阳气欲脱之证非附子不能救;且温经散寒力胜,常用于寒厥、寒湿痹痛。肉桂甘热,能走能守,其回阳救逆、散寒之力不及附子,长于温肾补阳、散寒止痛、引火归元,兼通血脉、温经止痛,善治下焦虚寒之腰膝冷痛、阳痿、宫冷、血寒痛经等。

(3)附子、乌头 两者均为毛茛科植物乌头的根,辛热燥烈、有毒,有温里散寒、止痛的作用。附子为其子根,长于回阳救逆、温肾助阳,善治阳气欲脱证及肾、脾、心诸脏阳气衰弱等证。乌头为其母根,川乌多为栽培,草乌多为野生,均善祛风逐寒除湿和麻醉止痛,其祛风逐寒止痛作用强于附子,多用于风寒湿痹痛及寒凝肝脉之寒疝腹痛。

(4)生附片、炮附片、盐附子、黑附片、白附片 生附片毒性大,总生物碱含量为 1.1%,其含有剧毒的二萜双酯类生物碱,如乌头碱、次乌头碱、新乌头碱、塔拉弟胺等成分,多外用。炮附片总生物碱含量较生附片含量减少 81.30%,以温肾暖脾、补命门之火力胜,临床多用于治疗虚寒泄泻、风寒湿痹、阳虚水肿、阳虚感冒、精泄不禁。盐附子生物碱含量为 0.34%,以回阳救逆、散寒止痛为主,故临床用于治疗亡阳虚脱、肢冷脉微、寒湿痹痛、心腹冷痛、阳虚水肿、阳虚感冒等。黑附片生物碱含量为 0.27%,以温阳逐寒、温补脾肾为主,临床多用以治疗肢厥无脉、脑卒中瘫痪、痰涎壅盛、泄泻无度。白附片生物碱含量为0.17%,毒性较低,其强心作用较强,煎煮越久,强心作用越显著[10]。

【用法用量】 内服宜制用,水煎,3～9g,回阳救逆10～18g;或入丸、散服。外用多用生品,适量研末调敷,或切成薄片盖在穴位上,用艾柱灸之。

【制剂与成药】

1. 附子注射液:每支2ml,含生药4g。用于病态窦房结综合征。每日1次,每次4～6ml,加入5%葡萄糖注射液500ml中静脉滴注。

2. 附子1号针:每支含去甲乌药碱2.5mg。用于病态窦房结综合征。用1支溶于注射用水中,加入5%葡萄糖液250ml,静脉滴注。

【不良反应】 本品含有毒成分为乌头碱、中乌头碱、次乌头碱等。中毒剂量为10～40g。中毒临床表现与川乌相似。见第四章川乌条。

【使用注意】 本品辛热燥烈,凡阴虚阳亢及孕妇忌用。不宜与半夏、瓜蒌、天花粉、贝母、白蔹、白及同用。生品毒性大,内服须经炮制。与甘草配伍同煎可降低毒性。内服不能过量,入汤剂须先煎。

参考文献

[1] 颜正华等.中药学.第2版.北京:人民卫生出版社,2006.

[2] 高学敏等.临床中药学.石家庄:河北科学技术出版社,2006.

[3] 刘成基.中药材,1990,13(5):25.

[4] 郑露露.中药通报,1983,8(2):26.

[5] 胡荣昕等.浙江中医杂志,1998,33(10):441.

[6] 赵辉.陕西中医,1989,6:270.

[7] 杨冠军等.内蒙古中医药,2008,6:24.

[8] 李荣高.中国社区医师,2012,19(14):201.

[9] 周淑娟.中国民间疗法,2011,19(10):32.

[10] 叶定江.中药炮制学.上海科学技术出版社,2003.

干 姜

【基源】 本品为姜科植物 *Zingiber officinale* Rosc. 的干燥根茎。

【成分研究】 含挥发油,主要成分为姜醇、姜烯、没药烯、α-姜黄烯、α-金合欢烯 β-金合欢烯、芳香醇、桉油素、壬烯、α-龙脑及 β-倍半菲兰烯、柠檬醛等。姜中辛辣成分是姜辣素和分解产物姜酮、姜烯酚。干姜中还含有一些非挥发性成分,如β-谷甾醇、棕榈酸、环丁二酸酐、胡萝卜苷等成分。

【药理研究】

1. **抗炎镇痛** 干姜醇提物可抑制二甲苯所致小鼠耳郭肿胀及醋酸所致小鼠扭体反应。

2. **对消化系统的作用** 干姜醚提物能对抗水浸应激性、吲哚美辛加乙醇性、盐酸性和结扎幽门性胃溃疡的形成,能对抗蓖麻油引起的腹泻,但对番泻叶引起的腹泻无作用。干姜水提物能对抗幽门结扎性溃疡形成,对抗番泻叶引起的腹泻。干姜醇提物经口或十二指肠给药,能明显增加大鼠胆汁分泌。

3. **对心血管系统的作用** 干姜水提物和挥发油具有抑制血小板聚集、预防血栓形成的作用。干姜提取物能改善心力衰竭兔的心肌舒缩功能,减轻心力衰竭症状。

4. **抗缺氧** 干姜醚提物有抗缺氧作用,此作用可能是通过减慢机体耗氧速度产生的,柠檬醛为有效成分之一。

5. **其他** 抗菌、抗肿瘤、止呕、镇咳等作用[1]。

【炮制研究】 干姜的主要成分为挥发油(精油),以姜酮和烯醇为主;而干姜的辛辣成分为姜辣醇类。炮制中高温加热处理制成炮姜和姜炭后,其挥发油的组分和含量均有所改变,产生了新的分解产物,如姜辣酮、姜酚等。炮姜的抗溃疡作用及姜炭的止血作用均显著增强。这与中医临床用炮姜、姜炭作为温中止痛、温经止血药物,而不用生姜、干姜的经验相一致[2]。

【性味归经】 辛,热。归脾、胃、肾、心、肺经。

【功效主治】 温中散寒,回阳通脉,温肺化饮。用于脘腹冷痛,呕吐泄泻;亡阳证,肢冷脉微;寒饮喘咳。

【临床应用】

1. 单方验方

(1)眩晕吐逆 川干姜(炮)60g,甘草(炙赤色)30g。上两味,为粗末。每服12～15g,用水400ml煎至8分,食前热服(《传信适用方》)。

(2)压疮 取干姜粉(高压灭菌)10g,生姜自然汁(高压灭菌)40ml,新鲜蛋清60ml,生理盐水40ml,搅匀,放入纱布敷料浸泡,取出敷于创面,每2～4h换药一次,或连续湿敷,创深脓多者,则扩创清创后再敷药,可取满意效果[3]。

(3)遗尿 用干姜15g,加水200ml,煎至100ml,滤渣取液和面粉调成糊状,摊于3块6cm×6cm的布上,晒干即成姜饼。选中极、三阴交穴将药饼放置,用艾条熏灸,每日2～3次,每次30min,3日为一个疗程[4]。

(4)婴幼儿秋季腹泻 干姜3g炒成炭,淀粉(山芋粉、面粉均可)一匙炒成黄黑色,合为一剂分2次服,较小婴儿可分3次服。有脱水征者加服补液盐,按每千克体重50～60ml/天,分多次口服[5]。

2. 配伍应用

(1)用于温中散寒

干姜配高良姜:温脾散寒、暖胃止痛。常用于治疗胃寒呕吐,脘腹冷痛。如二姜丸(《太平惠民和剂局方》)。

干姜配甘草:辛甘化阳,温阳补中。常用于治疗脾胃虚寒所致的胃痛、呕吐等症;还可用于治疗肺脾气虚所致的肺痿短气、频吐涎沫等。如甘草干姜汤(《伤寒论》)。

(2)用于燥湿化痰

干姜配细辛、麻黄:温化寒饮,化痰止咳。用于寒饮内伏,肺气不降之咳喘。如小青龙汤(《伤寒论》)。

3. 鉴别应用

(1)干姜、肉桂 两者均属辛热之品,均能温中逐寒,皆可用于中焦虚寒之脘腹冷痛、呕吐泄泻等。但干姜偏入脾经气分,且能回阳救逆,兼通心阳,可用于阳虚欲脱证。肉桂偏入肾经血分,交通心肾,可用于肾阳不足、命门火衰之证。

(2)干姜、生姜、炮姜、姜炭 生姜以发散风寒为优,温中散寒力弱,其性走而不守,常用于治疗外感风寒轻证及胃寒呕吐、妊娠呕吐。干姜具有温中散寒、回阳通脉、温肺化饮的作用,其性能守能走,常用于治疗中焦虚寒证、亡阳证及痰饮喘咳等。炮姜辛味减而带苦味,其辛燥之性较生品弱,温里之力不及干姜迅猛,但作用缓和而持久,长于温中止痛、止泻、温经止血,多用于脾胃虚寒之腹痛吐泻及虚寒性出血。炒炭后其辛味消失,长于止血温经,其温经作用弱于炮姜,但固涩止血作用强于炮姜,用于各种虚寒性出血。

【用法用量】 水煎服,3～10g。

【使用注意】　阴虚内热者忌服。

参考文献 ⋯⋯

[1] 营大礼.中国药房,2008,19(18):1435.

[2] 叶定江等.中药炮制学.上海:上海科学技术出版社,2003.

[3] 何继红.新中医,1990,8:18.

[4] 张钢纲.常用中草药新用途手册.北京:中国中医药出版社,1993.

[5] 徐淑君.中国冶金医学杂志,1993,10(1):46.

肉　桂

【基源】　为樟科樟属植物肉桂 *Cinnamomum cassia* Presl 的干燥树皮。

【成分研究】　肉桂中含挥发油,主要成分是桂皮醛,少量乙酸桂皮酯。同时还含有肉桂醇、前矢车菊素、表儿茶精、儿茶精、儿茶精衍生物、香豆精、胆碱、β-谷甾醇、原儿茶酸、反式桂皮酸、香草酸、微量丁香酸、D-葡萄糖和黏液质等。近年分离得抗补体活性的二萜化合物肉桂醚、辛卡西醇及抗溃疡成分桂皮苷、肉桂苷等。

【药理研究】

1. 对消化系统的作用　肉桂对多种溃疡模型有效,对蓖麻油和番泻叶引起的小鼠腹泻有显著对抗作用,对麻醉大鼠有利胆作用。桂皮苷在极低剂量时对多种溃疡模型呈强抑制作用,这种作用是通过增加胃血流量及抑制胃黏膜电位降低实现的。肉桂中的脂溶性抗溃疡有效成分是肉桂醛和邻甲氧基肉桂醛。前者抑制小鼠水浸应激性溃疡形成和大鼠胃自发收缩活动及张力,但不影响胃液的 pH 值,后者抑制盐酸-乙酸性和结扎幽门性大鼠溃疡形成,抑制胃酸分泌,但不影响胃蛋白酶分泌。

2. 对心血管系统的作用　肉桂水煎剂对全身血管有扩张作用,桂皮油对兔离体心脏有抑制作用,对末梢血管有持续性扩张作用。肉桂能抑制 ADP 诱导的大鼠血小板聚集,体外有抗凝作用,提示肉桂可能有预防静脉或动脉血栓的作用。麻醉犬静脉注射肉桂可使冠状动脉和脑血流量明显增加,血管阻力下降,说明该药对冠状动脉和脑血管有扩张作用。肉桂能明显降低肾上腺再生高血压模型大鼠的血压和尿醛固酮排出,改善主动脉内膜的高血压性损害。

3. 抗炎　给小鼠灌服肉桂醚提取物或水提物,能抑制二甲苯所致的耳郭肿胀和乙酸所致的腹腔毛细血管渗透性增高,水提物还可抑制角叉菜胶引起的大鼠足跖肿胀。桂皮的热水提取物有强抗炎活性,活性成分为鞣酸样物质。

4. 其他　抗菌、抗糖尿病、抗肿瘤、免疫调节、镇静、降温、解热、杀虫、抗醛糖还原酶等作用[1]。

【炮制研究】　肉桂皮中主含挥发油,为其主要药效成分。历代本草多有去粗皮记载,因为粗皮中不含挥发油,去除粗皮可提高药物纯度及质量,保证用药剂量准确。为防止肉桂中挥发性成分的挥发,有学者对原生药打碎、传统方法炮制、常压通蒸汽和减压通蒸汽四种焖润方法进行了挥发油的含量比较。结果表明,应用传统方法炮制的肉桂挥发性成分损失较多,减压通蒸汽焖润的肉桂其挥发性成分损失较少[2]。

【性味归经】　辛、甘,热。归肾、脾、心、肝经。

【功能主治】　补火助阳,散寒止痛,温经通脉,引火归元。用于阳痿宫冷,心腹冷痛,寒疝作痛;寒痹腰痛,胸痹,阴疽,闭经,痛经;虚阳上浮之面赤虚喘,汗出心悸。

【临床应用】

1. 单方验方

(1)小儿口角流涎　取肉桂 10g 研成细末,醋调成糊状,每晚临睡前将药料匀摊于 2 块纱布上,分别贴敷于双侧涌泉穴,并用胶布固定,次日晨取下[3]。

(2)绿脓杆菌感染　将 0.5% 肉桂油置于消毒容器中,消毒纱布浸药液敷创面或塞入创口及瘘管内,每日换 1 次,也可用喷雾洒创面,每日 3 次。据报道,肉桂有促进机体免疫反应的作用,使抗体较早出现[4]。

(3)阑尾切除术后肠功能恢复　肉桂、吴茱萸各等份,研细末过 20 目筛,将适量凡士林加热以后与以上药末调膏,取适量药膏涂于纱布中央(2cm×2cm 大小),稍烘热后敷脐(神阙穴),24h 换药一次[5]。

(4)小儿口疮　黄连 10g、肉桂 2g,烘干研细末,以纱布包起,敷于患儿脐部,固定。3 日后如口疮未愈,再敷 1 次[6]。

(5)小儿腹泻　丁香 1.5g、肉桂 3g,共研细末备用。使用时取药粉少许用水调成糊状,摊在 3cm×3cm 的伤湿止痛膏上,然后稍加热,将膏药贴于脐上,每 12h 换药一次。敷药期间口服补液[7]。

2. 配伍应用

(1)用于补火助阳

肉桂配熟地黄:滋阴温阳,养血通脉。用于气血两虚证。症见面色苍白,头晕眼花,四肢倦怠,心悸气短,舌淡,苔薄白,脉细虚。如十全大补汤(《太平惠民和剂局方》)。

(2)用于散寒止痛

肉桂配当归:温阳散寒,行瘀止痛。可治疗冲任虚寒性腹痛、闭经以及痈疽脓成不溃。如理阴煎(《景岳全书》)。

肉桂配吴茱萸、小茴香:散寒止痛。用于寒疝腹痛。

肉桂配高良姜、荜茇:用于寒邪内侵或脾胃虚寒的脘腹冷痛。如大已寒丸(《太平惠民和剂局方》)。

肉桂配丁香:温里散寒止痛。用于寒邪头痛、脘腹冷痛及诸寒性疼痛,可内服,也可外用。如丁桂散(《外科传薪集》)。

(3)用于温阳通关

肉桂配黄柏、知母:温阳化气,坚阴清热。用于热蕴膀胱、尿闭不通等。如通关丸(《兰室秘藏》)。

3. 鉴别应用

(1)紫油桂、桂心、官桂　紫油桂,为肉桂中质量最好者,用指甲揩即见油印,其药力足。桂心,性温而不燥,行血分,助心阳,交通心肾,多用于心阳不振、心肾不交、血脉凝滞。官桂,为幼桂树皮,其力弱性燥,温中燥湿,多用于中焦寒湿。

(2)肉桂、桂枝　两者均来源于同一植物,为不同的药用部位。桂枝为桂树的嫩茎枝,其性气薄,善上行而温散表寒,走四肢而温通血脉,具有解肌发汗、温阳止痛、化气行水的作用,常用于治疗外感风寒表证,营卫不和之自汗或盗汗证,风湿痹证,胸痹,阳虚之证,痰饮,水肿等。肉桂为桂树的树皮,善补命火、壮元阳,具有温肾补阳、散寒止痛的作用,常用于治疗阳痿、滑精、宫寒不孕及虚寒性脘腹痛、泄泻、腰背痛、痛经等病症。

【用量用法】　水煎服,2~5g,宜后下或焗服;或研末冲服,每次 1~2g。

【制剂与成药】　丁桂散:丁香、肉桂等份,研末。用于肠胃受寒,腹痛泄泻等。开水冲服,每次 1～2g;外用,将其药粉适量放膏药中心,贴于肚脐处。

【不良反应】 有患者顿服 36g 肉桂末后,发生头晕、眼花、腹胀、咳嗽、尿少、干渴、脉数等不良反应[8]。肉桂蒸制切片炮制过程中,有人在操作 1h 后出现双手及面部发痒,继而出现水肿,遍及双手及整个颜面部,眼眶皆肿,不可开合。后采用生甘草 20g 煎汤口服,3 天后水肿渐退,继服甘草煎剂,1 周后恢复正常[9]。

【使用注意】 本品性热易助火伤阴,入血分促进血行,故阴虚火旺、血热妄行及孕妇均忌服。畏赤石脂。

参考文献

[1] 方琴.中药新药与临床药理,2007,18(3):249.
[2] 蔡科.中成药研究,1988,3:17.
[3] 兰茂璞.中医杂志,1983,8:638.
[4] 李萍等.山东医药,1980,20(11):28.
[5] 龚旭初等.北京中医,1990,5:26.
[6] 赵文斌.江苏中医,1999,5:13.
[7] 代洪梅.中国民间疗法,1998,6:21.
[8] 叶定江等.中药炮制学.上海:上海科学技术出版社,2003.
[9] 张乙平.中国中药杂志,2002,27(6):480.

吴 茱 萸

【基源】 为芸香科吴茱萸属植物吴茱萸 *Evodia rutaecarpa*(Juss.)Benth.、石虎 *E.rutae-carpa*(Juss.)Benth. var. *officinalis*(Dode)Huang 或疏毛吴茱萸 *E. rutaecarpa*(Juss.)Benth. var. *bodinieri*(Dode)Huang 的干燥近成熟果实。

【成分研究】
1. 生物碱 吴茱萸碱、吴茱萸次碱、吴茱萸卡品碱、羟基吴茱萸碱、二氢吴茱萸碱、14-甲酰二氢吴茱萸次碱、吴茱萸酰胺等。
2. 苦味素 柠檬苦素、吴茱萸苦素、吴茱萸苦素乙酸酯、吴茱萸内酯醇等。
3. 挥发油 月桂烯、吴茱萸烯等。

【药理研究】
1. 对消化系统的作用 吴茱萸碱有抑制大鼠胃排空和肠推进的作用,其作用机制是通过促进胆囊收缩素(CCK)的释放和激活 CCK1 受体,抑制胃肠动力。吴茱萸次碱有抗胃黏膜损伤的作用,机制与促进内源性降钙素相关基因多肽的释放和辣椒素受体的激活有关。
2. 对心血管系统的作用 吴茱萸次碱有降血压和松弛血管的作用,其机制涉及一氧化氮-环化鸟苷酸信号通路。吴茱萸次碱还可通过抑制肿瘤坏死因子的生成和促进内源性降钙素相关基因多肽的释放而具有抗心肌过敏性损伤的作用。
3. 抗血小板聚集 吴茱萸次碱有抗血小板及抗血栓作用。吴茱萸次碱通过抑制磷酸酶 C 的活性,抑制血栓素 A_2 生成,阻止细胞内钙动员,最终抑制血小板的聚集。
4. 抗炎镇痛 去氢吴茱萸碱和吴茱萸碱可抑制 γ-干扰素/脂多糖引起的小鼠巨噬细胞中一氧化氮的产生。去氢吴茱萸碱的作用机制涉及由 γ-干扰素启动的信号通路和诱导型一氧化氮合成酶的作用,而吴茱萸碱只涉及前者。吴茱萸次碱可抑制环氧酶 1 和环氧酶 2 依赖的前列腺素 D_2 的产生,还可抑制环氧酶 2 依赖的内源性花生四烯酸转化为前列腺素 E_2。
5. 其他 抗肿瘤、抗菌、收缩气管平滑肌、减肥等作用[1]。

【炮制研究】 吴茱萸炮制的目的,传统认为是为了"去小毒",加辅料制还有改变药性的作用。吴茱萸炮制方法很多,若以总生物碱为指标,或结合炮制品质量的稳定性衡量,甘草制优于其他炮制方法。目前中成药处方中的吴茱萸基本上都是甘草制。

以生物碱为指标,对吴茱萸及不同炮制品进行研究比较,结果表明,吴茱萸及其炮制品均含主要生物碱(吴茱萸碱、吴茱萸次碱)和辛内弗林。其中甘草制吴茱萸的总生物碱含量,明显高于其他炮制品。对挥发油进行气相色谱分析,炮制品挥发油含量均有所下降,但生品和甘草制品挥发油组分有明显区别,组分含量也发生了明显变化。生品挥发油共 79 个组分,检索出 37 个化合物;甘草制总共 81 个组分,检索出 47 个化合物。炮制后挥发油各组分含量也发生了变化,其中 β-水芹烯、β-罗勒烯及月桂烯等主要成分的含量也有较大变化[2,3]。

【性味归经】 辛,苦,热;有小毒。归肝、脾、胃、肾经。

【功能主治】 散寒止痛,降逆止呕,助阳止泻。用于厥阴头痛,寒疝腹痛,经行腹痛,寒湿脚气肿痛;胃寒呕吐吞酸,五更泄泻;外治口疮;高血压病。

【临床应用】

1. 单方验方

(1)麻痹性肠梗阻 吴茱萸 10g 研末,淡盐水调成糊状,摊于两层方纱布上,将四边折起,长宽约 5cm,敷于脐部,胶布固定,12h 更换一次,一般敷药 1~2h 生效,起效最快 40min,最慢 2h[4]。

(2)慢性前列腺炎 吴茱萸 60g,研末,用酒、醋各半,调制成糊状,外敷于中极、会阴两穴,局部用胶布固定,每日一次。年老体弱、无明显热象者,用吴茱萸 15~20g,加水 100ml,煎 40min 左右成 60ml,分 2 次服;体质强壮者或有热象者用吴茱萸 10~12g,竹叶 8g,加水 100ml,煎成 90ml,分 3 次服,每日一剂。上法连用 10 天为一个疗程,一般一个疗程可见效[5]。

(3)妊娠中毒症 以吴茱萸研细末,与蒜泥搓丸(含吴茱萸 3g),贴双侧涌泉穴,并于足底热敷[6]。

(4)婴幼儿泄泻 以吴茱萸粉加醋成糊敷脐周[7]。

(5)小儿鼻出血 吴茱萸 10~20g,研粉,每晚加适量水调成糊状,分敷于两足底涌泉穴,第二天早晨揭去,7 天为一个疗程。血止后仍须继续一个疗程的治疗[8]。

(6)化疗后口腔溃疡 在患者化疗后出现口腔溃疡 24h 内给予吴茱萸外敷涌泉穴。先予温水浸泡双足 10min,擦干后将吴茱萸用醋调好后外敷于涌泉穴,涂抹直径约 10mm,厚 3mm,外敷纱布并用胶布固定,2h 后揭去,每日 2 次。3~5 天为一疗程[9]。

(7)高血压病,取吴茱萸粉 10g 加醋调至糊状,于每天酉时即 17:00~19:00 敷于涌泉穴,30 天一个疗程[10]。

2. 配伍应用

(1)用于降逆止呕

吴茱萸配生姜:温中补虚、降逆止呕。适用于脾胃虚寒之胃脘痛,妊娠呕吐,厥阴头痛、干呕、吐涎沫。如吴茱萸汤(《伤寒论》)。

(2)用于散寒止痛

吴茱萸配小茴香:散寒止痛。用于寒疝腹痛。如导气汤(《医方简义》)。

吴茱萸配川楝子:疏肝行气止痛。用于治疗寒热郁结,肝胃不和的疼痛、疝气等。如金茱丸(《医宗金鉴》)。

吴茱萸配木瓜:散寒除湿,通络止痛。常用于治疗寒湿脚气、小腹胀满疼痛、吐泻转筋等。如鸡鸣散(《类编朱氏集验医方》)。

(3)用于助阳止泻

吴茱萸配补骨脂、五味子:温补脾肾,除湿止泻。用于脾肾阳虚证。症见五更泄泻,不思饮食,或久泻不愈,腹痛腰酸肢冷,神疲乏力等。如四神丸(《内科摘要》)。

3. 鉴别应用

吴茱萸、细辛：两者均能散寒止痛，治疗寒凝痛证。吴茱萸性热而燥性较强，善治寒凝肝经之疝气、痛经、寒湿脚气疼痛及厥阴头痛；且疏肝下气又善治胃寒吞酸呕吐，还能助阳止泻。细辛则止痛作用显著，善祛风邪，走窜开窍，又温肺化饮，故多用于风湿痹痛，风邪头痛、牙痛，外感风寒表证，以及鼻渊、痰饮咳喘等。

【用量用法】 水煎服，1.5～4.5g。外用适量，研末醋调敷涌泉穴，每日 1 次，治口疮、高血压病。

【不良反应】 生吴茱萸有小毒，内服须经炮制后使用。临床上发生不良反应多因超剂量内服生品，或未制透的吴茱萸而引起。服药 3～6h 后出现中毒症状，表现为剧烈腹痛、腹泻、视力障碍、错觉、脱发、胸闷、头痛、头晕[10]。

少数患者服后出现皮肤过敏反应，表现为猩红热样皮疹，四肢皮肤灼热，瘙痒不适，出现针尖大鲜红色小丘疹，颈前及胸部合成一片，界限不清，皮温升高[11]。

【使用注意】 本品辛热燥烈，易耗气动火，故不宜多用、久服。

参考文献

[1] 战光绪等.上海中医药杂志,2006,40(2):62.
[2] 李群等.中成药,1993,15(4):19.
[3] 张韬等.中国中药杂志,1994,19(6):341.
[4] 农远升.中医杂志,1995,36(3):136.
[5] 范新发.中医杂志,1995,36(4):200.
[6] 徐国志.江苏中医,1990,11(1):2.
[7] 严凤山.陕西中医,1987,8:461.
[8] 张三山.浙江中医杂志,2003,7:302.
[9] 徐莉亭等.中华护理杂志,2006,41(10):873.
[10] 吴少霞等.现代临床护理,2012,11(3):34.
[11] 夏丽英.现代中药毒理学.天津:天津科技翻译出版公司,2005.

小 茴 香

【基源】 为伞形科多年生草本植物茴香 *Foeniculum vulgare* Mill. 的干燥成熟果实。

【成分研究】 含茴香油，主要成分为反式茴香脑、α-水芹烯、爱草脑等，尚含茴酮、柠檬烯、δ-3-蒈烯、α-蒎烯等[1,3]。

【药理研究】

1. 对消化系统的作用 小茴香对家兔在体肠蠕动有促进作用，十二指肠或口服给药对大鼠胃液分泌、溃疡和应激性溃疡胃液分泌有抑制作用。能促进胆汁分泌，并使胆汁固体成分增加。挥发油对豚鼠气管平滑肌有松弛作用，并能促进肝组织再生[2]。

2. 抗真菌 小茴香酮具有选择性抗真菌作用[3]。

【性味归经】 辛，温。归肝、肾、脾、胃经。

【功效主治】 散寒止痛，理气和胃。用于寒疝腹痛，睾丸偏坠胀痛，少腹冷痛，痛经；中焦虚寒气滞，脘腹胀痛，呕吐食少。

【临床应用】

1. 单方验方

(1)遗尿 小茴香6g,桑螵蛸15g。装入猪尿脬内，焙干研末。每次 3g,每日服 2 次(《吉林中草药》)。

(2)鞘膜积液和阴囊象皮肿 小茴香15g、食盐 4.5g,同炒焦,研为细末,打入青壳鸭蛋1～2 个同煎为饼,临睡时温米酒送服。连服 4 日为一个疗程,间隔2～5 日,再服第二个疗程。如有必要可续服数疗程[4]。

(3)肠梗阻 除用传统方法(胃肠减压、营养支持、维持水电解质平衡)外,另用食盐500g加小茴香100g,炒热至烫手,装入毛巾袋中,腹部持续热敷,温度降低后再次加热,小茴香炒焦后更换之[5]。

(4)胃痛 用瓦片把小茴香焙干至微黄,焙干后研成粉末,把盐面和小茴香面掺在一起。比例不限,胃脘胀闷明显痛轻、大便不爽苔厚腻者加大盐面用量;痛重、吐酸水、喜暖喜按、大便溏薄、舌淡白者加大小茴香面用量。温开水调服或用食物蘸取粉末同吃,每日3次[6]。

(5)痛经 月经前3日及经期服用小茴香方(小茴香10g、生姜10g),每日一剂,水煎分2次服,连服3～5剂。每次月经来潮均按此法治疗,可连续服用3个月经周期[7]。

2. 配伍应用

(1)用于散寒止痛

小茴香配补骨脂:温脾暖肾、固精缩尿。用于冲任虚寒之月经后期、痛经;肾阳不足、下元不固之遗精、遗尿、尿频、早泄等;脾肾阳虚、胃寒气滞之食欲不振、食后脘腹饱胀、嗳气呕吐、腹痛、便溏等。如温冲汤(《医学衷中参西录》)。

小茴香配川楝子:理气止痛,温肾散寒。用于疝气肿痛初起而兼有寒热交作之症者,妇女行经腹胀、少腹冷痛者。如川楝茴香散(《瑞竹堂方》)。

(2)用于理气和胃

小茴香配高良姜:温中散寒,理气和胃。用于治疗胃寒食少,脘腹冷痛。如鸡舌香汤(《卫生家宝产科备要》)。

3. 鉴别应用

(1)生小茴香、盐制小茴香:生小茴香辛散,挥发油含量高,理气作用较强,长于温胃止痛,用于呕吐食少,小腹冷痛或脘腹胀痛;亦可用于寒疝疼痛。盐制小茴香辛散作用稍缓,专于下行,擅长温肾祛寒、疗疝止痛,用于疝气疼痛及肾虚腰痛等。

(2)小茴香、八角茴香 两者性味、功效相似,均有散寒、理气、止痛作用。但八角茴香别名八角、大茴香功力较弱,现在主要用作食物烹饪调料。

【用量用法】 水煎服,3～6g。外用适量,炒熨或研末敷。

【使用注意】 阴虚火旺者慎服。

参考文献 ••

[1] 高莉等.中国民族医药杂志,2007,12:67.

[2] 高学敏.中药学.北京:中国中医药出版社,2002.

[3] 钟瑞敏等.林产化学与工业,2007,27(6):36.

[4] 江苏新医学院.中药大辞典.上海:上海科学技术出版社,1993.

[5] 方新社.中国中西医结合消化杂志,2006,14(5):339.

[6] 张保峰.临床军医杂志,2003,31(2):111.

[7] 谭闽英等.中国民间疗法,2002,9(6):50.

高良姜

【基源】 为姜科植物高良姜 *Alpinia officinarum* Hance 的干燥根茎。

【成分研究】

1. 黄酮类 山奈素、槲皮素、高良姜素等。

2. 挥发油类 1,8-桉油素、β-蒎烯、莰烯、α-松油醇、樟脑和莰酮乙酸盐等。

3. 其他 二芳基庚烷类化合物,如姜黄素、5-羟基-1,7-双苯-3-庚酮等,还含有多糖类物质。

【药理研究】

1. 镇痛、止呕　高良姜不同提取物(水提液、醇提液、挥发油、水提乙酸乙酯萃取物、醇提乙酸乙酯萃取物)对小鼠具有镇痛作用,对家鸽具有止呕作用,醇提物的活性强于水提物,高良姜素和山柰素是其主要有效成分。

2. 促进免疫　高良姜提取物能刺激小鼠网状内皮细胞生长,增加腹膜腔渗出细胞的数目,并能促进脾脏细胞生长,多糖可能是主要有效成分。

3. 抗血栓　高良姜醚提物和水提物能预防电刺激颈动脉引起的血栓,其机制可能是抗凝血和抗血小板聚集。

4. 抗缺氧　高良姜醚提物和水提物均有抗缺氧作用,机制可能分别为减慢机体耗氧速度和提高机体在缺氧条件下的氧利用能力。

5. 其他　抗氧化、抗癌、降血糖、促进渗透、抗菌、抗 HIV 等作用[1]。

【性味归经】　辛,热。归脾、胃经。

【功能主治】　散寒止痛,温中止呕。用于脘腹冷痛,胃寒呕吐。

【临床应用】

1. 单方验方　治疗胃寒痛。高良姜10g、姜黄10g、红糖30g。水煎,分 3 次温服(《中国民间实用医方》)。

2. 配伍应用

(1)用于散寒止痛

高良姜配香附:温中散寒,理气止痛。适用于肝郁气滞,胃寒脘痛,胸闷不舒,喜温喜按等症。如良附丸(《良方集腋》)。

(2)用于温中止呕

高良姜配半夏、生姜:温散寒邪,和胃止呕。用于胃寒呕吐证。

高良姜配荜茇:温中散寒,降逆止痛。用于寒犯中焦引起的脘腹冷痛、呕吐、泄泻、呃逆等症,也可用于牙痛、偏头痛、痛经等。如大已寒丸(《太平惠民和剂局方》)。

3. 鉴别应用

(1)高良姜、荜澄茄:两者均有温中止痛之功,皆可用于治疗脘腹冷痛、胃寒呕逆。但荜澄茄入脾胃肾膀胱经,能温脾胃、暖肝肾、行气滞,其散寒止痛力强,除用于胃寒呃逆、腹痛等症外,还常用于寒滞肝脉之疝气疼痛,及寒证小便不利、小便混浊之症。高良姜专入脾胃二经,善于温散脾胃寒邪、止痛、止呕,多用于脾胃虚寒之脘腹冷痛、呕逆。

(2)高良姜、干姜　两者同属姜科植物,药用部位都是根茎,都有温中散寒止痛功能,用于胃寒冷痛、呕吐等症。但干姜尚有回阳通脉、温肺化饮的功效,可用于亡阳证和寒饮喘咳。

(3)高良姜、红豆蔻　两者均为姜科植物,前者用其根茎,后者为大高良姜 *Alpinia galanga* (L.)willd. 的果实。两者均有温中散寒止痛功能,用于脘腹冷痛。但红豆蔻更长于行气化湿,且有解酒毒功效,可用于胃寒气滞,脘腹胀痛,不思饮食,以及饮酒过度所致的呕吐、泄泻等。用量 3～6g,生用,后下,水煎服。

【用量用法】　水煎服,3～6g;研末服,每次 3g。

参考文献

[1] 吕玮等.中国药业.2006,15(3):19.

花 椒

【基源】 为芸香科植物青椒 *Zanthoxylum schinifolium* Sieb. et Zucc. 或花椒 *Z.bungeanum* Maxim 的干燥成熟果皮。

【成分研究】 含挥发油,包括柠檬烯、月桂烯、1,8-桉叶素、α-蒎烯、β-蒎烯、香桧烯、紫苏烯、芳樟醇、爱草脑等。果皮中还含香草木宁碱、茵芋碱、单叶芸香品碱、脱肠草素等[1]。

【药理研究】

1. 对消化系统的作用 花椒有抗动物实验性胃溃疡形成的作用,对动物离体小肠有双向调节作用,对抗炎性和功能性腹泻。

2. 抗菌 花椒挥发油对多种皮肤癣菌和深部真菌有一定的抑制作用,其中羊毛小孢子菌和红色毛癣菌最敏感。

3. 其他 抗炎镇痛作用等[2]。

【性味归经】 辛,温。归脾、胃、肾经。

【功能主治】 温中止痛,杀虫,止痒。用于脘腹冷痛,寒湿吐泻,虫积腹痛;外治湿疹、阴痒。

【临床应用】

1. 单方验方

(1)过敏性鼻炎 取新鲜花椒 100g 及半夏 200g 混合,晒干,研末,过 100 目筛,药粉盛于经消毒处理后的干燥瓶内备用。治疗时可直接供鼻孔吸入少许药粉或用消毒棉签蘸取药粉少许供鼻孔吸入。每天 3～6 次,7～10 天为一个疗程,共用 3～4 个疗程[3]。

(2)单纯性下肢静脉曲张并溃疡形成 将花椒 100g 放入 2000ml 水中煮 10min,将花椒水倒入消毒好的圆桶内,将患肢置于距水面 10cm 处,利用蒸汽熏待水温降至 40℃时,将患肢浸入花椒水中,溃疡面应置于水面以下,浸泡约 20min,然后将溃疡周围碘伏消毒,用镊子去除溃疡内的分泌物及坏死组织,再用干净纱布外敷包扎,同时配合抬高患肢,应用抗生素及活血化瘀药物治疗[4]。

(3)产后回乳 花椒 10 粒,每天 3 次,口服,连服 3 天[5]。

(4)糖尿病并皮肤感染 将 1000ml 水煮沸后加入 50g 花椒再煮 10min,将花椒水置入盆中,水面距患处 10cm,利用蒸汽熏,待水温降至 40℃时,将无菌纱布放入花椒水中蘸取冲洗患处,至分泌物清洗干净,再继续冲洗约 15min,然后换药覆盖无菌纱布,每天 1 次,同时配合全身应用抗生素及降糖药物治疗[6]。

(5)肛管疾患术后 用纱布袋装入花椒,冲洗干净,封口,即成花椒包,放入锅内,加入食盐,而后注入水 2000ml 煮沸 5min,熏蒸患处,降至 40℃左右坐浴 10～15min。花椒、食盐熏蒸,能使局部血管扩张而减轻充血,麻木感觉神经而减轻疼痛,并具有止痒、消炎、消除水肿、清洁伤口等作用[7]。

(6)痔疮肿痛 取花椒 100g,加水 1000ml,浸泡 30min 后,水煎 20min。取水煎液,趁药液温度高有大量蒸汽时,先用药液蒸汽熏患处。待药液温度降至 60℃左右,可直接用药液清洗患处。温度过低可重复加热,重复以上操作。连续煎洗20～30min,每日 1～2 次[8]。

2. 配伍应用

(1)用于温中止痛

花椒配干姜、人参：温中补虚，散寒止痛。用于中气虚寒，腹痛呕吐。如大建中汤（《金匮要略》）。

花椒配附子：温中止痛，补火助阳。用于下焦虚寒，脐腹冷痛。如椒附丸（《世医得效方》）。

（2）用于杀虫

花椒配乌梅：温中杀虫，安蛔止痛。用于虫积腹痛、呕吐者。如乌梅丸（《伤寒论》）。

3. 鉴别应用

（1）生花椒、炒制花椒　生花椒辛温之性甚强，辛散走窜作用强，燥湿杀虫、止痒的作用较好，故常外用治疗疥疮、湿疹、皮肤瘙痒等皮肤病。炒制品辛散走窜作用减弱，温中散寒的效果甚佳，长于温中散寒、驱虫止痛，常用于胸腹寒痛、寒湿泄泻、虫积腹痛或吐蛔。

（2）花椒、椒目　两者同出一物，花椒为果皮，椒目为种子。花椒味辛性热，功善温中止痛、杀虫止痒，用于中寒腹痛、寒湿吐泻及虫积腹痛。椒目味苦性寒，功能利水消肿、降气平喘，用于水肿胀满、痰饮咳喘。

【用量用法】 水煎服，3～6g。外用适量，煎汤熏洗。

【不良反应】 花椒中含有毒成分牻牛儿醇、花椒素、茵芋碱、香茅醇等。常规用量下临床未见不良反应报道。但过量服用，有可能出现恶心、呕吐、口干、头昏，严重时引起抽搐、谵妄、昏迷、呼吸困难，最后甚至因呼吸衰竭而死亡[9]。

【使用注意】 辛燥之品，易伤阴助火、堕胎，故阴虚火旺、实热、孕妇忌服。

参考文献

[1] 高学敏.中药学.北京:中国中医药出版社,2002.

[2] 臧林泉等.蛇志,2006,18(3):183.

[3] 姜守运等.中国中西医结合杂志,2006,26(11):1028.

[4] 周正山.实用心脑肺血管病杂志,2005,13(2):91.

[5] 李美珍.中国民族民间医药杂志,2004,68:164.

[6] 郭兆美.宁夏医学杂志,2000,22(8):474.

[7] 李真等.中国民政医学杂志,2002,14(3):183.

[8] 韩峰.中国民间疗法,2011,19(7):21.

[9] 夏丽英.现代中药毒理学.天津:天津科技翻译出版公司,2005.

丁 香

【异名】 公丁香。

【基源】 为桃金娘科植物丁香 *Eugenia Caryophyllata* Thunb. 的干燥花蕾。

【成分研究】 丁香主要含挥发油，油中含量最高的是丁香酚，其次为 2-甲氧基-4-(2-丙烯基)-苯酚乙酸酯、δ-杜松油烯、α-石竹烯、酪醇、丁香酚乙酸酯、反式对羟基肉桂酸、3,4-二羟基苯乙酸、3,4-二羟基苯甲酸等。此外，还有山柰酚、鼠李素、齐墩果酸等成分。

【药理研究】

1. 对消化系统的作用　丁香水提物和乙醚提取物对小鼠胃肠推进功能无影响，水提物灌肠给药能显著减少番泻叶引起的小鼠腹泻次数。此外，丁香具有抗溃疡、促进胃酸和胃蛋白酶分泌、解除肠痉挛和保肝利胆的作用。

2. 抗菌　酪醇、反式对羟基肉桂酸、3,4-二羟基苯乙酸、3,4-二羟基苯甲酸及丁香苦苷的苷元对金黄色葡萄球菌、痢疾杆菌、大肠杆菌及绿脓杆菌均有不同程度的抑制作用。

3. 抗血小板聚集　丁香水提物对 ADP 和胶原诱导的血小板聚集有明显抑制作用。丁香酚和丁香酚乙酸酯对花生四烯酸、肾上腺素和胶原所诱导的血小板聚集有抑制作用。

4. 对神经系统的作用　丁香酚对热敏神经元的放电活动表现出增频效应，对冷敏神经元则表现为抑频效应,对温度不敏感神经元的单位放电则无明显影响。

5. 其他 抗病毒、促进透皮吸收、抗癌、镇咳祛痰、抗氧化、抑制花生四烯酸代谢等作用[1]。

【性味归经】 辛,温。归脾、胃、肾经。

【功能主治】 温中降逆,散寒止痛,补肾助阳。用于脾胃虚寒,呃逆呕吐,食少吐泻,心腹冷痛;肾虚阳痿。

【临床应用】

1. 单方验方

(1)急性乳腺炎 丁香研末,包入干棉球内塞患侧鼻孔,每次1.5g,每次保留6h,每日2次,2~4日即可见效(《临床药物新用联用手册》)。

(2)麻痹性肠梗阻 丁香30~60g,研成细末,加75％乙醇调和,敷于脐及脐周,直径6~8cm,上用纱布、塑料药膜覆盖,再以胶布固定。用药2h后可听到肠鸣音,4~8h可排便、排气。本法不适宜用于机械性肠梗阻[2]。

(3)小儿腹泻 丁香1.5g、肉桂3g,共研细末备用。使用时取药粉少许用水调成糊状,摊在3cm×3cm的伤湿止痛膏上,然后稍加热,将膏药贴于脐上,每12h换药1次。敷药期间口服补液[3]。

2. 配伍应用

(1)用于温中降逆

丁香配柿蒂:温中散寒,和胃降逆。用于虚寒呃逆。如丁香柿蒂汤(《济生方》)。

丁香配吴茱萸:温中降逆,止呕止痛。用于胃寒腹痛、呕吐之症。

丁香配沉香:温中降逆,行气止痛。用于虚寒呃逆、胃寒呕吐、腹痛诸症。

(2)用于补肾助阳

丁香配肉桂:温肾助阳。用于肾阳虚之阳痿,现常用于治疗头痛及寒性腹痛。如丁桂散(《外科传薪集》)。

3. 鉴别应用

(1)公丁香、母丁香 公丁香即通常所用的丁香,为丁香的干燥花蕾,其药效迅速,药力较强。母丁香为丁香的成熟果实,功效与公丁香相同,其药效持久而药力较弱。临床以公丁香入药为佳。

(2)丁香、柿蒂 两者均能降逆下气、止呃逆,皆可用于治疗呕吐、呃逆。但丁香辛温,长于温中暖胃以降逆,适用于中焦虚寒之呕吐、呃逆;且能温肾助阳,可用于肾虚阳痿、阴冷等症。柿蒂味苦性平,不寒不热,为降气止呃的专药,不论寒热皆可应用。

(3)丁香、吴茱萸 两者均具温中散寒、温肾助阳之功,但吴茱萸有小毒,且能散肝经之寒邪,解肝气之郁滞,为治肝寒气滞诸痛的要药;尚可助阳止泻,善治脾肾阳虚,五更泄泻。丁香长于温中降逆,善治虚寒呃逆及肾阳阳痿、宫冷。

【用量用法】 水煎服,1~3g。外用适量。

【制剂与成药】

1. 丁香酊:每100ml含丁香15g。用于神经性皮炎。涂患处,每日2~3次。

2. 丁香浸膏溶液:用于胃寒呕吐、胃痛、呃逆、肠鸣、腹痛、泄泻等。每次服2~4ml,2次/天,温开水送服。

【使用注意】 热证及阴虚内热证者忌用。畏郁金。

参考文献

[1] 张军锋等.海南大学学报,2007,25(2):200.　　[3] 代洪梅.中国民间疗法,1998,6:21.
[2] 李世样等.中原医刊,1991,2:26.

荜　茇

【基源】 为胡椒科植物荜茇 *Piper longum L.* 的干燥近成熟或成熟果穗。

【成分研究】 含胡椒碱、哌啶和少量荜茇酰胺、棕榈酸、四氢胡椒碱等。荜茇挥发油成分有苯乙酮、芳樟醇、丁香烯和芝麻素等。氨基酸类成分有天门冬氨酸、苏氨酸、丝氨酸、谷氨酸、脯氨酸、甘氨酸、丙氨酸、缬氨酸、蛋氨酸等。此外,还含有锌、铜、铁、锰、铯、锑、锡等微量元素。

【药理研究】

1. 抗胃溃疡　荜茇醇提物能显著抑制吲哚美辛、无水乙醇、阿司匹林、醋酸所致大鼠溃疡形成,对大鼠结扎幽门型胃溃疡的胃液量、胃液总酸度均有显著抑制作用。

2. 抗惊厥　荜茇对大鼠有明显的抗戊四氮惊厥的作用,使惊厥率显著降低,对电惊厥和"听源性发作"也有明显对抗作用。

3. 抗心律失常　荜茇挥发油灌胃具有预防氯仿-肾上腺素所致心律失常的作用,但口服无明显预防氯仿诱发的心室颤动作用。

4. 降脂　胡椒碱甲脂可明显抑制高胆固醇饲料所致的大鼠血清总胆固醇(TC)、总胆固醇/高密度脂蛋白胆固醇(TC/HDL-C)水平的提高。

5. 其他　抗炎、杀菌、耐缺氧、抗急性心肌缺血、降压、扩张冠脉等作用[1]。

【性味归经】 辛,热。归胃、大肠经。

【功效主治】 温中散寒,下气止痛。用于胃寒腹痛、呕吐、呃逆、泄泻,头痛;外用治龋齿疼痛。

【临床应用】

1. 单方验方

(1)偏头痛　荜茇为末,令患者口中含温水,左边痛令左鼻孔吸 0.4g,右边痛令右鼻孔吸 0.4g(《经验后方》)。

(2)风寒外束,火郁牙痛　荜茇研为细末,外搽痛牙处,每日数次(《中医百症用药配伍指南》)。

(3)鼻流清涕　用荜茇末吹鼻内即止,治鼻流清涕不止(《卫生简易方》)。

2. 配伍应用

荜茇配厚朴:燥湿除满,下气宽中。用于脾胃失和所致脘腹胀满、呕逆等。

荜茇配肉豆蔻:温中健胃,下气止痛。用于脾胃虚寒之腹痛腹泻以及大肠虚冷滑泄不止等。如荜茇散(《圣济总录》)。

荜茇配胡椒:散寒止痛。研末,填塞龋齿孔中,治龋齿疼痛。

3. 鉴别应用

荜茇、荜澄茄:两者均能温中散寒,皆可用于治疗胃寒腹痛、呕吐、呃逆。但荜澄茄不仅能温脾胃,还能暖肝肾、行气滞,除用于胃寒呃逆、腹痛等症外,还常用于寒滞肝脉之疝气疼痛,及寒证小便不利、小便浑浊等症。

【用量用法】 水煎服,1.5～3g;或入丸、散。外用适量,研末,或为丸纳蛀齿孔中,或浸酒擦患处。

【不良反应】 本品《药物图考》云"有毒","多服走泄真气,令人肠虚下重","多用令人目昏……令人上气"。但临床至今未见有不良反应的报道。

【使用注意】 阴虚火旺者忌服,不宜过量久服。

参考文献 ·····

[1] 李瑞和等.中国民族医药杂志,2006,3:73.

荜澄茄

【基源】 为胡椒科植物荜澄茄 *Piper cubeba* L. 的果实。荜澄茄之名始载于《雷公炮炙论》,经考证应为本种。本品主要产于印度和印度尼西亚,而今国内市场所用的荜澄茄为樟科植物山鸡椒 *Litsea cubeba* (Lour.) Pers. 的果实。《中国药典》将山鸡椒的果实作为荜澄茄之名收载,而《中华本草》称其为澄茄子。

【成分研究】 含挥发油,成分有柠檬醛、柠檬烯、香茅醛、莰烯、香叶醇、甲基庚烯酮、α-蒎烯、β-蒎烯、苧烯、对伞花烃、右旋香桧烯、右旋莨烯、右旋松油醇及左旋荜澄茄烯等。

【药理研究】

1. 对消化系统的作用　荜澄茄醚提物、水提物灌服,可对抗大鼠实验性胃溃疡和小鼠实验性腹泻,并具有利胆作用。

2. 对心血管系统的作用　挥发油有抗心律失常、改善兔心肌缺血和降压作用。柠檬醛能抑制血小板聚集,具有抗血栓作用。

3. 对呼吸系统的作用　挥发油能松弛豚鼠气管平滑肌而有平喘作用。此外,还有镇咳、祛痰作用。香叶醇、香茅醛等具有不同程度的平喘作用。

4. 抗病原微生物　荜澄茄对金黄色葡萄球菌、大肠杆菌、伤寒杆菌和痢疾杆菌、绿脓杆菌都有抑制作用,柠檬醛为其有效成分。此外,荜澄茄还具有抗病毒、灭滴虫作用。

5. 其他　镇痛、镇静、抗过敏、抗缺氧等作用[1]。

【性味归经】 辛,温。归脾、胃、肾、膀胱经。

【功能主治】 温中散寒,行气止痛,暖肾。用于胃寒腹痛,呕吐呃逆;寒疝腹痛;寒湿小便淋沥浑浊,小便不利。

【临床应用】

1. 单方验方

(1)脾胃虚弱,胸膈不快,不进饮食　荜澄茄不拘多少,为细末,姜汁打神曲末煮糊为丸,如桐子大。每服七十丸,食后淡姜汤下(《济生方》)。

(2)阿米巴痢疾　将荜澄茄连皮研细,装入胶囊中。每次1g,隔2h1次,每日4次,视病情轻重连服3～5天。如服后有胃肠道刺激反应,可加入等量碳酸镁[2]。

2. 配伍应用

荜澄茄配高良姜、丁香:温脾散寒,和胃降逆。用于胃寒呃逆;寒伤脾胃之脘腹冷痛、呕吐呃逆、泄泻;胃中无火、朝食暮吐、暮食朝吐、完谷清澈之反胃症。

荜澄茄配肉桂:温脾止泻,散寒止痛。用于脾虚寒郁,脘痛吐泻等。

荜澄茄配附子:温中散寒,温肾助阳。用于肾、膀胱虚冷,小便不利等。

荜澄茄配益智:补肾散寒,固精缩尿。用于寒湿郁滞,尿液浑浊。

【用量用法】 水煎服,1.5～3g;或入丸、散。

【使用注意】 阴虚火旺及实热火盛者忌服。

参考文献

[1] 高学敏等.临床中药学.石家庄:河北科学技术出版社,2006.

[2] 中国医学科学院药物研究所等.中药志:第二册.北京:人民卫生出版社,1959.

胡 椒

【基源】 为胡椒科植物胡椒 *Piper nigrum* L. 的干燥近成熟或成熟果实。

【成分研究】

1. 生物碱类 主要成分是胡椒碱,其他还有阿魏波因、去氢阿魏波因、去氢胡椒杀虫胺等。

2. 挥发油类 主要成分为胡椒醛、二氢香芹醇。

3. 有机酸类 葵酸、月桂酸、肉豆蔻酸、棕榈酸、硬脂酸、罂酸、油酸、亚油酸、斑鸠菊酸、锦葵酸、苹婆酸等。

4. 其他 木脂素、酚类化合物、微量元素等[1]。

【药理研究】

1. 对消化系统的作用 胡椒丙酮提取物以及分离得到的胡椒碱对多种实验性胃溃疡(如应激,乙醇、吲哚美辛诱导,盐酸刺激和幽门结扎)表现出较好的对抗作用。此外,胡椒碱明显对抗蓖麻油和硫酸镁等导泻剂引起的小鼠腹泻[2]。

2. 镇静、镇痛、抗炎 胡椒挥发油灌胃给药,对小鼠的自发活动具有明显的抑制作用,能明显延长痛阈值时间,对二甲苯所致的小鼠耳郭肿胀有对抗作用[3]。

3. 保肝 胡椒碱的橄榄油混悬液腹腔注射,可减轻 CCl_4 及叔丁基过氧化氢引起的丙二醛(MDA)形成增加,降低血清中谷丙转氨酶(GPT)和碱性磷酸酶的水平。胡椒能诱导谷胱甘肽-S-转移酶、细胞色素 B5、细胞色素 P450 水平的提高,从而调节肝的解毒功能[1]。

4. 其他 抗氧化、免疫调节、抗菌、抗肿瘤、抗惊厥、降血脂等作用[1~3]。

【性味归经】 辛,热。归胃、大肠经。

【功能主治】 温中散寒,下气消痰。用于胃寒腹痛,呕吐泄泻,食欲不振;癫痫证。

【临床应用】

1. 单方验方

(1)小儿哮喘 胡椒 1～5 粒,研末,放于膏药中心,先用生姜擦小儿肺俞穴,以擦红为度,再将膏药贴上。禁风寒及食生冷(《湖北科技资料》)。

(2)冻疮 胡椒 10%,白酒 90%。把胡椒浸于白酒内,7 天后过滤使用。涂于冻疮处,每日 10 次(《中草药新医疗法资料选编》)。

(3)阴囊湿疹 胡椒 10 粒,研成粉,加水 2000ml,煮沸。外洗患处,每日 2 次(《草医草药简便验方汇编》)。

(4)小儿腹泻 鲜胡椒 10 粒研细末加黄酒或白酒调成糊状,填贴小儿肚脐神阙穴,上盖少许干棉球,然后用胶布固定。重者 10h 换一次,轻者 14～16h 一次。每次敷前用酒精棉球清洗小儿肚脐神阙穴和脐周围四边穴,擦红为止,再用干棉球擦干后才能用胡椒贴敷法[4]。

(5)尿潴留 取胡椒 40 粒,鲜辣有呛味的葱白 6 寸两根混合,捣烂成糊状备用。将糊剂敷于肚脐周围,直径约 15cm,以塑料膜覆盖,周围用胶布粘紧固定,6h 后取去[5]。

(6)心律失常　三七粉 3～6g,胡椒粉 0.5～1g,混合,每日分 3 次冲服或装胶囊后服用,5～7 日为一个疗程,可连续服用 2～3 个疗程[6]。

2. 配伍应用

胡椒配半夏:下气行滞,降逆和胃。用于胃气上逆之反胃及不思饮食等。

胡椒配吴茱萸:温中散寒,温胃止呕。用于脾胃虚寒之呕吐、泄泻等。

胡椒配荜茇:温中散寒,消痰宽胸。用于胃寒腹痛,呕吐,呃逆,泄泻等,又可用于痰气郁滞,蒙蔽清窍的癫痫痰多之证。

3. 鉴别应用

胡椒、花椒:两者均为辛热纯阳之品,具有温中散寒止痛的作用。但花椒且有燥湿之功,临床以寒湿伤中之脘腹冷痛、呕吐泻痢最为适宜;外用长于杀虫止痒,适用于疥疮、湿疹或皮肤瘙痒等皮肤病。胡椒以温暖胃肠、消积化痰见长,多用于胃肠寒痰冷积之脘腹冷痛、呕吐清水及泄泻痢疾等。

【用量用法】　水煎服,1～3g;或研末入丸散服。外用适量,研末调敷,或置膏药内外贴。

【制剂与成药】　胡椒搽剂:胡椒 10g,70% 乙醇 100ml 浸制。用于冻伤。用药水涂擦患处。

【不良反应】　古本草记载"过剂则走气,多食动火烁液,耗气伤阴,破血堕胎,发疮损目"。

【使用注意】　阴虚有火者忌服,孕妇慎服。

参考文献

[1] 韦琨等.中国中药杂志,2002,27(5):398.
[2] 刘屏等.中国药物应用与监测,2007,3:7.
[3] 何思煌等.广东药学,2003,13(2):35.
[4] 杨丽荣.河南医药信息,2002,22(10):33.
[5] 李风杰等.中国民间疗法,2001,9(3):20.
[6] 徐国云等.前卫医药杂志,1995,12(3):174.

第八章 理 气 药

陈 皮

【异名】 橘皮,桔皮。

【基源】 为芸香科植物橘 *Citrus reticulata* Blanco 及其栽培变种的成熟果皮。以陈久者为佳,故称陈皮。

【成分研究】

1. 挥发油类 α-侧柏烯、辛醛、β-月桂烯等。

2. 黄酮类 橙皮苷、新橙皮苷、川陈皮素等。

【药理研究】

1. 对消化系统的作用 对大鼠结扎幽门形成的胃溃疡模型,皮下注射甲基橙皮苷能明显抑制溃疡的发生。陈皮煎剂和甲基橙皮苷能抑制离体小肠运动。陈皮挥发油能促进正常大鼠胃液的分泌,有助于消化[1]。

2. 祛痰、平喘 陈皮所含挥发油有刺激性祛痰作用,有效成分为柠檬烯。陈皮醇提物可对抗组胺导致的豚鼠离体气管痉挛性收缩。

3. 对心血管系统的作用 鲜陈皮煎剂、醇提物及橙皮苷均能兴奋离体及在体蛙心,剂量过大则呈抑制作用。鲜陈皮煎剂、醇提取物对蟾蜍血管有收缩作用。

4. 抑制黑色素 陈皮乙醇提取物对人黑色素瘤细胞生成黑色素有抑制作用,其活性成分可能为柑橘类特有的聚甲氧基黄酮类化合物蜜橘黄素与红橘素。

【性味归经】 苦、辛,温。归脾、肺经。

【功能主治】 理气健脾,燥湿化痰。用于脾胃气滞证,胸脘胀满,呕吐,呃逆;痰湿,寒痰咳嗽。

【临床应用】

1. 单方验方

(1)湿痰咳嗽 陈皮 250g,入砂锅内,下盐 25g,化水淹过,煮干。甘草 100g,去皮,蜜炙。各取净末,蒸饼和丸梧桐子大,每服百丸,白汤下(《本草纲目》)。

(2)乳痈 香附 30g(鲜品加倍),陈皮 10g,水煮,加陈米醋半汤匙,饭后温服,早晚各一剂,微汗出为佳[2]。

(3)烧烫伤 取新鲜陈皮适量,装入广口瓶内,用纸封口,置阴处,一周后陈皮表面生有白或黄毛,用筷子捣拌为糊状,备用。用时将上药涂于伤口,每天涂 2 次,一般 5～7 天即可痊愈。陈皮的发酵时间应根据季节温度而定。在夏季一般发酵时间较短,冬季可将瓶子放在炉旁或较温暖的地方,以促其发酵[3]。

(4)急、慢性咽炎 制半夏 60g、陈皮 30g、米醋 500ml。用米醋浸泡制半夏、陈皮,24h 后即可饮用。每天 3～5 次,每次 10ml,徐徐下咽,令药液滋润咽喉痛处,7 天为一个疗程[4]。

(5)胃术后排空延迟症 西洋参、陈皮各 15g。上药切碎成粉末状入粥水中煎熬约 20min 后服食,如残胃容积缩小、承受能力低者一定要少量多次,每次不得超过 100ml,最好 2～3h 进食一次。低钾、呕吐频繁者加吴茱萸 3～5g、竹茹 15g、生姜数片煎药去渣后兑于西洋参陈皮粥中。一般症状消失后可继用西洋参陈皮粥食疗数天以巩固疗效[5]。

2. 配伍应用

(1)用于理气健脾

陈皮配木香：行气宽中、开胃止痛。用于脾胃气滞之脘腹胀满、纳呆、吐泻等。如香砂六君子汤（《古今名医方论》）。

陈皮配生姜：温胃止呕。用于胃寒气逆、中气不和之呕吐反胃等。如橘皮汤（《金匮要略》）。

陈皮配砂仁：理气除湿、和胃畅中。用于湿滞中阻，脾不健运之纳差、腹胀腹泻或便溏；胃气失和之呕逆嗳气、胸腹满闷等。

陈皮配青皮：理气止痛，疏肝和胃。用于肝郁气滞，胃气不和，两胁胀痛，胸腹满闷，胃脘胀痛等。

陈皮配枳实：行气和中，消胀止痛。用于脾胃不健，消化不良，气机失调，脘腹胀满、疼痛等。如橘皮枳实生姜汤（《金匮要略》）。

陈皮配竹茹：理气健脾，和胃降逆。用于脾胃虚弱，气机不调，寒热错杂，恶心呕吐，呃逆以及妊娠恶阻诸症。如橘皮竹茹汤（《金匮要略》）。

(2)用于燥湿化痰

陈皮配白术：健脾化湿、行气化痰。用于脾胃气滞，脾虚湿盛或聚而成痰，阻遏气机之脘腹胀满、恶心呕吐、纳差或胸闷痰多等；也可用于妊娠气机不利之恶阻、胎动不安。如异功散（《小儿药证直诀》）。

陈皮配半夏：燥湿化痰、理气健脾、和胃止呕。用于痰湿壅肺之咳嗽痰多、胸膈胀满；湿浊中阻、胃失和降之恶心呕吐、脘腹胀满。如二陈汤（《太平惠民和剂局方》）。

陈皮配苍术：燥湿化痰，健脾。用于湿困脾胃，气机阻滞之脘腹胀满，嗳气吞酸，恶心呕吐，不思饮食，大便溏薄。如平胃散（《太平惠民和剂局方》）。

3. 鉴别应用

(1)陈皮、橘红、橘络、橘核 上述四者均源于橘，入药部位不同。果皮即陈皮，最外层果皮称橘红，橘的成熟种子为橘核，橘果皮内的维管束群(即果皮内或橘瓣外表撕下的白色筋络)称橘络。橘红[注]性较陈皮更香燥，一般认为燥湿化痰之力较陈皮为好，但理气健脾之效不及陈皮。所以，大凡脾胃气滞之脘腹胀满、恶心呕吐及寒痰咳嗽用陈皮为好；大凡痰多气逆、痰稠咯吐不易及胸膈胀满者用橘红为佳。橘络长于理气、通络、化痰，适用于痰滞经络之咳嗽、胸胁闷痛以及手足麻木。橘核长于理气散结止痛，多用于疝气疼痛、睾丸肿痛。

[注] 商品橘红分为两类：①基源为橘类，即橘的最外层果皮，始载于《本草纲目》，但现商品少见。②基源为柚类，为芸香科植物化州柚未成熟或成熟的外层果皮，始载于《本草纲目拾遗》，称化橘红。但由于化州柚的果皮来源有限，目前临床所用化橘红多为柚的栽培品种柚皮所代替。化橘红性味功效应用与橘红相似。

(2)陈皮、青皮 两者同为橘的果皮，均能理气开胃。其中成熟果皮为陈皮，幼果果皮为青皮，因老嫩不同，而功效各异。青皮入肝胆经，其性较猛，偏于疏肝破气、散结消积，多用于肝气郁结之胁肋胀痛、乳痛乳痈、癥瘕痞块、疝气疼痛。陈皮入肺脾经，其性较缓，偏于理气健脾、燥湿化痰，多用于脾胃气滞之脘腹胀痛及咳嗽痰多等症。

【用量用法】 水煎服，3～10g。

【制剂与成药】 蛇胆陈皮散：蛇胆汁 1 份，陈皮 6 份。用于风寒咳嗽，痰多呕逆。口服，每次

0.3～0.6g,2～3 次/天。

【不良反应】 个别患者服用陈皮有过敏及便血的报道[6,7]。

【使用注意】 阴虚燥咳及吐血者慎服。

参考文献

[1] 沈映君等.中药药理学.上海:上海科学技术出版
社,1997.
[2] 曾春等.海南医学,1991,8(2):38.
[3] 许占平.山东中医杂志,1984,4:43.
[4] 苏保华.新中医,2005,37(8):96.
[5] 陈伟刚.新中医,1998,30(1):16.
[6] 童湘谷.中草药,1997,28(2):103.
[7] 吴言福.中药通报,1988,13(10):54.

化 橘 红

【基源】 为芸香科植物化州柚 *Citrus grandis* 'Tomentosa' 或柚 *Citrus grandis* (L.)Os-beck 的未成熟或近成熟的外层果皮。

【成分研究】

1. 挥发油类 以单萜类及其衍生物为主,主要成分为柠檬烯。

2. 黄酮类 主要为柚皮苷、枳属苷、野漆树苷。

3. 香豆素类 异欧前胡素和佛手内酯[1]。

【药理研究】

1. 调整胃肠道功能 促进肠胃积气排出,促进胃液分泌。

2. 抗炎镇痛 化橘红对角叉菜胶性足肿胀(关节炎)、由组胺和 5-羟色胺引起的微血管通透性增加、炎症性白细胞游走等均有明显的抑制作用,黄酮苷为其活性成分。对棉球肉芽肿也有抑制作用。对腹腔注射醋酸引起的化学性腹膜炎致痛和角叉菜胶性足跖水肿定压刺激致痛均有镇痛作用,但对热刺激引起的疼痛无效。

3. 祛痰止咳 化橘红中提取出的多糖物质注射给药,对氨水诱发的小鼠咳嗽有明显镇咳作用。灌胃给药,使小鼠气管酚红排量明显增加,有较好的祛痰作用[2]。

4. 其他 有抗血小板聚集的作用。

【性味归经】 辛、苦,温。归肺、脾经。

【功能主治】 理气宽中,燥湿化痰。用于湿痰或寒痰咳嗽,食积呕恶,胸闷等。

【临床应用】

1. 单方验方

痰喘:化橘红、半夏各 15g、川贝 9g,共研细末。每服 6g,开水送下(《常见病验方研究参考资料》)。

2. 配伍应用

化橘红配制半夏:燥湿化痰,止咳平喘。用于寒痰湿痰所致的咳喘痰多、胸膈满闷等。

化橘红配白术:健脾和胃,降逆止呕。用于女子妊娠呕恶,口淡乏味。

【用量用法】 水煎服,3～10g。

【使用注意】 阴虚燥咳者慎服。

参考文献

[1] 莫小路等.食品与药品,2007,9(6):39.
[2] 林海丹等.中药材,2001,24(8):608.

青 皮

【基源】 为芸香科植物橘 *Citrus reticulata* Blanco 及其栽培变种的幼果或未成熟果实的果皮。

【成分研究】

1. **挥发油类** 右旋柠檬烯,对伞花烃等。

2. **黄酮类** 橙皮苷、新橙皮苷、川陈皮素等[1]。

【药理研究】

1. **调整胃肠功能** 青皮挥发油对胃肠道有温和的刺激作用,促进消化液分泌和排除肠内气体。

2. **利胆** 青皮注射液能显著增加大鼠的胆汁排出,并能舒张豚鼠离体胆囊平滑肌,对抗氨甲酰胆碱引起的胆囊收缩。

3. **祛痰平喘** 青皮挥发油有祛痰作用,其机制可能是呼吸道分泌细胞受到局部刺激使黏液分泌增加,痰液容易咳出。青皮注射液能拮抗组胺引起的离体支气管痉挛性收缩,并能对抗组胺引起的豚鼠支气管肺灌流量减少[2]。

4. **对心血管系统的作用** 青皮注射液能显著缩短蟾蜍在体心脏心动周期。缩短窦室兴奋传导时间,静脉窦动作电位 4 相去极化时间及心室肌动作电位时程(APD)和有效不应期(ERP)。青皮注射液对失血性、创伤性、输血性、中药肌松剂、内毒素、麻醉意外和催眠药中毒等各种休克有强大的抗休克作用。

【性味归经】 苦、辛,温。归肝、胆、胃经。

【功能主治】 疏肝破气,消积化滞。用于肝郁气滞证,胸胁胀痛,乳房肿痛,疝气疼痛;食积腹痛;癥瘕痞块。

【临床应用】

1. **单方验方**

(1)乳痈初起 青皮、山甲珠、白芷、甘草、土贝母各八分。上为细末,温酒调服(《种福堂公选良方》)。

(2)腰痛 西瓜皮、青皮各30g,阴干研磨成面,用黄酒调,空腹服15g,每日 2 次,连服 7日,同时注意休息[3]。

2. **配伍应用**

(1)用于疏肝破气

青皮配柴胡:疏肝理气,调经止痛。用于肝气郁结证,症见胁肋胀痛、经前乳房胀痛等。如柴胡疏肝散(《景岳全书》)。

青皮配瓜蒌:行气散结,消痈止痛。用于乳痈初起,寒热不甚者。如青橘连翘饮(《冯氏锦囊秘录》)。

青皮配乌药:疏肝破气,散寒通滞。用于治疗疝气小腹痛引睾丸属寒凝气滞者。如天台乌药散(《医学发明》)。

(2)用于消积化滞

青皮配山楂、神曲:行气疏肝,消食化滞。用于治疗食积气滞之胃脘胀痛,嗳气腐臭,大便泄泻。如青皮丸(《沈氏尊生方》)。

青皮配大黄、槟榔:消积,通便,导滞。用于由湿热所致腹胀喘满、大便涩滞。如平气散

《卫生宝鉴》）。

青皮配三棱、莪术：破气消癥。用于气血凝聚之癥瘕。如三棱丸（《景岳全书》）。

3. 鉴别应用

青皮、枳实 两者均能破气消滞，性较峻猛，但青皮辛温而散、苦温而降，善破肝经郁结之气，多用于肝气郁结之胁肋胀痛、乳痈乳痛、疝气疼痛。枳实苦泄沉降，善破胃肠积滞之气，多用于积滞内停之脘腹痞满胀痛，也可用于痰饮内停、胸痹等证。

【用量用法】 水煎服，3～9g。

【使用注意】 气虚者慎服。

参考文献

[1] 陈红等.中草药,2001,32(11):1050.　　[3] 马磊.中国民间疗法,2010,18(1):71.
[2] 姜静岩等.时珍国医国药,2003,14(6):374.

枳　实

【基源】 为芸香科植物酸橙 *Citrus aurantium* L. 及其栽培变种或甜橙 *Citrus sinensis* Osbeck 的幼果。

【成分研究】 枳实主要含有黄酮类化合物、挥发油和少量的生物碱等成分。黄酮类主要成分为橙皮苷、新橙皮苷、柚皮苷、川陈皮素等，挥发油类主要为柠檬烯。

【药理研究】

1. 对胃肠道的作用 枳实对在体胃肠平滑肌呈兴奋作用，对离体平滑肌则呈抑制作用。

2. 对子宫、阴道平滑肌的作用 枳实治疗子宫脱垂疗效甚优，枳实水提醇沉物能兴奋离体家兔环行阴道平滑肌，并能诱发肌条的节律性收缩活动或加强原有自发性收缩肌条的收缩力及收缩频率[1]。

3. 对心血管系统的作用 枳实提取物浓度依赖性提高兔主动脉张力，使主动脉平滑肌收缩；有升压效应，加强心肌收缩力，减慢心率和增加心输出量，增加冠脉流量，增加肾血流量等。

4. 抗疲劳 复方枳实合剂（由枳实、青皮、人参等组成）能使小鼠红细胞、血红蛋白升高，增加其载氧能力，有助于 ATP 的产生。升高乳酸脱氢酶，有利于消除乳酸，降低血氨，清除运动后疲劳[2]。

5. 抗氧化 枳实醇提物能有效清除羟自由基、超氧阴离子自由基、DPPH 自由基，抑制脂质过氧化。

【炮制研究】 枳实炮制方法，目前主要为麸炒。枳实含挥发油，生品对胃肠刺激作用较强，制用挥发油降低约 1/2，对肠道平滑肌的刺激减弱。这符合古人"麸皮制去燥性而和胃"及"生用峻烈，麸炒略缓"的记载。

【性味归经】 苦、辛、酸，温。归脾、胃、大肠经。

【功能主治】 破气消积，化痰除痞。用于肠胃积滞，脘腹痞满胀痛，泻痢后重；痰滞胸脘，胸痹结胸，胸胁疼痛。尚可治胃下垂、子宫脱垂、脱肛等脏器下垂病症。

【临床应用】

1. 单方验方

(1)顽固性偏头痛　枳实 50g，加水 200ml，煎取 50ml，过滤。连煎 3 次，将 3 次药汁混匀后代茶频饮,为1日量。连服10天为一个疗程[3]。

(2)胃及十二指肠球部溃疡 ① 枳实、白芷等份,共研细末,每次9g,每日2次,饭前0.5h温开水冲服。治疗期间停用一切西药,忌食辛辣、吸烟、饮酒。一个月为一个疗程[4]。② 枳实、白及等份研面,每次3g,每日1次,早晨空腹服。服药期间停用其他药物并忌食辛辣、甜食、油腻之品。20天为一个疗程[5]。

2. 配伍应用

(1)用于破气消积

枳实配厚朴:消痞除满、健脾和胃。用于胸腹胀满、脘腹痞闷、喘满呕逆、大便不通等,皆可随证应用。如枳实消痞丸(《兰室秘藏》)。

枳实配大黄:泻热除积、行气消痞、消积导滞。用于胃肠积滞、腹满便秘之里实证。临床应用时,可酌情改变两者的主次关系,若见热势较甚,大便秘结,则以大黄为主,少佐枳实;若见胃肠食积化热、腹满疼痛,则以枳实为主,少用大黄。如大、小承气汤(《伤寒论》)。

(2)用于化痰除痞

枳实配白术:消食化积,消痞除满。用于脾胃虚弱、消化不良、饮食停滞、腹胀痞满、大便不爽等。对肝脾大、子宫脱垂、脱肛等亦有良效。如枳术丸(《脾胃论》)。

枳实配瓜蒌:涤痰清热,消痞散结。用于痰热结胸证,见胸脘痞闷疼痛、痰黄难咯、苔黄腻者。如小陷胸加枳实汤(《伤寒论》)。

枳实配栀子、淡豆豉:清宣郁热,行气除痞。用于病后劳复,身热,心下痞闷者。如枳实栀子豉汤(《伤寒论》)。

(3)其他

枳实配芍药:行气和血止痛。用于产后瘀滞腹痛,心烦不得卧。如枳实芍药散(《金匮要略》)。

枳实配川芎:行气活血止痛。用于气血瘀阻,胸胁疼痛。如枳芎散(《济生方》)。

枳实配桂枝:行气温经止痛。用于寒凝气滞,胸腹疼痛。如桂枳散(《本事方》)。

3. 鉴别应用

(1)枳实、枳壳 两者均为芸香科小乔木酸橙、香橼或枳实的果实,其中未成熟的果实为枳实,接近成熟的果实为枳壳。两者的性味、归经、功用基本相同,但枳实苦泄沉降,气锐而猛,性烈而速,其破积导滞之力胜过枳壳,多用于积滞内停、大便不通、痰饮内停、胸痹等。枳壳力薄而缓,长于理气宽中、消胀除痞,多用于胸脘气滞、痞满胀痛、食积不化等。

(2)枳实、厚朴 两者均能行滞散结,既去有形之实满,又散无形之湿满,均可用于脘腹胀满、痰壅喘咳。但厚朴偏燥湿除满、消痰定喘,适用于湿阻中焦之脘腹胀满、痰湿壅肺、肺气不降之咳喘。枳实偏于破气消痰除痞,适用于积滞内停之脘腹痞满疼痛、大便不通及痰饮内停之喘咳、痰浊内阻之胸痹等。

【用量用法】 水煎服,3~9g;大剂量可用至30g。炒后性较平和。

【制剂与成药】

1. 枳实注射液:每毫升含生药4g。用于感染性休克、心源性休克、麻醉后低血压。成人首次静脉缓慢推注相当于生药20~40g,以后静滴维持,以100ml输液中含生药20~40g为宜。小儿按0.3~0.5g(生药)/(kg·次),静脉缓慢推注,以后静滴维持,使用人工冬眠的小儿,其剂量应加倍。

2. 枳术丸:由枳实(炒)、白术(炒)组成。用于脾胃虚弱,食少不化,脘腹痞满。口服,每次6g,2次/天。

【使用注意】 孕妇慎服。

参考文献

[1] 朱玲等.中医药学报,2004,32(2):64.
[2] 罗小泉等.江西中医学院学报,2006,18(2):45.
[3] 申永艳.中国临床医生,2002,30(12):20.
[4] 王秀英等.河北中西医结合杂志,1998,7(6):886.
[5] 周改兰.内蒙古中医药,2010,5:39-40.

木 香

【基源】 为菊科植物木香 *Aucklandia lappa* Decne. 的干燥根。

【成分研究】 木香含挥发油、木香碱、菊糖等三类物质,挥发油中主要成分为去氢木香内酯、木香烃内酯、雪松烯醇、α-香烯、环辛二烯、桉叶(油)醇、α-芹子烯、丁子香烯、长松叶烯、7-甲基-3,4-辛二烯等[1]。

【药理研究】

1. 对消化系统的作用 木香水提液、挥发油和总生物碱使小鼠离体小肠先轻度兴奋,随后紧张性与节律性则明显降低。木香煎剂能明显缩短胃排空时间,升高血浆中胃泌素浓度[2]。

2. 对呼吸系统的作用 木香水提液、醇提液、挥发油、总生物碱以及含总内酯挥发油、去内酯挥发油,对组胺、乙酰胆碱与氯化钡引起的支气管收缩具有对抗作用。腹腔注射内酯或去内酯挥发油对吸收致死量组胺或乙酰胆碱气雾剂鼠有保护作用,可延长致喘潜伏期、降低死亡率。

3. 对心血管系统的作用 低浓度木香挥发油及油中分离出的部分内酯成分均能不同程度地抑制豚鼠、家兔或蛙心脏的活动,小剂量水提液、醇提液则能兴奋猫心脏。

4. 抑制血小板聚集 木香挥发油、去氢木香内酯、木香烃内酯均有抑制 ADP 诱导的血小板聚集的活性,在同等剂量条件下,木香挥发油活性优于木香烃内酯、去氢木香内酯单体化合物的活性,提示木香挥发油抑制 ADP 诱导的血小板聚集活性可能源于挥发油中内酯类、萜烯类等多种活性成分的综合效应。

【炮制研究】 木香经纸煨、麸煨、清炒后,对饮片挥发油含量、相对密度、折射率以及薄层色谱(TLC)分析认为,各种炮制品挥发油组分与生品相比,无明显变化,其含量略有减少,物理常数略有改变。

【性味归经】 辛、苦,温。归脾、胃、大肠、三焦、胆经。

【功能主治】 行气止痛,健脾消食。用于脾胃气滞,脘腹痞满胀痛,食欲不振;大肠气滞,泻痢里急后重,泻而不爽;肝郁气滞,胁肋胀痛,疝气疼痛。

【临床应用】

1. 单方验方

(1)胃气痛 木香 0.9g,荔枝核(煅炭)2.1g,共研末,烧酒调服(《青囊秘传》)。

(2)脾虚气滞久泻 大枣 10 枚、木香 9g,先将大枣数沸,入木香再煎片刻,去渣温服(《中国药膳学》)。

(3)乳腺增生症 木香研末、生地黄捣膏,木香与生地黄比例为 1:2,加用蜂蜜调和制成圆饼状。直径 4cm,厚度 0.5cm,乳房病变部位涂抹适量凡士林,将饼置于病变部位,上置中艾炷点燃,每次 3 壮,隔日 1 次,自月经后第 15 日起至月经来潮止,共计 3 个月经周期[3]。

(4)麻痹性肠梗阻　生木香10g,隔水炖取汤150ml,抽净胃内容物后注药,夹住胃管2h,2～6h内起效[4]。

(5)急性菌痢　木香10g,苦参20g,地榆20g。每日1剂,水煎,日服2次。如脱水严重者给予补液支持[5]。

(6)肠易激综合征　木香10g,黄连6g,炒白芍、葛根各30g,茯苓、白术各12g。根据伴随症状进行辨证加减[6]。

2. 配伍应用

(1)用于行气止痛

木香配香附:疏肝理气,止痛。用于气滞引起的各种疼痛,尤以胃肠气滞或肝胃气滞引起的疼痛最为适宜。如木香顺气散(《万病回春》)。

木香配檀香　行气止痛,消痞。用于气滞不匀,胸膈痞满。如匀气散(《太平惠民和剂局方》)。

木香配砂仁:益气补中,理气和胃。用于脾虚气滞,脘腹胀满,嗳气食少,或呕吐泄泻。如香砂六君子汤(《古今名医方论》)。

(2)用于行气导滞

木香配槟榔:行气止痛导滞消胀、燥湿杀虫。用于胃肠积滞之脘腹胀满疼痛、食欲不振、大便不爽,虫积腹痛,时聚时散,痢疾初起等。如木香槟榔丸(《儒门事亲》)。

木香配黄连:清热燥湿、行气导滞。用于胃肠湿热积滞之痢疾。如香连丸(《太平惠民和剂局方》)。

3. 鉴别应用

(1)木香、香附　两者均有行气止痛的功效,但木香专行胃肠结气,兼能消食,适用于脾胃气滞之脘腹胀痛及泄泻、痢疾。香附则疏散肝胃气滞,尤长于疏肝解郁、调经止痛,适用于肝气郁结之胁肋胀痛、脘闷腹胀、月经不调等。

(2)木香、青木香　两药药名虽相似,实为两种不同来源的植物药材。木香为菊科多年生植物木香、川木香的根;青木香为马兜铃科多年生缠绕草本植物马兜铃的根。木香行气作用温和,作用部位广泛,但以中焦脾胃为主,为行气止痛之要药,临床常用于食积不化之腹胀痛及湿热壅滞大肠之痢疾。青木香药性偏凉,行气作用较木香弱,长于解毒消肿,治疗疔痈疮肿以及皮肤瘙痒或湿烂,亦有一定的降压作用,可用于高血压病。内服煎汤,3～9g,或入丸散;外用适量,研末调敷或捣敷。

(3)木香、川木香　两药源于同科不同种的植物,均有良好的行气止痛功效,用于脾胃或肝郁气滞所致脘腹或胁肋胀痛之证,但木香尚有健脾消食功能,可用于消化不良,食欲不振等,而川木香这方面功效不显著。故治疗脾虚气滞,脘腹痞胀,不思饮食,用木香比用川木香更好,如香砂六君子汤(《古今名医方论》)。木香产于印度、缅甸者,习称广木香,产于云南、广西者,习称云木香。川木香主产于四川、西藏。

【用量用法】　水煎服,1.5～6g。生用行气力强,煨用行气力缓而多用于止泻。

参考文献

[1] 张艺等.中国药业,2003,12(4):75.
[2] 林明侠.中药研究进展,2005,22(3):18.
[3] 李琳等.针灸临床杂志,2006,22(6):35.
[4] 林金伟.浙江中医学院学报,1996,3:17.
[5] 吕国英.时珍国医国药,2003,14(7):415.
[6] 刘润爱.山西中医,2011,27(5):21.

沉　香

【基源】　为瑞香科植物白木香 *Aquilaria sinensis*（*Lour.*）Gilg 及沉香 *Aquilaria agallocha* Roxb. 含有树脂的木材。

【成分研究】　国产沉香主要含挥发油及 2-(2-苯乙基)色酮类两大类成分,挥发油主要含有沉香螺旋醇、白木香酸、白木香醛等倍半萜成分和苄基丙酮、对甲氧基苄基丙酮等[1]。

【药理研究】

1. 抗痉挛　沉香水煎液对离体豚鼠回肠的自主收缩有抑制作用,并能对抗组胺、乙酰胆碱引起的痉挛性收缩,此作用可能为沉香对胃肠平滑肌的直接作用[2]。

2. 平喘　沉香醇提取物能对抗组胺引起离体豚鼠气管收缩,发挥止喘效果。

3. 抗菌　沉香煎剂对结核杆菌、伤寒杆菌、福氏痢疾杆菌均有不同程度的抑制作用。

4. 镇静　沉香提取物对中枢神经系统具有抑制活性,能使环己巴比妥引起的小鼠睡眠时间延长。沉香所含的白木香酸对小鼠有一定的麻醉作用,热板法实验对小鼠有良好的镇痛作用。

【性味归经】　辛、苦,微温。归脾、胃、肾经。

【功能主治】　行气止痛,温中止呕,纳气平喘。用于胸腹胀闷疼痛;胃寒呕吐呃逆;肾虚气逆喘急。

【临床应用】

1. 单方验方

(1)老年性肠梗阻　将沉香 6g 砸碎,加水 300ml,煎煮浓缩至 200ml,另将蜂蜜 120g、猪油 150g 加水煎至沸腾,搅拌均匀备用。用胃肠减压抽尽胃内容物,先服沉香药液,接服蜂蜜、猪油,然后让患者安睡(最好取半卧位,尽量减少不必要的活动)[3]。

(2)呃逆　将沉香粉 3g 用纸卷成香烟状(无沉香粉可用刀片把沉香木削成木屑),点燃后将未燃烧的一头放入口中深吸后以咽食的方式将烟咽入,每次吸咽 3 口,1 次无效,间隔 30min 重复 1 次,直至呃逆症状消失[4]。

2. 配伍应用

(1)用于行气止痛

沉香配香附:行气降逆,消痞除满。用于肝胃气郁之胸膈痞塞,脘腹胀满,嗳气吞酸,便秘,干呕。如沉香降气丸(《普济方》)。

沉香配槟榔:顺气破结,降逆止痛。用于七情伤感,气郁烦闷不食,或冷气攻冲,心腹疼痛。如沉香四磨汤(《卫生家宝》)。

(2)用于温中止呕

沉香配丁香:温中散寒、降逆止呃、行气止痛。用于虚寒性呃逆诸症;胃寒呕吐、腹痛诸症。如沉香饮(《证治准绳》)。

沉香配肉桂:温肾壮元、散寒止痛。用于肾阳不足,寒滞肝脉之小腹冷痛、疝气疼痛等。如沉香桂附丸(《卫生宝鉴》)。

沉香配附子:温中止痛,温阳散寒。用于脾胃寒凝气结之脘腹冷痛、四肢不温、大便溏薄等。如接真汤(《百代医宗》)。

(3)用于纳气平喘

沉香配苏子:降气平喘,温化痰湿。用于上盛下虚之胸闷气喘、咳嗽痰多者。如苏子降气汤(《太平惠民和剂局方》)。

3. 鉴别应用

(1)沉香、檀香 两者均芳香温通而能理气散寒止痛,治寒凝气滞诸证。但沉香味苦质重,沉降下行,又善降逆调中、暖肾纳气,且温而不燥,行而不泄,无破气之害,为理气佳品,临床多用治胸腹胀闷作痛,又治胃寒呕逆及肾不纳气之虚喘。檀香则善畅脾肺,利胸膈,兼调中,多用于寒凝气滞之胸腹胀痛、胸痹心痛及噎膈等。

(2)进口沉香、国产沉香 目前药市沉香有两种,国产沉香即白木香 *Aquilaria sinensis* (Lour.)Gil.,主产于海南、广东、云南、台湾等地;进口沉香 *A. agallocha* Roxb. 主产于东南亚、印度等地。沉香质量常以所含树脂多寡而定,一般以色黑质重,树脂显著,入水下沉者为佳。进口和国产的沉香两者功效相同,但论质地以进口沉香偏优。

【用量用法】 水煎服,1.5～4.5g,宜后下。或磨汁冲服,或入丸散剂,每次 0.5～1g。

【使用注意】 阴虚火旺、气虚下陷者慎服。

参考文献 ··

[1] 刘军民等.中草药,2006,37(8):325.
[2] 刘军民等.中药材,2005,28(7):627.
[3] 刘华.山东中医学院学报,1979;2:147.
[4] 钟桂香.护理学杂志,2001,16(8):497.

檀 香

【基源】 为檀香科植物檀香 *Santalum album* L. 树干的心材。

【成分研究】 檀香油主要成分为倍半萜类化合物,α-檀香醇与 β-檀香醇占 90% 以上,此外还含有 α-檀香烯、β-檀香烯、α-檀香醛、β-檀香醛等。

【药理研究】

1. 对神经系统的作用 α-檀香醇和 β-檀香醇具有与氯丙嗪类似的神经药理活性,对小鼠具有镇静作用[1]。

2. 对心血管系统的作用 檀香液给离体蛙心灌流,呈负性肌力作用;对四逆汤、五加皮中毒所致心律不齐有拮抗作用[2]。

3. 其他 白檀香油有微弱的抗菌及利尿作用,对皮肤、黏膜有刺激作用。

【性味归经】 辛,温。归脾、胃、心、肺经。

【功能主治】 行气止痛,散寒调中。用于寒凝气滞,胸痛,腹痛,胃痛食少;冠心病,心绞痛。

【临床应用】

1. 单方验方

(1)心腹冷痛 檀香 15g,干姜 25g,泡汤服下(《本草汇言》)。

(2)噎膈饮食不入 檀香 7.5g,茯苓、化橘红各 10g。俱为极细末,人参汤调下(《本草汇言》)。

(3)冠心病心绞痛 用红花檀香饮(红花 6g、檀香 2g)治疗冠心病心绞痛,可改善心肌供血情况,减少心绞痛发作程度[3]。

2. 配伍应用

(1)用于行气温中

檀香配丹参:活血行气,通络止痛。用于气滞血瘀之胸痹心痛、腹痛等。如丹参饮(《时方歌括》)。

檀香配香附：调和肝脾，理气止痛。用于肝脾不和之脘腹胀痛、嗳气、善太息、纳谷不香等。

檀香配高良姜：利膈宽胸，散寒行气。用于寒湿霍乱，吐泻腹痛。如冷香汤（《是斋百一选方》)。

(2)用于开胃止痛

檀香配干姜：温中散寒，开胃止痛。用于胃脘冷痛，痞满不食，泛吐清水。如五辛宽膈汤（《杨氏家藏方》)。

【用量用法】 水煎服，2～5g，宜后下。或入丸、散服。

【使用注意】 阴虚火盛者慎服。

参考文献

[1] 颜仁梁.中药新药与临床药理,2003,14(3):218.

[2] 雷载权等.中华临床中药学.北京:人民卫生出版

社,1998.

[3] 黄洁.时珍国药研究,1998,3:210.

香 附

【基源】 为莎草科植物莎草 *Cyperus rotundus* L. 的干燥根茎。

【成分研究】 香附含挥发油、齐墩果酸型三萜皂苷、黄酮类化合物。挥发油起主要药效作用，主要含有 α-香附酮、β-香附酮、香附醇、香附子烯等对热不稳定的化合物[1]。

【药理研究】

1. 对消化系统的作用 低浓度的香附挥发油可抑制离体家兔肠管的收缩，香附丙酮提取物可抑制乙酰胆碱引起的收缩。有效成分为香附酮，机制可能是特异性作用于电压敏感钙通道，呈现硝苯地平样的钙离子拮抗作用。香附水煎剂十二指肠给药对正常大鼠有较强利胆作用，可促进胆汁分泌，提高胆汁流量[2]。

2. 对子宫平滑肌的作用 香附水煎剂减弱未孕大鼠离体子宫平滑肌的收缩运动，减慢收缩波的频率，降低振幅，缩短持续时间。作用机制可能是通过前列腺素的合成与释放，与 L2 型钙通道、H_1 受体、α 受体无关。有效成分为 α-香附酮。

3. 抗菌 香附子烯对金黄色葡萄球菌、宋氏痢疾杆菌有显著抑制作用，抗菌有效成分为香附子烯Ⅰ和香附子烯Ⅱ。

4. 抗炎 香附醇提物腹腔注射可明显抑制角叉菜胶引起的大鼠足肿胀，抗炎作用的有效成分为三萜类化合物。

5. 调节脂代谢 香附水煎剂可促进大鼠离体脂肪组织经肾上腺素能 β-受体、异搏定敏感的 L 型钙通道及外钙内流介导释放游离脂肪酸。

【炮制研究】 香附主要含挥发油，油中以香附酮、香附烯为主。采用高效液相色谱法，测定生香附、醋炙香附提取液中香附酮的含量，结果醋炙香附比生香附的溶出量增加约20%。醋炙香附的水溶性浸出物也明显高于生品。说明醋制香附有利于有效成分的煎出而增强疗效。

以解痉、镇痛为指标，对香附生品和几种醋炙饮片(醋蒸、醋煮、醋焖)进行实验比较，结果认为醋蒸香附的解痉、镇痛作用均为最佳，特别是明显优于生品[3]。

【性味归经】 辛、微苦、微甘，平。归肝、脾、三焦经。

【功能主治】 疏肝理气，调经止痛。用于肝郁气滞，胸胁、胃脘胀痛，寒疝腹痛；乳房胀痛,月经不调,经闭痛经。

【临床应用】

1. 单方验方

(1)尿路结石　生香附(鲜品)80～100g,干品酌减,水煎至适量,每日不拘时内服。并嘱患者尽量做到每次排尿入盆,筛洗结石有否排出。一个月为一个疗程,治疗3个疗程[4]。

(2)扁平疣　制香附200g,研成细末,分15等份,每日1份,鸡蛋1个,与香附末1份搅拌均匀,花生油15ml,锅内加热,放入拌匀的鸡蛋香附末,煎煮熟后,再放上10ml米醋,趁热吃下,1次/天,连服15日为一个疗程。儿童剂量酌减[5]。

(3)小儿慢性腹泻　制香附50g研末,加米酒调成干糊状,做成小饼,用纱布包裹,待小儿入睡后外敷神阙,每次4～6h。白天艾条施灸神阙、天枢、足三里,每穴10min,3次/天。轻者1日,重者2～3日即愈[6]。

(4)小儿疝气　香附、蜀椒各等份,新麸皮500g,大青盐粒3粒(5～6g),陈醋适量,将上药拌湿炒黄,用消毒纱布将上药包裹,将患儿扶抱或平卧,根据病情轻重辨证施治,选用命门、天枢、关元、气海等穴或阿是穴处,温热外敷,每天早晨5:00,中午12:00,下午5:00,每日3次,一周为一个疗程,一般需2～4个疗程[7]。

2. 配伍应用

(1)用于疏肝解郁

香附配高良姜:疏肝行气,温中止痛。用于肝郁犯胃,胃中有寒,气结于中之脘痛胁胀、胸闷不舒者。如良附丸(《良方集腋》)。

香附配乌药:理气散寒,和血止痛。用于寒凝气滞之证,尤以胃脘疼痛;心腹胀满、疼痛,寒疝腹痛;妇女经期、产后腹痛等为佳。如青囊丸(《韩氏医通》)。

香附配延胡索:疏肝理气解郁,活血祛瘀止痛。用于肝郁气滞,血行不畅之胸腹疼痛、胃脘疼痛;对妇女气滞血瘀之痛经、经前综合征最为适宜。

香附配川芎:理气解郁,活血止痛。用于气郁血滞之胁痛、脘腹胀痛、痛经、月经不调、疝痛以及衄血、吐血、气厥头痛及产后头痛等(《医学入门》)。

香附配莪术、三棱:疏肝破气,化癥正消积。用于治疗肝郁日久,血凝气滞,症见腹部结块,固定不移。如大七气汤(《济生方》)。

(2)用于调经止痛

香附配白芍:疏肝理气,养血调经止痛。用于肝气不舒,气血不和之月经不调、痛经、胁痛腹胀等。如开郁种玉汤(《傅青主女科》)。

香附配艾叶:温经散寒,调经止痛。用于寒滞肝脉,气郁不畅之月经不调、行经腹痛或少腹冷痛、宫冷不孕、胎动不安等。如艾附暖宫丸(《仁斋直指方论·补遗》)。

香附配当归:补血活血,调经止痛。用于气滞血瘀所致的月经不调、痛经等。如香附芎归汤(《沈氏尊生书》)。

3. 鉴别应用

香附、青皮:两者均有疏肝理气止痛的作用。但香附性平,善于调经理血,临床可用于多种气病,尤为妇科调经止痛的要药。青皮性烈,擅长破气开郁、散结消块,除用于肝气郁结之胁肋胀痛、乳房胀痛、疝气疼痛外,也常用于乳房结块、癥瘕痞块、气滞痰郁之证。

【用量用法】　水煎服,6～9g。香附醋炙后止痛力增强。

【使用注意】　阴虚血热、血虚气弱者慎服。

参考文献

[1] 冯毅凡等.中药材,2006,29(3):232.

[2] 黄险峰等.中药材,2003,26(1):65.

[3] 叶定江等.中药炮制学.上海:上海科学技术出版社,2003.

[4] 邵全满.浙江中医学院学报,1996,2:23.

[5] 杨汝琨.福建中医药,1997,28(6):8.

[6] 许为.四川中医,1987,1:18.

[7] 张宽智.中医外治杂志,1997,2:37.

川 楝 子

【异名】 金铃子,苦楝子。

【基源】 为楝科植物川楝树 *Melia toosendan* Sieb. et Zucc. 的干燥成熟果实。

【成分研究】 川楝子中主要活性物质包括萜类、醇类、醛酮类、酯类和酸类,含有川楝素、楝树碱、脂肪油、树脂及鞣质。

【药理研究】

1. 对消化系统的作用 川楝素能使在体和离体兔肠肌肌张力增加,在较高浓度时使肠肌呈痉挛性收缩,此作用不被阿托品阻断,而被苯海拉明对抗,川楝素对肠肌有组胺样和/或组胺释放作用[1]。

2. 镇痛抗炎 川楝子乙酸乙酯提取物能显著抑制冰醋酸所致小鼠扭体反应和甲醛所致鼠足疼痛反应,减轻二甲苯诱导的小鼠耳郭肿胀;川楝子乙醇提取物组能显著降低角叉菜胶所致小鼠足肿胀程度及二甲苯诱导的耳郭肿胀度;川楝子石油醚提取物对甲醛所致的疼痛反应有明显的抑制作用,同时还可显著增加小鼠睾丸和肾上腺指数;川楝子水提物无明显镇痛和抗炎作用。

3. 对神经肌肉接头的作用 川楝素是一种有效的神经肌肉接头传递阻断剂,其作用部位在突触前神经末梢,作用方式是抑制刺激神经诱发的乙酰胆碱释放,可阻断神经肌肉接头间正常传递功能,对其他神经系统未见明显影响。

4. 抗肉毒 川楝素显著延长肉毒中毒小鼠对间接刺激收缩反应的麻痹时间,与川楝素本身的麻痹时间相近,未见相互协同增强阻遏的现象[2]。

【性味归经】 苦,寒;有小毒。归肝、小肠、膀胱经。

【功能主治】 行气止痛,杀虫疗癣。用于肝郁化火所致胸胁、脘腹胀痛,疝痛;虫积腹痛;外用治头癣、秃疮。

【临床应用】

1. 单方验方

(1)冻疮 川楝子120g,水煎后,趁热熏患处,再用药水泡洗,每日2次,至愈(《湖北中草药志》)。

(2)胃痛,肝区痛 川楝子、延胡索各等量,研细粉,每服3～9g,每日2～3次,黄酒为饮;亦可水煎服(《全国中草药汇编》)。

(3)急性乳腺炎 用川楝子捣碎晒干,炒至微黄,研细末。每次9g,加红糖60g,用黄酒或开水100～200ml冲服,每日1～2次[3]。

(4)蛲虫病 取川楝子适量焙黄研末,装瓶备用,每晚睡前将两枚大蒜捣泥,混入适量药粉,搅匀后用胶布贴于肛门外,次日晨揭去,洗净肛门,晚上继用。用药同时,嘱患者注意饮食卫生,饭前便后要洗手[4]。

(5)淋证 每日取川楝子 30g,捣碎,水煎两次后,将药汁混匀浓缩为 300ml,每次饭前口服 100ml,每日 3 次,9 日为一个疗程。治疗期间注意适当休息,配合清淡饮食,忌食辛辣阳热之品[5]。

2. 配伍应用

川楝子配延胡索:疏肝泄热,行气止痛。用于治疗肝气郁滞,气郁化火之胸胁或脘胁疼痛,口苦、烦躁者。如金铃子散(《素问病机气宜保命集》)。

川楝子配小茴香:疏肝泄热,温肾散寒,止痛。用于疝气肿痛初起而兼有寒热交作之症者,妇女行经腹胀、少腹冷痛者。也可用于下焦湿阻气滞之膏淋。如导气汤(《医方集解》)。

川楝子配枸杞子:疏肝行气,养阴柔肝。用于肝阴不足,肝气不舒之胸脘胁痛,口苦吞酸者。如一贯煎(《续名医类案》)。

川楝子配当归:疏肝行气,养血柔肝。用于血虚肝郁,胁肋疼痛及肝胆疾患等。

3. 鉴别应用

(1)生川楝子、炒川楝子、盐川楝子 生川楝子性味苦寒,有小毒,长于杀虫疗癣,用于治疗虫积腹痛,外用治头癣。炒川楝子可降低毒性,缓和苦寒之性,以疏肝行气力强,多用于治疗肝气郁结之胁肋疼痛、肝胃不和之脘腹胀痛。盐川楝子可引药下行,作用专于下焦,多用于治疗疝气疼痛。

(2)川楝子、荔枝核 两者均有理气止痛的作用,皆可用于治疗疝气疼痛、睾丸肿痛。但川楝子性寒凉,用于治疗寒疝需配暖肝治疝之品同用。荔枝核性温,用于治疗湿热之睾丸肿痛常与清热药同用。

(3)川楝子、苦楝皮 川楝子为植物川楝的成熟果实,苦楝皮为植物楝树或川楝树的根皮或树皮。两者性味皆苦寒,均有驱虫疗癣的作用,可用于治疗虫积腹痛、头癣。但苦楝皮驱虫作用显著,尤为驱杀蛔虫良药,且可用于疥疮。川楝子疏肝行气止痛力强,偏用于治疗肝气郁结之胁肋疼痛、肝胃不和之脘腹胀痛及疝气疼痛。

【用量用法】 水煎服,4.5~9g。炒用寒性减低。外用适量。

【不良反应】 本品所含川楝素有一定毒性,在常规用量下应用,一般无严重反应,偶见头痛、头晕、恶心、呕吐等。若误食或大剂量服用,可能出现急性中毒性肝炎、呼吸困难、肺出血,甚至因呼吸循环衰竭而死亡。一般在用药 4~8h 后出现中毒症状。川楝素在体内有蓄积作用[6]。

【使用注意】 本品有小毒,且有蓄积作用,故用量不宜过大,亦不宜久服。肝、肾功能不良者、脾胃虚寒者及小儿均应慎服。

参考文献

[1] 王应斌等.中国民族医药杂志,2002,8(4):54.
[2] 路志强.内蒙古中医药,1997,1:45.
[3] 江苏新医学院.中药大辞典.上海:上海科学技术出版社,1993.
[4] 刘志丽等.中医外治杂志,2000,9(2):55.
[5] 吴树忠.中国中医急症,1994,3(2):67.
[6] 张冰等.中药药源性疾病学.北京:学苑出版社,2001.

乌 药

【基源】 为樟科植物乌药 Lindera aggregata (Sims)Kosterm. 的块根。

【成分研究】 乌药的根、果皮及种子中均含有挥发油,挥发油中主要组成大多为常见的单萜和倍半萜类化合物,主要含有龙脑、柠檬烯、草烯、月桂烯等,尚含少量异喹啉生物碱和呋喃倍半萜及其内酯[1]。

【药理研究】

1. 对胃肠道平滑肌的作用 乌药对胃肠平滑肌既能促进肠蠕动加速,使收缩增强,又能抑制胃肠平滑肌,缓解其痉挛。乌药提取物在动物的体内、体外作用不一致,对小鼠的体内作用表现为促进胃肠收缩,如降低小鼠胃中甲基橙残留率,促进小肠炭末推进率。对家兔的体外作用表现为抑制效应,如对家兔离体肠段的收缩频率和幅度均有一定程度的抑制作用,对痉挛的肠肌有良好解痉作用[2]。

2. 对消化液分泌的作用 乌药能增加消化液的分泌,还能对抗大黄引起的腹痛,乌药水煎液可以显著抑制溃疡的形成,可明显对抗乙醇诱发的细胞损伤,具有细胞保护作用。

3. 对心血管系统的作用 乌药对心肌有兴奋作用,其挥发油内服有兴奋心肌、加速血液循环、升压及发汗作用。

4. 抗菌抗病毒 乌药对呼吸道合胞病毒(RSV),柯萨奇 B1 病毒、柯萨奇 B3 病毒、柯萨奇 B4 病毒(CBV)有明显的抑制作用;对金黄色葡萄球菌、甲型溶血链球菌、伤寒杆菌、变形杆菌、绿脓杆菌、大肠杆菌均有抑制作用。

【炮制研究】 乌药活性化学成分以芳香性挥发油为主,如乌药烯、乌药烯醇、乌药内酯等,因此在加工切制时应防止芳香性活性成分的损失。现代临床大多采用生品切制,偶用酒制品。

【性味归经】 辛,温。归肺、脾、肾、膀胱经。

【功能主治】 行气止痛,温肾散寒。用于寒凝气滞之胸腹疼痛,寒疝腹痛,痛经;膀胱虚冷之遗尿、尿频。

【临床应用】

1. 单方应用

(1)心腹疼痛 乌药,水磨浓汁一盏,入陈皮一片,苏一叶,煎服(《濒湖集简方》)。

(2)小儿鞘膜积液 乌药 10g、小茴香 30g,文火水煎取汁 150～250ml,每日服一剂,分早、中、晚及睡前 4 次服完,10 天为一个疗程[3]。

(3)肾积水和肝硬化腹水 治疗肾积水:乌药 20～30g、泽泻 15～20g。水煎 2 次合并药液,于上午 9:00 顿服,每日一剂,20 天为一个疗程。用于肾积水非结石引起者,一般 2～3 疗程即可痊愈。治疗肝硬化腹水:乌药 30～40g、鳖甲(醋炙,先煎 30min)20～30g,水煎 2 次,药汁混合,早晚分服,每日一剂,20 天为一个疗程[4]。

(4)坐骨神经痛 乌药 10g、延胡索 12g、砂仁 10g、木香 10g、香附 10g、甘草 5g。偏气血虚者加黄芪 15g、当归 10g,偏阴虚者加木瓜 12g、白芍 10g。3 剂为一个疗程,一般 2～3 个疗程即可[5]。

2. 配伍应用

(1)用于行气止痛

乌药配川芎:活血化瘀、行气止痛。用于气滞血瘀之月经不调、痛经、闭经等。

乌药配沉香:降逆行滞、醒脾散寒。用于气滞寒凝之脘腹诸痛、妇人腹痛和疝气;也可用于下元虚寒、气逆于上引起的痰喘、遗尿、尿频等。如四磨汤(《严氏济生方》)。

乌药配大黄:行气导滞通便。用于脘腹痞满,大便秘结,喘逆者。如六磨汤(《世医得效方》)。

乌药配当归:行气调经,活血止痛。用于治疗寒凝气滞之经行腹痛。如乌药散(《圣济总录》)。

(2)用于温肾散寒

乌药配小茴香:温肾疏肝,散寒止痛。用于脾肾虚寒诸证及气滞寒凝之疝气疼痛、睾丸疼痛、痛经、少腹冷痛等。如暖肝煎(《景岳全书》)。

乌药配益智仁:温肾散寒,固涩缩尿。用于下焦虚寒,气化不利,膀胱失约之小便频数,小儿遗尿之症。如缩泉丸(《妇人良方》)。

【用量用法】 水煎服,3～9g。

【使用注意】 阴虚内热、气虚者慎服。

参考文献 ....

[1] 张朝凤等.中国中药杂志,2001,26(11):765.

[2] 俞桂新等.中国野生植物资源,1997,18(3):5.

[3] 张国丽.黑龙江中医药,2004,2:45.

[4] 李延培.中医杂志,1997,38(3):133.

[5] 罗舜达.中国社区医师,2012,1:215.

荔 枝 核

【基源】 为无患子科植物荔枝 Litchi chinensis Sonn. 的干燥成熟种子。

【成分研究】

1. 脂肪酸类 棕榈酸,油酸,亚油酸,半合成环丙基脂肪酸等。

2. 氨基酸类 天冬素,酪氨酸,丙氨酸等。

3. 挥发油类 3-羟基丁酮,丁二醇,顺式-丁香烯等。

【药理研究】

1. 保肝 荔枝核皂苷混合物能增强四氯化碳肝损伤模型小鼠肝脏蛋白质和 RNA 的合成。

2. 降血糖 荔枝核有高效和长效的降糖作用,水和乙酸提取物均能降低肾上腺素和葡萄糖所致的小鼠血糖升高,也能防治四氧嘧啶糖尿病大鼠血糖的升高。作用机制可能是减少胰腺 B 细胞再损伤或促进其再生,或促进组织胰岛素受体的表达,增加对胰岛素敏感性等[1]。

3. 调血脂和抗氧化 荔枝核的水和乙酸提取物能降低四氧嘧啶糖尿病大鼠的 TC、TG 含量升高,提高 HDL-C 含量和 TC/HDL-C 比值,提高 SOD 活性,降低丙二醛含量,但对总蛋白和白蛋白含量无明显影响[2]。

【性味归经】 甘、微苦,温。归肝、肾经。

【功能主治】 行气散结,祛寒止痛。用于寒疝腹痛,睾丸肿痛;胃脘久痛;痛经,产后腹痛。

【临床应用】

1. 单方验方

(1)狐臭 荔枝核焙干研末,白酒适量,调匀涂擦腋窝,每日 2 次(《福建药物志》)。

(2)轻、中型糖尿病 将荔枝核水煎浓缩至厚浸膏,干燥、制粒、压片,片重 0.3g。每日 4～6 片。连续 3 个月为一个疗程。服药期间不再同时服用其他药物。适当控制饮食,维持原来食量(一般主食每日为 250～350g)。治疗期一般均在 3 个月以上,稳定后可继续服用本品,以巩固疗效[3]。

(3)慢性乙型肝炎 在一般护肝治疗用药基础上加用荔枝核颗粒,每包 10g,每次 1 包,每日3次,12周为一个疗程,服1～2个疗程。对慢性乙型肝炎患者有降酶、退黄、改善肝内蛋白代谢和抗肝纤维化作用[4]。

(4)前列腺痛 荔枝核8g,捣碎成细粒状;三七3g,切片或捣碎,用80℃热水冲泡,代茶饮。症状重者每日2次,早晚服;症状轻者每日一次,晚服,连续饮用1～2个月[5]。

2. 配伍应用

(1)用于行气散结

荔枝核配小茴香:行气散寒止痛。用于寒凝气滞之疝气腹痛,睾丸偏坠。

荔枝核配香附:行气散寒,调经止痛。用于妇人气滞寒凝之少腹疼痛。如蠲痛散(《妇人良方》)。

荔枝核配木香:温中散寒止痛。用于心腹胃脘久痛,屡发不止者。如荔香散(《景岳全书》)。

(2)用于祛寒止痛

荔枝核配橘核:祛寒止痛,散结消肿。用于小肠疝气,阴囊、睾丸肿痛;气滞血瘀,少腹刺痛;腹内包块,虚寒性痛经、带下等。

3. 鉴别应用

荔枝核、橘核:两者均有理气止痛的作用,皆为治疗疝气疼痛、睾丸肿痛之要药,常相须为用。但橘核尚有理气散结之功,可用于乳痈肿痛而未溃者;荔枝核能温经散寒,可用于治疗寒凝气滞之少腹刺痛及心腹脘痛。

【用量用法】 水煎服,4.5～9g。或入丸、散剂服。

参考文献 ································

[1] 潘竞锵等.中国新药杂志,2000,9(1):14.
[2] 潘竞锵等.广东药学.1999,9(1):47.
[3] 沈咪芳.中成药,1991,11:24.
[4] 曾文铤等.中西医结合肝病杂志,2005,15(5):260.
[5] 邱云桥等.中国民间疗法,2003,9:60.

佛 手

【基源】 为芸香科植物佛手 *Citrus medica* L. var. *sarcodactylis* Swingle 的干燥果实。

【成分研究】 佛手主要含香豆素类和黄酮类,也含三萜类。佛手中挥发油类主要成分为柠檬烯和γ-松油烯;黄酮类成分主要有香叶木苷、橙皮苷;香豆素类成分为6,7-二甲氧基香豆素、5,7-二甲氧基香豆素(柠檬油素)、7-羟基-6-甲氧基香豆素[1]。

【药理研究】

1. 止咳、平喘、祛痰 佛手醇提取液灌胃给药,显著减少氨水致小鼠咳嗽的次数,增加小鼠呼吸道酚红分泌量,能显著延长雾化组胺所致的豚鼠哮喘潜伏期[2]。

2. 耐高温 佛手醇提取液能显著提高小鼠耐高温的能力,提高存活率。

【性味归经】 辛、苦、酸,温。归肝、脾、胃、肺经。

【功能主治】 疏肝解郁,理气和中,燥湿化痰。用于肝气郁结,胸胁胀痛;胃脘痞满,呕恶食少;久咳痰多,胸闷作痛。

【临床应用】

1. 单方验方

(1)肝胃气痛 鲜佛手12～15g,开水冲泡,代茶饮。或佛手、延胡索各6g,水煎服(《全国中草药汇编》)。

(2)湿痰咳嗽　佛手、姜半夏各 6g,砂糖等份,水煎服(《全国中草药汇编》)。

(3)妇女白带　佛手 15～30g,猪小肠一尺,水煎服。(《闽南民间草药》)。

(4)梅核气　佛手 150g,加水 600ml,水煎浓缩至 300ml。每次服 20ml,每天 4 次,呷服[3]。

2. 配伍应用

(1)用于疏肝理气

佛手配木香:行气宽中,开胃止痛。用于肝脾(胃)气滞之脘腹胀满、疼痛、呕吐、泄泻等。

佛手配香橼:舒肝和胃,理气宽胸。用于冠心病心绞痛,证属气滞心痛者;肝郁气滞、肝气泛胃而致升降功能失调之脘腹胀痛。

(2)用于和胃止痛

佛手配白术:和胃止痛,健脾燥湿。用于脾虚气滞之食欲不振,脘腹胀满,食后尤甚者。

3. 鉴别应用

佛手、陈皮:两者均有理气、和中、化痰的作用,皆可用于脾胃气滞之脘腹痞满、食少呕吐及痰多咳嗽。佛手燥湿化痰之力不及陈皮,但因其有疏肝解郁之功,尚可用于肝郁气滞之胁痛、胸闷。佛手用于治疗咳嗽,则以咳嗽日久不止、胸膺作痛最为适宜,一般外感咳嗽痰多者用陈皮不用佛手。

【**用量用法**】　水煎服,3～9g。

参考文献 ....

[1] 高幼衡等.中草药,2002,33(10):883.　　　　　　科学出版社,1994.
[2] 黄泰康.常用中药成分与药理手册.北京:中国医药　　[3] 蔡百根等.时珍国医药研究,1994,5(1):18.

香　橼

【**基源**】　为芸香科植物枸橼 *Citrus medica* L. 与香圆 *Citrus wilsonii* Tanaka 的干燥成熟果实。

【**成分研究**】　枸橼果皮含挥发油,主要成分为右旋柠檬烯、水芹烯等;果实含柠檬酸、苹果酸、琥珀酸;种子含黄柏酮、柠檬苦素。香圆果实中含挥发油,主要成分为香叶醛、柠檬烯等[1]。

【**药理研究**】

1. 抗炎　香橼所含的橙皮苷对豚鼠因缺乏维生素 C 所致的球结膜血管内皮细胞凝集及毛细血管抵抗力降低有改善作用。

2. 抗病毒　用橙皮苷预先处理的 Hela 细胞能预防流感病毒的感染。

3. 其他　所含的橙皮苷有预防冻伤和抑制大鼠晶状体的醛还原酶作用。黄柏酮有增强离体兔肠张力和振幅的作用。

【**性味归经**】　辛、微苦、酸,温。归肝、脾、肺经。

【**功能主治**】　疏肝解郁,理气和中,化痰止咳。用于肝胃气滞,胸胁胀痛,脘腹痞满,呕吐噫气;痰多咳嗽,胸膈不利。

【**临床应用**】

1. 单方验方

咳嗽:香橼(去核),薄切作细片,与酒同入砂瓶内,煮令熟烂,用蜜拌匀。当睡中唤起,用匙挑服(《养疴漫笔》)。

2. 配伍应用

(1)用于疏肝理气

香橼配香附:疏肝理气,解郁止痛。用于肝气郁结之胁肋胀痛,胸闷嗳气。

(2)用于宽中化痰

香橼配苏子:宽中化痰,止咳平喘。用于痰湿阻肺之咳嗽、气喘、咯吐白痰。

香橼配陈皮:疏肝理气,燥湿化痰。用于脾胃或肝胃气滞,痰湿咳嗽。

3. 鉴别应用

香橼、佛手:两者均为芸香科植物,皆辛香苦温,药力平和,能舒肝解郁,理气和中,燥湿化痰。其中佛手芳香辛散,苦温通降,以醒脾开胃,舒肝和胃,理气快膈,行气止痛为主;香橼清香之力稍逊,行气之力亦差,然和胃化痰之功见长。

【用量用法】 水煎服,3~9g。

参考文献

[1] 颜正华.中药学.第2版.北京:人民卫生出版社,2006.

玫 瑰 花

【基源】 为蔷薇科植物玫瑰 *Rosa rugosa* Thunb. 的干燥花蕾。

【成分研究】 玫瑰花挥发油类化合物主要为香茅醇、芳樟醇、牻牛儿醇、橙花醇、苯乙醇、丁香油酚等。玫瑰花果实含丰富的维生素B,糖类如葡萄糖、果糖、木糖、蔗糖,非挥发酸如柠檬酸、苹果酸、奎宁酸,黄酮类如槲皮素、异槲皮素等。

【药理研究】

1. 对心血管系统的作用 玫瑰花有扩张血管作用,可对抗肾上腺素所致微循环障碍[1]。

2. 抗菌抗病毒 玫瑰花水煎剂对金黄色葡萄球菌、伤寒杆菌及结核杆菌均有抑制作用;玫瑰花提取物对人类免疫缺陷病毒(HIV)和白血病病毒均有抗病毒作用。

3. 利胆 玫瑰油对大鼠有促进胆汁分泌的作用,能明显改善肝炎恢复期及胆囊炎、胆石症发作期的症状。

4. 其他 抗氧化作用。

【性味归经】 甘、微苦,温。归肝、脾经。

【功能主治】 行气解郁,活血止痛。用于肝胃气痛,食少呕恶;月经不调,经前乳房胀痛;跌仆伤痛。

【临床应用】

1. 单方验方

(1)肝风头痛 玫瑰花4~5朵,合蚕豆花9~12g。泡开水,代茶频饮(《泉州本草》)。

(2)上部食管痉挛,咽中异物感 玫瑰花、白梅花各3g。沏水代茶饮(《天津中草药》)。

(3)月经不调 玫瑰花3~9g,水煎冲黄酒、红糖服,每日一剂(《青岛中草药手册》)。

(4)老年性阴道炎 将玫瑰花油用棉签直接涂于外阴和阴道黏膜。每日早晚各一次,5~7天为一个疗程[2]。

2. 配伍应用

(1)用于行气解郁

玫瑰花配佛手:舒肝解郁,理气和中。用于肝胃气痛,肝郁胸胁胀痛。

玫瑰花配香附:舒肝理气,调经止痛。用于肝气郁结所致的胸胁满闷胀痛,或经前乳房胀痛,月经不调。

(2)用于活血止痛

玫瑰花配代代花:理气宽中,和血散瘀。用于肝胃不和,气滞血瘀之胸闷不舒,胃脘疼痛,纳呆,月经不调,赤白带下等。

玫瑰花配当归、川芎:行气活血止痛。用于肝郁气滞之月经不调,经前乳房胀痛。

3. 鉴别应用

玫瑰花、月季花:两者均具有活血调经、疏肝解郁之功,但玫瑰花更长于疏肝解郁,和胃止痛,多用于肝胃不和之胸胁脘腹胀痛;月季花长于活血调经,多用于肝气郁结而致月经不调、痛经、闭经,及胸腹胀痛等。捣烂外敷,还能消肿,用于跌打损伤、瘀血肿痛及痈疽肿毒。

【用量用法】 水煎服,1.5~6g。

【制剂与成药】 玫瑰露:用于肝郁胁痛,胃脘疼痛。口服,温饮30~60ml,1日2次。

参考文献

[1] 李明等.卫生职业教育,2007,25(8):146.　　　　[2] 阿瓦汗·米娜瓦尔.中国民族民间医药杂志,2000,46:269.

梅　花

【异名】 绿萼梅。

【基源】 为蔷薇科植物梅 *Prunus mume* (Sieb.) Sieb. et Zucc. 的干燥花蕾。

【成分研究】 梅花含挥发油,油中含异丁香油酚、苯甲醛、苯甲酸。

【性味归经】 微酸、涩,平。归肝、胃、肺经。

【功能主治】 疏肝解郁,和中,化痰。用于肝胃气滞之胁肋胀痛、脘腹痞满、嗳气纳呆,梅核气,瘰疬。

【临床应用】

1. 单方应用

(1)咽喉异物感,上部食管痉挛　梅花、玫瑰花各3g。开水冲泡,代茶常饮(《浙江药用植物志》)。

(2)妊娠呕吐　梅花6g,开水冲泡,代茶饮(《浙江药用植物志》)。

(3)瘰疬　鸡蛋开一孔,入梅花将开者七朵,封口,饭上蒸熟,去梅花食蛋,每日1枚,7日痊愈(《本草纲目拾遗》)。

(4)唇上生疮　白梅瓣贴之,如开裂出血者即止(《赤水玄珠》)。

2. 配伍应用

梅花配玫瑰花:疏肝解郁,调畅气机。用于情志不畅,肝气郁结所致的胸闷不舒,心烦意乱,或脘痛连胁,嗳气频作,食欲不振等。

梅花配代代花:开郁和中,降逆消食。用于肝胃不和之胸中痞闷,胁肋胀痛,胃痛纳呆,呕吐呃逆等。

【用量用法】 水煎服,3~5g。

娑罗子

【异名】 娑婆子,梭椤子。

【基源】 为七叶树科植物七叶树 *Aesculus chinesis* Bge.、或天师栗 *Aesculus Wilsonii* Rehd. 的干燥成熟种子。

【成分研究】

1. 萜类 娑罗子含三十多种五环三萜类皂苷,包括 α-七叶皂苷和 β-七叶皂苷等[1]。

2. 黄酮类 从娑罗子种子中分离得到槲皮素-3-O-β-D-葡萄糖苷、山奈酚-3-O-β-D-半乳糖苷、槲皮素-3-O-[β-D-吡喃木糖基(1→2)]-β-D-葡萄糖苷、槲皮素、山奈酚-3-O-[-D-木糖基(1→2)]-D-葡萄糖苷、山奈酚-3-O-[-D-木糖基(12)][-D-葡萄糖基(16)]-D-葡萄糖苷、山奈酚-3,7-O-L-二鼠李糖苷、山奈酚-3-O-D-葡萄糖苷[2]。

3. 有机酸类 娑罗子含有天师酸、富马酸、亚油酸、棕榈酸、油酸、硬脂酸、15-二十四碳烯酸、肉豆蔻酸、月桂酸等有机酸类成分[3]。

4. 甾醇类 娑罗子含有角麦甾二烯、豆甾二烯、豆甾三烯、胆甾醇、β-谷甾醇-3-O-葡糖苷、β-谷甾醇等甾醇类成分[3]。

5. 微量元素 娑罗子中含有 Ca、Mg、Fe、Zn、Mn、Cu 等微量元素[4]。

6. 其他 娑罗子中还含有乙酰谷氨酸[3]和多糖[5]等成分。

【药理研究】

1. 对脑缺血损伤的保护作用 七叶皂苷钠对大鼠短暂性、局灶性脑缺血具有保护作用,表现为降低脑皮质组织含水量和丙二醛水平,降低脑皮质组织超氧化物歧化酶活性,改善脑皮质和海马组织超微病理结构[6]。β-七叶皂苷钠能明显降低脊髓缺血期间血管紧张素-Ⅱ和丙二醛浓度,改善术后神经功能,减轻脊髓病理学损害[7]。

2. 对肝脏缺血损伤的保护作用 七叶皂苷钠对缺血再灌注造成的肝脏损伤具有保护作用[8]。

3. 对肢体缺血再灌注损伤的保护作用 β-七叶皂苷钠可减轻肢体缺血再灌注损伤,保护骨骼肌[9],提高缺血再灌注岛状皮瓣成活率。

4. 对胃肠道的作用 娑罗子七叶皂苷提取物可促进小鼠肠蠕动,保护无水乙醇引起的小鼠胃黏膜损伤,改善阿司匹林所致胃溃疡[10]。β-七叶皂苷钠可有效预防术后肠粘连[11]。娑罗子水煎剂能明显抑制大鼠胃酸分泌[12]。

5. 抗菌 娑罗子皂苷提取物对金黄色葡萄球菌有较强的抑菌作用[13]。

6. 抗肿瘤 娑罗子成分七叶皂苷Ⅰa可有效抑制人乳腺癌细胞 MDA-MB-231 和 MCF-7 的上皮间质转化,阻止 MDA-MB-231 细胞在裸鼠的血行转移[14]。

【性味归经】 甘,温。归肝、胃经。

【功效主治】 疏肝理气,和胃止痛。用于肝胃气滞,胸闷胁痛,脘腹胀痛,经前乳房胀痛。

【临床应用】

1. 单方验方

(1)视网膜静脉阻塞 通脉增视汤(葛根、槐米各 30g,三七 3g,娑罗子 15g)适当据证加减,每日 1 剂,水煎取汁 200ml,分 2 次口服,10 天为 1 个疗程[15]。

(2)胃脘痛 蒲公英 30g,浙贝母、娑罗子各 15g,制香附、柴胡、白芍、枳壳各 10g,甘草 5g。每日 1 剂,水煎分 2 次温服[16]。

（3）乳房小叶增生　娑罗子9～15g,水煎代茶饮。(《浙江药用植物志》)

2. 配伍应用

娑罗子配佛手、八月札:疏肝解郁,和胃止痛。用于肝胃气滞之胸闷胁痛、脘腹胀痛。

娑罗子配香橼:疏肝理气和胃。用于治疗胃脘痛。

娑罗子配香附、郁金:疏肝行气解郁。用于经前乳房胀痛。

【用量用法】　水煎服,3～9g。

【使用注意】　个别病人服用本品制剂后有咽喉部不适、恶心、呕吐等不良反应。

参考文献

[1] 李珊,等.亚太传统医药.2012,8(8):178.

[2] 马玲云,等.亚太传统医药.2011,7(3):28.

[3] 陈雪松,陈迪华,斯建勇．药学学报.2000,35(3):198.

[4] 张辰露,李崇勇.时珍国医国药.2010,21(5):1171.

[5] 边静静,等.食品工业科技.2010,31(10):72

[6] 张奕,等.急诊医学.1998,7(1):23.

[7] 汪晖,陈卫国.中国临床神经外科杂志.2000,5(3):172.

[8] 刘金彪,等.中华实验外科杂志.1997,6(3):187.

[9] 蓝旭,许建中.中国矫形外科杂志.2000,21(6):572.

[10] 辛文好,等.中国药物警戒.2010,7(6):321.

[11] 王梦炎,等.中国中西医结合外科杂志.1999,(6):382.

[12] 洪缨,侯家玉.中国药理与临床.1999,(1):24.

[13] 王旭英,向红.六盘水师范高等专科学校学报.2006,(3):19.

[14] Wang Y,et al. Oncotarget. 2016,7(17):23684.

[15] 曹平.陕西中医,2007,28(6):693.

[16] 陆梅华.陕西中医,2001,22(1):12.

薤　白

【基源】　为百合科植物小根蒜 *Allium macrostermon* Bge. 或薤 *Allium chinensis* G. Don 的干燥鳞茎。

【成分研究】　薤白含甾体皂苷、挥发油、含氮化合物、前列腺素、酰胺类等成分。挥发油主要由单萜组成,其中莰烯、异甲酸龙脑酯、龙脑是主要成分。

【药理研究】

1. 解痉平喘　薤白能干扰血小板的花生四烯酸代谢,抑制环氧化酶途径,阻断血栓素 A_2 (TXA_2)的合成,使前列环素(PGI_2)合成相对增加,TXA_2/PGI_2 比值下降,从而能够解除支气管平滑肌的痉挛,发挥平喘作用[1]。

2. 抗炎　薤白提取物(ANBE)对二氧化硫实验性慢性支气管炎模型大鼠较地塞米松有更明显的抗炎作用,能缓解肺部炎症引起的刺激症状。

3. 抗菌　薤白水煎剂对金黄色葡萄球菌、肺炎链球菌、痢疾杆菌有明显的抑制作用。

4. 调血脂　薤白提取物能降低高脂血症家兔血清总胆固醇、甘油三酯和低密度脂蛋白含量,显著升高高密度脂蛋白含量。

【性味归经】　辛、苦,温。归肺、胃、大肠经。

【功能主治】　通阳散结,行气导滞。用于胸阳不振,胸痹疼痛;脘腹痞满胀痛,泻痢里急后重。

【临床应用】

1. 单方验方

(1)赤白痢下　薤白一握,切,煮作粥食之(《食医心境》)。

(2)疮疮肿痛　薤白一升,猪脂一升。以苦酒浸经宿,微火煎三上三下,去渣。敷于患处(《梅师集验方》)。

(3)支气管哮喘 单用薤白,每日20～30g,水煎服[2]。

2. 配伍应用

(1)用于通阳散结

薤白配瓜蒌:理气宽胸,散结止痛。用于阴邪痰浊壅滞胸中,阳气闭塞不通而致的胸闷、胸痛等,也可用于痰浊壅滞,肺失宣降之咳嗽痰多、气喘,及便秘属气滞者。如瓜蒌薤白白酒汤、瓜蒌薤白半夏汤(《金匮要略》)。

(2)用于行气导滞

薤白配香附:温中散寒,行气止痛。用于胃寒气滞,脘腹疼痛,痞满少食。如薤白汤(《本草汇言》)。

薤白配枳实:行气导滞。用于泻痢腹痛,里急后重。

【用量用法】 水煎服,5～9g。

参考文献

[1] 许捷思等.科教信息,2007,33:372.　　　　[2] 梁颂名.中药方剂学.广州:广东科技出版社,1991.

天仙藤

【异名】 青木香藤,马兜铃藤。

【基源】 为马兜铃科植物马兜铃 *Aristolochia debilis* Sieb. et Zucc. 或北马兜铃 *AristoLochia contorta* Bge. 的干燥地上部分。

【成分研究】

1. 生物碱类 黄藤素、紫堇单酚碱、巴马汀、药根碱、小檗碱、四氢巴马汀、木兰碱[1]。

2. 甾醇类 β-谷甾醇、蒲公英甾醇[1]。

3. 苷类 β-胡萝卜苷[1]。

4. 氨基酸类 二十二烷酸、马兜铃酸 D[1]。

5. 其他 天仙藤乙醇提取物含有番荔枝宁、芥子醛、ligballinol、(＋)-松脂醇、(＋)-1-羟基松脂醇、3-O-syringyl-taraxerol、去氧黄藤苦素、黄藤内酯、松柏醛[1,2]。

【药理研究】

1. 抗肿瘤活性 天仙藤水提物可抑制人胃癌细胞 SGC-7901 细胞增殖[3]。

2. 活血止痛 天仙藤可改善胃痛、疝气痛、产后血气腹痛[4]。

3. 利水消肿 天仙藤水提取物能增加大鼠排尿量,可能与增加 K^+ 排出量相关[5]。

4. 对风湿痹痛的作用 天仙藤醇提取物具有散寒化湿、活血止痛,其对关节肿胀也有较好的消肿效果[6]。

【性味归经】 苦,温。归肝、脾、肾经。

【功效主治】 理气,祛湿,活血止痛。用于胃脘痛、疝气痛、产后腹痛,妊娠水肿,风湿痹痛,癥瘕积聚。

【临床应用】

1. 单方验方

(1)功能性水肿 天仙藤、猪苓、白术各15g,香附、泽泻各12g,甘草10g,乌药6g,生姜、木瓜、茯苓各10g。据证加减。煎服,每日1剂,7天为1个疗程,一般用药1～3个疗程[7]。

(2)疝气痛　天仙藤一两,好酒一碗,煮至半碗服用。(《孙天仁集效方》)

(3)毒蛇咬伤　天仙藤鲜品捣烂敷患处。(东北经验方)

(4)风湿痹痛,跌打损伤　天仙藤、大血藤、伸筋草、桑枝、老鹳草、石楠藤、红活麻各12g,水煎服。(《四川中药志》)

2.配伍应用

天仙藤配木香、香附:行气止痛。用于肝胃不和之胃脘痛。

天仙藤配青皮、乌药:疏肝行气止痛。用于疝气痛。

天仙藤配陈皮:行气健脾祛湿。用于妊娠水肿。如天仙藤散(《妇人良方》)。

天仙藤配乳香、没药:理气活血止痛。用于气滞血瘀之癥瘕积聚疼痛。

天仙藤配独活:祛风湿。用于风湿痹痛。

【用量用法】　水煎服,3～6g。

【不良反应】　本品含马兜酸有毒成分,过量服用可引起肾脏损害等不良反应。

【使用注意】　不宜过量服或长期服用。儿童、老年体虚者慎用,肾功能不全者禁用。

参考文献 ....

[1] 扶教龙等.上海农业学报,2014,30(6):116.

[2] 房圣民等.中药材,1990,(6):27.

[3] 刘海兴等.实用中医内科杂志,2007,21(9):29.

[4] 陈修源.江西中医药,1985,(1):50.

[5] 王亚娜,施荣山.中国药师,1999,2(5):228.

[6] 张广辉等.风湿病与关节炎,2013,2(3):32.

[7] 陈受全.湖北中医杂志,2001,23(11):16.

青木香

【异名】　马兜铃根,天仙藤根。

【基源】　为马兜铃科植物马兜铃 *Aristolochia debilis* Sieb. et Zucc. 和北马兜铃 *A. contorta* Bunge 的根。

【成分研究】　根含马兜铃酸、马兜铃内酰胺等,果实、种子都含有马兜铃酸、马兜铃次酸等,还有挥发油,包括莰烯、异甲酸龙脑酯、龙脑等[1]。

【药理研究】

1.抗菌　青木香挥发油对大部分微生物均具有很好的抗菌作用,尤其对革兰阳性菌的抗菌活性更强。

2.降压　青木香降压有效成分为木兰花碱,对麻醉猫、不麻醉大鼠和高血压犬均有降压作用,对舒张压的作用尤为明显。

3.抗癌　马兜铃酸对小鼠部分癌细胞有抑制作用。

【性味归经】　辛、苦,寒。归肝、胃经。

【功能主治】　行气止痛,解毒消肿,平肝降压。用于胸胁疼痛,脘腹疼痛,疝气痛,泻痢腹痛;痈肿疔疮,皮肤湿疹,蛇虫咬伤;高血压病。

【临床应用】

1.单方验方

(1)中暑腹痛　青木香(鲜)9～15g,捣汁,温开水送服;亦可用青木香3～6g,研末,温开水送服(《现代实用中药》)。

(2)高血压病　青木香30g,加水200ml,煎至100ml,每日一剂,分3次服(《现代中药学大

(3)秃头疮、头癣 青木香50g,川楝子(打碎)50g。上二味,浸泡于75%乙醇400ml中,7天后使用。涂擦患处,每日5～8次,或以纱布浸药液湿敷(《中药精华》)。

(4)幽门螺杆菌感染胃炎 服用中药青木香,应用喷雾干燥、流化床制粒的技术,制成服用方便的精制无糖颗粒剂型,每袋2g,每次1袋,每日2次,4周为一个疗程[2]。

(5)浅Ⅱ度烧伤 取青木香100g,磨成细末。临用时,加入凡士林100g或香油200ml调拌均匀。清创后,用消毒棉签蘸取青木香糊轻轻涂敷在创面上。第2天,用生理盐水清洗创面后,再涂敷上青木香糊。以后每日1次,照法换药。创面涂药1天即形成一层淡黄色软薄膜,逐渐液化,6～8天脱落,创面平均愈合时间9天,均未遗留瘢痕,达到一期愈合[3]。

2. 配伍应用

青木香配川楝子:行气止痛,清热消肿。用于肝胃气痛兼热者,症见胸胁胀痛、脘腹疼痛。

青木香配木香:行气止痛,疏肝和胃。用于气滞胸胁胀痛,脘腹疼痛,泻痢腹痛等。

青木香配黄连:清热燥湿,行气止痛。用于湿热或暑湿泻痢腹痛。

青木香配白芷:解毒消肿。内服并外用,治毒蛇咬伤。

【用量用法】 水煎服,3～9g;研末,1.5～2g,每日2～3次。治疗疮肿毒,皮肤湿疮,可外用适量,研末调敷;或磨汁涂。

【制剂与成药】 青木香浸膏片:每片0.25g。用于高血压病,风湿性关节炎,腹痛等。口服,每次3片,4次/天。

【不良反应】 本品《新修本草》云"有毒"。主要含马兜铃酸及其衍生物等菲类化合物,若过量服用易出现恶心、呕吐、胸闷、腹胀、腹痛、口苦、口干、乏力等不良反应。严重者出现少尿、无尿、水肿等肾衰竭表现[4]。

【使用注意】 脾胃虚寒者慎服。内服不可过量。本品含马兜酸,可引起肾脏损害等不良反应,故本品不宜过量或长期服用。儿童、老年体虚者慎用,肾功能不全者禁用。

参考文献

[1] 朱顺英等.武汉大学学报:理学版.2005,51(6):757.
[2] 张越林.安徽中医临床杂志,1998,10(6):352.
[3] 肖建晶.中国乡村医药杂志,2002,9(2):34.
[4] 欧明等.中药及其制剂不良反应大典.沈阳:辽宁科学技术出版社,2002.

大腹皮

【异名】 大腹毛。

【基源】 为棕榈科植物槟榔 *Areca catechu* L. 的干燥果皮。

【成分研究】 大腹皮主要含槟榔碱和槟榔次碱,果皮含α-儿茶素。

【药理研究】

1. 促胃肠动力 大腹皮水煎剂增加胃体环行肌条的收缩波平均振幅、增高肌条张力、加快收缩频率,并呈一定剂量依赖关系。其作用部分通过胆碱能 M_3 受体,而不是 M_2 受体介导[1]。

2. 对大鼠胃电节律紊乱的作用 大腹皮对大鼠胃电节律失常具有调节作用,其机制可能与增加胃窦肌间神经丛胆碱能神经分布有关[2]。

【性味归经】 辛,微温。归脾、胃、大肠、小肠经。

【功能主治】 下气宽中,利水消肿。用于胃肠气滞,脘腹胀闷,大便不爽;水肿胀满,脚气水肿,小便不利。

【临床应用】

1. 单方验方

(1)漏疮恶秽 大腹皮煎汤洗之(《仁斋直指方论》)。

(2)妊娠恶阻 大腹皮加姜、盐同煎内服(《景岳全书》)。

2. 配伍应用

(1)用于下气温中

大腹皮配广藿香:行气宽中,芳香化湿。用于治疗外感风湿,内伤饮食,肠胃不和之发热畏寒,脘腹胀满,呕吐泄泻。如一加减正气散(《温病条辨》)。

(2)用于利水消肿

大腹皮配茯苓皮:利水行气消肿。用于气滞水停之头面虚浮,四肢肿满,腹胀,喘急等。如五皮散(《中藏经》)。

大腹皮配槟榔:行气消胀,利水消肿。用于腹水,症见腹大如鼓、面目水肿、肢体水肿、小便不利者;气滞食积之脘腹胀满、食欲不振、嗳腐食臭等。如疏凿饮子(《济生方》)。

3. 鉴别应用

大腹皮、厚朴 两者均有行气、宽中、除满的功效,应用于食积气滞或湿阻气滞引起的脘腹胀满,可以配伍同用。但大腹皮尚有利水消肿功效,常用于水肿胀满,脚气浮肿,小便不利。厚朴则有燥湿消痰功效,可用于痰饮喘咳,湿滞中阻之证。

【用量用法】 水煎服,4.5~9g。

【不良反应】 本品《本经逢原》云"有毒",但后世多未从其说。一般情况下用药是安全的,少数患者口服煎剂可出现过敏反应,表现为皮肤瘙痒、腹痛、腹泻、荨麻疹,严重者有胸闷、恶心、心慌、烦躁、面色苍白、冷汗、四肢厥逆、血压下降等休克表现[3],故应引起重视。

【使用注意】 气虚体弱者慎服。

参考文献

[1] 朱金照.华西药学杂志,2001,16(2):93.

[2] 朱金照等.解放军医学杂志,2002,17(1):39.

[3] 欧明等.中药及其制剂不良反应大典.沈阳:辽宁科学技术出版社,2002.

柿 蒂

【基源】 为柿树科植物柿 *Diospyros kaki* Thumb. 的干燥宿萼。

【成分研究】 柿蒂含鞣质、羟基三萜酸、糖类、中性脂肪油等。

【药理研究】

1. 抗心律失常 柿蒂提取物能显著对抗氯仿诱发的心室颤动,对抗乌头碱、氯化钡所致大鼠心律失常,亦能对抗毒毛花苷所致的豚鼠室性心律失常[1]。

2. 镇静 柿蒂提取物使小鼠自发活动明显减少,增强阈下剂量戊巴比妥钠的催眠作用,延长其睡眠时间,并明显拮抗吗啡引起的小鼠竖尾反应。

3. 抗生育 在家兔抗生育筛选中,初步证实柿蒂有一定的抗生育作用,柿蒂"柄"优于柿蒂"蒂"。

【性味归经】 苦、涩,平。归胃经。

【功能主治】 降气止呃。用于呃逆。

【临床应用】

1. 单方验方

(1)新生儿脐伤 柿蒂10g,微火焙干,研末外敷脐部,外用无菌纱布包扎,每日换药1次[2]。

(2)顽固性呃逆 ①取双侧内关、足三里穴常规消毒后,将抽吸有异丙嗪5ml注射器8号针头垂直刺入0.5～1寸,捻动、提插,有酸、麻、胀、重等得气感后,每穴注入药液0.5ml(12.5mg),每日1次;另取柿蒂4个,以清水煮沸5～10min后频服[3]。②柿蒂、丁香、人参各等份,为细末,水煎,食后服(《洁古家珍》柿钱散)。③柿蒂3～5个、刀豆子15～18g。水煎服(《全国中草药汇编》)。

2. 配伍应用

柿蒂配干姜:降逆下气,温中和胃。用于胃中寒凝之呃逆,呕哕。

柿蒂配黄连:降逆下气,清胃火。用于胃火偏亢之呃逆,呕哕。

柿蒂配党参:降逆下气,补中益气。用于胃气虚弱之呃逆,呕哕。

3. 鉴别应用

柿蒂、刀豆子:两者均能降气止呃,治呃逆呕吐,可配伍同用。但柿蒂性平,凡呃逆无论寒热均可使用;刀豆子性温,虚寒呃逆宜之,且可温肾助阳,治肾虚腰痛。

【用量用法】 水煎服,4.5～9g。

参考文献

[1] 黄泰康.常用中药成分与药理手册.北京:中国医药科技出版社,1994.
[2] 王清波.山西中医,1997,13(5):50.
[3] 吕晓洲等.中国中医急症,2005,14(6):584.

甘　松

【基源】 为败酱科植物甘松 Nardostachys jatamansi DC. 的干燥根及根茎。

【成分研究】 甘松中主要含有萜类化合物,以倍半萜类最多,还有少数三萜类及环烯醚萜类化合物,其中倍半萜类主要有马兜铃烯-1(10)-2酮、甘松酮、缬草酮、土青木香酮等。

【药理研究】

1. 解痉 甘松醇提取物对小肠、大肠、子宫、支气管等离体平滑肌器官,具有拮抗组胺、5-羟色胺及乙酰胆碱的作用,还能拮抗氯化钡引起的平滑肌痉挛。

2. 镇静 甘松中的缬草酮对冷血动物有镇静作用。

3. 抗心律失常 缬草酮有抗心律不齐作用。甘松乙醇提取液有对抗氯化钡诱发大鼠心律失常及氯仿-肾上腺素诱发家兔心律失常的作用,并能延长家兔离体心房的不应期,其抗心律失常作用可能是对心肌的直接抑制作用[1]。

【性味归经】 辛、甘、温。归脾、胃经。

【功能主治】 理气止痛,开郁醒脾。用于脘腹胀满,疼痛,不思饮食;外治牙痛,湿脚气。

【临床应用】

1. 单方验方

(1)癔病、神经衰弱、肠胃痉挛等 甘松18g、广陈皮4.5g,浸于沸水500ml内3h(每半小时煮沸1次)。分12次服,每日服6次(《江西中草药学》)。

(2)神经性胃痛 香附9g,甘松、沉香各15g,共研细末。3次/天,每次1.5g,温水送服(《常见病验方研究参考资料》)。

(3)阴囊湿疹　甘松、五倍子各3g。研细末搽患处(《常见病验方研究参考资料》)。

(4)子肿(妊娠水肿)　根据患者水肿情况之轻重而决定甘松的用量,一般用量为100～200g,重者可酌情增加;先用开水浸泡药物1～2h,然后煮沸数分钟,去渣,待药液温度降至40℃左右时,擦洗患处,每天1～2次,每剂药可洗2～3次[2]。

2. 配伍应用

甘松配陈皮:理气止痛,健脾和胃。用于脾胃气滞之胃脘胀闷、疼痛、嗳气频作者。

甘松配附子:理气止痛,温中散寒。用于脾胃寒凝气滞之胃脘疼痛、泄泻。

甘松配藁本:收湿拔毒。用于治疗脚气足膝水肿。如甘松汤(《普济方》)。

【用量用法】　水煎服,3～6g。外用适量,泡汤漱口或煎汤洗脚或研末敷患处。

【使用注意】　气虚血热者忌服。

参考文献

[1] 万新等.国外医药:植物药分册,2007,22(1):1.　　　[2] 罗顺洪.中医外治杂志,1995,4:48.

九香虫

【异名】　蜣螂虫。

【基源】　为蝽科昆虫九香虫 *Aspongopus chinensis* Dallas 的干燥体。

【成分研究】　虫体含脂肪、蛋白质及甲壳质。脂肪中含有硬脂酸、棕榈酸、油酸,氨基酸主要是丝氨酸、苏氨酸[1]。

【药理研究】　九香虫具有较强的抗菌作用,体外对金黄色葡萄球菌、伤寒杆菌、甲型副伤寒杆菌、贺氏痢疾杆菌等有较强的抗菌作用,并促进机体的新陈代谢。

【性味归经】　咸,温。归肝、脾、肾经。

【功能主治】　理气止痛,温肾助阳。用于胸胁胀痛,肝胃气痛;肾虚阳痿,腰膝冷痛,尿频。

【临床应用】

1. 单方验方

(1)小儿惊吓　九香虫数个,置锅内,加麦麸炒至麸焦,趁热取出九香虫,研成细粉备用。口服,每次1个,每日2次,蜜水送服(《山东中草药验方》)。

(2)胸胁脘痛　九香虫90g、炙全蝎60g。研末,制成蜜丸,每丸3g重。每次半丸,2次/天(《吉林中草药》)。

(3)胃痛、胀气、打呃　九香虫、茴香虫各3个,研末。开水吞服,分3次服(《贵州民间方药集》)。

2. 配伍应用

九香虫配高良姜:温中散寒,理气止痛。用于中焦寒凝气滞之胃脘疼痛、呕吐清水者。

九香虫配杜仲:补肾壮阳,强腰膝。用于肝肾亏虚之腰膝酸软、阳痿者。如乌龙丸(《摄生众妙丸》)。

【用量用法】　水煎服,3～9g。

参考文献

[1] 颜正华.中药学.第2版.北京:人民卫生出版社,2006.

第九章 止血药

第一节 凉血止血药

大蓟

【基源】 为菊科植物蓟 *Cirsium japonicum* D C. 的地上部分或根。

【成分研究】 大蓟主要含三萜和甾体类、挥发油类长链炔醇类、黄酮和黄酮苷类化合物等。另外还有大蓟菊糖、丁香苷、绿原酸、1,5-二氧咖啡单宁酸、尿苷等[1]。

【药理研究】

1. 止血 大蓟全草汁能使凝血时间、凝血酶原时间缩短，血沉加速，炭炒后能明显缩短出血和凝血时间。黄酮化合物柳穿鱼苷可能是其止血有效成分[2]。

2. 抗菌 大蓟根煎剂或全草蒸馏液对人型结核杆菌、脑膜炎球菌、白喉杆菌、金黄色葡萄球菌、肠炎杆菌、伤寒杆菌、副伤寒杆菌和炭疽杆菌等均有抑制作用。

3. 对心血管系统的作用 大蓟水煎液对离体蛙心具有明显的抑制作用，使心肌收缩幅度减少，心率减慢，继而出现不同程度的房室传导阻滞。

【性味归经】 甘、苦，凉。归心、肝经。

【功效主治】 凉血止血，散瘀解毒消痈。用于吐衄、咯血、崩漏等血热出血证；热毒痈肿疮毒。

【临床应用】

1. 单方验方

(1)上消化道出血 用鲜大蓟、小蓟各30g，洗净，放碗中捣烂，挤出液汁，慢火炖开加糖服下即可[3]。

(2)肌肉硬结 ①大蓟粉与淀粉按1∶1比例拌匀，加温水调为糊状，摊在纱布上，四周向内折叠，置于患处，6h换药1次。一般3～5次硬结明显软化、吸收，疼痛消失[4]。②用大蓟粉、芒硝，温开水调成糊状，外敷患处，治疗小儿肌注硬结有效[5]。

(3)带状疱疹 ①大蓟60g，水煎，得200～300ml过滤去渣的药液，涂洗患部，每日3次，每次30～60ml[6]。②大蓟、小蓟各60g，加牛奶捣膏外敷[6]。

(4)关节扭伤 大蓟粉与淀粉按1∶1的比例拌匀，加温水调为糊状，摊在纱布上，四周向内折叠，置于患处，每日1～2次。伤后立即进行冷敷并抬高患肢，24h以后开始应用本方，同时注意患肢的抬高与制动，一般3～5天疼痛及肿胀即可消失[7]。

2. 配伍应用

(1)用于凉血止血

大蓟配小蓟：凉血止血，散瘀消肿。用于血热妄行的吐血、衄血、尿血及崩漏下血，以及疮痈肿毒。如十灰散（《十药神书》）。

大蓟与地榆：凉血止血，解毒消痈。用于血热所致的各种出血证及热毒痈肿（《本草汇言》)。

大蓟配栀子、牡丹皮:清热泻火凉血,散瘀止血。用于血热迫血妄行的各种出血证。如十灰散(《十药神书》)。

(2)用于解毒消痈

大蓟配金银花:清热解毒散瘀。用于肠痈,内疽诸证(《本草汇言》)。

3. 鉴别应用

鲜大蓟、生大蓟、大蓟炭:大蓟生品以凉血消肿力强,多用于热淋、疮痈肿毒及血热出血;鲜品凉血止血、散瘀消痈之力较生品为强,多用于血热出血或痈疮肿毒,多捣汁外用;炒炭后凉性减弱,收敛止血作用增强,用于各种出血证。

【用量用法】 水煎服,10~15g,鲜品可用30~60g。外用适量,捣敷患处。

【制剂与成药】 血见宁:大蓟根浸膏260g,槲木叶浸膏130g,白及210g。用于消化道出血、咯血等。口服,3g/次,3次/天。

参考文献

[1] 蒋秀蕾等.中药材,2006,10(10):510.
[2] 植飞等.中草药,2001,32(7):664.
[3] 宋景平. 实用乡村医生杂志,2001,8(3):24.
[4] 林冬梅. 护理研究,2005,19(7):1147.
[5] 李德启. 浙江中医杂志,1999,34(1):29.
[6] 田梅枝. 中医药研究,1999,15(2):56.
[7] 于奥军等. 中国民间疗法,2010,18(9):79.

小 蓟

【基源】 为菊科植物刺儿菜 *Cirsium setosum*(Willd.)MB. 的地上部分或根。

【成分研究】 小蓟中含黄酮类成分刺槐苷、芸香苷、芦丁、柳穿鱼苷;有机酸类成分原儿茶酸、咖啡酸、绿原酸等,以及少量生物碱和皂苷[1]。

【药理研究】

1. 止血 小蓟水煎液及醚提取物能缩短小鼠凝血时间,具有明显的促进血液凝固作用,止血有效成分是绿原酸及咖啡酸。小蓟止血主要通过使局部血管收缩,抑制纤溶而发挥作用。

2. 对心血管系统的作用 小蓟水煎剂和乙醇提取物对离体兔心、豚鼠心房肌有增强收缩力和频率的作用,普萘洛尔可阻滞此作用。小蓟水煎剂能增强兔主动脉的收缩作用,此作用可被酚妥拉明所拮抗,这些作用的产生可能是儿茶酚胺类物质所致[2]。

3. 抗菌 小蓟乙醇浸剂对人型结核杆菌有抑制作用,而水煎剂对结核菌的抑制浓度要比此大300倍。

【炮制研究】 动物实验表明,小蓟炭能缩短出血时间和凝血时间。过去认为小蓟中所含鞣质是止血的活性成分。但近年进一步的研究发现,鞣质含量随着炮制温度的升高和加热时间的延长而降低。这一结果表明,小蓟止血作用与鞣质含量似无直接关系[3]。

【性味归经】 甘、苦,凉。归心、肝经。

【功效主治】 凉血止血,散瘀解毒消痈。用于血热妄行所致的吐血、衄血、尿血、崩漏等出血证;热毒痈肿疮毒。

【临床应用】

1. 单方验方

(1)尿血 将鲜小蓟洗净,捣烂如糊状,每晚敷两侧肾俞(第二腰椎棘突下,旁开1.5寸)

穴,用敷料盖好,胶布固定。第 2 天清洗后更换,一周为一个疗程。如无鲜小蓟,可用干品为末,加米醋调成糊状外敷,但效果不如鲜者为佳[4]。

(2)功能性子宫出血　小蓟 60g,益母草 120g。每日 1 剂,水煎分 2 次服,一般当日有效,出血停止 5 日后停用。一个月经周期为一个疗程,持续 1～5 个疗程[5]。

(3)关节炎　小蓟、蓖麻籽剥皮,同捣烂如泥,在膝关节上反复擦约 30min,至膝关节周围皮肤生出许多密集小红丘疹即可[6]。

(4)皮肤擦伤　取鲜小蓟嫩叶洗净、晾干,用压榨机榨取汁液;离心分离,取上清液按 0.05％的比例加入尼泊金乙酯,装入瓶中严封备用。创面用 1‰新洁尔灭或络合碘清洗消毒,将敷料放入小蓟液中浸泡后,取出覆盖创面,包扎即可,隔日换药[7]。

(5)寻常疣　取鲜小蓟茎叶适量,洗净,用干净纱布包裹绞汁装瓶备用。用时用棉签蘸取药液涂擦寻常疣体上,每日5～10 次。一般 1～2 周疣体便可自行脱落[8]。

(6)原发性高血压　用小蓟 150～500g 煎水,每日分 2～3 次服用[9]。

(7)疖疮　取小蓟全草 500g,加水约 1500ml,煎 8～10min,滤出药液倒入容器内,再加水约 1000ml,煎 5～8 min,滤出药液后,将两次药液混合,浓缩成膏状即可,然后装入干净容器中密闭,备用。使用时先用 2.5％碘酊和 75％乙醇消毒疖肿皮肤,然后取适量小蓟膏涂患处,用纱布覆盖包扎,每日换药 1 次,疗程 5～8 天[10]。

2. 配伍应用

(1)用于凉血止血

小蓟配白茅根:凉血止血,清热利尿。用于血热妄行之尿血、血淋等。如十灰散(《十药神书》)。

小蓟配茜草:凉血止血化瘀。用于血热妄行之出血证。如十灰散(《十药神书》)。

小蓟配滑石、木通:利尿通淋,凉血止血。用于湿热下注膀胱之热淋、小便不利、尿血血淋。如小蓟饮子(《济生方》)。

小蓟配生地黄:清热凉血止血,滋阴养血。用于血热妄行之吐血、尿血、崩中下血等。如小蓟饮子(《严氏济生方》)。

(2)用于化瘀止血

小蓟配蒲黄:化瘀止血,利尿通淋。用于血热妄行之尿血、血淋等。如小蓟饮子(《严氏济生方》)。

小蓟配益母草:凉血止血,活血通经。用于妊娠堕胎,瘀血不消之出血不止。如小蓟饮(《圣济总录》)。

(3)用于解毒消痈

小蓟配乳香、没药:散瘀解毒消痈。用于热毒疮疡初起肿痛。如神效方(《普济方》)。

3. 鉴别应用

(1)鲜小蓟、生小蓟、小蓟炭　鲜小蓟散瘀消痈之力较强,可治疗痈肿疮毒。生小蓟凉血消肿之功较好,常用于热淋、疮痈肿毒及邪热偏盛之出血证。炒炭后凉性减弱,收敛止血作用增强,广泛用于呕血、咯血等多种出血证。

(2)小蓟、白茅根　两药均有凉血止血之功,多用于治疗血热迫血妄行的各种出血证。但小蓟兼有散瘀消痈的作用,可以治疗痈疮肿毒。白茅根兼有清热利尿之功,可以用于小便淋沥涩痛,尚可用于水肿,小便不利以及温热烦渴,胃热呕吐,肺热咳嗽及湿热黄疸等。

(3)大蓟、小蓟　两者均能凉血止血,散瘀解毒消痈,广泛用于治疗血热出血诸证及热毒疮疡,常配伍同用。然大蓟散瘀消痈力强,止血作用广泛,对吐血、咯血及崩漏下血尤为适宜;小蓟兼能利尿通淋,故治血尿、血淋为佳。

【用量用法】 水煎服,10~15g。鲜品可用 30~60g,亦可捣汁或研末服。外用适量,捣敷或煎汤外洗。

【不良反应】 口服可有身热、头昏、倦怠呕吐、腹痛、尿频、尿多等反应,一般在 1~2 周内消失[11]。

参考文献

[1] 顾玉诚等.中国中药杂志,1992,17(9):547.
[2] 陈毓等.中医药学学刊,2005,23(4):614.
[3] 丁安伟等.中草药,1995,7:351.
[4] 马凤友.北京中医,1995,6:61.
[5] 钟芳等.中国民间疗法,2006,14(11):35.
[6] 赵理明.中国民间疗法,1997,4:26.
[7] 段翠阁等.中医外治杂志,1999,8(3):27.
[8] 张景君.山东中医杂志,1994,13(10):466.
[9] 张京.安徽医学,2005,26(4):339.
[10] 刘银巧.医药导报,2002,21(11):715.
[11] 沈映君.中药药理学.北京:人民卫生出版社,2000.

地 榆

【基源】 为蔷薇科植物地榆 *Sanguisorba officinalis* L. 或长叶地榆 *S. officinalis* L. var. *longifolia* (Bert.)Yü et Li 的根。

【成分研究】 地榆茎叶含槲皮素、山奈素的苷、熊果酸、维生素 C;花含矢车菊苷、矢车双菊苷;根含鞣质和三萜皂苷,此外还有黄酮、蒽醌、甾体类等多种化学成分。

【药理研究】

1. **止血** 地榆能使血液中红细胞百分含量增多,外周血浆层厚度减少,使全血浓度增高,血流速度趋缓,利于血小板抗凝血功能的发挥。通过比浊法测定其对家兔血小板聚集性的作用,认为地榆煎液既能促进 ADP 诱导的血小板促聚,本身又能直接促聚。

2. **抗炎** 小鼠耳部涂抹地榆鞣质或口服,明显抑制巴豆油诱发的耳肿胀。大鼠腹腔注射地榆水提取液、醇提取液,明显抑制大鼠甲醛性足肿胀,在 48h 内使肿胀恢复正常,推测是降低了毛细血管的通透性,减少渗出,从而减轻了组织水肿。

3. **抗菌** 地榆对金黄色葡萄球菌、绿脓杆菌、溶血性链球菌、枯草杆菌均有明显抑制作用。地榆煎液可使噬菌体灭活,并可在菌体内抑制噬菌体繁殖,但不能阻止噬菌体与细菌吸附[1]。

4. **止泻和抗溃疡** 小鼠灌服生地榆煎剂,明显对抗蓖麻油和番泻叶造成的动物实验性腹泻,抑制小鼠肠推进运动,对乙醇所致急性胃黏膜损伤有明显保护作用,减小溃疡面积。

【炮制研究】 采用原子吸收分光光度计测定,地榆炒炭后钙含量有较大提高[2]。地榆中所含鞣质成分,经高温炒制,含量降低[3],但致癌成分苯并(a)芘的含量明显增高。若采用低温长时间炒的工艺(温度 150℃,烘制),则苯并(a)芘含量低,而鞣质含量损失较小[4]。地榆止血作用的主要活性成分为地榆鞣质类成分和微量元素钙离子,前者有收敛止血作用,后者有促进血液凝固作用。

【性味归经】 苦、酸、涩,微寒。归肝、大肠经。

【功效主治】 凉血止血,解毒敛疮。用于血热妄行之便血、痔血、崩漏;水火烫伤,湿疹,疮疡痈肿等。

【临床应用】

1. 单方验方

(1)膀胱血尿　用地榆炭100g加醋500ml,煎至200ml,每日分2次服,血尿严重者经导尿管向膀胱内灌注,每次50ml,每日2次,灌注后保留30min以上,并嘱患者变换体位,使药液充分与膀胱内壁接触[5]。

(2)急性湿疹　生地榆50～100g,水浸泡10～15min后,用微火慢慢煎煮1h过滤药渣再加水少许煎30min过滤合并上液,再用微火浓缩至100ml时,待冷却后装瓶备用。用地榆液湿敷糜烂渗出部位,每日3次,每次20min。敷后用消毒纱布擦干患面,再涂上一层红霉素软膏[6]。

(3)烧伤　将地榆炭研末,过筛后取其粉,与普通新鲜麻油调和成糊状。烫伤局部小水疱无需处理,大水疱可用针或剪刺出小孔,将疱内液压出,尽量保存上皮组织。用棉棒将药糊均匀涂在创面上,1～2mm厚,用绷带包扎,药糊干燥或敷料渗湿时应及时更换。一般用药2天后创面肿胀及局部疼痛减轻,渗液减少,7天左右治愈,无继发感染现象[7]。

(4)带状疱疹　地榆30g,紫草18g,蜈蚣6g,凡士林适量,将前三味药物研细粉,用凡士林适量调匀,每次用药适量涂于患处,每日2次[8]。

(5)子宫肌瘤　用地榆粉微粒(直径300～500μm)根据子宫肌瘤供血血管,栓塞双侧或单侧子宫动脉。单侧一般用量为15g,最大用量不超过30g,以免用量过多溢出而造成误栓[9]。

2. 配伍应用

(1)用于凉血止血

地榆配槐花:凉血止血。用于下焦血热所致的便血、痔疮出血等。如槐榆散(《景岳全书》)。

地榆配蒲黄:清热凉血止血。用于下焦血热之便血、痔血、崩漏下血等。如地榆汤(《圣济总录》)。

地榆配侧柏叶:凉血止血。用于心肺热盛,吐血不止者。如地榆散(《太平圣惠方》)。

地榆配黄芩、赤芍:清热凉血,止血散瘀。用于下焦血热所致的便血、痔疮出血等。如地榆汤(《太平圣惠方》)。

地榆配黄连、木香:清热凉血,清肠止痢。用于热盛迫血之血痢。如地榆丸(《普济方》)。

(2)用于解毒敛疮

地榆配黄柏:清热泻火,解毒除湿。用于水火烫伤,皮肤湿疹等。

地榆配银花:清热解毒消痈。用于肠痈。如地榆饮(《卫生鸿宝》)。

地榆配黄连、冰片:清热解毒敛疮。研末调敷,治水火烫伤。

地榆配煅石膏、枯矾:解毒敛疮。研末外用治湿疹、皮肤溃烂。

3. 鉴别应用

(1)生地榆、地榆炭　生地榆凉血、解毒作用强,多用于治疗水火烫伤、热毒疮疡。地榆炭止血收敛作用强,多用于治疗便血、痔血、崩漏下血等。

(2)地榆、紫珠　两药均具有凉血止血、解毒疗疮之功,用于各种出血证和疮痈肿毒。但地榆以凉血止血为主,善治便血、痔血、血痢、崩漏等多种血热出血证。另外,地榆解毒生肌敛疮作用显著。紫珠性凉泄热、味涩收敛,具有清热凉血、收敛止血的作用,以收敛止血为主。

【用量用法】　水煎服,10～15g,大剂量可用至30g。或入丸、散剂。外用适量。止血多炒炭用,解毒敛疮多生用。

【不良反应】 大面积烧伤患者,使用本品制剂外涂,所含鞣质被大量吸收可引起中毒性肝炎。

【使用注意】 大面积外用,或长期用药,应注意对肝脏有损害。脾虚泄泻者忌服。

参考文献

[1] 邓涛等.实用中西医结合临床,2006,6(6):93.

[2] 蒋纪洋等.中药材,1990,13(1):31.

[3] 南云生等.中成药,1990,4:15.

[4] 叶定江.中国中药杂志,1990,15(3):24.

[5] 周长城等.中医药学报,1997,1:30.

[6] 罗加俊等.西南国防医药,1999年增刊:23-24.

[7] 陈培珍.中国民间疗法,2003,11(7):31.

[8] 丁望.中医外治杂志,2000,9(6):49.

[9] 张鹏天等.现代肿瘤医学,2006,14(3):332-334.

槐 花

【基源】 为豆科植物槐 *Sophora japonica* L. 的干燥花蕾及花。

【成分研究】 槐花含有黄酮、植物甾类、鞣质、氨基酸、蛋白质、烯酸及微量元素等多种成分。主要成分为芸香苷,有少量的槲皮素和山柰酚[1]。

【药理研究】

1. **止血** 槐花含有红细胞凝集素,对红细胞有凝集作用,其所含芦丁能增加毛细血管稳定性,降低其通透性和脆性,可预防糖尿病、高血压之出血。

2. **对心血管系统的作用** 槐花煎液可显著降低家兔心肌收缩力,减慢心率,减少心肌耗氧量,有保护心功能的作用,对于心动过速、房性和室性早搏、心绞痛等心脏病具有治疗作用[2]。

3. **抗炎** 槐花对大鼠因组胺、蛋清、5-羟色胺、甲醛、多乙烯吡咯酮引起的足肿胀,以及透明质酸酶引起的足踝部水肿有抑制作用;芳香苷能显著抑制大鼠创伤性水肿,并能阻止结膜炎及耳郭、肺水肿的发展。其活性成分为芸香苷及槲皮素。

【炮制研究】 槐花中芦丁、槲皮素及鞣质的含量,随炮制时加热温度高低、受热时间长短呈规律性变化。槐花炒黄后,芦丁的含量减少甚微,鞣质增加1倍;炒炭后芦丁大量损失,但鞣质增加4～6倍;温度继续上升至200℃以上,则形成的鞣质又开始破坏,当温度超过250℃时,槐花炭中的鞣质几乎全部分解[3,4]。

槐花炮制前后止血药理作用比较研究认为,槐花炒炭后能增强止血作用。其原因可能是鞣质增加的缘故。但也有报告,槐花炒炭后鞣质含量显著减少,而止血作用明显增强。因而认为芦丁可能有拮抗槐花的止血作用,因为槐花炒炭后大部分芦丁被破坏,使止血作用增强[1,2]。也有研究认为,槐花中槲皮素也是止血的活性成分,而所含异鼠李素可抑制槲皮素的止血作用。生槐花中含槲皮素为0.50%,异鼠李素为0.068%,槐花炭中分别含0.64%、0.039%。说明槐花炒炭后,槲皮素含量稍有增加,异鼠李素含量明显减少[5]。槐花炭的止血作用是生槐花的2倍。这些止血成分和抗止血成分的研究,为解释槐花炒炭后增强止血作用的原因提供了依据。鞣质并不是槐花中唯一的止血成分。

【性味归经】 苦,微寒。归肝、大肠经。

【功效主治】 凉血止血,清肝泻火。用于血热迫血妄行的痔血、便血、崩漏下血、吐血等各种出血证;肝火上炎所致的目赤、头胀头痛及眩晕等。

【临床应用】

1. 单方验方

(1)烫伤烧伤　取槐花 30g,洗净,晾干,炒黄研末。用芝麻油 60g 熬开,加入槐花粉调成糊状。涂擦患处,每日涂药 3 次[6]。

(2)重型病毒性肝炎　取大黄、槐花各 50g,用冷水 500ml 浸泡 10min 后煮沸 5～10min,浓缩液为 200～250ml,用纱布过滤去渣,凉至 37～40℃然后将药液倒入无菌输液瓶内,保留灌肠[7]。

2. 配伍应用

槐花配侧柏叶:清热凉血止血。用于肠风脏毒。如槐花散(《普济本事方》)。

槐花配荆芥:清热凉血止血。用于肠风下血。如槐荆丸(《御药院方》)。

槐花配黄连:清热解毒,凉血止血。用于湿热或热毒壅遏肠胃,热伤阴络所致的便血及痔疮出血。如槐花散(《医宗金鉴》)。

3. 鉴别应用

(1)生槐花、炒槐花、槐花炭　生槐花以平肝明目,清热凉血,解毒疗疮为主,用于肝阳上亢、头目眩晕,火热壅盛、迫血妄行的出血证,及一切疗疮痈肿发背、红肿热痛等。炒槐花苦寒之性较缓,具有清喉利咽、杀虫消痔的作用,用于脑卒中失语,咽喉肿痛,喉痹,口干火盛等。槐花炭清热凉血作用极弱,具涩性,以止血力胜,用于大肠湿热,便血,痔血及咯血,衄血,痰中带血或崩中漏下等。

(2)槐花、地榆　两者均能凉血止血,用治血热妄行所致的各种出血证,因其性下行,故以治下部出血证为宜。然地榆凉血之中兼能收涩,凡下部之血热出血,诸如便血、痔血、崩漏、血痢等皆宜;槐花收涩之性不及地榆,以治便血、痔血为佳。

【用法用量】　水煎服,10～15g。外用适量。止血多炒炭用,清热泻火多生用。

【制剂与成药】

1. 槐花止血丸:槐花、棕榈炭按2:1配比制成丸剂,每丸 10g。用于月经过多,崩漏,便血。口服,每次 1 丸,3 次/天。温开水送下。

2. 复方槐花注射液:每毫升含槐花、茯苓、黄芪各 0.5g。用于肾炎血尿。肌注,每次 1～2ml;穴位注射,每穴 0.3～0.5ml。

【不良反应】　槐花含服有过敏反应的报道[8]。

【使用注意】　本品所含大量芸香苷和槲皮素,长期服用有致突变性可能[9],故不宜长期服食本品水溶性制剂。脾胃虚寒者慎服。

参考文献

[1] 李娆娆等.中国中医药信息杂志,2002,9(6):77.
[2] 董艳芬等.中医药信息,2001,18(6):21.
[3] 卢长庆等.中草药通讯,1979,3:20.
[4] 王爱芳等.药学通报,1982,17(10):55.
[5] Hitoshi Ishida et al. Chem Pharm Bull 1987,35(2):857, 861; 1988, 36 (1):4414, 4585; 1989, 37
(6):1616.
[6] 苏海荣.中医杂志,2007,48(12):1105.
[7] 林光惠.社区医学杂志,2006,4(6):43-44.
[8] 马兆龙.云南医学杂志,1964,2:52.
[9] 董伟华等.河南医科大学学报,1991,26(4):330.

侧 柏 叶

【基源】　为柏科植物侧柏 *Platycladus orientalis* (L.)Franco 的嫩枝叶。

【成分研究】 侧柏叶中的主要成分是挥发油、黄酮、鞣质、无机元素等,挥发油主要为柏木脑、α-蒎烯、雪松醇等。

【药理研究】

1. 止血 侧柏叶水煎剂可显著缩短小鼠凝血时间[1]。

2. 抗炎 侧柏叶醇提取物对白细胞内白三烯 B$_4$ 及 5-羟甘碳四烯酸的生物合成有较强的抑制作用,其半抑制浓度(IC_{50})分别为含生药 0.4 mg/ml 及生药 0.41mg/ml。侧柏叶醇提取物还可显著抑制血小板 12-羟十七碳三烯酸的生物合成。侧柏叶抗炎作用机制与抑制花生四烯酸的代谢有关[2]。

3. 抗肿瘤 侧柏叶、种皮和种子挥发油对肺癌细胞 NCIH460 有较高的抑制率。

【炮制研究】 侧柏叶经炮制(炭药)后,其理化性质和药理作用均受一定影响。侧柏叶炒炭后,挥发油含量较生品大幅度降低,鞣质含量未见明显增加,炭品中微量元素钙的含量升高。研究发现,侧柏炭样品中鞣质含量高者,其止血作用并非最强;鞣质含量较生品低者,却有较显著的缩短动物凝血时间的作用。说明鞣质并非侧柏叶炭中的主要止血成分。体外抑菌实验表明,抑菌作用为生品＞烘品＞炭品[3,4]。

以侧柏炭的止血作用为指标,采用正交试验法,对其炮制工艺进行优选,结果表明,侧柏炭应以煅法炮制,温度应控制在 240～270℃之间,时间以 40min 为好[5]。

亦有报告认为,烘制法优于传统的炒炭法,烘制法的工艺参数为 160～180℃,时间 20min。在这样的条件下,成品得率高,成分损失少,止血效果好[6]。

【性味归经】 苦、涩,寒。归肺、肝、脾经。

【功效主治】 凉血止血,化痰止咳。用于血热吐血、衄血、尿血、血痢等出血证,肺热咳嗽等。外用可治血热脱发、须发早白。

【临床应用】

1. 单方验方

(1)皮下出血 用鲜侧柏叶洗净捣烂,视出血面积大小确定用药量,加少许冰片(100g 加冰片 2g),用鸡蛋清调成糊状以 2 mm 的厚度均匀涂于麻纸或软布上外敷,用绷带包扎固定,每日换药 2 次,如局部有微热感不需处理,如有灼热感可间歇敷药 4～6h,每日 2 次,一次配药用不完,可放置冰箱冷藏 2～3 天[7]。

(2)痄腮 活地龙(勿清洗)3～5 条,鲜侧柏叶 30g,共捣如泥,外敷于肿大的腮腺表面,每日换药 2 次,5 天为一个疗程[8]。

(3)缠腰火丹 取鲜侧柏叶适量,捣成末,用鸡蛋清调成糊状外敷患处,每 6h 更换 1 次[9]。

(4)扁平疣 侧柏叶 100g 水煎,早晚两次外洗[10]。

(5)脚癣 取新鲜侧柏叶 500g,用清水洗净,加食醋 500g,水 2000ml,文火煎汤,沸腾后小火煎 30min,过滤去渣,滤液泡脚用。每天早晚各一次,每次 2h,7 天为一个疗程,一个疗程累计泡脚时间不少于 20h(秋冬季节要先把煎汤加温至 45℃左右,并注意保暖)[11]。

(6)秃发 新鲜侧柏叶 25～35g,切碎,浸泡于 60％～75％乙醇 100ml 中,1 周后过滤备用。用棉签蘸药液涂擦毛发脱落部位,每日 3～4 次[12]。

2. 配伍应用

侧柏叶配地榆:清热凉血,收涩止血。用于血热妄行的各种出血证。

侧柏叶配槐花:清热凉血,收涩止血。用于血热妄行的尿血、便血、痔血等。

侧柏叶配大黄、黄芩:清热解毒,凉血止血。用于肠风脏毒下血。如柏叶散(《医略六书》)。

侧柏叶配黄连:清热凉血止血。用于下焦热盛迫血妄行之血痢。如柏叶丸(《圣济总录》)。

侧柏叶配生地黄:凉血止血,清热养阴。用于血热妄行之吐血、咯血、尿血等出血伴阴津耗伤者。如四生丸(《妇人良方》)。

侧柏叶配干姜:凉血止血,发散郁热。用于热伏阴分,郁而不得宣发,迫血妄行之吐血日久不止。如柏叶汤(《金匮要略》)。

3. 鉴别应用

生侧柏、侧柏炭:生侧柏以凉血止血、祛痰止咳为主,用于血热迫血妄行的吐血、衄血、咯血及痰热阻肺的咳嗽气喘等。外用治秃发等常用鲜侧柏叶。侧柏炭寒凉之性趋于平和,功专收敛止血,用于各种出血证。

【用量用法】 水煎服,10~15g。止血多炒炭用,化痰止咳多生用。外用,常取鲜侧柏叶适量,捣或研末调敷、浸酒或水煎液搽擦。

【制剂与成药】

1. 侧柏叶片:每片相当原生药1.88g。用于浸润性肺结核咯血的辅助治疗。口服,1次5~7片,3次/天。

2. 生发丸:侧柏叶、当归、熟地黄各500g,何首乌300g,每丸重10g。用于斑秃、脱发。每服1丸,2次/天。并配合100%侧柏叶煎液外擦。

【使用注意】 因其性寒凉,多服、久服易致胃脘不适及食欲减退。

参考文献

[1] 蒋继宏等.林业科学研究,2006,19(3):311.
[2] 曹雨诞等.江苏中医药,2008,40(2):86.
[3] 陈泽华等.中药材,1990,13(12):32.
[4] 陈国佩等.中药材,1994,17(5):24.
[5] 丁安伟等.中药材,1994,17(11):24.
[6] 孙立立等.中成药,1995,17(7):20.
[7] 阎焕兰等.兰州医学院学报,2002,28(2):98.
[8] 李凤海.中国民间疗法,1998,2:28.
[9] 陈慧君.中国乡村医生杂志,1998,2:38-39.
[10] 戴玉德等.青海医药杂志,2000,30(7):14.
[11] 王斌等.总装备部医学学报,1999,2(1):94.
[12] 宋立人等.现代中药学大辞典.北京:人民卫生出版社,2001.

白茅根

【基源】 为禾本科植物白茅 *Imperata cylindrica* Beauv. var. *major* (Nees) C. E. Hubb. 的根茎。

【成分研究】

1. 五环三萜类 芦竹素、白茅素、羊齿烯醇、异乔木萜醇、西米杜鹃醇、乔木萜醇、乔木萜醇甲醚、乔木萜酮、木栓酮等。

2. 糖类 葡萄糖,少量果糖和木糖等。

3. 内酯类 白头翁素、薏苡素等。

4. 有机酸类 绿原酸、棕榈酸、对羟基桂皮酸等[1]。

【药理研究】

1. 止血 白茅根可加速凝血过程,促进凝血酶原形成,缩短出血及凝血时间。白茅根对凝血第二阶段(凝血酶生成)有促进作用,可抑制肝病出血倾向。

2. 利尿 缓解肾小球血管痉挛,从而使肾血流量及肾滤过率增加而产生利尿效果。同时改善肾缺血,减少肾素产生,使血压恢复正常[2]。

3. 抗菌 白茅根煎剂在试管内对弗氏痢疾杆菌、宋氏痢疾杆菌有明显的抑菌作用,而对志贺痢疾杆菌及舒氏痢疾杆菌却无作用。

【性味归经】 甘,寒。归肺、胃、膀胱经。

【功效主治】 凉血止血,清热利尿,清肺胃热。用于血热鼻衄、咯血、尿血、血淋,淋证、水肿;湿热黄疸,胃热呕吐,肺热咳喘等。

【临床应用】

1. 单方验方

(1)鼻衄　血余炭30g、白茅根20g、青蒿10g。水煎服,3次/天,每日一剂,3～5日即可[3]。

(2)血尿　取白茅根45g,加水600ml,文火煎45min,煎至400ml,分2次服用,每日一剂[4]。

(3)尿路感染　白茅根250g,加水3碗,煎成1碗。每日分2次服完,连服5剂[5]。

(4)小儿暑热　对小儿暑热烦渴汗闭多尿者可用白茅根30g、北沙参15g、青蒿6g,每日一剂煎服,连服6～10天[6]。

(5)急性肾炎　取鲜茅根250g,洗净泥土拣去须根杂质与根外表膜质叶鞘,置石臼中捣烂,用纱布过滤去渣取汁,加冰糖、水适量加热炖服[7]。

(6)病毒性肝炎　对于黄疸型和无黄疸型肝炎症情较轻者,单用白茅根60～120g,每日一剂,水煎,分2次服[8]。

2. 配伍应用

(1)用于凉血止血

白茅根配侧柏叶:凉血止血。用于血热妄行之鼻衄等多种出血。如十灰散(《十药神书》)。

白茅根配栀子:清热凉血,清利湿热退黄。用于血热妄行的各种出血证及湿热黄疸。如茅根汤(《圣济总录》)。

(2)用于清热利尿

白茅根配滑石、木通:凉血止血,清热利尿。用于血热之尿血,血淋。如茅根散(《太平圣惠方》)。

白茅根配益母草:凉血止血,祛瘀利水。用于急性肾炎见血尿、水肿,慢性肾炎、肾功能不全(《施今墨对药》)。

(3)用于清热生津

白茅根配芦根:清热生津,和胃止呕。用于胃热呕吐、食入即吐之症(《备急千金要方》)。

白茅根配葛根:清热生津。用于肺胃热盛,饮水呕恶者。如茅根汤(《小品方》)。

【用量用法】 水煎服,15～30g。鲜品加倍,以鲜品为佳,可捣汁服。多生用,止血亦可炒炭用。

【不良反应】 临床使用偶见头晕、恶心、大便次数略增多。

【使用注意】 脾胃虚寒、溲多不渴者禁服。

参考文献

[1] 王明雷等.中国药物化学杂志,1996,6(3):193.

[2] 于庆海等.中药材,1995,18(2):88.

[3] 江兵权.四川中医,2002,20(11):72.

[4] 韩淑芳等.中国中西医结合杂志,2001,21(11):859.

[5] 刘爱艳等.中国民间疗法,2004,12(4):33.

[6] 马泰等.中国民间疗法,1997,1:43.

[7] 王眠龙.海峡药学,2001,13(4):56.

[8] 胡烈.中国临床医生,2000,28(10):48-49.

苎麻根

【基源】　为荨麻科植物苎麻 *Boehmeria nivea*(L.)Gaud. 的根和根茎。

【成分研究】　苎麻根含有生物碱、有机酸、黄酮类,还含有香豆素、氨基酸及多糖等物质。

【药理研究】

1. 止血　可能是苎麻根所含酚类、三萜(甾醇)、绿原酸等成分具有类似肾上腺素的作用,或者通过诱导作用使血小板变形,释放生理活性物质(致密体),从而达到止血作用,或通过作用于血小板膜上的巯基而发挥作用[1]。

2. 抑菌　苎麻根对革兰阳性菌和阴性菌均有抑制作用。

3. 对子宫平滑肌的作用　苎麻根对哺乳动物子宫平滑肌的活动有一定作用,具有抑制怀孕子宫平滑肌活动的作用,即有安胎作用。

【性味归经】　甘,寒。归心、肝经。

【功效主治】　凉血止血,安胎,清热解毒。用于血热迫血妄行的各种出血证;血热胎动不安、胎漏下血;热毒痈肿等。

【临床应用】

1. 单方验方

(1)上消化道出血　用200%~300%苎麻根液,每日60~90ml,分3次口服。并可用30~60ml苎麻根液,在胃镜直视下喷射于出血灶。两法合用效最佳[2]。

(2)习惯性流产　苎麻根25g,莲子15g,糯米20g,黄糖适量,水煎服[3]。

(3)疟腮　取鲜品苎麻根60~100g,压榨取汁,调捣苎麻叶(适量),外敷患处[4]。

2. 配伍应用

(1)用于凉血止血

苎麻根配大蓟:清热凉血止血。用于血热妄行的各种出血证及痈肿疮毒等。

(2)用于止血安胎

苎麻根配黄芩:凉血止血,清热安胎。用于血热胎动不安、胎漏下血等。

苎麻根配阿胶:止血安胎。用于妊娠胎漏下血者。如苎根汤(《小品方》)。

【用量用法】　水煎服,10~30g;鲜品30~60g,捣汁服。外用适量,煎汤外洗,或鲜品捣敷。

【使用注意】　本品寒凉,故胃弱泄泻者及无实热者慎服。

参考文献

[1] 熊维新等.江西中医学院学报,2006,18(3):51.　　[3] 邓辛贵.广西中医药,1981,6:49.
[2] 李良盛等.中西医结合杂志,1986,8(6):463.　　[4] 贾美华.辽宁中医杂志,1994,21(6):281.

羊　蹄

【异名】　土大黄。

【基源】　为蓼科植物羊蹄 *Rumex japonicus* Houtt. 或尼泊尔酸模 *R. nepalensis* Spreng 的根。

【成分研究】

1. 萜类　包括三萜、单萜和倍半萜烯等,三萜主要来自于根、茎和皮等不同部位,单萜来自于花,倍半萜来自于叶。

2. **黄酮类** 黄酮苷元、黄酮醇、查耳酮、查耳酮苷、二氢黄酮、二氢黄酮苷、花色素苷、黄烷类等。

3. **苯丙素类** 苯丙醇、酸及其苷和酯类、木脂素类。

4. **氨基酸类** 冬氨酸、苏氨酸、丝氨酸、谷氨酸、脯氨酸、甘氨酸、苯丙氨酸、缬氨酸、蛋氨酸、异亮氨酸、酪氨酸、亮氨酸、组氨酸、赖氨酸、精氨酸和丙氨酸[1]。

5. **生物碱类** 含有胆碱、芦巴碱乙酯[2]和3-羧基吲哚[1, 2]。

6. **蒽醌类** 含有大黄素、大黄酚、大黄素甲醚及其苷类衍生物[3]。

7. **其他** 芳香酸类、多环酚类、脂肪酸及其酯类,腈基化合物及水解产物[4]。

【**药理研究**】

1. **抗菌** 羊蹄根水煎液在体外对金黄色葡萄球菌、炭疽杆菌、乙型溶血性链球菌和白喉杆菌有不同程度的抑制作用[5]。

2. **抗真菌** 羊蹄根水煎液对顽癣、汗疱状白癣的病原菌有抑制作用[6]。

3. **抗白血病** 羊蹄根水煎剂浓缩后的乙醇提取物,可抑制急性单核细胞型白血病、急性淋巴细胞型白血病和急性粒细胞型白血病患者血细胞脱氢酶的活性[6]。

4. **止血** 羊蹄根醇提取物中的大黄素及大黄酚抑制由激动剂诱导的豚鼠胸主动脉血管收缩反应[7]。

5. **抗氧化及防腐作用** 羊蹄素具有抗氧化作用,可作为抗氧化剂添加于食物及化妆品中[8]。在化妆品应用中,羊蹄素有效抑制黑色素的形成[9]。羊蹄提取物可抗皮肤病光照性溶血,抑制卟啉光氧化反应等[8]。

6. **泻下** 灌胃给予小鼠羊蹄叶水提取物可促进小鼠排便次数增加[10]。

【**性味归经**】 苦、涩,寒。归心、肝、大肠经。

【**功效主治**】 凉血止血,解毒杀虫,泻下。用于血热出血证,疥癣,疮疡,烫伤,大便秘结。

【**临床应用**】

1. **单方验方**

(1)手足癣、体癣 ① 羊蹄根180g,75%乙醇360ml。将羊蹄跟碾碎入乙醇中7昼夜,滤过涂患处(《全国中草药汇编》)。②先将新鲜羊蹄根洗净,取50～100g捣成汁,加适量食醋调匀,涂于患处;或取干品30g研成末,食醋18g调匀,浸泡5～6h后涂于患处,每次30min,每日2次[11]。

(2)热郁吐血 羊蹄草根和麦门冬煎汤饮,或熬膏,炼蜜收,白汤调服数匙(《本草汇言》)。

(3)慢性腰腿痛 用羊蹄藤、鸡血藤,同煎服[12]。

(4)乳核 羊蹄膏由羊蹄、黄柏、白矾3味药等份,共为极细面,加入蜂蜜,共调成软膏,外敷于病变中心处,每周更换2次,1个月为1个疗程[13]。

2. **配伍应用**

羊蹄跟配地榆:清热凉血,收敛止血。用于血热妄行的吐血、衄血、便血、痔血、崩漏、紫癜等证。如榆羊丸(《洞天奥旨》)。

羊蹄配白茅根:清热凉血止血。用于肝火犯肺之鼻衄。

3. **鉴别应用**

贯众、羊蹄 两药均性寒,能凉血止血,用于治疗血热妄行的各种出血证。但贯众尤善治崩漏下血;羊蹄兼有苦涩之味,尚可收敛止血。两药均能清热解毒,但贯众主要用于风热感冒,温毒发斑;而羊蹄主要用于疮疡,水火烫伤。两药均能杀虫,但贯众主要驱杀绦虫、钩虫、蛲虫、蛔虫等多种寄生虫;而羊蹄杀虫止痒,主要用于疥癣等皮肤疾患。此外,羊蹄尚能泻热通便,治疗大便秘结,故羊蹄又名土大黄,但其泻下作用较大黄弱得多。

【用法用量】 水煎服,10～15g;鲜品 30～50g,也可绞汁去渣服用;外用适量。

【制剂与成药】 羊蹄浸膏片:每片 0.5g。用于血小板减少性紫癜,功能性子宫出血。口服,每次 4～6 片,每日 3 次。

【不良反应】 如服食过量,易引起腹泻、腹胀、呕吐、胃肠炎。

【使用注意】 脾胃虚寒,腹泻食减者忌服。

参考文献

[1] Meyre-Silva C et al. Z Naturforsch C,2004,56(11-12):939.

[2] Yadava RN, Sodhi S. J Asian Nat Prod Res,2002, 13(2):529.

[3] 健康等.吉林医药学院学报,2011,32(3):133-134.

[4] 尚小雅等.中国中药杂志,2008,33(6):709.

[5] 全国中草药汇编编写组.全国中草药汇编(上册).北京:人民卫生出版社.1975,316.

[6] 江苏新医学院.中药大辞典(上册).上海:上海科学技术出版社.1977,965.

[7] 孙晓如等.南京医科大学学报,1999,(6):488.

[8] 周雄,宣利江.浙江中医杂志,2006,41(3):180.

[9] 郝秀华等.特产研究,2016,38(3):76-78.

[10] Li YP et al. J Dermatol,2000,27(12):761.

[11] 玉芬等.中国民间疗法,2012,20(10):23.

[12] 超勤等.中国民间疗法,2001,9(10):61.

[13] 柳桂兰.江西中医药,1995,26(6):59.

第二节 化瘀止血药

三 七

【异名】 参三七,金不换。

【基源】 为五加科植物三七 Panax notoginseng (Burk.) F. H. Chen 的干燥根。

【成分研究】 三七中主要有效成分为皂苷,尤以人参皂苷 Rg_1 和人参皂苷 Rb_1 含量最高,以及挥发油、三七素、黄酮类、甾醇等。

【药理研究】

1. 止血 三七能缩短小鼠的凝血时间,并使血小板数量显著增加,主要通过机体代谢、诱导血小板释放凝血物质而产生止血作用,其活性成分为三七素。三七既有促进血凝的一面,又有使血块溶解的作用,即有止血和活血化瘀双向调节功能[1]。

2. 对心血管系统的作用 三七对血管内皮细胞缺氧损伤具有保护作用,抗动脉粥样硬化作用,对心肌缺血再灌注损伤具有保护作用。

3. 对中枢神经系统的作用 三七具有镇静、镇痛和增智作用。

4. 对消化系统的作用 三七可改善肝脏微循环,对血糖具有调节作用,能降低葡萄糖所致高血糖,拮抗胰高血糖素的升高血糖作用。

5. 扩血管和降压 三七总皂苷能扩张血管产生降压作用,机制可能是三七总皂苷为钙通道阻滞剂,具有阻断去甲肾上腺素所致的 Ca^{2+} 内流的作用。

【炮制研究】 传统经验认为,三七生用以散瘀止血、消肿定痛之功偏胜,三七熟用止血化瘀作用减弱,而力偏滋补。经研究,三七蒸熟后总皂苷含量、水浸出物含量、醇浸出物含量均比生品增加,具有统计学差异($P<0.001$)[2]。

通过观察生、熟三七对大鼠实验性高脂血症血脂水平的影响,发现熟三七能促进用高脂饲料喂养的大鼠血清胆固醇、甘油三酯及 β-脂蛋白水平升高;生三七在一定程度上可减轻其血清胆固醇升高幅度,但降低程度有限,提示三七的药理作用可因"生""熟"不同而异[3]。

三七素为毒性成分,又是止血成分,采用干热处理使三七素毒性降低到高丽参水平,故熟三七毒性大为降低,而被作为滋补强壮药用[4]。

三七熟制分蒸制和油炸。经研究对比认为,油炸三七中总三七皂苷含量、水浸出物及醇浸出物的含量均比生品低,总皂苷仅为生品的 60%～70%;而蒸制三七上述成分含量均比生品显著增高。故高温对皂苷的破坏是显著的[5]。

【性味归经】 甘、微苦,温。归肝、胃经。

【功效主治】 化瘀止血,活血定痛。用于衄血、吐血、便血、崩漏等各种出血证;跌打损伤或筋骨折伤,瘀血肿痛等。

【临床应用】

1. 单方验方

(1)上消化道出血 用三七炒研细末,凉开水冲服,每次 10g,每日 3 次。腑热便秘者加服生大黄粉 5g,每日 1 次;气虚者用红参 15g(气阴虚用西洋参),水煎服,每日 1 次[6]。

(2)高脂血症 口服三七红参粉(1∶1),开水冲服,每日 3 次,每次 2g[7]。

(3)急性坏死性节段性小肠炎 三七粉每次 0.5g,每日 3 次,温开水送服[8]。

(4)防治脑出血围手术期并发应激性溃疡 对脑出血患者,行颅内血肿微创穿刺粉碎清除术的同时,加用大黄三七粉(大黄、三七等份研为末)内服(鼻饲),每日 2 次,可大大降低围手术期应激性溃疡的发生[9]。

(5)压疮 将三七粉过 110 目筛,用碘甘油调成糊状备用,外敷前用生理盐水清洁创面,用碘酊、乙醇消毒,然后用消毒压舌板取药膏涂于创面,不宜太厚,涂药均匀后用无菌纱布包扎固定,2 天换药 1 次,若有严重感染,可用 3%双氧水冲洗,再用生理盐水冲洗干净,然后涂药包扎[10]。

(6)冠心病心绞痛 三七 1.5g、黄芪 10g,以温开水 30ml 冲服,每日 2 次[11]。

(7)脑梗死 水蛭 15g、天麻 50g、三七 50g,共为细末,每次口服 2.77g,每日 3 次,90 天为一个疗程[12]。

(8)食管癌咽下困难 将三七、西洋参、冰片按 3∶1∶0.5 比例碾成细粉,密闭备用。每次取药粉 4.5g,用温开水将其调成稀糊状徐徐服下,每日 3 次,饭前服用,连服 10 日为一个疗程[13]。

2. 配伍应用

(1)用于化瘀止血

三七配白及:止血化瘀。用于各种出血证,尤擅治肺胃出血证。

三七配花蕊石、血余炭:化瘀止血。用于瘀血阻滞之咯血、吐血、衄血、便血、崩漏,外伤出血等。如化血丹(《医学衷中参西录》)。

三七配大黄:化瘀止血,消肿止痛。用于各种出血证,疮疡初起肿痛。

三七配当归:化瘀止血,养血。用于产后瘀血不去、新血不生所致的恶露不尽,少腹疼痛者。如三七汤(《外科集腋》)。

三七配人参:益气活血,止血化瘀止痛。用于脾气虚弱、统摄无权的出血证,如吐血、衄血、尿血、便血及妇女崩漏下血;虚痨咳嗽,冠心病心绞痛等均可应用(《四川中药志》)。

（2）用于活血止痛

三七配丹参：活血化瘀止痛。用于冠心病心绞痛，有良好的止痛作用，缓解期之可巩固疗效，预防复发。施今墨先生治疗此病时，在病变初起，尚无器质性改变者，重用丹参，少佐三七；反之，病程日久，又有器质性损害者，则主取三七，佐以丹参（《施今墨对药》）。

三七配乳香、没药：活血化瘀，消肿止痛。用于跌打损伤或筋骨折伤，瘀血肿痛等。如七宝散（《本草纲目拾遗》）。

3. 鉴别应用

（1）三七、菊三七　菊三七，别名土三七（《滇南本草》）、散血草（《植物名实图考》）、紫三七（江苏）、血引（贵州）、水三七（河南）、紫蓉三七（湖南），为菊科植物三七草 *Gynura segetum* (Lour.) 的根，虽有化瘀止血，消肿定痛功效，与三七相似，但药力薄弱。菊三七兼能解毒疗疮。临床多用于跌打损伤及咳血、衄血、便血等。煎汤服，5～10g，研末服，1.5～3g，外用适量，捣烂敷或研末撒。菊三七有毒，不宜过量服，也不宜泡酒制成药酒服，否则易发生中毒，主要造成严重肝损伤，导致腹胀腹痛，肝肿大，腹水，肝功能异常等。其所含吡咯里西啶生物碱是其主要毒性成分。

（2）三七、景天三七　景天三七为景天科植物费菜 *Sedum aizoon* L. 的根或全草，别名费菜（《救荒本草》）、土三七（《植物名实图考》）、活血丹（浙江）。有化瘀止血，消肿定痛功能，与三七相似，临床多用于咯血、衄血、便血、尿血及跌打损伤。但其药力较三七为弱。本品尚有除烦安神功能，可用于失眠等症。煎汤服，15～30g，鲜品倍量。

（3）三七、竹节三七　两者均有化瘀止血，活血定痛功能。竹节三七为五加科植物竹节参 *Panax japonicus* C. A. Mey. 的根茎，因其根茎状如竹节而得名。别名竹节参，竹鞭三七。味微甘、微苦，性温。其功能除了散瘀止血，消肿止痛外，尚有祛痰止咳，补虚强壮作用。主要用于虚劳咯血、吐血，咳嗽痰稠，也可用于跌打损伤，筋骨疼痛。煎汤服，6～9g。外用，研末掺或调敷。

（4）云三七、广三七　产于云南的称云三七，由于生长于黑土中，表皮呈灰黑色。产于广西的称广三七，又称田七，因生长于红土中，表皮呈红黄色。三七是一种多年生草本植物，品质与其生长期长短有关，与产地无关。一般生长期6年以上采收的为上品，三四年采收的次一点。一般认为三七个大质重者品质为佳。药市上将三七按大小质量分等分级，如每500克20头者为一等，40头者为二等，60头者为三等。

【用量用法】　研末吞服，每次1～1.5g；水煎服，3～10g；亦入丸、散剂。外用适量，研末外掺或调敷。

【制剂与成药】

1. 三七注射液：每支2ml，含生药1g。用于各种外伤出血、大咯血、胃出血。肌注，每次2～4ml。

2. 三七冠心宁片：每片含三七提取物0.1g。用于冠心病、心绞痛、高脂血症。口服，每次2～4片，3次/天，饭后服。

3. 三七片（胶囊）：用于咯血、吐血、衄血、便血、崩漏、外伤出血、胸腹刺痛、跌扑肿痛。口服，片剂每次2～6片，3次/天；胶囊每次6～8粒，2次/天。

4. 云南白药（胶囊、酊）：由三七、雪上一枝蒿等组成。用于刀伤、枪伤、创伤出血，跌打损伤，吐血、衄血、咯血，红肿毒疮，妇科一切血证；咽喉肿痛，慢性胃痛，胃及十二指肠溃疡出血等。外用，适用于外伤出血，清创后直接将药粉适量撒于伤口，包扎；内服，适用于刀枪跌打损伤所致瘀血肿痛，或内伤出血，用酒调服；妇科血证，宜用温水调服。每次0.25～0.5g，4次/

天,病情重者,每次 0.5g,隔 4h 一次。2～5 岁按成人量 1/4 服,5～12 岁按成人量 1/2 服。保险子用法:重症跌打损伤、枪伤,用酒送服 1 粒,轻伤及其他病症勿服。

5. 骨刺宁胶囊:由三七、土鳖虫组成。用于颈椎病、腰椎骨质增生症的瘀阻脉络症,具有缓解疼痛、改善活动功能作用。口服,每次 4 粒,3 次/天,饭后服。

6. 伤科接骨片:由三七、红花等组成。用于跌打损伤、闪腰岔气、伤筋动骨等症。口服,成人每次 4 片,3 次/天;10～14 岁,每次 3 片,3 次/天,用温开水或黄酒送服;外用,先将糖衣剥去,再将药片压碎,用酒或鸡蛋清调成糊状,敷于患处。

【不良反应】 三七单用研粉冲服每次剂量小于 1.5g,一般无明显不良反应。偶见恶心、呕吐等胃肠道不良反应,及鼻衄、齿龈出血、月经增多等不良反应,大多在继续服药过程中症状减轻或消失,部分重者应注意减量或停药[14]。大剂量内服,可影响心脏传导系统,引起二度房室传导阻滞和其他严重心律失常[15]。

口服三七粉、三七片有引起过敏反应的报道,主要表现为过敏性药疹、过敏性紫癜,严重者可出现过敏性休克[16,17]。

三七注射液及含三七总皂苷的多种注射剂,应用中有发生过敏性皮疹、瘙痒、紫癜及过敏性休克的报道[18～20]。

【使用注意】 掌握剂量,注意过敏反应的发生。孕妇慎用。

参考文献

[1] 张继等.中国药业,2003,12(11):76.
[2] 张穗.中成药,1989,11(11):20.
[3] 陈国珍等.中西医结合杂志,1984,9(4):540.
[4] 叶定江等.中药炮制学.第 2 版.北京:人民卫生出版社,2011.
[5] 叶定江.中药炮制学.北京:人民卫生出版社,2003.
[6] 张喜芹.青岛医药卫生,2006,38(2):116-117.
[7] 刘月玲等.中药材,2007,30(4):500-501.
[8] 刘龙忠.现代医药卫生,2006,22(6):884.
[9] 许波良.现代中西医结合杂志,2007,32(16):4802.
[10] 周晓芝等.医学信息,2006,19(3):380.
[11] 崔勇等.中医药导报,2008,14(2):16-17.
[12] 迟艳.现代医药卫生,2006,22(18):2848.
[13] 宋宝丽.河北中医 2007,29(9):801.
[14] 姜媛等.时珍国医国药,1999,10(3):224.
[15] 李振魁等.宁夏医学杂志,1997,6:377.
[16] 谢宗昌.中医杂志,1993,34(3):185.
[17] 寇惠蓉等.中国中药杂志,1995,20(8):507.
[18] 刘静.中国新药杂志,2000,9(1):64.
[19] 张文虎等.中国中药杂志,2002,27(8):633.
[20] 李绵瑞.中国中药杂志,1998,23(12):753.

茜 草

【基源】 为茜草科植物茜草 *Rubia cordifolia* L. 的干燥根及根茎。

【成分研究】 茜草的主要化学成分为水溶性的环己肽类,脂溶性的蒽醌及其糖苷类,还原萘醌及其糖苷类,还含有多糖类、萜类、微量元素及 β-谷甾醇、茜草素、茜草酸等。

【药理研究】

1. 止血 茜草对凝血三阶段(凝血活酶生成、凝血酶生成、纤维蛋白形成)均有促进作用,而且其凝血作用可能与其抗肝素效能有关[1]。

2. 抗癌 茜草根甲醇提取物具有显著的抗小鼠 S180A 和 P388 白血病活性,从中分离到的环己肽类化合物对白血病、腹水癌、P388、L1210、B16 黑色素瘤和实体瘤、结肠癌 38、Lewis 肺癌和艾氏腹水癌均有明显抑制作用。

3. 抗氧化 茜草多糖可抑制自由基引起的脂质过氧化。茜草双酯能保护心肌超氧化物歧化酶(SOD)、谷胱甘肽过氧化物酶(GSH-Px)的活性,降低脂质过氧化物丙二醛(MDA)的产生,提示茜草在心肌缺血时可保护SOD、GSH的活性,间接说明其有清除自由基和抗脂质过氧化的作用。

【炮制研究】 药理实验证明,茜草炭的止血作用明显优于生品[2]。

【性味归经】 苦,寒。归肝经。

【功效主治】 凉血化瘀止血,通经。用于血热妄行的出血证;血瘀经闭,跌仆损伤,风湿痹痛等。

【临床应用】

1. 单方验方

(1)软组织损伤 茜草根200g、川军100g,研粗末,布包煮20min。先洗,温后包敷[3]。

(2)末梢神经炎 茜草根60g,泡入白酒1000ml中,一周后滤去渣,每次饮服30～50ml,每日2次,2周为一个疗程[4]。

2. 配伍应用

(1)用于化瘀止血

茜草配三七:止血化瘀。用于瘀滞出血及跌仆损伤,瘀血肿痛者(《医门补要》)。

茜草配艾叶、乌梅:凉血止血化瘀。用于衄血无时。如茜梅丸(《普济本事方》)。

(2)用于凉血止血

茜草配大蓟:凉血止血,活血散瘀。用于血热妄行的各种出血证。如十灰散(《十药神书》)。

茜草配栀子:泻火凉血止血。用于心肝火旺的吐血、咳血、小便出血等。如十灰散(《十药神书》)。

(3)用于养血化瘀止血

茜草配当归:养血活血。用于妇人瘀血经闭。如地血散(《扁鹊心书》)。

茜草配阿胶:养血止血化瘀。用于衄血、血痢等多种出血病证。如茜根散(《太平圣惠方》)。

(4)用于益气化瘀止血

茜草配黄芪、白术、海螵蛸:补气摄血,止血化瘀。用于气虚血滞冲任不固之崩漏不止。如固冲汤(《医学衷中参西录》)。

(5)用于化瘀通经

茜草配桃仁、红花:化瘀通经。用于血滞经闭(《经验广集》)。

茜草配乳香、没药:化瘀止痛。用于跌仆损伤。

茜草配鸡血藤、海风藤:祛风湿,活血通络。用于风湿痹证。

3. 鉴别应用

生茜草、茜草炭:茜草生品具有凉血止血,祛瘀通经之功,用于血热出血证,血瘀经闭,跌仆伤痛等。炒炭后寒性减弱,兼具收涩之性,以止血为主,用于各种出血证。现代药理实验证明,茜草炭的止血作用明显优于生品。

【用量用法】 水煎服,10～30g,大剂量可用30g。亦入丸、散剂。止血炒炭用,活血通经生用或酒炒用。

【制剂与成药】 茜草片:每片含茜草提取物100mg。用于各种原因引起的白细胞减少,原发性血小板减少性紫癜,月经过多,月经淋漓不净等。每服2片,2～3次/天,可连续服用。月经过多,于经前1周或经期用药,一般用7天左右。

【不良反应】 服茜草根煎剂,部分患者可致持久恶心和血压轻度升高。

参考文献 ································

[1] 杨连荣等.中医药信息,2007,24(1):21.　　[3] 李鹤轩.陕西中医,1987,1:35.
[2] 苏秀玲等.中医药研究,1991,3:54.　　　　[4] 于兆芬.中国乡村医生,1994,6:9.

蒲　黄

【基源】 为香蒲科植物水烛香蒲 *Typha angustifolia* L.、东方香蒲 *T. orientalis* Presl 或同属植物的干燥花粉。

【成分研究】

1. 甾类　长苞香蒲、宽叶香蒲、东方香蒲均含 β-谷甾醇。

2. 黄酮类　柚皮素、槲皮素、山柰素等。

3. 酸性成分　棕榈酸、硬脂酸、花生四烯酸等。

4. 其他　氨基酸和多糖类成分。

【药理研究】

1. 对凝血过程的作用　蒲黄能使家兔血小板增加,有明显缩短血液凝固时间的作用。生蒲黄具有延长小鼠凝血时间和较大剂量下的促纤维蛋白溶解活性,而炒蒲黄和蒲黄炭则能明显缩短小鼠凝血时间,无促纤维蛋白溶解活性。

2. 降血脂及抗动脉粥样硬化　蒲黄具有明显的降血脂作用,能抑制脂质在主动脉壁的沉积,抑制胆固醇的吸收、合成,促进胆固醇排泄,维持 6-酮-前列腺素及血栓素 B_2 的正常比值,具有明显的降低血清胆固醇及防止动脉粥样斑块发生和发展的作用。蒲黄可降低肠道吸收外源性胆固醇的速率,从而降低实验性动脉粥样硬化家兔血清胆固醇水平,并能增高饲喂高脂食物家兔粪便的胆固醇含量[1]。

3. 对心血管系统的作用　蒲黄提取液具有改善微循环的作用,可使家兔心肌梗死范围缩小,病变减轻;蒲黄能提高心肌及脑对缺氧的耐受性或降低心、脑等组织的耗氧量,对心、脑缺氧有保护作用。

【炮制研究】 蒲黄生品、炒黄品、炒炭品均有较好的止血作用。蒲黄中鞣质含量的高低与其止血作用不成平行关系。蒲黄炒黄或炒炭后鞣质含量明显降低,分别较生品减少26.28%和39.95%,但止血作用却未见明显减弱[2]。

蒲黄炭的传统制法是,要求"炒炭存性"。但因蒲黄质轻,呈粉末状,炒炭时火候很难掌握,不易控制"炒炭存性"的程度,目前已采用恒温箱烘制的方法制备蒲黄炭[3]。

【性味归经】 甘,平。归肝、心包经。

【功效主治】 止血,化瘀,利尿。用于血热妄行或瘀血阻络的出血证;跌仆损伤,痛经,产后腹痛,心腹疼痛等血瘀疼痛,血滞经闭,血淋尿血等。

【临床应用】

1. 单方验方

(1)早期体表血肿　用蒲黄粉约100g,加等比例的凡士林调匀,抹于棉垫之上,厚约0.5cm。在血肿形成48h内敷于血肿部位,同时用绷带加压包扎,2天后拆除[4]。

(2)冠心病心绞痛　用生蒲黄,先制为浸膏,烘干为末,装入胶囊,每粒含生药0.3g,每服6粒,每日3次[5]。

(3)皮肤创伤大面积感染坏死 先用生理盐水冲洗感染创面,然后根据其创面大小撒上一层经高压消毒过的蒲黄粉末包扎即可[6]。

(4)尿布性皮炎 先用温水洗净患处并晾干,用适量蒲黄粉外敷于患处,每日 3 次,治疗3 天[7]。

(5)痄腮 用生蒲黄 300g,加陈醋 80g 左右,拌匀,文火炒制。以药物炒干,色泽暗黄为宜。治疗时取醋炙蒲黄适量,冷开水调成糊状,涂敷于肿大的腮部表面皮肤上,保持湿润,每日更换 3 次[8]。

(6)复发性口疮 用生蒲黄粉直接撒患处,以完全覆盖溃疡面及周围红肿处为度,每日上药 6 次[9]。

(7)高脂血症 用生蒲黄每次 10g,布包置入 200ml 沸水中浸泡 10min 后饮。每日泡服3 次[9]。

2. 配伍应用

(1)用于化瘀止血

蒲黄配小蓟:化瘀止血,利尿通淋。用于血热妄行之尿血、血淋。如小蓟饮子(《严氏济生方》)。

蒲黄配艾叶:温经散瘀止血。用于妇人下焦虚寒、血脉瘀滞之月经量多,淋漓不止。如蒲黄丸(《圣济总录》)。

蒲黄配五灵脂:活血止血止痛。用于瘀血所致脘腹痛、痛经、产后腹痛痛甚者。如失笑散(《太平惠民和剂局方》)。

蒲黄配郁金:凉血活血止血。用于肝经湿热郁结之小便出血不止。如蒲黄散(《圣济总录》)。

(2)用于化瘀利尿止血

蒲黄配生地、冬葵子:止血化瘀,利尿通淋。用于血热妄行之尿血、血淋。如蒲黄散(《证治准绳》)。

(3)用于养血化瘀止血

蒲黄配当归、阿胶:养血止血化瘀。用于妇人漏下不止等多种出血证,出血而兼血虚者。如蒲黄散(《太平圣惠方》)。

(4)用于清热化瘀止血

蒲黄配青黛:泻肝火,宁血络。用于肝火犯肺,灼伤肺络或肺热亢盛之衄血(《简便单方》)。

3. 鉴别应用

(1)生蒲黄、炒蒲黄、蒲黄炭 蒲黄生品性滑,以行血化瘀,利尿通淋为胜,多用于瘀血阻滞的心腹疼痛、痛经、产后疼痛、跌仆损伤、血淋涩痛。炒蒲黄长于止血,各种出血证多用。蒲黄炒炭性涩,能增强止血作用。

(2)蒲黄、小蓟 两者均既能凉血止血,又能化瘀。然小蓟又有解毒的效用,用治痈肿疮毒;蒲黄性平,故无论出血证属寒属热,皆可选用,但以属实挟瘀者尤宜,又能化瘀止痛而用于心腹诸痛。

【用量用法】 水煎服,3~10g,包煎。外用适量,研末外掺或调敷。止血多炒用,化瘀、利尿多生用。

【不良反应】 炮制蒲黄有过敏反应个案报道[10]。

【使用注意】 孕妇慎服。

参考文献 ∙∙

[1] 王海波等.医药导报,2005,24(4):318.

[2] 张学兰.中药材,1993,16(10):24.

[3] 丁安伟.南京中医药大学学报,1995,11(2):93.

[4] 朱智超.浙江中西医结合杂志,2007,17(12):785.

[5] 王其飞.中医杂志,1994,35(9):517.

[6] 楚东岳.药物与临床,2007,6(4):212.

[7] 张陆峰.中医杂志,2002,43(5):366-367.

[8] 江瑶琼等.福建中医药,2003,34(4):52.

[9] 张敏.江苏中医药,2002,23(2):42.

[10] 李军东等.时珍国医国药,1997,1:86.

花蕊石

【基源】 为变质岩类岩石蛇纹大理岩 Ophicalcite. 的石块。

【成分研究】 花蕊石含有大量碳酸钙和碳酸镁,并有少量铁盐和铝盐以及少量酸不溶物。

【药理研究】

1. 促凝血 花蕊石混悬液能明显缩短小鼠凝血时间。

2. 抗惊厥 20%花蕊石混悬液给小鼠灌胃,具有显著的抗惊厥作用[1]。

【炮制研究】 对比生、煅品的成分及其在汤、散剂中溶解情况,以同粒度、同组分比的样品分别进行对比试验,结果表明,煅后散溶法钙、镁、硅等溶出量大于生品和其他剂型[2]。

【性味归经】 酸、涩,平。归肝经。

【功效主治】 化瘀止血。用于瘀血阻滞的出血证,吐衄、咯血等及外伤出血。

【临床应用】

1. 单方验方

(1)重症咯血 先服煅花蕊石粉 10g,必要时再增服 5g。然后再随证加减服用其他方药[3]。

(2)崩漏 用花蕊石 30g、血竭 3g 为主药,化瘀止血塞流治疗崩漏,随证加减[4]。

2. 配伍应用

花蕊石配蒲黄:化瘀止血。用于吐血、衄血、创伤出血等各种内外出血而兼有瘀滞者。

花蕊石配硫黄:化瘀止血。用于创伤出血,妇人产后败血不尽等各种内外出血而兼有瘀滞者。如花蕊石散(《太平惠民和剂局方》)。

3. 鉴别应用

花蕊石、茜草:两药均能止血化瘀,广泛用于内外各种出血而兼有瘀滞者。但茜草苦寒泄降,能凉血止血,又能活血散瘀,多用于血热挟瘀的出血证,还能消瘀滞、通血脉、利关节,故尚可用于血滞经闭及跌打损伤、风湿痹痛等;花蕊石性平,无论寒热内外各种出血均可选用,多用于吐血、衄血、创伤出血等。

【用量用法】 水煎服,10~15g,包煎;研末吞服,每次 1~1.5g。外用适量,研末外掺或调敷。

【使用注意】 孕妇忌服。

参考文献 ∙∙

[1] 颜正华.中药学.第2版.北京:人民卫生出版社,2006.

[2] 李大经等.中国矿物药.北京:地质出版社,1988.

[3] 邱春生.中国中医急症,2007,12(2):233.　　　　[4] 黄亚君等.浙江中西医结合杂志,2005,15(2):110-111.

降　香

【基源】　为豆科植物降香檀 *Dalbergia odorifera* T. Chen 的树干和根的干燥心材。

【成分研究】　降香主要含挥发油和黄酮类化合物,其中挥发油主要成分为苦橙油醇、金合欢醇、没药烯等。

【药理研究】

1. 抗血栓　降香挥发油灌胃给药可明显抑制大鼠实验性血栓形成,明显提高孵育兔血小板 cAMP 的水平,对兔血浆纤溶酶活性有显著促进作用,有抗血栓作用[1]。

2. 对中枢神经系统的作用　降香乙醇提取物灌胃给药,明显抑制小鼠的自主活动,对抗电惊厥的发生,显著延长戊巴比妥钠的睡眠时间,且作用呈一定的量效关系,明显延缓烟碱所致惊厥的出现,缩短惊厥发作时间。

3. 镇痛　降香醇提取对热刺激致小鼠疼痛具有止痛作用。

【性味归经】　辛,温。归肝、脾经。

【功能主治】　化瘀止血,理气止痛。用于跌打损伤,内外伤出血;血瘀气滞之胸胁心腹疼痛。

【临床应用】

1. 单方验方

(1)荨麻疹　降香15g,水煎,内服,每日2次。降香30g,水煎,外洗,每日3～4次。疗程最长1周,最短3天,平均5天[2]。

(2)冠心病心绞痛　降香6g,丹参18g,川芎、红花、赤芍各9g。水煎服(《新编药物学》冠心Ⅱ号方)。

2. 配伍应用

(1)用于行气活血

降香配五灵脂:行气活血,散瘀止痛。用于冠心病心绞痛及气滞血瘀之胸胁痛、胃脘痛、腹痛等(《施今墨对药》)。

(2)用于止痛,止血

降香配茜草:行气活血,化瘀止痛。用于出血兼有瘀滞者,无论内伤之吐血、衄血、崩漏、尿血、便血,或外伤之跌仆损伤均可选用。

3. 鉴别应用

降香、沉香:两药均辛温,具有行气止痛之功。但降香辛散温通,还能化瘀、止血,可用于气滞血瘀之胸胁心腹疼痛及跌仆损伤所致的内外出血之证,为外科常用之品。同时降香能降气避秽、和中止呕,可用治秽油内阻脾胃之呕吐腹痛。沉香温中散寒,降逆止呕,用于脾胃虚寒之呕吐呃逆证。沉香既能降逆平喘,又能温肾纳气,故可治肾阳虚衰、阴寒内盛、肾不纳气的虚喘,也可用治上盛下虚、痰涎壅盛、气喘咳嗽之证。

【用量用法】　水煎服,9～15g,宜后下。外用适量,研细末敷患处。

参考文献

[1] 訾慧等.辽宁中医学院学报.2003,5(2):90.　　　　[2] 罗玉珠.内蒙古中医药,1996,2:33.

第三节 收敛止血药

白 及

【基源】 为兰科植物白及 *Bletilla striata* (Thunb.) Reichb. f. 的干燥块茎。

【成分研究】 白及胶质是由甘露糖和葡萄糖组成的葡配甘露聚糖。新鲜块茎中含有淀粉、葡萄糖、挥发油、黏液质、水分。

【药理研究】

1. 止血 白及有良好的局部止血作用,可显著缩短家兔凝血时间及凝血酶原形成时间,并加速红细胞沉降率。

2. 抗胃穿孔 白及对麻醉犬胃、十二指肠各做人工穿孔后,灌入白及粉 9g,15s 后均为白及粉所堵,40s 后十二指肠穿孔即为大网膜遮盖[1]。

3. 抑菌 白及在试管内能抑制革兰阳性菌,且对人型结核杆菌有显著的抑制作用。

4. 代血浆 用干燥白及块茎的黏胶部分制成白及代血浆,对失血性休克具有一定疗效,有与右旋糖酐相近似的作用。

【性味归经】 苦、甘、涩,寒。归肺、胃、肝经。

【功效主治】 收敛止血,消肿生肌。用于肺、胃出血及体内外诸出血证;痈肿疮疡,手足皲裂,水火烫伤等。

【临床应用】

1. 单方验方

(1)消化道出血 用白及粉每次 3g,或 10%白及浆,每次 30ml,每日 3 次,对严重的消化道大出血患者,可以增加服药次数,每 2～3h 服药 1 次,待出血控制后,再逐渐减少服药次数[2]。

(2)鼻衄 将白及末调成膏状,加入适量黏膜表面麻醉剂丁卡因,均匀地涂在无菌纱条上。临床应用时先用鼻镜将鼻腔窥开,再用枪状镊将白及膏条直接填敷于出血处。48h 更换一次,一般应用 3～5 次[3]。

(3)宫颈糜烂术后大出血 常规消毒外阴,窥器暴露宫颈创面,轻拭去凝血块,找出出血部位,于出血点或渗血面将敷有白及粉 2～3g 的无菌纱布托压迫局部,24h 后取出,若纱布托被血液浸透,即随时换药[4]。

(4)体表淋巴结结核窦道 常规消毒后,充分引流清除窦道内脓液(不搔刮或仅轻刮脓液和已脱落坏死组织,暴露坏死创面)后,窦道内填塞白及粉,置纱条引流,无菌纱布覆盖,每周一、三、五换药 3 次,4 周后减为每周一、四换药 2 次(如果脓液仍多可适当延长),至窦道关闭,伤口愈合[5]。

(5)食管贲门癌术后吻合口瘘 白及磨成粉过 850μm±29μm 筛,以水调成糊状,以少量凉开水送服。每日 3～5 次,每次 5～10g,5 天为一个疗程[6]。

(6)手足皲裂 白及研细末,待晚上洗净手足后,取适量调温开水成膏状,敷于手足裂口处即可[7]。

(7)伤口感染 取白及适量,研极细末备用。常规消毒感染伤口后,将白及粉撒入伤口内,约 2mm 厚,纱布包扎。每天换药一次,换 3 次后改为 2 天换药一次[8]。

(8)药物中毒　生大黄240g,白及120g,粉碎碾细。洗胃后,取大黄白及散30g,加入生理盐水50ml混合后,从胃管内注入,必要时可在4h后重复注入一次[9]。

(9)淋巴结核　生大黄、白及各等份,晒干研末备用。将药末和匀,温水蘸湿加鸡蛋清调成厚糊状(如粉饼)敷于病灶及周边外0.5cm,厚0.3cm,覆以软塑膜加胶布固定即可,每2~3天换药一次,5次为一个疗程[10]。

(10)体癣　将白及微火烘烤,研为细粉,加适量白醋调成糊状,用消毒刀片将病灶上的鳞屑轻轻刮去,涂上药糊,每日早晚各一次,5日为一个疗程。有感染者可酌情加服抗生素[11]。

(11)原发性肝癌　白及洗净、干燥、研粉、过筛后,封装于瓶内,高温消毒。经介入将300~400μm的白及粉(加入76%泛影葡胺5ml)缓慢注入并栓塞肿瘤末梢血管[12]。

(12)胃溃疡　白及研末,每次3g,每日2次,10天为一个疗程,治疗3个疗程[13]。

2. 配伍应用

(1)用于止血

白及配海螵蛸:收敛止血制酸。用于胃痛,泛酸,呕血者。如乌及散。

白及配阿胶:补肺收敛止血。用于肺痿咯血。如白及散(《医学启蒙》)。

(2)用于消肿生肌

白及配金银花、皂角刺:清热消肿,生肌排脓。用于热毒痈肿初起,或痈肿已成,或已溃者。如内消散(《外科集腋》)。

白及配大黄、黄柏:解毒消痈。外用治一切疮疖痈疽。如铁箍散(《保婴撮要》)。

白及配贝母、黄连:解毒散结,消肿生肌。外用于瘰疬脓汁不干。如白及散(《活幼心书》)。

3. 鉴别应用

白及、三七:两药同为止血药,具有止血、消肿、补虚之功。但三七具有止血不留瘀的特点,对出血挟瘀者尤宜,用于跌打损伤、瘀血肿痛、痈肿疮毒;三七还能补益气血、强壮身体。白及收敛止血,适用于具有凉血泄热、消肿生肌之效,可用于内外各种出血证,及痈肿疮毒初起未溃或溃后,久不收口,水火烫伤,手足皲裂等。

【用量用法】　水煎服,3~10g;大剂量可用30g。亦可入丸、散剂,每次用2~5g。研末吞服,每次1.5~3g。外用适量。

【制剂与成药】

1. 白及片:每片相当于生药0.25g。用于肺结核。口服,每次12片,3次/天。

2. 快胃片:由白及、甘草、延胡索等组成。用于胃及十二指肠溃疡、浅表性胃炎、肥厚性胃炎、胃窦炎等。口服,成人每次6片,3次/天;11~15岁,每次4片,饭前1~2h温开水送服。

参考文献

[1] 肖培根.新编中药志:第一卷.北京:化学工业出版社,2002.
[2] 孔昭遐.中医杂志,1997,38(8):454-455.
[3] 康健等.中医杂志,1997,38(5):263.
[4] 杨敬华等.陕西中医,2007,28(3):328.
[5] 梁博文等.中医临床研究,2011,17(3):77.
[6] 芦柏震等.中国中药杂志,2000,25(3):189-190.
[7] 潘振彬.中医杂志,1997,38(8):453-454.
[8] 林志远.河南中医,2007,27(6):31.
[9] 赵昌林.湖北中医杂志,2002,24(9):40.
[10] 马述均.南京中医药学学报,1995,11(5):43-44.
[11] 熊玉钟.中国民间疗法,1999,11:18.
[12] 陈大庆等.安徽中医临床杂志,2000,12(4):293.
[13] 黄春玲等.内蒙古中医药,2001,20(增刊):61-62.

仙鹤草

【异名】 龙牙草,脱力草。

【基源】 为蔷薇科植物龙牙草 *Agrimonia pilosa* Ledeb. 的干燥全草。

【成分研究】 含有仙鹤草素;仙鹤草酚 A、仙鹤草酚 B、仙鹤草酚 C、仙鹤草酚 D、仙鹤草酚 E,是从酸酚性部分分得的五种间苯三酚类衍生物;仙鹤草内酯,酚性松酯酸,黄酮苷类,三萜皂苷类及挥发油,鞣质。

【药理研究】

1. 止血 小鼠、家兔静脉注射仙鹤草素后,出血时间缩短,并增加血小板数。体外实验发现,仙鹤草水煎醇沉液有明显的抗血栓作用,说明它是一味活血止血药[1]。

2. 降血糖 仙鹤草可以促进胰岛素释放,呈现类似胰岛素的降血糖作用。

3. 抗肿瘤 仙鹤草鞣酸是一种潜在的抗肿瘤物质,能作用于肿瘤细胞和一些免疫细胞而增强机体的免疫反应[2]。仙鹤草水煎剂对荷瘤小鼠 IL-2 活性有显著增强作用。

4. 杀虫 鹤草酚对体内外血吸虫均有杀灭作用。

【性味归经】 苦、涩,平。归心、肝经。

【功效主治】 收敛止血,止痢,补虚,解毒。用于咯血、吐血、衄血、便血、崩漏等各种出血证;久泻久痢,疮疖痈肿,阴痒带下;气血亏虚,脱力劳伤等。

【临床应用】

1. 单方验方

(1)梅尼埃病 以大剂量仙鹤草 200g,加水 500ml,煎 30min,分 3 次口服,3 天为一个疗程[3]。

(2)消渴症 以仙鹤草 35g 水煎服用[4]。

(3)阴道滴虫病 以仙鹤草制成 200% 的浓缩液。经妇科严密消毒后,以棉球蘸仙鹤草药液涂搽阴道壁。每日 1～2 次,1 周为一个疗程[5]。

(4)乳糜尿 用仙鹤草 60g,水煎服,每日 1 剂。连续治疗 10 天为一个疗程。偏重于湿热下注者,加车前子(包煎)20g、土茯苓 30g;偏重于脾肾两虚者,加熟地黄 20g、山药 15g、芡实 20g。服药期间,勿劳累,禁食高脂肪及辛辣刺激食品[6]。

2. 配伍应用

(1)用于止血

仙鹤草配生地黄:凉血止血。用于血热妄行之咯血、吐血、衄血等各种出血证。

仙鹤草配炮姜:温中收敛止血。用于各种虚寒性出血。

仙鹤草配阿胶:止血养血补虚。用于虚劳咯血、崩漏、尿血等兼有阴血亏虚者。

(2)用于补虚

仙鹤草配大枣:补脾健胃养血。用于脾虚血少之脱力劳伤之证(《现代实用中药》)。

3. 鉴别应用

仙鹤草、鹤草芽:仙鹤草为龙牙草的全草,鹤草芽为龙牙草的带有不定芽的根茎。仙鹤草功效以收敛止血为主,鹤草芽功效则以驱虫为主。仙鹤草根芽中含有鹤草酚,具有良好的驱虫作用,主要用于绦虫病、阴道滴虫病及滴虫性肠炎。

【用量用法】 水煎服,3～10g;大剂量可用 30～60g。外用适量。

【不良反应】 口服仙鹤草可引起头昏、面红、心悸等副作用及皮疹等过敏反应[7]。

参考文献

[1] 张东等.中国药业,2004,13(6):79.
[2] 阳向波.时珍国医国药,2003,14(12):780.
[3] 张亚平.新中医,2008,40(5):82.
[4] 董俊峰.时珍国药研究,1993,5(1):46-47.
[5] 相鲁闽等.中国民间疗法,2001,9(6):21.
[6] 张连立等.中国寄生虫病防治杂志,1999,12(2):160.
[7] 范尚坦.福建中医药,2002,33(1):47.

紫　珠

【基源】 为马鞭草科植物杜虹花 *Callicarpa formosana* Rolfe 或紫珠 *C. bodinieri* Levi. 的叶。

【成分研究】 含黄酮、萜类、挥发油以及苯丙素类、脂肪酸、氨基酸、甾醇、无机元素等。

【药理研究】

1. 止血　紫珠强烈收缩肠平滑肌,缩短止血时间。紫珠草注射液可使人和兔血小板数升高,使出血时间、血块收缩时间和凝血酶原时间均缩短。局部滴药、肌注或静注对家兔均有良好的止血作用,对纤溶系统有显著的抑制作用[1]。

2. 抗脂质过氧化　紫珠水提液可明显抑制大鼠肝、心、肾、脑匀浆脂质过氧化(LPO)及 H_2O_2 引起的小鼠红细胞 LPO 及溶血过程,可显著提高小鼠全血谷胱甘肽过氧化酶活力。

3. 镇痛　紫珠醇提物对小鼠有明显的镇痛作用[1]。

4. 抑菌　紫珠对葡萄球菌、绿脓杆菌、大肠杆菌、痢疾杆菌、伤寒杆菌等多种细菌具有广谱的抑菌作用。

【性味归经】 苦、涩,凉。归肝、肺、胃经。

【功效主治】 凉血收敛止血,清热解毒。用于衄血、咯血、吐血、尿血、崩漏下血、外伤出血等各种内外出血证,尤多用于肺胃出血之证;痈肿疮毒,水火烫伤等。

【临床应用】

1. 单方验方

(1)消化道出血　每天用全草 60g,浓煎至 300ml,分 3～4 次内服或胃管注入[2]。

(2)烧伤　紫珠粉用于烧伤,每日或隔日换药 1 次[3]。

2. 配伍应用

紫珠配地榆:凉血止血,解毒疗疮。用于血热所致的便血不止及痈肿疮毒、水火烫伤。

紫珠配侧柏叶:凉血止血。用于血热妄行之吐血、咯血、衄血等。

紫珠配小蓟:凉血止血。用于下焦热盛之尿血。

3. 鉴别应用

紫珠、白及:两药均苦涩,同属收敛止血药,且有解毒敛疮之功,可治各种内外出血证,尤宜治肺胃出血者,也可用于烧烫伤、痈肿疮毒。然白及长于消肿生肌,治疮疡痈肿,初起者可消痈散结,若痈肿已溃,久不收口者,可生肌敛疮;紫珠以清热解毒敛疮见长,可治热毒疮疡、毒蛇咬伤。

【用量用法】 水煎服,10～15g;研末,1.5～3g。外用适量。

【制剂与成药】

1. 紫珠草片:用于消化道出血、便血及各种疾病引起的出血。口服,每次 3～4 片,每日 2～3 次。

2. **紫珠草注射液**：每2ml含提取物0.02g。用于内外伤出血，手术后出血及其他疾病引起的各种出血。肌注，每次2～4ml，2次/天。

参考文献

[1] 仲浩等.国外医药:植物药分册,2007,22(1):18.　　[3] 王立刚.赤脚医生杂志,1975,4:11.
[2] 张志宏.江苏医药,1978,3:9.

棕榈炭

【**基源**】　为棕榈科植物棕榈 *Trachycarpus fortunei*（Hook. f.）H. Wendl. 的叶鞘纤维（即叶柄基底部之棕毛）。

【**成分研究**】　含大量纤维素及鞣质，并含有较丰富的锌、铁、酮、锰。

【**药理研究**】

1. **止血**　棕榈炭水煎剂和混悬剂均能明显缩短出血时间和凝血时间。

2. **收缩子宫**　棕榈炭粉醇提物能收缩子宫[1]。

【**炮制研究**】　棕榈制炭后，所含化学成分的组成和含量发生了复杂的变化，总鞣质量有所下降，但鞣质的单体 d-儿茶素和没食子酸等成分含量增高。这种变化可能是与高温加热过程中，生品中的大分子鞣质裂解为小分子鞣质单体有关。实验表明，这些鞣质单体成分含量越高，止血作用越强[2,3]。

砂烫制炭和烘制法制炭的新工艺，具有操作简便，节约能源，减少污染，产品质量稳等优点值得推广[4]。

【**性味归经**】　苦、涩，平。归肝、肺、大肠经。

【**功效主治**】　收敛止血，止带。用于吐血、衄血、便血、尿血、血淋等多种出血而无瘀滞之证，尤善治崩漏出血。亦治久泻久痢，妇人带下等。

【**临床应用**】

1. **单方验方**

妇人经血不止：棕榈皮（烧灰）、侧柏叶（焙）各一两（30g）。上两味捣罗为散，酒调下二钱（6g）。如棕榈皮散（《圣济总录》）。

2. **配伍应用**

棕榈炭配大蓟、侧柏叶：凉血止血。用于血热妄行之咯血、吐血、衄血等出血证。如十灰散（《十药神书》）。

榈炭配蒲黄：收敛止血。用于赤白带下，崩漏等。如棕毛散（《普济方》）。

棕榈炭配艾叶：温经收敛止血。用于崩漏下血等虚寒性出血证。如棕艾散（《圣济总录》）。

棕榈炭配阿胶：补血止血。用于妊娠胎动，下血不止，脐腹疼痛。如棕灰散（《圣济总录》）。

3. **鉴别应用**

棕榈炭、血余炭：两药均有收敛止血的功效，用于出血之证。但血余炭又能化瘀，故不似棕榈之留瘀为患，各种出血均可用；兼能利尿，多用于小便不利，淋证尿血。此外，尚有止血生肌敛疮作用，可用于疮疡不敛、烫伤等。棕榈炭则多用于出血过多而无邪热瘀滞者，且能收敛止痢、止泻止带，用治久泻久痢、妇人带下等。

【**用量用法**】　水煎服，3～10g；研末服，每次1～1.5g。

【**使用注意**】　血证有瘀滞者、湿热泻痢初起者均慎用。

参考文献

[1] 马清钧等.常用中药现代研究与临床.天津:天津科技翻译公司出版社,1995.
[2] 孙立立等.中国中药杂志,1995,20(10):595.
[3] 任遵华等.时珍国药研究,1992,3(1):7.
[4] 肖林.中国中药杂志,1989,(9):23.

血 余 炭

【基源】 为人发经加工焖煅成炭。

【成分研究】 血余炭主要成分是优角蛋白,含有水分、灰分、脂肪、氮、硫、黑色素。灰分中按含量多少顺序,含有钙、钠、钾、锌、铜、铁、锰、砷等元素。

【药理研究】

1. 止血 血余炭能明显缩短出血、凝血时间和血液复钙凝血时间;对 ADP 诱导大鼠血小板聚集有较明显的增强作用,并明显降低 cAMP 含量,具有促内源性凝血系统功能的作用。

2. 抑菌、抗炎 血余炭对金黄色葡萄球菌、伤寒杆菌、甲型副伤寒杆菌以及福氏痢疾杆菌等有抑制作用;对小鼠二甲苯耳郭肿胀具有明显抑制作用[1]。

3. 抗炎 血余炭粗结晶小鼠腹腔注射,对二甲苯所致的耳郭炎症有明显的抑制作用。

【性味归经】 苦、涩,平。归肝、胃、膀胱经。

【功效主治】 收敛止血,化瘀利尿。用于衄血、咯血、吐血、崩漏、便血各种出血证;小便不利,淋证尿血等。

【临床应用】

1. 单方验方

(1)拔牙创口止血 将人发洗净后,经焙干研末,装入小瓶内,高压消毒后备用。拔牙后刮除创腔内的牙石、碎牙、碎骨片和肉芽组织,用棉签蘸适量血余炭粉撒入拔牙创内,出血较多者可反复撒 2～3 次,片刻拔牙创内凝血块形成[2]。

(2)压疮 清洁创面,将血余炭 5g、冰片 5g 研成粉末,用小药匙将药粉直接均匀地撒在创面上,然后用红外线灯照射 30 min。待创面自然干燥后,用无菌纱布包扎。每 6h 重复换药 1 次[3]。

(3)带状疱疹 采用局部围刺法配合外敷血余炭治疗[4]。

2. 配伍应用

(1)用于止血

血余炭配棕榈炭:收敛止血。用于妇人崩漏不止。如止血散(《全国中药成药处方集》)。

血余炭配侧柏叶:凉血止血。用于血热妄行之呕血、便血(《普济方》)。

血余炭配花蕊石、三七:收敛止血。用于咯血、吐血。如化血丹(《医学衷中参西录》)。

血余炭配蒲黄、生地黄:凉血化瘀止血。用于血淋。

血余炭配地榆:凉血止血。用于便血。

(2)用于化瘀利尿

血余炭配车前子:化瘀消肿,通利小便。用于石淋,尿痛、尿赤、小便带血等(《太平圣惠方》)。

血余炭配滑石:清热利尿,通淋止血。用于下焦湿热之小便出血。如滑石白鱼散(《金匮要略》)。

【用量用法】 水煎服,6～10g;研末服,每次 1.5～3g。外用适量。

参考文献 ····································

[1] 肖培根.新编中药志:第四卷.北京:化学工业出版
社,2002.
[2] 吕中全.中医外治法杂志,1999,8(3):36.
[3] 沈吴箴.山西护理杂志,1999,13(3):109.
[4] 李琼等.辽宁中医杂志,2006,33(7):839.

藕 节

【基源】 为睡莲科植物莲 *Nelumbo nucifera* Gaertn. 的根茎节部。

【性味归经】 甘、涩,平。归肝、肺、胃经。

【成分研究】 含鞣质、天门冬酰胺、天门冬素、维生素 C 和蛋白质。还含大量淀粉;另含棉籽糖、水苏糖、葡萄糖、果糖、蔗糖及多酚化合物。

【药理研究】 藕节具有止血作用。实验证明,藕节能缩短出血时间。制炭后,其鞣质、钙含量相对增加,止血作用增强[1]。

【炮制研究】 藕节中鞣质含量生品为 7.71%,而炒炭后为 3.50%,降低超过 50%。但炭药的凝血作用优于生品($P<0.01$);血小板聚集作用及复钙试验结果,炭药亦优于生品($P<0.05$)。由此可见,藕节制炭后,鞣质含量虽然下降,但其止血效果优于生藕节[2]。

【功效主治】 收敛化瘀止血。用于吐血、咯血、衄血等多种出血证。

【临床应用】

1. 单方验方

(1)鼻衄 鲜藕节 50g,鲜白茅根 60g。每日 1 剂水煎,早晚饭后分服。伴副鼻窦炎者加藿胆丸 6g,每日 2 次,随饮剂服。14 周岁以下者药物剂量酌减[3]。

(2)咯血 年老体弱、体重小于 50kg 者,每日取鲜藕节 30～40g,洗净用开水冲洗后榨汁,分早晚 2 次服用。发作时每日服用,未发作时于每年夏季每周服用 2 次。年轻体质较好、体重大于 50kg 者,每日取鲜藕节 50～60g,洗净用开水冲洗后榨汁,分早晚 2 次服用。发作时每日服用,未发作时于每年夏季每周服用 2 次[4]。

(3)崩漏 取新鲜藕节 60g 或干品 30g 去须,洗净淤泥,切成片,放入砂锅内,加水 1500ml,煮开 5～10 min,趁热饮汁,吃藕节片,每天 2 次或 3 次,连服 2 天[5]。

(4)鼻息肉 取藕节数个洗净焙干研末,加入适量冰片共研,过 100 目筛,避光密闭备用。用时以 0.1mg 左右粉末行鼻腔局部外敷(若以喷粉器喷入更佳)。每日 4～5 次,10 天为一个疗程[6]。

(5)顽固性膈肌痉挛 莱菔子 50g,用砂锅炒黄,研细末。取水 350ml,放入 10 个藕节煎取药汁 200ml,用藕节汤冲服莱菔子粉,频服,重者次日可再服 1 剂[7]。

(6)乳腺增生 用藕节 60g,水煎分 3 次口服,每次 200ml,饭后服[8]。

2. 配伍应用

藕节配生地黄:凉血止血。用于血热妄行之吐血、衄血、咯血。如藕节地黄汤(《医学探骊集》)。

藕节配白茅根:凉血止血化瘀。用于肺经有热之鼻衄不止、咯血。如藕节地黄汤(《医学探骊集》)。

3. 鉴别应用

藕节、棕榈炭:两者均为收敛止血药,具有收敛止血之功,用于各种出血证。但棕榈炭苦涩收涩性强,多用治出血过多而无邪热瘀滞者。藕节甘涩性平,收敛止血,兼能化瘀,止血而无留瘀之弊,对吐血兼有瘀者尤为适宜;又能入肺而治咯血。

【用量用法】　水煎服,10～15g;大剂量可用至 30g;鲜品 30～60g,捣汁饮用。

参考文献

[1] 颜正华.中药学.第 2 版.北京:人民卫生出版　　[5] 杜林娟等.护理研究,2002,20(8B):2120.
　　社,2006.　　　　　　　　　　　　　　　　　　　[6] 何胜恬.浙江中医学院学报,1998,22(2):23.
[2] 郭长强等.山东中医杂志,1993,5:37.　　　　　[7] 李向华.中国民间疗法,1999,11:48.
[3] 费广圣等.安徽中医学院学报,1997,16(5):25-26.　[8] 郭庆等.中国民间疗法,2005,13(7):62.
[4] 许碧华.福建中医药,2006,37(5):61.

第四节　温经止血药

炮　姜

【基源】　为姜科植物姜 *Zingiber officinale* Rosc. 干燥根茎的炮制品。

【性味归经】　苦、涩,温。归脾、肝经。

【功效主治】　温经止血,温中止痛。用于虚寒呕血、吐血、衄血、血痢、崩漏;虚寒性腹痛、腹泻等。

【临床应用】

1.单方验方

(1)经血不止　干姜(烧过存五分性)一两(30g),棕榈(烧黑灰)一两(30g),乌梅一两(30g),三味捣罗为散,每服一钱匕(2g),乌梅汤调下,食前服。如圣散(《圣济总录》)。

(2)中寒水泻　炮姜研末,饮服二钱(6g)(《备急千金要方》)。

2.配伍应用

(1)用于温经止血

炮姜配棕榈炭:温经收敛止血。用于妇人虚寒崩漏不止。如如圣散(《圣济总录》)。

炮姜配蒲黄:温经散寒止血,化瘀止血。用于血瘀所致产后恶露不尽或胞衣不下等及脾胃虚寒失于固摄之便血。如黑神散(《太平惠民和剂局方》)。

炮姜配阿胶、当归:温经养血止血。用于气血不足,血不归经之吐血,下血不止。如断红饮(《观聚方要补》)。

(2)用于温经止痛

炮姜配桃仁、当归:温经化瘀止血。用于产后寒凝血瘀之恶露不尽、少腹疼痛。如生化汤(《傅青主女科》)。

炮姜配高良姜:温中散寒止痛。用于脾胃伤冷,脘腹冷痛者。如二姜丸(《太平惠民和剂局方》)。

【用量用法】　水煎服,3～6g。

艾　叶

【基源】　为菊科植物艾 *Artemisia argyi* Lévl. et Vant. 的干燥叶。

【成分研究】　主要成分是挥发油,主要含 1,8-桉树脑、异蒿属(甲)酮、樟脑、冰片;还有绿原酸和朝鲜蓟酸,以及脂肪酸和微量元素[1]。

【药理研究】

1. **止血** 艾叶能降低毛细血管通透性,抗纤维蛋白溶解,从而发挥止血作用。

2. **抗菌抗病毒** 艾叶水浸剂、艾叶烟熏和艾叶油有抗细菌、抗真菌、抗病毒、抗支原体作用[2]。

3. **平喘** 艾叶油能直接松弛豚鼠气管平滑肌,对抗乙酰胆碱、氯化钡和组胺引起的气管收缩现象,并增加豚鼠肺灌流量。艾叶油对致敏豚鼠肺组织及气管平滑肌慢反应物质(SRS-A)的释放有阻抑作用。挥发油中的 α-萜烯醇、萜品烯醇-4、β-石竹烯、反式-葛缕醇、芳樟醇均是平喘的有效成分,α-萜品烯醇能使豚鼠气管平滑肌内 cAMP 增加,这可能是其引起气管平滑肌松弛的生化基础[2]。

4. **对中枢神经系统的作用** 艾叶油具有明显的镇静作用,能延长戊巴比妥钠的睡眠时间。

【炮制研究】 艾叶经制炭后,其挥发油含量降低。油中所含成分侧柏酮为神经性毒物,经炮制后,大部分被破坏,毒性降低。艾叶制炭后,其止血作用增强,但其鞣质含量的变化报道并不一致。提示鞣质可能不是艾叶中唯一的止血成分[3,4]。

艾叶炭的炮制方法,传统多采用武火清炒至外表焦黑色,喷水灭火星,取出放凉。但艾叶质轻,易燃烧,且受热不均。因而近年改用砂烫和烘制。特别是烘制法,温度易控制,炮制时间缩短,叶片无灰化,成品收率高,制品质量能得到保证[5]。

【性味归经】 辛、苦,温;有小毒。归肝、脾、肾经。

【功效主治】 温经止血,散寒调经,安胎。用于下焦虚寒,崩漏不止;月经不调,痛经,宫寒不孕;胎漏下血,胎动不安。将艾叶捣绒,制成艾条、艾炷等,用以熏灸体表穴位,能温煦气血,透达经络,为温灸的主要原料。

【临床应用】

1. **单方验方**

(1)滑胎 艾叶 15g、鸡蛋 2 枚,用砂锅文火同煮,清水 2 碗煎至 1 碗,取出鸡蛋,剥去蛋壳后再煎片刻,饮水食蛋。孕 2 月 5 天服 1 次,孕 3 月 7 天服 1 次,孕 4 月 14 天服 1 次,孕 5 月至足月 1 月服 1 次[6]。

(2)产褥感染 用洗净的艾叶约 400g,水 2500ml,将艾叶放入水中煮沸 10～15min,过滤后倒入事先备好的盆中,通过蒸汽熏蒸产妇会阴部,连续蒸汽坐浴、清洗 5～7 天后,伤口愈合好,恶露少,无异味,无感染和中毒现象[7]。

(3)寻常疣 将新鲜艾叶清洗干净备用。先将患处清洗干净,后取适量新鲜艾叶擦拭患处,每天 3～5 次,至疣自行脱落为止[8]。

(4)妊娠中期皮肤瘙痒症 艾叶 100g,加水 1000ml,文火久煎 30min,取汁,待水温降至 35～40℃后,以汁熏洗皮肤瘙痒处,每次熏洗 10～15min,每日1～2 次[9]。

(5)口腔念珠菌感染 取艾叶 60g,加水 200～300ml,煮沸 10min 后,取出艾叶,将剩余液体继续加热浓缩至 50ml,每日涂患儿口腔 3～4 次。或取鲜艾叶适量,捣碎,取其汁,每日涂患儿口腔 3～4 次[10]。

(6)小儿急性包皮水肿 将艾叶 50g 洗净,加水约 500ml 煎煮 20min,去渣取汁,倒入小盆内,待凉后将阴茎放入其内浸洗 15min,每日 3 次[11]。

(7)皲裂 用艾条燃烟熏患部,烟熏温度可依据患者耐受程度而定。每晚 1 次,每次熏 20min,熏后禁水洗至次晨,以使药力持久。对于手足的其他皮肤病所致之皲裂,可先将患肢用艾叶煎剂浸泡后再行烟熏疗法[12]。

(8)带状疱疹　用白酒浸泡艾叶(浓度约20%),取其滤液与等量饱和石灰水混合后涂擦患处。每天涂抹6～8次[13]。

2. 配伍应用

艾叶配阿胶:温经止血。用于下焦虚寒之月经过多、崩漏、妊娠下血等。如胶艾汤(《金匮要略》)。

艾叶配炮姜:温中散寒止血。用于中焦虚寒,脾不统血之吐血、便血、崩漏。如艾姜丸(《仁斋直指方论》)。

艾叶配鹿角霜:温经散寒止血。用于冲任虚弱,月经不调,崩漏等。如固经丸(《杨氏家藏方》)。

艾叶配香附、吴茱萸、肉桂:温经散寒,暖宫调经。用于下焦虚寒,月经不调,经行腹痛,宫寒不孕,带下清稀。如艾附暖宫丸(《仁斋直指方论》)。

3. 鉴别应用

(1)生艾叶、醋艾叶、艾叶炭　生艾叶芳香,可以入血,辛温可以散寒,善于理气血、散风寒湿邪,多用于少腹冷痛、经寒不调、皮肤湿疹瘙痒。醋艾叶温而不燥,并能增强逐寒止痛作用,多用于虚寒之证。艾叶炭辛散之性大减,温经止血之力增强,多用于虚寒性出血证。

(2)艾叶、苎麻根　两药均能止血安胎,用于出血、胎动不安。但苎麻根能清热凉血,用治咯血、吐血、衄血、尿血、崩漏、紫癜属于热性出血者。艾叶长于温经止血,故虚寒性出血多用,尤以妇科崩漏下血者多用。此外,苎麻根还能清热利尿、解毒敛疮,适用于湿热下注、小便淋沥涩痛及痈肿疮毒,或毒蛇咬伤等。艾叶还能散寒止痛,多用于中下焦虚寒之证。

【用量用法】　水煎服,3～10g。温经止血宜炒炭用,余则生用。外用适量,捣成艾绒,制成艾条、艾炷,供熏灸体表穴位用。

【制剂与成药】

1. **艾叶油气雾剂**:用于慢性支气管炎、肺气肿、支气管哮喘。每次喷吸2～3下,3次/天。

2. **野艾栓**:艾叶粉0.45g、白及粉0.15g、羊毛脂0.1g、柏油1.5g。用于内痔及直肠炎症。塞入肛门,每次1栓,1次/天。

3. **艾条**:用于风寒湿气流入经络,筋脉拘挛,骨节酸痛,四肢麻木,腰酸疼痛,关节炎等。点燃灸用。

【不良反应】　艾叶煎剂口服,刺激胃肠道,使分泌增加;过量可引起胃肠急性炎症,产生恶心、呕吐、胃部不适、腹泻等不良反应,甚至引起肝细胞代谢障碍,致中毒性黄疸和肝炎。气雾吸入时少数患者出现咽干、恶心和呛咳等不良反应。

艾叶熏穴位或局部治疗,所含挥发油对皮肤有轻度刺激作用,少数可致接触性皮炎[14]。

【使用注意】　阴虚血热者慎服。内服不宜剂量过大。

参考文献

[1] 梅全喜等.中成药,2006,28(7):1030.
[2] 蔡明.时珍国医国药,2001,12(12):1137.
[3] 张学兰等.中药材,1992,152:22.
[4] 温瑞兴等.中国中药杂志,1992,177:406.
[5] 张华等.中药材,1993,161:34.
[6] 符亚会等.陕西中医学院学报,2000,23(4):38.
[7] 李鸿等.中华护理杂志2003,38(6):484.
[8] 应慧群.实用中西医结合临床,2005,5(4):41.
[9] 李占书.安徽中医临床杂志,2001,13(5):354.
[10] 杨瑞梅.山东中医杂志,2006,25(3):186.
[11] 吴晓波.中国皮肤性病学杂志,2000,14(1):63.
[12] 吴素玲.实用中医药杂志,2001,17(2):40-41.
[13] 张秀全等.时珍国药研究,1997,8(1):36.
[14] 夏丽英.现代中药毒理学.天津:天津科技翻译出版公司.2005.

第十章　活血化瘀药

第一节 ｜ 活血止痛药

川　芎

【基源】　为伞形科植物川芎 *Ligusticum chuanxiong* Hort. 的干燥根茎。

【成分研究】　川芎含有挥发油、生物碱、酚性物质、有机酸、苯酞内酯等成分。有效成分为四甲基吡嗪(川芎嗪)和阿魏酸等[1]。

【药理研究】

1. 抗血小板　川芎嗪可抑制血小板聚集,改善微循环。还可降低以下指标,如血小板聚集率、血栓素 B_2(TXB_2)、6-酮-前列腺素 $FI\alpha$(6-Keto-$PGFI\alpha$)等。此外,川芎嗪可抑制 ADP、胶原和凝血酶诱导的血小板聚集。

2. 对心血管系统的作用　川芎水提物及生物碱能扩张冠脉,增加冠脉流量,改善心肌缺氧状况。川芎嗪剂量依赖性抑制离体豚鼠灌流心脏的收缩,增加冠脉流量。川芎嗪对麻醉兔心肌缺血再灌注所致心肌损伤和心肌顿抑有保护作用[2]。

3. 对呼吸系统的作用　川芎嗪具有扩张静息支气管及抑制组胺、乙酰胆碱收缩支气管的作用。

4. 延缓慢性肾损害　川芎嗪能够显著增加肾血流量,减轻兔肾热缺血模型的肾组织损伤,还能提高膜性肾炎家兔肾组织的 SOD 活性,减轻肾组织细胞的脂质过氧化损伤,降低缺血再灌注损伤肾脏细胞的凋亡指数。

5. 镇静　川芎挥发油对动物大脑的活动有抑制作用,而对延脑的血管运动中枢、呼吸中枢及脊髓反射有兴奋作用,剂量加大,则都转为抑制。

【炮制研究】　临床川芎生用或制用。洗净,润透,切片,干燥后即可生用。由于本品含挥发油,在焖润时注意检查,防止出油变质,并忌高温干燥。生川芎和酒制川芎饮片煎液中总生物碱的含量,以川芎嗪计算,酒制品含量有明显提高($P < 0.05$)[3]。

【性味归经】　辛,温。归肝、胆、心包经。

【功效主治】　活血行气,祛风止痛。用于血瘀气滞之胸痹心痛,胁肋胀痛,积聚痞块,跌仆损伤;经闭,痛经,产后恶露不下,瘀阻腹痛;多种头痛,风湿痹痛。

【临床应用】

1. 单方验方

(1)跟骨骨刺　川芎 15g,生草乌 5g,研极细末,装入如足跟大小的布袋内,厚 0.3～0.5cm,将此袋垫在患足鞋跟,洒上少许乙醇,保持湿度,药粉 5～7 天更换 1 次,疼痛消失后巩固治疗 1 周[4]。

(2)偏头痛　川芎 50g,白芷 50g,炙远志 50g,冰片 7g,共研细末,瓶贮勿令泄气。用时以绸布一小块包少许,塞入鼻孔,右侧头痛塞左鼻,左侧头痛塞右鼻,3～5min 后头痛即逐渐消失[5]。

（3）软组织损伤　用生理盐水清洗损伤面，并轻轻将损伤面周围皮肤擦干。将川芎碾碎呈粉末状备用，用高渗盐水将川芎调成糊状外敷在损伤面上，选用比损伤面边缘大 1～2cm 的纱布覆盖损伤面，根据伤口渗出量的多少和敷料本身保持的情况，一般 1～3 天更换 1 次。多在5～7 天痊愈[6]。

2. 配伍应用

（1）用于活血行气化瘀

川芎配当归：活血养血，行气止痛。用于血虚、血瘀之头痛，月经不调，痛经闭经，产后瘀血腹痛，风湿痹痛等。如四物汤（《仙授理伤续断秘方》）。

川芎配柴胡、香附：疏肝行气，活血止痛。用于肝经气滞而血行不畅之胸胁疼痛。如柴胡疏肝散（《医学统旨》）。

川芎配桃仁、红花：活血化瘀，行气止痛。用于气滞血瘀所致的月经不调、痛经、闭经等。如血府逐瘀汤（《医林改错》）。

川芎配肉桂：温经散寒，活血化瘀。用于寒凝血瘀之月经不调、闭经、痛经等。如温经汤（《妇人良方》）。

（2）用于祛风止痛

川芎配天麻：祛风止痛。用于风邪上攻之眩晕，偏正头痛，身体拘挛等。如大川芎丸（《宣明论方》）。

川芎配荆芥、薄荷：疏风止痛，清利头目。用于偏正头痛或巅顶作痛。如川芎茶调散（《太平惠民和剂局方》）。

川芎配菊花、僵蚕：疏风止痛，清利头目。用于风热上扰头目，偏正头痛或巅顶作痛，头晕目眩。如川芎散（《卫生保健》）。

川芎配当归、白芍：养血活血，祛风止痛。用于血虚头痛，其痛绵绵。如加味四物汤（《金匮翼》）。

川芎配赤芍、麝香：活血化瘀，祛风止痛。用于血瘀头痛，其痛剧烈。如通窍活血汤（《医林改错》）。

川芎配独活、秦艽：祛风湿，止痹痛。用于风湿痹证，关节疼痛，屈伸不利。如独活寄生汤（《备急千金要方》）。

川芎配白芷：祛风散寒止痛。用于偏正头痛，疼痛难忍者。如芎芷散（《古今医鉴》）。

川芎配细辛：祛风散寒止痛。用于风寒、风湿头痛、眩晕。如小芎辛汤（《世医得效方》）。

【用量用法】　水煎服，3～9g。若研末吞服，每次 1～1.5g。生用或酒炙用。

【制剂与成药】

1. 川芎嗪片：每片含川芎嗪磷酸盐 50mg。用于闭塞性血管疾病，如供血不足、脑血栓形成、脑动脉硬化等，能改善这些疾病所致的偏瘫、失语、肢体麻木无力、头痛、头晕、失眠、耳鸣等症状。口服，每次 2 片，每日 3 次，一个月为一个疗程。脑出血及有出血倾向的患者忌用。

2. 川芎注射液：每 2ml 相当于原生药 0.1g。用于头痛、风湿疼痛、痛经等。肌注，每次2ml，1～2 次/天。

3. 速效救心丸：由川芎碱、冰片组成。用于冠心病、胸闷、憋气、心前区疼痛等。口服或含服，每次 4～6 粒，急性发作时 10～15 粒。

4. 天舒胶囊：由川芎、天麻组成。每粒含生药 0.34g。用于血瘀所致血管神经性头痛。口服，每次 4 粒，3 次/天。

【不良反应】 单服大剂量川芎可引起剧烈头痛[7]。操作粉碎机粉碎川芎,可出现双目不适、恶心、双侧太阳穴剧烈疼痛,停止12h后,症状自行消失[8]。

静脉滴注川芎嗪易引起过敏反应,出现颜面、颈部充血水肿,或过敏性药疹、胸闷、呼吸困难,甚至过敏性休克[9,10]。

【使用注意】 阴虚火旺、月经过多及出血性疾病者慎用。过敏体质者应用川芎嗪注射液前,应先做过敏试验。川芎嗪与低分子右旋糖酐合用,容易发生过敏反应,应避免两者合用。

参考文献 ....

[1] 李秋怡等.时珍国医国药,2006,17(7):1298.

[2] 周江.浙江中医杂志,2007,42(10):615.

[3] 欧阳强.中成药,1989,11(9):18.

[4] 王书谦.河北中医,1990,6:16.

[5] 吴震宇.中医杂志,1982,2:68.

[6] 张龙妹等.中国误诊学杂志,2009,9(2):293.

[7] 陈卫.中国中药杂志,1990,15(8):58.

[8] 程静等.中国中药杂志,1999,24(10):634.

[9] 曹灵等.中国中西医结合杂志,1995,15(12):757.

[10] 徐伟君.中成药,1997,19(7):213.

延 胡 索

【基源】 为罂粟科植物延胡索 *Corydalis yanhusuo* W. T. Wang 的块根。

【成分研究】 延胡索的主要成分为生物碱,为叔胺、季铵类生物碱。除生物碱外,延胡索中尚含有大量淀粉,少量黏液质、树脂、挥发油,另含微量元素。还含有多糖、羟链霉素、豆甾醇、谷甾醇、油酸、亚油酸、亚麻酸、延胡索酸、10-二十九碳醇等[1]。

【药理研究】

1. **抑制血小板聚集** 延胡索中提取的四氢黄连碱体外具有抗血小板聚集的作用;对二磷酸腺苷、花生四烯酸和胶原诱导的兔血小板聚集均有抑制作用,并呈剂量依赖关系,可能是通过拮抗钙离子而产生抑制血小板聚集作用。

2. **对心脑血管系统的作用** 延胡索提取物有显著的扩张兔心和在体猫心的冠状动脉,降低冠状动脉阻力与增加冠脉流量等作用,并可提高实验动物对常压或减压缺氧的耐受力。去氢延胡索甲素(DHC)是延胡索中具有抗冠心病作用的主要活性成分,可增加冠脉血流量及心肌营养性血流量,保护缺血心肌。DHC能在正常和缺氧情况下,显著抑制心肌钙离子浓度的增加,降低 RyR 基因的转录和蛋白表达,起到降低心肌细胞内钙离子浓度的作用,从而起到心肌保护的作用[1]。

3. **对消化系统的作用** 对大鼠的实验性胃溃疡特别是幽门结扎或阿司匹林诱发的胃溃疡均有一定保护作用,对胃液分泌及胃酸均有抑制作用。

4. **抗肿瘤** 延胡索乙素能够通过改变 P-糖蛋白功能起到逆转肿瘤多药耐药性的作用,也能增强长春新碱对白血病细胞株的抑制作用。

5. **对中枢神经系统的作用** 延胡索具有明显镇痛、镇静和催眠作用,以延胡索乙素的镇痛作用最强。延胡索乙素尚有明显的催眠作用,与巴比妥类药物有协同作用,又能对抗苯丙胺和咖啡因的中枢兴奋作用。

【炮制研究】 延胡索止痛的有效成分为生物碱,以延胡索乙素为代表。醋制后,使游离的生物碱与醋酸结合成醋酸盐而易溶于水。使得醋制延胡索饮片的煎液中,总生物碱含量显著提高。醋制选用10%～20%浓度的醋较理想。采用上述浓度醋蒸制的延胡索,其总生物碱含量为 0.53%～0.54%,高于同一方法的任何一个浓度的收得率,既增加得率,又降低成本[2]。

对不同醋制延胡索饮片进行薄层分析研究发现,其水煎液中的总生物碱含量基本一致,但延胡索乙素含量相差较大,因此认为总生物碱和延胡索乙素含量并不呈平行关系[3]。

对产地醋制延胡索片和醋制延胡索中所含延胡索乙素含量的比较研究中发现,其片中含量较个中含量为低,其原因可能是醋制切片后,致使较多的延胡索乙素氧化为季铵生物碱,从而减少了延胡索乙素的含量。生晒干燥的延胡索总生物碱含量较低,但延胡索乙素含量较高,经过加工炮制,干燥后,总生物碱含量较高,而延胡索乙素含量较低。因此认为,延胡索在加工、干燥、炮制过程中,可能存在着生物碱之间或与其他成分相互转化[4]。

另外,研究发现延胡索总生物碱、延胡索乙素两者随药材保存期延长而含量有所下降,其原因和规律有待进一步研究[5]。

【性味归经】　辛、苦,温。归心、肝、脾经。

【功效主治】　活血,行气,止痛。用于气血瘀滞所致的各种痛证,如胸痹心痛、肝胃气痛、痛经、产后瘀滞腹痛、寒疝腹痛、跌打损伤、瘀肿疼痛及风湿痹痛等。

【临床应用】

1. 单方验方

(1)急性腰扭伤　延胡索 4~6g,三七 4~6g,以白酒 10~20ml 磨服,分 3~4 次服完。每日 2 次,如不能饮酒者以水代酒磨服,治疗 3 天[6]。

(2)原发性痛经　延胡索、制香附、川楝子、赤芍各 15g,广木香、桃仁、红花、生地黄各 12g,当归、川芎各 9g。水煎,每日 1 剂,分 2 次服。于每次月经前 7 天开始服药,3 个月为一个疗程[7]。

(3)慢性胃窦炎　延胡索、川楝子、陈皮、半夏、苏梗、枳壳、莪术、丹参、莱菔子、白术各 10g,甘草 6g。每日 1 剂,水煎,分 2 次温服,30 天为一个疗程[8]。

2. 配伍应用

延胡索配川芎:行气活血止痛。用于气滞血瘀之胸痹心痛,痛如针刺者。如延胡索散(《太平圣惠方》)。

延胡索配当归:行气活血止痛。用于气滞血瘀之产后腹痛、经行腹痛等。如延胡索汤(《圣济总录》)。

延胡索配肉桂:活血行气,散寒止痛。用于气滞血瘀、脘腹疼痛,尤以偏于寒性的气滞疼痛最为适宜。如延胡索汤(《严氏济生方》)。

延胡索配香附、柴胡:活血化瘀,疏肝理气止痛。用于肝郁气滞、瘀血阻滞肝胆之胸胁疼痛、月经不调、经行腹痛等。

延胡索配川楝子:行气疏肝止痛。用于寒热错杂、气机不利之胃脘或胁肋疼痛。如金铃子散(《素问病机气宜保命集》)。

延胡索配冰片:活血行气,通窍止痛。用于气滞血瘀之胸痹心痛、脘腹疼痛(《中药药对大全》)。

延胡索配小茴香、吴茱萸:温经散寒,行气止痛。用于寒疝腹痛。

延胡索配当归、红花:行气活血止痛。用于气滞血瘀之痛经、月经不调、产后瘀滞腹痛。

延胡索配乳香、没药:化瘀止痛。用于跌仆损伤、瘀肿疼痛。

3. 鉴别应用

延胡索、川芎:两者均具有辛散温通之性,能活血、行气、止痛,可用治气滞血瘀诸痛证。然延胡索止痛效用卓著,可广泛用于气滞血瘀所致身体各部位的疼痛。川芎善于下调经水,为妇科调经之常用药,且上行头目,祛风止痛,又为治头痛之要药,多用于胸痛、胁痛、痛经、产后瘀痛、头痛、风寒湿痹等。

【用量用法】 醋制煎服,3～10g。若研末吞服,则每次用1～3g。

【制剂与成药】

1. 延胡索止痛片:每片含延胡索0.445g、白芷0.223g。用于气滞血瘀的胃痛、胁痛、头痛及月经痛等。口服,每次4～6片,3次/天,或遵医嘱。

2. 延胡索注射液:每2ml含延胡索4g。用于胃及十二指肠痉挛、痛经、神经痛、腰痛、头痛等。肌内注射,每次2ml,1日1～2次。

3. 复方延胡索注射液:每2ml含延胡索总碱15mg,盐酸异丙嗪10mg。用于胃肠道及肝胆钝痛、月经痛、产后宫缩及腹部外科手术后痛。也可用于精神紧张、失眠。每次2～4ml,1日1～4次。

【不良反应】 延胡索及延胡索乙素应用治疗剂量无明显不良反应,少数有眩晕、乏力,偶有恶心。去氢延胡索甲素不良反应也较少,少数病例有腹部胀满、腹痛、恶心等反应[9]。

外用延胡索浸泡液可致皮肤潮红瘙痒、恶心、头晕等过敏反应[10]。

【使用注意】 孕妇慎服。注意过敏反应。

参考文献

[1] 贺凯等.中草药,2007,38(12):1909.
[2] 张仁学.中药材,1986,5:30.
[3] 刘成基等.中成药,1991,5:18.
[4] 王浴铭等.中国中药杂志,1990,15(9):19.
[5] 朱凤云等.中药饮片,1991,2:7.
[6] 张朝银等.实用中医药杂志,2005,21(12):735.
[7] 范春香等.陕西中医,2011,32(3):275.
[8] 杨万期.陕西中医,2011,32(7):828.
[9] 王浴生等.中药药理与应用.北京:人民卫生出版社,1983.
[10] 赵桂芬等.中国中药杂志,1994,19(6):354.

郁 金

【基源】 为姜科植物温郁金 Curcuma wenyujin Y. H. Chen et C. Ling、姜黄 C. longa L.、广西莪术 C. kwangsiensis S. G. Lee et C. F. Liang 或蓬莪术 C. phaeocaulis Val. 的块根。

【成分研究】 主要含姜黄素类及挥发油两大类成分。姜黄素类化合物主要为姜黄素(Ⅰ)、去甲氧基姜黄素(Ⅱ)及双去甲氧基姜黄素(Ⅲ)。

【药理研究】

1. 保肝 温郁金可通过诱导肝脏微粒体细胞色素P450,提高肝脏对趋肝毒物的生物转化机能,增强肝脏的解毒作用,对抗或减轻毒物对肝的破坏,促进肝细胞损伤的修复[1]。

2. 对消化系统的作用 郁金煎剂有刺激内源性胰泌素分泌的作用,继发性引起血清胰泌素水平和十二指肠中 HCO_3^- 浓度升高,从而碱化十二指肠肠液。

3. 中枢抑制 姜黄二酮(莪术二酮)是郁金的主要有效成分之一,研究证明,姜黄二酮腹腔注射能明显延长家猫的各期睡眠,包括慢波睡眠期(SWS)和快波动眼睡眠(REM)。

4. 抗自由基损伤 温郁金提取液可使辐射导致的抗过氧化酶降低得到明显抑制,使损伤细胞中的铜锌超氧化物歧化酶(CuZn-SOD)、锰超氧化物歧化酶(Mn-SOD)活力升高。

【性味归经】 辛、苦,寒。归肝、胆、心经。

【功效主治】 活血止痛,行气解郁,清心凉血,利胆退黄。用于气滞血瘀所致的胸胁疼痛、胸痹心痛、月经不调、经闭痛经、产后腹痛;热病神昏,癫痫发狂;湿热黄疸,胆石症;吐血、衄血、倒经、尿血、血淋等血热所致出血证。

【临床应用】

1. 单方验方

(1)肝内结石　郁金、姜黄各等份,制成散剂,每次 3g,每日 3 次。其他部位结石也可使用[2]。

(2)呕血　郁金、甘草各一两(30g),捣罗为散,每服二钱匕(4g),水调下,不拘时(《圣济总录》)。

(3)血清转氨酶升高　郁金30g,五味子20g,柴胡5g,连翘15g,牡丹皮10g,丹参、徐长卿、矮地茶、重楼各 15g,泽泻30g。乙肝病毒脱氧核糖核酸(HBV-DNA)高者加虎杖、白花蛇舌草各 30g;胆红素升高者加茵陈 30g。每日 1 剂,水煎分 2 次服,15 天为一个疗程[3]。

(4)胆囊炎、胆石症　金钱草30g、海金沙20g、鸡内金15g、龙胆草10g、姜黄10g、郁金50g、大黄 10g。并随证加减,每日 1 剂,加水 500ml,煎至 200ml 温服,10 天为一疗程[4]。

2. 配伍应用

(1)用于活血行气止痛

郁金配柴胡:疏肝解郁、活血止痛。用于肝郁气滞、瘀血阻滞肝胆之胸胁疼痛、月经不调、经行腹痛等。如郁金散(《太平圣惠方》)。

郁金配枳壳:行气活血,解郁止痛。用于肝郁气滞,瘀血阻滞之胸胁胀痛或刺痛。如郁金饮子(《太平圣惠方》)。

郁金配木香:活血行气止痛。用于气滞血瘀所致的胸、胁、腹痛。如颠倒木金散(《医宗金鉴》)。

(2)用于解郁开窍

郁金配石菖蒲:祛痰解郁开窍。用于湿温病痰浊蒙蔽清窍,脘痞而神昏谵语者。如菖蒲郁金汤(《温病全书》)。

郁金配白矾:开窍祛痰,凉血清心。用于痰热郁结所致的癫狂惊痫诸证。如白金丸(《普济本事方》)。

(3)用于利胆退黄

郁金配茵陈:清热凉血,利湿退黄。用于湿热黄疸,胁痛,胸闷痞满,湿热内蕴而成的胆石症等。如胆道排石汤(《中西医结合治疗急腹症》)。

郁金配金钱草:清热利湿,利胆退黄。用于湿热内蕴而成的胆石症。如胆道排石汤(《中西医结合治疗急腹症》)。

(4)用于凉血止血

郁金配栀子:清热凉血,降气泻火。用于肝郁化火,气火上逆之吐血、衄血及妇女倒经。

郁金配降香:凉血止血,降气消瘀。用于血瘀气逆所致吐血、衄血、倒经等。

郁金配生地黄、蒲黄:凉血止血。用于血热妄行之尿血、血淋。如郁金散(《普济方》)。

3. 鉴别应用

广郁金、川郁金:广郁金为姜黄的块根,川郁金为郁金的块根。两药均具有活血止痛、行气解郁、凉血清心、利胆退黄之功,均可用治气滞血瘀的胸胁疼痛、胸痹心痛、月经不调、经闭痛经、产后腹痛、热病神昏、癫痫发狂、湿热黄疸、吐血、衄血、倒经等气火上逆之出血证。然广郁金长于行气解郁,多用于肝气郁结之证或气滞血瘀之证而以气滞为主者;川郁金长于活血化瘀,多用于气滞血瘀之证而以瘀血为主者。

【用量用法】 水煎服,5～12g,大剂量可用至20g。若研末吞服,则每次用2～5g。

【使用注意】 孕妇及无气滞血瘀者慎服。畏丁香。

参考文献

[1] 兰凤英.长春医学,2006,4(4):68.

[2] 周光金.湖北中医杂志,1998,20(6):45.

[3] 张全月.浙江中西医结合杂志,2006,16(11):717.

[4] 刘明岱.中外健康文摘,2006,12(3):101.

姜 黄

【基源】 为姜科植物姜黄 *Curcuma longa. L.* 的根茎。

【成分研究】 主要含姜黄素类及挥发油两大类成分。姜黄素类化合物主要为姜黄素（Ⅰ）、去甲氧基姜黄素（Ⅱ）及双去甲氧基姜黄素（Ⅲ）。

【药理研究】

1. **抗凝** 姜黄醇提取物及姜黄素对血小板聚集功能有抑制作用,姜黄素还有增加纤溶活性的作用。

2. **降血脂** 姜黄醇提物、挥发油及姜黄素都有降血浆总胆固醇、β-脂蛋白和甘油三酯的作用,并能使主动脉中胆固醇和甘油三酯的含量降低[1]。

3. **抗肿瘤** 姜黄素能抑制实验动物皮肤癌、胃癌、十二指肠癌、结肠癌及乳腺癌的发生,显著减少肿瘤细胞数目,缩小瘤体大小,降低小鼠黑色素瘤细胞的肺转移及淋巴细胞生长。

4. **抗氧化** 姜黄素类为抗氧化有效成分,能清除氧自由基而发挥抗氧化活性。姜黄的抗氧化活性与其中含有的一种热稳定蛋白——抗氧化蛋白(TAP)有关。

【性味归经】 辛、苦,温。归肝、脾经。

【功效主治】 活血行气,通经止痛。用于气滞血瘀所致的胸痹心痛、胸胁痛、痛经、闭经、产后腹痛、跌仆损伤、瘀肿疼痛、癥瘕积聚及风湿痹痛等。

【临床应用】

1. **单方验方**

(1)慢性腰肌劳损 姜黄粉碎制成粗粉,经95%乙醇提取2次,提取液经减压浓缩制得浸膏64g。使用前,取姜黄浸膏约2g,浸入10ml醋中浸泡15～20min备用。委中穴按摩6圈后,用拇指蘸少许浸膏进行按摩。待按摩完毕,立即将姜黄浸膏涂于患者双侧委中穴,用塑料薄膜覆盖,外包纱布,6h后除掉[2]。

(2)囊虫病 姜黄100g,轧碎加30°白酒1000ml,泡7天后即可服用。每次50ml,3～4次/天,饭后服用,6个月为一个疗程,视病情轻重服2～3个疗程[3]。

(3)尖锐湿疣 将姜黄、鸦胆子(全药)、黄芪粉碎后浸泡在75%乙醇中,20天后去渣过滤,加入防腐剂、甘油、丙二醇、氮铜即制成。用时以棉签蘸少许涂于皮损之上,每日1次,连续使用4天;皮损尚未脱落者,每2天再涂药1次,直至疣体脱落[4]。

(4)丘疹鳞屑型足癣 清洁局部后将姜黄酊药液浸透之纱布敷于患处(超过病灶边缘1cm,趾间可用药液浸透之棉球夹于趾间),每次10～20min,每日2次[5]。

(5)慢性乙型肝炎肝纤维化 用姜黄素片500mg,2片/次,2次/天,口服6个月。结果显示姜黄素能有效逆转慢性乙型肝炎肝纤维化,明显改善肝功能,改善慢性乙型肝炎的临床症状、体征[6]。

2. 配伍应用

(1)用于通经止痛

姜黄配桂枝:温经散寒,活血通脉止痛。用于风湿痹痛,气滞血瘀所致痛经、闭经、产后腹痛。

姜黄配羌活:祛风散寒,活血止痛。用于风寒湿邪,客留肌肤,寒凝血滞,经络不通之痹痛,尤适于肩臂痹痛。如五痹汤(《太平惠民和剂局方》)。

姜黄配肉桂:行气活血,散寒止痛。用于寒凝血瘀所致的胃脘疼痛、小腹冷痛、痛经等。如姜黄散(《圣济总录》)。

(2)用于行气活血

姜黄配枳壳:行气活血止痛。用于气滞血瘀所致的胸胁疼痛。如推气散(《丹溪心法》)。

姜黄配当归:活血行气止痛。用于心脉闭阻之心胸痛。如姜黄散(《圣济总录》)。

姜黄配苏木、乳香、没药:活血止痛,化瘀消肿。用于跌仆损伤,瘀肿疼痛。如姜黄汤(《伤科方书》)。

姜黄配白芷、细辛:祛风止痛。研末,外用治牙痛,牙龈肿胀疼痛。如姜黄散(《是斋百一选方》)。

3. 鉴别应用

姜黄、郁金:姜黄与郁金为同一植物的不同药用部位,均具有活血散瘀、行气止痛之功,用于气滞血瘀之证。然姜黄药用其根茎,辛温行散,祛瘀力强,以治寒凝气滞血瘀之证为好。郁金药用其块根,苦寒降泄,行气力强,且可凉血,以治血瘀气滞有热者最佳。

【用量用法】 水煎服,3～10g。外用适量。

【使用注意】 孕妇慎服。

参考文献

[1] 韩婷等.解放军药学学报,2001,17(2):95.

[2] 张振美等.现代康复,2001,11(5):120.

[3] 张东华等.中国中西医结合杂志,2002,22(12):898.

[4] 张健等.贵州医药,1997,21(3):189.

[5] 李卫红等.长春中医药大学学报,2008,24(1):94-95.

[6] 张航等.现代中医药,2007,27(3):3-7.

乳 香

【异名】 薰陆香。

【基源】 为橄榄科植物乳香树 *Boswellia carterii* Birdw. 及其同属植物皮部渗出的树脂。

【成分研究】 乳香主要化学成分除五环三萜、四环三萜和大环二萜外,还有二十多种挥发油及阿拉伯糖、木糖、半乳糖、毛地黄毒糖、鼠李糖、糖醛酸、β-谷甾醇等。

【药理研究】

1. 抗炎 乳香醇提物能显著抑制角叉菜胶诱导的大鼠、小鼠足肿胀和葡聚糖诱导的大鼠足趾肿胀;对甲醛诱导的关节炎抑制作用明显,并且能抑制炎症引起的血清转氨酶(AST、ALT)水平的升高和白细胞数量的增多。

2. 抗肿瘤 乳香对神经胶质细胞生长有抑制作用。乙酰乳香酸抑制拓扑异构酶Ⅱ的活性,抑制 B16F10 的迁移活性,诱导 HT-1080 细胞凋亡,同时可抑制 HT-1080 细胞分泌基质金属蛋白酶[1]。

3. 抗氧化　乳香树脂能延缓植物油的氧化作用。

【炮制研究】　乳香所含挥发油,具有明显的毒性,且对胃有强烈的刺激性,服用后容易出现恶心、呕吐等不良反应。乳香炮制后,化学成分变化不大,但挥发油及树脂的含量,随炮制程度不同有不同程度的下降[2]。

药理实验表明,树脂有一定的镇痛作用,而挥发油既有一定的毒性,但也是镇痛的有效成分[3]。所以,乳香炮制的目的是去除部分挥发油,以缓和刺激性,减少不良反应。采用江西法炒制乳香,其挥发油含量降低 57.5%,折射率增高,其制成品在临床应用中未发现呕吐现象[4]。

【性味归经】　辛、苦,温。归心、肝、脾经。

【功效主治】　活血行气止痛,消肿生肌。用于跌仆损伤,疮疡痈肿,或疮疡溃后久不收口;气滞血瘀诸痛证,如胸痹心痛、胃脘疼痛、痛经、闭经、产后瘀阻腹痛及风湿痹痛,癥瘕积聚等。

【临床应用】

1. 单方验方

(1)急性腰腿扭伤　乳香、没药各6～10g(或视伤处面积大小而定),研细末,30%乙醇调为糊状,涂布于双层纱布上,四周向内折好,于受伤当日置于患处冷湿敷。次日可在其上置热水袋(双层毛巾包好防烫伤)增强疗效。每日上、下午各一次,每次 30min,一般连用 3～5 日[5]。

(2)肌内注射硬结　乳香 20g、没药 20g、丹参 15g,共研细末,用甘油调为糊状,待混合均匀后,摊于单层纱布上,厚度如硬币,四周向内折叠,包好,置于硬结上,每次 30min 以上,每日1～2 次[6]。

(3)冻疮　对冻疮已溃烂者,可取乳香和没药各 10g 碾碎制成粉剂后敷于患处,5 天为一个疗程,每日外敷 4～5 次。对冻疮未溃烂者,可用乳香和没药各 10g 加入适量消毒凡士林搅拌,制成膏剂,涂于患处,5 天为一个疗程,每日外涂4～6 次[7]。

2. 配伍应用

(1)用于活血止痛

乳香配没药:活血祛瘀止痛,消肿生肌。用于内、外、妇、伤各科血瘀气滞证及疮溃不敛等。

乳香配没药、血竭、红花:活血化瘀止痛。用于跌仆损伤。如七厘散(《良方集腋》)。

乳香配没药、丹参、当归:活血行气,化瘀止痛。用于痛经、闭经、产后瘀阻腹痛。如活络效灵丹(《医学衷中参西录》)。

乳香配没药、川芎、丹参:活血行气止痛。用于胸痹心痛。

乳香配没药、延胡索、香附:活血行气止痛。用于胃脘疼痛。如手拈散(《医学心悟》)。

(2)用于活血消痈

乳香配没药、金银花、穿山甲:清热解毒,消肿止痛。用于痈肿初起,红肿热痛。如仙方活命饮(《校注妇人良方》)。

乳香配没药、麝香、雄黄:解毒消痈散结。用于痈疽、瘰疬、痰核、肿块坚硬不消。如醒消丸(《外科全生集》)。

(3)用于活血祛风,散寒止痛

乳香配川乌:祛风散寒,活血通经。用于风寒湿邪浸淫肌表、经络所致的筋脉拘挛、关节痹痛。如小活络丹(《太平惠民和剂局方》)。

3. 鉴别应用

乳香、延胡索:两者均具有活血行气止痛之功,用治血瘀气滞诸痛证。乳香兼能消肿生肌,为外伤科要药,常用治跌仆损伤、瘀血肿痛、疮疡痈肿等。延胡索止痛力强,广泛用于气滞血瘀所致的身体各部位的疼痛。

【用量用法】 宜炒去油,制用,水煎服,3~10g。外用适量。

【不良反应】 个别患者内服乳香过敏,皮肤出现红色丘疹、瘙痒等[8]。

【使用注意】 胃弱者慎服,孕妇及无瘀滞者忌服。

参考文献

[1] 崔锐等.中国药学杂志,2003,38(6):407.

[2] 殷玉生等.中药通报,1986,11(10):22.

[3] 叶定江等.中药炮制学.上海:上海科学技术出版社,1996.

[4] 龚千锋等.樟树中药炮制全书.南昌:江西科学技术出版社,1990.

[5] 都兴香.中国医院药学杂志,2001,21(7):447.

[6] 于丽瑛等.中医外治杂志,2005,14(2):55.

[7] 杨柏如.山西护理杂志,1998,12(6):265.

[8] 李超.四川中医,1987,5:38.

没 药

【基源】 为橄榄科没药树 *Commiphora myrrha* Engl. 或其他同属植物皮部渗出的油胶树脂。

【成分研究】

1. 单萜类 罗勒烯、檀香烯等。

2. 倍半萜类 榄香烯、芹子烯、丁香烯和杜松烯等。

【药理研究】

1. 抗炎 各种剂型、各种炮制品的没药对外伤引起的小鼠足肿胀均有显著的消肿作用。没药的石油醚组分对角叉菜聚糖诱导的炎症和肉芽肿有显著的抑制作用;能减少 IL-1β 刺激的 IL-6 的合成,减少成纤维细胞产生致炎因子,减少与牙周炎相关的牙龈炎症[1]。

2. 降血脂 没药油树脂部分能降低血胆固醇量,防止动脉内膜粥样斑块的形成。

3. 保护黏膜 没药能促进黏膜再生,增加核酸和非蛋白巯基浓度。

【炮制研究】 没药含树脂、树胶、挥发油等。生没药气味浓烈,对胃有一定的刺激性,容易引起恶心、呕吐等不良反应,且不易粉碎。传统炮制都采用炒法,旨在去油,易研碎。有研究表明,炒至内外皆呈黑色(没有炭化),挥发油被去除,而树脂的含量最高,认为此法最好[2]。

【性味归经】 辛、苦,平。归心、肝、脾经。

【功效主治】 活血止痛,消肿生肌。用于跌打损伤,疮疡痈肿,或疮疡溃后久不收口;气滞血瘀诸痛证,如胸痹心痛、胃脘疼痛、痛经、闭经、产后瘀阻腹痛及风湿痹痛、癥瘕积聚等。

【临床应用】

1. 单方验方

臀部硬结:将乳香、松香、没药按2∶3∶1共研细末,备用。取散剂适量,加上75%乙醇调成糊状,摊布于敷料上,摊布范围略大于硬结,然后贴敷于硬结处。为减缓乙醇的挥发,可在药与敷料之间再衬垫一层塑料薄膜,用胶布固定。隔日换药1次[3]。

2.配伍应用

(1)用于活血止痛

没药配延胡索:活血散瘀,行气止痛。用于血瘀气滞所致的脘腹疼痛等。

(2)用于消痈散结

没药配冰片:清热活血,消痈散结。用于疮痈肿毒,红肿热痛者。

3.鉴别应用

没药、乳香:两者均具有活血止痛、消肿生肌之功,常相须配伍同用。然没药性平,长于散血化瘀,瘀血阻滞者多用;乳香性温,长于行气活血,气滞血瘀者多用。

【用量用法】 宜炒制后入药,水煎服,3～10g。外用适量。

【不良反应】 没药气味苦浊,故内服生品或其炮制品,皆有不同程度的恶心、呕吐等不良反应[4]。内服没药或吸入其粉尘,均有致敏的报道,皮肤可出现药疹、瘙痒等[5]。

【使用注意】 胃弱者慎服,孕妇及无瘀滞者忌服。

参考文献

[1] 宋凡波等.中草药,2006,37(11):附一.

[2] 冯成汉等.浙江中医杂志,1986,21(4):188.

[3] 迟苏华.山东医药,2000,40(18):70.

[4] 陈锦屏.陕西中医,1998,5:230.

[5] 孔紫强等.山东中医杂志,1995,12:558.

五 灵 脂

【基源】 为鼯鼠科动物复齿鼯鼠 *Trogopterus xanthipes* Milne-Edwards 的干燥粪便。

【成分研究】 五灵脂含五灵脂三萜酸Ⅰ、五灵脂三萜酸Ⅱ、五灵脂三萜酸Ⅲ、苯甲酸、原儿茶酸以及尿素、尿酸等。

【药理研究】

1.对血液系统的作用 五灵脂水提物体外能明显抑制 ADP、胶原等诱导的家兔血小板聚集。大鼠腹腔注射也可明显抑制由 ADP、胶原诱导的血小板聚集。静脉注射对大鼠颈总动脉-静脉旁路实验性血栓形成有明显的抑制作用。

2.对免疫系统的作用 五灵脂水煎液可明显提高正常小鼠的 T 细胞淋转功能;使抗淋巴细胞血清(ALS)引起的 Ts 升高恢复正常,提高 ALS 造成的细胞免疫功能低下小鼠的免疫功能[1]。

3.抗炎 五灵脂乙酸乙酯提取物能明显降低炎症组织前列腺素 E 含量,但对血清皮质酮水平无显著作用。

4.抗溃疡 五灵脂对 Shay 模型大鼠胃黏膜有保护作用,可能机制是抑制胃液胃酸分泌,以及调节改善胃黏膜血流,增加胃黏膜的防御功能。

【炮制研究】 五灵脂生品气味腥臭,不利于服用。炮制目的主要是矫臭矫味。比较诸多添加辅料的炮制方法中,大多认为醋制法最好,醋炒后具有良好的光泽感,气味亦优于清炒,且尿素含量低,能提高药品质量。服后胃中受纳舒适,没有反吐之感,且止痛效果显著[2,3]。

【性味归经】 苦、咸、甘,温。归肝经。

【功效主治】 活血止痛,化瘀止血。用于瘀血阻滞诸痛证,如胸痹心痛,脘胁腹刺痛,痛经,闭经,产后瘀滞腹痛,骨折肿痛;瘀血内阻、血不循经之出血证。

【临床应用】

1. 单方验方

(1)心绞痛 人参10～15g、五灵脂(包煎)6～10g,兼见气阴两虚、脉结代者加炙甘草、阿胶、熟地黄等;兼胸阳不振者加桂枝;兼痰浊内阻者可加瓜蒌、薤白、半夏等;兼见瘀血重者可加丹参、当归、川芎等。水煎煮,每日1剂,分2次煎服,2周为一个疗程[4]。

(2)软组织损伤 用五灵脂10份,白及10份,乳香3份,没药3份,上药共研细末。依病灶大小,将药末用香油调成膏状,匀摊于棉纸上,敷患处,用胶布固定后,绷带缠绕,3天换药1次[5]。

(3)消化性溃疡 五灵脂(包煎)60g、蒲公英40g、薏苡仁30g、白芷20g、柴胡10g、黄芩10g、法半夏15g、白术15g、枳壳10g、桔梗10g、鸡内金10g、甘草10g,气虚血瘀加黄芪60g,胃热加连翘15g。以清水约1000ml,煎汁约400ml,分早晚空腹,每日1剂[6]。

2. 配伍应用

五灵脂配蒲黄:活血化瘀止痛。用于各种瘀滞引起的疼痛证。如失笑散(《太平惠民和剂局方》)。

五灵脂配延胡索:活血祛瘀,行气止痛。用于气滞血瘀之胸痹心痛、腹痛及跌仆损伤之瘀阻肿痛。如手拈散(《医学心悟》)。

五灵脂配干姜:温胃散寒,行气活血止痛。用于寒凝气滞血瘀之脘腹疼痛。如灵脂丸(《杨氏家藏方》)。

五灵脂配当归、益母草:活血化瘀止痛。用于痛经、闭经、产后瘀滞腹痛。

五灵脂配三七:化瘀止血。用于瘀血内阻,血不归经之妇女崩漏,症见月经量多、色紫、多块。

3. 鉴别应用

(1)五灵脂、延胡索 两者均具有活血化瘀止痛之功,用治瘀血阻滞诸痛证。然五灵脂炒用能化瘀止血,长于治疗妇科瘀血阻滞崩漏、月经过多;延胡索活血化瘀之中兼有行气作用,止痛力较五灵脂强,广泛用于各种气滞血瘀的痛证。

(2)五灵脂、蒲黄 两者均具有活血止痛、化瘀止血之功,用治气滞经闭痛经、心腹疼痛、产后瘀阻疼痛,以及出血证属瘀血内阻者,常配伍同用。五灵脂偏于活血止痛,蒲黄偏于化瘀止血。

【用量用法】 醋制,水煎服,3～10g,宜包煎。或入丸、散服。

【不良反应】 口服五灵脂制剂有引起药疹的报道[7]。

【使用注意】 血虚无瘀及孕妇慎服。

参考文献

[1] 唐绪刚等.中国中医急症,2008,17(1):101.
[2] 闵凡印.药学通报,1984,19(9):26.
[3] 李江东.中药通报,1988,10:28.
[4] 韩洪.北京中医,1997,1:51.
[5] 范跃峰等.中医外治杂志,2000,9(3):45.
[6] 王芝华等.中国中西医结合消化杂志,2002,10(4):239-240.
[7] 张成桂.黑龙江中医药,1999,2:34.

第二节 活血调经药

丹 参

【基源】 为唇形科植物丹参 *Salvia miltiorrhiza* Bge. 的根。

【成分研究】 丹参中的化学成分主要分为脂溶性的二萜醌类化合物和水溶性的酚酸类成分,如丹参酮Ⅰ、丹参酮ⅡA、丹参酮ⅡB、隐丹参酮、异丹参酮Ⅰ、异丹参酮ⅡA、丹酚酸、迷迭香等。

【药理研究】

1. **保护心肌** 丹参通过促进损伤组织的修复,降低心肌缺血再灌注时缺血期前列环素浓度,保护组织中超氧化物歧化酶的活性及减轻组织的脂质过氧化,改善血液流变性,扩张外周血管,抑制白细胞黏附,抑制细胞内钙超载而减轻缺血-再灌注损伤。

2. **抗心律失常** 丹参素能阻断 L 型钙电流、缩短心肌单细胞的动作电位时程,减少钙离子内流,进而避免心律失常[1]。

3. **保护内皮** 丹参水溶性提取物通过减少内皮细胞释放血浆血栓素、内皮素和一氧化氮,提高内皮细胞和心肌细胞的存活率及 SOD 活性,降低乳酸脱氢酶活性等,达到保护血管内皮的作用。

4. **抗动脉粥样硬化** 丹参通过抑制内源性胆固醇的合成,抗脂蛋白的氧化,抑制单核细胞趋化蛋白-1,对抗过氧化氢(H_2O_2)诱导的平滑肌细胞凋亡,抑制平滑肌细胞增殖相关基因c-myc 表达等作用,防治动脉粥样硬化。

【炮制研究】 丹参中有两类化学成分,一类是酯溶性成分,如丹参酮类、丹参内酯等;另一类为水溶性成分,如丹参素、丹酚酸等。有报道,丹参酒制后水溶性酸酚类成分的含量显著提高,有助于活血调经、增强活血镇痛的作用[2]。

丹参加工饮片,若经水浸泡后,水溶性成分损失很大,故应严格按操作规程将丹参药材大小分开浸润,以减少水溶性成分的流失。

【性味归经】 苦,微寒。归心、心包、肝经。

【功效主治】 活血调经,祛瘀止痛,凉血消痈,除烦安神。用于瘀血阻滞所致妇女月经不调、痛经、闭经、产后瘀阻腹痛;血瘀心痛,脘腹疼痛,癥瘕积聚,风湿痹痛,跌仆损伤;热毒瘀阻的疮疡痈肿;热病烦躁神昏及心悸失眠等。

【临床应用】

1. **单方验方**

(1)慢性胃炎 丹参 50g,水煎服,每日 1 剂,一个月为一个疗程[3]。

(2)失眠 丹参 15g、五味子 9g、远志 6g、菖蒲 6g。每日 1 剂,水煎分 2 次服,12 天为一个疗程[4]。

(3)冠心病心绞痛 丹参 18g、赤芍 10g、川芎 10g、红花 10g、降香 6g。煎服。分 2~3 次服(《全国中草药汇编》)。

(4)高脂血症 丹参 90kg、山楂 45kg、决明子 85kg,粉碎,水煎 3 次,浓缩成膏。入决明子粉 5kg,制片。每片含浸膏 0.25g,相当于生药 2.9g。每日 3 次,每次 2~4 片口服。4 周为一个疗程,连服 3 个疗程[5]。

(5)痤疮 地黄 90g、丹参 60g、牡丹皮 45g、连翘 45g、枇杷叶 30g、黄芩 30g、女贞子 45g、墨旱莲 45g、黄柏 30g、蒲公英 45g、甘草 15g。以上 11 味药,除丹参,其余 60~80℃烘干。再与丹参一起粉碎过筛,混匀装入胶囊,制成 1000 粒丹参消痤胶囊。口服,每次 3 粒,每日 3 次[6]。

2. **配伍应用**

(1)用于活血止痛

丹参配香附:行气化瘀,通络止痛。用于气滞血瘀之心腹疼痛,产后腹痛,痛经,跌仆损伤之瘀阻肿痛等。

丹参配檀香、砂仁：活血化瘀，行气止痛。用于气滞寒凝血瘀之胸痹刺痛，脘腹疼痛。如丹参饮（《时方歌括》）。

丹参配降香：行气活血，祛瘀止痛。用于血瘀胸痹心痛。如复方丹参片。

丹参配当归、乳香、没药：活血祛瘀，通络止痛。用于气滞血瘀之心腹疼痛，跌仆损伤之瘀阻肿痛，内外疮疡及癥瘕积聚等。如活络效灵丹（《医学衷中参西录》）。

丹参配三棱、莪术：活血祛瘀消癥。用于瘀血阻滞之癥瘕积聚。如宫外孕方2号（《新医学》）。

丹参配桂枝：温阳活血，通脉止痛。用于心阳不振，瘀血痹阻之胸痛、心悸等。

丹参配三七：活血通络止痛。用于瘀血所致心腹疼痛、癥瘕、胸痹（《施今墨对药》）。

丹参配葛根：活血化瘀，生津通脉。用于阴虚消渴兼有瘀血证者（《中药药对大全》）。

(2)用于凉血活血消痈

丹参配金银花、连翘：清热解毒，活血消痈。用于热毒疮疡，红肿疼痛等。

丹参配瓜蒌：清热活血消痈。用于热毒壅滞所致的乳痈疮疡、红肿疼痛等。

丹参配蒲公英：清热解毒，活血消痈。用于热毒壅滞所致的乳痈。

(3)用于养血安神

丹参配酸枣仁、柏子仁：养心安神。用于心血不足之失眠，心悸怔忡。如天王补心丹（《摄生秘剖》）。

3.鉴别应用

丹参、川芎：两者均具有活血祛瘀、调经止痛之功。然丹参既能活血，又能凉血，血热瘀滞者尤为适宜；川芎辛散温通，既能活血，又能行气，气滞血瘀者尤为适宜。

【用量用法】 水煎服，5～15g，大剂量可用至60g。生用或酒炙用。

【制剂与成药】

1.复方丹参片（滴丸）：含丹参75%，三七22.5%，冰片2.5%。用于冠心病、心绞痛。口服，片剂每次3片，3次/天；滴丸每次10丸，3次/天。温开水送服。

2.复方丹参注射液：每毫升含丹参、降香各1g。用于冠心病、心绞痛。肌注，每次2ml，1～2次/天；静注，每次1ml，加50%葡萄糖溶液20ml，缓慢推注或5%葡萄糖注射液500ml滴注，每日1次，2～4周为一个疗程。

3.丹参片（注射液）：用于冠心病、心绞痛、胸闷、心悸等。口服，每次2片，3次/天；静注，每次4ml，用50%葡萄糖注射液20ml稀释，1次/天；静滴，每次10ml，用5%葡萄糖注射液100～500ml稀释，1次/天。

【不良反应】 丹参及其制剂临床应用较广泛，目前发现的不良反应主要是其副作用及过敏反应。神经系统症状为头晕、头痛、烦躁不安等；消化系统症状为口干、上腹不适、恶心、呕吐等；复方丹参注射液静脉滴注可致药物性肝炎、肝功异常、肝细胞损伤，还可致消化道溃疡大出血及严重腹泻；口服复方丹参片致窦性心动过缓，静脉滴注丹参注射液可引起室性心律失常、心慌、胸闷，严重致心搏骤停；静脉滴注丹参注射液可引起球结膜出血，口服复方丹参片可致血小板减少；静脉滴注复方丹参注射液可出现酱油样尿，使蛋白尿加重；长期服用复方丹参片可引起血钾降低[6~10]。

口服复方丹参片或静脉滴注丹参注射液均有引起过敏反应的报道，如过敏性药疹、过敏性哮喘、过敏性休克等[11~14]。

【使用注意】 月经过多者忌用；孕妇慎用。不宜与藜芦同用。复方丹参注射液不能与下列药物同用：喹诺酮类注射液、环丙沙星及乳酸环丙沙星注射液、倍福注射液、利福星、氧氟沙星及盐酸左氧氟沙星、息复欢、维生素 B₆、川芎嗪注射液。

参考文献 ....

[1] 赵娜等.国外医药:植物药分册,2007,22(4):155.

[2] 周用相等.中药通报,1984,9(5):18.

[3] 滕卫红.现代中西医结合杂志,2003,22(12):2435.

[4] 吴华清.中国民间疗法,1999,10:38.

[5] 马峰.河南中医,1983,4:44.

[6] 薛艳丽.中国药师,2008,11(11):1318.

[7] 张丽等.河北医科大学学报,1997,6:337.

[8] 赵鸿等.北京医科大学学报,1999,31(3):273.

[9] 尹小星.实用中医内科杂志,1996,3:7.

[10] 吴晓青等.中国老年医学杂志,1998,18(1):54.

[11] 夏丽英.现代中药毒理学.天津:天津科技翻译出版公司,2005.

[12] 黄炜.西北药学杂志,2000,15(2):封三.

[13] 黄仁君等.药物不良反应杂志,2002,4(4):263.

[14] 谢加喜.中国中药杂志,2000,25(1):58.

红 花

【基源】 为菊科植物红花 *Carthamus tinctorius* L. 的筒状花冠。

【成分研究】 红花的化学成分主要为黄酮和脂肪酸两大类,其中查耳酮类化合物红花黄色素为主要有效成分。脂肪酸包括棕榈酸、肉豆蔻酸、月桂酸、二棕榈酸、油酸和亚油酸等。

【药理研究】

1. **对血液系统的作用** 红花黄色素可抑制血小板活化因子(PAF)诱发的家兔血小板聚集、释放及血小板内游离钙浓度升高,红花黄色素可竞争性抑制氚标记的 PAF 与兔洗涤血小板(WRP)、兔血小板膜及膜蛋白上 PAF 受体特异性结合。

2. **对心血管系统的作用** 红花可扩张冠状动脉、改善心肌缺血;扩张血管、降低血压[1]。

3. **对神经系统的作用** 羟基红花黄色素 A 有良好的抗脑缺血、神经细胞保护作用,对大鼠缺血脑细胞线粒体的损伤有明显保护作用,表现为抑制缺血脑线粒体膜流动性的降低、膜磷脂降解、线粒体肿胀及 NADH 脱氢酶、琥珀酸脱氢酶、细胞色素 C 氧化酶活性的降低,改善线粒体呼吸功能。同时羟基红花黄色素 A 能明显降低脑缺血大鼠脑线粒体丙二醛(MDA)含量、升高超氧化物歧化酶活性、抑制 Ca^{2+} 摄入过多。

4. **抗肿瘤** 羟基红花黄色素 A 能显著抑制鸡胚尿囊膜新生血管的生成,其作用机理之一是通过抑制碱性成纤维细胞生长因子(bFGF)、血管内皮生长因子(VEGF)及血管内皮生长因子受体/Flt-1(VEGF-R/Flt-1)的 mRNA 表达来实现。

【性味归经】 辛,温。归心、肝经。

【功效主治】 活血通经,祛瘀止痛。用于血滞经闭,痛经,产后瘀滞腹痛;癥瘕积聚;胸痹心痛,血瘀腹痛,胁痛,跌打损伤,瘀滞肿痛;瘀滞斑疹色暗等。

【临床应用】

1. **单方验方**

(1)冻疮 75％乙醇 5000ml,红花 200g,肉桂 30g,浸泡装瓶,密闭一个月后,待用。轻度冻疮患者每天涂搽 1～2 次,重度者每天 3～4 次,溃烂者先用生理盐水棉球拭去创面分泌物或用剪刀剪去创面坏死组织后清创,再用双氧水清洗创面,再涂药液[2]。

(2)化疗药物外渗组织坏死 将大黄、芒硝、红花各 30g,研成粉末,加食醋调成糊状,装入玻璃瓶中备用。用前将药物用温水焐热后,均匀地涂在坏死面,超出边缘 5cm,上盖无菌纱布,最外层外敷塑料薄膜,保持湿热。每次 20min,每天 2 次,7 天为一个疗程[3]。

2. 配伍应用

(1)用于活血祛瘀

红花配桃仁:活血祛瘀。用于妇人闭经、痛经、产后恶露不畅、腹中癥瘕等多种瘀血证。如桃红四物汤(《医宗金鉴》)。

红花配当归、川芎:活血祛瘀。用于胸痹,妇人闭经、痛经、产后恶露不畅、腹中癥瘕等多种瘀血证。如血府逐瘀汤(《医林改错》)。

红花配柴胡:行气活血止痛。用于血瘀气滞所致的胸胁疼痛、月经不调及外伤肿痛。如复元活血汤(《医学发明》)。

(2)用于温经活血

红花配肉桂:温阳散寒,活血止痛。用于寒凝血脉所致的闭经、痛经、产后瘀滞腹痛、胸痹心痛、少腹瘀痛等。如少腹逐瘀汤(《医林改错》)。

(3)用于凉血化瘀

红花配紫草:清热凉血,化滞消斑。用于热瘀血滞之斑疹色暗。

3. 鉴别应用

红花、藏红花:两者均具有活血通经、祛瘀止痛之功。然红花为菊科两年生草本植物红花的筒状花冠入药,味辛性温,活血祛瘀通经之力较藏红花为缓。藏红花为鸢尾科多年生草本植物番红花的花柱头入药,亦称番红花,藏红花,主产于欧洲地中海周边国家及中亚、西亚一带,目前国内江浙一带亦有少量生产。古代通过丝绸之路从伊朗-印度-西藏-新疆传入我国,故名藏红花,实非产于西藏。味甘微寒,活血祛瘀通经之力较强,又兼凉血解毒之功,尤宜于温热病热入血分发斑重证。煎服,1~1.5g,孕妇忌服。

【用量用法】 水煎服,3~10g。外用适量。

【制剂与成药】

1. 红花片:每片相当于生药2.4g,约含红花苷10mg。用于冠心病、心绞痛。口服,每次1~2片,3次/天。2个月为一个疗程。

2. 红花注射液:每毫升含生药0.1g。用于扭伤、痛经等。肌注,每次1ml,1次/天,5~10日为一个疗程。或遵医嘱。

【不良反应】 单味或复方应用红花有贫血、月经延长或提前、共济失调、嗜睡、口干、排粉红色尿等不良反应[4]。

服红花、泡服红花、服红花片或服含红花的复方,有全身皮肤出现红色丘疹、瘙痒等过敏反应[4]。

【使用注意】 孕妇及月经过多者忌服。溃疡患者、有出血性疾病患者及过敏体质者应慎用。

参考文献

[1] 施峰等.时珍国医国药,2006,17(9):1666.　　[3] 史丽民等.陕西中医,2007,28(9):1217.

[2] 何新华等.宜春学院学报:自然科学,2007,29(4):130.　　[4] 骆杰伟等.福建中医药,2002,33(2):39.

桃　仁

【基源】 为蔷薇科植物桃 *Prunus persica* (L.) Batsch 或山桃 *P. davidiana* (Carr.) Franch. 的成熟种子。

【成分研究】

1. 脂质类　如中性脂、糖脂质、磷脂。

2. 苷类　苦杏仁苷、野樱苷。

3. 糖类　葡萄糖、蔗糖等。

4. 其他　蛋白质、氨基酸、苦杏仁酶、尿囊素酶、挥发油、甾体和黄酮和微量元素。

【药理研究】

1. 抗血栓　桃仁能抑制血小板聚集，防止血栓形成。桃仁能显著降低由注射高分子右旋糖酐引起的家兔实验性高黏滞血症，并能降低红细胞的聚集性。桃仁也能使小鼠软脑膜微动脉血管扩张，增强软脑膜微动脉对去甲肾上腺素的敏感性，使血管活性增加[1]。

2. 对肝脏的作用　桃仁提取物对肝脏表面微循环有一定改善作用，并促进胆汁分泌。桃仁的主要抗纤维化成分为苦杏仁苷，其机制在于能提高肝脏血流量和肝组织胶原酶活性，促进肝内胶原的分解代谢，减少肝内胶原含量。

3. 对免疫系统的作用　炒桃仁总蛋白能够促进抗体形成细胞的产生，提高血清溶血素的生成，对内毒素(LPS)诱导的小鼠 B 淋巴细胞转化功能无协同刺激作用，说明炒桃仁总蛋白能提高机体体液免疫功能。

4. 其他　桃仁还有抗炎作用和镇咳作用等。

【性味归经】　苦、甘、平；有小毒。归心、肝、大肠、肺经。

【功效主治】　活血祛瘀，润肠通便，止咳平喘。用于瘀血阻滞的闭经、痛经、月经不调、产后瘀滞腹痛、癥瘕积聚、跌打损伤；肠燥便秘；肺痈，肠痈；咳嗽气喘等。

【临床应用】

1. 单方验方

(1)产后尿潴留　桃仁 20g，葱白 2 根、冰片 1.5g，3 味药一起捣成泥，用纱布包好蒸热，趁温填入脐部固定，待患者自觉有热气入腹，即有尿意，小便自通，若一次不通可再加热用一次[2]。

(2)阴痒　将雄黄 5g，桃仁适量，混合，捣烂如泥，摊于纱布上，敷于外阴部固定。每日 1 次，3 日为一个疗程[3]。

(3)冠心病　栀子、桃仁各 12g，共研成末，加炼蜜 30g(或蛋清)调成糊状。将药摊敷在心前区，敷药范围为右侧至胸骨右缘第 3～5 肋间，左侧达心尖搏动处，其长约 7cm、宽约 5cm。外用纱布敷盖，胶布固定。开始每 3 日换药一次，2 次后 7 日换药一次，6 次为一个疗程[4]。

(4)外伤性胸痛　生桃仁适量，去皮，文火炒黄，研末。每次 3g，每日 2 次，黄酒冲服[5]。

2. 配伍应用

(1)用于活血祛瘀

桃仁配牡丹皮：凉血活血祛瘀。用于血瘀有热之闭经、月经不调、痛经等。如膈下逐瘀汤(《医林改错》)。

桃仁配桂枝：活血祛瘀，通脉止痛。用于少腹部之血结、癥瘕积聚，或疼痛者。如桃核承气汤(《伤寒论》)。

(2)破瘀泻热

桃仁配大黄：泻热破瘀，散结消痈。用于瘀热互结之肠痈初起，如大黄牡丹汤(《金匮要略》)；用于产后瘀血腹痛，如下瘀血汤(《金匮要略》)。

(3)润肠通便

桃仁配当归：养血活血，润肠通便。用于血虚肠燥便秘。

（4）用于止咳平喘

桃仁配杏仁：止咳平喘。用于肺气上逆，咳嗽气喘。如双仁丸（《圣济总录》）。

3. 鉴别应用

桃仁、红花：两者均具有活血通经、祛瘀止痛之功。然桃仁味苦甘性平，破瘀之力胜于红花，善消内痈，常用治肺痈胸痛吐脓、肠痈腹痛；并能润肠通便、止咳平喘，又可用治肠燥便秘、咳嗽气喘。红花辛散温通，活血通经、祛瘀止痛之力较强，又可用治热郁血滞所致的斑疹色暗。

【用量用法】 水煎服，5～10g，捣碎用。

【不良反应】 古代文献认为桃仁无毒，但其所含苦杏仁苷在体内可以分解出剧毒的氢氰酸，故过量服用可引起中毒，轻者可见头晕恶心、精神不振、虚弱乏力，严重者可因呼吸麻痹而危及生命。

炮制桃仁时用手接触，可引起过敏反应，出现手背刺痒，继而出现红色疹块，数小时后自行消退[6]。

【使用注意】 便溏者慎服。无瘀滞者及孕妇忌服。本品有毒，不可过量。

参考文献

[1] 林小明.蛇志，2007，19(2):130.　　　　[4] 王慧.中国民间疗法，2005，13(3):30.
[2] 陈仁礼.中医杂志，2003，44(3):172.　　[5] 吴建平等.山东中医杂志，1997，16(3):139.
[3] 张平仁等.中国民间疗法，2003，11(3):35.　[6] 赵玉英等.山东中医杂志，1995，14(8):356.

益 母 草

【基源】 为唇形科植物益母草 *Leonu-rus japonicus* Houtt. 的地上部分。

【成分研究】

1. 生物碱类 益母草碱、水苏碱和益母草啶等。

2. 黄酮类 洋芹素、芫花素及其苷、槲皮素、山柰素及其苷、芦丁等。

3. 二萜类 益母草素、前益母草乙素等。

4. 脂肪酸类 亚麻酸、亚油酸等。

5. 挥发油类 1-辛烯-3-醇、3-辛醇等。

【药理研究】

1. 抗血小板聚集 益母草注射液使小鼠血小板内 cAMP 含量升高，显著抑制血小板聚集，但对大鼠血管壁 PGI_2 样活性物质无作用，其机制可能是具有抑制磷酸二酯酶活性，或通过激素等起作用[1]。

2. 抗凝 益母草通过抑制血小板功能，抑制内、外凝血功能，促进纤溶活性 3 个环节对体外血栓的形成有所抑制。

3. 对子宫的作用 益母草是我国民间的调经止血药，具有较强的子宫兴奋作用，能增加子宫收缩幅度、频率及张力。

4. 对心血管系统的作用 益母草能明显抑制血中和心肌组织中丙二醛的产生，保护超氧化物歧化酶和谷胱甘肽过氧化物酶(GSH-Px)的活性，表明益母草治疗心肌缺血再灌注损伤的机制可能与减轻氧自由基对心肌的损害有关。

【性味归经】 辛、苦，微寒。归心、肝、膀胱经。

【功效主治】 活血调经，利水消肿，清热解毒。用于瘀血阻滞的闭经、痛经、经行不畅、月经不调,产后瘀滞腹痛、恶露不尽;水肿,小便不利;跌仆损伤,疮痈肿毒,皮肤隐疹等。

【临床应用】

1. 单方验方

(1)荨麻疹　益母草30g,水煎分服,2周为一个疗程。同时配合外洗,益母草120g,水浸2h后,加水至3000ml,煎15min,待稍凉后全身沐浴,每日1次[2]。

(2)痤疮　益母草浓缩颗粒1包(含生药15g),用清水溶解后,加入面粉调成糊状,涂于面部皮肤,约2mm厚,30min后洗去,每周2次,4周为一个疗程[3]。

(3)急慢性肾炎　①益母草100g、白茅根50g、地龙10g、大黄10g、猪苓10g、茯苓10g。辨证加减,每日1剂,水煎400ml,早晚分服。10剂为一个疗程[4]。②益母草、白茅根、白花蛇草各50g,丹参30g,车前子20g,泽泻15g,每日1剂,水煎分2次服,连服15剂[4]。

(4)肝硬化腹水　益母草120g、白术60g、桃仁12g、败酱草60g、川芎15g、威灵仙15g、全蝎10g、蜈蚣2条。每日1剂,水煎400ml,早晚分服。10剂为一个疗程[5]。

(5)原发性痛经　月经前3~4天开始口服益母草颗粒,每天2次,每次5g,连续服用至症状缓解或消失[6]。

2. 配伍应用

(1)用于活血调经

益母草配当归、川芎:活血调经。用于血滞所致的月经不调、经行腹痛、闭经,产后瘀阻腹痛、恶露不尽等。如益母丸(《集验良方》)。

益母草配红花:活血祛瘀,调经止痛。用于瘀血所致的经行腹痛、月经不调,产后恶露不行及跌仆损伤、瘀血伤痛等。

益母草配香附:活血行气化瘀。用于血瘀气滞之月经不调、痛经、产后瘀阻腹痛等。

益母草配仙鹤草:祛瘀调经止血。用于瘀血阻滞所致崩漏下血、月经过多、产后恶露不止等。

(2)用于利水消肿

益母草配白茅根:凉血止血,祛瘀利水。用于急性肾炎见血尿、水肿,慢性肾炎、肾功能不全者(《施今墨对药》)。

3. 鉴别应用

益母草、茺蔚子:两者同出一源,分别为唇形科植物益母草地上部分和果实,具有活血调经之功。然益母草活血调经之力较强,又能利水消肿、清热解毒,可用治水肿、小便不利、疮痈肿毒、皮肤痒疹等。茺蔚子活血调经之功与益母草相似而药力稍缓,但能凉肝明目,可用治肝热头痛、目赤肿痛。入汤剂,6~15g,或入丸散剂服,不宜服用过量(>30g/次),以防中毒。茺蔚子使用注意可参考益母草。

【用量用法】　水煎服,10~30g。或熬膏,入丸剂。外用适量,捣敷或煎汤外洗。

【制剂与成药】

1. 益母草膏:益母草。用于妇女痛经及产后瘀血腹痛。口服,每次10g,每日2次,温开水冲服。

2. 益母片:每片含生药1.67g。用于月经不调、痛经等。口服,每次4~6片,3次/天。

3. 益母草颗粒(冲剂):益母草。用于月经量少,产后腹痛。开水冲服,每次1袋(15g),2次/天。

【不良反应】　益母草或益母草膏过量(60g)服用引起腹泻[7],产后妇女服后可引起腹痛及产后宫缩痛[8]。有报道口服益母草流浸膏5min后出现过敏反应,见全身皮肤发红、胸闷心慌、呼吸加快等[9]。

【使用注意】 阴虚血少、月经过多、瞳仁散大者忌服。又因本品能兴奋子宫,故孕妇忌服。长期服用益母草及其制剂,应注意其肾毒性和生殖毒性,定期进行肾功能检查。

参考文献

[1] 阮金兰等.中草药,2003,34(11):15.
[2] 蔡文科等.浙江中医杂志,2001,3:105.
[3] 许文红.浙江中医学院学报,2004,28(5):38.
[4] 郑昱.甘肃中医学院学报,1999,16(1):19.
[5] 张承福等.四川中医,1996,14(6):13.
[6] 吴国英.中国校医,2012,26(3):214.
[7] 丁春丽.中国中药杂志,2001,26(1):16.
[8] 张淑杰.浙江中医杂志,2002,6:235.
[9] 陆学娅.中国中药杂志,1995,20(12):758.

泽 兰

【基源】 为唇形科植物毛叶地瓜儿苗 *Lycopus lucidus* Turcz. var. *hirtus* Regel 的地上部分。

【成分研究】 泽兰中含有挥发油、葡萄糖苷、鞣质、树脂、黄酮苷、酚类、皂苷、氨基酸、有机酸、水苏糖、半乳糖、果糖等。主要化学成分为三萜酸类及酚酸类。

【药理研究】

1. 抗凝 泽兰水煎剂能明显延长凝血时间和复钙时间(RT),提示泽兰有抗凝血作用。

2. 改善血液流变 泽兰 CH_2Cl_2 提取后的中间层可改善高分子右旋糖酐静脉推注所造成的血瘀模型大鼠的红细胞变形,抑制红细胞聚集,对红细胞膜流动性也有增加的趋势。家兔注射泽兰水煎剂后,全血比黏度、血浆比黏度、全血还原黏度、血细胞比容均比用药前显著降低,红细胞电泳时间明显缩短[1]。

3. 抗血栓 泽兰可以抑制血小板聚集,还通过抑制凝血系统功能、减少血纤维蛋白原含量抑制血栓形成。

4. 改善微循环 腹腔注射泽兰可使血瘀证家兔耳郭微循环明显改善,扩张血管管径,使血流速度明显加快,从粒摆、粒缓流变为粒线流、粒流,血中红细胞团块变小、变少。

【性味归经】 苦、辛,微温。归肝、脾经。

【功效主治】 活血调经,祛瘀消痈,利水消肿。用于瘀血阻滞的闭经、痛经,产后瘀滞腹痛,跌仆损伤,瘀肿疼痛;疮痈肿毒,水肿等。

【临床应用】

1. 单方验方

(1)骨折早期肿痛 泽兰合剂(由泽兰、红花、金银花、丹参、牛膝等组成),30ml/次,3次/日,口服。连续用药9天[2]。

(2)糖尿病 泽兰、丹参、黄芪、黄精各15g,桃仁、菟丝子各10g。气阴两虚型加西洋参10g、女贞子10g,阴虚血瘀型加龟甲15g、田七末(冲服)3g。水煎服,每日1剂。根据患者血糖、尿糖情况服用美吡达片5mg,每日1次,口服。4周为一个疗程[3]。

(3)腹水 白术45g,泽兰18g,黄芪、太子参各15g,葶苈子30g,大腹皮12g,石斛、当归、柴胡各9g,肉桂(冲)2g。每日1剂,10天为一个疗程[4]。

(4)急性腰扭伤 当归尾12g、泽兰12g、川芎12g、赤芍12g、红花4g、桃仁10g、乌药10g、元胡12g、川续断12g、牛膝12g、王不留行(研粉另吞)10g。第三煎时另加桂枝10g、艾叶15g,

另多加水 1000～1500ml,取汁,外敷、熏洗患处,5～10min。每日 1 剂[5]。

(5)产后腹痛　泽兰 30～60g,水煎,加入红糖适量冲服,治疗产后腹痛。一般服 2～3 剂,最多服 4 剂即愈[6]。

2. 配伍应用

(1)用于活血调经

泽兰配丹参:活血化瘀,通经止痛。用于瘀血所致的月经不调、痛经、产后瘀阻腹痛及跌仆伤痛、痈肿疮毒等。

泽兰配当归:活血补血,调经止痛。用于血瘀兼血虚之月经不调、闭经、痛经、经行不畅,产后腹痛等。如泽兰汤(《备急千金要方》)。

泽兰配红花、桃仁:活血止痛。用于跌仆损伤,瘀肿疼痛。如泽兰汤(《医学心悟》)。

(2)用于祛瘀消痈

泽兰配金银花、黄连:祛瘀消痈。用于疮痈肿毒。如夺命丹(《外科全生集》)。

(3)用于利水消肿

泽兰配益母草:活血调经,利水消肿。用于水瘀互结之水肿、臌胀、小便不利、月经量少等。

泽兰配防己:活血祛瘀,利水消肿。用于产后水肿、腹水身肿等,对于瘀血阻滞、水瘀互结之水肿尤为适宜(《随身备急方》)。

3. 鉴别应用

(1)泽兰、益母草　两者均能活血调经,祛瘀消痈,利水消肿。但泽兰药性微温,和缓不峻,对妇科经产瘀血阻滞兼有肝郁不舒者更为适宜;其治水肿,多用治产后水肿、小便不利。益母草药性偏凉,热结血瘀者用之为佳;其利尿、清热解毒之功胜过泽兰。除常用于妇女经产血滞病证外,亦广泛用治水肿病。

(2)泽兰、泽泻　两者药名相近,均具有利水消肿之功,可用治水肿、小便不利。然泽兰苦辛微温,利水消肿之力不如泽泻,善于活血化瘀调经,主治妇科血瘀经闭、痛经,产后瘀滞腹痛,为妇科经产良药。泽泻甘淡寒,善于利水渗湿,除用治水肿、小便不利外,且能泄热,尤其善于泄肾与膀胱之热,下焦湿热者尤为适宜。

【用量用法】　水煎服,10～15g。外用适量。

【制剂与成药】　泽桂癃爽胶囊:由泽兰、肉桂、皂角刺三药组成。行瘀散结,化气利水。用于前列腺增生、慢性前列腺炎。口服,每次 2 粒,1 日 3 次。

【使用注意】　无瘀滞者慎用。

参考文献

[1] 刘君.辽宁中医药大学学报,2008,10(1):23.
[2] 何祖军等.湖北中医杂志,2003,25(7):32.
[3] 邱志楠等.中国中医药科技,1999,6(1):51.
[4] 陈敏广.陕西中医,2003,24(1):61.
[5] 龚敏.中国中医药科技,1997,4(3):138.
[6] 禹建春等.浙江中医杂志,2007,42(7):383.

牛　膝

【基源】　为苋科植物牛膝(怀牛膝)*Achyranthes bidentata* Bl. 和川牛膝(甜牛膝)*Cyathula officinalis* Kuan 的根。

【成分研究】　牛膝含三萜皂苷,三萜皂苷水解后生成齐墩果酸及葡萄糖醛酸等,尚含甾体类、糖类、氨基酸、生物碱类和香豆素类化合物,并含有钾盐及多种微量元素。

【药理研究】

1. 对心血管系统的作用　麻醉猫、犬、兔静脉注射牛膝煎剂或醇提取物均有短暂降压作用,血压下降时伴有呼吸兴奋,无快速耐受现象,降压作用主要与组胺释放有关[1]。

2. 对子宫的作用　牛膝对子宫平滑肌的作用因动物种类及是否怀孕而异,牛膝浸膏或煎剂对离体家兔子宫不论已孕、未孕都能发生收缩,对于收缩无力的小鼠离体子宫则使收缩加强。能使豚鼠子宫收缩的有效成分可能为皂苷。牛膝苯提取物有明显的抗着床、抗早孕作用,氯仿提取物有明显的抗早孕作用,但无明显的抗着床作用。

3. 调节免疫　从细胞和分子水平增强小鼠巨噬细胞的功能,对细胞因子及肿瘤坏死因子TNF-α的产生具有促进作用

4. 抗炎、抗菌　皮下注射牛膝提取液可显著抑制巴豆油致小鼠耳肿胀。体外抑菌试验中,牛膝对金黄色葡萄球菌、溶血型链球菌中度敏感。

【炮制研究】　牛膝中主要含有甾酮类及皂苷类成分。以齐墩果酸为指标,测定酒牛膝、盐牛膝等不同炮制品的含量,结果认为各种炮制品中皂苷类主成分含量变化不大[2]。

牛膝中具有降压、抗脂肪肝作用的另一活性成分甜菜碱,通过雷氏盐沉淀,用紫外分光光度法测定生品及其炮制品的含量,结果表明,炮制后牛膝中含有的水溶性生物碱甜菜碱未受破坏和损失[3]。

比较生牛膝、酒牛膝、盐牛膝醚提取物降低 EB 病毒激活的最低浓度,表明酒牛膝可明显降低牛膝对 EB 病毒的激活活性,盐牛膝无此作用,酒牛膝急性毒性剂量与生牛膝接近,盐牛膝毒性明显增加[4]。

【性味归经】　苦、甘、酸,平。归肝、肾经。

【功效主治】　活血通经,补肝肾,强筋骨,利水通淋,引火(血)下行。用于瘀血阻滞之闭经、痛经、月经不调,产后腹痛,跌仆伤痛;肾虚腰痛,久痹腰膝酸痛乏力;湿热淋证,水肿,小便不利;肝阳上亢之头痛、眩晕;胃火上炎之齿龈肿痛、口舌生疮及吐血、衄血等。

【临床应用】

1. 单方验方

(1)回乳　牛膝 30g,每日 2 次,水煎服,当天乳汁即可明显减少,但尚不能完全断乳[5]。

(2)急性腰扭伤　牛膝 50g、三七 10g、续断 20g,将三药烘干,研极细末装瓶备用。每次10g,每日 2 次,饭前以黄酒送服[6]。

(3)足跟痛　牛膝 30g,水煎服,每日 3 次[7]。

(4)膝关节炎　牛膝 50g,水煎服,早晚各一次;牛膝 50g,水煎后稍冷片刻,将干净毛巾浸湿后敷于患处,根据室内温度 5～10min 后取下毛巾,浸后再敷,每日晚 1 次,每次热敷 30min[8]。

2. 配伍应用

(1)用于活血通经

牛膝配当归、桃仁、红花:活血祛瘀,通经止痛。用于瘀血阻滞之闭经、痛经、月经不调、产后腹痛、跌仆伤痛。如血府逐瘀汤(《医林改错》)。

牛膝配乳香、没药:活血祛瘀,通经止痛。用于跌仆损伤,瘀肿疼痛。如舒筋活血汤(《伤科补要》)。

牛膝配生地黄:活血调经。用于妇人闭经、痛经、月经不调、产后瘀阻腹痛等。如万病丸(《三因极一病证方论》)。

(2)用于补肝肾,强筋骨

牛膝配杜仲、续断:补肝肾,强筋骨。用于肝肾不足之腰酸腿软或痛或抽筋者。如独活寄生汤(《备急千金要方》)。

牛膝配苍术、黄柏:清利下焦湿热,强壮筋骨。用于湿热下注日久之足膝痿软无力。如三妙丸(《医学正传》)。

牛膝配木瓜:通利血脉,舒筋活络。用于湿痹之下肢拘挛、筋骨疼痛及霍乱转筋。

(3)用于利水通淋

牛膝配车前子:清热利湿,利尿通淋。用于水肿、小便不利、热淋、血淋、石淋等各种淋证。如济生肾气丸(《济生方》)。

牛膝配冬葵子:利尿通淋。用于湿热瘀血蕴结之小便淋沥、尿道涩痛、血尿、石淋等。如牛膝汤(《太平惠民和剂局方》)。

(4)用于引火(血)下行

牛膝配赭石:平肝潜阳。用于肝阳上亢之头痛眩晕目赤。如镇肝熄风汤(《医学衷中参西录》)。

牛膝配石膏:清降上炎之火。用于胃火上炎之口舌生疮、齿龈肿痛。如玉女煎(《景岳全书》)。

3. 鉴别应用

(1)川牛膝、怀牛膝　牛膝有川牛膝、怀牛膝之分,两者功效相同,但川牛膝更长于活血通经、通利关节,多用于经血不调、瘀血腹痛、难产、胞衣不下,跌仆损伤,风湿痹痛等;怀牛膝长于补肝肾、强筋骨,多用于肝肾不足、腰膝酸软或久患风湿痹痛而肝肾亏损等。

(2)牛膝、土牛膝　土牛膝为怀牛膝野生品及柳叶牛膝 *Achyranthes longiflia* Mak.、粗毛牛膝 *Achyranthes aspera* L.的根。土牛膝与牛膝一样,具有活血通经功能,但土牛膝更长于清热泻火解毒、通淋利尿,多用于治疗咽喉肿痛、口舌生疮、淋证、尿血、痈疽等。煎汤服,10~15g,鲜品加倍。外用适量:捣敷。使用注意参考牛膝。

【用量用法】　水煎服,6~15g。活血通经、利水通淋、引火(血)下行宜生用;补肝肾、强筋骨宜酒炙用。

【不良反应】　因其性善下行,故《本草品汇精要》云:"妊妇不可服。"现代研究证实牛膝能显著兴奋子宫,能抗着床,易引起流产,造成死胎。

【使用注意】　孕妇及月经过多者忌服。中气下陷、脾虚泄泻、下元不固、梦遗滑精者慎用。

参考文献

[1] 张凌云等.开封医专学报,2000,19(4):58.
[2] 殷玉生等.中成药,1989,12(11):17.
[3] 巢志茂等.中国中药杂志,1995,20(10):597
[4] 聂淑琴等.中国中药杂志,1995,20(5):275.
[5] 姜寅光等.中医杂志,2004,45(5):333.
[6] 兰友明等.中医杂志,2004,45(3):172.
[7] 贾长文.中医杂志,2004,45(5):333.
[8] 吴敏田等.河南中医药学刊,1995,10(4):60.

鸡血藤

【基源】　为豆科植物密花豆 *Spatholobus suberectus* Dunn 的藤茎。

【成分研究】　鸡血藤主要含鸡血藤醇、胡萝卜苷、铁质、β-谷甾醇、芒柄花苷、刺芒柄花素。

【药理研究】

1. 对血液系统的作用 鸡血藤可升高红细胞、血红蛋白、红细胞压积和红细胞分裂指数，并对早期红系祖细胞(BFU-E)和晚期造血红系祖细胞(CFU-E)的增殖有明显的刺激作用。其复方有促进骨髓造血作用，对骨髓微环境有重建作用，并对治疗白血病有一定的疗效。鸡血藤有明显的体外抑制血小板凝聚作用，有抑制心脏和降低血压作用[1]。

2. 抗动脉粥样硬化 鸡血藤具有降低血脂、抗动脉粥样硬化作用，对小鼠的肾脏总磷代谢起促进作用。

3. 对肝功能的影响 鸡血藤水提取液能够抑制肝匀浆脂质过氧化物(MDA)的生成，抑制蛋白质的糖基化作用。

4. 抗早孕 鸡血藤注射液对小鼠有一定的抗早孕作用。

【性味归经】 苦、微甘，温。归肝、肾经。

【功效主治】 行血补血，调经，舒筋活络。用于血瘀或血虚所致的月经不调、经行不畅、痛经、闭经；风湿痹痛，手足麻木，肢体瘫痪；血虚萎黄等。

【临床应用】

1. 单方验方

(1)慢性阑尾炎 鸡血藤60g，水煎2次，合并煎煮液分2次服，每日1剂[2]。

(2)神经性皮炎 秋季取刚采集的鸡血藤叶擦患处，每次5min，每日3次[3]。

(3)小儿鱼鳞病 鸡血藤煎汁加蜂蜜调喂，忌用强碱性肥皂洗澡，以免加重皮肤干燥[4]。

(4)便秘 鸡血藤60g，煎汤服。对便秘兼有筋骨麻木、风湿痹痛者及老人、妇女尤为适宜[5]。

(5)放疗致白细胞减少症 鸡血藤300g，加水1500ml，文火煎至600ml。每次服50ml，每日4次，10天为一个疗程。与放疗同时应用可起到预防作用[6]。

(6)化疗致血小板减少 用鸡血藤15～45g单用或配合其他药物煎服[7]。

(7)顽固性失眠 鸡血藤500g，加水2000ml，熬至1000ml，浓缩后加红糖适量收膏。每次用黄芪20g煎水冲服鸡血藤膏20g，每日3次[8]。

2. 配伍应用

(1)用于养血活血调经

鸡血藤配当归、川芎：活血养血，调经止痛。用于血瘀兼血虚之月经不调、经闭痛经、经行不畅。

(2)用于活血行气调经

鸡血藤配香附：行血养血，理气调经。用于气滞血瘀之月经不调、闭经、痛经等。

(3)用于舒筋活络除痹

鸡血藤配黄芪：补气生血行血，舒筋活络。用于血虚不能养筋，瘀血阻滞经络所致的肢体麻木、腰膝酸痛、脑卒中瘫痪。

鸡血藤配独活：行血养血，舒筋活络，通痹止痛。用于风湿痹痛、肢体麻木等。

3. 鉴别应用

(1)鸡血藤、当归 两者具有补血、活血、调经功能。但鸡血藤补血、调经药力较当归弱，长于舒筋活血通络。适用于血瘀或脉络痹阻所致妇科病、风湿痹证等。当归则补血、调经药力较强，为补血、妇科调经要药，兼能止痛，用于血虚血瘀诸证，尚能润肠，治血虚肠燥便秘。

(2)鸡血藤、大血藤 大血藤，又名红藤，为木通科植物大血藤的干燥藤茎，其功效主要为清热解毒,活血祛风,止痛。临床常用于肠痈腹痛,热毒疮疡,跌打损伤,风湿痹痛等。鸡血藤功效主要为行血补血,调经,舒筋活络。临床主要用于血瘀或血虚所致妇女月经不调、痛经、闭经,或风湿痹痛,手足麻木,或血虚萎黄等。二者功效与主治有明显区别。我国部分地区以大血藤(红藤)当作鸡血藤使用是不妥的,应注意区别应用。

【用量用法】 水煎服,10～30g;或浸酒服,或熬膏服。

【制剂与成药】

1. 鸡血藤糖浆:每毫升含生药2g。用于贫血、麻木瘫痪、关节疼痛、月经不调。口服,每次10～20ml,3次/天。

2. 鸡血藤片:浸膏片,每片0.25g,相当生药1g。主治用上。口服,每次4片,3次/天。

3. 复方鸡血藤浸膏片:鸡血藤为主,加透骨草、五叶藤。用于风湿性关节炎。口服,每次3～4片,3次/天。

参考文献

[1] 崔艳君等.天然产物研究与开发,2007,24(3):71.

[2] 李瑞玉.中医杂志,2003,44(8):573.

[3] 姜爱玲等.中国民间疗法,2004,12(10):62.

[4] 罗云玲.中医杂志,2003,44(10):731.

[5] 孙玉齐.中医杂志,2003,44(9):648.

[6] 杨德明.中医杂志,2003,44(10):730.

[7] 洪永贵.中医杂志,2003,44(10):730.

[8] 李学文.中医杂志,2003,44(10):729.

王不留行

【基源】 为石竹科植物麦蓝菜 *Vaccaria segetalis* (Neck.) Garcke 的成熟种子。

【成分研究】 王不留行中主要含有三萜皂苷、黄酮苷、环肽、类脂和脂肪酸、单糖等[1]。

【药理研究】

1. 对离体主动脉的作用 王不留行能引起家兔离体主动脉环静息张力明显增加。

2. 对生殖系统的作用 王不留行水煎剂对大鼠子宫有明显的兴奋作用,醇浸液作用更强。王不留行能使血浆和子宫组织中第二信使 cAMP 含量明显增高,有抗着床、抗早孕的作用。

3. 抗肿瘤 对艾氏腹水癌、肺癌有抑制作用。

【炮制研究】 现在临床上王不留行均以炒用为主,目的是为了提高煎出效果。炒制的质量要求是多数爆花。实验证明,水溶物的增加与爆花程度有关,爆花率越高,水溶性浸出物也愈高,完全爆花者较生品增加1.1倍[2]。

具体炮制工艺要求:宜用中火或中火至武火之间的火炒制,易爆花。若用文火炒,种子易变"僵",爆花率低[3]。也可将王不留行先用水湿润,再用中火炒制,爆花率可达95%以上[4]。若采用红外线烘箱烤制法,其成品爆花率可达98%[5]。

【性味归经】 苦,平。归肝、胃经。

【功效主治】 活血通经,下乳消痈,利尿通淋。用于瘀血阻滞的闭经、痛经、难产;产后乳汁不下,乳痈肿痛;热淋,血淋,石淋等。

【临床应用】

1. 单方验方

(1)产后缺乳 王不留行10g、猪蹄4只。先将王不留行和洗净的猪蹄放入水中浸泡1h左右,然后用武火煮,开锅后用文火焖1h左右,将汤取出备用。产妇每天餐前服100ml,每日

2次[6]。

(2)带状疱疹 取王不留行适量(视皮损面积大小定用量),文火炒至半数爆开,研成细粉备用。用时取新鲜仙人掌适量,去刺,刮去硬皮,加入王不留行粉捣成糊状敷患处,每日1次,敷至病愈[7]。

(3)急性腰扭伤 取王不留行10g,乌贼(干品)适量,水煎服,早晚各1剂,3日为一个疗程[8]。

2. 配伍应用

(1)用于活血通经

王不留行配当归:活血通经。用于瘀血所致妇女痛经、闭经等。如王不留行散(《医心方》)。

王不留行配川芎:通利血脉,活血调经。用于血瘀经行不畅、痛经、闭经等。

(2)用于通乳

王不留行配穿山甲:活血通经下乳。用于气血壅滞、乳汁不下、乳房胀痛。如通乳汤(《中药临床应用》)。

王不留行配黄芪:补气通经下乳。用于产后气血亏虚、乳汁稀少。如通乳汤(《中药临床应用》)。

(3)用于消乳痈

王不留行配蒲公英、瓜蒌:清热解毒,活血消痈。用于乳痈初起、热毒壅结之乳房红肿疼痛者(《本草汇言》)。

(4)用于通淋

王不留行配石韦、冬葵子:清热利尿通淋。用于膀胱湿热所致热淋、血淋、石淋等多种淋证(《外台秘要》)。

3. 鉴别应用

王不留行、牛膝:两者均具有活血通经,利尿通淋之功。然王不留行能下乳消痈,常用治产后乳汁不下、乳痈等。牛膝则能补肝肾、强筋骨、引火(血)下行,常用治肾虚腰痛、久痹腰膝酸痛乏力、头痛、眩晕、吐血、衄血等火热上炎、阴虚火旺之证。

【用量用法】 水煎服,5～10g。外用适量。

【不良反应】 王不留行煎剂口服后部分患者可致光敏性皮炎,表现为日光下引起面部、眼睛及双手明显水肿,对症处理即恢复[9]。

参考文献

[1] 肖培根.新编中药志:第二卷.北京:化学工业出版社,2002.

[2] 吕文海.中成药研究,1986,2:20.

[3] 侯国东.中药饮片,1992,4:17.

[4] 王培军.中成药,1995,17(1):49.

[5] 辛杰等.中药材,1988,11(6):28.

[6] 姜妮娜等.中国实用乡村医生杂志,2004,11(11):31.

[7] 李希新等.山东中医杂志,2003,22(9):568.

[8] 范桂滨.实用中医药杂志,2005,21(4):202-203.

[9] 周一平等.中华皮肤科杂志,1991,24(4):281.

月季花

【异名】 月月红。

【基源】 为蔷薇科植物月季 *Rosa chinensis* Jacq. 的花。

【成分研究】 月季花主要含没食子酸、槲皮素、鞣质、色素等。

【药理研究】

1. **抗血小板聚集**　槲皮素通过激活血小板环氧化酶,增强血管内皮覆盖血小板血栓处的 PGI_2 合成,抑制血小板聚集,产生舒血管作用,对抗血栓形成,并可抑制由血小板活化因素导致的血小板聚集[1]。

2. **抗氧化**　月季花提取物具有清除自由基的作用,所含槲皮素、鞣质、没食子酸等酚类物质可捕获过氧化自由基,阻断过氧化链式反应的进行而抑制油脂氧化,其提取物对亚油酸及猪油的抗氧化效果优于天然抗氧化剂茶多酚。

3. **利尿**　月季花所含槲皮苷能扩张肾动脉,增加肾动脉血流量而利尿。

4. **调节免疫**　月季花具免疫调节作用的基础是黄酮成分槲皮素,可显著促进 T 淋巴细胞、B 淋巴细胞转化,增强白介素-2 的产生。

5. **抗菌、抗病毒**　月季花所含酚类物质没食子酸体外抗菌作用的有效浓度为 5mg/ml,黄酮类物质山奈素也是目前急缺的广谱抗菌中药。

【性味归经】　甘、淡、微苦,平。归肝经。

【功效主治】　活血调经,疏肝解郁,消肿解毒。用于肝气郁结、气滞血瘀所致月经不调、痛经、闭经及胸胁疼痛;跌仆损伤,瘀血肿痛;痈疽肿毒,瘰疬等。

【临床应用】

1. 单方验方

(1)隐性冠心病　新鲜月季花 30g,洗净,加冰糖(或蜂蜜),沸水冲泡,频频饮服,可续冲 3 遍。每日总冲水量800～1000ml,连服半个月[2]。

(2)烫伤　月季花焙干研粉,茶油调搽患处(《浙江药用植物志》)。

2. 配伍应用

(1)用于活血调经

月季花配玫瑰花:活血调经,疏肝解郁,理气止痛。用于肝郁气滞血瘀所致的月经不调、痛经、闭经、经前乳房胀痛、胸腹疼痛以及跌仆损伤、瘀血肿痛。

月季花配香附:行气活血,调经止痛。用于气滞血瘀所致痛经、闭经、月经不调等。

月季花配益母草:活血祛瘀,调经止痛,祛瘀生新。用于瘀血阻滞之月经不调、闭经、痛经等(《安徽中草药》)。

(2)用于消肿解毒

月季花配夏枯草:解毒消肿散结。用于肝郁化火,痰火凝聚之瘰疬肿痛者。

3. 鉴别应用

月季花、红花:两者均有活血调经、祛瘀止痛之功效。但月季花长于活血调经,善治肝郁不舒、经脉阻滞之月经不调、胸腹胀痛等。红花活血祛瘀作用较强,可广泛用于各种瘀血所致病证。

【用量用法】　水煎服,2～5g,不宜久煎。亦可泡服,或研末服。外用适量。

参考文献 ··

[1] 张曦等.吉林中医药,2004,24(4):47.　　　　[2] 顾铭康.浙江中医杂志,1989,24(10):47.

凌霄花

【异名】　紫葳。

【基源】 为紫葳科植物凌霄 *Campsis grandiflora* (Thunb.) K. Schum. 或美洲凌霄 *C. radicans*(L.)Seem. 的花。

【成分研究】 凌霄花含黄酮类,主要为芹菜素、柑橘素、二氢山奈黄素、槲皮素;苯丙醇苷类;生物碱类;挥发油类有糠醛、糠醇。

【药理研究】

1. 对子宫的作用 凌霄花对离体未孕小鼠子宫有抑制收缩作用;对离体已孕子宫则能增强收缩频率及强度[1]。

2. 抗血栓 凌霄花水煎剂能明显抑制大鼠血栓形成。

3. 其他 凌霄花具有解痉、抗菌和镇痛等作用。

【性味归经】 辛,微寒。归肝、心包经。

【功效主治】 破瘀通经,凉血祛风。用于瘀血阻滞的闭经、痛经、癥瘕积聚,跌打损伤;血热风疹,皮肤瘙痒,痤疮;便血,崩漏等。

【临床应用】

1. 单方验方

(1)崩漏下血 凌霄花为末,温酒服方寸匕,每日3服(《广利方》)。

(2)酒齄鼻 凌霄花、栀子等分,为细末。每服二钱,食后茶调下,每日2服(《是斋百一选方》)。

2. 配伍应用

(1)用于活血调经

凌霄花配红花:活血破瘀通经。用于瘀血阻滞之月经不调、经闭痛经以及癥瘕积聚、跌仆损伤、瘀滞肿痛等。

凌霄花配当归:活血调经。用于血行不畅之月经不调、闭经、经行腹痛等。如紫葳散(《妇科玉尺》)。

(2)用于凉血祛风

凌霄花配雄黄:凉血祛风,解毒止痒。外用治风疹、皮癣、皮肤瘙痒、痤疮等。如凌霄花散(《证治准绳》)。

凌霄花配地龙:凉血活血通络。用于疠风、关节肿痛等。如凌霄散(《洁古家珍》)。

3. 鉴别应用

(1)凌霄花、红花 两者均具有活血通经功能,用治瘀血阻滞之月经不调、经闭痛经以及癥瘕积聚、跌仆损伤、瘀滞肿痛等。然凌霄花味辛性微寒,兼能凉血祛风,又可用治血热风盛所致的风疹、皮癣、皮肤瘙痒、痤疮等。红花辛散温通,兼能化滞消斑,亦可用治热瘀血滞而致的斑疹色暗。

(2)凌霄花、月季花 两者均为活血通经的常用药。然凌霄花破血力胜,又可用治癥瘕积聚,且药性微寒,凉血祛风,对于血热风燥、风疹瘙痒有较好的疗效。月季花兼可消肿解毒,又能用治痈疽肿毒、瘰疬。

【用量用法】 水煎服,3～10g。外用适量。

【使用注意】 孕妇忌服。

参考文献 ··

[1] 颜正华.中药学.第2版.北京:人民卫生出版社,2006.

第三节 ┊ 活血疗伤药

土鳖虫

【异名】 地鳖虫。

【基源】 为鳖蠊科昆虫地鳖 *Eupolyphaga sinensis* Walker 或冀地鳖 *Steleophaga plancyi*(Boleny)雌虫的全体。

【成分研究】 土鳖虫主要成分为氨基酸,17 种游离及水解氨基酸中,有 7 种是人体必需氨基酸;挥发油中含量最高的是萘,还有脂肪醛和芳香醛等;尚含 28 种微量元素及二十八烷醇 β-谷甾醇、十八烷基甘油醚(鲨肝醇)、尿嘧啶、尿囊素等,此外还有生物碱。

【药理研究】

1. 对血液流变学的作用 土鳖虫提取液可使红细胞压积、高切黏度、全血低切黏度等均明显降低,对血浆黏度和纤维蛋白原含量无作用。具有抗凝血和抗血栓作用,对内皮细胞有保护作用[1]。

2. 对红细胞免疫功能的作用 土鳖虫能提高补体受体 1(CR1)的活性,提高红细胞免疫黏附能力,使血清中锌、钙含量增高。

3. 抗氧化 水蛭土鳖虫原粉使过氧化脂质明显下降,还原型谷胱甘肽(GSH)、谷胱甘肽过氧化酶(GSH-Px)明显上升。

4. 保肝 土鳖虫雌成虫的己烷可溶性部分及四氯化碳可溶性部分可抑制 D-半乳糖胺所致的肝损害。

5. 其他 土鳖虫水煎剂可通过对人多囊肾病囊肿衬里上皮细胞增殖的抑制用,阻滞或延缓囊肿的发生与发展;土鳖虫还具有相当的抗突变能力,具有促进骨折愈合和抗肿瘤作用。

【炮制研究】 地鳖虫炮制大多采用炒法。目的是去除腥臭味和油性,使质地变酥脆,便于粉碎和服用。

【性味归经】 咸,寒;有小毒。归肝经。

【功效主治】 破血逐瘀,续筋接骨。用于跌仆损伤,筋伤骨折,瘀肿疼痛;血瘀经闭,产后瘀滞腹痛,癥瘕积聚等。

【临床应用】

1. 单方验方

(1)骨质增生 土鳖虫、三七各 60g,分别粉碎,分装,各为 6 等份。早服土鳖虫 1 份,晚服三七粉 1 份,连服 6 天为一个疗程[2]。

(2)腰腿痛 活土鳖虫 4~5 只,开水泡后,捣烂,用黄酒冲服,一般 1~2 次即可治愈,服后需卧床休息[3]。

2. 配伍应用

(1)用于破血逐瘀

土鳖虫配大黄:破血逐瘀消癥。用于血瘀经闭,产后瘀滞腹痛,积聚痞块等。如下瘀血汤(《金匮要略》)。

土鳖虫配大黄、水蛭:破血逐瘀。用于干血成痨,经闭腹满,肌肤甲错者。如大黄䗪虫丸(《金匮要略》)。

土鳖虫配鳖甲、桃仁:化瘀消癥。用于积聚痞块。如鳖甲煎丸(《金匮要略》)。

(2)用于续筋接骨

土鳖虫配自然铜:祛瘀止痛,续筋接骨。用于跌仆损伤,筋伤骨折,瘀肿疼痛,为伤科常用药。如接骨紫金丹(《杂病源流犀烛》)。

土鳖虫配续断、杜仲:补肝肾,强筋骨,续筋接骨。用于骨折筋伤后期,筋骨软弱。如壮筋续骨丸(《伤科大成》)。

3.鉴别应用

土鳖虫、虻虫:两者皆为虫类药,药力峻猛,均能破血逐瘀消癥,可用治癥瘕积聚、血瘀经闭、跌仆损伤等瘀血重证。虻虫为虻科昆虫双斑黄虻等的雌性干燥全体,别名蜚虻、牛虻,性刚而猛,破血逐瘀消癥作用较为猛烈。入汤剂,1.5～3g,研末服,0.3～0.6g,或入丸散。土鳖虫破血逐瘀之力相对较缓,又善于续筋接骨,为治疗跌仆损伤、筋伤骨折、瘀肿疼痛之要药。

【用量用法】 水煎服,3～10g。研末吞服,每次1～1.5g,黄酒送服。外用适量。

【不良反应】 口服土鳖虫引起过敏反应,主要表现为药疹、全身瘙痒,严重者可引起剥脱性皮炎[4]。

【使用注意】 年老体弱者及月经期慎服,孕妇忌服。

参考文献

[1] 杨红莲等.陕西中医学院学报,2005,28(2):48.
[2] 韩玉龙.山东中医杂志,1996,15(4):185.
[3] 董汉良.中国社区医师,2004,20(12):35.
[4] 柏贤劳.江西中医药,1997,2:83.

自然铜

【基源】 为天然黄铁矿,主含二硫化铁(FeS_2)。

【成分研究】 自然铜主要含二硫化铁及铜、镍、砷、锑等杂质。

【药理研究】

1.促进骨折愈合 自然铜能促进骨折愈合,可使骨痂生长快、量多且较成熟,并能促进骨髓自身及周围血液中网状内皮细胞和血红蛋白增生[1]。

2.抗真菌 体外实验自然铜对多种致病真菌有不同程度的抑制作用。

3.其他 自然铜有预防地方性甲状腺肿的作用。

【炮制研究】 自然铜煅至700℃ 1h,2次醋淬和800℃ 1h、1次煅醋淬均可使其质地酥脆,内心无金属光泽,符合传统煅制品外观性状要求。FeS_2已较完全转变为FeS,在800℃煅时自然铜呈现红色。如果煅至900℃ 1h,2次煅醋淬样品的总硫量比生品下降57%,FeS转化为Fe_2O_3的反应已有发生,提示自然铜在过高温度煅制将会对有效成分的溶出产生不利影响[2]。

【性味归经】 辛,平。归肝经。

【功效主治】 散瘀止痛,接骨疗伤。用于跌仆损伤,骨折筋断,瘀肿疼痛。

【临床应用】

1.单方验方

闪腰岔气:煅自然铜、土鳖虫各30g,研末,每服1.5g,开水送下,每日2次(《山西中草药》)。

2. 配伍应用

(1)用于散瘀止痛,接骨续筋

自然铜配当归:养血活血,散瘀止痛,接骨续筋。用于跌仆损伤、骨折肿痛。如自然铜散(《张氏医通》)。

自然铜配乳香、没药:散瘀止痛,续筋接骨。用于跌仆损伤、骨折筋断、瘀肿疼痛等。如自然铜散(《张氏医通》)。

(2)用于祛风散寒,活血止痛

自然铜配细辛:祛风散寒,活血止痛。用于头风疼痛,痛甚难忍者。

【用量用法】 醋淬,水煎服,10~15g;或研末入丸、散剂。研末服,每次0.3g。外用适量。

【不良反应】 《本草发挥》谓其"有小毒"。本品为黄铁矿物药,服用过多有引起铁中毒的可能。现代研究表明,口服0.5g以上亚铁可引起中毒,表现为呕吐、呕血、黑便、休克、中毒性肝炎和凝血机制不全[3]。

【使用注意】 不可过量和久服,应中病即止。凡阴虚火旺、血虚无瘀者应慎用。

参考文献

[1] 颜正华.中药学.第2版.北京:人民卫生出版社,2006.

[2] 李铁林等.中国中药杂志,1993,18(11):662.

[3] 张德荣等.金属毒理学手册.成都:四川科学技术出版社,1985.

苏 木

【基源】 为豆科植物苏木 *Caesalpinia sappan* L. 的心材。

【成分研究】 苏木中酚性成分为其主要药效作用的物质基础,包括巴西苏木素类、查耳酮类、原苏木素类、原苏木素苷元及高异黄酮类衍生物。

【药理研究】

1. 抗炎 苏木水提物对HL-60(人早幼粒白血病细胞株)有较强的细胞毒作用,苏木醇提物对人体肿瘤细胞HCT-8、KB、A_{2780}有明显的抑制作用,直接作用于肿瘤细胞,诱导细胞凋亡,抑制癌细胞增殖[1]。

2. 抑制免疫 苏木水煎液对SAC诱导的体外B淋巴细胞增殖有明显的抑制作用,其抑制强度明显大于雷公藤,提示苏木具有明显的免疫抑制作用。苏木有较强的抗排斥反应作用,可明显延长同种异位心脏移植物的存活天数,减少环孢素A的用量。苏木可作用于穿孔素和颗粒酶B基因的表达水平,抑制细胞毒T淋巴细胞的功能,但此作用弱于环孢素A。

【性味归经】 甘、咸、辛,平。归心、肝经。

【功效主治】 活血疗伤,祛瘀通经。用于跌仆损伤,骨折伤筋,瘀滞肿痛;血瘀闭经、痛经,产后瘀滞腹痛,心腹疼痛;痈肿疮毒等。

【临床应用】

1. 单方验方

(1)肋间神经痛 苏木80~90g,加沸水约250ml浸泡数分钟药液呈现红色,一次服。按上法每日口服浸泡液3~4次,至药液无色为止。每日1剂[2]。

(2)急性关节扭伤 鲜虎杖100g,晾干后碾粉,加红花20g、苏木50g,浸泡于55%乙醇200ml中,半年后取其上清液备用。根据受伤部位面积大小,每次取5~15ml,用药棉蘸取药液涂擦患处,每次10～15min,每天 3 次,连续 5～7 天。效果明显者 3 天后可改为每天 2 次涂擦[3]。

2. 配伍应用

(1)用于活血通经,祛瘀止痛

苏木配红花:活血通经,祛瘀止痛。用于瘀血阻滞之闭经痛经、产后瘀阻腹痛、跌仆伤痛、癥瘕积聚、胸痹心痛等,以跌打损伤之瘀血作痛最为常用。

苏木配大黄:活血祛瘀通经。用于下焦瘀热之月经不通、烦热、便秘、小腹胀痛者。如苏枋木煎(《太平圣惠方》)。

苏木配川芎、当归:活血通经。用于血瘀经闭、痛经、产后瘀滞腹痛。如通经丸(《类证治裁》)。

苏木配丹参:祛瘀止痛。用于血瘀所致心腹疼痛。

苏木配五灵脂:活血化瘀止痛。用于心腹瘀滞疼痛者。

(2)用于益气活血,攻补兼施

苏木配人参:攻补兼施,补虚益气、活血祛瘀。适用于气虚血瘀之心腹疼痛、痛经及年老体弱之跌仆损伤、瘀肿疼痛。

(3)用于祛风活血

苏木配防风:祛风活血,止痉止痒。用于感受风邪、气血瘀滞之破伤风、口噤、手足拘挛或风疹瘙痒。

(4)用于活血消痈

苏木配金银花、白芷:清热解毒,活血消痈。用于痈肿疮毒,红肿热痛者。

【用量用法】　水煎服,3～10g。外用适量,研末撒敷。

【不良反应】　苏木外用有引起接触性皮炎的个例报道[4]。

【使用注意】　月经过多及孕妇忌服。

参考文献

[1] 王栋等.中医药信息,2003,20(3):15.

[2] 王永忠.承德医学院学报,1996,13(2):144-145.

[3]朱悦萍等.山东中医杂志,2006,25(10):681-682.

[4] 徐佐夏等.中华医学杂志,1966,6:568.

骨 碎 补

【异名】　猴姜,毛姜,申姜。

【基源】　为水龙骨科植物槲蕨 *Drynaria fortunei*(Kunze)J. SM. 或中华槲蕨 *D. baronii* (Chrise)的根茎。

【成分研究】　骨碎补主要含有羊齿 9(11)烯、里白烯、环劳顿醇等萜类化合物以及石莲姜素、(一)-表阿夫儿茶精、β-谷甾醇等。

【药理研究】

1. 对骨质生长的作用　骨碎补对新生小鸡骨的生长发育有促进作用,用药组股骨的湿重和体积大于对照组,单位长度皮质骨内钙、磷、羟脯氨酸和氨基已糖都明显高于对照组。对长管骨径度方向上的促进作用大于对长度方向,对蛋白多糖的合成促进作用在时间上先于其他成分,在程度上高于其他成分。

2. 对骨质疏松的作用　骨碎补能提高血钙血磷水平,激活成骨细胞,提高股骨头的骨密度,预防激素性骨质疏松。骨碎补水提液对大鼠实验性牙槽骨吸收有明确的疗效,能抑制骨质吸收、促进骨质再生[1]。

3. 抗炎 骨碎补总黄酮具有抗炎作用,并能抑制毛细血管渗透性的增高。

4. 解毒 骨碎补可使链霉素所致耳蜗一回和二回外毛细胞的损伤减轻,对链霉素耳毒性有一定的解毒作用。

5. 降血脂 骨碎补具有预防家兔血脂升高、降低高脂血症的作用,具有明显的防止动脉粥样硬化斑块形成的作用。

【性味归经】 苦,温。归肝、肾经。

【功效主治】 活血续伤,补肾强骨。用于跌仆损伤或创伤,筋骨损伤,瘀滞疼痛;肾虚腰痛脚弱,耳鸣耳聋,牙痛,久泻等。

【临床应用】

1. 单方验方

(1)花斑癣 采骨碎补鲜品,切成 0.5cm 厚片状,蘸取密陀僧细末,外搽患处[2]。

(2)寻常疣 骨碎补 20g、甘油 20ml、75% 乙醇 80ml。先将骨碎补捣碎,装于大口瓶中,加入甘油、乙醇密封后振摇数十次,放置一周后使用。每晚用药棉浸骨碎补液涂抹患处一次,15 天为一个疗程。治疗期间不能用香皂或肥皂洗患处[3]。

(3)斑秃、病后脱发 鲜骨碎补 15g、斑蝥 5 只、烧酒 90ml,浸泡 12 天,滤取药液,涂擦患处(《浙江药用植物志》)。

(4)跟骨骨刺 将骨碎补 30g(双足加倍)捣细粉,用 75% 乙醇与食醋各等份调成稠糊状,敷药前足跟用温水泡 20min,然后将药糊均匀涂于增生足跟处,用布包扎。每晚睡前敷药,次日晨除去,20 天为一个疗程[4]。

(5)氨基糖苷类药物不良反应 轻者可用鲜骨碎补 30g、甘草 10g,重者用骨碎补 50g、甘草 15g,每日 1 剂,3～5 天症状即可缓解,服至症状完全消失即可停药[5]。

2. 配伍应用

(1)用于活血续伤

骨碎补配没药、自然铜:散瘀止痛,续筋接骨疗伤。用于跌仆损伤,筋伤骨折,瘀肿疼痛。如骨碎补散(《太平圣惠方》)。

骨碎补配儿茶、泽兰:散瘀止痛,续筋接骨。研末调敷,用于跌仆损伤、骨折肿痛(《福建药物志》)。

(2)用于补肾强骨

骨碎补配补骨脂:补肾助阳,强筋健骨。用于肾虚腰痛脚弱及肾虚久泻等。

骨碎补配牛膝:补肝肾,强筋骨。用于肾虚腰痛,足膝痿弱。如骨碎补丸(《太平惠民和剂局方》)。

骨碎补配熟地黄:补肾益精。用于肾虚耳鸣耳聋,牙齿浮动疼痛,牙龈渗血等(《本草汇言》)。

3. 鉴别应用

骨碎补、自然铜:两者均具有活血疗伤、续筋接骨之功,可用治跌仆闪挫或金创、损伤筋骨、瘀肿疼痛等。然骨碎补且有补肾强骨之效,可用治肾虚腰痛脚弱、耳鸣耳聋、牙痛、久泻等。自然铜功偏散瘀止痛,接骨疗伤,主治跌仆损伤、骨折筋断、瘀肿疼痛。

【用量用法】 水煎服,10～15g。外用适量,研末调敷或鲜品捣敷,亦可浸酒擦患处。

【制剂与成药】 骨碎补流浸膏:每 100ml 含骨碎补 75g,威灵仙 25g。用于肋间神经痛,关节痛,腰肌劳损。口服,每次5~10ml,1日3次。

【使用注意】 阴虚火旺、血虚风燥者慎用。

参考文献

[1] 陈顺等.医药导报,2006,25(7):685.
[2] 洪鼎侨.中医杂志,2004,45(4):250.
[3] 黄培余.山东中医杂志,1995,14(5):229.
[4] 于丽荣.中医杂志,2004,45(4):251.
[5] 杨万朗.四川中医,2000,18(11):17.

马钱子

【异名】 番木鳖。

【基源】 为马钱科植物马钱 *Strychnos nux-vomica* L. 的干燥成熟种子。

【成分研究】 马钱子所含的生物碱主要为士的宁(番木鳖碱),占总生物碱的35%~50%,其次为马钱子碱。此外还含少量的番木鳖次碱、马钱子新碱、伪番木鳖碱、伪马钱子碱、番木鳖次碱 N-氧化物、马钱子碱 N-氧化物等。

【药理研究】

1. **抗炎、抑制免疫** 马钱子碱有较强的抗炎作用,能抑制外周炎症组织 PGE_2 的释放,抑制大鼠血浆 5-HT、6-keto-PGF1 与血栓烷(TXB_2)炎症介质的释放。马钱子中非士的宁生物碱具有抗实验性关节炎的作用,抑制棉球肉芽增生和足跖肿胀,对小鼠迟发型超敏反应有明显抑制作用。马钱子碱对正常小鼠免疫功能无明显影响,但对环磷酰胺所致小鼠淋巴细胞增殖及其功能的改变均有恢复作用。

2. **对中枢神经系统的作用** 士的宁可选择性阻断脊髓运动神经元和中间神经元的突触后抑制及闰绍细胞对运动神经元和中间神经元的突触后抑制,从而减弱或消除对抗肌间的交互抑制,兴奋脊髓,加快神经冲动在脊髓中的传导,增加肌张力。士的宁还可提高延髓呼吸中枢、血管运动中枢的兴奋性,使血压升高,呼吸加深加快,提高大脑皮质感觉中枢的敏感性。

3. **抗肿瘤** 马钱子碱对人类肝癌细胞抑制效应最强,引起 $HepG_2$ 细胞凋亡、caspase-9 蛋白酶解加工、线粒体膜去极化。

4. **其他** 改善微循环、增加血流、抗血栓形成及抑制血小板聚集等作用[1]。

【炮制研究】 马钱子的炮制研究认为,马钱子加热炮制不仅使生物碱含量减少,更重要的是转化成了氮氧化合物和异型结构的生物碱。士的宁和马钱子碱的毒性分别比它们相应的氮氧化物大 10 倍和 15.3 倍,但其药理作用与氮氧化物相似,尤其是马钱子碱氮氧化物其镇痛作用强于马钱子碱,具有药效发挥迟,但药效持久的特点;在化痰和止咳方面,马钱子碱氮氧化物优于马钱子碱;对实验性炎症和抗血栓形成也有明显作用。马钱子炮制后虽然毒性大幅度降低,但未降低炮制品及经炮制后转化的生物碱对呼吸中枢和血管运动中枢的作用[2]。由此可见,马钱子炮制后,由于部分生物碱转化为氮氧化物,所以毒性降低,而作用仍保持甚至更强。

马钱子的炮制方法,现在主要采用砂烫法。此法简便易行。炮制温度一般控制在 230~240℃,时间控制在 3~4min 为宜[2]。

【性味归经】 苦,寒;有大毒。归肝、脾经。

【功能主治】 通络止痛,散结消肿。用于风湿顽痹,麻木瘫痪;跌仆损伤,骨折肿痛;痈疽疮毒,咽喉肿痛。

【临床应用】

1. 单方验方

(1)带状疱疹　生马钱子去皮,以普通食醋磨成糊状,涂擦患部,轻者每日2次,重者每日4～5次[3]。

(2)面瘫　生马钱子在温水中浸泡7天后取出,每枚切成薄片,按面瘫严重程度,一片片摆满在氧化锌贴膏上,敷在患者口角侧。向左歪斜贴在右侧,反之亦然,每日换1次[4]。

(3)宫颈糜烂　取马钱子仁,置香油中炸后,滤去药渣,然后加入适量凡士林,调制成软膏备用。先用高锰酸钾冲洗阴道,揩净阴道、宫颈口的分泌物,将带线的棉塞蘸马钱子油膏放于糜烂处。线尾留在阴道处,经6h后取出,每日或隔日上药1次。5次为一个疗程(《中药学大辞典》)。

(4)慢性腰肌劳损　取马钱子、杜仲等份,研为细末,过100目筛备用。治疗时取药末0.5g置于腰部疼痛处,外用伤湿止痛膏覆盖以免药末漏出。每日换药1次,10天为一个疗程[5]。

(5)脊髓非完全性断裂损伤　生马钱子经浸泡后去除外表绒毛洗净晒干,用香油炸或砂炒至焦,外观呈棕黄色,研末装入胶囊,每粒含药0.3g。严格控制剂量,按病情及疗程给药。初始量为每日0.3g,1周后观察无中毒反应渐加量至每日0.9g,分3次服。4～5周为一个疗程,停药1周后续第2个疗程[6]。

(6)重症肌无力　以炙马钱子胶囊(每粒胶囊含炙马钱子0.2g)治疗,每次2粒,每日3次,口服。3个月为一个疗程。对轻症重症肌无力可单药控制,对重型重症肌无力予辅助治疗[7]。

(7)增生性膝关节炎　取制马钱子20g磨碎,鲜生姜50～100g,加入消炎痛4片捣碎研细,加入食醋适量调匀(以液汁不流淌为宜),后敷于患膝,并以纱布固定,5～10min后患处有烘热感,持续2h后弃掉,每日1次,10天为一个疗程[8]。

2. 配伍应用

(1)用于散结消肿

马钱子配穿山甲:散结消肿止痛。用于跌仆损伤、痈疽肿痛等。如马钱散(《救生苦海》)。

(2)用于通络止痛

马钱子配乳香:散结止痛,散瘀止痛。用于跌仆损伤、瘀血肿痛、骨折伤痛。

马钱子配全蝎:开通关节,通络止痛。用于风湿顽痹、拘挛疼痛、麻木瘫痪。

3. 鉴别应用

(1)雷公藤、马钱子　两者皆苦寒,有大毒,具有通络消肿止痛之功,均可用治风湿顽痹、麻木瘫痪、痈疽肿痛等。但马钱子善于散结消肿、通络止痛,为伤科疗伤止痛之佳品,善治跌仆损伤、瘀肿疼痛、骨折伤痛诸证。雷公藤善于祛风除湿、活血通络,尤长于治疗类风湿关节炎、风湿性关节炎以及坐骨神经痛。

(2)马钱子、木鳖子　木鳖子为葫芦科植物木鳖子 *Momordica cochinchinensis* (Lour.) Spr. 的种子。两药均有毒,具有消肿止痛功能,用于痈疮疔毒、跌仆损伤等。但马钱子止痛作用强,也常用于风湿顽痹。木鳖子解毒杀虫止痒效好,常用于疥、癣、湿疹。

【用量用法】　炮制后入丸散用,每次0.3～0.6g。当病情控制,或患者感觉轻度舌麻、微微抽搐时,即应减量或停药。

【制剂与成药】　腰痛宁胶囊:由马钱子、土鳖虫、牛膝、乳香、没药、全蝎组成。用于腰椎间盘突出、腰椎增生、腰肌纤维炎、坐骨神经炎、腰肌劳损、慢性风湿性关节炎等。口服,常用量每次 3～4 粒,1 次/天,每晚睡前 0.5h 服,30 天为一个疗程。如未恢复需停药 3 日,可继续下一个疗程。

【不良反应】 马钱子有大毒,其主要毒性成分为士的宁及马钱子碱。成人一次服 5～10mg 士的宁可致中毒,30mg 可致死亡。中毒反应开始可见嚼肌及颈部肌肉有抽筋感觉、咽下困难、全身不安,随后伸肌与屈肌做极度的收缩而出现强直性惊厥;呼吸肌痉挛性收缩,呼吸停止于最大吸气状态,惊厥反复发作,患者可因窒息而死亡[9,10]。

【中毒救治】

1. 患者应保持绝对安静,最好将患者置于暗室,避免光和声等刺激。各项检查和治疗操作应轻柔,尽量减少对患者的刺激。

2. 用戊巴比妥钠或阿米妥钠 0.3～0.5g 静脉注射,也可用乙醚做轻度麻醉,或用水合氯醛灌肠以制止惊厥。

3. 惊厥控制后,如认为胃中尚有余毒,可用 1∶2000 高锰酸钾溶液洗胃。

4. 中毒症状可因二氧化碳的增多而加剧,故在治疗时可予氧气吸入。

5. 对于出现一过性肌肉僵凝感及肌肉轻微颤动者可不做处理,减少服药剂量即可自行恢复;如肌肉僵凝感持续时间较长者,可多饮白开水或用蜂蜜、绿豆煎水服即可。

6. 阿片类药物及咖啡因均能增加士的宁中毒后的呼吸抑制作用,故均忌用。

【使用注意】 马钱子毒性大,安全范围小,内服需严格控制剂量,也不宜久服。入药须规范炮制,以降低毒性。孕妇禁用。高血压、动脉硬化、心脏病患者当慎用或减量应用。

参考文献

[1] 房丹等.辽宁中医杂志,2007,34(7):1018.
[2] 叶定江等.中药炮制学.上海:上海科学技术出版社,2003.
[3] 徐志刚.新医学,1985,12:633.
[4] 戴德军.吉林中医药,1985,1:25.
[5] 赵明.中国民间疗法,2003,11(7):28.
[6] 陈祖平等.中医杂志,1996,37(6):355.
[7] 裘涛等.中国中医药科技,2008,15(3):219.
[8] 姜洁.实用中医内科杂志,2003,17(3):217.
[9] 李巧生.现代中西医结合杂志,2003,12(2):213.
[10] 汪德芬等.中国中西医结合杂志,2001,21(4):251.

血 竭

【基源】 为棕榈科植物麒麟竭 *Daemonorops draco* Bl. 的果实及树干中渗出的树脂。

【成分研究】 血竭主要含血竭素、血竭红素、黄色血竭树脂烃、去甲基血竭红素、对羟基苯甲酸乙酯、去甲基血竭素等。

【药理研究】

1. **活血化瘀** 血竭总黄酮对体外 ADP 诱导的大鼠血小板聚集及 PAF 诱导的家兔血小板聚集有一定抑制作用;血竭总黄酮还能明显抑制大鼠实验性深静脉血栓形成。

2. **止血** 血竭可缩短小鼠凝血时间,促进家兔血液钙浓度的恢复[1]。

3. **镇痛** 血竭可显著抑制背根神经节细胞的电压门控性钠通道电流,据此推断血竭对初级神经元细胞膜钠通道的阻断作用是其镇痛机制之一。

4. **解痉** 血竭能显著拮抗己烯雌酚所致大鼠在体子宫平滑肌的收缩。

5. **降糖** 血竭对葡萄糖、肾上腺素、四氧嘧啶所致大鼠高血糖有明显降低作用,可升高血浆胰岛素水平。

【性味归经】 甘、咸,平。归肝经。

【功效主治】 活血定痛,化瘀止血,敛疮生肌。用于跌仆损伤,瘀滞心腹疼痛;外伤出血,疮疡不敛等。

【临床应用】

1. 单方验方

宫颈糜烂:月经干净后第三天,将血竭粉均匀撒在宫颈糜烂面,并用带尾棉球压盖,6～8h后取出,每日或隔日1次,7次为一个疗程[2]。

2. 配伍应用

(1)用于活血止痛,敛疮生肌

血竭配乳香、没药:活血消肿,生肌敛疮。适用于跌仆损伤、筋骨疼痛、外伤出血、疮疡不敛等。常研末外用。如七厘散(《良方集腋》)。

(2)用于散瘀止痛,止血

血竭配三七:散瘀止痛,化瘀止血。适用于外伤出血,瘀血所致的痛经、胸痹心痛、头痛、胁痛及癥瘕痞块等。

3. 鉴别应用

血竭、乳香:两者均具有活血疗伤、祛瘀止痛、生肌敛疮之功。然血竭兼能止血,有止血而不留瘀的特点,故可用治瘀血阻滞、血不归经的出血证,尤多用于外伤出血;乳香活血行气止痛力强,故可用治血瘀气滞诸痛证。

【用量用法】 内服多入丸、散剂,研末服,每次1～2g。外用适量,研末外敷。

【制剂与成药】 龙血竭胶囊:每粒0.3g。用于跌仆损伤、瘀血作痛、妇女气血凝滞、外伤出血、脓疮久不收口。口服,每次4～6粒,3次/天。外用,取内容物适量,敷患处或用酒调敷患处。

【不良反应】 外用血竭粉,或口服血竭,均可引起荨麻疹型药疹及接触性皮炎[3,4]。

【使用注意】 无瘀血者、过敏体质者慎用。

参考文献

[1] 崔建蓉.四川生理科学杂志,2004,26(3):136.　　[3] 刘明.江苏中医,1999,20(6):31.
[2] 卢碧任等.广西中医药,1997,20(4):25.　　　　[4] 蔡云芝等.中国中药杂志,1995,20(1):57.

儿　茶

【异名】 孩儿茶。

【基源】 为豆科植物儿茶 *Acacia catechu*(L. f)Willd. 的去皮枝、干的煎膏。

【成分研究】 儿茶主要含有儿茶鞣酸、儿茶素、表儿茶素、赭朴鞣质、非瑟素、槲皮素、槲皮万寿菊素、原儿茶鞣质和焦性没食子酚鞣质、儿茶鞣质、儿茶荧光素、没食子酸、鞣花酸、儿茶酚、儿茶红等,还有儿茶钩藤碱 A、儿茶钩藤碱 B、儿茶钩藤碱 C、儿茶钩藤碱 D、儿茶钩藤碱 E以及钩藤碱、异钩藤碱、圆叶帽木碱、二氢柯楠因碱。

【药理研究】

1. 对心血管系统的作用 儿茶素能收缩离体兔耳血管,使离体蟾蜍心脏振幅先增强后减弱,抑制组胺生成,使体内肾上腺素含量减少,具有良好的抗心律失常作用。儿茶素能够降低小鼠脑、肺、肾及肌肉等毛细血管的通透性[1]。

2. 保肝　儿茶素杀伤肝内乙型肝炎病毒(HBV)、保护肝细胞的药效,是通过激发机体的免疫反应,尤其是 T 淋巴细胞的免疫功能而实现的。

3. 降脂　儿茶素可使鹌鹑血清总胆固醇、甘油三酯、低密度脂蛋白胆固醇、丙二醛水平显著下降,使血清 SOD 活性、高密度脂蛋白胆固醇、NO_2^-/NO_3^- 比值和肝脏 SOD、丙氨酸转氨酶及天冬氨酸转氨酶活性显著升高,儿茶素可延缓动脉粥样硬化发展,抵抗其损伤[1]。

4. 抗病原微生物　儿茶对革兰阳性球菌、革兰阴性杆菌均有很好的抑菌效果;对内氏放线菌的生长和产酸有一定的抑制作用;儿茶素对 MDCK 细胞中流感病毒 A-PR8 生长也有抑制作用。

5. 抗氧化　儿茶素能抑制自由基的生成、延缓衰老,是潜在的抗氧化剂和酶抑制剂。

【性味归经】　苦、涩,凉。归心、肺经。

【功效主治】　活血疗伤,止血生肌,收湿敛疮,清肺化痰。用于跌仆伤痛,出血,疮疡,湿疮,牙疳,下疳,痔疮;肺热咳嗽等。

【临床应用】

1. 单方验方

(1)肠炎　儿茶粉,每次口服 0.6～2g,每日 3 次,30 天为一个疗程。同时以儿茶粉 4～10g 加温生理盐水或温开水40～60ml 保留灌肠,每天 1 次,15 天为一个疗程[2]。

(2)口疮　儿茶研末,用棉签涂抹患处,每日 2～3 次[3]。

2. 配伍应用

(1)用于活血止痛

儿茶配血竭、白及:活血止痛,收敛止血。用于跌仆伤痛、出血等。如止血散(《实用正骨学》)。

(2)用于敛疮生肌

儿茶配乳香、没药:活血消痈,祛腐敛疮生肌。用于诸疮溃烂,久不收口等。如七厘散(《良方集腋》)。

儿茶配硼砂:敛疮生肌。研末外用治牙疳溃烂。

儿茶配珍珠、冰片:敛疮生肌。研末外用治下疳阴疮。

儿茶配麝香:消肿敛疮。用于痔疮肿痛。可研末调敷患处。

(3)用于收湿敛疮

儿茶配龙骨、轻粉:收湿敛疮。用于皮肤湿疮。

(4)用于清肺化痰

儿茶配桑叶:清肺化痰。用于痰火郁肺或肺热咳嗽有痰者。如安肺宁嗽丸(《医学衷中参西录》)。

3. 鉴别应用

儿茶、血竭:两者均具有活血止血、生肌敛疮之功。但血竭内服活血散瘀、通经止痛力强,可治血滞经闭痛经,心腹刺痛,产后瘀滞腹痛等;儿茶外用兼能收湿敛疮,可治湿疮,牙疳等。

【用量用法】　内服多入丸、散剂,每次 1～3g;入煎剂可适当加量,宜布包。外用适量,研末撒或调敷。

参考文献 ••

[1] 井玥等.中草药,2005,36(5):790.　　　　　　[3] 孔令举等.中医药学报,1988,5:40.
[2] 周怀鸿.广东医学,1984,5(5):25.

刘寄奴

【基源】 为菊科植物奇蒿 *Artemisia anomala* S. Moore 的全草。商品称南刘寄奴。

【成分研究】 刘寄奴含有奇蒿黄酮、香豆精、异泽兰素、脱肠草素、刘寄奴内酯、西米杜鹃醇及挥发油等。

【药理研究】

1. 抗缺氧 刘寄奴水煎醇沉剂对小鼠脑微循环障碍所致缺氧有明显保护作用,能延长小鼠在缺氧环境中的生存时间,并能增加离体豚鼠冠状动脉的灌流量[1]。

2. 抗血栓形成 刘寄奴对 ADP 诱导的大鼠血小板聚集呈现抑制作用,抗 ADP 诱导的小鼠体内血栓形成。抗大鼠体内静脉血栓形成[2]。

【性味归经】 苦,温。归心、肝、脾经。

【功效主治】 散瘀止痛,疗伤止血,破血通经,消食化积。用于跌仆损伤,瘀滞肿痛,外伤出血,血瘀经闭,产后瘀滞腹痛;食积腹痛,赤白痢疾等。

【临床应用】

1. 单方验方

慢性膀胱炎:刘寄奴 10～15g,水煎代茶饮,每日 1 剂,10 天为一个疗程,服 1～3 个疗程[3]。

2. 配伍应用

(1)用于活血止痛

刘寄奴配骨碎补:活血散瘀,消肿止痛,止血疗伤。用于跌仆损伤、肿痛出血。如流伤饮(《伤科秘方》)。

刘寄奴配延胡索:活血止痛。用于跌仆损伤之瘀肿疼痛、心腹瘀滞疼痛等(《备急千金要方》)。

刘寄奴配当归:养血活血,祛瘀止痛。用于血瘀经闭、痛经,产后瘀滞腹痛、恶露不尽等。如刘寄奴汤(《圣济总录》)。

刘寄奴配红花:活血通经,散瘀止痛。用于血瘀经闭、产后瘀滞腹痛等。如刘寄奴散(《太平圣惠方》)。

(2)用于消食化积

刘寄奴配山楂:消食化积,行气止痛。用于食积不化、腹痛泻痢等。

3. 鉴别应用

(1)南刘寄奴、北刘寄奴 刘寄奴的来源除奇蒿外,尚有玄参科植物阴行草 *Siphonostegia chinensis Benth.* 的带果全草,前者习称南刘寄奴,后者习称北刘寄奴。两者均具有破血疗伤、通经止痛、止血之功。然南刘寄奴兼能消食化积、止泻痢,又可用治食积不化、腹痛泻痢等;北刘寄奴兼能清利湿热、退黄疸,又可用治湿热黄疸等。内服剂量两者相同。

(2)刘寄奴、苏木 两者均具有活血散瘀、疗伤止痛之功。然刘寄奴兼能止血、消食化积、止泻痢,又可用治外伤出血、食积不化、腹痛泻痢;苏木则具有少则和血、多则破血的作用特点,既为伤科跌仆损伤、骨折伤筋、瘀滞肿痛常用之品,又为妇科瘀滞经产诸证及其他瘀滞病证的常用药。

【用量用法】 水煎服,3～10g。外用适量,研末撒或调敷,亦可鲜品捣烂外敷。

【使用注意】 孕妇慎服。

参考文献 ....

[1] 潘颖宜等.中成药,1998,20(7):45.　　　　　　　社,2006.
[2] 颜正华.中药学.第 2 版.北京:人民卫生出版　[3] 李国通.山西中医,1997,13(2):32.

鬼 箭 羽

【异名】 卫矛。

【基源】 为卫矛科植物卫矛 *Euonymus alatus*(Thunb.)Sieb. 的具翅状物枝条或翅状附属物。

【成分研究】 鬼箭羽含黄酮类及甾类等活性成分,包括木栓酮、β-谷甾醇、鬼箭羽醇、槲皮素、槲皮素-3-半乳糖苷(金丝桃苷)、槲皮素-3-半乳糖-木糖苷以及双氢黄酮醇即香橙素、d-儿茶素、去氢双儿茶素和钙、镁、磷、铁、铝等。

【药理研究】

1. 对血流动力学的作用　鬼箭羽股静脉注射能增加冠状动脉血流量,减少冠状动脉阻力,降低心肌耗氧量,改善心肌缺血状态;股动脉较小剂量注射能扩张末梢血管,降低末梢血管阻力,使血流量增加[1]。

2. 对血液流变学的作用　鬼箭羽水煎醇提物对兔有使低切速下全血黏度降低、红细胞变形能力增加、红细胞电泳率增加、体外血栓重量减轻等作用;使小鼠断头所致脑缺血缺氧状态下呼吸次数增加 10%,对维持时间作用不明显。

3. 耐缺氧　鬼箭羽水溶性部分能提高小鼠耐缺氧能力,在缺氧条件下增加小鼠的存活率并延长其生存时间.

4. 对心血管系统的作用　鬼箭羽水溶性部分能使蛙心收缩振幅加大,输出量增多,心率稍加快,在心力衰竭时尤其明显;能减慢家兔、大鼠和猫的心率;对垂体后叶素所致急性心肌缺血的大鼠及豚鼠有保护作用;还能减轻豚鼠静脉注射氯化钾所引起的心律失常及 T 波改变,并使心律失常较快地恢复正常。鬼箭羽制剂静脉注射可使猫、家兔、犬血压于 1min 内迅速下降,5min 逐渐恢复至原水平。

5. 调脂、降糖　鬼箭羽对血清总胆固醇有降低趋势;对高密度脂蛋白-胆固醇(HDL-C)有升高趋势;明显降低 LDL-C 水平;同时使卵磷脂胆固醇酰基转换酶(LCAT)活性升高;有延缓动脉粥样硬化形成的作用。鬼箭羽水煎部分有明显降低化学性糖尿病小鼠总胆固醇的作用。鬼箭羽煎剂中提取的草酰乙酸钠对正常或四氧嘧啶性糖尿病家兔有降低血糖、尿糖及增加体重的作用;对正常麻醉犬,静脉滴注鬼箭羽使血糖显著下降,大鼠口服鬼箭羽可引起低血糖及胰岛细胞增殖,腺细胞增生。

【性味归经】 苦,寒。归肝经。

【功效主治】 破血通经,杀虫。用于血瘀经闭,痛经,癥瘕积聚,产后腹痛,跌仆损伤,风湿痹痛,虫积腹痛等。

【临床应用】

1. 单方验方

(1)乳无汁　鬼箭羽五两(150g),水六升(1200ml),煮取四升(800ml),去滓。服八合(160ml),日三服(单行鬼箭汤《广济方》)。

(2)过敏性皮炎、漆疮　鬼箭羽煎水外洗(《安徽中草药》)。

(3)糖尿病瘀血型　鬼箭羽、葛根、桑椹子、生白术各 30g,红花、川芎各 10g,当归 15g。水煎服,每日 1 剂[2]。

2.配伍应用

鬼箭羽配当归:活血通经止痛。用于血瘀经闭、痛经、产后败血不散、腹中有块疼痛或恶露不快、血晕欲绝。如当归饮(《圣济总录》)。

鬼箭羽配延胡索:活血散瘀止痛。用于痹证日久入络之筋骨疼痛或瘀血腹痛。

鬼箭羽配桃仁:活血通经止痛。用于瘀血阻滞之血瘀经闭、痛经、胸胁肩背疼痛。如鬼箭羽散(《太平圣惠方》)。

【用量用法】　水煎服,3~10g。或入丸散。

【使用注意】　孕妇忌服。

参考文献

[1] 姚祖培等.中国中医药信息杂志,2007,12(7):31.　　　　[2] 郭惠芳等.辽宁中医杂志,1996,3:126.

第四节　破血消癥药

莪　术

【基源】　为姜科植物蓬莪术 Curcuma phaeocaulis Val. 或温郁金 C. wenyujin Y. H. Chen et C. Ling、广西莪术 C. kwangsiensis S. lee et C. F. Liang 的根茎。

【成分研究】

1.挥发油类　莪术醇、β-榄香烯、蓬莪术环氧酮、蓬莪术酮、蓬莪术环二烯、姜黄醇酮、姜黄环氧奥烯醇等。

2.姜黄素类　姜黄素、脱甲氧基姜黄素和双脱甲氧基姜黄素等。

【药理研究】

1.抗血栓　榄香烯通过影响花生四烯酸的代谢途径,促进前列腺素 PGI_2 合成或减少 TXA_2 生成,干扰血小板内 cAMP 或 Ca^{2+} 而产生抗血小板聚集作用。另外,莪术油能改变全血比黏度、红细胞压积、红细胞沉降率、还原黏度等血液流变学参数,防止血小板聚集,抑制血栓形成[1]。

2.抗肿瘤　姜黄素能抑制实验动物皮肤癌、胃癌、十二指肠癌、结肠癌及乳腺癌的发生,显著减少肿瘤数目,缩小瘤体大小;有抗白血病作用,姜黄素能选择性抑制急性髓性白血病细胞 HL-60 的增殖。

3.抗菌、抗病毒　莪术醇在试管内能抑制金黄色葡萄球菌、β-溶血性链球菌、大肠杆菌、伤寒杆菌等的生长,对呼吸道合胞体病毒(RSV)有直接抑制作用,对流感病毒 A1、A3 型有直接灭活作用。

【性味归经】　辛、苦,温。归肝、脾经。

【功效主治】　破血行气,消积止痛。用于癥瘕积聚,经闭,心腹瘀痛;食积气滞,脘腹胀痛;跌打损伤,瘀肿疼痛等。

【临床应用】

1. 单方验方

(1)带状疱疹　用莪术油注射液 30ml 加入生理盐水注射液 250ml 中静脉滴注(2～3h)，每日 1 次，连用 3 天，间隔 2 天，再行第 2 个疗程。能尽快减轻症状，使水疱吸收、结痂和止痛的时间明显缩短[2]。

(2)轮状病毒性肠炎　在常规治疗的基础上，予以莪术油 10mg/kg，每日 1 次，静脉滴注，疗程 3～5 天[3]。

(3)小儿过敏性紫癜　用 0.04％莪术油葡萄糖注射液 10 mg/kg，每天 1 次，静脉滴注，10 天为一个疗程[4]。

(4)手足口病　用 0.04％莪术油葡萄糖注射液静脉滴注，每次 10mg/kg，每日 1 次，连用 7 日[5]。

2. 配伍应用

莪术配三棱：破血行气，消积止痛。用于气滞血瘀所致的癥瘕积聚、闭经、心腹瘀痛、跌仆损伤、瘀肿疼痛以及食积腹痛。如莪术散(《寿世保元》)。

莪术配青皮：行气止痛，消积化滞。用于食积不化之脘腹胀痛。如莪术丸(《证治准绳》)。

莪术配木香：行气活血止痛。用于心腹气滞、攻窜剧痛时发者(《卫生家宝方》)。

莪术配小茴香：散寒行气，散结止痛。用于寒凝气滞血瘀之疝气腹痛、睾丸肿胀偏坠者。如正脾散(《杨氏家藏方》)。

莪术配黄连：清热行气消积。用于食积化热之吞酸吐酸、脘腹胀痛者(《丹溪心法》)。

3. 鉴别应用

莪术、三棱：两者皆为破血消癥之品，均具有破血行气、消积止痛作用。但莪术辛散温通，破气力大，偏于破气消积；三棱苦泄性平，破血力强，偏于破血祛瘀。

【用量用法】　水煎服，3～15g。醋制后可加强祛瘀止痛作用。外用适量。

【制剂与成药】

1. 莪术油针剂：0.05g/5ml,0.2g/20ml。用于子宫颈癌，对肝癌、卵巢癌、外阴癌、皮肤癌、恶性淋巴瘤也有一定疗效。静滴，每次 20ml，用 5％葡萄糖液稀释后滴入，每日 1 次；局部瘤体注射，每日 1 次。

2. 4％莪术油软膏：主治同莪术油针剂。局部涂抹，每日 1～2 次。

3. 保妇康栓：由莪术油、冰片组成。用于真菌性阴道炎、宫颈糜烂等妇科疾病。外用，洗净外阴部，将栓剂塞入阴道深部，每晚 1 粒。

【不良反应】　临床应用莪术常规剂量，未见毒性作用报道。莪术油葡萄糖注射液(含莪术醇)为抗病毒药，静脉滴注有引起过敏反应的报道，症见面部潮红、发热、胸闷及荨麻疹；甚则出现呼吸困难、血压下降的休克状态[6,7]。

【使用注意】　月经过多及孕妇忌服。使用莪术油葡萄糖注射液静滴时，应观察有无过敏反应，发现患者出现不适，应立即停药，严重者及时抢救。

参考文献

[1] 成晓静等.广西中医学院学报,2007,10(1):79.
[2] 李如观.哈尔滨医药,2007,27(1):35-36.
[3] 喻国建.交通医学,2008,22(2):186.
[4] 牛明珍.中国中西医结合杂志,2008,28(6):487.
[5] 张君平.辽宁药物与临床,2001,4(3):113.
[6] 宁秀茹.药物不良反应杂志,2001,4(3):250.
[7] 刘桂珍等.中国中药杂志,2002,27(10):798.

三 棱

【基源】 为黑三棱科植物黑三棱 *Sparganium stoloniferum* Buch.-Ham 的块茎。

【成分研究】 三棱主要成分为黄酮类、皂苷类、苯丙素类、挥发油,包含芒柄花素、山柰酚、β-谷甾醇-3-β-D-吡喃葡萄糖醛酸苷、1-O-阿魏酰基-3-O-对-香豆酰甘油等。

【药理研究】

1. 抗血栓 三棱总黄酮具较强的抗血小板聚集及抗血栓作用,提示三棱总黄酮为其活血化瘀的有效活性部位[1]。

2. 镇痛 三棱不同提取物均能明显降低醋酸刺激引起的小鼠扭体反应次数,提高小鼠热刺激痛阈值,有明显的镇痛作用,其中以乙酸乙酯提取物作用强而持久。

3. 对心脑血管的作用 三棱提取物抑制兔动脉平滑肌细胞的增殖,可防治动脉粥样硬化和冠状动脉(PTCA)术后的再狭窄。

4. 保肝 三棱可保护肝细胞,减轻肝细胞变性坏死,恢复肝细胞结构及功能,减少纤维组织增生,阻止纤维化发展,促进纤维组织降解。

【性味归经】 辛、苦,平。归肝、脾经。

【功效主治】 破血行气,消积止痛。用于癥瘕积聚,闭经,心腹瘀痛;食积气滞,脘腹胀痛;跌仆损伤、瘀肿疼痛等。

【临床应用】

1. 单方验方

(1)食积腹胀 三棱、莱菔子各 9g,水煎服(《新疆经验方》)。

(2)反胃恶心,药食不下 三棱(炮)一两半,丁香三分,为末。每服一钱,沸汤点服(《圣济总录》)。

(3)穿刺后静脉炎 三棱 100g、莪术 100g、芒硝 100g,共研细末,用食醋调成糊状,敷于局部,外用无菌纱布覆盖,同时用热水袋隔垫加温。每日 1～2 次[2]。

(4)溃疡性结肠炎 三棱 10～20g、莪术 10～20g、番泻叶 10～30g,加水 600ml,煎至400ml,分 2 次服,每日 1 剂。适用于溃疡性结肠炎,属脾虚湿阻、气滞食积者,以舌苔白厚而腻或舌苔厚腻为辨证要点[3]。

(5)胸部陈旧伤 三棱 6g、莪术 6g、青皮 10g、当归 10g、陈皮 10g、白芍(或赤芍)10g、党参10～15g、白术 10g、枳壳 10g、乳香 6g、没药 6g、僵蚕 10g、甘草 5g,随证加减。每天 1 剂,水煎分2 次服[4]。

(6)药物流产后不全流产 三棱 15g、莪术 15g、桃仁 20g、红花 10g、当归 15g、赤芍 30g、川芎 10g、牡丹皮 20g、王不留行 20g、益母草 20g、青皮 10g、炮山甲 15g、血竭(研粉吞)6g、土鳖虫10g。小腹冷感加炮姜;小腹痛甚加失笑散;残留物>3cm 加炮山甲量;气虚加党参、黄芪;出血甚多加三七粉吞服[5]。每日 1 剂,水煎服。一般 4～8 剂即可好转或痊愈。

2. 配伍应用

三棱配青皮:破血行气消积。用于食积气滞之脘腹胀痛,瘀血阻滞之癥瘕积聚。如三棱煎丸(《严氏济生方》)。

【用量用法】 水煎服,3～10g。醋制后可加强祛瘀止痛作用。

【制剂与成药】

1. 三棱浸膏溶液:含总提取物 130mg/ml。用于产后恶血、血结、妇人血脉不调、癥瘕积聚、结块等。口服,每次 1~2ml,2 次/天。

2.50％三棱莪术注射液:由三棱、莪术组成。用于原发性肝癌。缓慢静脉注射,每次 1~2ml,1 次/天。

【不良反应】 过敏反应,如接触三棱即出现打喷嚏、流鼻涕、淌眼泪等。

【使用注意】 孕妇及月经过多者忌用。

参考文献

[1] 董学等.齐鲁药事,2005,24(10):612.

[2] 司秀红等.中国民间疗法,2000,8(3):17.

[3] 孙希祥.河南中医药学刊,2002,17(1):56.

[4] 邱丽红等.中医正骨,2006,18(11):40.

[5] 陈爱芬.中国中医急症,2000,11(4):313-314.

水　蛭

【异名】 蚂蟥。

【基源】 为水蛭科动物蚂蟥 *Whitemania pigra* Whitman、水蛭 *Hirudo nipponia* Whitman 及柳叶蚂蟥 *W. acranulata* Whitman 的干燥体。

【成分研究】 水蛭主要含氨基酸及蛋白质等营养成分,以及水蛭素、肝素、抗血栓素和镍、铁、锌、硒、钼、锰等元素。

【药理研究】

1. 抗凝　水蛭素不仅能阻止纤维蛋白原凝固,也能阻止凝血酶催化的进一步血瘀反应,如凝血因子V、凝血因子Ⅶ、凝血因子Ⅷ的活化及凝血酶诱导的血小板反应等。随着水蛭素浓度的增加,血凝过程会被推迟或完全阻止。水蛭素对由凝血酶诱导的其他细胞非凝血现象也有作用。

2. 抗血栓　水蛭水煎浓缩提取物能明显降低全血比黏度和血浆比黏度[1]。水蛭素抑制由 ADP 诱导的大鼠血小板凝集,对实验性血栓形成有明显的抑制作用。

3. 对脑血肿、皮下血肿的作用　水蛭能促进脑血肿吸收,减轻周围脑组织炎症反应及水肿,缓解颅内压增高,并改善出血水肿局部血液循环,保护脑组织免遭破坏,有利于神经功能恢复和皮下组织功能恢复等作用。水蛭有增加心肌营养性血流量的作用,对组织缺血缺氧有保护作用,水蛭素可对抗垂体后叶素引起的家兔冠状动脉痉挛,对心肌缺血有显著的保护作用,水蛭还有扩张毛细血管,改善微循环,增加肾脏血流量等作用。

4. 降脂　水蛭对实验性高脂血症家兔的胆固醇、甘油三酯均有明显的抑制作用;水蛭对主动脉粥样硬化斑块有明显的消退作用。

【炮制研究】 水蛭毒性极低。传统用滑石粉烫炮制的目的主要是矫味,并使其质地酥脆,便于粉碎。但水蛭中所含抗凝血类活性成分,如水蛭素等,遇热易被破坏,从而降低疗效。因此,目前也有直接将水蛭用粉碎机制粉,装入胶囊中吞服,既可保持药效,又可矫味,便于服用。但应注意,服用的制品应符合卫生标准。

【性味归经】 咸、苦,平;有小毒。归肝经。

【功效主治】 破血通经,逐瘀消癥。用于癥瘕积聚,血瘀经闭,跌仆损伤,心腹疼痛等。

【临床应用】

1. 单方验方

(1)高脂血症　将水蛭烘干打粉,装入胶囊,每次 1g,每日 3 次,温开水送服,30 天为一个疗程[2]。

(2)前列腺肥大 水蛭研末,装入胶囊,口服每次 1g,每日 2 次,20 天为一个疗程。需 3～9 个疗程不等[3]。

2. 配伍应用

(1)用于破血逐瘀

水蛭配虻虫:破血逐瘀,通经消癥。用于癥瘕痞块、血瘀闭经、跌仆损伤、筋伤骨折等瘀血重证而体质不虚者。如抵当汤(《金匮要略》)。

水蛭配三棱:破血逐瘀,行气消积。用于气滞血瘀所致之癥瘕积聚,肿块质地较坚,日久不消者。如化癥回生丹(《温病条辨》)。

(2)用于祛瘀止痛

水蛭配苏木:活血祛瘀,消肿止痛。用于跌仆损伤、骨折筋伤、瘀肿疼痛。如接骨火龙丹(《普济方》)。

水蛭配大黄:祛瘀止痛,泻下攻积。用于瘀血内阻、心腹疼痛、大便不通者。如抵当汤(《金匮要略》)。

3. 鉴别应用

水蛭、虻虫:两者皆为虫类药,药力峻猛,均有破血逐瘀消癥之功,可用治血滞经闭、癥瘕积聚、跌仆损伤等瘀血重证,为破血消坚之良药。然虻虫性刚而猛,破血逐瘀消癥作用较为猛烈。水蛭作用较虻虫缓和而持久,临床应用较广,为妇科逐瘀通经、内科破血消癥、外伤科活血消肿的要药。

【用量用法】 水蛭煎剂味劣难闻,传统用滑石粉烫炮制矫味后入药,但水蛭所含抗凝血类活性成分,如水蛭素等,遇热被破坏,从而降低疗效。故宜直接粉碎为粉末,入丸、散或胶囊服,每次0.3～0.5g。

【制剂与成药】 脑血康胶囊(口服液,片剂):为水蛭提取物。用于脑卒中、半身不遂、高血压性脑出血、脑血栓、口眼㖞斜、舌强语謇。口服,胶囊每次 2 粒,3 次/天;口服液每次 10ml,3 次/天;片剂每次 2～3 片,3 次/天,4～6 周为一个疗程。

【不良反应】 水蛭煎剂味劣难闻,令人欲呕,脾胃虚弱或消化系统重症患者服用易引起恶心、呕吐、腹痛、腹泻等。服水蛭煎剂后有出现皮肤红疹、瘙痒等过敏反应的报道[4]。炮制水蛭过程中,吸入水蛭粉尘致敏,可出现眼睛发红、喉头干燥、呼吸加粗,继而寒战、高烧,脱离环境后,症状可逐渐消退恢复正常[5]。

纯水蛭素静脉注射或皮下注射,没有明显不良反应[6]。

【使用注意】 体弱血虚、月经期及有出血倾向者忌服。肺结核空洞、溃疡病患者忌服。因其有生殖毒性,孕、产妇忌用。应注意过敏反应。

参考文献

[1] 修霞等.中国热带医学,2005,8(5):1733.
[2] 王正红.天津中医,1998,15(1):25.
[3] 魏世超.中医杂志,1993,34(4):198.
[4] 吕文海等.中国中药杂志,1994,19(12):755.
[5] 彭平建.中国中药杂志,1996,21(10):634.
[6] Henachen A,et al. Folta Haematol,1988,115:59.

虻 虫

【异名】 牛虻,蜚虻。

【基源】 为虻科昆虫复带虻 *Tabanus bivittatus Matsumura* 的雌虫体。

【成分研究】　虻虫主要含蛋白质、多肽、胆固醇、多种氨基酸、脂肪酸、甾类、色素、抗血栓素、虻虫多糖、肝素和铬、镁、铁、锌、锰等元素。

【药理研究】

1. 对血液流变的影响　虻虫能抑制血小板聚集、黏附;降低全血及血浆黏度比;降低红细胞压积,改善血流流变性[1]。

2. 抗凝　虻虫水提取物灌胃,能延长大鼠出血时间,增加血浆纤维蛋白原含量。利用肾上腺素造成小鼠体内血栓模型进而观察虻虫多糖对体内血栓的作用,结果表明,虻虫多糖对小鼠的死亡与偏瘫有明显的保护作用[2]。

3. 抗炎、镇痛　虻虫提取物能明显抑制大鼠角叉菜胶性足肿胀,对抗苯醌所致小鼠扭体反应。

4. 其他　虻虫水煎剂对小鼠离体回肠收缩有明显抑制作用;对家兔离体子宫有兴奋作用;虻虫醇提取物有明显溶血作用。

【炮制研究】　虻虫气味腥臭,有小毒。古时应用炒(熬)法炮制,以达去毒、矫正气味的目的。现在所用焙法是古之炒法演变而来。有关虻虫的有效成分不详,炮制工艺是否合理,有待进一步研究探讨。

【性味归经】　苦,微寒;有小毒。归肝经。

【功效主治】　破血逐瘀,散积消癥。用于癥瘕积聚,血瘀经闭,跌仆损伤等。

【临床应用】

1. 单方验方

血痔初起,其形如痔,渐大如豆,触破时长流血水,未触破,未流血者,虻虫为末,姜醋调搽(《血证论》)。

2. 配伍应用

(1)用于逐瘀通经

虻虫配桃仁:活血通经。用于血瘀经闭、产后瘀滞腹痛等。如地黄通经丸(《妇人良方》)。

(2)用于祛瘀止痛

虻虫配牡丹皮:活血祛瘀止痛。用于跌仆损伤,瘀滞肿痛者(《备急千金要方》)。

【用量用法】　水煎服,1～1.5g。研末吞服,每次0.3g。

【使用注意】　孕妇及体虚无瘀、腹泻者忌服。

参考文献

[1] 颜正华.中药学.第 2 版.北京:人民卫生出版　　[2] 刘大有等.中草药.1997,28(7):440.
社,2006.

斑　蝥

【基源】　为芫青科昆虫南方大斑蝥 *Mylabris phalerata* Pallas 或黄黑小斑蝥 *Mylabris cichorii* Linnaeus 的干燥体。

【成分研究】　斑蝥主要含有斑蝥素、羟基斑蝥素以及脂肪、蜡质、蚁酸、色素等。

【药理研究】

1. 局部刺激　斑蝥可使人和动物的皮肤发红起疱,其有效刺激物为斑蝥素。刺激作用强,但组织穿透力较弱,作用缓慢,通常不损伤皮肤层,所形成的疱很快痊愈而且不留瘢痕[1]。

2. 抗肿瘤　斑蝥素是斑蝥抗癌的有效成分,也是其毒性的主要成分。斑蝥素能引起小鼠腹腔积液肝癌细胞明显萎缩、退化,胞质多空泡等形态学改变。抗癌机制主要是抑制癌细胞蛋白质合成,降低癌毒激素水平及影响癌细胞的核酸代谢[2]。

3. 其他　抗病毒、抗炎和升高白细胞数量的作用。

【炮制研究】　斑蝥中的有毒物质为斑蝥素。斑蝥与米同炒,斑蝥受热均匀,斑蝥素部分升华而使其含量降低,从而毒性减弱。且能矫正其不良气味。斑蝥素在84℃开始升华,其升华点为110℃,米炒至黄棕色时,温度为128℃,正适合于斑蝥的升华,又不至于太高,避免使斑蝥焦化。所以用米炒既能很好控制温度,又能准确地反映炮制程度。

但米炒法存在条件不统一,并且对操作者有不良刺激性。现在也有改用烘法炮制。烘法可克服米炒法的一些不足,并能达到与米炒相同的炮制效果。米炒和烘法炮制均能显著地降低斑蝥毒性,对大鼠的肾毒性亦有一定降低。但对体重与肝毒性均无明显影响[3]。

【性味归经】　辛,热;有大毒。归肝、胃、肾经。

【功能主治】　破血消癥,攻毒蚀疮。用于癥瘕肿块,积年顽癣,瘰疬,赘疣;痈疽不溃,恶疮死肌。

【临床应用】

1. 单方验方

(1)面神经麻痹　取斑蝥6～7个与去皮巴豆7～9瓣一起砸碎混匀,再取去皮鲜姜20g,捣烂成糊状,与上述备好的药末混合调匀成糊,摊在纱布上,药糊直径为3～4cm(小儿酌减),厚3mm,患者局部皮肤消毒后,将药敷贴于患侧的前进穴,用胶布固定,敷贴2.5～4h[4]。

(2)轮状病毒肠炎　以每克含斑蝥素25mg的乳膏,按0.03～0.04mg/kg体重用药,6个月左右的患儿每日用乳膏1g,1岁左右用1.5g,2岁左右用2g,一日量分成2次均匀涂布于半侧肢体或躯干,左右侧轮换,避开破损皮肤、脐凹等皱褶部位,以防止药物堆积产生局部刺激[5]。

(3)鼻炎　生斑蝥研细末,取粉适量以水、醋或蜂蜜调为糊状,于印堂穴冷灸,24h后去掉,一次不愈者,1周后重复使用[6]。

(4)痛经　取发泡膏(斑蝥、白芥子各20g,研极细末,以50%二甲基亚砜调成糊状)麦粒大1团,置于2cm×2cm胶布中心,于经前5日及经潮微觉腹痛时,交替贴于中极或关元穴上,3h揭去,局部出现水疱,无需刺破,2～3日内渐干结痂,连贴2个月经周期[7]。

(5)鼻渊性眼痛　将斑蝥去头、足、翅,研成粉末放瓶内备用,剪直径1cm大的胶布,中央剪一直径0.5cm的圆孔,把此胶布贴在印堂穴处,以小刮匙盛绿豆大的斑蝥粉放在小孔处,然后盖上同样大的一块胶布[8]。

(6)尖锐湿疣　在治疗前用温水和肥皂洗净擦干患处后,在疣体边缘涂一薄层红霉素眼膏以保护正常皮肤和黏膜。用上药棒在疣体上均匀涂药一薄层斑蝥素乳膏(1g乳膏涂布面积为200～300cm²),涂药后暴露患处20min,待水分蒸发,1次/天,10次为一个疗程[9]。

(7)斑秃　选用斑蝥5～10个放到75%乙醇50～100ml中,封闭浸泡7天,再根据患病的时间长短配合梅花针治疗。发病1周以内者,只单用斑蝥液涂抹患处,每日涂药1次,待药液干后,用干棉球揉搓患处,令患处潮红发热为止;发病2周以上者,用梅花针轻轻叩打局部,使局部出现小的渗血点用干棉球擦去血渍后,涂上斑蝥药液,每日早晚各1次,1个月为一个疗程[10]。

2. 配伍应用

(1)用于破血消癥

斑蝥配桃仁：破血通经，消癥散结。用于血瘀癥瘕、经闭。

（2）用于攻毒蚀疮

斑蝥配白矾：攻毒蚀疮，收湿生肌。用于瘰疬瘘疮、脓水淋漓者。

3. 鉴别应用

（1）生斑蝥、炒斑蝥　斑蝥生品不作内服，只供外用，以攻毒、散结、蚀疮为主，用治痈疽恶疮、顽癣、瘰疬等。斑蝥米炒后，降低其毒性，矫正其气味，可内服，以破血逐瘀消癥为主，用治癥瘕积聚、血瘀经闭、瘰疬等。

（2）斑蝥、马钱子　两者皆有大毒，能攻毒散结消肿，可用治痈疽肿痛。但斑蝥辛温，又善于破血逐瘀消癥，常用治癥瘕积聚、血瘀经闭以及顽癣、瘰疬等。马钱子苦寒，又善于通络止痛，常用治跌仆损伤、风湿顽痹、麻木瘫痪等。

【用法用量】　炮制后多入丸散用，每次 0.03～0.06g。外用适量，研末或浸酒醋，或制油膏涂敷患处，不宜大面积用。

【制剂与成药】

1. **斑蝥素片**：每片 0.25mg。用于原发性肝癌，对肺癌、食管癌、结肠癌及乳腺癌也有一定疗效。开始每日 0.5mg，渐增至每日 4mg，分次服。疗程总量约 0.24g；也可每次 0.25～0.5mg，每日 3 次，1～3 个月为一个疗程。

2. **斑蝥素针剂**：0.25mg/2ml，0.5mg/2ml。主治同上。静注或静滴，开始每日静注 0.25mg，以后渐增至每日 2mg，1～3 个月为一个疗程，也可每日 0.5～1mg，溶于 5％葡萄糖液 250～500ml 中静滴。

3. **去甲斑蝥素片**：每片 1mg、2mg、5mg。用于早、中期原发性肝癌；对食管癌、胃癌、肠癌、宫颈癌以及乙型慢性活动性肝炎和肝炎后肝硬化也有一定疗效；并能升高白细胞，治疗白细胞低下。疗效优于斑蝥素，而毒性较低。口服，每次2～10mg，3 次/天。

【不良反应】　斑蝥有大毒，毒性物质为斑蝥素，对皮肤黏膜有强烈的刺激作用，能引起充血、发赤和起疱。口服主要毒性表现为口腔烧灼感、吞咽困难、恶心、呕吐、胃出血、肠绞痛、炎性腹泻；尿频、尿道灼痛、少尿、蛋白尿、管型血尿，严重者可致急性肾衰竭，甚至死亡。对皮肤黏膜的刺激可引起充血、水疱、疼痛、黏膜糜烂、发生溃疡[11]。

【中毒救治】

1. 口服中毒后应立即采用催吐、洗胃、导泻等方法清除毒物，减轻中毒。

2. 对症治疗。

3. 中药：生绿豆 50g、生甘草 10g、生黄连 6g，煎水服。同时饮用浓绿茶水。

4. 救治期间忌用油类食物，以防毒素进一步吸收。

【使用注意】　心、肾功能不全者，消化道溃疡者及孕妇均忌服。外用不可过久，涂布面积不宜过大，以防皮肤过多吸收而致中毒。切勿入目，五官及会阴部禁止涂敷。

参考文献

[1] 黄泰康.常用中药成分与药理手册.北京:中国医药科技出版社,1994.

[2] 江励华等.医药导报.2004,23(6):385.

[3] 叶定江等.中药炮制学.上海:上海科学技术出版社,2003.710.

[4] 陈世琴.山东医药,1992,8:63.

[5] 王晓茵等.中医杂志,1992,7:16.

[6] 叶长青等.上海中医药杂志,1990,2:18.

[7] 施亚萍等.江苏中医,1990,2:36.

[8] 陈秀荣.山东医药,1991,1:2.

[9] 陈佐龙.中医药学报,2002,4:28.

[10] 周庆.中医药学报,2003,1:58.

[11] 夏丽英.现代中药毒理学.天津:天津科技翻译出版公司,2005.

穿山甲

【基源】 为鲮鲤科动物鲮鲤 *Manis pentadactyia* Linnaeus 的鳞甲。

【成分研究】

1. **氨基酸类** 天冬氨酸、苏氨酸、丝氨酸、谷氨酸、甘氨酸、丙氨酸、胱氨酸等。

2. **无机物** 锌、铜、锰、钴、钼、铅、钾等。

3. **其他** 挥发油、水溶性生物碱、硬脂酸、胆固醇等。

【药理研究】

1. **降低血液黏度** 穿山甲水煎液灌胃给药,具有降低血液黏度及延长凝血时间的作用[1]。

2. **抗炎** 穿山甲醇提液、水提液均有明显抗巴豆油引起的小鼠耳部炎症作用。

3. **其他** 穿山甲能升高白细胞数[2]。穿山甲中 L-丝-L-酪环二肽和 D-丝-L-酪环二肽,能提高小鼠常压缺氧的耐受能力。

【炮制研究】 穿山甲常采用砂炒或醋制法炮制。穿山甲炮制前后化学成分基本相同。但炮制后总浸出物,总蛋白质和钙的含量明显增加,醋制品 > 砂炒品 >生品。炮制后 L-丝-L-酪环二肽和 D-丝-L-酪环二肽的含量显著增高,分别为生品的 7.14 倍和 44 倍。穿山甲炮制后,也便于粉碎。以炮制品煎液中蛋白质含量计算,砂炒品(100 目)在 2h 内的释放量为其煎出量的 86.8%,说明研细末冲服是可行的[3]。

【性味归经】 咸,微寒。归肝、胃经。

【功效主治】 活血消癥,通经,下乳,消肿排脓。用于血滞经闭,癥瘕积聚;风湿痹痛,脑卒中瘫痪;产后乳汁不下;痈肿疮毒,瘰疬等。

【临床应用】

1. **单方验方**

(1)前列腺增生 穿山甲研成细粉,每 30g 加蜂蜜 200g,制成丸剂,每丸重 5g(含穿山甲生药 3g),每次 1 丸,每日 2 次,口服,14 天为一个疗程[4]。

(2)子宫肌瘤 穿山甲 15g,三棱、莪术各 12g,牡丹皮 4g,桃仁、茯苓、赤芍各 10g,水煎开为度,每日 1 剂,分中、晚餐后温服,连服 10 天为一个疗程,一般需 3~8 个疗程[5]。

2. **配伍应用**

(1)用于活血消癥

穿山甲配鳖甲:活血软坚,散结消癥。用于癥瘕积聚、疟母、胁下痞块。如穿山甲散(《妇科大全》)。

穿山甲配桃仁、红花:活血化瘀通经。用于血瘀经闭日久者。如化瘀汤(《经验方》)。

(2)用于活血通络

穿山甲配羌活:祛风胜湿,通利经络。适用于风湿痹痛、关节强直、手足拘挛者。

穿山甲配地龙:活血散瘀,通行经络。用于腰膝腿脚酸痛、关节强直拘挛者。

(3)用于通经下乳

穿山甲配王不留行:活血祛瘀,通经下乳。用于妇人产后气血瘀滞之乳汁不通及乳痈。如涌泉散(《增补万病回春》)。

穿山甲配柴胡:行气活血,通经下乳。用于肝气郁滞、乳汁不下、乳房胀痛者。如下乳涌泉散(《清太医院配方》)。

（4）用于活血消痈

穿山甲配皂角刺：活血消痈，托毒排脓。用于痈肿疮毒初起或疮痈脓已成而未溃者。如透脓散(《医学心悟》)。

穿山甲配金银花：清热解毒，活血消痈。用于热毒痈肿初起、红肿疼痛者。如仙方活命饮(《校注妇人良方》)。

3. 鉴别应用

穿山甲、王不留行：两者均走而不守，善利血脉而通经络，具有通经下乳、活血消肿之功，可治血滞经闭痛经、产后瘀阻腹痛、乳汁不下、乳痈肿痛等，为通经下乳之要药。然穿山甲行散之力较猛，且能通经络直达病所，故善于破瘀通经、搜风通络、消肿排脓，常用于治疗痈疽脓成未溃、风湿顽痹、癥瘕痞块等。王不留行走窜之性较穿山甲缓和，能上通乳汁、下通闭经，还能利尿通淋，可用于淋证、小便不利等。

【用量用法】 水煎服，3～10g。研末吞服，每次 1～1.5g。

【不良反应】 穿山甲毒性小，安全度大。但在服用过久、剂量过大或用药不对症情况下可能会引起肝损害[6]。也有服穿山甲煎剂引起全身瘙痒难忍过敏性皮疹的报道[7]。

【使用注意】 气血虚弱、痈疽已溃者及孕妇忌服。

参考文献

[1] 马丽.中医药研究,2002,18(2):46.
[2] 杨立权等.云南中医学院学报,1994,17(4):46.
[3] 严襄陵等.中成药,1992,14(6):19.
[4] 张英杰等.中国中西医结合杂志,1997,17(10):627.
[5] 刘习珍等.现代中西医结合杂志,2000,24(9):2480-2481.
[6] 潘少骅.浙江中医杂志,1989,24(12):550.
[7] 庄惠彩.实用中医药杂志,1999,15(7):48.

第十一章 化痰止咳平喘药

第一节 化 痰 药

半 夏

【异名】 三步跳。

【基源】 为天南星科植物半夏 *Pinellia ternata*（Thunb.）Breit. 的地下块茎。

【成分研究】

1. 生物碱类 左旋麻黄碱和胆碱等。

2. 有机酸类 亚油酸、油酸、十六烷酸、8-十八碳烯酸等。

3. 氨基酸类 苏氨酸、丝氨酸、谷氨酸、甘氨酸等 16 种氨基酸。

4. 挥发油类 茴香脑、柠檬醛等。

5. 其他 β-谷甾醇、多糖、半夏蛋白及无机元素等[1]。

【药理研究】

1. 镇咳祛痰 半夏中含有的总游离有机酸具有止咳祛痰作用；半夏的镇咳作用与可待因相似但作用稍弱。半夏煎剂灌胃，对电刺激猫喉上神经或胸腔注入碘液引起的咳嗽具有明显抑制作用[1]。半夏水提物的镇咳作用明显强于醇提物，野生半夏明显优于栽培半夏[2]。

2. 对消化系统的作用

(1)镇吐：生半夏、制半夏的水提取物和醇提取物对去水吗啡、洋地黄、硫酸铜引起的呕吐都有一定的镇吐作用。有效成分可能是生物碱、植物固醇、甘氨酸、葡萄糖醛酸。

(2)抗腹泻：清半夏 75％乙醇提取物灌胃给药，能拮抗蓖麻油和番泻叶引起的小鼠腹泻，显著抑制醋酸所致小鼠腹腔毛细血管通透性亢进。

(3)抗溃疡：清半夏 95％乙醇提液能抑制胃窦分泌，降低胃液的游离酸度，降低胃液总酸度，抑制胃蛋白酶活性和促进胃黏膜修复。

3. 对心血管系统的作用 清半夏水煎液预防给药，对氯化钡诱发的大鼠心律失常有明显的拮抗作用。半夏还可以降低全血黏度、明显抑制红细胞聚集和提高红细胞的变形能力。

4. 抗早孕 早孕小鼠皮下注射 1.25 mg/ml 半夏蛋白 0.2 ml，抑孕率为 50％；兔子宫内注射 $500\mu g$，其抗胚胎泡着床率达 100％。半夏的抗着床作用可能是由于半夏蛋白结合了母体和/或子体细胞膜上的某些糖结构，改变了细胞膜的生物学行为所致[3]。

5. 镇痛 清半夏 75％乙醇提取物能显著延长小鼠甩尾反应的潜伏期，显著抑制乙酸引起的小鼠扭体反应次数。

6. 其他 半夏蛋白、多糖、生物碱均有抗肿瘤作用。半夏还有抗炎、抑制神经系统、镇静催眠和糖皮质素样作用[2]。

【炮制研究】　生半夏有毒,含刺激性苷,有强烈涩味,其苷元为尿黑酸,苷的刺激性比游离酸更强;所含 3,4-二羟基苯甲酸有强烈的辛辣味。内服需制用。用生姜、白矾、甘草、皂角等辅料炮制,均可降低或消除其毒性。常用炮制品有生半夏、清半夏(单用白矾溶液浸泡)、姜半夏(生姜煎汤,白矾浸泡)、法半夏(用甘草煎汤、生石灰浸泡)。半夏炮制方法不同,其毒性亦异,毒性以生半夏最大,生半夏>清半夏>姜半夏>法半夏[4]。

半夏传统炮制浸、漂时间过长,水溶性成分损失约 88.1%,醇溶性成分损失 87.5%,生物碱损失 50%。所以,目前清半夏、姜半夏、法半夏都采用新工艺炮制,减少浸、漂时间,以保证既降低毒性,同时又能保留半夏的药理作用和临床疗效。

【性味归经】　辛,温;有毒。归脾、胃、肺经。

【功效主治】　燥湿化痰,降逆止呕,消痞散结;外用消肿止痛。用于湿痰,寒痰证;胃气上逆呕吐;心下痞,结胸,梅核气;外用治痈疽肿毒,瘰疬痰核,无名肿毒,虫蝎螫伤。

【临床应用】

1. 单方验方

(1)急性乳腺炎　取新鲜半夏块茎,洗净去外皮,塞入患侧或对侧鼻孔。每天 1 次,每次 1~2h,必要时隔 7~8h 后再塞 1 次。连续用药 3 天,无效即改用他法,治疗好转者则可继续用至痊愈为止。鲜品比干品效果好。除鼻腔局部有热辣感外,无其他不良反应[5]。

(2)寻常疣　将疣局部用温水泡洗10~20min,用刀片轻轻刮去表面角化层,取鲜半夏洗净去皮,在疣部涂擦 1~2min,每日 3~4 次。一般只涂初发疣即可,若继发疣较大较多时,可逐个进行涂擦。可连用 15~30 天[6]。

(3)鸡眼　洗净患处,消毒后用手术刀削去鸡眼的角化组织,呈一凹面,然后放入半夏末,敷于患部,外贴胶布。一般 5~7 天后,鸡眼坏死脱落,长出新肉芽组织,再过数日即可痊愈[7]。

(4)蝎螫伤　取半夏研成细末,用香油调成糊状,以螫伤点为中心,用半夏糊均匀涂抹,超过蝎螫伤部位外 0.5cm 即可,每日换药 1 次。大多涂药 1 次即愈[8]。

(5)宫颈癌　将半夏乙醇提取物 β-谷甾醇制成栓片及棒剂,每一栓片含 β-谷甾醇 250mg,每一棒剂含 β-谷甾醇 25mg,片剂贴敷宫颈,棒剂塞颈管。每日 1 次,3 个月为一个疗程[9]。

2. 配伍应用

(1)用于燥湿化痰

半夏配天麻、白术:燥湿化痰,平肝息风。用于湿痰眩晕证之眩晕头痛、胸闷恶心、舌苔白腻、脉弦滑。如半夏白术天麻汤(《医学心悟》)。

半夏配天南星:燥湿化痰,祛风止痉。用于风痰眩晕、脑卒中仆倒、半身不遂、口眼㖞斜及风痰阻滞经络之关节痹痛、肢体麻木等。如青州白丸子(《太平惠民和剂局方》)。

半夏配细辛、干姜:温肺化饮祛痰。用于寒饮犯肺之咳嗽喘息、吐痰清稀等。如小青龙汤(《伤寒论》)。

(2)用于降逆止呕

半夏配麦冬、石斛:益胃养阴,降逆止呕。用于胃阴虚呕吐证。呕吐反复发作,但呕吐量不多,或仅吐涎沫,时作干呕,胃中嘈杂,似饥而不欲食,舌红少津,脉细数。如麦门冬汤(《金匮要略》)。

半夏配人参、白蜜:补中益气,降逆止呕。用于胃气虚呕吐证,症见胃反呕吐、朝食暮吐或暮食朝吐。如大半夏汤(《金匮要略》)。

(3)用于除痞散结

半夏配厚朴、紫苏:行气解郁,化痰散结。用于治梅核气、气郁痰凝者。如半夏厚朴汤(《金匮要略》)。

半夏配干姜、黄芩、黄连:寒热平调,散结除痞。用于寒热互结痞证,症见心下痞,但满而不痛或呕吐、肠鸣下利、舌苔腻而微黄。如半夏泻心汤(《伤寒论》)。

半夏配瓜蒌、薤白:通阳散结,祛痰宽胸。用于胸痹证,症见胸中满痛彻背,背痛彻胸不能安卧者。如瓜蒌薤白半夏汤(《金匮要略》)。

半夏配昆布、海藻:软坚,化痰散结。用于瘿瘤痰核。

半夏配贝母:止咳化痰,开郁散结。用于咳嗽痰多、瘰疬痰核病。如半贝丸(《重订通俗伤寒论》)。

(4)其他

半夏配秫米:化痰和胃以安神。用于湿痰内盛、胃气失和、夜寐不安者。如半夏秫米汤(《黄帝内经》)。

半夏配硫黄:温肾逐寒,通阳泄浊。用于老年人阳虚便秘。如半硫丸(《太平惠民和剂局方》)。

3.鉴别应用

(1)生半夏、清半夏、姜半夏、法半夏　生半夏毒性大,多作外用,不能内服,长于化痰散结、止痛消肿,用于虫蝎螫痛、痈肿痰核。清半夏长于燥湿化痰,多用于痰多咳喘、痰饮眩悸。姜半夏长于温中化痰、降逆止呕,多用于呕吐反胃、胸脘痞闷、梅核气。法半夏长于燥湿化痰,以治寒痰、湿痰为主,同时具有调脾和胃的作用,多用于痰多咳喘、痰饮眩悸、风痰眩晕、痰厥头痛、脾胃不调诸证等。

(2)半夏、水半夏　水半夏为天南星科植物水半夏 *Typhonium flagelliforme* (Lodd.) Blume 的块茎。辛温,有毒,归肺经。具有燥湿化痰功效,外用能解毒消肿。用于咳嗽痰多、痈疮疖肿、无名肿毒、毒虫螫伤。其炮制品有水半夏、清水半夏、法水半夏,炮制方法同半夏。燥湿化痰,解毒消肿之功效与半夏相同,可以替代使用。用量用法、不良反应、使用注意均可参考半夏。但水半夏无明显镇吐止呕作用,以此区别。

(3)半夏、天南星　两者均有燥湿化痰作用,用于湿痰、寒痰病证,常可相须为用。但两者功效又各有特点。半夏辛散温燥,长于燥湿化痰,善治湿痰病证,且能降逆止呕、消痞散结,用于各种原因引起的呕吐及胸脘痞闷等。天南星燥湿化痰功似半夏,而温燥之性更甚,能祛顽痰,且专走经络,善祛风痰而止痉,用于风痰眩晕、风痰留滞经络之半身不遂、手足顽麻、口眼㖞斜,及破伤风。

【用量用法】　制用,水煎服,3～9g。生品,外用适量,磨汁涂或研末以酒调敷患处。

【制剂与成药】

1.半夏止咳糖浆:由姜半夏、苦杏仁、款冬花、紫菀、陈皮、瓜蒌皮、麻黄、甘草组成。止咳祛痰。用于风寒咳嗽,痰多气逆。口服,一次 20ml,3 次/天。

2.半贝丸:由半夏(制)、川贝母组成。止咳化痰,开郁散结。用于咳嗽痰多及瘰疬痰核病。口服,一次 3～6g,2～3 次/天。孕妇慎用。

【不良反应】　生半夏对口腔、喉头、消化道黏膜有强烈刺激性及神经系统毒性,误服生半夏可出现口干舌麻,胃部不适,口腔、咽喉及舌部烧灼疼痛、肿胀,流涎,胸前压迫感,音嘶或失音,严重者呼吸困难、痉挛甚至窒息,最终因麻痹而死。也有误食生半夏引起智力发育障碍的报道[10]。

【中毒救治】　病情轻者,可服稀醋、浓茶或蛋清等解救。重者,洗胃、导泻,给予解痉、呼吸和循环兴奋剂,必要时做气管切开。有报道用大量阿托品抢救急性生半夏中毒。首次阿托品1mg静脉注射,以后每分钟加0.5mg,抢救12h,阿托品总量20mg,配合抗生素、地塞米松等抢救成功[11]。

【使用注意】 半夏辛燥有毒,生品不宜内服,仅供外用,内服须制用。半夏的毒性物质不溶或难溶于水,故加热煎煮处理也是减弱其毒性的有效方法。阴虚燥咳、咯血者慎用。不宜与乌头类药材同用。

参考文献

[1] 李玉先等.辽宁中医学院学报,2004,6(6):459.
[2] 王新胜等.齐鲁药事,2008,27(2):101.
[3] 王光明等.中医药导报,2007,13(2):97.
[4] 高昌珉等.安徽中医学院学报,2001,20(6):49.
[5] 吴成善.安徽中医学院学报,1984,2:封底.
[6] 翟成龙等.山东中医杂志,1991,10(4):54.
[7] 李庆纪.中级医刊,1965,7:455.
[8] 王宽增等.山东中医杂志,1991,10(4):55.
[9] 李超荆等.上海第一医学院学报,1981,6:421.
[10] 邵月如等.时珍国医国药,2000,11(8):754.
[11] 瞿福生等.中国中西医结合杂志,1997,17(11):697.

天 南 星

【异名】 虎掌,野芋头。

【基源】 为天南星科多年生草本植物天南星 *Arisaema erubescens*(Wall.)Schott、异叶天南星 *A. heterophyllum* Bl. 或东北天南星 *A. amurense* Maxim. 的地下块茎。

【成分研究】

1. **生物碱类** 秋水仙碱、水苏碱、胆碱、环二肽化合物等。

2. **甾醇类** 南星甾醇、植物甾醇、甘露醇、β-谷甾醇等。

3. **脂肪酸类** 亚麻酸、亚油酸、琥珀酸等。

4. **苷类** 胡萝卜苷等。

5. **氨基酸类** 鸟氨酸、精氨酸、瓜氨酸、亮氨酸、异亮氨酸等多种氨基酸[1]。

【药理研究】

1. **祛痰** 家兔口服天南星煎剂,能显著增加支气管黏膜分泌,有明显祛痰作用。皂苷是其祛痰的有效成分。

2. **对心血管系统的作用** 大鼠口服天南星乙醇提取物,对乌头碱诱发大鼠心律失常具有明显拮抗作用,既能延缓心律失常出现的时间,又能缩短心律失常持续时间,生物碱类是主要的起效成分。

3. **对中枢神经系统的作用**

(1)镇静:天南星煎剂腹腔注射,对家兔和大鼠均有明显的镇静作用,也可延长戊巴比妥钠对小鼠的睡眠时间。

(2)抗惊厥:小鼠腹腔注射天南星水浸剂,可明显降低士的宁惊厥率和死亡率,并可降低戊四氮和咖啡因对小鼠所致的惊厥率。

4. **其他** 抗氧化、抗肿瘤、抗炎、催吐、泻下等作用[2]。

【炮制研究】 天南星有毒,炮制的目的主要是降低毒性。一般采用清水浸泡,加生姜、白矾煮透心,切片干燥。但天南星的化学成分特别是有效成分或活性成分至今尚不十分清楚,因此在加工炮制时,一方面要求炮制达到"解毒"的目的,另一方面又要防止有效成分(如水溶性活性成分)的大量流失,以确保其临床疗效。因此,炮制过程中,水浸、加白矾和加热处理的三个环节必须运用得当,才能保证饮片质量[3,4]。

【性味归经】 苦、辛,温;有毒。归肺、肝、脾经。

【功效主治】 燥湿化痰,祛风解痉;外用散结消肿。用于湿痰、寒痰证;风痰眩晕,脑卒中,癫痫,破伤风;痈疽肿毒、毒蛇咬伤等。

【临床应用】

1. 单方验方

(1)小儿流涎 天南星 100g,碾碎用一干净容器盛装,加白醋 25～50ml,慢慢倒入盛装天南星容器内,充分和匀,再将配制好的天南星装入一干净广口瓶内,瓶口拧紧待用,每日晨起取用蚕豆大小两团,分别敷于两侧涌泉穴,然后用 3cm×3cm 胶布固定,穿好鞋袜,晚上睡觉前撕开胶布,去掉药物,每日 1 次,10 次为一个疗程[5]。

(2)小儿惊风 生天南星、生栀子等份,共研细末,取 12g 加入少许面粉,用黄酒调成饼状,分成 4 块,敷于劳宫及涌泉穴,绷带固定,24h 揭去,2 次为一个疗程[6]。

(3)疥疮 生天南星 50g,陈醋 500ml。先将生天南星砸碎,加入陈醋中,浸泡一周备用。用温水清洗患部,然后根据患部大小将棉球蘸药液外搽。若患部有化脓感染者,用双氧水消毒,清洗后,再搽药水。当药水涂到患部时,可有痒痛感,3～5min 即可消失。每日 2 次,连用3～10 天[7]。

2. 配伍应用

(1)用于燥湿化痰

天南星配枳实、化橘红:燥湿化痰,行气消痞。用于湿痰顽痰阻肺、咳嗽气喘、胸膈胀闷。如导痰汤(《重订严氏济生方》)。

(2)用于祛风解痉

天南星配白附子、防风:祛风解痉。用于脑卒中失音、半身不遂、手足麻木、口眼㖞斜及破伤风、角弓反张。如玉真散(《外科正宗》)。

天南星配天麻:祛风痰,息风止痉。用于风痰眩晕。如天南星丸(《太平圣惠方》)。

天南星配全蝎、僵蚕:祛风痰,息风通络止痉。用于癫痫、惊风、痰涎壅盛、口噤抽搐。如五痫丸(《杨氏家藏方》)。

天南星配石菖蒲:祛风化痰,开窍醒神。用于风痰上壅、昏仆不醒、失语、痰阻喉间者。

天南星配川乌、附子:祛风化痰,通络。用于脑卒中昏不知人、口眼㖞斜、半身不遂。如三生饮(《太平惠民和剂局方》)。

(3)用于消肿解毒

天南星配雄黄:消肿解毒止痛。用于毒蛇咬伤及痈肿疮疡。如三黄宝蜡丸(《医宗金鉴》)。

3. 鉴别应用

生南星、制南星、胆南星:生南星辛温燥烈,毒性大,宜外用,能消肿散结止痛。制南星为天南星用姜汁、白矾炮制过的加工品,温烈性减弱,长于燥湿化痰,祛风解痉,适用于湿痰、寒痰证,风痰眩晕,脑卒中,癫痫及破伤风。胆南星为天南星经用牛胆汁拌制而成的加工品,味苦微辛而性凉,功能清热化痰,息风止痉,适用于脑卒中、癫痫、惊风、头风眩晕、痰火喘咳等。

【用法用量】 制用,水煎服,3～10g。外用适量。

【不良反应】 天南星的毒性成分为苷辣性毒素[8]。误食中毒可致咽喉烧灼感、口舌麻木、黏膜糜烂、水肿、流涎、张口困难,严重者窒息。皮肤接触后致瘙痒。

临床应用天南星大多为制南星,但国内有报道用含生南星的复方治疗恶性肿瘤,生南星剂量为每天 30～100g,久煎,持续煎沸超过 2h,并在餐后服,每日 1 剂,连续服用。观察 82 例,平均每例用药时间 55 天。结果,有 9 例出现不良反应,但全部 82 例用药前后及出现不良反应时的肝、肾功能及血常规均在正常范围内[9]。

【使用注意】 阴虚燥咳者忌服。孕妇慎服。天南星经白矾、生姜炮制或持续煎沸 2h 以上及餐后服用,可以降低毒性,减少不良反应的发生率。

参考文献

[1] 于强.中医药信息,2007,24(5):26.
[2] 韦英杰.时珍国医国药,2001,12(3):26.
[3] 姚三桃等.中药通报,1988,13(12):24.
[4] 杨守业等.中成药.1991,13(2):16.
[5] 周凯.中国针灸,2000,1:39.
[6] 邱训洁.南京中医药大学学报,1997,13(3):165-166.
[7] 邹泽春.湖北中医杂志,2001,23(3):31.
[8] 郭晓庄等.有毒中草药大辞典.天津:天津科技翻译出版公司,1992.
[9] 徐柏平.新中医,1997,29(2):35.

白附子

【异名】 禹白附,独角莲。

【基源】 为天南星科多年生草本植物独角莲 *Typhonium giganteum* Engl. 的地下块茎。

【成分研究】 白附子含 β-谷甾醇、β-谷甾醇-D-葡萄糖苷、内消旋肌醇、胆碱、尿嘧啶、琥珀酸等有机酸及脂类,并含有白附子凝集素。

【药理研究】

1. 镇静 小鼠腹腔注射生白附子和制白附子水提液,可使戊巴比妥钠阈下剂量的小鼠入睡率增加,炮制品较生品作用强。

2. 抗炎 大鼠灌胃白附子混悬液和煎剂,对蛋清、酵母和甲醛性关节肿有抑制作用,对棉球肉芽肿增生有明显的抑制作用,对早期炎症渗出水肿及末期肉芽肿形成和渗出均有明显抑制作用。

3. 抗肿瘤 白附子醇提物灌胃给药,对小鼠 S_{180} 实体瘤有明显抑制作用,抑瘤率在 30% 以上,且能延长艾氏腹水癌荷瘤小鼠的生存期,明显增加荷瘤小鼠淋巴细胞转化率,增强免疫功能[1]。

4. 其他 白附子注射剂对已感染人型结合杆菌的豚鼠,有一定治疗作用。

【炮制研究】 对白附子生品、制品进行镇静、抗惊厥及镇痛作用比较研究,结果表明白附子炮制品在上述药效学方面与生品一致,而炮制品的毒性明显降低[2,3]。

《中国药典》1985 年版规定的炮制方法(老法)浸泡时间长,辅料用量大,导致有效成分大量流失,现采用新法工艺,减少浸泡时间,减少辅料用量。新老炮制法其成品在水溶性成分游离氨基酸、总氨基酸等含量方面,两者无明显差异,均低于生品。而脂溶性成分中,β-谷甾醇含量新法比老法高两倍,油酸含量新法比老法高 10 倍,接近于生品[4]。

【性味归经】 辛、甘,温;有毒。归胃、肝经。

【功效主治】 祛风痰,止痉,止痛,解毒散结。用于脑卒中痰壅,口眼㖞斜,惊风癫痫,破伤风;痰厥头痛,眩晕,瘰疬痰核,毒蛇咬伤等。

【临床应用】

1. 单方验方

(1)面神经麻痹 白附子 20g,肉桂、阿胶各 15g。将白附子、肉桂碾细,用陈醋 200ml,煎至约50ml,入阿胶烊化后,摊在白布上贴患侧,同时服姜糖水1杯以助药力发挥。一般用药3次左右即愈[5]。

(2)颈淋巴结结核 鲜白附子20～60g,洗净,捣烂如泥,根据创口大小均匀敷于患处,包扎,早晚各换药1次,5天为一个疗程。鲜白附子10～30g,洗净,煎服,每日1剂,5天为一个疗程。淋巴结结核单内服,淋巴结结核瘘内服并外敷[6]。

2. 配伍应用

(1)用于祛风止痉

白附子配半夏、天南星:祛风痰、止痉厥。用于风痰眩晕,惊风,癫痫,脑卒中失音,半身不遂,手足麻木,口眼㖞斜及破伤风,角弓反张。如青州白丸子(《太平惠民和剂局方》)。

白附子配天麻、天南星:祛风痰,息风止痉。用于破伤风,牙关紧闭,角弓反张。如玉真散(《外科正宗》)。

白附子配全蝎、僵蚕:祛风痰、息风定惊止痉。用于脑卒中痰壅,口眼㖞斜。如牵正散(《杨氏家藏方》)。

(2)用于祛风止痛

白附子配川芎:祛风止痛。用于风痰眩晕、头痛等。如白附子丸(《仁斋直指方论》)。

白附子配白芷:祛风止痛。用于头痛、面痛、齿痛。

3. 鉴别应用

(1)白附子(禹白附)、关白附 白附子为天南星科植物独角莲 *Typhonium giganteum* Engl. 的块茎,主产于河南禹县,故又名禹白附。关白附为毛茛科植物黄花乌头 *Aconitum coreanum*(Levl)Raip 的块根,主产于东北,形似小草乌,含乌头碱,有大毒。两者均能祛风痰解痉,但禹白附毒性较小,又能解毒散结,现已作为白附子的正品广泛应用。而关白附毒性大,功效偏于散寒湿止痛,现已较少应用。需要说明的是,白附子之名最早载于《名医别录》,据考证历代本草所载白附子实为毛茛科植物黄花乌头的块根,即关白附。禹白附何时收载入药尚待进一步考证。由于上述原因,故两者有时常混称为白附子,造成临床用药时的混乱。应该注意鉴别应用。

(2)白附子、天南星 两者均为辛温燥烈有毒之品,具燥湿化痰、祛风解痉之功,主治脑卒中口眼㖞斜,惊风癫痫,破伤风等。故祛风痰,止痉厥,两药常配伍同用。但天南星兼入肺经,又治寒性顽痰阻肺之喘咳、风痰眩晕、脑卒中痰壅等,外用又能消肿散结止痛,用治痈疽肿痛,毒蛇咬伤。白附子辛温,善祛风痰而解痉止痛,尤擅治头面部诸疾,单用外敷可治瘰疬痰核及毒蛇咬伤。

【用法用量】 水煎服,3～5g;研末服每次0.5～1g。宜炮制后用。外用适量。

【不良反应】 本品所含皂苷为其主要有毒成分。过量服用易引起中毒,主要表现为口舌麻辣、咽喉灼热并有梗塞感、舌体僵硬、语言不清,继而四肢发麻、头晕眼花、恶心呕吐、流涎、面色苍白、神志呆滞、唇舌肿胀、口腔黏膜及咽部红肿,严重者可致死[7]。

【使用注意】 阴虚、血虚动风或热盛动风者及孕妇忌服。不宜过量和久服。

参考文献

[1] 朱涛等.中华中医药学刊,2008,26(6):1176.
[2] 吴连英等.中国中药杂志,1992,17(5):275.
[3] 吴连英等.中国中药杂志,1992,17(6):339.
[4] 姚三桃等.中国中药杂志,1993,18(4):212.
[5] 孙裕民等.中国乡村医生,1996,12:38.
[6] 王采霞等.河北中医,1990,12(2):5.
[7] 张冰等.中药药源性疾病学.北京:学苑出版社,2001.

白芥子

【异名】 芥子,辣芥子。

【基源】 为十字花科多年生草本植物白芥 *Sinapis alba* L. 的干燥成熟种子。

【成分研究】 白芥子的主要成分有白芥子苷、芥子酶、芥子碱、脂肪油、蛋白质及黏液质等。

【药理研究】

1. 抗真菌 白芥子的水浸剂,在试管内对堇色毛癣菌、许兰黄癣菌等皮肤真菌有不同程度的抑制作用。

2. 刺激作用 白芥子中的主要成分白芥子苷本身无刺激作用,但它遇水后经芥子酶的作用生成挥发油,其主要成分为硫代异氰酸对羟苄酯,为黄色油状物,挥发性较小,具有辣味,为强力的皮肤发红剂、催吐剂及调味剂,并有起疱作用。

3. 抗辐射 芥子碱能显著缓解辐射后小鼠外周血中血小板和白细胞减少,辐射后饲喂芥子碱能够显著促进外周血中血小板水平的恢复。防辐射机制是芥子碱能够修复由辐射引起的致死突变。芥子碱能有效清除活性氧自由基。

4. 抗雄激素 白芥子醇提取物具有显著的抗雄激素活性,能抑制由外源激素引起的前列腺增生[1]。

【炮制研究】 本品含硫苷化合物,内服后能刺激黏膜,引起胃部温暖感,增加消化液的分泌,有健胃作用。硫苷化合物本身无刺激性,酶解后生成异硫氰酸酯类(芥子油),具有辛辣味和刺激性。炒后可杀酶保苷,使其服用后在胃肠道环境中缓慢水解,逐渐释放出芥子油而发挥治疗作用[2]。所以生品力猛,辛散作用和通络散结作用强;炒后可缓和辛散走窜之性。

【性味归经】 辛,温;有毒。归肺、胃经。

【功效主治】 温肺化痰,利气散结,消肿止痛。用于寒痰喘咳,悬饮;阴疽流注,肢体麻木,关节肿痛。

【临床应用】

1. 单方验方

(1)支气管哮喘 白芥子、延胡索各 20g,甘遂、细辛各 12g,鲜生姜汁适量。各药研制成细末,将药末与鲜生姜汁适量调成糊状,每穴用约蚕豆大小药糊,压成饼状,贴于背部第 3、5、7 胸椎棘突下旁开 1.5 寸双肺俞、双心俞、双膈俞 6 个穴位,从初伏第 1 天开始,每隔 10 天贴治一次,一般保持 2～4h 即可取下,3 次为一个疗程。选晴热天贴治更好,连续 3 年。如皮肤灼痛难以忍受者半小时即可取下。起疱者可涂以龙胆紫,数日即愈,化脓者对症处理[3]。

(2)面瘫 取白芥子 100g,捣碎,加适量白开水调匀,平摊在纱布上,待药温度接近于体温时,将药敷于患面颊部,用绷带固定,然后注意保温,2h 后取下,切不可超过时间。只用药一次。此法对病程在 3 个月之内的患者,效果满意。对病程超过半年的患者,疗效不佳[4]。

(3)痛经及产后尿潴留 白芥子粉末 3g,置神阙穴,用胶布固定,用热水袋(水温 50℃左右)熨烫,每日 3 次,每次 0.5h[5]。

(4)肩周炎 白芥子 15g,桑枝 30g,水煎服,每日 1 剂,用剩余药渣热敷肩峰部位,每日 2 次,每次 30min,10 天为一个疗程[6]。

(5)瘰疬(颈部淋巴结结核) 用炒白芥子 20g,研末以香油调涂患部(已溃者可撒布创口上),每日1次[7]。

(6)白癜风　以捣烂的白芥子外涂病灶,每日3次,至病灶皮肤充血潮红并出现水疱后改为每日2次,连续3天,然后停药,让其自然愈合。一般一个疗程历时10天左右,待病灶平复后再重复施治一次。整个治疗期间每天上午10:00及下午4:00左右各一次使病灶接受日光照射,每次30～60min[8]。

(7)癣、疥疮　白芥子300g炒至深黄色,冰片10g,共研细末。先用70%乙醇500ml浸泡2日,后加陈醋500ml浸泡3日,其间每日搅拌3次,再静置2日后倾出上清液,药渣用双层纱布包扎挤压余液,混合后用1号滤纸过滤2遍,得近900ml橙黄色药液,装灭菌容器。治癣病:手足癣糜烂型用30%药液水;手足癣水疱型用50%药液水;手足癣鳞屑角化型、体癣用70%药液水。以上各型均浸泡或湿敷患部,每日2次,每次30min。治疥疮:先用肥皂洗澡,拭干后,自头部以下,用40%药液水遍搽全身5次;有丘疹水疱部位如手指间,用70%药液水浸泡20min。每日1次,连续2日,隔2日再搽浸1次[9]。

(8)膝关节骨性关节炎　白芥子90g、土鳖虫60g、穿山甲45g、红花45g,四药烘干后碾碎成极细粉末过筛,制成散剂。每次口服3g,每日3次,饭后服用,连续服用一个月为一个疗程。根据病程长短和病情轻重需要连续服用2～3个月[10]。

(9)神经根型颈椎病　白芥子90g、土鳖虫60g、穿山甲45g、红花45g,烘干,碾碎成极细粉末状过筛,制成散剂。使用时用醋20ml加上药散剂20g调制成糊状,粘在颈部,用热水袋装50～60℃热水在敷药处加热,每次30min,每日2次。30天为一个疗程[11]。

2. 配伍应用

(1)用于化痰利气

白芥子配苏子、莱菔子:下气豁痰,消食除满。用于老年食少痰多,胸脘痞满。如三子养亲汤(《韩氏医通》)。

白芥子配细辛:温化寒痰。用于寒饮咳喘证。如白芥子涂法(《张氏医通》)。

白芥子配甘遂、京大戟:豁痰逐饮。用于悬饮咳喘,胸闷胁痛之证。如控涎丹(《三因极一病证方论》)。

(2)用于通阳散结

白芥子配肉桂:温经通阳,散寒行滞。用于阳虚寒凝之阴疽肿痛及痰湿流注经络之肩臂肢体关节疼痛。如白芥子散(《妇人良方》)。

白芥子配鹿角胶:温经通阳散结。用于阳虚寒凝之阴疽肿痛。

白芥子配马钱子:散结消肿,通络止痛。用于寒湿痹阻之肢体麻木、关节肿痛。如芥子膏(《圣济总录》)。

3. 鉴别应用

(1)白芥子、紫苏子:两者皆为辛温之品,均有降气化痰之功,可治痰壅气逆、咳嗽气喘,常配伍同用。然白芥子辛温走散,偏于温肺化痰逐饮、通经络,善消"皮里膜外之痰",主治寒痰壅肺之咳喘痰多、胸闷气短;紫苏子辛温润降,长于降气化痰、润燥滑肠,尤宜喘咳痰多而兼有便秘者。

(2)白芥子、黄芥子　两者基源同为十字花科植物,前者为白芥的干燥成熟种子,称白芥子,别名辣菜子(《新修本草》);后者为芥菜 Brassica juncea (L.)Czern. et Coss. 的干燥成熟种子,称黄芥子,又名芥菜子。古代本草文献中记载芥子来源有数种,包括白芥子、黄芥子。因为两者性味功效用法相似,故现代中药文献如《中国药典》上将两者合而为一,统称芥子。

【用法用量】　水煎服,3～6g。一般宜制用。外用适量。

【使用注意】 本品辛温走散,易耗气伤阴,故肺虚久咳及阴虚火旺者忌用。对皮肤黏膜有刺激性,可致充血、发疱,故有消化道溃疡、出血者及皮肤过敏者忌用。内服剂量不宜过大,过量易致胃肠炎,引起呕吐、腹痛、腹泻。

参考文献

[1] 欧敏锐等. 海峡药学,2001,13(2):8.
[2] 叶定江等.中药炮制学. 北京:人民卫生出版社,2003.
[3] 董松南.浙江中西医结合杂志,2001,12(11):780.
[4] 刘秀英.四川中医,2003,21(10):55.
[5] 李贯彻.中医杂志,1998,39(4):199.
[6] 王国建. 中医研究,1998,11(4):48.
[7] 祝庆华.四川中医,1998,16(11):46.
[8] 李卫红等.中国美容医学,2001,10(2):108.
[9] 宋宪源.中医杂志,1998,39(5):261.
[10] 赵昌林等.中医杂志,2006,47(9):683.
[11] 赵昌林等.江苏中医药,2006,27(8):34-35.

皂 荚

【基源】 皂角,大皂荚。

【基源】 为豆科植物皂荚 *Gleditsia sinensis* Lam 的果实。其植株受伤后所结的不育小型果实,弯曲成月牙形,称猪牙皂,又称小皂荚。

【成分研究】 纤维素、半纤维素和木脂素是皂荚的主要成分,皂苷是皂荚的有效成分,皂荚中的果胶和蛋白含量也较高。皂荚中尚含有鞣质、酚性物质、生物碱、有机酸、糖类、油脂等物质。

【药理研究】

1. 祛痰 皂荚能使猫呼吸道分泌物增加而产生祛痰作用。其活性成分是皂苷,能刺激黏膜反射性促进呼吸道黏液分泌,从而产生祛痰作用。

2. 抗菌 皂荚在试管中对大肠杆菌、痢疾杆菌、绿脓杆菌和霍乱弧菌等革兰阴性肠内致病菌有抑制作用。皂荚水浸剂(1:3)在试管内对堇色毛癣菌、星形奴卡菌等皮肤真菌均有不同程度的抑制作用。

3. 其他 镇痛、抗癌、除湿、杀虫等作用[1]。

【炮制研究】 根据临床需要,皂荚可以生用或制用。生皂荚有小毒,作用峻猛,制后烈性有所缓和,开窍之力减弱,但逐痰之力仍强。皂荚炮制,现代大多采用砂烫法。此法所起作用,与煨、炒法相似。温度一般掌握在 $100\sim150℃$[2]。

【性味归经】 辛、咸,温;有小毒。归肺、大肠经。

【功效主治】 祛顽痰,通窍开闭,祛风杀虫。用于顽痰阻肺,咳喘痰多,脑卒中,痰厥,癫痫,喉痹痰盛;二便不通;癣疾,痈肿等。

【临床应用】

1. 单方验方

(1)呃逆 取生皂荚 1 个,除去褐色硬皮,捣碎研细过筛。手指拈鼻吸皂荚粉末,以嚏作为度[3]。

(2)骨鲠 皂荚 30g 炒热后捣碎研为细末,装磁罐内密封备用。每次约取皂荚粉末 0.3g,直接吹入鼻孔取嚏,见效即止。孕妇及有肺胃出血倾向者忌用[4]。

(3)过敏性鼻炎 皂荚研末,取少许吹入鼻中,同时,用皂荚末与醋调成膏,取豆粒大小敷于双侧鼻旁迎香穴,早晚各 1 次。用药 5min 后,患者感鼻部微胀,嚏频作,鼻腔内分泌物较用药前增多,5～10min 后症状自然消失,诸羞悉除。一般 7 天为一个疗程,两个疗程左右即可痊愈。第 2 年入冬后预防性治疗 2 个疗程,以巩固其疗效[5]。

(4)疳积　取干燥、皮厚、质硬光滑、色深褐、无虫蛀之皂荚,刷净泥土,切断,放入铁锅内,先武火,后文火煅5～10min 存性,剥开荚口,以内无生心为度。煅后放干净土地上,去除其火毒,防止炭化,研为细末,过 80 目筛,装瓶备用。3 岁以下每日 1g,3～6 岁每日 2g,6 岁以上每日 3～5g,用糖(红糖、白糖均可)拌匀吞服[6]。

(5)大骨节病及痹证　皂荚去皮,碾细过箩,炼蜜为 3g 重丸,每服 3～6g,每天 3 次,一个月为一个疗程[7]。

(6)面神经麻痹　取皂荚若干(文火炙干),研极细末,装瓶密封备用,临用时苇茎筒装药少许吹鼻孔内。向右歪吹左鼻孔,向左歪吹右鼻孔,早晚各 1 次,10 天内有效[8]。

2. 配伍应用

(1)用于祛顽痰

皂荚配麻黄:祛痰平喘。用于顽痰阻肺,咳喘痰多者(《余居士选奇方》)。

皂荚配半夏:祛痰开窍。用于脑卒中痰厥之卒然昏迷、口噤不开、喉中痰声辘辘及痰湿壅滞、胸闷咳喘、痰多质黏难咳。如皂角丸(《太平惠民和剂局方》)。

(2)用于通窍开闭

皂荚配细辛:通窍开闭。用于痰涎壅盛,关窍阻闭之脑卒中、痰厥及癫痫。如通关散(《丹溪心法附余》)。

皂荚配白矾:涌吐痰涎,豁痰开窍醒神。用于脑卒中口噤痰壅、痰涎壅盛之喉痹。如稀涎散(《证治准绳》)。

皂荚配石菖蒲:通窍。用于鼻塞不得喘息。如皂荚散(《古今录验》)。

(3)用于散结消痈

皂荚配蛤粉:清热解毒,散结消痈。用于乳痈。如皂角散(《奇效良方》)。

(4)用于通便

皂荚配枳实:等份为末,饭丸,米饮下,用于治大便秘结。如皂荚丸(《世医得效方》)。

(5)用于祛风杀虫

皂荚配陈醋:祛风杀虫止痒。皂荚陈醋浸泡后,研末调涂,治皮肤风癣疥癞。

3. 鉴别应用

(1)皂荚、细辛　两者均味辛走窜而善通窍开闭,可用治痰涎壅盛、关窍闭阻之证。但皂荚味咸,能软化胶结之痰,有较强的祛痰导滞作用,故适用于顽痰阻肺、胸闷咳喘、咳痰不爽之证;兼有祛风杀虫之功,又治皮癣、麻风等。细辛芳香透达,长于解表散寒,温肺化饮,多用于风寒感冒、头痛牙痛、风湿痹痛、鼻渊、肺寒咳喘。

(2)生皂荚、炒皂荚　生皂荚,逐痰开窍力强,常以散剂吹鼻取嚏或调灌取吐。炒皂荚辛散开窍之力减弱,烈性亦有所缓和,但逐痰之力仍强,适用于痰壅气逆之喘咳,亦用于消积通便。多以丸剂或膏补服用。

(3)皂荚、猪牙皂　两者均为豆科植物皂荚的果实。其植株因衰老或受伤后所结的不育小型果实,弯曲成月牙形,称猪牙皂,又名小皂荚。两者性味功效和临床应用相同。

(4)皂荚、皂角刺　皂角刺为皂荚树的棘刺,又名皂角针。性味辛温。能消肿排脓,祛风杀虫。用于痈疽疮毒初起或脓成不溃之证以及皮癣、麻风等。煎服 3～10g;外用适量,醋煎涂患处。痈疽已溃者忌用。皂荚功能主要是祛痰、通窍,与皂角刺适应证不同,但在祛风杀虫方面两者效用有相似之处。

【用法用量】 大多研末入丸散服,每次1～1.5g。外用适量,研末吹鼻取嚏或调敷患处。

【使用注意】 本品辛散走窜之性极强,非顽痰、证实、体壮者不宜轻投。对胃肠刺激性很大,故用量宜小,且多入丸散剂,以便控制服用量。胃肠黏膜有溃疡者、孕妇、气虚阴亏及有出血倾向者忌用。

参考文献

[1] 梁静谊等.中国野生植物资源,2003,22(3):44.
[2] 叶定江等.中药炮制学. 北京:人民卫生出版社,2003.
[3] 全小林等.中医杂志,1995,36(7):389.
[4] 张海津.中医杂志,1995,36(6):327.
[5] 管淑兰.中医杂志,1995,36(6):327.
[6] 王世彪等.中医杂志,1995,36(7):390-391.
[7] 颉克勤.中医杂志,1995,36(6):326.
[8] 娄启明.中医杂志,1995,36(6):326.

旋覆花

【基源】 为菊科植物旋覆花 Inula japonica Thunb. 或欧亚旋覆花 I. britannica L. 的头状花序。

【成分研究】 旋覆花主要含有黄酮类、倍半萜内酯类和萜类化合物,大多数倍半萜内酯类化合物有药理活性。还含有蒲公英甾醇等。

【药理研究】

1. 对呼吸系统的作用 旋覆花黄酮对组胺引起的豚鼠支气管痉挛性哮喘有明显的抑制作用,对组胺引起的豚鼠离体气管痉挛亦有对抗作用。小鼠腹腔注射150%的旋覆花水煎剂0.1ml,1h后出现明显的镇咳作用,可对抗SO_2引起的咳嗽。灌胃可以促进小鼠气管排泌酚红,有祛痰作用[1]。

2. 抗炎 旋覆花浸膏灌胃或腹腔注射给药,均明显抑制右旋糖酐所致大鼠足跖肿胀。旋覆花煎剂可以抑制巴豆油引起的小鼠耳部急性炎症。

3. 镇痛 旋覆花水提液腹腔注射,热板法测得其能明显延长小鼠痛阈时间[2]。

【炮制研究】 旋覆花包煎的意图,在清代《得配本草》中云"恐妨肺而反嗽",故入药须绢包煎。蜜炙旋覆花的意图在于增加蜂蜜本身的润肺作用。

【性味归经】 苦、辛、咸,微温。归肺、胃经。

【功效主治】 降气化痰,降逆止呕。用于咳喘痰多,痰饮蓄结,胸膈痞满;噫气,呕吐及胸胁痛等。

【临床应用】

1. 单方验方

腮腺炎:采新鲜旋覆花,取3～5株,洗净泥土,加适量的红糖,捣烂成泥状,外敷患者腮腺红肿处,用敷料胶布固定。敷上后即感到清凉,疼痛减轻,一般用药2～3次就能痊愈[3]。

2. 配伍应用

(1)用于降逆止呕

旋覆花配半夏:消痰利气,和胃降逆止呕。用于痰浊阻肺、肺气不降、咳喘痰多、胸闷不舒或痰饮在胸膈、呕不止、心下痞硬之证。如旋覆花汤(《严氏济生方》)。

旋覆花配赭石:下气消痰,降逆止呕。用于痰浊中阻,胃气上逆之噫气、呕吐、呃逆及痰涎内阻,肺气上逆之咳喘。如旋覆代赭汤(《伤寒论》)。

(2)用于降气化痰

旋覆花配前胡:降气化痰,平喘。用于痰壅气逆、咳嗽气喘、痰多胸痞之证。如旋覆花散(《太平圣惠方》)。

旋覆花配枇杷叶:清肺化痰,止咳。用于肺热痰黄咳喘之证。如旋覆花汤(《校注妇人良方》)。

旋覆花配海浮石:化痰软坚,散结消痞。用于顽痰胶结、唾如胶漆、胸中满闷者。

(3)用于行气通络

旋覆花配香附:行气活血,通络止痛。用于气血不和之胸胁痛者。如香附旋覆花汤(《温病条辨》)。

3. 鉴别应用

旋覆花、金沸草:两者为同一种植物的不同药用部位。金沸草药用部位为全草,功能为止咳化痰,且能利湿、消肿,用于咳嗽、痰喘、风湿痹痛,煎汤内服,5～10g,鲜叶捣敷外治疗疮肿毒。旋覆花药用部位为其头状花序,功能长于降气化痰、降逆止呕,且能行气,主要用于咳喘、呕吐、呃逆、噫气、胸胁胀满疼痛诸症。

【用法用量】 水煎服,3～10g,布包煎服。

【不良反应】 过量服用旋覆花,部分患者出现发热、恶心、全身散在性丘疹、瘙痒。亦有诱发支气管哮喘的报道[4]。

【使用注意】 阴虚劳嗽、津伤燥咳者忌用。本品有绒毛,易刺激咽喉作痒而致呛咳或诱发支气管哮喘,故入煎须布包。

参考文献 ············

[1] 颜正华. 中药学. 第 2 版. 北京:人民卫生出版社,2006.

[2] 陈文峰等.湖南中医杂志,1987,6:52.

[3] 巫承文等.基层中药杂志,2000,14(5):64.

[4] 夏丽英.现代中药毒理学. 天津:天津科技翻译出版社,2005.

白 前

【基源】 为萝摩科多年生草本植物柳叶白前 Cynanchum stauntonii (Decne.) Schl- tr. ex Levl. 或芫花叶白前 C. glaucescens (Decne.) Hand. -Mazz. 的根茎及根。

【成分研究】 柳叶白前含 β-谷甾醇,高级脂肪酸和华北白前醇。芫花叶白前含白前皂苷 A、白前皂苷 B、白前皂苷 C、白前皂苷 D、白前皂苷 E、白前皂苷 F、白前皂苷 G、白前皂苷 H、白前皂苷 I、白前皂苷 J、白前皂苷 K,白前皂苷元 A、白前皂苷元 B,白前新皂苷 A、白前新皂苷 B 及白前二醇。

【药理研究】

1. 镇咳、祛痰 白前 95％乙醇提取物和石油醚提取物对浓氨水刺激诱导的小鼠咳嗽有明显的镇咳作用。白前醇提物和水提物对小鼠均有显著的祛痰作用。

2. 抗炎 白前水提物对巴豆油所致小鼠耳郭急性渗出性炎症有显著的抑制作用[1]。

3. 对消化系统的作用 白前醇提物对消化系统有较广泛的作用,其不仅能抗胃溃疡,也能抗腹泻,对大鼠的胆汁分泌有弱的增强作用[2]。

【性味归经】 辛、苦,微温。归肺经。

【功效主治】 降气化痰。用于咳嗽痰多,胸满喘急。

【临床应用】

1. 单方验方

(1)外感咳嗽日久不止,痰多咳吐不爽　白前(蒸)、桔梗(炒)、荆芥、紫菀(蒸)、百部各2斤(20g),陈皮(水洗去白)1斤(10g),甘草(炒)12两(7.5g)。共为末,每服3钱(10g),开水调下,食后、临卧服。初感风寒,生姜汤调下(《医学心悟》)。

(2)小儿疳积　白前根、重阳木根、兖州卷柏各9g,水煎服[《福建药物志(第一册)》]。

(3)麻疹　白前、葛根各15g,水煎服[《福建药物志(第一册)》]。

2. 配伍应用

白前配前胡:宣散风热,降气化痰。用于咳嗽吐痰、痰吐不爽、咽痒、胸满之证。如二前汤(《中药方剂学》)。

白前配桔梗:宣肺降气,化痰止咳。用于咳嗽痰多、胸闷不畅。如止嗽散(《医学心悟》)。

白前配桑白皮:泻肺平喘,降气化痰。用于肺热壅盛、咳喘痰黄者。如白前丸(《圣济总录》)。

白前配百部、紫菀:降气化痰,润肺止咳。用于感冒日久不愈,肺失肃降,咳痰不爽,咳喘不已,胸闷气逆及肺痨咳嗽。如止嗽散(《医学心悟》)。

白前配半夏、京大戟:泻降肺气,逐饮平喘。用于肺气壅实,久咳上气,体肿短气胀满,昼夜不能平卧,喉中痰鸣者。如白前汤(《深师方》)。

3. 鉴别应用

白前、前胡:两者均能降气化痰,皆可治痰涎壅肺,宣降失司之咳喘胸满、痰多质黏等,且常相须为用。但前胡性微寒,兼能疏散风热,尤多用于外感风热或痰热咳喘。白前性微温,祛痰作用更强,多用于寒痰或湿痰阻肺之咳喘。

【用法用量】　水煎服,3～10g;或入丸、散剂。蜜炙白前性较缓和,长于润肺止嗽,无耗气伤阴之弊,故可用于肺阴不足,气逆干咳者。

参考文献

[1] 梁爱华等.中国中药杂志,1996,21(3):174.　　　　[2] 沈雅琴等.中药药理与临床,1996,12(6):18.

前　胡

【基源】　为伞形科植物白花前胡 *Peucedanum praeruptorum* Dunn 或紫花前胡 *P. decursivum* Maxim. 的根。

【成分研究】

1. 白花前胡　主要含挥发油、香豆精类化合物、香豆精糖苷类化合物、D-甘露醇、β-谷甾醇、半乳糖醇、胡萝卜苷及紫花前胡皂苷 V。

2. 紫花前胡　主要含挥发油、香豆精类化合物、香豆精糖苷类化合物、皂苷等。

【药理研究】

1. 平喘　白花前胡石油醚提取物能够抑制乙酰胆碱及氯化钾引起的家兔气管平滑肌收缩,其中白花前胡甲素(Pd-Ⅰa)对家兔离体气管平滑肌的松弛作用与钙拮抗剂维拉帕米相似,对高钾诱发收缩反应的较强抑制作用与抑制电位依赖性钙通道有关,而对乙酰胆碱诱发的收缩反应的抑制作用与抑制细胞内 Ca^{2+} 释放有关。

2. 对心血管系统的作用

(1)降压:白花前胡石油醚提取物有舒张肺动脉的作用,主要为香豆素类化合物。8-甲氧基补骨脂素(8-MOP)是白花前胡中香豆素类化合物的主要成分之一,对离体大鼠及兔的肺动脉较主动脉有较高的选择性舒张作用。

(2)抗心衰:白花前胡提取液能够有效缩小内皮素1(ET-1)促发的体外培养肥大心肌细胞表面积,降低肥大心肌细胞搏动频率,抑制肥大心肌细胞凋亡及改善 bcl-2/bax 蛋白表达的失衡状态,并抑制肥大心肌细胞蛋白质含量和心房利钠肽(ANP)的表达。

(3)抗心脑缺血:白花前胡可增加急性心肌梗死麻醉猫冠状窦血流量,降低冠脉阻力、血压、左室压、左室舒张末压、左室最大上升速率,减少心肌耗氧量、心肌氧摄取率及心率,有明显降低乳酸脱氢酶(LDH)、谷草转氨酶(AST)及肌酸激酶心肌同工酶(CK-MB)活性的趋势,缩小心肌梗死范围,对心肌梗死具有保护作用。

3. 抗癌 前胡内素(Pra-C)可引起 HL-60 肿瘤细胞凋亡,凋亡程度随 Pra-C 浓度增加而增加。

4. 其他 紫花前胡苷和其苷元均有抑制血小板聚集的作用,挥发油试管内对金黄色葡萄球菌、大肠杆菌有抑制作用[1]。

【性味归经】 苦、辛,微寒。归肺经。

【功效主治】 降气化痰,疏散风热。用于痰热咳喘,风热咳嗽等。

【临床应用】

1. 单方验方

手指疔疮:先将前胡饮片捣烂,浸泡在75%乙醇中,冬季浸泡5天,夏季3天。加盖贮存,以免乙醇挥发,使前胡能充分吸收乙醇。用时先将手指疔疮局部皮肤常规消毒后,外敷前胡制剂,敷药面积视红肿面积而定,厚约0.5cm,外用塑料薄膜包扎,胶布固定。每天换药1次,脓出较多者,可每天换2次。手指疔疮无论为何部位、形态、病情阶段,均可用本法治疗[2]。

2. 配伍应用

前胡配桔梗:宣肺止咳。用于外感咳嗽痰多等。如杏苏散(《温病条辨》)。

前胡配桑白皮、苦杏仁:疏散风热,降气化痰,止咳平喘。用于外感风热或痰热壅肺之咳嗽痰黄、喘息不止。如前胡散(《太平圣惠方》)。

前胡配桑叶、牛蒡子:宣散风热,清肺化痰。用于外感风热,咳嗽痰多。如感冒热咳方(《中药临床应用》)。

【用法用量】 水煎服,6~10g;或入丸、散剂。

参考文献 ⋯⋯⋯

[1] 何冬梅等.药学与临床研究,2007,15(3):168.   [2] 陈再兴.中国民间疗法,1995,4:47.

桔　梗

【基源】 为桔梗科植物桔梗 *Platycodon grandiflorum* (Jacq.) A. DC. 的根。

【成分研究】 桔梗含有多种皂苷,已分得13种三萜皂苷,其中主要成分是桔梗皂苷 D,水解生成桔梗皂苷元、远志酸、桔梗酸。还含有白桦酯醇、α-菠菜甾醇、α-菠菜甾醇-β-D-葡萄糖苷、多糖、氨基酸等[1]。

【药理研究】

1. 祛痰镇咳　黏蛋白是支气管的分泌物,也是衡量药物祛痰效果的指标之一。桔梗皂苷D和桔梗皂苷 D_3 在体内和体外均能增加大鼠和小鼠呼吸道黏蛋白的释放,有祛痰作用。用豚鼠气管刺激法,桔梗皂苷有镇咳作用。

2. 对中枢神经系统的作用　桔梗皂苷D腹腔内、脑室内和鞘内注射,对小鼠甩尾、扭体实验有剂量依赖性的镇痛作用,这种效应与脊髓上的 γ-氨基丁酸、N-甲基-D-天冬氨酸(NMDA)和 non-NMDA 受体有关。桔梗皂苷D作用于神经中枢,与去甲肾上腺素和5-羟色胺下行通路有关,而与阿片通路无关。

3. 调节免疫　桔梗水提物可显著刺激小鼠腹腔巨噬细胞增生,促进一氧化氮(NO)、肿瘤坏死因子-α(TNF-α)的产生,同时对白介素 IL-1β 和 IL-6 也有升高作用。桔梗多糖有免疫增强作用,能显著提高多克隆抗体 IgM 的产生和 B 淋巴细胞的增殖[2]。

4. 抗氧化　桔梗石油醚部分具有抑制脂质过氧化,清除强氧化剂 1-二苯基-2-苦肼基自由基(DPPH)、超氧化物和 NO 自由基的抗氧化作用,而后者的作用强度与二丁基羟基甲苯(BHT)和丁基羟基甲氧苯(BHA)相当。

5. 其他　桔梗还有肝保护作用,对多种药物性肝损伤模型都有治疗作用。其机制可能与阻断肝药酶对四氯化碳的生物激活以及清除氧自由基有关。桔梗对各种炎症模型均有较强的抗炎作用。桔梗可明显降低肥胖非胰岛素依赖型糖尿病肥胖 Zucker 大鼠血清脂质和空腹血清胰岛素水平[1]。

【炮制研究】　桔梗"去芦"始于唐代。现代研究证明桔梗芦头中也含有一定量的桔梗皂苷,据此,建议桔梗连芦头作药用。

桔梗"去皮",《本草纲目》如是规定。但现代研究结果表明,带皮桔梗和去皮桔梗,无论在化学成分上,还是祛痰药效上,还是毒性方面,都较一致,并无差异,故"去皮"工艺似可省去。

【性味归经】　苦、辛,平。归肺经。

【功效主治】　宣肺,祛痰,利咽,排脓。用于咳嗽痰多,胸闷不畅;咽喉肿痛,失音;肺痈咳吐脓痰等。

【临床应用】

1. 单方验方

(1)变异性心绞痛　桔梗、贝母、巴豆按 3:3:1 比例粉碎。用时取药末装小旱烟锅内,点火吸烟,每次 1～3 锅,每天 3 次,可连续治疗[3]。

(2)声带结节　桔梗 40g、桑叶 10g、赤芍 10g、红花 10g、桃仁 10g、穿山甲 10g、杏仁 10g、陈皮 10g、清半夏 13g、茯苓 10g、甘草 5g、蝉蜕 6g。水煎服,每日 1 剂,水煎 2 次兑匀,分 3 次服[4]。

(3)矽肺　在常规治疗基础上每日加用桔梗 10g,水煎,每日 3 次温服,24 周为一个疗程[5]。

2. 配伍应用

(1)用于宣肺祛痰

桔梗配桑叶、菊花、牛蒡子:疏风清热,宣肺化痰止咳。用于外感风热、咳嗽痰黄。如桑菊饮(《温病条辨》)。

桔梗配紫苏:解表散寒,宣肺止咳。用于外感风寒、肺气不宣之咳嗽气喘。如杏苏散(《温病条辨》)。

桔梗配苦杏仁:宣降肺气,祛痰止咳平喘。用于肺气壅滞,咳喘痰盛者,无论寒热、虚实,皆可随证配伍。

桔梗配半夏:调畅气机,化痰止咳。用于宿有湿痰之咳嗽痰多、咳痰清稀者。

桔梗配贝母、巴豆:祛痰利咽。用于痰涎壅塞、胸膈窒闷、肢冷汗出之寒实结胸。如三物白散(《伤寒论》)。

(2)用于利咽排脓

桔梗配甘草:宣肺祛痰,解毒利咽。用于肺失宣降,咳嗽有痰,咽喉肿痛,失音。如桔梗汤(《金匮要略》)。

桔梗配鱼腥草:清肺祛痰,排脓消痈。用于肺痈咳吐脓痰腥臭者及肺热咳嗽、痰稠难咯者。

(3)用于宣开肺气

桔梗配枳壳:升降气机,宽胸利膈。用于胸膈痞满、胁肋疼痛及咳嗽痰喘,胸膈满闷等。

桔梗配大黄:上清头目,下通腑气。用于上焦风热头痛,口舌生疮,目赤肿痛,亦可用于热结便秘、痢疾。如凉膈散(《太平惠民和剂局方》)。

3. 鉴别应用

桔梗、牛蒡子:两者均有利咽喉、通二便之功,皆可治咽喉肿痛、二便不通。但牛蒡子性寒而滑利,尤善疏散风热、透疹,兼能解毒消肿,故可用于风热感冒、麻疹不畅、痈肿疮毒等;桔梗长于宣肺化痰、利咽、排脓,适用于肺气不宣之咳嗽痰多、咳痰不爽、咽喉肿痛、失音、肺痈咳吐脓痰等。

【用法用量】 水煎服,3～10g;或入丸、散剂。

【制剂与成药】

1. 桔梗流浸膏:每毫升相当于生药 1g。用于咳嗽痰多。口服,每次 1～2ml,3 次/天。

2. 复方桔梗片:每片相当于桔梗 0.3g,枇杷叶 0.15g,甘草 0.05g。用于支气管炎、咳嗽等。每次 2～6 片,3 次/天。

【不良反应】 桔梗毒性低,但大剂量口服可反射性兴奋呕吐中枢,引起恶心、呕吐,胃脘不适,食欲不振,或胃脘部疼痛、腹痛、腹泻等。偶见服桔梗片引起低血压反应,服复方桔梗片可致心律失常[6]。

少数患者口服桔梗引起过敏反应,出现皮肤红疹、瘙痒[7]。

【使用注意】 本品性升散,凡气机上逆、呕吐、呛咳、眩晕及阴虚火旺咯血者忌用。肺结核及胃溃疡有出血倾向者慎服。用量过大易致恶心呕吐。

参考文献 ∙∙∙

[1] 金在久.时珍国医国药,2007,18(2):506.

[2] 宋杨等.中国药房,2006,17(2):140.

[3] 高允旺.中医药研究,1987,2:36.

[4] 史学瑞等.中医研究,2002,15(3):38.

[5] 田立岩.中国职业医学,2007,34(4):307.

[6] 张冰等.中药药源性疾病学.北京:学苑出版社,2001.

[7] 杨光礼等.中医药研究,1996,4:53.

川贝母

【基源】 为百合科植物川贝母 *Fritillaria cirrhosa* D. Don、暗紫贝母 *F. unibracteata* Hsiao et K. C. Hsia、甘肃贝母 *F. przewalskii* Maxim. 或梭砂贝母 *F. delavayi* Franch. 的鳞茎。

【成分研究】 川贝母中含有多种生物碱,主要为川贝碱、西贝素。青贝中有青贝碱,白炉贝中有白炉贝素,黄炉贝中有炉贝碱,白松贝中有松贝碱,甘肃贝母中有岷贝碱,梭砂贝母中有新贝甲素、西贝素、贝母辛、琼贝酮,瓦布贝母中有西贝素、贝母辛、鄂贝乙素等。

【药理研究】

1. 抗炎、镇咳、祛痰 伊犁贝母和棱砂贝母的总生物碱小鼠一次性灌胃给药,可减少 SO_2 引起的咳嗽次数,增加酚红排出量,抑制二甲苯引起的小鼠耳肿胀,具有明显的镇咳、祛痰、抗炎作用。

2. 平喘 贝母甲素、贝母乙素、西贝素、西贝素苷和蒲贝酮碱五种甾体生物碱均可使卡巴胆碱引起气管条收缩的量效曲线右移。

3. 抗菌 伊犁贝母对流感嗜血杆菌、金黄色葡萄球菌、肺炎球菌等多种细菌有不同程度的抑制作用。

4. 其他 镇静、镇痛、抗溃疡、抗血小板聚集、抗肿瘤等作用[1]。

【性味归经】 苦、甘,微寒。归肺、心经。

【功效主治】 清热化痰,润肺止咳,散结消肿。用于虚劳咳嗽,肺热燥咳;瘰疬,乳痈,肺痈等。

【临床应用】

1. 单方验方

(1)小儿百日咳 新鲜鸡胆 10 只、川贝母 50g、百部 25g。将川贝母、百部共研极细粉末,用注射器吸取胆汁入药粉内调匀,阴干后制成散剂装瓶备用。1~3 岁每次服 1g,4~5 岁服 2g,6~7 岁服 3g,每日服 3 次,服时加适量蜂蜜,用温开水调冲服用,5 天为一个疗程,一般一个疗程即愈,若效不佳酌情延长疗程[2]。

(2)前列腺肥大 川贝母 25g,苦参、党参各 25g。每日 1 剂[3]。

(3)肝硬化腹水 制甘遂(醋炒至连珠)、川贝各 15g,共为细末。清晨空腹时用大枣 20 枚煎汤送服,每周 2~3 次。为减少对胃的刺激,也可装入胶囊服下。另将茅根煎水代茶饮。腹水消失后续服补中益气丸。近期有上消化道出血,有严重心脏病或溃疡病、身体十分虚弱及有高热者禁用[4]。

2. 配伍应用

(1)用于化痰止咳平喘

川贝母配苦杏仁:润肺兼能清肺,化痰止咳平喘。用于阴虚燥咳,痰少咽干或肺热咳喘,咳吐黄痰。如贝母汤(《圣济总录》)。

川贝母配瓜蒌:清热化痰。用于痰热咳嗽,咳痰不利,咽喉干燥。如贝母瓜蒌散(《医学心悟》)。

川贝母配知母:清肺润燥,化痰止咳。用于肺热、肺燥咳嗽。如二母丸(《急救仙方》)。

川贝母配黄芩:清肺化痰止咳。用于痰热郁肺,咳嗽痰黄。如羚角知母汤(《千家妙方》)。

川贝母配陈皮:化痰止咳。用于痰热阻肺,咳嗽气急,痰多不爽或湿痰咳嗽,痰多胸脘痞闷之证。如贝母瓜蒌散(《医学心悟》)。

川贝母配百合:养阴润肺,化痰止咳。用于阴虚肺燥有热之干咳少痰、咯血或咽干音哑等。如百合固金汤(《慎斋遗书》)。

川贝母配竹茹:清热化痰。适用于肺热壅盛,咳嗽痰黄。如羚角钩藤汤(《通俗伤寒论》)。

(2)用于化痰散结消肿

川贝母配鱼腥草、冬瓜子:清肺化痰,消痈排脓。用于肺痈初起。

川贝母配厚朴、郁金:化痰行气,解郁散结。用于痰气壅滞之咳嗽咳痰,胸脘胀闷者。

川贝母配竹沥、石菖蒲:用于脑卒中痰热闭窍,神识昏迷者。

3. 鉴别应用

(1)川贝母、瓜蒌 两者均能清热化痰、散结,可用治痰热咳喘,痈疮肿毒。然瓜蒌长于清肺化痰,主要用于肺热咳喘,又能宽胸散结、滑肠通便,可治胸痹结胸、肠燥便秘等。川贝母清热化痰,且能润肺止咳,无论风热咳嗽、痰热咳喘、燥热咳嗽及虚劳咳嗽均可应用。

(2)川贝母、半夏　两者均为化痰药,功能化痰散结。然川贝母甘润苦泄,长于清热化痰、润肺止咳,用治虚劳咳嗽、肺热燥咳。半夏辛温而燥,功专燥湿化痰,用于湿痰、寒痰证。此外,川贝母兼能散结,主治痰火郁结之瘰疬、痈肿;半夏还能降逆止呕、消痞散结,用于呕吐呃逆、心下痞、梅核气、结胸等。

(3)青贝、松贝、炉贝　商品川贝母的原植物有4种,其中暗紫贝母主产四川;川贝母,别名卷叶贝母,主产西藏、云南和四川;甘肃贝母主产甘肃、青海、四川。此三种植物的鳞茎商品按药材性状不同分别称"松贝"和"青贝"。松贝呈类圆锥形或近球形,表面类白色,外层鳞叶2片,大小悬殊,大片紧抱小片,未抱合部分呈新月形,习称"怀中抱月",顶部闭合。青贝呈扁球形,表面类白色,外层鳞叶2片,大小相近,相对抱合,顶部稍开裂。棱砂贝母产青海、四川,过去集散于打箭炉,故又称炉贝。炉贝呈长圆锥形,较青贝、松贝颗粒大,表面类白色或浅黄色,有的具棕色斑点,外层鳞叶2片,大小相近,顶部开裂而略尖。上述三种贝母统称川贝母,性味功效相同,但以松贝、青贝质量为优,炉贝次之。

(4)伊贝母、平贝母、湖北贝母　伊贝母为百合科植物伊犁贝母 *Fritillaria pallidiflora* Schrenk、新疆贝母 *F. walujewii* Regel 的鳞茎,主产于新疆,平贝母为百合科植物平贝母 *F. ussuriensis* Maxim. 的鳞茎,主产于黑龙江、辽宁、吉林,湖北贝母为百合科植物湖北贝母 *F. hupehensis* Hsiao et K. C. Hsia 的鳞茎。上述三种贝母与川贝母功效相似,均有清热润肺、化痰止咳、散结的作用,其用量用法与使用注意同川贝母。故分别为当地或其他部分地区当作川贝母使用。但伊贝母镇咳祛痰散结作用较好,与浙贝母相似,故当地也有当作浙贝母使用。有些地区将湖北贝母小的鳞茎作川贝母用,大的鳞茎作浙贝母用。上述三种贝母均适用于肺热咳嗽,痰喘,瘰疬诸症。

【用法用量】　水煎服,3～10g。研末服,每次1～2g。

【制剂与成药】

1. 蛇胆川贝液(胶囊):由蛇胆汁、川贝母组成。用于肺热咳嗽痰多。口服,每次10ml,2次/天;胶囊,每次3～4粒,2～3次/天,小儿酌减。

2. 炼蜜川贝枇杷膏:由川贝母、枇杷叶等组成。用于肺燥咳嗽、痰多胸闷、咽喉痛痒、声音沙哑等。冲服,每次1匙,1～3次/天。

3. 川贝止咳露:由川贝母、枇杷叶、百部、前胡、桔梗、桑白皮组成。用于肺热咳嗽、痰多色黄。口服,每次15ml,3次/天。7岁以上儿童服1/2量,3～7岁儿服1/3量。

【使用注意】　反乌头。

参考文献

[1] 张荣发.中国药业,2006,15(8):62.

[2] 唐小华.中国乡村医生杂志,1995,5:42-43.

[3] 马万文等.辽宁中医杂志,1986,9:29.

[4] 王永山等.浙江中医杂志,1994,4:149.

浙贝母

【异名】　象贝,大贝。

【基源】　为百合科植物浙贝母 *Fritillaria thunbergii* Miq. 的鳞茎。

【成分研究】 浙贝母含有浙贝母碱、去氢浙贝母碱、贝母醇,此外还有贝母丁碱、贝母芬碱、贝母辛碱和贝母替定碱。

【药理研究】

1. 对呼吸系统的作用 浙贝母有镇咳、祛痰、松弛平滑肌作用。皮下注射或灌胃浙贝甲素或浙贝乙素均可以减少小鼠氨水引咳、毛刺激麻醉豚鼠气管引咳和电刺激麻醉猫喉上神经引咳动物的咳嗽次数,降低咳嗽强度。大鼠灌胃浙贝母醇提物,可使气管内分泌液明显增加。浙贝母醇提物有松弛离体豚鼠气管平滑肌作用,其所含的浙贝甲素能明显加快兔和猫离体肺灌流液流出速度。

2. 镇痛、抗炎 小鼠灌胃浙贝母乙醇提取物,可以使乙酸引起的扭体反应次数减少,使热痛刺激甩尾反应3h痛阈平均提高28.5%。浙贝甲素和浙贝乙素是浙贝母的镇痛有效成分。

3. 其他 降压、活血化瘀、溶石、抗溃疡、止泻、抗菌、抗肿瘤等作用[1]。

【性味归经】 苦,寒。归肺、心经。

【功效主治】 清热化痰,散结消痈。用于风热、痰热咳嗽,瘰疬,瘿瘤,乳痈,疮毒,肺痈等。

【临床应用】

1. 单方验方

(1)慢性咽喉炎 浙贝母、法半夏按2∶1比例研为细末备用。临床使用每次10g,每日2次,饭后用温开水送服,30天为一个疗程[2]。

(2)冻疮 取浙贝母、冰片各研成粉末,按9∶1比例混合均匀,加适量温开水调成糊状,敷于患处,用消毒纱布固定,24h更换,一般2~4次可痊愈[3]。

(3)口腔溃疡 浙贝母与白及按2∶1的比例研末,冷开水送服或含化咽服。每次4g,每日3~4次。1~3周为一个疗程[4]。

2. 配伍应用

(1)用于清肺化痰止咳

浙贝母配桑叶、杏仁:清肺化痰,疏散风热。用于外感风热、咳嗽痰黄之证。如桑杏汤(《温病条辨》)。

浙贝母配瓜蒌、知母:清肺化痰。用于肺热壅盛、咳喘痰黄者。如清金化痰汤(《统旨方》)。

浙贝母配黄芩、桑白皮:清肺化痰。用于痰热郁肺之咳嗽痰黄。如宁肺汤(《杂病源流犀烛》)。

浙贝母配桔梗:清肺化痰止咳。用于痰热壅盛、咳喘痰多者。如益气清金汤(《医宗金鉴》)。

(2)用于清热化痰散结

浙贝母配金银花、皂角刺:清热散结,消肿排脓。用于痈肿疮毒初起。如仙方活命饮(《校注妇人良方》)。

浙贝母配连翘、蒲公英:清热解毒,消痈散结。用于痈疮肿毒,内服外敷均可(《山东中草药手册》)。

浙贝母配鱼腥草、金荞麦:清肺化痰,消痈排脓。用于肺痈咳嗽咳痰胸痛。

浙贝母配玄参、牡蛎:清热解毒,化痰散结。用于痰火郁结之瘰疬、瘿瘤、痰核。如消瘰丸(《医学心悟》)。

浙贝母配海藻、昆布:清热化痰,软坚散结。用于痰火郁结之瘰疬、瘿瘤、痰核。

3. 鉴别应用

(1)浙贝母、川贝母:两者功用基本相同,均能清热化痰,散结消肿。然浙贝母苦寒,长于清肺化痰,宜治风热犯肺或痰热郁肺之咳嗽痰黄。川贝母性偏甘寒,长于润肺止咳,宜治肺热燥咳、虚劳咳嗽。至于清热散结功效,则以浙贝母为胜。

(2)浙贝母、土贝母 两者在解毒散结功效方面有相似之处,但浙贝母更长于化痰止咳,土贝母则专于解毒散结,它没有化痰止咳功效。土贝母为葫芦科植物土贝母 *Bolbostemma paniculatum*(Maxim.)Franq. 的块茎,《本草纲目拾遗》称大贝母,《四川中药志》称藤贝。味苦,性微寒,长于清热解毒,散结消肿,主要用于急性乳腺炎、乳腺小叶增生、乳腺癌、瘰疬、痰核、疮疡肿毒等。水煎服,5~10g;或入丸、散。外用,研末调敷。浙贝母主要用于风热、痰热咳嗽,其清热解毒散结之力不及土贝母。

【用法用量】 水煎服,3~10g。

【制剂与成药】 浙贝母浸膏溶液:每毫升含总提取物100mg。用于伤风感冒所致咳嗽气喘。口服,每次2~6ml,2次/天。

【使用注意】 反乌头。

参考文献

[1] 张明发等.上海医药,2007,28(10):459.
[2] 周汉清.中医杂志,2004,45(7):491.
[3] 周红元.中医杂志,2004,45(7):491.
[4] 梅松政.中医杂志,2004,45(7):491.

瓜 蒌

【异名】 栝楼。

【基源】 为葫芦科植物栝楼 *Trichosanthes kirilowii* Maxim. 和双边栝楼 *T. rosthornii* Harms 的成熟果实。

【成分研究】 瓜蒌主要含油脂和有机酸,以栝楼酸为主,其次为三萜、少量黄酮以及多种氨基酸。瓜蒌果实含苷、有机酸及其盐类、树脂、脂肪油、色素、糖类,还含有精氨酸、赖氨酸、丙氨酸、缬氨酸、异亮氨酸、亮氨酸、甘氨酸及类生物碱物质,后者含有多个单体。果皮含棕榈酸、木蜡酸、蜡酸、蒙坦尼酸、蜂蜜酸、L-(-)-α 棕榈酸甘油酯、Δ^7-豆甾烯醇、Δ^7-豆甾烯酮和 Δ^7-豆甾烯醇-3-β-D 吡喃葡萄糖。另含钾、钠、钙、镁、铜、锌、铁、钼、铬等微量元素。

【药理研究】

1. 祛痰 瓜蒌皮分离出的总氨基酸有良好的祛痰效果。其所含天冬氨酸能促进细胞免疫,有利于减轻炎症,减少分泌物;半胱氨酸能裂解痰液黏蛋白,使痰变稀、黏度下降易于咳出。

2. 抗菌 瓜蒌煎剂或浸剂在体内对大肠埃希菌、宋氏痢疾杆菌、变形杆菌、伤寒杆菌、副伤寒杆菌、铜绿假单孢菌、霍乱弧菌等7种革兰阴性肠内致病菌都有抑制作用。水煎剂对志贺杆菌、斯密士杆菌、福氏Ⅱ痢疾杆菌、福氏Ⅲ痢疾杆菌也有抑制作用。对溶血性链球菌、肺炎球菌、白喉杆菌、金黄色葡萄球菌、流脑杆菌和奥杜盎小芽孢癣菌及星形奴卡菌也有一定抑制作用。

3. 对心血管系统的作用 瓜蒌皮煎液可对抗氯化钙($CaCl_2$)和毒毛花苷所致的心律失常,能明显抑制 $CaCl_2$ 诱发的大鼠室颤,提高毒毛花苷诱发豚鼠室性心动过速的剂量阈值。瓜蒌煎剂能降低心肌耗氧量,通过改善心肌游离脂肪酸代谢及抑制脂质过氧化形成而达到保护心肌的作用;尚可扩张血管,减少血栓素 A_2(TXA_2)产生,抗血小板聚集。瓜蒌水提物可使血糖先上升后下降,最后复原,给饥饿家兔服后血糖上升幅度较正常兔大,且肝糖原增加。

4. 对消化系统的作用　瓜蒌醇提取物明显降低大鼠胃酸分泌和胃酸浓度,对结扎幽门引起的溃疡有抑制作用。

5. 其他　抗缺氧、抗肿瘤作用[1]。

【炮制研究】　全瓜蒌,临床大多洗净,压扁,切丝或切块生用。现代也有为了增强瓜蒌润肺止咳作用,蜜炙用,称蜜瓜蒌。

瓜蒌子炒用从宋代开始,历代都较常用,并被《中国药典》采用。瓜蒌子炒后气微香,可避免生用有恶心等不良反应,并能提高煎出效果。

【性味归经】　甘、微苦,寒。归肺、胃、大肠经。

【功效主治】　清热化痰,宽胸散结,润肠通便。用于痰热咳喘;胸痹,结胸;肺痈,肠痈,乳痈;肠燥便秘等。

【临床应用】

1. 单方验方

(1)关节疼痛　瓜蒌 1 个,切开,放入 500ml 米醋浸泡 24h,取出后稍加热外敷患处,以薄塑料纸覆盖后再用纱布及绷带包扎,每日 1 次。一般外敷 2~3 次即有明显效果。少数患者外敷后局部皮肤可出现发痒及粗糙,停止治疗后可自行恢复正常[2]。

(2)早期急性乳腺炎　全瓜蒌 45g,加水 500ml,文火煎 30min 左右,取汁约 200ml,分早晚 2 次温服。本法适用于早期急性乳腺炎,以发病 1 天内为最佳。若连续服用 2~3 天无效或已有化脓趋势者,应视为无效,立即易法或配合其他疗法治疗[3]。

(3)乳腺增生症　取全蝎 120g、瓜蒌 25 个,将瓜蒌开口将蝎子分别装于瓜蒌内,放于瓦片上烘干,研成粉。每日 1 次,每次 3g,口服。连服 1 个月[4]。

2. 配伍应用

(1)用于清热化痰

瓜蒌配黄芩:清肺化痰。用于肺热壅盛,咳嗽痰黄。如清气化痰丸(《医方考》)。

瓜蒌配贝母、天花粉:清肺润燥,化痰止咳。用于津伤肺燥咳嗽,干咳痰少,日久不愈。如贝母瓜蒌散(《医学心悟》)。

瓜蒌配半夏、黄连:清热化痰,消痞散结。用于痰热结胸,胸膈痞满,按之则痛。如小陷胸汤(《伤寒论》)。

瓜蒌配枳实:破气祛痰,消痞开结。适用于咳喘、胸闷痛、痰黄稠难咳及心下痞满、胀痛、食欲不振、大便不利、便秘等。如柴胡陷胸汤(《通俗伤寒论》)。

瓜蒌配蛤壳:清肺化痰,宽胸散结。用于痰热郁肺之咳嗽,咳痰黄稠,胸胁满闷或隐隐胀痛等。如海蛤丸(《丹溪心法》)。

(2)用于宽胸散结

瓜蒌配金银花、皂角刺:清热散结,消肿排脓。用于痈肿疮毒,未成已成皆可用。如瓜蒌散(《济阴纲目》)。

瓜蒌配蒲公英:清热解毒,消痈散结。用于乳痈及痈疽初起,红肿热痛。

瓜蒌配当归、乳香、没药:活血消痈散结。用于乳痈及痈疽初起。如神效瓜蒌散(《妇人良方》)。

3. 鉴别应用

瓜蒌皮、瓜蒌仁、全瓜蒌:三者同出一源。全瓜蒌,包括皮、仁及瓤,兼具皮、仁之功,其清热涤痰、宽胸散结作用较强,亦能滑肠通便,常用于痰热咳嗽、痰稠难出、胸痹作痛、结胸痞满、乳痈、肺痈等。瓜蒌皮,清热润肺及化痰散结之力均不及全瓜蒌,但长于宽胸利气,故咳嗽有胸闷气紧者,宜用瓜蒌皮。瓜蒌仁,长于润肺化痰、润肠通便,故痰热咳嗽兼有肠燥便秘者,宜用瓜蒌仁。

【用法用量】 水煎服,全瓜蒌(打碎入煎)10~20g,瓜蒌皮6~12g,瓜蒌仁10~15g。

【制剂与成药】 瓜蒌片:每片含生药2.6g。用于冠心病引起的胸闷、心绞痛。口服,每次4片,3次/天。

【使用注意】 脾虚便溏及寒痰、湿痰者忌用。反乌头。

参考文献

[1] 周盛.山东医药工业,2002,21(6):27.

[2] 阎向东等.中国民间疗法,2002,10(7):29.

[3] 倪爱华等.安徽中医临床杂志,1998,10(6):379.

[4] 王天松等.现代中西医结合杂志,2007,21(16):3032.

竹 茹

【基源】 为禾本科植物青竿竹 *Bambusa tuldoides* Munro、大头典竹 *Sinocalamus beecheyanus*(Munro)McClure var. *pubescens* P. F. Li 或淡竹 *Phyllostachysnigra* var. *henonis*(Mitf)Stap fex Rendle 的茎的中间层。

【成分研究】 竹茹含2,5-二甲氧基对苯醌、对羟基苯甲醛、丁香醛、松柏醛,还含磷酸二酯酶抑制物。

【药理研究】

1. 抗菌 竹茹粉在培养皿上对白色葡萄球菌、枯草杆菌、大肠杆菌、伤寒杆菌等均有较强的抑制作用。

2. 其他 增加尿中氯化物量、升高血糖等作用[1]。

【性味归经】 甘,微寒。归肺、胃经。

【功效主治】 清热化痰,除烦止呕。用于肺热咳嗽,痰热心烦不寐;胃热呕吐及呃逆,妊娠恶阻等。

【临床应用】

1. 单方验方

妊娠恶阻:取制半夏15g,清水浸泡,每10min换水一次直至口尝无异味,加竹茹10g及水300ml煎煮,得煎液200ml;第二、三煎分别加水250ml,煎出200ml。将3次所得煎液混合加面粉50g,烧成稀糊,多次少量分服,每日服1剂。待恶心、呕吐减轻后,减为每隔日服1剂,直至痊愈。治疗中最好不要让患者知道所用的粥内有药物[2]。

2. 配伍应用

(1)用于化痰清胃止呕

竹茹配半夏:化痰和胃止呕。用于痰盛壅肺之咳嗽痰多,脾胃不和,胃气上逆之恶心、呕吐、呃逆及妊娠恶阻。如涤痰汤(《证治准绳》)。

竹茹配黄连:清胃止呕。用于胃热呕吐。如黄连温胆汤(《六因条辨》)。

竹茹配陈皮、生姜:温清相济,和胃降逆。用于脾胃虚弱,寒热错杂之脘腹胀满、恶心呕吐、呃逆等。如橘皮竹茹汤(《金匮要略》)。

（2）清热化痰除烦

竹茹配枳实、茯苓：清热化痰除烦。用于痰热内扰之心烦不眠等。如温胆汤（《三因极一病证方论》）。

3. 鉴别应用

（1）竹茹、竹沥　两者均来源于竹，性寒，均可清热化痰，治痰热咳喘。但竹茹药力较弱，长于清心除烦，多用于痰热扰心、烦热不眠之证，兼能清胃止呕、凉血止血，尚可用于胃热呕吐及血热出血证。竹沥药力强而兼有定惊之功，凡痰火内结之痰壅喘急、脑卒中痰迷、惊痫癫狂，均可用之。竹沥清热涤痰力强，宜用于成人惊痫脑卒中、肺热顽痰胶结难咯者。不过，因其性滑利，寒痰及便溏者忌用。

（2）竹茹、天竺黄　天竺黄又名天竹黄，为青皮竹或华思劳竹等竿内分泌液干燥后的块状物，天竺黄甘缓，清化热痰之功与竹沥相似而无寒滑之弊，而清心定惊之力尤胜，多用治小儿惊风、热病神昏。

【用法用量】　水煎服，6～10g。清热化痰宜生用，清胃止呕宜姜汁炙。

参考文献

[1] 颜正华. 中药学. 第 2 版. 北京：人民卫生出版社，2006.　　[2] 赵成春等. 中国民间疗法，2000，8(7)：44.

竹　　沥

【基源】　来源同竹茹。系新鲜的淡竹和青竿竹等竹竿经火烤灼而流出的淡黄色澄清液汁。

【成分研究】　竹沥含有氨基酸、有机酸、酚类和还原糖。

【药理研究】

1. 镇咳　鲜竹沥可减少豚鼠枸橼酸引咳、小鼠氨水引咳的咳嗽次数，延长咳嗽潜伏期。

2. 祛痰　鲜竹沥可以增加小鼠气管分泌酚红的量，有祛痰作用[1]。

3. 其他　竹沥还有促进小鼠小肠推进的作用[2]。

【性味归经】　甘，寒。归心、肺、肝经。

【功效主治】　清热豁痰，定惊利窍。用于痰热咳喘；脑卒中痰迷，惊痫癫狂。

【临床应用】

1. 单方验方

妊娠烦闷：茯苓三两(90g)，竹沥一升(200ml)，水四升(800ml)，合竹沥煎取两升(400ml)，分三服，不差重作，亦时时服竹沥(如竹沥汤《梅师集验方》)。

2. 配伍应用

（1）用于清热豁痰

竹沥配半夏、黄芩：清热豁痰。用于痰热咳嗽，痰稠难咯，顽痰胶结者最宜。如竹沥达痰丸（《沈氏尊生书》）。

竹沥配桔梗：开宣肺气、清热化痰之功。用于痰热壅肺，咳嗽痰黄。

（2）用于豁痰开窍

竹沥配生姜汁：豁痰利窍。用于脑卒中昏仆、口噤者。如竹沥饮子(《备急千金要方》)。

竹沥配胆南星：豁痰开窍，息风定惊。用于脑卒中痰迷，惊痫癫狂。

竹沥配石菖蒲、郁金：豁痰开窍。用于湿热痰浊蒙蔽心包之神识昏蒙，似清似昧，时有谵语。如菖蒲郁金汤(《温病全书》)。

【用法用量】 冲服,30～50ml。不能久藏,但可熬膏瓶贮,称竹沥膏。近年用安瓿密封装置,可以久藏。

【制剂与成药】 竹沥口服液:鲜竹沥。用于肺热咳嗽痰多,气喘胸闷,脑卒中舌强,痰涎壅盛,小儿痰热惊风。口服,每次15～20ml,1～3次/天。

【使用注意】 本品性寒滑利,寒痰及便溏者忌用。

参考文献 ....

[1] 蔡华芳.中国实验方剂学杂志,2007,13(5):43.　　　　[2] 贾红慧.四川中医,1998,16(10):14.

天竺黄

【异名】 天竹黄。

【基源】 为禾本科植物青皮竹 *Bambusa textilis* McClure 或华思劳竹 *Schizostachyum chinense* Rendle 等竿内分泌液干燥后的块状物。

【成分研究】 天竺黄含有氢氧化钾、硅质,并含有铁、钙及多种氨基酸、竹黄多糖等[1]。

【药理研究】

1. 镇痛　天竺黄可以减少醋酸刺激的小鼠扭体次数,并能显著增加小鼠电刺激痛阈。

2. 对心血管系统的作用　天竺黄可使离体蛙心收缩力减弱、心率减慢。对离体兔耳血管有直接扩张作用,降低麻醉兔血压,延长血浆复钙时间和凝血时间。

3. 其他　抗炎作用等[2]。

【性味归经】 甘,寒。归心、肝经。

【功效主治】 清热化痰,清心定惊。用于小儿惊风,脑卒中痰迷,痰热癫痫,热病神昏;痰热咳喘等。

【临床应用】

1. 配伍应用

(1)用于清热化痰定惊

天竺黄配胆南星:清热化痰定惊。用于小儿痰热惊风及癫痫。如抱龙丸(《小儿药证直诀》)。

天竺黄配僵蚕、蝉蜕:清热化痰,定惊止痉。用于小儿惊热夜啼。

天竺黄配郁金:清热化痰,开窍定惊。用于脑卒中痰壅、癫痫等。如天竺饮子(《太平惠民和剂局方》)。

(2)用于清热化痰健脾

天竺黄配半夏曲:清热化痰健脾。用于小儿痰热交炽,消化不良或风痰将作,目睛呆滞。

(3)用于清热化痰开窍

天竺黄配牛黄:清心豁痰开窍。用于热病神昏谵语。如天竺黄丸(《太平圣惠方》)。

(4)用于清热化痰平喘

天竺黄配桑白皮:清肺化痰,泻肺平喘。用于肺热壅盛,咳喘痰黄者。

2. 鉴别应用

天竺黄、胆南星:两者均为清热化痰药,功能清热化痰、定惊。但天竺黄甘寒,入心肝经,善清心凉肝定惊,凡热病神昏谵语,脑卒中不语,小儿惊痫抽搐属痰热者均可应用;胆南星苦辛而凉,入肝胆经,长于息风定惊,多用于小儿痰热惊风、咳喘等。

【用法用量】 水煎服,3～6g;研粉冲服,每次 0.6～1g。

参考文献

[1] 高学敏.中药学.北京:人民卫生出版社,2000.　　　　[2] 高学敏等.实用中药学.北京:中国中医药出版社,2006.

海　藻

【基源】 为马尾藻科植物海蒿子 *Sargassum pallidum*(Turn.)C. Ag. 或羊栖菜 *S. fusiforme*.(Harv.)Setch. 的藻体。

【成分研究】 海藻含有碘、钾、褐藻酸、甘露醇、多糖、粗蛋白、褐藻淀粉等。

【药理研究】

1. **抗肿瘤** 钝顶螺旋藻多糖可抑制乳腺癌,螺旋藻多糖可抑制小鼠 S_{180} 肉瘤和 H22 小鼠肝癌。海藻多糖抑制肿瘤的效果,一般认为不是直接作用于肿瘤细胞,而是作为生物免疫反应调节剂,增强机体的免疫功能而间接抑制或杀死肿瘤细胞,如能促进淋巴因子激活杀伤细胞(LAK)、自然杀伤细胞(NK)活性,诱导巨噬细胞产生肿瘤坏死因子等。

2. **抗心血管疾病** 海藻硫酸多糖的作用包括降血压、降血脂、降血糖、抗凝血、抗血栓和抗动脉粥样硬化等。海洋硫酸多糖(DPS)是一种从海藻中提取分离并经化学结构修饰后获得的硫酸多糖类化合物,可显著降低肾性高血压大鼠的动脉压,其降压机制与 DPS 促进体内 NO 的合成或释放及降低血管紧张素Ⅱ和内皮素-1 的生成有关。

3. **抗病毒** 海洋硫酸多糖是抗病毒的有效成分,其作用机制与干扰病毒与细胞吸附、抑制病毒逆转录酶活性及提高机体免疫功能有关。

4. **抗氧化** 海藻硫酸多糖(SPS)具有清除活性氧的作用,是有效的自由基清除剂。

5. **其他** 增强免疫力、抗辐射、提高小鼠常压耐缺氧能力[1]。

【性味归经】 咸,寒。归肝、肾经。

【功效主治】 消痰软坚,利水消肿。用于瘿瘤,瘰疬,睾丸肿痛;痰饮水肿等。

【临床应用】

1. **单方验方**

(1)地方性甲状腺肿大 海藻、浙贝母、煅牡蛎、郁金各等份。焙干研末,每次 3g,每日 2 次,黄酒送服。连服 2 个月[2]。

(2)静脉输液外渗 海藻与水的比例为 1:5 搅成糊状备用,药物外渗立即停止输液,拔针后局部按压,先将局部清洗擦干,根据肿胀面积取海藻适量用温水调成糊状调匀后敷于肿胀皮肤上,范围应超过病变范围 1～2cm,厚度 5mm,外用保鲜膜包扎,6h 更换 1 次,间隔 1h 后继续外敷,3 天为一个疗程[3]。

2. **配伍应用**

(1)用于软坚散结

海藻配昆布、贝母:消痰软坚散结。用于痰结气滞之瘿瘤。如海藻玉壶汤(《医宗金鉴》)。

海藻配牡蛎、玄参:软坚散结。用于瘰疬痰核。如消核散(《医宗金鉴》)。

海藻配夏枯草、连翘:泻火软坚散结。用于肝郁化火之瘰疬痰核。如内消瘰疬丸(《疡医大全》)。

海藻与橘核、川楝子:疏肝理气,软坚散结止痛。用于睾丸肿痛。如橘核丸(《严氏济生方》)。

海藻配甘草:传统经验认为,两者同用属十八反配伍禁忌,但现在治疗肿瘤、心血管疾病方面配伍应用疗效较满意,比例为 2∶1 或 3∶1,能取得协同作用,如比例为 1∶1,则发现有药后欲吐不适感[4]。

(2)用于利水消肿

海藻配泽泻、猪苓:利水消肿。用于脚气水肿,小便不利。

【用法用量】 水煎服,10～15g。

【不良反应】 海藻水提物及其有效成分临床可引起多种不良反应,如恶心、呕吐、腹泻、头晕、大汗;肢体水肿、局限性水肿;阴道流血,晕厥,严重脱发;引起肝功能受损等。也有引起过敏性休克、剥脱性皮炎、急性咽喉水肿等过敏反应的报道[5,6]。

【使用注意】 传统认为反甘草,但临床也有配伍同用者。可能与配伍比例有一定相关性,详见配伍应用。脾胃虚寒者慎用。

参考文献

[1] 刘凤艳等.广东药学,2005,15(3):81.
[2] 宋立人等.现代中药学大辞典:下册.北京:人民卫生出版社,2001.
[3] 李香云等.护理研究,2011,25(11B):2950.
[4] 郑虎占等.中药现代研究与应用.北京:学苑出版社,1997.
[5] 常卫国等.新药与临床,1993,12(6):326.
[6] 朱光华.中国医院药学杂志,1994,14(2):89.

昆 布

【基源】 为海带科植物海带 *Laminaria japonica* Aresch. 或翅藻科植物昆布 *Ecklonia kurome* Okam. 的叶状体。

【成分研究】

1. **多聚糖** 藻胶素、海带聚糖、藻胶酸、褐藻糖及其硫酸酯等。

2. **微量元素** 碘、钙、铁、钠、钾、镁和铝等。

3. **其他** 脂多糖、多种氨基酸、挥发油、胡萝卜素、维生素[1]。

【药理研究】

1. **降糖** 海带多糖能明显降低糖尿病小鼠血糖和尿素氮,增加糖尿病小鼠的血清钙和血清胰岛素含量,对四氧嘧啶所致的胰岛损伤具有明显的恢复作用。

2. **降脂** 海带纤维可以降低高脂饲料大鼠血清总胆固醇和甘油三酯含量,具有调血脂和降血黏度作用。

3. **对心血管系统的作用** 海带可使自发性高血压大鼠血压降低,有降压作用;海带根可抑制大鼠体外血栓形成,有抗血栓作用。

4. **调节免疫**

(1)海带多糖和海带硫酸多糖能恢复由环磷酰胺引起的免疫低下小鼠的免疫功能。海带淀粉和海带淀粉硫酸酯可促进淋巴细胞的转化,促进 ^{3}H-TdR 和 ^{3}H-UR 掺入淋巴细胞,并表现出与植物血凝素的协同作用。

(2)海带水溶性多糖对补体旁路(APC)的作用,发现 20g/L 的褐藻糖胶可对红细胞溶解产生50%的抑制作用。

5. 其他 海带多糖具有抗肿瘤、清除活性自由基、抗 HIV 作用,褐藻酸盐具有抗炎作用。此外,海带还有抗突变、放射防护、抗疲劳、耐缺氧、抗纤维化作用[2]。

【炮制研究】 通常用水洗法净制,以含碘量为测定指标,得出昆布以洗净为最佳水处理方法,而漂洗时间越长,碘含量损失越大。通过正交实验,昆布炮制的最佳工艺条件是昆布药材加8倍水,在10~20℃水温中浸泡48h,洗净,晾至半干,切丝,干燥[3]。

【性味归经】 咸,寒。归肝、肾经。

【功效主治】 消痰软坚,利水消肿。用于瘿瘤,瘰疬,睾丸肿痛;痰饮水肿等。

【临床应用】

1. 单方验方

碘缺乏病(地方性甲状腺肿,地方性克汀病):昆布30g、酸枣仁10g、枸杞子10g、海藻10g、黄药子10g。水煎,抽提过滤后高压杀菌,装瓶备用。每日2次,每次180ml,连续8周为一个疗程[4]。

2. 配伍应用

(1)用于消痰软坚

昆布配海蛤:消痰软坚。用于瘿瘤,咽喉颈项渐粗。如昆布丸(《广济方》)。

昆布配芦荟:清热消痰软坚。用于瘿瘤而见肝热盛者。

(2)用于利水消肿

昆布配防己:利水消肿。用于水肿,脚气。

3. 鉴别应用

昆布、海藻:两者皆为海底藻类植物,味咸性寒。两者功用相似,均能消痰软坚,利水消肿,同治瘿瘤瘰疬、睾丸肿痛、痰饮水肿。临床常相须为用,但昆布作用较海藻强。

【用法用量】 水煎服,6~10g。

参考文献

[1] 朱立俏等.食品与药品,2006,8(3):9.
[2] 曾祥丽等.中医药通报,2007,6(4):63.
[3] 王伯涛等.中药材,1995,18(4):188.
[4] 王力田等.深圳中西医结合杂志,1997,7(2):41-42.

黄 药 子

【基源】 为薯蓣科植物黄独 *Dioscorea bulbifera* L. 的块茎。

【成分研究】

1. 甾体皂苷类 薯蓣皂苷元、薯蓣次苷甲、箭根薯皂苷、胡萝卜苷等。

2. 二萜内酯类 去甲基呋喃二萜内酯类化合物。

3. 其他 黄药子素 A、黄药子素 B、黄药子素 C、黄药子素 D、黄药子素 E、黄药子素 F、黄药子素 G、黄药子素 H、甾体皂苷、蔗糖、还原糖、淀粉、鞣质及碘等。

【药理研究】

1. 对甲状腺的作用 黄药子对大鼠自发性甲状腺肿具有一定作用,对缺碘性食物引起的甲状腺肥大,能使甲状腺重量减轻,甲状腺含碘量和血清蛋白结合碘增加。黄药子的治疗作用可能是其中含碘所致。

2. **抗肿瘤**　黄药子乙醇提取物对小鼠肝癌 H22、肉瘤 S$_{180}$具有抑制作用,延长 EAC 腹水瘤小鼠的生存天数。黄药子甲素、黄药子乙素、黄药子丙素以及薯蓣皂苷等均具有抗肿瘤作用,尤其对于甲状腺腺瘤有独特的疗效。

3. **抗病毒**　黄药子乙醇浸膏在低浓度仅能抑制 DNA 病毒及 RNA 病毒,而在高浓度可以灭活病毒,并且灭活病毒后的细胞或药物对照细胞仍能继续分裂传代[1]。

4. **抗菌**　黄药子有较强的抑菌作用,其水煎剂对多种皮肤真菌均有不同程度的抑制作用,50%煎剂体外实验对金黄色葡萄球菌有抑制作用。

5. **其他**　止血、降血糖作用等[2]。

【**性味归经**】　苦,寒;有毒。归肺、肝经。

【**功效主治**】　化痰散结消瘿,清热解毒,凉血止血。用于瘿瘤;疮疡肿毒,咽喉肿痛,毒蛇咬伤;吐衄咯血,及咳嗽等。

【**临床应用**】

1. **单方验方**

(1)甲状腺腺瘤　黄药子 300g 研为细末,与白酒 1500ml 和匀,分装于 4 个 500ml 盐水瓶中,棉线扎紧瓶塞,放于铁锅中,加水后加温至 60～70℃(超过 70℃瓶易炸裂),4h 后取出,冷却过滤后即可。每次 6ml,每日 3 次,睡前加服 12ml。不会饮酒者,可少量多次服用,保持口中常有酒味。一个月为一个疗程,肿瘤消失后巩固治疗半个疗程。伴肝病者忌服[3]。

(2)痈疖无名肿毒　用黄药子细粉以醋调成糊状,敷于痈肿范围(中心高点露出),以纱布缚之。定时往纱布上掸醋,以保其湿度,每日换药 1 次[4]。

(3)阴道尖锐湿疣　以黄药子水煎液制成凝胶,外涂病体,以能遮盖疣体为宜,每日 2～3 次,每周连用 4 天,连用 3 周[5]。

2. **配伍应用**

(1)用于软坚散结

黄药子配海藻、昆布:化痰软坚,散结消瘿。用于痰火郁结之瘿瘤等。

(2)用于解毒散结

黄药子配山慈菇:软坚散结,清热解毒。用于痈疽疔疮、癥瘕痞块等,近年来广泛用于多种肿瘤。

3. **鉴别应用**

黄药子、山慈菇:两者均能清热解毒、散结消肿,皆可治痈疽疔毒、瘰疬痰核及癥瘕痞块。然黄药子苦寒,尤善化痰散结消瘿,以治瘿瘤为主;山慈菇解毒散结力胜,善治痈疽疔毒、癥瘕痞块。

【**用法用量**】　水煎服,5～15g;研末服,每次 1～2g。外用适量,鲜品捣敷,或研末调敷,或磨汁涂。

【**制剂与成药**】　黄药子注射剂:每毫升相当于原生药 5g。用于食管癌、贲门癌、乳腺癌以及缺碘引起的甲状腺肿瘤。肌注,每次 2ml,2 次/天;静注,每次4～8ml,2 次/天。

【**不良反应**】　黄药子过量服用可引起肝脏损害,出现恶心、呕吐、厌油、黄疸、肝功异常等中毒性肝炎表现,亦可出现口、舌、喉处烧灼感,流涎、恶心、呕吐、腹痛、腹泻、瞳孔缩小,严重者出现昏迷、呼吸困难,甚至心脏停搏而死[6~8]。

【**使用注意**】　用药剂量不宜过大,连续用药时间以不超过 2 周为宜。有肝病病史者慎用;孕妇忌用。避免与其他肝毒性药物合用。服药期间忌饮酒。

参考文献

[1] 林厚文等.中草药,2002,33(2):175.

[2] 张杏红等.中国药业,2000,9(7):61.

[3] 马样荣.浙江中医杂志,1996,31(9):396.

[4] 胡栢惠等.实用中医内科杂志,2008,22(8):58.

[5] 王丽群等.中国现代药物应用,2007,1(1):8-9.

[6] 刘继荣.药物不良反应杂志,2002,2:129.

[7] 蒋德胜.新医学,1976,7(1):30.

[8] 缪正秋.浙江医学,1980,3(2):30.

蛤　壳

【异名】 海蛤壳。

【基源】 为帘蛤科动物文蛤 *Meretrix* meretrix Linnaeus 和青蛤 *Cyclina sinensis* Gmelin 等的贝壳。

【成分研究】 蛤壳主要含有碳酸钙,还含有壳角质及钙、钠、铝、铁、锶、镁、钡、钴、铬、铜、锌、磷等元素,氨基酸等。

【药理研究】

1. 抗衰老 蛤壳能明显降低动物过氧化脂质,提高超氧化物歧化酶活性。

2. 抗炎 蛤壳能抑制大鼠肉芽组织增生,对小鼠冰醋酸致急性腹膜炎有抑制效果[1]。

3. 调节免疫 蛤壳提取物具有双向免疫调节作用。

4. 其他 抗肿瘤、降血脂和抗血小板聚集作用[2]。

【炮制研究】 蛤壳临床可以生用或煅用。蛤壳主含碳酸钙,经火煅后碳酸钙受热分解成氧化钙,质地变得酥松,易于粉碎。氧化钙外用时渗湿收敛作用较碳酸钙强,内服则收敛制酸作用优于生品。

【性味归经】 咸,寒。归肺、胃经。

【功效主治】 清肺化痰,软坚散结,利水除湿,制酸止痛。用于肺热咳喘;瘰疬,痰核;水肿,淋浊带下;胃痛吐酸;湿疮,烫伤等。

【临床应用】

1. 单方验方

前列腺增生:蛤壳、鳖甲、泽兰、鸡子壳各等份。共研细末,每日 3 次,每次 6g,开水冲服。一个月为一个疗程[3]。

2. 配伍应用

(1)用于清肺化痰

蛤壳配海浮石:清肺化痰。用于痰热咳喘,痰黄质稠。如神效散(《普济本事方》)。

蛤壳配瓜蒌:清肺化痰,宽胸散结。用于痰热郁结,肺失宣肃之咳嗽痰黄,质稠难咳,胸胁满闷或隐隐胀痛者。如海蛤丸(《丹溪心法》)。

蛤壳配青黛:清肺化痰,清肝凉血。用于肝火犯肺,痰火郁结之胸胁疼痛,咯吐痰血。如黛蛤散(《医说》)。

(2)用于化痰散结

蛤壳配海藻、昆布:化痰软坚散结。用于瘰疬、痰核等。如含化丸(《证治准绳》)。

(3)用于利水除湿

蛤壳配桑白皮、葶苈子:利水除湿。用于全身水肿,小便不利。如海蛤丸(《太平圣惠方》)。

【用法用量】 水煎服,10～15g;蛤粉宜包煎。外用煅后研末敷。

参考文献 ....

[1] 高学敏等.临床中药学．石家庄：河北科学技术出版
　　社,2006.

[2] 高学敏等.实用中药学．北京：中国中医药出版社,2006.
[3] 王素芹等.四川中医,2001,19(9):25.

海 浮 石

【基源】　为胞孔科动物脊突苔虫 *Costazia aculeata* Canu et Bassler、瘤苔虫 *C. costazii* Audouim 的骨骼,或火山喷出的岩浆形成的多孔状石块。

【成分研究】　来源于脊突苔虫的药材主要含有碳酸钙,来源于火山岩浆的药材主要含有二氧化硅,其次含有三氧化二铝。

【药理研究】　海浮石有利尿、抗炎、祛除气管黏液的作用,对结核杆菌有较强的抑制作用,临床上用于治疗肺结核咳嗽、痰黏[1]。

【性味归经】　咸,寒。归肺、肾经。

【功效主治】　清肺化痰,软坚散结,利尿通淋。用于痰热咳喘；瘰疬、瘿瘤；血淋、石淋等。

【临床应用】

1. 单方验方

(1)闪腰岔气　取海浮石 60g 研细微炒,用黄酒或白酒冲服,每次 10g,每日 3 次,连服 6 次[2]。

(2)胸部迸伤　海浮石研细末,每次 10g,每日 3 次,温开水送服。2 天为一个疗程[3]。

2. 配伍应用

(1)用于清肺化痰

海浮石配青黛、瓜蒌：清肺泻肝、止血化痰。用于肝火灼肺,咳嗽胸痛,痰中带血。如咳血方(《丹溪心法》)。

(2)用于化痰软坚散结

海浮石配贝母、海藻：软坚散结,清化痰火。用于瘿瘤、瘰疬等。

海浮石配玄参、夏枯草：清肝火,散痰结。用于痰火互结之瘰疬。

(3)用于利尿通淋

海浮石配滑石：软坚化石,通淋止痛。用于石淋、砂淋(尿路结石)之小便淋沥不畅,尿道疼痛。

海浮石配海金沙：利尿通淋,化石止痛。用于湿热蕴结下焦之小便淋沥不畅,短涩刺痛及石淋、砂淋等(《施今墨对药》)。

3. 鉴别应用

海浮石、蛤壳：两者均能清肺化痰、软坚散结,皆可治痰热咳喘、瘿瘤瘰疬等,且常相须为用。但蛤壳善清肺热而化痰清火,兼能制酸、收湿敛疮,尤多用于肝火犯肺之咯吐痰血、胃痛泛酸及湿疮、烫伤。海浮石长于清肺降火、利尿通淋,多用于痰热咳喘、血淋、石淋。

【用法用量】　水煎服,10～15g,打碎先煎。

参考文献 ....

[1] 颜正华.中药学.第 2 版.北京：人民卫生出版
　　社,2006.

[2] 侯方祥等.山东中医杂志,1997,16(1):41.
[3] 赵洪岳等.光明中医,1999,14(4):43-44.

瓦楞子

【基源】 为蚶科动物毛蚶 *Arca subcrenata* Lischke、泥蚶 *A. granosa* Linnaeus 或魁蚶 *A. inflata* Reeve的贝壳。

【成分研究】 瓦楞子主要含碳酸钙、有机质以及少量镁、铁、硅酸盐、硫酸盐和氯化物等。

【药理研究】 瓦楞子能中和胃酸,减轻胃溃疡之疼痛[1]。

【性味归经】 咸,平。归肺、胃、肝经。

【功效主治】 消痰软坚,化瘀散结,制酸止痛。用于瘰疬,瘿瘤;癥瘕痞块;肝胃不和,胃痛吐酸等。

【临床应用】

1. 单方验方

(1)冻疮 将瓦楞子(蚶壳)洗净,干燥,捣碎研成极细粉末,过120目筛,药粉密闭贮存。冻疮初起未溃烂者可用本散剂擦冻疮,每日2～3次。冻疮已溃烂可用本药散掺之,每日1次;若冻疮溃烂久不收口,脓水多者,可连日掺之,每日1次(不必洗涤),一般2～6次可愈,平均4日[2]。

(2)烫伤 瓦楞子500g,甘草、冰片各150g,组成瓦甘冰合剂。将瓦楞子煅透研极细末,冰片研细,甘草烘干研粉,三药拌匀。外敷患处,每日换药一次[3]。

2. 配伍应用

(1)用于消痰软坚散结

瓦楞子配海藻、昆布:消痰软坚散结。用于肝郁痰火所致之瘰疬、瘿瘤。如含化丸(《证治准绳》)。

(2)用于化瘀散结

瓦楞子配莪术、三棱、鳖甲:破血行气,消癥软坚。用于气滞血瘀所致癥瘕痞块。现代用于治肝脾大、消化道肿瘤等。

瓦楞子配海浮石、滑石:软坚化石,散瘀止痛。用于治疗各种尿路结石(肾结石、输尿管结石、膀胱结石),小便不利,淋沥不畅。

(3)用于制酸止痛

瓦楞子配海螵蛸:止痛制酸。用于胃痛吐酸,甚或吐血者(《经验方》)。

3. 鉴别应用

(1)瓦楞子、海浮石 两者均味咸而善化痰软坚散结,皆可治痰火郁结之瘰疬、瘿瘤等,且常相须为用。但瓦楞子性平,且能化瘀散结、制酸止痛,可用治癥瘕痞块、肝胃不和、胃痛吐酸。海浮石性寒,长于清肺降火,兼能利尿通淋,尤善治痰热咳喘、血淋、石淋。

(2)生瓦楞子、煅瓦楞子 生瓦楞子长于消痰化瘀、软坚散结,适用于顽痰积结、痰稠难咯、瘿瘤、瘰疬、癥瘕痞块。瓦楞子煅后,质地疏脆,便于粉碎,制酸止痛之力强,偏于治胃酸过多、胃痛泛酸。临床可以根据病情需要生用或煅用。

【用法用量】 水煎服,10～15g,宜打碎先煎。煅后研末服,每次1～3g。消痰散结宜生用,制酸止痛宜煅用。

参考文献

[1] 徐树楠.中药临床应用大全.石家庄:河北科学技术出版社,1999.

[2] 黄旺根等.时珍国药研究,1996,7(5):332.

[3] 戚魁邦.四川中医,1993,3:35

礞 石

【基源】 为绿泥石片岩或云母岩的石块或碎粒。前者称青礞石,后者称金礞石。

【成分研究】 礞石主要含有钾、镁、铝、铁的硅酸盐,尚含有钛、钙、锰等杂质[1]。

【药理研究】 祛痰,泻下,镇惊[2]。

【性味归经】 咸,平。归肺、肝经。

【功效主治】 坠痰下气,平肝镇惊。用于气逆喘咳;癫狂,惊痫等。

【临床应用】

1. 单方验方

(1)精神分裂症 礞石、首乌藤、磁石各 30g,柴胡、枳实各 15g,白芍、云苓、石菖蒲、郁金各 20g,陈皮、白矾、甘草各 10g,半夏、胆南星各 12g。每日 1 剂,水煎服,30 天为一个疗程,一般治疗 3～5 个疗程[3]。

(2)消化性溃疡 煅礞石 20g,大黄 9g、条黄芩 12g、海螵蛸 9g、沉香(冲服)4g,并随证加减。水煎,早晚 2 次口服,每日 1 剂[4]。

2. 配伍应用

(1)用于坠痰降气

礞石配沉香、大黄、黄芩:坠痰降气,泄热平喘。用于顽痰、老痰胶固之咳喘痰壅难咯,大便秘结者。如滚痰丸(《丹溪心法附余》)。

礞石配半夏、茯苓:祛痰消痞。用于痰气壅塞之痞痛。如礞石丸(《证治准绳》)。

(2)用于平肝镇惊

礞石配天竺黄:清热化痰,镇痉开窍。用于小儿急惊风,四肢抽搐,痰多气急。如猴枣散(《古今名方》)。

礞石配薄荷:消痰散热平肝。用于小儿热痰壅塞之惊风抽搐,痰涎壅滞喉间者。如夺命散(《婴孩保鉴》)。

3. 鉴别应用

礞石、海浮石:两者均能降气化痰,皆可治痰壅气阻,宣降失司之咳喘胸满、痰多质黏等症,且常相须为用。但礞石咸平质重,功专坠降,长于坠痰下气、平肝镇惊,善治顽痰、老痰胶固之症,以及癫狂、惊痫等。海浮石咸寒,功专清肺化痰,软坚散结,兼能利尿通淋,多用于痰热咳喘、瘰疬、瘿瘤、血淋、石淋。

【用法用量】 水煎服,6～10g,宜打碎布包先煎。入丸、散剂,每次 1.5～3g。

【使用注意】 本品重坠性猛,非痰热内结不化之实证不宜使用。脾虚胃弱、小儿慢惊及孕妇忌用。

参考文献

[1] 颜正华.中药学.第2版.北京:人民卫生出版社,2006.

[2] 王再谟等现代中药临床应用.北京:人民卫生出版社,2005.

[3] 杨晓等.实用中医药杂志,2001,17(8):9.

[4] 樊遂明等.河南中医药学刊,1997,12(5):42-43.

胖 大 海

【异名】 通大海,大海子。

【基源】 为梧桐科植物胖大海 *Sterculia lychnophora* Hance 的成熟种子。

【成分研究】 胖大海含有西黄蓍胶黏素、半乳糖、戊糖等。

【药理研究】

1. 泻下 浸出液对兔有缓泻作用,因能增加肠内容积,产生机械刺激而缓泻。可增加麻醉犬的肠蠕动。

2. 降压 去脂干粉可以使犬、猫血压明显下降,胖大海浸剂对麻醉犬有降血压作用,对兔有升血压作用。

3. 其他 利尿、镇痛、抗菌作用等[1]。

【性味归经】 甘,寒。归肺、大肠经。

【功效主治】 清肺化痰,利咽开音,润肠通便。用于肺热声哑,咽喉肿痛、咳嗽;燥热便秘,头痛目赤。

【临床应用】

1. 单方验方

(1)菌痢腹泻 胖大海成人 15~20g,小儿适当减量。用药前要对腹泻患者的大便进行观察。急性菌痢看大便是以脓为主,还是以血为主。如大便以血为主加等量冰糖或白糖,如大便以脓为主加等量红糖。一般肠炎或黑绿稀水便均加红糖。用开水泡 60min 后即可饮服,隔 3h 再加开水泡 1h 后去掉皮和核,均可吞服。小儿可随时服,连服 3 天,一般均可治愈[2]。

(2)慢性咽炎 胖大海、生地黄、玄参各适量,水煎服,每日 3 次,每次 15ml,4 周为一个疗程[3]。

2. 配伍应用

(1)用于利咽开音

胖大海配蝉蜕:疏风宣肺利咽。用于风热郁肺,肺气失宣之咽喉肿痛、声音嘶哑。如海蝉散。

胖大海配北沙参:滋阴润肺,化痰利咽。用于阴虚肺燥之干咳少痰、咯血或咽干音哑等。

胖大海配桔梗、甘草:宣肺祛痰利咽。用于咳嗽痰多、声音嘶哑、胸闷不畅。

(2)用于清肺化痰

胖大海配桑白皮:清泄肺热,化痰止咳。用于肺热壅盛,咳喘痰黄者。

3. 鉴别应用

(1)胖大海、桔梗 两者均能宣肺化痰、利咽开音,同治咳嗽痰多、咽喉肿痛等。然胖大海甘寒质轻,善清肺化痰、润肠通便,多用于肺热声哑、咽喉肿痛及燥热便秘、头痛目赤等。桔梗辛散苦泄,长于开宣肺气、祛痰利气,又能排脓,尤善治咳嗽痰多、胸闷不畅、咽肿失音及肺痈吐脓等。

(2)胖大海、木蝴蝶 两者均能清肺利咽,为治咽喉肿痛之常用药。然胖大海甘寒质轻,善清肺化痰、润肠通便,多用于肺热声哑、咽喉肿痛及燥热便秘、头痛目赤等。木蝴蝶,又名千张纸、玉蝴蝶,紫葳科植物木蝴蝶的种子,其味苦、性寒,功能清肺利咽喉,又能疏肝和胃,主治喉痹音哑、肺热咳嗽及肝胃气痛等。

【用法用量】 沸水泡服或煎服,每次 2~4 枚。

参考文献

[1] 高学敏,钟赣生.临床中药学.石家庄:河北科学技术出版社,2006.

[2] 安忠兰等 . 中医药研究,1994,(5):12.

[3] 上海市金果饮临床协作组 . 中成药,1990,12(2):20.

第二节 止咳平喘药

苦杏仁

【基源】 为蔷薇科植物山杏 *Prunus armeniaca* L. var. *ansu* Maxim.、西伯利亚杏 *P. sibirica* L.、东北杏 *P. mandshurica*(Maxim.)Koehne 或杏 *P. armeniaca* L. 的成熟种子。

【成分研究】 苦杏仁主要含有苦杏仁苷、脂肪油,还含有绿原酸、肌醇等。

【药理研究】

1. 止咳、平喘 苦杏仁水提物可减少枸橼酸致咳豚鼠和氨水致咳小鼠咳嗽次数,生苦杏仁、炒苦杏仁均可延长 2%溴化乙酰胆碱和 0.4%组胺引起的豚鼠呼吸痉挛潜伏期[1]。苦杏仁苷分解后产生的微量氢氰酸,能轻度抑制中枢,有镇咳平喘之功效[2]。

2. 对消化系统的作用 苦杏仁苷水解产生的苯甲醛可以抑制胃蛋白酶的活性,影响消化功能。脂肪油有润肠通便作用。

3. 抗肿瘤 苦杏仁苷水解生成的氢氰酸和苯甲酸体外有微弱的抗肿瘤作用。

4. 其他 苦杏仁苷有降血糖、抗突变作用;苦杏仁油有杀蛔虫、蚯蚓作用,对钩虫、蛲虫及伤寒杆菌、副伤寒杆菌均有抑制作用;杏仁有降血脂作用[3]。

【炮制研究】 苦杏仁降气止咳平喘的主要活性成分是苦杏仁苷,但所含苦杏仁酶能分解苦杏仁苷。因此,苦杏仁炮制的目的主要是"灭酶保苷"。

炮制方法很多,有炒、燀、蒸等。初步研究认为,炒法操作简单,但炒法质量不易控制;燀法灭酶时间不能少于 20min,否则灭酶作用不完全,但在这个条件下苦杏仁苷损失 27.2%;蒸法近年发现有其优点,主要是炮制量大,易于掌握和能保证炮制品质量,值得进一步研究[4,5]。

有研究发现,苦杏仁生品及不同炮制品在常规条件下贮存 1 年,苦杏仁苷明显下降。只有蒸制上气后维持 30min 的炮制品,才能有效地稳定苦杏仁中苦杏仁苷的含量[6]。

古方要求苦杏仁去皮尖炒用,但规律性不明显,近代争论较大,其合理性难下定论。

【性味归经】 苦,微温;有小毒。归肺、大肠经。

【功效主治】 止咳平喘,润肠通便。用于咳嗽气喘,肠燥便秘等。外用尚可治蛲虫病、外阴瘙痒。

【临床应用】

1. 单方验方

(1)宫颈糜烂 苦杏仁和麻油按 1:5 比例,先将杏仁捣烂如泥,麻油加热至沸,再将杏仁泥倾入,稍加搅拌,立即去火,密闭静置,冷却后过滤去渣即得。临睡前取仰卧位,患者自己将浸渍杏仁油液之 2cm×3cm 大小的带线棉球塞入阴道深处子宫颈部,线头留在阴道口外,24h 后再由患者自行抽出。隔日 1 次,7 次为一个疗程,需治疗 3 个疗程[7]。

(2)脓疱疮 苦杏仁 3g、铜绿 3g,共研细末,混合为杏仁铜绿散备用。创面用双氧水清洗后,将杏仁铜绿散用香油调匀,敷于创面上,以敷满创面为度,无需包扎,治疗期间,不必应用抗生素[8]。

2. 配伍应用

(1)用于止咳平喘

苦杏仁配石膏:清肺泄热,宣肺平喘。适用于肺热咳喘,发热口渴者。如麻杏石甘汤(《伤寒论》)。

苦杏仁配苏子:降气止咳平喘,润肠通便。用于外感风寒,肺气上逆之咳嗽气喘,胸膈满闷,兼大便不通者尤宜。如苏子散(《滇南本草》)。

苦杏仁配桔梗:宣降肺气,祛痰止咳。用于外感咳嗽痰多者,无论寒热、虚实,皆可随证配伍。如桑菊饮(《温病条辨》)。

(2)用于润肠通便

苦杏仁配桃仁:润肠通便;活血降气,化痰止咳平喘。用于肠燥便秘及喘咳日久,肺失宣降,气机壅滞而有瘀血者(《中药药对大全》)。

苦杏仁配柏子仁、郁李仁:润肠通便。用于肠燥便秘。如五仁丸(《世医得效方》)。

3. 鉴别应用

(1)苦杏仁、桔梗　两者均能宣降肺气,善治肺气壅遏,失于宣降之咳喘,且常相须为用。但苦杏仁功专降气止咳平喘,为治咳喘之要药,随证配伍可治多种咳喘证,又能润肠通便。桔梗长于宣肺化痰、利咽,兼能排脓,主治肺气不宣之咳嗽痰多、咽喉肿痛,以及肺痈咳吐脓痰。临床治疗肺气失于宣降的咳嗽、胸闷、吐痰不爽诸证,桔梗、杏仁两药常配伍同用,一宣一降,利于祛痰止咳。

(2)甜杏仁、苦杏仁　甜杏仁为蔷薇科植物杏或山杏的部分栽培种的成熟种子,性味甘平,功效与苦杏仁类似,但药力较缓,且偏于润肺止咳。主要用于虚劳咳嗽或津伤便秘。水煎服,5～10g。

【用法用量】　水煎服,3～10g,宜打碎入煎;或入丸、散剂。

【不良反应】　苦杏仁中含有的苦杏仁苷,经水解产生的氢氰酸是其主要致毒成分。苦杏仁中毒多见于儿童误食生杏仁,或治病时过量应用而引起。一般服后0.5～5h发病,出现头晕、头痛、恶心、流涎、呕吐,并有水样腹泻、心悸等症状;稍重,则感胸闷,并有程度不同的呼吸困难;严重者,呼吸微弱、意识不清,继而烦躁不安、血压下降、瞳孔散大、牙关紧闭、对光反射消失、全身痉挛、四肢冰冷,呈休克状态,最后因呼吸麻痹、循环衰竭而死亡[9]。

【使用注意】　苦杏仁有小毒,用量不宜过大;婴儿慎服。不宜与麻醉、镇静止咳之西药合用,以免引起严重的呼吸抑制。

参考文献

[1] 李贵海等.中国中药杂志,2007,32(12):1247.

[2] 赵宇瑛等.安徽农业科学,2005,33(6):1097.

[3] 高学敏.中药学.北京:人民卫生出版社,2000.

[4] 梁爱华等.中国中药杂志,1993,18(8):474.

[5] 余敞明.时珍国药研究,1992,3(1):22.

[6] 高家鉴等.中国中药杂志,1992,17(11):658.

[7] 王建华等.江西中医药,2006,6:32.

[8] 刘兆卿.医学理论与实践,1995,8(7):336.

[9] 郭晓庄等.有毒中草药大辞典.天津:天津科技翻译出版公司,1992.

紫苏子

【基源】　为唇形科植物紫苏 *Perilla frutescens* (L.)Britt. 的成熟果实。

【成分研究】　紫苏子含蛋白质、脂肪油,油中含不饱和脂肪酸、亚麻酸、亚油酸。

【药理研究】

1. 改善记忆　紫苏子油可以提高记忆能力。

2. **抗肿瘤**　紫苏子对大鼠乳腺癌、结肠癌和肾母细胞瘤有抗瘤作用[1]。

3. **降脂**　紫苏子油灌胃给药,可降低大鼠血清总胆固醇和甘油三酯水平,有降血脂作用[2]。

【炮制研究】　自宋代以来,紫苏子炮制一直沿用炒法。炒后有利于煎煮,有效成分溶出率增加,使降气消痰平喘作用得到加强,且仍有一定的润肠作用。

【性味归经】　辛,温。归肺、大肠经。

【功效主治】　降气化痰,止咳平喘,润肠通便。用于咳喘痰多,风寒咳嗽;肠燥便秘等。

【临床应用】

1. **单方验方**

(1)便秘　紫苏子 30g,分 2 次煎服,每日 1 剂。并嘱患者不可再服泻下之药[3]。

(2)高脂血症　紫苏子油软胶囊,每次 4 粒,每日 2 次,早、晚餐后 0.5～1h 口服,连续服用 56 天[4]。

2. **配伍应用**

(1)用于降气止咳平喘

紫苏子配半夏:降气化痰,止咳平喘。用于咳喘痰多气急,胸膈胀闷者。如定喘汤(《摄生众妙方》)。

紫苏子配紫菀:润肺降气,止咳平喘。用于久咳气喘,咳痰不爽,胸膈满闷者(《中药药对大全》)。

紫苏子配陈皮:降肺气,消痰湿,和胃降逆。用于痰涎壅盛,咳喘胸膈满闷者。如华盖散(《太平惠民和剂局方》)。

紫苏子配紫苏梗:顺气消痰化滞。用于小儿肺脾气滞,咳喘痰多,纳呆兼有呕恶者。

紫苏子配肉桂、当归:温肾化痰,纳气平喘。用于上盛下虚之久咳痰喘,症见咳喘短气、喘急胸满、痰涎壅盛。如苏子降气汤(《太平惠民和剂局方》)。

(2)用于润肠通便

紫苏子配火麻仁、杏仁:润燥滑肠。用于肠燥便秘。如紫苏麻仁粥(《济生方》)。

3. **鉴别应用**

(1)紫苏子、紫苏　两者同出一源,但入药部位不同,前者为成熟果实,后者为茎、叶。紫苏子属化痰止咳平喘药,富含油脂,长于降气化痰、止咳平喘,兼能润肠通便,多用于寒痰咳喘、湿痰咳嗽及肠燥便秘。紫苏属发散风寒药,降气化痰之力较弱,长于发散风寒、行气宽中、止呕、安胎,多用于外感风寒、咳嗽气喘。

(2)紫苏子、莱菔子　两者均有降气化痰之功,可用治咳喘痰多之证,常配伍同用。但紫苏子性降滑利,富含油脂,又能润燥滑肠,善治肠燥便秘;莱菔子味辛行散,功善消食除胀,多用于食积气滞。

【用法用量】　水煎服,5～10g。煮粥食,或入丸、散剂。

【使用注意】　阴虚喘咳及脾虚便溏者慎用。

参考文献

[1] 颜正华.中药学.第 2 版.北京:人民卫生出版社,2006.
[2] 张荣标等.预防医学论坛,2006,12(2):184.
[3] 宋玉未.浙江中医学院学报,1994,18(4):55.
[4] 寇秋爱.中国实验方剂学杂志,2005,11(4):67-68.

百　部

【基源】　为百部科植物直立百部 *Stemona sessilifolia*(Miq.)Franch. et Savat、蔓生百部 *S. japonica*(Bl.)Miq. 或对叶百部 *S. tuberosa* Lour. 的块根。

【成分研究】 百部含有多种生物碱,如百部碱、百部定碱、原百部碱等,还含有糖、脂类、蛋白质、有机酸等。

【药理研究】

1. 止咳、平喘 对叶百部的 5 种生物碱均可以使柠檬酸喷雾刺激豚鼠的咳嗽次数减少,有镇咳作用;直立百部的水提液对豚鼠的支气管平滑肌有解痉作用,百部的解痉作用并不是由于激活 β-受体,也不是因为与组胺 H_1 受体作用,而是和 M 受体和二氢吡啶结合点相互作用而起到松弛支气管平滑肌作用。

2. 抗菌 百部煎剂及酒浸剂在体外对多种致病菌如肺炎球菌、乙型溶血性链球菌、脑膜炎球菌、金黄色葡萄球菌、伤寒杆菌等有不同程度的抑制作用。

3. 其他 从库氏娑罗双中发现了一种新的五环百部生物碱对伊蚊幼虫有显著杀灭作用。百部提取物可以促进癌细胞凋亡。百部流浸膏对实验动物的免疫功能具有促进作用,并能拮抗环磷酰胺降低机体免疫功能的作用[1]。

【性味归经】 甘、苦,微温。归肺经。

【功效主治】 润肺止咳,杀虫灭虱。用于新久咳嗽,百日咳,肺痨咳嗽;蛲虫、阴道毛滴虫、头虱及疥癣等。

【临床应用】

1. 单方验方

(1)阴虱 生百部 300g,加 75％乙醇 1000ml,浸泡 15 天滤出浸液,分装备用。治疗时使用百部酊,直接涂擦于患处,每日 2～4 次,30 天内治愈[2]。

(2)急性荨麻疹 取百部成品用低浓度医用乙醇或白酒浸泡后备用,用时取浸泡液外擦患部,每日 2～3 次,3 天为一个疗程[3]。

(3)皮肤瘙痒症 60％乙醇 500ml 加甘油 50ml,混合均匀,然后加入生百部 50g,浸泡 48h 即可,使用时每日外擦 3～4 次,直至痊愈[4]。

(4)外耳道炎、外耳道真菌病 生百部 100g,用 75％乙醇 500ml 浸泡 1 周备用。用时先用 3％过氧化氢清洗患处并擦干,用百部浸泡液滴入或均匀涂患处,每日 3 次,连用 5 天[5]。

2. 配伍应用

(1)润肺止咳

百部配紫菀:润肺化痰止咳。用于各种咳嗽无痰或有痰者。如止嗽散(《医学心悟》)。

百部配款冬花:润肺止咳化痰。用于咳嗽咳痰者。如百部散(《御药院方》)。

百部配沙参、麦冬:补肺阴,润肺燥,止咳喘。用于阴虚肺燥有热之干咳少痰、咯血或咽干音哑等。如百部汤(《本草汇言》)。

(2)用于杀虫止痒

百部配白鲜皮:祛湿杀虫止痒。用于皮肤瘙痒,牛皮癣等。如百部膏(《外科十法》)。

3. 鉴别应用

百部、紫菀:两者均能润肺止咳,皆可治外感、内伤所致咳嗽等,且常相须为用。但百部甘润苦降,微温不燥,功专润肺止咳,尤善治肺痨久嗽,又能杀虫灭虱。紫菀甘润苦泄,性温不热,长于润肺下气、开肺郁、化痰浊而止咳,故适用于咳嗽有痰。

【用法用量】 水煎服,5～15g。外用适量。久咳虚嗽宜蜜炙用。

【制剂与成药】 百部糖浆:每100ml相当于生药100g。用于百日咳,慢性气管炎。口服,成人每次 10～15ml,儿童减半,半岁以下儿童 2ml,3 次/天。

【不良反应】 治疗剂量口服后偶有恶心、呕吐、腹痛、腹泻、鼻衄、胆绞痛、头昏头痛、呼吸困难等[6]。个别病例有皮疹等过敏反应[7]。

参考文献

[1] 张亚中等.中成药,2008,30(2):248.

[2] 包泽明.山东中医杂志,2007,26(6):425.

[3] 魏庭骏.中医外治杂志,1999,8(4):9.

[4] 陈文杰等.中国民间疗法,2001,9(3):23.

[5] 周爱升等.山东中医杂志,1999,18(6):262.

[6] 欧明等.中药及其制剂不良反应大典.沈阳:辽宁科学技术出版社,2002.

[7] 章铨荣.浙江中医学院学报,1995,19(2):16.

紫 菀

【基源】 为菊科植物紫菀 *Aster tataricus* L. f. 的根及根茎。

【成分研究】

1. 萜类及其苷类 表紫菀酮,紫菀酮 A、紫菀酮 B,木栓酮和表木栓醇,紫菀苷 A、紫菀苷 B、紫菀苷 C,紫菀皂苷 A、紫菀皂苷 B、紫菀皂苷 C、紫菀皂苷 D、紫菀皂苷 E、紫菀皂苷 F、紫菀皂苷 G。

2. 香豆素类 东莨菪素。

3. 蒽醌类 大黄素、大黄酚、大黄素甲醚。

4. 黄酮类 槲皮素、山柰酚、3-甲氧基山柰酚。

5. 其他 肽类、甾醇及有机酸等。

【药理研究】

1. 祛痰、镇咳 紫菀水煎剂、石油醚提取液、乙醇提取液及乙酸乙酯萃取部位都明显增加小鼠呼吸道酚红的排泄率,紫菀酮、紫菀皂苷等成分可能与祛痰作用有关。紫菀水煎剂对小鼠氨水致咳有一定的抑制作用。

2. 抗氧化作用 紫菀中的槲皮素和山柰酚有显著的抗氧化活性,东莨菪素和大黄素也有一定的抗氧化活性,但仅对超氧化自由基的产生作用显著。

3. 抗菌 体外实验紫菀对大肠杆菌、宋内痢疾杆菌、变形杆菌、伤寒杆菌、副伤寒杆菌、绿脓杆菌、霍乱弧菌等 7 种革兰阴性肠内致病菌及某些致病性真菌有不同程度的抑制作用。

4. 抗肿瘤 紫菀有抗肿瘤作用,所含肽类是其抗肿瘤的有效成分[1]。

【性味归经】 苦、辛、甘,微温。归肺经。

【功效主治】 润肺化痰止咳。用于咳嗽有痰。此外,尚可用于肺痈、胸痹及小便不通等。

【临床应用】

1. 单方验方

(1)吐血、咯血 紫菀、茜草根等份,为细末,炼蜜为丸,如樱桃子大,含化一丸,不以时。如紫菀丸(《鸡峰普济方》)。

(2)阴虚咳嗽咯血气急 紫菀 6g、知母 3g、焦黄柏 1.5g、陈皮 6g。水煎服(《滇南本草》)。

2. 配伍应用

紫菀配款冬花:润肺化痰止咳。用于外感、内伤引起的各种咳嗽证。如紫菀散(《圣济总录》)。

紫菀配桔梗:祛痰止咳。用于风寒犯肺,咳嗽气喘者。如止嗽散(《医学心悟》)。

紫菀配阿胶:养阴润肺,化痰止咳。用于阴虚劳嗽,痰中带血。如紫菀散(《张氏医通》)。

紫菀配天冬:养阴润肺,化痰止咳。用于阴虚劳嗽,痰中带血。如天门冬汤(《全生指迷方》)。

紫菀配茜草根:润肺化痰,止咳止血。用于吐血、咯血。如紫菀丸(《鸡峰普济方》)。

【用法用量】 水煎服,5~10g。外感暴咳宜生用,肺虚久咳宜蜜炙用。

【不良反应】 紫菀皂苷有很强的溶血作用,其粗制剂不宜静脉注射。

参考文献

[1] 侯海燕等.中国药学杂志,2006,41(3):161.

款冬花

【基源】 为菊科植物款冬 *Tussilago farlara* L. 的花蕾。

【成分研究】

1. 生物碱类 款冬花碱等。

2. 倍半萜类 款冬花酮等。

3. 三萜类 如款冬二醇和山金车二醇。

4. 黄酮类 芦丁、金丝桃苷、山柰酚、槲皮素。

5. 其他 挥发油、氨基酸和无机元素。

【药理研究】

1. 止咳、祛痰和平喘 款冬花水煎剂口服,对犬有显著的镇咳作用。款冬花乙酸乙酯提取物有祛痰作用。离体兔和豚鼠气管-肺灌流试验,款冬花醇提取物小剂量时可使支气管略有扩张,而剂量较大时则使支气管收缩。款冬花乙醇提取物和石油醚提物静注,可使猫、兔呼吸兴奋,对抗吗啡引起的呼吸抑制。

2. 对心血管系统的作用 款冬花醇提液和煎剂静注,对猫的血压先呈短暂微降,继之急剧上升。款冬花醚提取物用于猫、兔、犬和大鼠有强烈的升压作用,款冬花酮是有效成分,升压机理可能是促进儿茶酚胺类递质释放与直接收缩血管平滑肌的综合结果。

3. 抗炎 款冬花醇提物能减少二甲苯致小鼠耳肿胀及角叉菜胶所致的小鼠足跖肿胀[1]。

【性味归经】 辛、微苦,温。归肺经。

【功效主治】 润肺下气,止咳化痰。用于咳嗽气喘等。

【临床应用】

1. 单方验方

(1)咳嗽 款冬花9g、晶糖9g,开水冲泡,时时服之[2]。

(2)慢性骨髓炎 用单味款冬花捣成糊状,涂于消毒布块外贴于创面[3]。

2. 配伍应用

款冬花配麦冬:滋阴润肺,止咳化痰。用于阴虚燥咳、痰少咽干者。

款冬花配百合:清肺热,润肺燥,降肺气。用于肺燥或阴虚,久咳不止,痰中带血。如百花膏(《济生方》)。

款冬花配桑白皮:清肺止咳化痰。用于肺热咳喘、痰黄浓稠者。如定喘汤(《摄生众妙方》)。

3. 鉴别应用

款冬花、紫菀:两者性皆温,但温而不燥,既可化痰,又能润肺,咳嗽无论寒热虚实,病程长短均可用之,且常相须配伍同用。但紫菀善化痰浊,兼能宣肺通便,尤多用于咳嗽有痰者。款冬花长于下气止咳,凡咳嗽气喘而无痰、少痰者尤宜。两者生用化痰止咳效佳,蜜炙用润废止咳效果更好。

【用法用量】 水煎服,5～10g。外感暴咳宜生用,内伤久咳宜炙用。

【不良反应】 服用款冬花醇浸膏出现胃肠道反应较多,主要表现为恶心[4]。但值得注意的是,本品所含克氏千里光碱和千里光宁均为大环双酯型不饱和吡咯双烷生物碱,对肝脏有极大的毒性,且有致癌性。所以,对本品的肝脏潜在毒性应引起重视。国外应用这类草药在剂量和用药时间上有极其严格的规定[5]。

款冬花由于产地来源不同,其干燥药材中所含克氏千里光碱和千里光宁的量差别较大。

【使用注意】 阴虚燥咳者宜慎服;孕妇及哺乳期妇女忌服。长期服用本品或含本品的制剂,应定期检查肝功能。

参考文献

[1] 刘可越等.中国中药杂志,2006,31(22):1837.
[2] 任心荣等.吉林中医药,1998,1:38.
[3] 蔡万清等.新中医,1989,11:38.
[4] 邵长荣等.上海中医药杂志,1964,10:12.
[5] 夏丽英.现代中药毒理学.天津:天津科技翻译出版公司,2005.

马兜铃

【基源】 为马兜铃科植物北马兜铃 *Aristolochia contorta* Bge. 或马兜铃 *A. debilis* Sieb. et Zucc. 的成熟果实。

【成分研究】 马兜铃含马兜铃碱,木兰碱,马兜铃酸A、马兜铃酸B、马兜铃酸C,β-谷甾醇、马兜铃次酸。北马兜铃含马兜铃酸A和季铵生物碱等[1]。

【药理研究】

1. 祛痰 马兜铃煎剂有微弱祛痰作用。

2. 镇痛 马兜铃醇提物能明显减少小鼠醋酸刺激所致的扭体反应次数,提高小鼠热板法痛阈。

3. 对平滑肌的作用 马兜铃醇提取物和其中的叔胺类生物碱可抑制催产素对非妊娠大鼠子宫平滑肌收缩,降低子宫自发节律收缩幅度。离体豚鼠支气管肺灌流试验证明马兜铃浸剂可使其舒张,并能对抗毛果芸香碱、乙酰胆碱及组胺所致的支气管痉挛,但不能对抗氯化钡引起的痉挛。

4. 抗菌 马兜铃水浸剂对许兰黄癣菌、奥杜盎小芽孢癣菌、羊毛状小芽孢癣菌等常见皮肤真菌有一定抑制作用。马兜铃煎剂对绿脓杆菌无效,但对史氏痢疾杆菌有抑制作用。

5. 其他 抗炎、抗肿瘤、增强吞噬细胞活性、升白细胞和抗生育活性[2]。

【性味归经】 苦、微辛,寒。归肺、大肠经。

【功效主治】 清肺化痰,止咳平喘,清肠消痔。用于肺热咳喘,肺虚火盛,喘咳咽干,或痰中带血;痔疮肿痛或出血等。尚有清热平肝作用,用治肝阳上亢之高血压病。

【临床应用】

1. 单方验方

高血压病:将干品马兜铃之果实研细装胶囊内,每粒0.3g,盛于瓶内密封备用。治疗时口服马兜铃胶囊,每次2粒,每日3次,至血压降至正常时逐渐减量至每次2粒,每日2次,维持1周后将剂量再减至每次1粒,每日1次[3]。

2.配伍应用

(1)用于清肺止咳

马兜铃配桑白皮、黄芩:清肺化痰,止咳平喘。用于热痰壅肺,宣降失司之咳喘胸满、痰黄质黏等。

马兜铃配枇杷叶:清肺止咳之力增强。用于肺热咳嗽,气逆喘急者。

马兜铃配阿胶:养阴清肺化痰,止咳平喘。用于阴虚肺热,喘咳咽干,痰中带血者。如补肺阿胶汤(《小儿药证直诀》)。

(2)用于清肠消痔止血

马兜铃配地榆、槐花:清肠止血。用于肠热痔血,痔疮肿痛。内服外用均可。

3.鉴别应用

马兜铃、青木香:两者同出一源,马兜铃为其成熟果实,青木香为其干燥根,均为辛苦微寒之品,皆有平肝降压之功。但马兜铃主归肺与大肠经,功专清肺化痰、止咳平喘,主治肺热咳嗽痰喘、大肠积热及痔疮肿痛;青木香主归肝、胃经,长于行气止痛、解毒消肿,用于肝胃气滞、胸胁胀痛、泻痢腹痛、痈疮疔毒等。

【用法用量】 水煎服,3～10g。外用适量,煎汤熏洗。一般生用,肺虚久咳者炙用。

【使用注意】 虚寒喘咳及脾虚便泻者忌服。胃弱者慎服。应明确辨证,合理配伍,不宜过量和持久应用。

参考文献

[1] 颜正华.中药学.第 2 版.北京:人民卫生出版社,2006.

[2] 黎克湖.武警医学院学报,2000,9(3):230.

[3] 周仕亮.河南中医,2003,23(5):24.

枇杷叶

【基源】 为蔷薇科植物枇杷 Eriobotrya japonica(Thunb.)Lindl. 的叶。

【成分研究】

1.挥发油类 橙花叔醇、金合欢醇、α-蒎烯、β-蒎烯等。

2.三萜类 乌苏酸、2-α-羟基-乌苏酸、齐墩果酸、2-α-羟基-齐墩果酸。

3.倍半萜类 分得 6 种倍半萜苷类化合物,其配糖体由 D-吡喃葡萄糖和 L-吡喃鼠李糖组成。

4.黄酮类 槲皮素-3-O-半乳糖苷、槲皮素-3-O-桑布双糖苷。

5.其他 苦杏仁苷、绿原酸、甲基绿原酸、山柰酚、酒石酸、柠檬酸、苹果酸,鞣质、2-α-羟基-亚油酸、维生素 B_1、维生素 C 等。

【药理研究】

1.抗炎止咳 枇杷叶中的马斯里酸、乌苏酸对角叉菜胶所致小鼠足跖肿胀及二甲苯诱导的小鼠耳肿胀有明显的抑制作用。枇杷苷、乌苏酸、总三萜酸均能明显延长二氧化硫气体及枸橼酸喷雾所致豚鼠咳嗽的潜伏期,明显减少咳嗽次数。熊果酸和总三萜酸是枇杷叶中主要的抗炎和止咳作用成分。

2.降糖 枇杷叶乙醇提取物具有明显降低正常小鼠血糖的作用。甲醇提取物分离得到的三萜酸类及倍半萜烯化合物对糖尿病小鼠有明显的降血糖作用,其作用机制可能是刺激胰腺 B 细胞,增加胰岛素的释放水平,从而降低血糖,但是对四氧嘧啶性高血糖大鼠没有明显降血糖作用。

3. **抗氧化** 枇杷叶提取物具有很强的抗氧化活性,可以明显减少 DPPH 自由基转化。枇杷叶中的黄酮类化合物和绿原酸对采用二氯荧光素法引起的氧自由基有显著抑制作用。

4. **其他** 抗病毒、抗癌和保肝作用[1]。

【炮制研究】 古人所谓"去毛不净,射入肺,令咳不已",是由于绒毛从呼吸道直接吸入,刺激咽喉黏膜而引起咳嗽。所以入药须刷去毛。

【性味归经】 苦,微寒。归肺、胃经。

【功效主治】 清肺化痰止咳,降逆止呕。用于肺热咳嗽,气逆喘急;胃热呕吐,呃逆等。

【临床应用】

1. **单方验方**

(1)过敏性紫癜 用鲜枇杷叶(刷去毛)50g,或干枇杷叶 30g,水煎酌加单晶糖少许,分 2 次服,每日 1 剂,儿童剂量酌减。7 日为一个疗程。若服用一个疗程未痊愈者,可继服第 2 个疗程[2]。

(2)急性全身性荨麻疹 枇杷叶 25g,水煎服,每日 1 剂[3]。

(3)鼻衄 取枇杷叶 3～6g,或加茶叶少许,水煎或沸水冲泡代茶饮。一般 1～2 日见效,3～5 日可愈[4]。

2. **配伍应用**

(1)用于化痰止咳

枇杷叶配桑叶:疏风散热,宣肺止咳。用于外感风热咳嗽。如清燥救肺汤(《医门法律》)。

枇杷叶配黄芩:清肺化痰止咳。用于肺热壅盛之咳嗽痰喘实证。如宁肺汤(《杂病源流犀烛》)。

枇杷叶配阿胶:滋阴润燥,化痰止咳。用于肺虚久咳。如复元散(《麻科活人书》)。

(2)用于降逆止呕

枇杷叶配陈皮、竹茹:清胃降逆止呕。用于胃热呕吐、呃逆者。如橘皮竹茹汤(《严氏济生方》)。

枇杷叶配半夏:润燥相济,肃降肺气,和胃降逆。用于咳喘日久,仍吐稀痰者,亦可治痰阻气逆,呕吐而见胃脘胀闷者。如旋覆花散(《太平圣惠方》)。

【用法用量】 水煎服,5～10g。止咳宜炙用,止呕宜生用。

【制剂与成药】

1. **枇杷叶膏**:用于肺热燥咳,痰少咽干。口服,每次 9～15g,每日 2 次。

2. **枇杷叶冲剂**:每袋 10g,相当于原生药 36g。用于久咳音哑,痰中带血,口干烦渴。冲服,每次 1 袋,每日 2 次。

【不良反应】 服用未去毛之枇杷叶,可引起咳嗽加剧、喉头水肿、痉挛等症状[5]。

参考文献

[1] 郭宇等.时珍国医国药,2006,17(6):928.
[2] 黄金丁.中国民间疗法,2005,13(1):49.
[3] 姚凌峰.天津中医药,2003,20(2):6.
[4] 李怀生等.浙江中医杂志,1996,5:214.
[5] 丁涛.中草药不良反应及防治.北京:中国中医药出版社,1992.

桑白皮

【基源】 为桑科植物桑 *Morus alba* L. 的根皮。

【成分研究】 桑白皮含桑皮素、桑色烯、还桑素等多种黄酮类化合物。还含有桑色呋喃

A、桑色呋喃 B、桑色呋喃 C、桑色呋喃 K、桑色呋喃 N、桑色呋喃 O、桑色呋喃 M、桑色呋喃 P、桑色呋喃 Q，伞形花内酯，东莨菪素，乙酰胆碱等。

【药理研究】

1. **镇咳、祛痰** 桑白皮水煎剂的氯仿萃取物对氨水致小鼠咳嗽有镇咳作用，能明显延长小鼠咳嗽出现的潜伏期，减少咳嗽次数。还可明显增加小鼠气管酚红排出量，显示祛痰作用。桑白皮丙酮提取物有明显镇咳和祛痰作用，而桑白皮非丙酮提取物仅增加气管酚红排出量，无镇咳作用。

2. **平喘** 桑白皮丙酮提取物高剂量腹腔注射，明显对抗乙酰胆碱所致豚鼠痉挛性哮喘。桑白皮生品和蜜炙品水提物对组胺引起豚鼠哮喘均有明显的保护作用，能抑制组胺引起豚鼠离体气管收缩。东莨菪内酯是桑白皮的平喘有效成分[1]。

3. **对心血管系统的作用** 桑白皮丙酮提取物能使豚鼠肠系膜毛细血管交叉数目明显增加，改善血流状态，增加血流速度。桑白皮乙醇提取物可以延长大鼠的凝血时间。机理可能是桑白皮所含桑根素、氧二氢桑根素及桑酮 C 能够抑制血小板环氧化酶合成血栓素 B_2。桑酮（G、H）、桑呋喃（C、F、G）、桑根酮（C、D）等成分具有降血压作用。

4. **镇痛、抗炎** 桑白皮醇提物灌胃给药，明显延长小鼠热痛刺激甩尾反应潜伏期，但不减少乙酸引起的小鼠扭体反应次数。桑白皮水提物灌胃能明显抑制醋酸所致的小鼠扭体反应，抑制二甲苯所致小鼠耳肿胀。桑叶、桑枝对巴豆油致小鼠耳肿胀、角叉菜胶致足肿均有较强的抑制作用，并可抑制醋酸引起的小鼠腹腔液渗出，表现出较强的抗炎活性。

5. **其他** 利尿、兴奋子宫、抗癌、促进毛发生长和抗菌作用等[2]。

【性味归经】 甘，寒。归肺经。

【功效主治】 泻肺平喘，利水消肿。用于肺热咳喘，水饮停肺，胀满喘急；水肿，小便不利；衄血、咯血，及肝阳肝火偏亢之高血压病。

【临床应用】

1. **单方验方**

鼻衄：将桑树根刨去外面的黄皮，抽去中间的芯，晒干或鲜品均可用，每次用干品 10～20g，或鲜品 20～40g。水煎服，每日 3 次，一般 3 天可愈，以固疗效而防止复发，再服 1 周[3]。

2. **配伍应用**

(1) 用于泻肺平喘

桑白皮配地骨皮：清肺降火。用于肺热咳喘，胸满，痰多质黏，身热口渴等。亦治阴虚火旺，咳喘而兼手足心热，或身热心烦者。如泻白散（《小儿药证直诀》）。

桑白皮配桑叶：宣降肺气，清热平喘。用于风热袭肺，肺失宣降，咳喘痰黄者。

桑白皮配黄芩：清热泻肺平喘。用于咳喘痰多色黄气急者。如定喘汤（《摄生众妙方》）。

桑白皮配葶苈子：泻肺平喘，利水消肿。用于水饮停肺，胀满喘急者。如海蛤丸（《太平圣惠方》）。

(2) 用于利水消肿

桑白皮配茯苓皮、大腹皮：利水消肿。用于全身水肿，面目肌肤水肿，胀满喘急，小便不利者。如五皮饮（《华氏中藏经》）。

3. **鉴别应用**

桑白皮、葶苈子：两者均能泻肺平喘，利水消肿，皆可治肺热及肺中水气，痰饮咳喘以及水肿等，且常相须为用。但桑白皮甘寒，药性较缓，长于清肺热，降肺火，多用于肺热喘咳、痰黄及皮肤水肿；葶苈子苦辛大寒，药性峻猛，重在泻肺中水气、痰涎，邪盛喘满不得卧者尤宜，其利水之力更强，可兼治臌胀、胸腹积水之证。

【用法用量】 水煎服,5～15g。泻肺利水,平肝清火宜生用;肺虚咳嗽宜蜜炙用。

参考文献

[1] 张明发等.上海医药,2006,27(4):164.　　　[3] 杨树成.医学理论与实践,1994,12(7):38.
[2] 杨乐等.江西中医学院学报,2007,19(3):98.

葶 苈 子

【基源】 为十字花科植物独行菜 *Lepidium apetalum* Willd. 或播娘蒿 *Descurainia sophia*(L.)Webb. ex Prantl. 的成熟种子。前者习称"北葶苈子""苦葶苈子",后者习称"南葶苈子""甜葶苈子"。

【成分研究】

1. **强心苷类** 毒毛旋花子配基、伊夫单苷、葶苈苷、伊夫双苷和糖芥苷。

2. **异硫氰酸类** 葡萄糖异硫氰酸酯的降解产物及异硫氰酸苄酯、异硫氰酸烯丙酯等。

3. **脂肪油类** 肉豆蔻酸、棕榈酸、硬脂酸、花生酸等。

4. **其他** 环硫丁烷衍生物、丁烯腈、二烯丙基二硫化物。

【药理研究】

1. **止咳平喘** 葶苈子煎剂的醇沉部分、醇提取液、黄酮部分、石油醚提取液、乙醚析出物及酚性化合物等均具有显著的止咳作用。

2. **强心** 葶苈子水提取物注射给药,能增加犬左心室心肌收缩性和泵血功能,并能增加冠脉流量,且不增加心肌耗氧量。醇提物也有很强的强心作用,对在体蛙心可使之停止于收缩期,对在体猫心可使心肌收缩加强、心率减慢、传导阻滞。

3. **抗菌** 葶苈子中的苄基芥子油具有广谱抗菌作用,对酵母菌等 20 种真菌及其他数十种菌株有抗菌作用。

4. **抗癌** 葶苈子对人鼻咽癌细胞和千田子宫颈癌细胞株有极强的抑制作用,对艾氏腹水癌小鼠的癌细胞有明显抑制作用。

5. **调血脂** 南葶苈子提取物和南葶苈子油具有调血脂作用,能显著降低高脂血症大鼠的血清总胆固醇、甘油三酯、低密度脂蛋白(LDL-C)、高密度脂蛋白(HDL-C)水平及 LDL-C/HDL-C 比值[1]。

【炮制研究】 古方葶苈子生用或炒用均有记载。但从葶苈子炮制的初步研究结果看,似用炒制品更好。葶苈子含芥子苷、脂肪油等。炒制后,杀酶保苷,芥子苷含量是生品含量的1.77 倍;且炒后使芥子苷煎出率升高,煎液中苷含量是生品的 2.73 倍。此外,炒后可减少生品中有刺激性的芥子油含量[2]。

【性味归经】 苦、辛,大寒。归肺、膀胱经。

【功效主治】 泻肺平喘,利水消肿。用于痰涎壅盛,喘息不得平卧;水肿,悬饮,胸腹积水,小便不利等。

【临床应用】

1. 单方验方

(1)百日咳 取葶苈子 3g、鸡苦胆 1 个,将两药研末加白糖,调为糊状,口服。1 岁内服用一半;2～3 岁全服,每日 1 次,直至症状缓解[3]。

(2)急性咽炎 以单味生葶苈子,每日早晚开水送服,15 岁以下和 50 岁以上者每次 6g,

16～49 岁者每次 10g。忌烟、酒、辛辣、腥荤[4]。

（3）顽固性心衰　每日用葶苈子末 3～6g，分 3 次饭后服，一般于服药后第 4 天尿量增加，水肿开始消退，心力衰竭症状 2～3 周显著减轻或消失，未见有不良反应[5]。

（4）青光眼高眼压症　葶苈子每日 10g 单用，加水煎成 30ml 煎液，分 2～3 次温服，体虚者适量加用健脾药[6]。

（5）浅表创面、压疮　葶苈子簸净，放锅内炒至微鼓起，稍带金黄色，并有香气时取出，放冷、碾成粉剂。在常规消毒、清洗创面后，将葶苈子粉按 0.5～1.0g/cm² 均匀撒在创面上，每日换药 1 次，创面较大，渗出液较多时可酌情增加 1 次换药[7]。

（6）结核性渗出性胸膜炎　在抗结核药物治疗基础上，加用葶苈子 15g、大枣 15 枚，水煎送服甘遂胶囊（甘遂 0.5g 研末装胶囊），每次 1～2 粒，每日 2 次，饭前服[8]。

2. 配伍应用

（1）用于泻肺平喘

葶苈子配大枣：泻肺平喘，祛邪而不伤正。用于肺气闭塞，水饮潴留之痰涎壅滞，气逆咳喘，遍身水肿，胸腹积水，二便不利。如葶苈大枣泻肺汤（《金匮要略》）。

（2）用于利水消肿

葶苈子配防己、椒目、大黄：利水消肿。用于湿热蕴阻之腹水肿满者。如己椒苈黄丸（《金匮要略》）。

葶苈子配大黄、芒硝、甘遂：苦寒降泻，利湿消肿。用于结胸、胸胁积水及腹水肿满。如大陷胸丸（《伤寒论》）。

【用法用量】　水煎服，5～10g；研末服，每次 3～6g。

【不良反应】　葶苈子含有强心作用的物质，大剂量可引起强心苷中毒症状，出现恶心、呕吐、食欲不振、头晕心慌、心律不齐、面唇苍白、冷汗、呼吸困难、血压下降，甚至休克[9]。也有引起过敏反应，出现皮肤红色丘疹、瘙痒等症状[10]。

【使用注意】　心力衰竭患者在服用洋地黄类药物同时，避免同时应用本品，以免发生不良反应。肺虚喘咳及脾虚肿满者忌服。

参考文献

[1] 王妍等.长春中医药大学学报,2008,24(1):39.
[2] 刘波等.中成药,1990,12(7):19.
[3] 杨银田.中国中医药信息杂志,2007,14(3):38.
[4] 王广见等.四川中医,1993,11(6):50.
[5] 杨孟考.中国社区医师,2002,20(18):40.
[6] 隋谊深.中医杂志,1999,40(2):71.
[7] 陶玉兰等.中华护理杂志,1998,33(12):713.
[8] 邓吉祥.湖南中医杂志,1993,9(4):46.
[9] 杜生敏.中医杂志,1983,24(12):12.
[10] 张崇吾.陕西中医,1998,19(3):132.

白　果

【基源】　为银杏科植物银杏 *Ginkgo biloba* L. 的成熟种子。

【成分研究】　白果中含有毒成分银杏毒素及腰果酸、微量元素。种仁含蛋白质、脂肪、碳水化合物、糖等。肉质外种皮含白果酸、氰化白果酸、氰化白果亚酸、银杏仁酸、白果醇和黄酮化合物。

【药理研究】

1. 对呼吸系统的作用　白果乙醇提取物腹腔注射，使小鼠呼吸道酚红排出量增加，有祛痰作用。

2. 抗病原生物 白果汁、白果肉和白果酚,特别是白果酸体外抑制结核杆菌生长(体内无效),并对葡萄球菌、链球菌、白喉杆菌、炭疽杆菌、大肠杆菌、变形杆菌、伤寒杆菌、绿脓杆菌及常见致病性皮肤真菌有不同程度的抑制作用[1]。

3. 对心血管系统的作用 白果内酯对麻醉大鼠有降低收缩压、舒张压和减缓心率作用[2]。

4. 其他 白果还有免疫抑制、抗过敏、抗缺氧、抗脑缺血作用。白果蛋白有较强的抗氧化、清除自由基作用。

【性味归经】 甘、苦、涩,平;有毒。归肺经。

【功效主治】 敛肺化痰定喘,止带缩尿。用于哮喘痰嗽;带下,白浊,尿频,遗尿等。

【临床应用】

1. 单方验方

(1)白带增多 煨白果10g,怀山药15g。用于妇女脾胃虚弱,白带量多,腰酸膝软,纳少神疲,头昏眼花,四肢乏力等。清水煎服,每日1剂,每剂煎2次服,连服7~10日。白带量多透明清稀、四肢不温加巴戟肉10g、海螵蛸10g,白带色黄如脓加黄柏10g、苍术10g[3]。

(2)老年人尿频 白果30g,大枣10枚,每日1剂水煎服,3日可见效[4]。

(3)梅尼埃病 炒白果25g,生姜10g研末。分6等份装入胶囊,每日3次。一般服用2天即可痊愈,病情较重者可延服至4天[5]。

2. 配伍应用

(1)用于收敛化痰平喘

白果配麻黄:一散一收,开合肺气而定喘。用于哮喘痰嗽实证。如定喘汤(《摄生众妙方》)。

白果配五味子、桃桃仁:补肾纳气,敛肺定喘。用于肺虚久咳及肺肾两虚喘咳。

(2)用于收敛止带止遗

白果配山药、芡实:健脾止带。用于脾虚带下清稀或湿热带下色黄腥臭。如易黄汤(《傅青主女科》)。

白果配熟地黄、山茱萸:补肾固涩。用于肾虚不能收涩之小便频数,遗尿,遗精,白浊等。

【用法用量】 水煎服,5~10g,捣碎入煎。

【不良反应】 生白果有毒,其毒性成分为4-O-甲基吡哆醇,即银杏毒素。一般儿童进食生白果10粒以上,成人进食40粒以上即可引起中毒,大多在进食后3~4h发病,出现恶心、呕吐、腹痛,严重者可出现神志不清、四肢抽搐、瞳孔对光反应迟钝,甚至因呼吸麻痹而死亡[6]。

【使用注意】 生白果毒性大,而以绿色胚芽最毒。其毒性成分能溶于水,加热可被破坏,故煮熟用毒性小。若用作食品,应去种皮、胚芽,浸泡半天以上,煮熟透后方可食用。咳嗽痰稠者慎用。

参考文献

[1] 高学敏.中药学.北京:人民卫生出版社,2000.
[2] 刘勇林等.中国实用医药,2007,36(2):81.
[3] 万桂华.江西中医药,1994,25(4):63.
[4] 秦玉蕙等.中国民间疗法,2001,9(4):61-62.
[5] 李保良等.中国现代药物应用,2007,8(1):10.
[6] 张冰等.中药药源性疾病学.北京:学苑出版社,2001.

矮地茶

【异名】 平地木,紫金牛。

【基源】　为紫金牛科植物紫金牛 *Ardisia japonica*(Thunb.)Blume 的全株。

【成分研究】　矮地茶全株含挥发油、矮地茶素 1 号(岩白菜素)和矮地茶素 2 号,尚含紫金牛酚、2-羟基-5-甲氧基-3-十五烯基苯醌等及三萜类化合物。叶中含有槲皮苷、杨梅苷、岩白菜素和冬青萜醇。

【药理研究】

1. 止咳、化痰、平喘　矮地茶煎剂及岩白菜素对电刺激猫喉上神经引起的咳嗽及氨水引起的小鼠咳嗽有明显的止咳作用,岩白菜素为止咳的有效成分;矮地茶煎剂灌胃,促进小鼠和大鼠支气管分泌,具有明显的祛痰作用,有效成分是黄酮苷;矮地茶中的黄酮苷腹腔注射或肌注,可抑制组胺引起的豚鼠支气管痉挛,有明显的平喘作用。

2. 抗菌、抗病毒　矮地茶煎剂对金黄色葡萄球菌、肺炎链球菌有较强抑制作用,对流感病毒有抑制作用[1]。

【性味归经】　苦、辛,平。归肺、肝经。

【功效主治】　止咳平喘,清利湿热,活血化瘀。用于哮喘;湿热黄疸,水肿;血瘀经闭,风湿痹痛,跌打损伤等。

【临床应用】

1. 单方验方

(1)治疗急性扁桃体炎　野菊花、一支黄花、岗梅、矮地茶各 15g。每日 1 剂,水煎,分 2 次服[2]。

(2)治疗百日咳　紫草、矮地茶、沙参、桑皮各 10g,杏仁 6g,桃仁、贝母、甘草各 5g,每日 1 剂,7 天为 1 个疗程[3]。

(3)治疗急慢性睾丸炎　矮地茶根 30 g,鸡蛋 2 个,加水共煮一会,将蛋去壳再煮,分 2 次吃蛋喝汤。每日 1 剂,连服 3～5 天[4]。

2. 配伍应用

(1)用于化痰止咳

矮地茶配枇杷叶:清肺化痰止咳。用于肺热咳嗽,气逆喘急,痰黄浓稠者。

(2)用于清利湿热

矮地茶配茵陈、虎杖:清热利湿退黄。用于湿热黄疸。

(3)用于活血化瘀

矮地茶配鸡血藤:活血消肿止痛。用于跌仆损伤,风湿痹痛等(《四川中药志》)。

3. 鉴别应用

矮地茶、苦杏仁:两者均能止咳平喘,皆可治外感、内伤引起的咳嗽气喘证。但苦杏仁降肺气之中兼有宣肺之功,为治咳喘要药,又能润肠通便;矮地茶止咳祛痰力强,略兼平喘之功,尤适用于咳喘痰多属热性者,又能清利湿热、活血化瘀。

【用法用量】　水煎服,10～30g。

【制剂与成药】

1. 矮茶素片:每片含矮地茶 0.125g。用于慢性支气管炎。口服,每次 1 片,每日 3 次。

2. 复方矮茶素片:每片含矮茶素 0.125g、扑尔敏 2mg。用于慢性支气管炎。口服,每次 1 片,每日 3 次。

【不良反应】　服用矮地茶煎剂后部分患者可出现头晕、腹胀、腹痛、腹泻、恶心、口渴及头痛等不良反应,停药后大多可自行缓解。

参考文献 ──────────────────────────────────

[1] 高学敏等.临床中药学.石家庄:河北科学技术出版
　　社,2006.
[2] 刘慕虞.人民军医,1986,(06):52-53.
[3] 黎仲慈.湖南中医杂志,1988,(01):47-48.
[4] 范瑛.民族医药报,2009-04-24 (003).

洋 金 花

【异名】 曼陀罗花,凤茄花。

【基源】 为茄科植物白曼陀罗 *Datura metel* L. 的花。

【成分研究】 洋金花含有东莨菪碱、莨菪碱、阿托品等多种生物碱。

【药理研究】

1. 对呼吸系统的作用　东莨菪碱能兴奋呼吸中枢,使呼吸加快,并能对抗冬眠药物的呼吸抑制作用。洋金花生物碱抑制呼吸道腺体分泌,松弛支气管平滑肌,且抑制黏液过度分泌、改善纤毛运动而易于排痰,这是阻断 M 胆碱能受体的结果。

2. 对中枢神经系统的作用　小剂量东莨菪碱能使小鼠自发活动减少,大剂量东莨菪碱使活动增多。洋金花生物碱还可以抗惊厥[1]。东莨菪碱对大脑皮层和中脑网状结构上行激动系统有抑制作用,可使意识丧失产生麻醉,对延髓和脊髓则有不同程度的兴奋作用。

3. 对外周神经系统的作用　东莨菪碱能阻断 M 胆碱受体,其散瞳、麻痹眼调节及抑制腺体分泌的作用较阿托品强约 1 倍,可解除血管痉挛,能改善微循环及组织器官的血液灌注,有抗休克功效。

4. 对心脑缺血的保护作用　洋金花总碱能对抗因缺氧引起的乳酸增加而延长缺氧动物的生存时间,具有升高动脉平均压的作用,还具有增强机体抗氧化能力,抑制过剩自由基引发的脂质过氧化反应,提示洋金花总碱对动物脑缺血再灌注损伤具有保护作用[2]。

【性味归经】 辛,温;有毒。归肺、肝经。

【功效主治】 平喘止咳,麻醉镇痛,止痉。用于哮喘咳嗽;心腹疼痛,风湿痹痛,跌打损伤;癫痫,小儿慢惊风;麻醉等。

【临床应用】

1. 单方验方

(1)支气管哮喘　25%洋金花合剂雾化吸入 10ml/次,每日 2 次,2 周为一个疗程[3]。

(2)急性软组织损伤　干洋金花 60g,50°白酒 500ml(50%乙醇亦可)。放入玻璃瓶内盖严,浸泡 2 周后即可使用。使用时用棉花或纱布蘸适量药酒,反复擦摩患处。每日 2 次,每次 15min,3 天为一个疗程,严禁内服[4]。

2. 配伍应用

(1)用于平喘止咳

洋金花配烟叶:制成卷烟燃吸,镇咳平喘。用于咳喘无痰,他药乏力者。

(2)用于麻醉镇痛

洋金花配草乌、川乌、姜黄:活血麻醉镇痛。用于手术麻醉。如整骨麻药方(《医宗金鉴》)。

(3)用于止痉

洋金花配天麻、天南星:息风止痉。用于癫痫、小儿慢惊风等痉挛抽搐(《御药院方》)。

洋金花配全蝎、蜈蚣:息风止痉止痛。用于小儿慢惊风等痉挛抽搐。如佛茄花散(《鸡峰普济方》）。

3. 鉴别应用

洋金花、矮地茶：两者均为化痰止咳平喘药，功能止咳平喘。但洋金花主要有效成分为东莨菪碱和少量阿托品，故平喘止咳力强，尤适用于咳喘无痰者，又能麻醉止痛、止痉。矮地茶主要有效成分为矮地茶素，有显著的止咳祛痰作用，略兼平喘之功，故治咳喘有痰热者尤宜，又能清利湿热。

【用法用量】 内服，0.2～0.6g，宜入丸、散剂。作卷烟吸，一日量不超过 1.5g。外用适量，煎汤洗或研末外敷。

【制剂与成药】

1. **洋金花酊**：每毫升含总生物碱 0.5mg。用于慢性气管炎。每晚睡前服，剂量由小渐增，一般由 1ml 开始，年老体弱者及儿童酌减，10 个月左右加至患者所耐受的"合适量"，1 个月为一个疗程。

2. **10%洋金花注射液**：用于支气管哮喘、胃肠道痉挛、腹胀疼痛等。肌注，成人每次 10ml，3 次/天，儿童用量酌减。

3. **洋金花注射液（Ⅰ）**：每毫升含东莨菪碱 2mg。用于中药麻醉，与冬眠药物合用，静注，常用量按每千克体重 0.02～0.03mg；用于慢性气管炎，肌注，隔 3 日注射 1 次，一次量按每千克体重 0.01mg，10 次为一个疗程。

4. **洋金花注射液（Ⅱ）**：每毫升含东莨菪碱 1mg。用于运动兴奋型精神病。肌注，每次 2～6mg，每日或隔日 1 次，15～20 次为 1 个疗程。同时配合小剂量安定剂。

【不良反应】 洋金花有剧毒，误食或剂量过大易中毒。一般出现于服后 0.5～1h。早期可见口干、咽喉灼热、吞咽困难、皮肤潮红、结膜充血，继而出现视物模糊、瞳孔散大、心动过速、躁狂、幻觉、谵语、运动失调、体温上升、大小便失禁。严重者 24h 后进入昏睡、四肢阵发性痉挛和抽搐、四肢发冷、血压下降、昏迷，最后因呼吸中枢麻痹、缺氧而死亡[5]。也有中毒致胃出血、喉头痉挛致呼吸抑制、心肌损害、肾损害的报道[6]。

过敏反应可致唇、咽、悬雍垂及声门等部位水肿[7]。

【中毒救治】

1. 先用碘酒 10～30 滴，加温开水口服，使生物碱沉淀；然后用高锰酸钾溶液洗胃；继而给硫酸镁导泻，或用生理盐水高位灌肠。

2. 应用毛果芸香碱，每次 1～3mg，皮下注射，15min 1 次，直至瞳孔缩小，口腔湿润后渐减量并停药。但在使用过程中要检测心率、血压变化，老年人忌用。或用新斯的明 1mg，肌注；也可用 0.01～0.02g 口服，15～20min 1 次。

3. 对症处理。

4. 中药解毒，可用绿豆 120g、金银花 60g、连翘 30g、甘草 15g，水煎服或用茶叶 30g，煎浓汁调豆腐 250g，一次服下[8]。

【使用注意】 本品有剧毒，应严格控制剂量，以免中毒。青光眼、眼压增高及表证未解、痰多黏稠者忌用。高血压、心脏病、肝肾功能不全者及孕妇均应慎用。用治慢性支气管炎，不宜与麻黄素、氨茶碱等其他止咳平喘药同用，以免降低疗效。

参考文献

[1] 高学敏.中药学.北京:人民卫生出版社,2000.

[2] 孙曼春.医药导报,2003,22:80.

[3] 叶焰.福建中医药,2008,39(2):7-8.

[4] 王春花.中国骨伤,2001,14(1):11.

［5］夏丽英.现代中药毒理学.天津：天津科技翻译出版公司，2005.
［6］苏玲玲等.新医学，2000,31(10):606.
［7］高渌纹.有毒中药临床精要.北京：学苑出版社，2000.
［8］贝新法等.有毒中草药鉴别与中毒防治.北京：中国中医药出版社，1997.

罗汉果

【异名】 拉汗果，假苦果。

【基源】 为葫芦科植物罗汉果 *Siraitia grosvenorii* Swingle 的干燥果实。

【成分研究】

1. 萜类 罗汉果苷ⅡE、罗汉果苷Ⅲ、罗汉果苷Ⅳ、罗汉果苷Ⅴ、11-氧化-罗汉果苷Ⅴ、罗汉果苷ⅢE[1]。

2. 黄酮类 从罗汉果水浸膏中分离得到 2 种黄酮苷成分，分别为山柰酚-3,7-α-L-二鼠李糖苷和山柰酚-3-*O*-α-L-鼠李糖-7-*O*－[β-D-葡萄糖基-(1-2)-α-L 鼠李糖苷[1]。

3. 甘露醇 鲜罗汉果水提物可分离得到一种非三萜葡萄糖苷的甜味成分 D-甘露醇[2]。

4. 维生素 E 罗汉果中含大量的维生素 E。

5. 微量元素 罗汉果中富含钠、铝、锰、铜、钡、镍等微量元素[3]。

【药理研究】

1. 止咳祛痰 罗汉果提取物对小鼠和大鼠有祛痰作用，对小鼠和豚鼠有止咳作用[4,5]。

2. 抗氧化 罗汉果皂苷提取物对羟基自由基和超氧阴离子自由基有明显的清除作用[6]，可有效抑制大鼠红细胞自氧化溶血及肝脂质过氧化过程中丙二醛的产生，罗汉果皂苷Ⅴ是其抗氧化的主要活性成分[7]。

3. 保肝 罗汉果甜苷可抑制 CCl_4 致小鼠急性肝损伤，降低 ALT 和 AST 活性；降低卡介苗加脂多糖诱导小鼠免疫性肝损伤和 CCl_4 致大鼠慢性肝损伤，降低血清 ALT 和 AST 活性、升高肝组织匀浆超氧化物歧化酶活性、降低丙二醛含量，减轻肝组织病理损伤[8,9]。

4. 增强免疫 罗汉果多糖对小鼠的细胞免疫、体液免疫和非特异性免疫均有明显的增强作用[11]。

5. 对耐缺氧、耐高温及运动能力的影响 罗汉果乙醇提取物能明显延长小鼠游泳至力竭的时间，有效促进机体血红蛋白的合成[10]。罗汉果乙醇提取物还能显著提高训练小鼠的运动能力和心肌抗自由基氧化的功能，对大强度运动造成的自由基损伤有明显的保护作用[12]。

6. 抑菌 罗汉果的果实、叶、茎、根乙醇提取物对口腔细菌转糖链球菌具有很强的抑菌活性[13]，罗汉果叶和茎乙醇提取物对绿脓杆菌和大肠杆菌的抑菌活性较好[14]。

7. 对糖尿病的作用 罗汉果苷可有效改善糖尿病患者的临床症状，增加胰腺总胰岛素的分泌，减轻胰岛的病理性损伤[15]。

【性味归经】 甘，凉。归肺、大肠经。

【功效主治】 清热润肺，利咽开音，润肠通便。用于肺热燥咳，咽痛失音，肠燥便秘。

【临床应用】

1. 单方验方

(1)喉源性咳嗽 罗汉果(碎)5g，龙胆花 5g，蜜炙黄芪 5g，麦冬 3g。泡水，代茶饮，1 日 2 次。2 周为 1 个疗程[16]。

(2)百日咳 罗汉果 1 个，柿饼 15g。水煎服。(福建经验方)

(3)肺燥咳嗽，咽干口燥 ①罗汉果半个，陈皮 6g，瘦猪肉 100g。先将陈皮浸刮去白，然后

与罗汉果、猪肉共煮汤,然后去药渣饮汤食肉[17]。②罗汉果、百部、天冬、杏仁、桑白皮各15g,水煎服。(广西经验方)

2. 配伍应用

罗汉果配桑白皮:清肺化痰平喘。用于肺热咳喘。

罗汉果配蝉蜕:清肺利咽。用于咽痛音哑。

罗汉果配火麻仁:润肠通便。用于肠燥便秘。

【用量用法】水煎服,9~15g;或开水泡服。

参考文献

[1] 斯建勇. 药学学报,1994,(2):158.

[2] 徐位坤. 广西植物,1990,(3):254.

[3] 王勤. 广西中医学院学报,1998,15(2):42.

[4] 周欣欣,宋俊生. 中医药学刊,2004,22(9):1723.

[5] 李坚等. 海南医学院学报,2008,14(1):16.

[6] 戚向阳等. 中国农业科学,2006,39(2):382.

[7] 李海云等. 广西植物,2008,28(5):689.

[8] 肖刚,王勤. 中国药房,2008,19(3):163.

[9] 王勤,肖刚. 广西中医药,2007,30(5):54.

[10] 姚绩伟等. 中国运动医学杂志,2008,27(2):221.

[11] 李俊等. 中国药理学通报,2008,24(9):1237.

[12] 姚绩伟等. 北京体育大学学报,2009,(3):67.

[13] 周英,黄赤夫. 时珍国医国药,2008,19(7):1797.

[14] 叶敏,周英. 山地农业生物学报,2008,27(1):42.

[15] Qi XY et al. Mol Nutr Food Res,2006,50(8):732.

[16] 白桦,刘法. 中国民族医药杂志,2013,19(6):17.

[17] 宋立人等. 现代中药大辞典,北京:人民卫生出版社(上册),2001:1279.

第十二章 平肝息风药

第一节 平抑肝阳药

石决明

【基源】 为鲍科动物杂色鲍(光底石决明)*Haliotis diversicolor* Reeve、皱纹盘鲍(毛底石决明)H. *Haliotis discus hannai* Ino、羊鲍 *H. ovina* Gmelin、澳洲鲍 *H. ruber* (Leach)、耳鲍 *H. asinina* Linnaeus 或白鲍 *H. laevigata* (Donovan)的贝壳。

【成分研究】 石决明中主要含有碳酸钙,含有少量有机质,还有镁、锌、铁、锰、锶、铜等元素及 17 种氨基酸,还含有壳角质、胆素、硅酸盐、磷酸盐、氯化物[1]。

【药理研究】

1. 对中枢神经系统的作用 石决明具有降低中枢神经系统兴奋性的作用,还有清热、镇静、调节植物神经的作用,这与其含钙和多种氨基酸有关。

2. 对支气管平滑肌的作用 石决明可以增加离体小鼠肺灌流量,扩张气管、支气管平滑肌。

3. 抗凝 九孔鲍酸性提取液能延长家兔体外、体内凝血时间,表明本品具有抗凝作用。

4. 抗菌 九孔鲍提取液对金黄色葡萄球菌、大肠杆菌、绿脓杆菌有抑制作用[2]。

【炮制研究】 石决明质地坚硬,其成分难以溶出。煅后质地疏松,便于粉碎,且有利于有效成分煎出。本品煅后碳酸盐分解,生成氧化钙,再用醋淬,可生成醋酸钙。有机质煅后则破坏,但微量元素仍保留。从而增强了制酸收敛作用,在胃中能中和过多胃酸。

石决明经煅醋淬后,煎液中的钙含量增高。煅醋淬品煎剂,能降低兔正常血压;除去钙的煎剂,则具有明显的升压作用。据此,有学者以水煎液中钙离子含量为指标,根据正交设计,认为在 900℃,煅 1h,入含酸量 11％的醋中淬(每 100g 石决明,用醋 40ml),取出再煅淬,至醋吸尽为最佳工艺[3]。

【性味归经】 咸,寒。归肝经。

【功效主治】 平肝潜阳,清肝明目。用于肝阳上亢,头晕目眩;目赤翳障,视物昏花;煅石决明可用于胃酸过多之胃脘疼痛,外伤出血等。

【临床应用】

1. 单方验方

(1)局部皮肤破损 将石决明剥去肉,将贝壳洗净晒干,放在火炉中烘烤,然后将其研成粉末备用。使用时可直接将其涂于患处,纱布覆盖包扎固定,2～3 天换药 1 次,10 天为一个疗程。本品适用于未裸露肌腱、骨质或肌腱骨质存在有血运膜覆盖的各种皮肤破损[4]。

(2)烧烫伤 石决明 100g,洗净晒干,研细末,过滤去渣,撒于已清理之创面上,勿包扎,每隔 12h 重复用药 1 次[5]。

2. 配伍应用

(1)用于平肝潜阳

石决明配天麻、钩藤:平肝潜阳息风。用于肝阳偏亢,肝风上扰之眩晕头痛、失眠等。如天麻钩藤饮(《中医内科杂病证治新义》)。

石决明配牡蛎、生地黄、白芍:滋阴平肝潜阳。用于肝肾阴虚,肝阳上亢之眩晕头痛,急躁易怒,心烦不安。如阿胶鸡子黄汤(《通俗伤寒论》)。

石决明配磁石:滋肾平肝潜阳。用于肝肾阴虚,肝阳上亢之头晕、目眩、头痛、耳鸣耳聋、失眠多梦。如施今墨用其治高血压病(《施今墨对药》)。

石决明配紫石英:平肝降逆。用于肝阳上亢之头晕头痛、头胀、失眠等(《中药药对大全》)。

(2)用于清肝明目

石决明配菊花、决明子:清肝明目。用于肝火目赤疼痛,双目红肿,羞明流泪,目眵增多,视物昏花等。如石决明散(《圣济总录》)。

石决明配熟地、菟丝子:补肝肾明目。用于肝虚血弱,目久昏暗。如石决明丸(《圣济总录》)。

石决明配女贞子:滋阴平肝。用于肝肾阴虚发热,眩晕,头痛耳鸣,腰膝酸软,目暗不明等。

3. 鉴别应用

石决明、决明子:两者均有清肝明目功效,皆可用治目赤肿痛、翳障等偏于肝热者。然石决明咸寒质重,尚有凉肝镇惊,滋养肝阴功效,无论实证、虚证之目疾均可应用,尤宜用于血虚肝热之羞明、目暗、青盲等。决明子苦寒,功偏清泻肝火而明目,常用于肝经实火之目赤肿痛。

【用量用法】 水煎服,3～15g,打碎先煎。或入丸、散剂。平肝清肝宜生用,外用点眼宜煅用,水飞。

【使用注意】 脾胃虚寒者及孕妇慎用。

参考文献

[1] 高学敏等.临床中药学.石家庄:河北科学技术出版社,2006.

[2] 徐树楠.中药临床应用大全.石家庄:河北科学技术出版社,1999.

[3] 林小明.中国中药杂志,1994,4:603.

[4] 王昌荣等.中国民间疗法,2006,14(1):4.

[5] 郝富英等.山东中医杂志,2002,21(6):340.

珍 珠 母

【基源】 为蚌科动物三角帆蚌 *Hyriopsis cumingii*(Lea)、褶纹冠蚌 *Cristaria plicata*(Leach)的蚌壳或珍珠贝科动物珍珠贝 *Pteria margaririfera*(L.)、马氏珍珠贝 *Pteria martensii*(Dunker)等贝类动物的贝壳。

【成分研究】 珍珠母含碳酸钙、多种氨基酸、有机酸以及少量镁、铁、硅酸盐、硫酸盐、磷酸盐等。

【药理研究】

1. 对中枢神经系统的作用 小鼠灌胃给予淡水和海水珍珠母粉,可明显减少其自主活动,延长戊四氮所致小鼠惊厥潜伏期,对戊巴比妥钠的中枢抑制有明显的协同作用,可使小鼠睡眠时间延长。

2. 对心血管系统的作用 珍珠层的硫酸水解产物含有亮氨酸等多种氨基酸,能使蟾蜍离体心脏跳动幅度增大。

3. 明目 珍珠层粉角质壳蛋白水解溶液制成的眼药水给大鼠双眼同时滴入5～6次/天,

可以延迟大鼠半乳糖白内障的形成。珍珠层注射液对眼球后注射半乳糖所致豚鼠双目晶体产生的环状混浊有一定对抗作用。

4. 其他 去钙珍珠层粉有抗溃疡作用,马氏珍珠贝及褶纹冠蚌等珍珠层注射液对四氯化碳性肝损伤有保护作用。马氏珍珠贝水解产物可以抑制组胺引起的豚鼠离体肠管收缩,防止组胺引起的豚鼠过敏性休克死亡。珍珠层粉还有抗衰老作用,能改善睡眠,增强记忆[1]。

【炮制研究】 珍珠母主含碳酸碱,并含有多种氨基酸。经加热煅后,部分氨基酸被破坏,故总氨含量明显下降。经火煅后,碳酸碱被氧化成氧化钙。煎汁时,钙离子在水中的溶解度增大,增强定惊、止血作用。且煅后质地变得酥脆,易于粉碎。

【性味归经】 咸,寒。归肝、心经。

【功效主治】 平肝潜阳,清肝明目,镇惊安神。用于肝阳上亢,头晕目眩;惊悸失眠,心神不宁;目赤翳障,视物昏花;外用能燥湿收敛,治湿疮瘙痒、溃疡久不收口、口疮等。

【临床应用】

1. 单方验方

(1)过敏性皮炎 将珍珠母粉20g、冰片2g,共研细末。对有渗液的创面可直接将药粉撒上,对干燥的创面,可加甘油调匀,涂在皮损表面,每日2~3次,3~5天可以治愈。无不良反应[2]。

(2)压疮 用生理盐水清洗局部,彻底清创后以珍珠母油膏(主要成分有珍珠母、茶油)均匀涂于创面,然后覆盖无菌纱布,每天换药2~3次,每2h翻身一次,尽量避免创面受压[3]。

2. 配伍应用

(1)用于平肝潜阳

珍珠母配生地黄、龙齿:滋阴平肝潜阳。用于肾阴不足,肝阳上亢之头痛、眩晕、耳鸣、心悸失眠等。如甲乙归藏汤(《医醇賸义》)。

珍珠母配白芍:补血柔肝,平肝潜阳。用于肝血不足,肝阴亏损,肝阳上亢,头晕目眩,胁肋疼痛,四肢拘挛等。

(2)用于清肝明目

珍珠母配菊花、夏枯草:清肝平肝明目。用于治疗肝阳上亢并有肝热之急躁易怒,头痛眩晕,目赤肿痛。

(3)用于镇惊安神

珍珠母配朱砂、琥珀:镇惊安神。用于心悸失眠,心神不宁。如珍珠母丸(《普济本事方》)。

珍珠母配酸枣仁:养心安神,镇心定惊。用于治疗虚烦不眠,惊悸多梦。

珍珠母配胆南星、天麻:清热化痰,息风止痉。用于癫痫,惊风抽搐等。

3. 鉴别应用

(1)珍珠母、石决明:两者皆为介类咸寒之品(泛指以动物甲壳或贝壳入药的药物,称介类药物),入肝经,均能平肝潜阳,清肝明目,对于肝经有热、肝阳上亢之头晕头痛、耳鸣、目赤肿痛、目生翳膜等,均可用之。然珍珠母尚入心经,有类似珍珠之镇惊安神之效,故失眠、烦躁、心神不宁等神志病常用之;而石决明清肝潜阳之中又有滋阴养肝之功,故血虚肝热之羞明、目暗、青盲等目疾,或阴虚阳亢之眩晕、耳鸣等,用之尤为适宜。

(2)珍珠母、珍珠 两者出于同源不同入药部位。前者为贝类动物的贝壳的珍珠层,后者为贝类动物外套膜结缔组织受刺激形成的珍珠囊,不断分泌珍珠质产生的颗粒。两者均有清肝明目,镇心安神功能用于肝热所致目赤翳障及惊悸失眠,心神不宁等症。但珍珠母长于平肝潜阳,治疗肝阳上亢,头晕目眩。珍珠长于镇心安神,治疗惊悸怔忡,烦躁失眠等症。多入丸、散,不入汤剂。研末冲服,每次 0.3～0.6g。外用,研细末干撒、点眼、吹口腔咽喉,治疗口疮、舌疮、喉痹、疮疡疮口不敛、目赤肿痛、目生翳障等。

【用量用法】　水煎服,10～30g,宜打碎先煎。或入丸、散剂服。外用适量,研末外敷或水飞极细粉点眼。

【制剂与成药】

1. 珠层片:珍珠层粉制成,每片 0.25g。用于小儿智能发育不全,亦可作为癫痫、神经衰弱等症辅助治疗。口服,每次每岁 1～2 片,每日 3 次。

2. 珍珠层注射液:2ml 含总氮量 1.4mg。用于肝炎,神经衰弱,小儿发热,支气管炎等。肌注,每次 2ml,每日 2 次。儿童酌减。

【使用注意】　脾胃虚寒者及孕妇慎用。

参考文献

[1] 高学敏.中药学.北京:人民卫生出版社,2000.　　　[3] 莫远雁等.护理学杂志,2000,15(12):736.
[2] 宫丽梅等.中国民间疗法,2002,10(5):26.

牡　　蛎

【基源】　为牡蛎科动物长牡蛎 *Ostrea gigas* Thunberg、大连湾牡蛎 *O. talienwhanensis* Crosse 或近江牡蛎 *O. rivularis* Gould 等的贝壳。

【成分研究】　牡蛎含碳酸钙、磷酸钙、硫酸钙、氧化铁及铝、镁、硅等。其软体部分含有多种氨基酸、维生素、蛋白质、脂肪等。

【药理研究】

1. 镇静　小鼠灌胃给予牡蛎悬浊液 0.5g/kg,有延长环己巴比妥睡眠时间的作用。

2. 对心血管系统的作用　牡蛎多糖具有降血脂、抗凝血、抗血栓作用。牡蛎肉中提取的牛磺酸有降压、抗动脉粥样硬化、抗心律失常、改善心力衰竭作用。

3. 抗溃疡　煅牡蛎煎剂对盐酸所致胃溃疡有较好的预防作用。生牡蛎水煎剂对无水乙醇诱发的胃溃疡有较强的抑制作用,对幽门结扎诱发的胃溃疡有抗溃疡形成作用,并使胃液分泌量减少,胃蛋白酶活性降低。

4. 局部麻醉　4%牡蛎水提物的悬浮上清液在离体实验中对青蛙坐骨神经具有明显局部麻醉作用[1]。

5. 增强免疫　牡蛎软体部分水溶性提取物能够明显提高小鼠脾脏 T 淋巴细胞转化功能,提高 NK 细胞的活性,牡蛎多糖可以提高机体免疫功能,且可以对抗白细胞下降[2]。

【炮制研究】　牡蛎含 80%～90%的碳酸钙。牡蛎经煅后,质地酥脆,易于粉碎,并使一部分钙盐受热氧化,变成氧化钙,从而增强制酸及收敛作用,也有利于有效成分的煎出。实验表明,牡蛎经煅后,微量元素铁、锰、锌煎出量较生品显著增加,如用火煅醋淬法炮制,微量元素煎出量增加更为显著[3,4]。

研究认为,以牡蛎煎出液中 Ca^{2+} 含量为指标,采同正交试验法,得出最佳的工艺条件为 550℃,煅 2.5h,煅后醋淬[5]。

【性味归经】　咸、涩,微寒。归肝、胆、肾经。

【功效主治】　平肝潜阳,镇惊安神,软坚散结;煅用收敛固涩,制酸。用于肝阳上亢,头目眩晕;心神不安,惊悸失眠;痰核、瘿瘤、瘰疬、癥瘕积聚;自汗、盗汗、遗精、滑精、遗尿、尿频、崩漏、带下等滑脱诸证及胃痛泛酸。

【临床应用】

1. 单方验方

(1)早期慢性肾功能不全 生大黄 15g、煅牡蛎 30g、蒲公英 30g 等。取中药煎汁 100ml,待药液温度降至 39~41℃,行高位保留灌肠 1 次/日,15 天为一个疗程。治疗期间给予优质低蛋白、低盐、低磷饮食,降压、降血糖等常规治疗[6]。

(2)高脂血症 用牡蛎提取物金牡蛎胶囊治疗高脂血症,视病情而定,每次 2 粒,每日 2~3 次,服用 1~2 周,自觉症状(头晕、疲乏、胸闷、心悸、食欲不振)改善者,连续服药 48~60 天[7]。

(3)糖尿病 金牡蛎胶囊,每次 2 粒,每天 3 次,饭前 0.5h 服用。同时配合饮食控制[8]。

2. 配伍应用

(1)用于平肝潜阳

牡蛎配龟板:滋阴潜阳,息风止痉。用于阴虚阳亢之头目眩晕、烦躁、心悸失眠,以及热病伤阴,肝风内动之痉挛抽搐。如镇肝熄风汤(《医学衷中参西录》)。

牡蛎配鳖甲:滋阴潜阳,软坚散结,滋阴固涩。用于阴虚阳亢之头目眩晕,烦躁,心悸失眠,以及热病伤阴,肝风内动之痉挛抽搐;癥瘕积聚;还可治疗妇人崩中漏下。如大定风珠(《温病条辨》)。

牡蛎配葛根:活血散瘀,镇静降压。用于治疗高血压病,表现为肝阳上亢之头晕目眩,心悸怔忡,烦闷失眠。如吕景山经验(《施今墨对药》)。

(2)用于镇惊安神

牡蛎配龙骨:镇惊安神。用于心神不安,惊悸怔忡,失眠多梦等。如桂枝甘草龙骨牡蛎汤(《伤寒论》)。

(3)用于软坚散结

牡蛎配浙贝母、玄参:清热化痰,软坚散结。用于痰火郁结之瘿瘤,瘰疬痰核。如消瘰丸(《医学心悟》)。

牡蛎配鳖甲、莪术:软坚活血散结。用于癥瘕积聚。

(4)用于收敛固涩

煅牡蛎配煅龙骨:镇惊安神,平肝潜阳,收敛固涩。用于肝阳上亢之头晕头痛,烦躁易怒以及遗精滑泄,自汗盗汗等各种滑脱证候。如金锁固精丸(《医方集解》)。

牡蛎配黄芪:益气敛阴,固表止汗。用于自汗盗汗证。如牡蛎散(《太平惠民和剂局方》)。

牡蛎配山茱萸:补肾固涩。用于气虚自汗,阴虚盗汗,男子遗精、滑精,女子崩漏带下等。如来复汤(《医学衷中参西录》)。

3. 鉴别应用

牡蛎、龙骨:两者功效相近,均有镇惊安神、平肝潜阳、收敛固涩作用,均可用治心神不安、惊悸失眠,阴虚阳亢,头晕目眩,烦躁易怒及各种滑脱证候。然牡蛎平肝潜阳功效显著,又可软坚散结,用于治疗瘰疬、痰核、癥瘕积聚等,其安神和收敛固涩作用逊于龙骨;龙骨以镇惊安神功效见长,且收敛固涩作用也优于牡蛎,但无软坚散结功效。

【用量用法】 水煎服,10~30g,宜打碎先煎。外用适量,研末干撒或调敷患处。收敛固涩、制酸宜煅用。

【制剂与成药】 牡蛎浸膏片:每片相当于原生药 3g,含可容物 12mg。用于心烦易怒,失眠头晕,遗尿滑精,盗汗自汗,女子赤白带下。口服,每次 2～5 片,每日 2 次。

参考文献 ┈┈┈┈┈┈┈┈┈┈┈┈┈┈┈┈┈┈┈┈┈┈┈┈┈┈┈┈┈┈┈┈┈┈┈┈┈┈┈

[1] 颜正华.中药学.第 2 版.北京:人民卫生出版社,2006.
[2] 高学敏等.临床中药学.石家庄:河北科学技术出版社,2006.
[3] 袁铣帆等.中国中药杂志,1991,16(3):150.
[4] 铁步荣.中国中药杂志,1993,18(6):342.
[5] 刘萍等.中成药,1993,15(10):19.
[6] 余国银.护理实践与研究,2008,5(3 上):73.
[7] 缪元美.中国海洋药物杂志,1994,1:40.
[8] 黄建波.医药导报,1994,13(3):122.

紫 贝 齿

【**基源**】　为宝贝科动物蛇首眼球贝 *Erosaria caputserpentis*(Linnaeus)、山猫宝贝 *Cypraea lynx*(L.)或绥贝 *Mauritia arabica*(Linnaeus)等的贝壳。

【**成分研究**】　紫贝齿主要含碳酸钙、有机质,尚含有少量镁、铁、磷酸盐、硅酸盐、硫酸盐、氯化物等。还含有人体必需的微量元素,如锌、铁、锰、铜、铬、镍、钼等[1]。

【**药理研究**】　紫贝齿主要含碳酸钙,有镇静、解热、解痉作用[2]。

【**性味归经**】　咸,平。归肝经。

【**功效主治**】　平肝潜阳,镇惊安神,清肝明目。用于肝阳上亢,头晕目眩;惊痫抽搐,惊悸失眠;目赤翳障,目昏眼花等。

【**临床应用**】

1. 单方验方

小儿痘疹入眼:紫贝一个,生用为末,用羊子肝批开,掺药末一钱,线缠,米泔煮熟,入小瓶内盛,乘热熏,候冷取出,星月下露一宿,来早空腹服。如紫贝散(《婴童百问》)。

2. 配伍应用

(1)用于平肝潜阳

紫贝齿配紫石英:重镇安神,平肝潜阳。用于肝阳上亢、心神不安之心烦多梦、失眠、头晕目眩等。

紫贝齿配石决明:平肝潜阳,清肝明目,镇心安神。用于肝阳亢盛之头晕头痛,目赤肿痛,视物不清,心悸不寐等。

紫贝齿配龙齿:镇惊安神,平肝潜阳。用于心神不安之心惊狂烦躁,失眠健忘,神昏谵语;肝阳上亢之头晕头痛,目赤耳鸣。

紫贝齿配羚羊角、钩藤:清热解毒,平肝息风。用于小儿惊风,高热,抽搐。

(2)用于清肝明目

紫贝齿配菊花:平肝,清肝明目。用于肝阳上扰之头晕目眩,及外感风热或肝郁化火之头痛目昏,目赤肿痛,多泪。

3. 鉴别应用

紫贝齿、龙齿:两者均能镇惊安神,平肝潜阳。然紫贝齿咸平,具有介类潜阳之功,长于平肝潜阳,又有清肝明目作用;龙齿质重味涩,重以去怯,涩以收敛,长于镇惊安神,收敛固涩。

【**用量用法**】　水煎服,10～15g,宜打碎先煎。或研末入丸、散剂。

【**使用注意**】　脾胃虚弱者慎用。

参考文献 ┄┄┄

[1] 高学敏.中药学.北京:人民卫生出版社,2000.　　　　　　卫生出版社,2005.
[2] 王再漠,傅荣周等.现代中药临床应用.北京:人民

赭 石

【异名】 代赭石。

【基源】 为三方晶系氧化物类矿物赤铁矿 *Haematitum* 的矿石。

【成分研究】 赭石主要含三氧化二铁,并含有镁、铝、硅、砷盐等杂质。

【药理作用】

1. 对神经系统的作用　赭石有镇静作用。

2. 对心血管系统的作用　赭石对麻醉兔的血压影响不大,大剂量时对离体蛙心呈抑制作用。

3. 对血液系统的作用　赭石能促进红细胞和血红蛋白新生,其有效成分是经还原后易被吸收的可溶性亚铁盐。

4. 对肠平滑肌的作用　镁离子在肠道内形成一定的渗透压,使肠内保持大量水分,可刺激肠蠕动而促进排泄[1]。

【炮制研究】 水煎液中,煅赭石比生赭石锰、铁、铝、钙、镁、硅等成分的溶出量都有较大的增加,尤其钙的溶出量增加 30 倍,且含砷量大大减少,毒性降低[2]。一般认为 650℃,煅 40min 为佳。赭石中常含有砷,其含砷量由高到低的顺序为生品干研＞煅干研＞煅醋淬干研＞生品水飞＞煅水飞＞煅醋淬水飞。说明煅醋淬水飞是最好的除砷方法[3]。

【性味归经】 苦,寒。归肝、心经。

【功效主治】 平肝潜阳,重镇降逆,凉血止血。用于肝阳上亢,头晕目眩;呕吐,呃逆,噫气,噎膈;气逆喘息;血热吐衄,崩漏,便血。

【临床应用】

1. 单方验方

(1)腹部术后顽固性呕吐　赭石 30～60g 研细末,水煎取浓汁 100ml,每次 30ml,每日 3 次。插胃管者经胃管注入,夹管 30 min 后放开,能进食者直接口服。服药时间不超过 3 天[4]。或生晒参 15g,水煎取汁 150ml,送服赭石粉 30g,分 3 次服,每日 1 剂[5]。

(2)肝阳上亢之头痛　赭石 45g,川芎 10g,水煎服,每日 2 剂,早晚各 1 剂[6]。

2. 配伍应用

(1)用于平肝潜阳

赭石配牛膝、牡蛎:益肾平肝,重镇降逆。用于肝阳上亢,气血上逆的眩晕、脑转耳鸣、目胀头痛等。如镇肝熄风汤、建瓴汤(《医学衷中参西录》)。

(2)用于重镇降逆

赭石配石膏:清胃降火镇逆。用于胃火上冲,循经上炎而见于呕吐呃逆、牙龈肿痛、口气臭秽、口渴心烦等。

赭石配党参、山茱萸、胡桃肉:补肺肾,降逆平喘。用于肺肾不足,阴阳两虚之虚喘。如参赭镇气汤(《医学衷中参西录》)。

(3)用于凉血止血

赭石配白芍:平肝柔肝,养血止血。用于肝阳上亢,眩晕耳鸣,血热妄行,吐血、衄血等。如寒降汤(《医学衷中参西录》)。

赭石配禹余粮、赤石脂、五灵脂:凉血化瘀止血。用于血热崩漏下血。如震灵丹(《太平惠民和剂局方》)。

3. 鉴别应用

赭石、磁石:两者皆为矿石类重镇之品,皆能平肝潜阳、降逆平喘,用于肝阳上亢之眩晕头痛及肺胃气逆之证。然赭石偏于平肝潜阳、凉血止血,善于降肺胃之逆气而止呕、止呃、止噫、平喘;磁石偏于益肾阴而镇浮阳、纳气平喘、镇静安神,故肾虚精亏、眩晕目暗、耳鸣耳聋、肾虚作喘以及惊悸失眠用之尤其适宜。

【用量用法】　经煅制、醋淬、水飞炮制后入药,水煎服,10～30g,打碎先煎。入丸、散剂,每次1～3g。平肝降逆宜生用,收敛止血宜煅用。

【使用注意】　生赭石中含杂质砷等有害物质,故入药必须先经炮制,而研究的结果认为以煅后醋淬水飞法除砷效果最好。

参考文献

[1] 高学敏等.临床中药学.石家庄:河北科学技术出版社,2006.
[2] 林小明.中成药研究,1987,8:15.
[3] 张亚敏等.吉林中医药,1987,4:36.
[4] 刘明.山东中医杂志,2000,19(11):667.
[5] 李可法等.湖北中医杂志,1995,5:27.
[6] 孙松生.实用医技,1999,10(6):823.

蒺 藜

【异名】　刺蒺藜,白蒺藜。

【基源】　为蒺藜科一年生或多年生草本植物蒺藜 *Tribulus terrestris* L. 的果实。

【成分研究】

1. 果实　含黄酮类化合物山奈酚、山奈酚-3-葡萄糖苷、刺蒺藜苷。

2. 干果　含有脂肪油、挥发油、鞣质、树脂、甾醇、钾盐等。

3. 种子　含有生物碱哈尔满、哈尔明碱和哈尔醇;含皂苷主要为呋甾醇和螺甾醇两类[1]。

【药理研究】

1. 对心血管系统的作用　蒺藜叶茎总皂苷可以增强猫和兔的心肌收缩力,减慢心率,扩张冠状动脉和外周血管,有缓和的降压作用,还有明显的抗心肌缺血作用。

2. 抗动脉粥样硬化　蒺藜能降低家兔血清胆固醇水平,阻止动脉、心肌及肝脏的脂质沉着。

3. 强壮、抗衰老　蒺藜叶茎总皂苷口服能增强小鼠耐高温和抗寒冷能力,延长小鼠游泳时间,增加幼年小鼠胸腺重量。

4. 其他　增强雄性大鼠性反射和性欲,促进雌性大鼠发情、提高生殖能力[2]。蒺藜生物碱及水溶部分均能抑制大鼠小肠运动,拮抗乙酰胆碱的作用[1]。

【性味归经】　辛、苦,微温;有小毒。归肝经。

【功效主治】　平肝潜阳,疏肝解郁,祛风明目,祛风止痒。用于肝阳上亢,头晕目眩;胸胁胀痛,乳汁不通;风热上攻,目赤翳障;风疹瘙痒,白癜风。

【临床应用】

1. 单方验方

乳腺炎、疖肿、痈：取鲜蒺藜或干蒺藜去刺，粉碎为面，加等量红糖、醋调成糊状，外敷患处。一般用药3～7天痊愈[3]。

2. 配伍应用

(1)用于平肝、明目

蒺藜配沙苑子：平肝明目，补益肝肾。用于肝肾不足、肝阳上亢之头晕目眩、视物不清、肾虚腰酸遗精等(《施今墨对药》)。

蒺藜配制首乌：益肾平肝，健脑益智明目。用于肝肾不足，精血亏损，水不涵木，肝阳上亢之头昏、头痛、失眠、记忆力减退等(《施今墨对药》)。

蒺藜配菊花：平肝明目。用于肝阳上扰或肝郁化热生风之头痛，以及风热目赤肿痛、多泪多眵或翳膜遮睛等。如白蒺藜散(《银海精微》)。

蒺藜配木贼：祛风明目。用于风热目赤肿痛，翳膜遮睛等(《施今墨对药》)。

(2)用于平肝止痉

蒺藜配僵蚕：平肝祛风，镇痉止痛。适用于肝风上扰之头痛、头晕目眩、抽搐等。如白蒺藜散(《三因极一病证方论》)，施今墨将其配伍用于各种头痛(《施今墨对药》)。

(3)用于祛风止痒

蒺藜配防风：祛风止痒。用于湿疹，风疹皮肤瘙痒。如白蒺藜汤(《太平圣惠方》)。

蒺藜配地肤子：祛风清热，除湿止痒。用于湿疹，皮肤瘙痒。如当代名医祝谌予常将其用于糖尿病引起的皮肤瘙痒(《施今墨对药》)。

蒺藜配荆芥穗：祛风止痒。用于荨麻疹，皮肤瘙痒等(《施今墨对药》)。

蒺藜配当归、何首乌：养血祛风。用于血虚风盛，瘙痒难忍者。

3. 鉴别应用

蒺藜、沙苑子：蒺藜，又名刺蒺藜、白蒺藜，为蒺藜科植物蒺藜的成熟种子，其味苦、辛，性微温，长于平肝疏肝，为祛风明目之要药，且能散郁结，治肝郁乳汁不通，又能祛风止痒，治风疹瘙痒。沙苑子，又名沙苑蒺藜、潼蒺藜，为豆科植物扁茎黄芪的成熟种子，味甘性温，长于补肾固精，养肝明目，为补肾明目之要药。善治肾虚腰痛、阳痿遗精、遗尿、白带过多及目暗不明，头昏眼花。

【用量用法】 水煎服，6～10g。或入丸、散剂。外用适量，捣敷或研末撒，也可水煎洗患处。

【不良反应】 《药性论》载有小毒，后世本草大多未宗其说。少数患者服用常用量蒺藜煎剂后出现猩红热样药疹。

【使用注意】 孕妇慎用。

参考文献 ···

[1] 高学敏等.临床中药学．石家庄:河北科学技术出版社,2006.

[2] 颜正华.中药学.第2版.北京:人民卫生出版社,2006.

[3] 冯广斌．中国中西医结合杂志,1983,3(1):51.

罗布麻叶

【基源】 为夹竹桃科植物罗布麻 *Apocynum venetum* L. 的干燥叶。

【成分研究】

1. 叶　主要含罗布麻甲素、罗布麻乙素、酚性物质、有机酸、氨基酸、还原性物质、多糖苷、鞣质、甾醇、甾体皂苷元和三萜等物质。

2. 根　含强心成分罗布麻苷、毒毛花苷、黄酮类等。

【药理研究】

1. 对神经系统的作用　小鼠腹腔注射罗布麻叶浸膏,可使自发活动明显减少;家兔静脉注射罗布麻叶浸膏后,大脑皮层呈现明显的高压慢波。罗布麻叶浸膏有镇静、抗惊厥作用[1]。

2. 对心血管系统的作用　罗布麻叶有降血压作用。肾型高血压犬灌胃罗布麻叶煎剂,有平稳的降压作用,但不降低正常血压,可能与直接扩血管有关。罗布麻根有强心作用,可增强心肌收缩力,减慢心率,增加冠状动脉血流量。

3. 利尿　罗布麻叶浸膏及所含槲皮素有利尿作用,利尿同时钠、钾排泄量相应增加,但浓度并不增加,血钾浓度也无明显变化。

4. 其他　罗布麻叶水提取浸膏可降低大鼠甘油三酯和胆固醇含量,抑制血小板聚集,止咳化痰平喘,预防和治疗感冒,还可以防衰老、增强免疫[2]。

【性味归经】　甘、苦,凉;有小毒。归肝经。

【功效主治】　平抑肝阳,清热利尿。用于肝阳上亢及肝火上炎之头晕目眩,烦躁失眠;水肿、小便不利而有热象者;高血压病。

【临床应用】

1. 单方验方

(1)高血压病　取蒸炒揉制过的罗布麻叶10g,放入瓷杯中,早晚饭后各用300ml开水冲入,浸泡20min饮下。4周为一个疗程[3]。

(2)高脂血症　口服罗布麻冲剂(每包12g,含黄酮苷100mg),每日3包,分3次开水冲服;或罗布麻胶囊(每粒含黄酮苷25mg),每日3次,每次4粒,连服3个月[4]。

2. 配伍应用

(1)用于平肝息风

罗布麻叶配天麻:平抑肝阳,息风止痉。用于治疗肝阳化风,头晕抽搐,肢体麻木。

罗布麻叶配羚羊角:清热平肝息风,定惊止痉。用于热极生风,惊风抽搐。

(2)用于清热利尿

罗布麻叶配车前子、茯苓:清热利尿。用于水肿,小便不利而有热象者。

罗布麻叶配泽兰:疏肝醒脾,利水祛瘀。用于治疗肝病臌胀。

3. 鉴别应用

罗布麻叶、天麻:两者均可平抑肝阳,治疗肝阳上亢之头晕目眩、高血压病。但罗布麻叶平肝降压之力较天麻强,兼可清热利尿,用于治疗湿热水肿,小便不利。天麻长于息风止痉,尚能祛风通络,可用于治疗惊痫抽搐、风湿痹痛、肢体麻木。

【用量用法】　水煎服或开水泡服,3～15g。肝阳眩晕宜用叶片,治疗水肿多用根。也有用叶适量卷烟燃吸。

【制剂与成药】

1. 罗布麻叶浸膏片:每片0.5g。用于高血压病。口服,每次3片,每日3次。

2. 复方罗布麻冲剂:由罗布麻叶、菊花、山楂组成。用于治疗高血压、神经衰弱引起的头晕、心悸、失眠等。冲服,每次1～2袋,每日3次。

【不良反应】　罗布麻叶对胃肠道有一定刺激性,部分患者口服后出现胃痛、腹部不适、食欲下降、恶心、腹泻等,也可出现心动过缓和期前收缩。吸罗布麻叶纸烟时可出现头晕、呛咳、恶心、失眠等。

罗布麻叶含强心苷类物质,剂量过大,对心脏有一定毒性[5]。内服中毒量为30～60g,中毒潜伏期0.5～3h。早期出现恶心、呕吐、厌食、头痛、头晕、疲倦;继而出现腹痛、腹泻、四肢麻木、厥冷、视物模糊;严重者出现心律失常、谵语、神智昏迷,甚至死亡[6]。

【使用注意】 罗布麻叶有小毒,使用时不宜过量。

参考文献

[1] 王振勤.中国中药杂志,1991,16(4):250.
[2] 李庆华等.中药材,2008,31(5):784.
[3] 王本祥等现代中药药理学.天津:天津科学技术出版社,1997.
[4] 高渌纹.有毒中药临床精要.北京:学苑出版社,2000.
[5] 谷灿立等.实用中医内科杂志,1994,8(2):48.
[6] 刘顺美等.中医杂志,1988,29(2):20.

第二节 息风止痉药

羚羊角

【基源】 为牛科动物赛加羚羊 *Saiga tatarica* Linnaeus 的角。

【成分研究】 羚羊角含若干种微量元素,角质蛋白可以水解后可得到18种氨基酸,胆固醇及其酯,磷脂,脂肪酸及其甘油酯等[1]。

【药理研究】

1. 对中枢神经系统的作用

(1)镇静催眠 羚珠散(羚羊角、珍珠)对小鼠的自主活动有明显抑制作用,使戊巴比妥钠引起的小鼠睡眠潜伏期明显缩短,睡眠时间明显延长。

(2)抗惊厥 羚羊角口服液有明显的抗电惊厥作用和抗戊四氮引起的小鼠惊厥作用。腹腔注射显著增高小鼠脑内5-羟色胺(5-HT)含量,降低脑内多巴胺(DA)水平。羚羊角的中枢抑制作用可能与脑内儿茶酚胺减少有关。

2. 解热镇痛 羚羊角注射液可降低伤寒、副伤寒甲乙菌苗致热家兔的体温,对2,4-二硝基苯酚引起的大鼠发热亦有明显的降低体温作用。用热板法和钾离子透入测痛法进行镇痛实验,羚羊角具有明显的镇痛作用。

3. 对平滑肌的作用 羚羊角水煎液对离体家兔十二指肠、豚鼠回肠有兴奋作用;对乙烯雌酚处理的子宫、动情周期子宫及妊娠子宫呈明显兴奋作用。

4. 抗病毒 体外实验中,羚羊角具有抗病毒、抑菌及促进免疫功能的作用。

5. 其他 降压、增加耐缺氧能力及促进免疫等作用[2]。

【炮制研究】 羚羊角所含成分(角质蛋白、不溶性无机盐等)煎熬时很难溶出,为了提高临床疗效,宜制成粉末,或用水研汁内服。

【性味归经】 咸,寒。归肝、心经。

【功效主治】 平肝息风,清肝明目,清热解毒。用于肝风内动,惊痫抽搐;肝阳上亢,头晕目眩;肝火上炎,目赤头痛;温热病壮热神昏,热毒发斑;肺热咳喘等。

【临床应用】

1. 单方验方

(1)外感高热 用羚羊角胶囊,轻、中型每日1次,每次2粒;重型每日2次,每次2粒。儿童用量同前,规格 0.15g/粒[3]。

(2)老年收缩期高血压　口服羚羊角粉每次 0.3g,每日 2 次,28 天为一个疗程[4]。

(3)癫痫　用中成药羚羊角胶囊,每次 2 粒(0.3g),每日 2 次,分早晚口服,3 个月为一个疗程。同时配合西药常规治疗[5]。

(4)哮喘持续状态　以羚羊角丝 10～15g,煎煮 10min 左右,即可取汁服用。每次煎汁 50ml,可连续煎煮 5～10 次,每 20min 即可服 1 次,最多喝 10 次[6]。

(5)压疮　轻度压疮用羚羊角粉敷在创面上并轻轻按摩,每日 2 次。中度压疮可用棉签蘸取羚羊角粉敷在创面上,用无菌纱布覆盖,每日 2 次。重度压疮先清除坏死组织,创面常规消毒后,将羚羊角粉撒在油纱布上外敷,用无菌纱布覆盖,每日 3 次。在治疗期间应加强压疮的一般护理及应用支持疗法[7]。

2. 配伍应用

(1)用于凉肝息风

羚羊角配钩藤:清热凉肝,息风止痉。用于温热病壮热神昏,手足抽搐,小儿痫证等。如羚角钩藤汤(《通俗伤寒论》)。

羚羊角配石决明:清热平肝息风。用于治疗肝火上炎及肝阳上亢之头痛、头晕目眩等。如羚羊角汤(《医醇賸义》)。

羚羊角配天竺黄、郁金:凉肝息风止痉。用于癫痫、惊悸。

(2)用于清肝明目

羚羊角配菊花:清肝明目。用于肝火上攻之目赤肿痛、羞明流泪等。如羚羊角散(《太平圣惠方》)。

羚羊角配龙胆:清肝明目。用于肝火炽盛所致的眩晕头痛,目赤肿痛,羞明流泪等。如羚羊角散(《太平圣惠方》)。

(3)用于清热解毒

羚羊角配犀角(水牛角代)、生石膏:清气血实热而解毒。用于温热病壮热发斑,神昏谵语,抽搐等。如紫雪(《外台秘要》)。

(4)用于凉血化瘀止血

羚羊角配三七:清热凉血,化瘀止血。用于血热出血,鼻衄量多,血色紫黑,烦躁不安。

3. 鉴别应用

羚羊角、石决明:两药均为介类药物,均能平肝潜阳,镇惊息风,清肝明目。然石决明泻肝火之力不如羚羊角,但镇潜肝阳之力较羚羊角为佳,且能补肝阴,清肺热,可以治疗骨蒸劳热。羚羊角主泻肝火,兼清心肺,散瘀解毒,可以治疗热毒血瘀发斑,痈肿疮毒。

【用量用法】　水煎服,1～3g,单煎 2h 以上,取汁服。磨汁或研粉服,每次 0.3～0.6g。或入丸、散剂。

【制剂与成药】　羚羊角注射液:每支 2ml,含生药 20mg。用于高热神昏等症。肌注,成人每次 2～4ml,1 日 2～3 次。

【使用注意】　本品性寒,脾虚慢惊者忌用。

参考文献

[1] 姜清华等.辽宁中医学院学报,2005,7(1):30.
[2] 李淑莲等.中医药信息,2006,23(5):36.
[3] 颜永潮等.中国中医药科技,1997,4(3):146.
[4] 李友第等.浙江预防医学,2002,14(10):67.
[5] 樊永平等.云南中医学院学报,2007,30(4):41-45.
[6] 陈延涛等.林中医药,1996,3:36.

[7] 丛小飞等.中国民间疗法,2006,14(4):30.

牛　黄

【基源】　为牛科动物黄牛 *Bos taurus domesticus* Gmelin. 或水牛 *Bubalus ubalis* Linnaeus 的胆囊、胆管或肝管中的结石。分为胆黄和管黄两种:胆囊结石呈卵形、类球形,称"胆黄""蛋黄";胆管、肝管结石多呈管状或破碎小片状,称"管黄"。

【成分研究】　牛黄主要含胆酸钙、去氧胆酸钠、去氧胆酸钙、鹅去氧胆酸、胆红素、胆绿素及牛磺酸。

【药理研究】

1. 对中枢神经系统的作用

(1)镇静　牛黄有镇静作用,能对抗由咖啡因、樟脑和印防己毒素等引起的小鼠中枢兴奋症状,并可增强水合氯醛、乌拉坦、吗啡或巴比妥钠的镇静作用。

(2)抗惊厥　牛磺酸具有中枢抑制作用,可减少小鼠的自主活动和踏轮活动。牛磺酸有明显延长小鼠士的宁引起惊厥的潜伏时间,有抗惊厥作用。

(3)镇痛　小鼠口服牛黄,无明显镇痛作用。但口服或注射牛磺酸,均有显著的镇痛作用。

(4)解热　牛黄对正常大鼠体温无降低作用,但可抑制 2,4-二硝基苯酚、酵母对大鼠引起的发热。牛磺酸在下丘脑可能作为介质而调节体温。

2. 对心血管系统的作用　牛黄及胆酸对离体蛙、豚鼠和家兔心脏均表现强心作用,而去氧胆酸、牛磺胆酸钠、牛磺去氧胆酸钠及胆绿素则呈现心脏抑制作用。牛黄及胆酸对豚鼠冠状血管有收缩作用。牛磺酸更能降低原发性高血压大鼠的血压,延缓高血压的发展。

3. 对呼吸系统的作用　牛黄有兴奋呼吸的作用。牛黄可使小鼠支气管酚红分泌量增加,并对氨雾刺激引起的小鼠咳嗽有明显抑制作用。牛黄中的胆酸钠可抑制电刺激麻醉猫喉上神经引起的反射性咳嗽,并具有扩张支气管的作用。

4. 对消化系统的作用　胆酸、去氧胆酸对离体豚鼠回肠、结肠,小剂量刺激蠕动,大剂量致痉挛。牛黄能对抗乙酰胆碱及氯化钡引起的大鼠离体回肠兴奋。牛黄水溶液可松弛大鼠胆道括约肌,促进胆汁排泄。

5. 其他　抗炎、增强免疫力等作用[1]。

【性味归经】　苦,凉。归肝、心经。

【功效主治】　息风止痉,化痰开窍,清热解毒。用于热病高热烦躁,神昏谵语;小儿急惊风,高热神昏、惊厥抽搐;痰蒙清窍之癫痫;热毒炽盛之口舌生疮,咽喉肿痛,溃烂,及痈疽疔毒等。

【临床应用】

1. 单方验方

(1)流行性乙型脑炎　在常规治疗基础上,用人工牛黄胶囊或天然牛黄胶囊鼻饲或口服,每粒 60mg。剂量:2~4 岁,每次 1/2 粒,每日 2 次;4~10 岁,每次 1 粒,每日 2 次;11 岁以上,每次 2 粒,每日 2 次。2 天为一个疗程[2]。

(2)烧伤　人工牛黄与蛇油以 1∶10 的比例调配成牛黄蛇油膏,消毒清创后涂于烧伤创面,2~4h 更换 1 次。2~3 天后,当疱皮松动或脱落时,清除创面上的疱皮,继用牛黄蛇油膏外涂至痊愈[3]。

(3)疔肿 人工牛黄或天然牛黄用茶油调制成糊状,每次 0.5g(每个病灶),每天 1 次,涂于患处,5 天为一个疗程[4]。

2. 配伍应用

(1)用于镇惊息风

牛黄配朱砂、全蝎:清心镇惊,息风止痉。用于温邪内陷,热入心包之神昏谵语、烦躁不安或中风痰热闭窍,或小儿热盛惊风之壮热神昏,惊厥抽搐。如牛黄散(《证治准绳》)。

(2)用于清热化痰开窍

牛黄配麝香、水牛角:清热凉血定惊,化痰开窍。用于温热病热入心包之神昏谵语,高热不退。如安宫牛黄丸(《温病条辨》)。

牛黄配胆南星:清热化痰,开窍醒神,息风止痉。用于脑卒中痰厥,昏迷不醒,小儿惊风,痉挛抽搐等。如牛黄凉膈丸(《太平惠民和剂局方》)。

牛黄配珍珠:清热解毒、息风定惊、豁痰开窍。内服用于热毒风痰,蒙蔽清窍之高热神昏、惊悸抽搐等;外用治热毒疮痈、喉痹、牙疳。如珠黄散(《绛囊撮要》)。

(3)用于清热解毒

牛黄配雄黄:清热解毒。用于咽喉肿痛,口舌生疮。如雷氏六神丸(《中国医学大辞典》)。

牛黄配乳香、没药:清热解毒,活血散结。用于痈疽、疔毒、乳岩、瘰疬等。如犀黄丸(《外科证治全生集》)。

【用量用法】 多入丸、散剂,每次 0.15~0.35g,吞服。外用适量,研末敷患处。

【制剂与成药】

1. 牛黄片:每片含牛黄 0.3g。用于化脓性扁桃体炎和高热等症。口服,每次 2 片,每日 3 次。10 岁以下儿童酌减。

2. 安宫牛黄丸:由牛黄、水牛角粉、麝香、珍珠、朱砂、雄黄、黄连、黄芩、栀子、郁金、冰片等组成。用于热病高热惊厥,神昏谵语。蜜丸,每丸 3g。口服,每次 1 丸;3 岁以内,每次 1/4 丸;4~6 岁,每次 1/2 丸,每日 1~3 次。温开水送服。

3. 牛黄解毒片:由牛黄、雄黄、石膏、大黄、黄芩、桔梗、冰片、甘草等组成。用于火热内盛,咽喉肿痛,牙龈肿痛,口鼻生疮,目赤肿痛。口服,每次 2 片,每日 2~3 次。

【不良反应】 多种牛黄制剂都有用后引起多种不良反应的报道,值得注意。如牛黄解毒片、牛黄上清丸、清开灵等引起药疹过敏反应;牛黄解毒丸致消化道出血、血小板减少、过敏性休克及其他严重反应[5]。

【使用注意】 脾虚便溏者及孕妇慎用。

参考文献 ....

[1] 刘成德等.中医药信息,2006,23(6):14.

[2] 蔡红娇等.华中科技大学学报:医学版,2003,32(6):604-606.

[3] 卢春喜.浙江中西医结合杂志,2007,17(9):583.

[4] 谌章庆等.同济医科大学学报,1998,27(1):69-71.

[5] 沈映君.中药药理学.北京:人民卫生出版社,2000.

钩 藤

【基源】 为茜草科常绿木质藤本植物钩藤 *Uncaria rhynchophylla* (Miq.) Miq. ex Havil、大叶钩藤 *U. macrophylla* Wall.、毛钩藤 *U. hirsuta* Havil.、华钩藤 *U. sinensis* (Oliv.) Havil. 或无柄果钩藤

V. sessilifructus Roxb. 的带钩茎枝。

【成分研究】 钩藤的主要有效成分为生物碱,如钩藤碱、异钩藤碱、去氢钩藤碱。此外还含有金丝桃苷、儿茶素等酚性成分和少量柯南因毛钩藤碱。

【药理研究】

1. 对中枢神经系统的作用

(1)镇静 口服给予钩藤提取物或其所含的吲哚类生物碱,如柯诺辛、柯诺辛B、异钩藤碱和缝籽嗪甲醚,能显著抑制小鼠的运动反应,这一作用可能与其调节中枢多巴胺系统有关。

(2)抗惊厥 钩藤提取物给大鼠腹腔注射,能降低红藻氨酸所诱发的颤抖发生率及大脑皮层中过氧化脂质的水平。

(3)抗癫痫 钩藤醇提液能使毛果芸香碱致大鼠的离体海马脑片CA1区锥体细胞诱发群锋电位的平均幅度降低,钩藤对中枢神经系统的突触传递过程有明显抑制效应。钩藤的这一作用可能与其钙拮抗以及抑制NO生成相关。

(4)脑缺血保护 大鼠腹腔注射钩藤甲醇提取物,能有效地保护暂时性前脑缺血对海马CA1区神经元所造成的损伤,钩藤碱对大鼠脑缺血-再灌注损伤也有保护作用,机制与抑制自由基产生或增加自由基消除有关。

2. 对心血管系统的作用 从大叶钩藤中提取的异钩藤碱、钩藤碱、钩藤总碱及非生物碱部分分别给麻醉大鼠股静脉持续微量输注,均有显著的降压作用。钩藤碱还能提高豚鼠的心肌兴奋性,延长其功能性不应期,抑制正阶梯现象;抑制去甲肾上腺素诱发的兔主动脉Ⅰ、Ⅱ相收缩;减慢小鼠氧消耗速度,有抗心律失常作用。

3. 对血液系统的作用 大鼠静脉注射钩藤可抑制花生四烯酸(AA)、胶原及腺苷二磷酸钠盐(ADP)诱导的血小板聚集;钩藤碱还能显著降低小鼠静脉注射ADP或胶原加肾上腺素所致肺血栓形成的死亡率,静脉注射可抑制实验性静脉血栓及脑血栓的形成。钩藤碱抗血小板聚集和抗血栓形成的机理与抑制血小板膜释放AA等活性物质有关。

4. 抗癌 钩藤总碱可逆转KBv_{200}细胞(口腔上皮癌细胞的多药耐药细胞)对长春新碱的耐药性,有较强的逆转肿瘤细胞多药耐药作用[1]。

5. 解痉 钩藤对肠平滑肌有一定的解痉作用,并可缓解支气管平滑肌痉挛。

【性味归经】 甘,微寒。归肝、心包经。

【功效主治】 清热平肝,息风止痉。用于肝风内动,惊痫抽搐;肝火上攻或肝阳上亢之头痛眩晕等。

【临床应用】

1. 单方验方

(1)高血压病 每日用钩藤30g,加水1000ml,煎煮10min,早晚2次分服。对肝火亢盛型降压效果最好,痰湿壅盛型次之[2]。

(2)肠易激综合征 钩藤30g、白术15g、茯苓15g、甘草10g。用水煮醇沉法制成合剂200ml,每天2次,每次100ml,40天为一个疗程[3]。

(3)雷公藤中毒 取钩藤500g,加水600ml,煎取药液约500ml。为防呕吐,宜少量多次饮服。二煎可用水500ml,煎取药液450ml续服。若未愈,可继续服用此方。一般在中毒后12h内可一服缓解。若中毒超过12h,则送医院与其他方法结合抢救为好[4]。

(4)抽动秽语综合征 钩藤(后入)15g,郁金9g,天麻9g,生龙骨、生牡蛎各15g,白芍6g,菊花9g,甘草3g。每日1剂,水煎取汁,早晚分服[5]。

2. 配伍应用

钩藤配天麻、石决明:清热平肝,息风止痉。用于肝风内动,风痰上扰之眩晕头痛,头重脚轻,走路不稳,手足麻木。如天麻钩藤饮(《中医内科杂病论治新义》)。

钩藤配全蝎、僵蚕:清热息风,通络止痛。用于肝风内动,头晕,口眼㖞斜,四肢抽搐,烦躁不安,小儿惊痫,顽固性头痛等。如钩藤饮子(《小儿药证直诀》)。

钩藤配菊花:平降肝阳,清热疏风。用于外感风热或肝阳上亢之眩晕头痛。如羚角钩藤汤(《通俗伤寒论》)。

钩藤配薄荷:祛风清热,利咽,平肝。用于风热感冒或温病初起之头痛身痛,风阳上扰之头胀头痛,头晕目眩,小儿夜啼,对于小儿初起风热,有预防抽搐之效(《施今墨对药》)。

【用量用法】 水煎服,10~15g。入煎剂宜后下。其有效成分钩藤碱加热后易破坏,故不宜久煎,一般不超过20min。

【制剂与成药】 钩藤片:每片含钩藤总碱10mg。用于高血压病。口服,每次1~2片,每日3次。

参考文献

[1] 何昱等.上海中医药杂志,2003,37(11):57.
[2] 林连宗.辽宁中医杂志,1988,15(2):23.
[3] 申霞.河南中医,1999,19(6):46-47.
[4] 叶淑兰等.浙江中医杂志,2001,(11):466.
[5] 张莹莹等.中国中医急症,2008,17(12):1690.

天　麻

【基源】 为兰科多年寄生草本植物天麻 *Gastrodia elata* Bl. 的干燥块茎。

【成分研究】 天麻含有天麻素、天麻苷元、香荚兰醇、香荚兰醛、琥珀酸、多糖、维生素A类物质、微量生物碱等,主要有效成分是天麻素。

【药理研究】

1. 对中枢神经系统的作用

(1)抗惊厥　天麻浸膏具有对抗戊四氮阵挛性惊厥的作用,天麻素及其苷元能延长戊四氮阵挛性惊厥的潜伏期,与戊巴比妥钠有明显协同作用,使小鼠自主活动降低。抗惊厥作用的有效成分为天麻素、香荚兰醛、香荚兰醇、天麻苷元。

(2)镇静催眠　天麻注射液与戊巴比妥钠、水合氯醛及硫喷妥钠等均有协同作用,使小鼠睡眠时间延长;成人服用天麻素或天麻苷元后出现嗜睡感。天麻的镇静、催眠作用可能与其降低脑内多巴胺(DA)和去甲肾上腺素(NE)的含量有关,而脑内DA、NE含量的降低可能与天麻抑制中枢神经末梢对DA、NE的重摄取和储存有关。

2. 镇痛　天麻粉灌胃给药能明显延长小鼠的睡眠持续时间,减少醋酸致小鼠扭体次数。热板法镇痛实验也表明天麻制剂可明显提高痛阈值。

3. 对心血管系统的作用　天麻水醇提取物可降低家兔后肢和头部的血管阻力;天麻注射液、天麻素均能有效降低动物血压,提高小鼠抗缺氧能力。天麻煎剂可以对抗大鼠血栓形成,其机制在于抑制血小板黏附聚集功能。

4. 抗炎　天麻注射液可抑制醋酸所致小鼠腹腔毛细血管通透性的增加,抑制二甲苯所致小鼠耳部肿胀以及5-羟色胺(5-HT)、前列腺素E_2(PGE$_2$)所致大鼠皮肤毛细血管通透性增加,还对小鼠琼脂性肿胀、大鼠角叉菜胶性足肿胀、大鼠5-HT性足肿胀有抑制作用,天麻注射液有抗巴豆油致小鼠耳炎症的作用。

5. 其他　天麻多糖具有增强机体非特异性免疫及细胞免疫的作用,天麻能提高超氧化物歧化酶(SOD)等抗氧化酶的活力,清除多余的氧自由基,保护皮肤不受损伤,从而延缓衰老、延长细胞的生命活力。天麻醇提物对小鼠学习记忆能力具有明显的改善作用[1]。

【炮制研究】　天麻的主要活性成分为天麻素(天麻苷),该成分易被与之共存的酶所酶解。故新鲜天麻一般在产地就经水煮或蒸制,目的是杀酶,防止有效成分天麻素的酶解。同时蒸制后也有利于天麻的切制。但蒸法或煮法的时间要控制,否则也会导致有效成分含量的下降。一般采用鲜天麻除去外皮,洗净,蒸或煮至透心,低温干燥[2,3]。

【性味归经】　甘,平。归肝经。

【功效主治】　息风止痉,平抑肝阳,祛风通络。用于肝风内动,惊痫抽搐,急慢惊风,脑卒中,破伤风,癫痫;肝阳上亢或风痰上扰之眩晕,头痛;肢体麻木,手足不遂,风湿痹痛。

【临床应用】

1. 单方验方

(1)头痛、偏头痛　天麻、白芷各 12g,川芎 30g,当归 12g,赤芍 15g。每日 1 剂,水煎,分2～3 次服,15 天为一个疗程[4]。

(2)脑萎缩　用天麻素针 30～50ml 加入 5% 葡萄糖液 250ml 中,静脉滴注,每天 1 次,20～30 天为一个疗程[5]。

2. 配伍应用

(1)用于平肝息风

天麻配羚羊角、钩藤、全蝎:清热平肝,息风止痉。用于治疗小儿急惊风,见高热、抽搐。如钩藤饮(《医宗金鉴》)。

天麻配天南星、白附子、防风:祛风通络,息风止痉。用于治疗破伤风痉挛抽搐,角弓反张。如玉真散(《外科正宗》)。

天麻配钩藤、石决明:清热平肝,息风止痉。用于肝阳上亢之眩晕头痛、失眠。如天麻钩藤饮(《中医内科杂病论治新义》)。

天麻配茺蔚子:平肝息风,活血止痛。用于治疗肝风兼血瘀之头痛(《中药药对大全》)。

(2)用于祛风通络

天麻配川芎:祛风通络,行气活血止痛。用于治疗风痰上扰之眩晕、头痛及脑卒中经络手足不遂,肢体麻木,痉挛抽搐等症。如天麻丸(《普济方》)。

天麻配牛膝:祛风通络,补肾壮骨。用于肝肾不足,手足麻痹,屈伸不利等。如四斤丸(《太平惠民和剂局方》)。

天麻配秦艽、羌活:祛风除湿,通络止痛。用于风湿痹痛关节屈伸不利者。如秦艽天麻汤(《医学心悟》)。

3. 鉴别应用

天麻、钩藤、羚羊角:三者均有平肝息风、平抑肝阳之功,可治疗肝风内动,肝阳上亢之证。然天麻甘平质润,清热之力虽不及羚羊角和钩藤,但偏于平肝息风兼止痛,治疗肝风内动、惊痫抽搐之证,无论寒、热、虚、实皆可应用,且能祛外风而止痛,治疗风邪侵袭所致的偏正头痛、风湿痹痛等。钩藤性凉,轻清透达,长于清热息风,治疗热极生风、小儿高热惊风轻证为宜。羚羊角性寒,清热力强,除治疗热极生风之外,尚能清心解毒,用于高热神昏、热毒发斑等。

【用量用法】　水煎服,3～9g。研末冲服,每次 1～1.5g。

【制剂与成药】

1. **天麻蜜环菌片**:每片含天麻蜜环菌 0.25g。用于眩晕头痛,惊风癫痫,肢麻,腰膝酸痛等。口服,每次 4～5 片,每日 3 次。

2. **全天麻胶囊**:野生天麻制成,每粒 0.5g。用于头痛眩晕,肢体麻木,癫痫抽搐。口服,每次 2～6 粒,每日 3 次。

3. **强力天麻杜仲胶囊**:由天麻、杜仲、牛膝等组成。用于顽固性头痛,腰酸腿痛。口服,每次 2～3 粒,每日 3 次。

【不良反应】 常规服用天麻偶有过敏反应发生,如荨麻疹药疹、过敏性紫癜。过量服用如 3h 内服 80g,有报道出现面部灼热、潮红,乏力,轻度头痛、头晕眼花,随即身体不能自主,甚至神志昏迷等中毒症状[6]。肌注天麻注射液偶有发生严重过敏反应的报道。

参考文献

[1] 范玉奇等.药品评价,2005,4(2):309.
[2] 王桂英.中草药,1985,16(10):13.
[3] 甘志杰等.中药通报,1986,1:27.
[4] 水瑞英.浙江中医杂志,1993,8;346.
[5] 彭美玲等.云南中医中药杂志,2007,28(1):11-12.
[6] 王效平等.中医药信息,1986,2:24.

地 龙

【基源】 为巨蚓科动物参环毛蚓 *Pheretima aspergillum*(E. Perrier)、通俗环毛蚓 *P. vulgaris* Chen、威廉环毛蚓 *P. guillelmi*(Michaelsen)或栉盲环毛蚓 *P. pectinifera* Michaelsen 的干燥全体。

【成分研究】 地龙含地龙素、地龙解热素、地龙毒素、琥珀酸、黄嘌呤、胆碱、胆甾醇、脂肪酸类、类脂化合物、核酸衍生物、多种氨基酸、维生素及无机盐等[1]。

【药理研究】

1. **对血液流变学的作用** 地龙提取物可明显降低大鼠血小板黏附率,延长体内血栓形成时间,溶解体内血栓,并能增加大鼠脑血流量,减少脑血管阻力。蚓激酶对血纤溶酶的底物具有强水解作用,并且对纤维蛋白有特殊亲合力,不仅可水解含纤溶酶原的纤维蛋白,还可水解不含纤溶酶原的纤维蛋白颗粒,可使体外血栓形成时间延长,既抗凝又不影响止血。

2. **降压** 地龙低温水浸液对正常家兔和大鼠有缓慢而持久的降压作用,对肾型高血压大鼠也有明显降压作用。从地龙脂质中分离出的类血小板活化因子物质是地龙中的重要降压成分。

3. **解热、镇痛、抗炎** 地龙粉针剂有明显的解热镇痛作用。地龙醇提取物对二甲苯致小鼠耳急性炎症肿胀、角叉菜胶性足肿胀和醋酸所致腹腔毛细血管通透性亢进均有明显抑制作用。此外,醋酸致小鼠扭体反应和热板法小鼠舔足试验均显示地龙有较强的镇痛作用。

4. **抗心律失常** 地龙注射液对大鼠氯仿-肾上腺素模型的异位心律有明显抑制作用。

5. **其他** 地龙能刺激机体产生生长因子,并提供营养物质促进损伤组织生长;对人体生殖功能的影响具有双重性,对精子有综合杀灭作用,其有效成分为蚯蚓总碱;对雌性能降低怀孕率,升高畸胎率;地龙尚有抗癌、平喘作用[2]。

【炮制研究】 地龙生品不利于成分的煎出,同时腥味太大,不利服用,故须炒制入药。地龙炮制方法很多,药理作用比较结果表明,酒地龙在降低血液黏度、抗血栓等作用方面明显优于其他炮制品。这与前人认为酒炙能增强地龙通经活络、祛瘀止痛作用相一致。目前各地炮制规范中收载的大多也是酒炙品。

【性味归经】 咸,寒。归肝、脾、膀胱经。

【功效主治】 清热息风,通络,平喘,利尿。用于高热惊痫,癫狂;气虚血滞,半身不遂;风湿痹痛,关节屈伸不利;肺热哮喘;热结膀胱,小便不利,或尿闭不通;肝阳上亢,眩晕,头痛,高血压病。

【临床应用】

1. 单方验方

(1)慢性肾衰竭 新鲜地龙若干条与白糖按比例搅拌出液体即成。每次20ml,每日3次,饭前口服,8周为一个疗程,需2个疗程[3]。

(2)前列腺炎 活地龙50g洗净装碗,加入白糖30g,30min后将渗出的地龙液一次服完,每日1次,一般2～5次即愈[4]。

(3)烫烧伤 取数十条地龙洗净,浸白糖中5天,取液备用,用时将浸湿地龙液的纱布持续覆盖创面,每日换数次,保持湿润。水疱一般不必挑破,可任其自然吸收,一般3～10日可愈[5]。

(4)腮腺炎 红醋适量,鲜活地龙(幼、成地龙均可)1～2条,将地龙浸泡于红醋中,15～20min后将地龙取出(取出的地龙以不能蠕动为佳),放于纱块上,敷贴于局部肿痛处,用胶布固定。每日1次,忌食硬、酸、辛辣等食物。疗程最短1天,最长3天[6]。

(5)带状疱疹 取较大的活地龙10条,用清水洗净后置于杯中,加白糖60g轻轻搅拌,然后杯上覆盖1～2层消毒纱布,放置24h后制取黄色地龙浸出液。用棉签将制取液涂于疱疹表面,每日5～6次,连用5天为一个疗程[7]。

(6)疖肿 活地龙洗净捣烂,根据红肿部位大小配量,使用时将捣烂的地龙均匀涂于病变部位(毛发剃净),厚度约0.5cm,先用塑料布,再用纱布覆盖,胶布固定。外敷面积应超过红肿边缘。每日换药1次[8]。

(7)急性乳腺炎 单味干地龙30g,加水适量,浸泡20min后,武火沸、文火煎煮20min后取汁,冷后顿服,每日1次;再取活地龙适量,洗净与适量白糖共捣烂,摊在纱布上,贴于乳房肿痛部位,每日更换2～3次[9]。

(8)脑梗死 用地龙注射液6ml加入5%葡萄糖溶液250ml,静滴(用前先皮试),每日1次,15天为一个疗程[10]。

2. 配伍应用

(1)用于息风止痉

地龙配僵蚕:化痰散结,息风止痉。用于风痰阻络之头痛,高热惊痫抽搐,痰热咳喘等。如施今墨用其治疗神经性头痛(《施今墨对药》)。

(2)用于化痰通络

地龙配半夏、茯苓:化痰息风,通络止痛。用于风头痛及产后头痛。如地龙散(《圣济总录》)。

地龙配黄芪、当归:补气活血通络。用于脑卒中后气虚血滞,经络不利而见半身不遂,口眼㖞斜等。如补阳还五汤(《医林改错》)。

地龙配川乌、乳香、没药:祛风湿,活血通络。用于治疗风寒湿邪留滞经络导致的气血不得宣通,营卫失其舒畅所导致的肢体掣痛,关节屈伸不利等。如小活络丹(《太平惠民和剂局方》)。

(3)用于清热平喘

地龙配麻黄、石膏、杏仁:清热平喘。用于邪热壅肺,肺失肃降之喘息不止,喉中哮鸣有声者。

3. 鉴别应用

地龙、蜈蚣:两者均为息风止痉之要药,常配伍同用,可以增强息风止痉的效果。但地龙性味咸寒,长于清热息风,故可用于高热惊痫,且有通络、平喘、利尿功能,可用于脑卒中偏瘫、肺热哮喘及小便不利等。蜈蚣味辛性温,息风止痉力强,治疗多种原因引起的痉挛抽搐效果好。且有攻毒散结,通络止痛作用,用治疮疡肿毒,瘰疬结核,顽固性头痛等。

【用量用法】 酒制后入药,水煎服,5~15g。入丸、散或研末吞服,每次 1~2g。鲜品外用,适量,捣烂,或浸液调敷。

【制剂与成药】

1. 止咳糖浆:每毫升含干地龙 2g。用于支气管哮喘。口服,每次 5~10ml,每日 2 次。孕妇及严重心脏病患者忌服。

2. 地龙注射液:每毫升相当于干地龙 2g。用于哮喘。肌注,第 1 次 1ml,如无不良反应,第 2 次起每日 2ml。儿童酌减,8 岁以上同成人量。10 次为一个疗程。高度过敏体质者慎用。

3. 复方地龙胶囊:由地龙、川芎、黄芪、牛膝组成。用于缺血性脑卒中的经络恢复期气虚血瘀证,症见半身不遂,口舌㖞斜,言语謇涩或不语,偏身麻木,心悸气短,乏力,流涎,自汗等。口服,每次 2 粒,每日 3 次。

【不良反应】 地龙的不良反应主要是过敏反应。口服地龙制剂可致皮肤瘙痒和过敏性肠炎[11];肌内注射复方地龙注射液有发生过敏性休克的报道[12]。

【使用注意】 孕妇及过敏体质者慎用。

参考文献

[1] 颜正华.中药学.第 2 版.北京:人民卫生出版社,2006.
[2] 木海鸥等.中国药业,2007,16(1):61.
[3] 李波.辽宁中医杂志,1999,26(10):477.
[4] 王新杰等.四川中医,2001,19(4):49.
[5] 黄淑华等.中国民间疗法,2001,9(2):64.
[6] 陈兰.中医外治杂志,2002,11(6):53.
[7] 李忠堂等.山东中医杂志,2007,26(9):622.
[8] 李玉梅等.中国民间疗法,2000,11(8):35.
[9] 乔德荣.河南中医,2000,20(1):47.
[10] 李启荣.广西中医学院学报,2001,4(2):52-53.
[11] 李复伟等.陕西中医,2000,21(1):26.
[12] 傅煌黎.时珍国医国药,1998,9(5):402.

全 蝎

【异名】 全虫。

【基源】 为钳蝎科动物东亚钳蝎 Buthus martensii Karsch 的干燥体。主产于河南、山东、湖北、安徽等地。

【成分研究】 全蝎的主要成分为蝎毒,属于一种毒蛋白,性质与蛇毒的神经毒类似。此外,还含有牛磺酸、三甲胺、软脂酸、硬脂酸、胆甾醇、卵磷脂、甜菜碱、蝎酸及多种氨基酸等,尚含微量元素钙、镁、铁、铜、锌等。

【药理研究】

1. 中枢抑制 从粗毒中纯化的抗癫痫肽原具有活性强、毒性低的特点,对咖啡因、美解眠、士的宁引起的惊厥有明显抑制作用。大鼠灌胃给予蝎毒能明显降低癫痫发作的敏感性,使脑内梨状皮层 T 区锥体细胞缺失减轻。

2. 对心血管系统的作用 活蝎的头、四肢、蝎毒提取物和全蝎均对心肌收缩力有抑制作用,其中蝎毒与全蝎不仅抑制心收缩力,且对心率有较强的抑制作用,而蝎尾提取液则对心肌收缩力有兴奋性影响。此外,全蝎提取液可通过促进纤溶、抑制血小板聚集抑制血栓形成。

3. 抗肾炎 全蝎注射液给原位性肾炎大鼠腹腔注射,使尿蛋白含量减少,血清白介素下降。全蝎扩张肾毛细血管,减轻肾脏病理变化。

4. 其他 镇痛、免疫抑制、抗真菌、抗癌作用等[1]。

【**炮制研究**】 全蝎含蝎毒,是一种类似蛇神经毒的蛋白质。全蝎古代炮制方法很多,但现在很少使用。目前《中国药典》只收载净制一种炮制方法。蝎毒经加热处理(100℃沸水,煎煮 30min,或炒制,或焙制)后,能使毒蛋白凝固变性,从而达到降低毒性目的。

全蝎有去刺用、纯用蝎尾的习惯。认为刺毒性大,尾作用强。但根据化学分析,刺尾和蝎体都含有毒性成分毒性蛋白质等,经药理实验效果基本相同。因此全蝎以整体入药为宜,不需去刺或单独用尾。

【**性味归经**】 辛,平;有毒。归肝经。

【**功效主治**】 息风止痉,攻毒散结,通络止痛。用于各种原因引起的惊风,痉挛抽搐;疮疡肿毒、瘰疬结核,脱疽,乳房痈肿;风湿顽痹,筋脉拘挛;顽固性偏正头痛。

【**临床应用**】

1. 单方验方

(1)流行性腮腺炎 取全蝎去足焙干,5 岁以下小儿每次 1/4 个,5 岁以上每次 1/2 个,2 次/天,与鸡蛋混合后煎服。2~6 天为一个疗程[2]。

(2)颌下淋巴结炎 将蝎尾、冰片按 3∶1 的比例混合,共为细末,医用凡士林调匀成膏,装瓶密封。使用时,将药膏直接、均匀地涂布于肿大的淋巴结处,胶布覆盖固定。3 天换药 1 次。局部已破损、溃烂者禁用[3]。

(3)乳腺增生病 每日服全蝎 5g,研末饭后冲服,10 天为一个疗程,一般需服 1~2 个疗程,平均服 1.5 个疗程[4]。

(4)慢性泪囊炎 全蝎适量,在瓦片上焙干,研末备用。成人每次 6~9g,小儿减半,以温白酒或黄酒送服(儿童或不饮酒者,改用温开水送服),每日 1~2 次,3 天为一个疗程,显效时间平均 3~4 天[5]。

(5)带状疱疹后遗神经痛 以全蝎研末,每包 2g,早晚各服 1 包。装于胶囊服,或温开水送服[6]。

(6)晚期癌症疼痛 活全蝎 1 只,置青瓦上焙干后研成细末,再取鲜鸡蛋 1 枚,搅匀后冲入开水成蛋花,将蝎粉均匀撒在蛋花上,让患者趁热喝下。每日 3 次,饭前服用[7]。

(7)痔疮 全蝎 8g、僵蚕 8g,晒干或用瓦片烘干,共研细末,平均分为 7 份,每次将 1 份装入 1 个生鸡蛋内,放入锅内蒸熟食之,每晚 1 次,7 日为一个疗程,一个疗程未愈者可服用第 2 个疗程[8]。

(8)粉刺 全蝎 15g,纳瓶中,加白酒 100ml 浸泡 3 天备用。用时先用肥皂水洗患处,再用温水清洗、棉花揩干,然后擦全蝎酒,每天 3 次(第 2、3 次不清洗);第 2 天再洗再擦,连擦 7 天为一个疗程,一般 1~2 个疗程可愈[9]。

(9)瘰疬 全蝎适量,研为细末,放于药肉膏或橡皮膏的中心(药末的厚度约 2mm,面积以能覆盖瘰疬的表面为度)贴患处。用时先用冷开水加 3%食盐,溶化后洗患处,棉花揩干,然后贴药。3 天换药 1 次,7 次为一个疗程,一般 1~3 个疗程可愈[9]。

2. 配伍应用

(1)用于息风解痉

全蝎配蜈蚣:息风解痉,通络止痛,攻毒散结。用于肝风内动之痉挛抽搐,疮疡肿毒,瘰疬,风湿痹痛等以抽掣疼痛为主的病证。如止痉散(《方剂学》,上海中医学院编)。

全蝎配僵蚕、白附子:祛风化痰止痉。用于风中经络,口眼㖞斜。如牵正散(《杨氏家藏方》)。

全蝎配羚羊角、钩藤、天麻:清热平肝,息风止痉。用于小儿急惊风见高热,神昏,抽搐。如钩藤饮(《医宗金鉴》)。

(2)用于通络止痛

全蝎配地龙:祛风通络止痛。用于脑卒中半身不遂,口眼㖞斜,肢体麻木,以及风湿痹痛。如大活络丹(《兰台轨范》)。

【用量用法】　水煎服,3～6g。蝎尾量酌减。研末吞服,每次 0.6～1g。外用适量。

【不良反应】　全蝎毒性成分为一种类似蛇毒的蛋白质。蝎毒的主要危害是使呼吸麻痹。内服中毒量为 30～60g,中毒潜伏期 1～4h。早期出现头昏、头痛、四肢强直性痉挛,继而血压升高,出现溶血、心悸、心慌。严重者全身无力、血压下降、呼吸困难、发绀、昏迷,多因呼吸中枢麻痹而死亡[10]。新生儿内服全蝎煎剂过量致呼吸抑制[11]。

过敏反应见口服后出现全身瘙痒,皮肤起红色团块;全蝎外敷引起大疱性表皮松解萎缩坏死型药疹[12]。

【使用注意】　蝎毒不耐热,易挥发,加热到 100℃ 30min 即被破坏。故入煎剂毒性低,若入丸、散剂,须小剂量为宜,以免中毒。过敏体质及孕妇慎用。

参考文献

[1] 张荒生等.中国中医急症,2007,16(2):224.
[2] 邵晓丽.吉林医学,2007,28(18):1992.
[3] 杨东山等.中医外治杂志,1996,3:22.
[4] 熊小明.江西中医药,1994,25(1):61.
[5] 徐德华.中医研究,2008,21(2):47.
[6] 王启君.时珍国医国药,2003,14(5):283-284.
[7] 孟洪霞等.时珍国医国药,2000,11(5):449.
[8] 张春云等.中国民间疗法,2000,8(8):45.
[9] 徐爱龙等.西南军医,2007,9(2):42.
[10] 马兴民.中草药急性中毒与解救.西安:陕西科技出版社,1980.
[11] 刘桂珍等.中国中医杂志,1992,17(3):185.
[12] 张洪斌.山东中医杂志,1987,7(2):19.

蜈　蚣

【基源】　为蜈蚣科动物少棘巨蜈蚣 *Scolopendra subspinipes mutilans* L. Koch 的干燥体。

【成分研究】　蜈蚣含有两种似蜂毒的有毒成分,即组胺和溶血蛋白质,还含有脂肪油、胆甾醇、蚁酸、牛磺酸、精氨酸、赖氨酸、丙氨酸、亮氨酸,亦含有糖类和钠、镁、钙、铝、锶、铁、磷、氟、钡、砷、锰、铜等微量元素[1]。

【药理研究】

1. 对中枢神经系统的作用　小鼠皮下注射蜈蚣水提物,具有明显的中枢抑制作用。蜈蚣水提物对士的宁所引起的惊厥有明显对抗作用,而对超强电流所致惊厥和戊四氮所致惊厥无对抗作用,蜈蚣的中枢抑制和抗惊厥作用主要作用于脊髓。

2. 对心血管系统的作用　垂体后叶素诱发小鼠冠状动脉痉挛,造成心肌缺血,给予蜈蚣后,乳酸脱氢酶、丙二醛含量减低,而 SOD、NO 活性明显升高。说明蜈蚣在心肌保护物质的代谢中具有重要调节作用,可促使 NO 合成与释放,达到扩张冠脉,改善心肌缺血,防止心肌损伤的目的。静脉给予蜈蚣水提物,可使狗和大鼠血压降低。蜈蚣水提物可使小鼠微血管开放数显著增加,微血管口径增大,并延长凝血时间,使红细胞数减少,血红蛋白含量、红细胞压积降低,表明蜈蚣能改善微循环,降低血黏度[2]。

3. 抗病原微生物 少棘蜈蚣的醋酸提取液对 8 种常见真菌有抑制作用,水、乙醚提取液对金黄色葡萄球菌、大肠杆菌有弱抑制作用[1]。

4. 抗炎镇痛 蜈蚣水提物对炎症早期的毛细血管通透性增加和耳郭炎症均有明显抑制作用,在醋酸扭体反应和热板致痛中均有一定镇痛作用。

5. 抗肿瘤 蜈蚣总碱性蛋白对人口腔上皮细胞鳞癌细胞和人结肠癌细胞有明显的抑制作用。蜈蚣水提取物对肉瘤(S_{180})及小鼠肝癌($H22$)有明显抑制作用。

6. 其他 蜈蚣水提物能显著增加胃液量、总酸分泌量、胃液酸度和胃蛋白酶总活力;蜈蚣水提物和醇提物均能使小鼠睾丸第 7 相精细管精原细胞显著减少或消失,蜈蚣还有抗衰老和提高免疫力的作用[2]。

【炮制研究】 蜈蚣有毒,一般须焙后使用。蜈蚣经高温处理后,既能降低毒性,又能矫味矫臭,还能使之酥脆,便于粉碎,入丸、散内服或外敷。炮制品与生品功用相同[3]。

蜈蚣入药有去头足习惯,认为头足毒性大。但现代研究认为,头足化学成分与躯体基本一致,临床可以全体入药,充分发挥其疗效[4]。

【性味归经】 辛,温;有毒。归肝经。

【功效主治】 息风止痉,攻毒散结,通络止痛。用于多种原因导致的痉挛抽搐;疮疡肿毒,瘰疬结核;风湿顽痹,关节疼痛;顽固性偏正头痛;毒蛇咬伤。

【临床应用】

1. 单方验方

(1)阵挛性面肌痉挛 蜈蚣、全蝎按 1∶1 混合洗净,微火焙焦研末为散药,一次口服 1g,每日 3 次。10 日为一个疗程,不配合其他治疗[5]。

(2)唇风 蜈蚣 5 条烘干研末,生大黄 6g,麻油 5ml,熟鸡蛋黄 2 个。将熟鸡蛋黄放入麻油中炸黑弃去,再放入生大黄炸黑弃去,油内放入蜈蚣粉,调匀即可。外用搽唇,每日 3～4 次,忌辛辣食物[6]。

(3)疖疮 用蜈蚣的干燥虫体 3g,加冰糖 10g,入小碗,隔水蒸,水沸后 30min 取出,去虫体取汁,一次口服,隔日重复 1 次[7]。

(4)化脓性指头炎 取蜈蚣 1 条,熏干、研末后用适量猪胆汁(或鱼胆汁)调成糊状,患指常规消毒后均匀敷涂,用无菌纱布包扎,间隔 24～36h 换药 1 次[8]。

(5)宫外孕 蜈蚣烘干,粉碎装入胶囊,每粒约 0.414g,每日 3 次,每次 4 粒,温开水饭后送服,7 天为一个疗程,动态观察血绒毛膜促性腺激素(HCG)变化,以血 HCG 下降为正常而停药[9]。

(6)呃逆 取大蜈蚣 6 条,白酒(或温开水)250ml,浸泡 4h 后即可饮用。白酒浸泡者,每次服约 15ml,每天 3 次;温水浸泡者,每次服约 20ml,冬季须加温饮用[10]。

(7)胼胝 取风干蜈蚣 3 条,碾成粉,平均分成 6 份,每份与水混合均匀后敷在胼胝上,每日 1 次,一般 6 日可见效[11]。

2. 配伍应用

(1)用于息风、通络

蜈蚣配钩藤:平肝息风,通络止痛。用于治疗肝风、肝阳所致的顽固性头痛、头面部痉挛抽搐等。如撮风散(《小儿直指方》)。

蜈蚣配南星、防风:息风止痉。用于破伤风,角弓反张。如蜈蚣星风散(《医宗金鉴》)。

(2)用于攻毒散结

蜈蚣配麝香:攻毒散结,消肿止痛。外用于发背及一切恶疮肿毒。如却痛散(《杨氏家藏方》)。

蜈蚣配雄黄:攻毒散结消肿。外用治疗恶疮肿毒诸证。如蜈蚣散(《疡医大全》)。

蜈蚣配土鳖虫、全蝎:攻毒散结。共研细末内服,用于治疗骨结核。如新方结核散(经验方)。

蜈蚣配黄连、大黄、甘草:清热解毒。诸药等份研末,用于治疗毒蛇咬伤。

(3)用于通络止痛

蜈蚣配天麻、川芎、僵蚕:祛风通络,活血止痛。用于久治不愈之顽固性头痛或偏正头痛。

蜈蚣配防风、独活:祛风除湿,通络止痛。用于风湿痹痛,游走不定,痛势剧烈者。

3. 鉴别应用

蜈蚣、僵蚕、全蝎:三者均为息风止痉常用药。然僵蚕息风作用不及全蝎、蜈蚣,临床上治疗肝风抽搐轻症者,大多僵蚕与全蝎同用;治抽搐重证者,常全蝎、蜈蚣同用。僵蚕既息内风,又散外风,并有化痰散结之功,其性平无毒,临床应用广泛。全蝎性平,息风止痉、攻毒散结之力不及蜈蚣。蜈蚣力猛性燥,善走窜通达,息风止痉作用较强,又能攻毒疗疮,通痹止痛。

【用量用法】 水煎服,2~5g。研末冲服,每次 0.6~1g。外用适量,研末敷患处。

【不良反应】 蜈蚣有毒,含有类蜂毒样及类组胺样物质。中毒潜伏期为 0.5~1h,出现恶心、呕吐、腹痛、腹泻、全身无力、不省人事、心跳及脉搏缓慢、呼吸困难、面色潮红、尿呈酱油色、体温下降、血压下降等[12]。每日服 2 次,每次服 2 条蜈蚣粉末,可引起肝肾损伤,出现黄疸、肝功能异常[13]和急性肾功能衰竭[14]。

蜈蚣内服可引起皮肤或呼吸道过敏反应[15,16]。

【使用注意】 蜈蚣有毒,用量不宜过大。肝肾功能不全、过敏体质者慎用。研究认为少棘蜈蚣能降低怀孕率,提高致畸率,故孕妇忌用。

参考文献

[1] 贺魏等.中药材,2002,25(2):152.

[2] 韩双红.天津药学,2002,14(5):13.

[3] 叶定江等. 中药炮制学.北京:人民卫生出版社,2003.

[4] 章涵荣.中药通报,1986,11(11):21.

[5] 王俊明等.四川中医,2006,24(8):78.

[6] 葛蕾等.中医外治杂志,2000,9(2):51.

[7] 王丽珍等.上海中医药杂志,1999,2:25.

[8] 赵爱文等.人民军医,2004,47(1):59.

[9] 吴展等.河北中西医结合杂志,1998,10(7):1637.

[10] 范存广.新中医,2004,36(10):17.

[11] 原晓红.中国民间疗法,2002,12(10):60.

[12] 郭晓庄等.有毒中草药大辞典.天津:天津科技翻译出版公司,1992.

[13] 伍玉元.中国中药杂志,1994,19(1):50.

[14] 赵鹏俊等.中国中药杂志,1998,23(2):117.

[15] 余圣龙.中国中药杂志,1989,14(5):56.

[16] 陈昕.四川中医,1997,15(10):32.

僵 蚕

【异名】 白僵蚕,僵虫。

【基源】 为蚕蛾科昆虫家蚕蛾 *Bombyx mori* Linnaeus 4~5 龄的幼虫在未吐丝前,感染或人工接种白僵菌 *Beauveria bassiana* (Bals.) Vuillant 而致死的干燥体。

【成分研究】 僵蚕含蛋白 67.44%、脂肪 4.38%,将僵蚕粉末用盐酸水解后,以甘氨酸含量最高,丙氨酸、丝氨酸、酪氨酸含量次之。僵蚕中含有多种的微量元素,其中以铝含量最高,铁、锌、铜、锰、铬、镍次之。僵蛹亦含有大量草酸铵、白僵菌干菌丝及其代谢产物,僵蚕乙醇提取物中有棕榈酸、赤藓酸、甘露醇等化合物[1]。

【药理研究】

1. **对中枢神经系统的作用** 僵蚕煎剂灌胃给药能对抗士的宁诱发的小鼠强直惊厥,降低小鼠死亡数,对电休克、戊四氮和咖啡因引起的惊厥无明显作用,其抗惊厥的主要成分为僵蚕及僵蛹所含的草酸铵。僵蚕醇浸出液对小鼠和兔有催眠作用。

2. **抗凝** 僵蚕水提液体内外实验均具有较强的抗凝作用,对模型动物注射僵蚕液后,其部分凝血活酶时间(APTT)、凝血酶原时间(PT)、凝血酶时间(TT)均延长。抗凝机制为僵蚕提取液拮抗凝血酶,此外还可能具有抗凝血因子Ⅹa作用。僵蚕还有促纤溶作用。

3. **抗癌** 僵蚕醇提物抑制小鼠 ECA 实体瘤,体外抑制人肝癌细胞生长,可用于直肠腺癌型息肉的治疗等。僵蚕醇提物和煎剂对小鼠 S_{180} 均有抑制作用。

4. **降糖、降脂** 僵蚕对糖尿病及高脂血症有治疗作用,使血清胆固醇和甘油三酯下降。降脂机制为抑制体内胆固醇合成、促进胆固醇的排泄、提高磷脂的合成[2]。

【炮制研究】 僵蚕气味腥臭,表面被有菌丝。僵蚕一般采用麸炒法炮制,能起到矫臭矫味作用,同时也有助于去除其表面的菌丝,并易于粉碎,便于入丸散剂应用。

【性味归经】 咸、辛,平。归肝、肺、胃经。

【功效主治】 息风止痉,祛风止痛,化痰散结。用于急慢惊风、癫痫、破伤风等出现的惊痫抽搐;风中经络,口眼㖞斜;风热头痛,目赤,咽痛,风疹瘙痒;瘰疬痰核等。

【临床应用】

1. **单方验方**

(1)压疮 僵蚕 320g 焙干研末,植物油 50g,珍珠粉 50g,将植物油烧沸等 2min 油温下降后加入僵蚕粉末再加入珍珠粉,搅成糊状。在抗炎治疗同时,纱布湿敷后在创面上外敷僵蚕膏,每天换药 2~3 次,对于不同创面可根据情况增加换药次数,对于溃疡期有分泌物或坏死组织时先用生理盐水清洗干净,剪除坏死组织,然后上药[3]。

(2)小儿高热惊厥 新鲜牛苦胆 1 枚,僵蚕 6g,黄连、蝉蜕各 6g。将僵蚕装入牛苦胆中,悬挂于阴凉处 1 个月,取出僵蚕与黄连、蝉蜕共研细备用。服用时 1 岁以下每次 0.1~0.2g,1~2 岁 0.2~0.4g,3~5 岁 0.4~0.6g。每日 3 次,温开水送服[4]。

2. **配伍应用**

(1)用于息风止痉

僵蚕配全蝎:息风止痉,祛风化痰。用于脑卒中,惊痫,口眼㖞斜,痉挛抽搐等症。如牵正散(《杨氏家藏方》)。

僵蚕配牛黄、胆南星:清热化痰,息风止痉。用于小儿痰热急惊风之痉挛抽搐。如千金散(《寿世保元》)。

(2)用于祛风止痛

僵蚕配川芎:祛风止痛。用于偏头痛。如川芎散(《卫生宝鉴》)。

(3)用于疏散风热

僵蚕配菊花、石膏:疏散风热、散结止痛。用于风热上攻之头痛。如白僵蚕丸(《圣济总录》)。

僵蚕配荆芥穗:祛风清热。用于风热上攻之头痛,目赤肿痛,迎风流泪,咽喉肿痛,声音嘶哑等。如白僵蚕散(《证治准绳》)。

僵蚕配蝉蜕:疏散风热,化痰,祛风止痒。用于咽喉肿痛,声音嘶哑,风热隐疹,皮肤瘙痒。

僵蚕配桔梗、薄荷：疏散风热，利咽止痛。用于风热上攻之咽喉肿痛，声音嘶哑者。如六味汤（《咽喉秘集》）。

（4）用于化痰散结

僵蚕配浙贝母、夏枯草：软坚化痰散结。用于痰核，瘰疬。

3. 鉴别应用

僵蚕、地龙：两者均可息风止痉，但药力不强，只用于惊痫抽搐之轻证。僵蚕祛风解痉，又有化痰散结消肿的功效；地龙清热定惊，又有平喘、通络、利尿作用。

【用量用法】　水煎服，5～9g。研末吞服，1～1.5g。或入丸，散剂。外用研末撒或调敷。散风热多生用，其他多炒用。

【不良反应】　僵蚕有腹胀等不良反应，用量达30g时，腹胀明显，一般在服药后4～5h后出现，持续6～10h，以后逐渐自行缓解[5]。

过敏反应主要表现为皮肤出现药疹、瘙痒；或出现烦躁、精神萎靡、面色苍白、手足发凉，继而精神恍惚、神志淡漠；或突然烦躁不安，继而呼吸困难，出现皮疹等[6,7]。

【使用注意】　僵蚕具有良好的抗凝作用，有血小板减少、凝血机制障碍及出血倾向者应慎用。僵蚕抗惊厥主要成分为草酸铵，进入体内分解产生氨，故肝性脑病抽搐者忌用。僵蚕为动物药，含异性蛋白，过敏体质者慎用；对僵蚕已有过敏史者禁用。

参考文献

[1] 颜辉等.中国蚕业，2004，25(4)：86.

[2] 黄海英等.湖南中医学院学报，2003，23(4)：62.

[3] 邱红卫.医学理论与实践，2002，15(9)：1045.

[4] 宋信平等.中国民间疗法，1999，1：31.

[5] 王居祥.时珍国医国药，1997，8(6)：567.

[6] 朱小燕.中国中西医结合杂志，1996，16(5)：286.

[7] 徐雁等.北京中医，1998，1：58.

第十三章 安神药 ▶▶

第一节 重镇安神药

朱 砂

【异名】 丹砂,辰砂。

【基源】 为三方晶系硫化物类矿物辰砂族辰砂。

【成分研究】 朱砂主要含硫化汞(HgS),还含铅、钡、镁等多种微量元素[1]。

【药理研究】

1. 对中枢神经系统的作用 朱砂对中枢神经系统有抑制作用,起镇静安眠功效。大鼠口服朱砂,脑电图频率减慢,波幅增大。长期服用朱砂引起的戊巴比妥钠催眠时间延长可能是由于汞蓄积,影响肝肾对巴比妥钠盐类的代谢功能和延缓巴比妥钠盐自尿中排泄。

2. 抗心律失常 家兔口服朱砂可以对抗氯仿-肾上腺素和草乌注射液所致的心律失常[2]。

3. 抑菌和杀虫 朱砂外用能抑杀皮肤细菌及寄生虫[1]。

【炮制研究】 不同炮制方法对朱砂中游离汞含量影响很大,球磨朱砂中游离汞含量有的可高达 $3028\mu g/g$,高于国家饮用水标准 300 多倍,水飞法朱砂游离汞含量均低于 $1\mu g/g$。因此认为水飞法炮制工艺优于球磨法[3]。也有学者认为采用两步球磨水漂法为好,这样加工的朱砂外观好,毒性又低。方法是先将朱砂在球磨机中磨成 90~100 目的细粉,再加水磨成 140 目细粉,最后用 2 倍水漂 15 次以上,低温干燥。水漂能明显降低朱砂中铅与铁含量[4]。

【性味归经】 甘,微寒;有毒。归心经。

【功效主治】 镇心安神,清热解毒。用于心神不宁,心悸,失眠;惊风,癫痫;疮疡肿毒,咽喉肿痛,口舌生疮等。

【临床应用】

1. 单方验方

(1)失眠 朱砂 3~5g,研成细面,用干净白布一块,涂糨糊少许,将朱砂均匀附于上,然后外敷涌泉穴,胶布固定,用前先用热水泡脚,睡前贴敷,两脚均贴[5]。

(2)肛瘘 将朱砂与轻粉按 1:1 比例配成混合均匀的粉末,冲洗瘘管后,将药粉布满瘘管,外瘘口敷纱布固定。每周治疗 1 次,4 周为一个疗程[6]。

(3)肿瘤患者化疗后盗汗 五倍子 30g、朱砂 3g 研末和匀备用。治疗时取适量药末用凉开水调制成糊状,贴敷脐部。临睡前敷,早晨起床后取下,每天一次,3~5 天为一个疗程,治愈后停药。用药期间不需应用其他止汗药[7]。

(4)小儿夜啼 朱砂 1.5~3g(小于 1 岁者 1.5g,1~2 岁者 2g,2~3 岁者 3g)研细末,加

入适量白酒摇匀。用食指蘸取混合物外涂双手劳宫穴、涌泉穴、百会穴、印堂穴、太阳穴；在涂抹的同时按揉上述穴位 2～3min，至局部红润温和。每晚睡前 30min 一次[8]。

2. 配伍应用

（1）用于镇心安神

朱砂配磁石：重镇安神，交通心肾。用于心肾不交、心肝火旺所致的神志不安、惊悸失眠、耳鸣耳聋等，亦治癫痫抽搐。如磁朱丸（《备急千金要方》）。

朱砂配琥珀：清心平肝，镇惊安神。用于心肝火郁之心神不安、失眠多梦，或寐而不安、乱梦纷纭等。如琥珀安神丸（《活人心统》）。

朱砂配牛黄、麝香：清心开窍，镇惊安神。用于温热病热入心包之神昏谵语、高热不退。如安宫牛黄丸（《温病条辨》）。

（2）用于清热解毒

朱砂配雄黄：清热解毒。用于疮疡肿毒、咽喉肿痛等。如紫金锭（《片玉心书》）。

朱砂配冰片、硼砂：清热解毒。用于咽喉肿痛，口舌生疮。如冰硼散（《外科正宗》）。

3. 鉴别应用

朱砂、灵砂：两者的主要成分均为硫化汞。但朱砂为天然的辰砂矿石，是重镇、清心、安神定志的要药，内服主治心神不宁、心悸、失眠及癫痫、惊风诸证，又能清热解毒，用治疮疡肿毒、咽喉肿痛、口舌生疮等，内服、外用均可。灵砂是人工合成品，以水银、硫黄为原料，经加热升华而成，含硫化汞 99% 以上，毒性较朱砂大，用治疥癣、恶疮，能攻毒杀虫，燥湿止痒，只作外用，不宜内服。

【用法用量】 水飞炮制后入药。内服，只宜入丸、散剂，每次 0.1～0.5g；不宜入煎剂。外用适量。

【制剂与成药】 朱砂安神丸：由朱砂、黄连、地黄、当归、甘草组成，制成蜜丸。用于心火亢盛，心神不宁，胸中烦热，心悸易惊，失眠多梦。口服，每次 6g，每日 1～2 次，温开水送服。

【不良反应】 朱砂毒性和其他汞制剂相比要缓和得多。有资料表明按药典剂量每天服用 100～500mg 推算，连服朱砂及其制剂的时间不宜超过 7 天，需长期服用者，应密切关注其不良反应[9]。

临床朱砂中毒大多为慢性汞中毒，早期出现神经衰弱症状，如头昏、健忘、多梦等，或心悸、多汗、情绪不稳定。中期出现三大典型表现，即易兴奋症（如失眠或嗜睡、急躁、易紧张激动、发怒、情绪不能自控，甚至出现幻觉）、意向性震颤（手指、舌尖、眼睑明显震颤）、口腔炎（口中有金属味，黏膜充血、溃疡，齿龈肿胀、渗血，牙齿松动脱落）[10]。

此外，朱砂吸收入血后，汞进入脑组织，由于代谢慢，半衰期为 240 天，很容易致脑中毒，损伤中枢神经，对大脑尚未发育成熟的婴幼儿、胎儿，可能会对其将来的智力、记忆力产生影响[11]。

【中毒救治】 急性朱砂中毒，首先用 2%～5% 碳酸氢钠洗胃，或用 0.5% 依地酸二钠溶液洗胃（注意不能用生理盐水洗胃，因为氯离子与朱砂反应生成可溶性氯化汞，反而增进了毒性）。洗胃后再口服牛奶、豆浆或蛋白质类食物；或口服活性炭。另外，可口服硫酸镁导泻，促进汞盐排出体外。

慢性中毒应先停服可疑药物，然后进行解毒及驱汞治疗。驱汞原则：小剂量、间歇用药。用 5% 二巯基丙磺酸钠溶液 2.5～5.0ml，肌内注射，每日 1 次，连续 3 天，停药 4 天，为一个疗程。一般用药 2～3 疗程。或口服 D-盐酸青霉胺驱汞，使汞形成无毒的络合物，而排出体外。

中药疗法：①金花椒 15g，猪苓、甘草各 9g。②猪苓、甘草、泽泻、金银花各 15g。③土茯苓

15g,贯众、木通各 9g。以上三方酌情选一方使用,每日 1 剂,10 日为一个疗程[10,12]。

【使用注意】 朱砂有毒,不宜过量或长期服用。朱砂须经水飞炮制后才能入药,以降低毒性。传统以朱砂挂衣的药物入汤剂,此法不宜提倡。以单独冲服朱砂末为宜,便于掌握剂量。忌火煅,火煅易析出汞,有剧毒。肝肾功能不全者、儿童及孕妇忌服。

参考文献 ···

[1] 管英英.传统医药,2002,11(4):64.

[2] 魏金锋等.中草药,1999,30(12):954.

[3] 杨国红等.中国中药杂志,1995,20(3):156.

[4] 李兴国.中医药研究,1988,4:10.

[5] 张文莲.中医外治杂志,2000,9(5):13.

[6] 于淑萍等.现代护理,2005,14(11):1143.

[7] 吴桂云等.护士进修杂志,2007,22(15):1397-1398.

[8] 刘雪成等.中国民间疗法,2000,8(3):21.

[9] 田南卉等.中国中药杂志,1994,19(12):760.

[10] 陈灏珠.实用内科学.第 11 版.北京:人民卫生出版社,2001.

[11] 贾传春等.中国中医药信息杂志,1999,10(6):39.

[12] 王效山等.安徽中医学院学报,1994,13(4):52.

磁 石

【基源】 为等轴晶系氧化物类矿物尖晶石族磁铁矿的矿石。

【成分研究】 磁石主要成分为四氧化三铁(Fe_3O_4),尚含钙、镁、钾、钠、铬、锰、镉、铜、锌、砷等微量元素。

【药理研究】

1. 中枢抑制　磁石能明显降低戊巴比妥钠引起的小鼠睡眠阈剂量,缩短小鼠入睡时间,拮抗戊四氮所致的小鼠惊厥作用,延长回苏灵致惊潜伏期。

2. 对凝血系统的作用　磁石可以缩短凝血时间和小鼠断尾出血时间。

3. 抗炎、镇痛　磁石能明显降低角叉菜胶引起小鼠足肿胀度,抑制醋酸诱发小鼠的扭体反应[1]。

【性味归经】 咸,寒。归心、肝、肾经。

【功效主治】 镇惊安神,平肝潜阳,聪耳明目,纳气平喘。用于心神不宁,惊悸,失眠,癫痫;肝阳眩晕,耳鸣耳聋;视物昏花,肾虚气喘等。

【临床应用】

1. 单方验方

血管性头痛:将磁石破碎为 1cm×1cm 大小的块状,于太阳穴、风池穴、合谷穴、足三里穴以胶布固定。头痛偏左者取右侧穴位,右侧取左侧穴位。5 天为一个疗程,5 天内头痛消失者可停止治疗;5 天内头痛未彻底消失者间隔 2 天后再治疗;5 天内无效者则终止治疗[2]。

2. 配伍应用

(1)用于镇心安神

磁石配紫石英:益肾平肝,镇心安神。适用于肝阳上亢所致的心悸失眠、耳鸣等。如吕景山用于治疗高血压病(《施今墨对药》)。

(2)用于聪耳明目

磁石配石菖蒲:益肾平肝,聪耳明目,豁痰开窍。用于肝阳挟痰,上蒙清窍之头痛头重,耳目不聪,夜寐失眠等。如磁石酒(《圣济总录》)。

（3）用于纳气平喘

磁石配五味子：补肾益精，聪耳明目，纳气定喘。用于肾虚耳鸣，耳聋以及肾虚摄纳无权之虚喘。如耳聋左慈丸（《重订广温热论》）。

3. 鉴别应用

磁石、朱砂：两者均为常用的重镇安神药。朱砂镇心、清心而安神，善治心火亢盛所致的心神不安、胸中烦热、惊悸不眠，安神作用较磁石强，但无补益之能；且能解毒疗疮，治疗疮疡肿毒等。磁石长于益肾阴、潜肝阳、安神定惊，故常用于肾虚肝旺、肝火扰心所致的心神不宁、烦躁不安、心悸失眠，头晕、头痛等；又能纳气平喘、聪耳明目，可治肾虚气喘及肝肾不足、耳鸣、耳聋、视物昏花。

【用法用量】 水煎服，15～30g，宜打碎先煎。入丸、散剂，每次1～3g。镇惊安神、平肝潜阳宜生用；聪耳明目、纳气平喘宜醋淬后用。

【不良反应】 磁石含毒性成分砷，但含量甚微。《药性论》记载有小毒，但临床迄今未见磁石中毒的报道。

【使用注意】 脾胃虚弱者慎服。

参考文献

[1] 王汝娟等.中国中药杂志，1997,5(2):305.　　　　[2] 冯则一.陕西中医，1994,15(3):127.

龙　骨

【基源】 为古代大型哺乳类动物象类、三趾马类、犀类、鹿类、牛类等骨骼的化石或象类门齿的化石。

【成分研究】 龙骨主要含有碳酸钙、磷酸钙，尚含少量铁、钾、钠、硫酸根等。

【药理研究】

1. 对中枢神经系统的作用　龙骨有镇静催眠作用，20％龙骨悬液给小鼠灌胃，能显著增强戊巴比妥钠的催眠率。

2. 对血液系统的作用　龙骨含有大量的钙离子，能缩短正常小鼠凝血时间[1]。

3. 其他　增强免疫、促进组织修复等作用[2]。

【炮制研究】 龙骨主要成分为碳酸钙、磷酸钙，尚含铁、钾、钠等。龙骨煅后能使部分钙盐受热分解成氧化钙，增强收敛、固涩和制酸作用。龙骨火煅醋淬后，其水煎液中钙离子含量明显高于只煅不淬的龙骨，其水煎液中镁、锌、铁、锰、铜等微量元素也明显高于生龙骨。采用正交试验，以钙离子含量为指标，用EDTA络合测定法滴定，结果认为最佳炮制条件是温度660℃，煅10min，醋淬1次[2]。

【性味归经】 甘、涩，平。归心、肝、肾经。

【功效主治】 镇惊安神，平肝潜阳，收敛固涩。用于心神不宁，心悸失眠，惊痫癫狂；肝阳眩晕；煅用治滑脱诸证。

【临床应用】

1. 单方验方

（1）小儿盗汗　取龙骨、牡蛎（应煅制以加强收敛固涩的作用）各适量，研成细末，加入适量滑石粉，装入空爽身粉铁盒中，盖上盖子，上下混匀，取粉扑沾上药粉涂于患处。每日数次，7

日为一个疗程;一个疗程未愈者可行第2个疗程[3]。

(2)骨鲠　成人1次用生龙骨30g,温开水50～60ml冲服。小儿1次15g,用温开水30～40ml冲服。未愈者可立即重服1剂[4]。

2. 配伍应用

(1)用于平肝安神

龙骨配珍珠母:镇心安神,平肝潜阳。用于邪气凌心、神不内守而见心悸怔忡,惊狂烦躁、失眠健忘,神昏谵语等;也适用于肝阳上亢所致的头目眩晕、目赤、耳鸣、心烦易怒等。

龙骨配龟甲、远志、石菖蒲:宁心益智,潜镇安神。用于心肾不足,痰火内扰之健忘失眠。如枕中丹(《备急千金要方》)。

龙骨配赭石、牛膝:平肝潜阳,重镇降逆。用于肝阳上亢,气血上逆的眩晕,脑转耳鸣,目胀头痛等。如镇肝熄风汤(《医学衷中参西录》)。

(2)用于收敛固涩

龙骨配桑螵蛸:补肾固精缩尿。用于肾阳虚衰、肾气不固之遗精、早泄、遗尿、白浊、小便频数等。如桑螵蛸散(《本草衍义》)。

龙骨配莲须、芡实:固肾涩精止遗。用于肾虚遗精、早泄。如金锁固精丸(《医方集解》)。

龙骨配黄芪:益气固涩。用于气虚冲任不固之崩漏带下,表虚自汗等。如固冲汤(《医学衷中参西录》)。

3. 鉴别应用

(1)生龙骨、煅龙骨　生龙骨味甘涩,性微寒,以镇惊安神,平肝潜阳力胜,多用于失眠、怔忡、惊痫、癫狂、眩晕;煅龙骨味甘涩,性平,以收敛固涩力强,多用于自汗、盗汗、遗精、带下、久泻及疮疡不合等。

(2)龙骨、龙齿　两者均为古代多种大型哺乳动物的骨骼化石,龙齿为其牙齿化石。两者性味功效相似。但龙齿更长于镇惊安神,煅后略兼收敛之性,但收敛固涩和平肝潜阳功效均不及龙骨。

【用法用量】　水煎服,15～30g,宜先煎。外用适量。镇静安神,平肝潜阳多生用;收敛固涩宜煅用。

参考文献

[1] 徐树楠.中药临床应用大全.石家庄:河北科学技术出版社,1999.
[2] 颜正华.中药学.第2版.北京:人民卫生出版社,2006.
[3] 贾桂芝等.中药材,1992,15(8):24.
[4] 谢晓平.光明中医,2008,23(4):511.

琥　珀

【基源】　为古代松科植物,如枫树、松树的树脂埋藏地下经年久转化而成的化石样物质。

【成分研究】　琥珀主要含树脂、挥发油,包括琥珀氧松香酸、琥珀松香酸、琥珀银松酸、琥珀脂醇、琥珀松香醇和琥珀酸等。

【药理研究】

1. 中枢抑制　琥珀酸注射能减少小鼠的自发活动,延长戊巴比妥钠睡眠时间,降低体温,抑制小鼠休克反应,抑制听源性惊厥,推迟氨基脲、士的宁、苦味霉素诱发小鼠惊厥出现的时间,对实验性惊厥动物有一定保护作用。

2. 抗血栓 琥珀酸可抑制血小板聚集,抗血栓形成。

3. 其他 兴奋呼吸、升压等[1]。

【性味归经】 甘,平。归心、肝、膀胱经。

【功效主治】 镇惊安神,活血散瘀,利尿通淋。用于心神不安,心悸失眠,惊风,癫痫;痛经,闭经,心腹刺痛,癥瘕积聚;淋证,癃闭等。

【临床应用】

1. 单方验方

(1)神经衰弱 朱砂7g、琥珀7g,研末,装入21粒胶囊,每晚3粒,7天为一个疗程[2]。

(2)新生儿头颅血肿 用珍珠琥珀散(珍珠粉与琥珀粉比例为1:2),每次0.5~1.0g,开水冲服,至血肿完全吸收[3]。

2. 配伍应用

(1)用于镇惊安神

琥珀配远志、石菖蒲:镇心定惊安神。用于心神不安,惊悸失眠,健忘多梦等症。如琥珀养心丹(《证治准绳》)。

琥珀配胆星、天竺黄:化痰定惊止痉。用于小儿惊风、高热神昏抽搐以及癫痫抽搐等。如琥珀抱龙丸(《活幼心书》)。

琥珀配人参、山药:健脾益气,镇惊安神。用于小儿慢惊风。如琥珀丸(《先醒斋医学广笔记》)。

(2)用于活血化瘀

琥珀配当归、莪术:活血祛瘀通经。用于血瘀气滞之闭经、痛经。如琥珀散(《灵苑方》)。

琥珀配三七:活血定痛宁心。用于心血瘀阻之胸痹心痛。

琥珀配水蛭、虻虫:化瘀止痛。用于血瘀经闭。如琥珀丸(《太平圣惠方》)。

(3)用于利尿通淋

琥珀配海金沙:利水通淋,化石散瘀。用于湿热蕴结之石淋、小便癃闭等。如琥珀散(《御药院方》)。

琥珀配金钱草:清热利尿通淋。用于石淋、热淋证。

【用法用量】 研末冲服,每次1.5~3g。外用适量。

参考文献

[1] 高学敏等.临床中药学.石家庄:河北科学技术出版社,2006.

[2] 李凌等.中国民间疗法,2007,15(7):28.

[3] 朱明华等.蚌埠医学院学报,1995,6:417.

第二节 养心安神药

酸枣仁

【基源】 为鼠李科植物酸枣 *Ziziphus jujuba* Mill. var. *spinosa* (Bunge) Hu ex H. F. Chou 的干燥成熟种子。

【成分研究】

1. 苷类 枣仁皂苷A、枣仁皂苷B、枣仁皂苷B_1、黄酮苷。

2. 脂肪油类 含8种脂肪酸,大部分为不饱和脂肪酸。

3. 其他 含多糖、白桦脂酸、白桦脂醇、当药素、酸枣仁皂苷及阿魏酸、维生素 C 等,还含有多种氨基酸及微量元素[1]。

【药理研究】

1. 对中枢神经系统的作用 酸枣仁总皂苷灌胃给药,可减少小鼠自发活动。酸枣仁总黄酮也可明显减少小鼠的自发活动,协同戊巴比妥钠的中枢抑制作用,拮抗苯丙胺的中枢兴奋作用。酸枣仁皂苷可显著降低戊四氮引起的小鼠惊厥率。

2. 对心血管系统的作用 酸枣仁总皂苷加入大鼠的心肌细胞培养液中,能明显减少缺氧缺糖、氯丙嗪和丝裂霉素 C 所致心肌细胞释放乳酸脱氢酶,在整体动物和细胞水平上均有抗心肌缺血作用。阿魏酸亦有抗氧化、消除自由基、降血脂及心血管调节作用。

3. 增强免疫 酸枣仁多糖能增强小鼠细胞免疫功能,明显促进抗体生成。对放射性照射引起的白细胞数降低有一定保护作用,能增加单核巨噬细胞的吞噬功能,也能延长被^{60}Co 照射小鼠的存活时间。

4. 抗炎 酸枣仁水提液具有抗炎作用,能降低小鼠腹腔、背部皮肤及耳郭毛细血管通透性,对大鼠后足蛋清性肿胀及大鼠腋下植入纸片产生的肉芽肿均有抑制作用。

5. 降脂 酸枣仁总皂苷腹腔注射,明显降低正常大鼠血清的胆固醇总量(TC)和低密度脂蛋白胆固醇(LDL-C),显著升高高密度脂蛋白胆固醇(HDL-C)。

6. 其他 抗氧化、减轻缺血性脑损伤、抗肿瘤等作用[2]。

【炮制研究】 对生、炒酸枣仁的化学成分和药理作用做初步的研究,结果表明,酸枣仁炒制后,化学成分基本没有发生变化(即酸枣仁皂苷 A 和酸枣仁皂苷 B、黄酮 C 和黄酮 D 等),与生品相同[3]。但炒枣仁中酸枣仁总皂苷含量明显高于生枣仁。其中,酸枣仁皂苷 A 的含量差别较大。说明酸枣仁炒后,酸枣仁皂苷易于煎出[4]。生、炒酸枣仁水煎液对小白鼠镇静、安眠、抗惊厥作用的比较,结果表明,两者无差别[5]。

【性味归经】 甘、酸,平。归心、肝、胆经。

【功效主治】 养心益肝,安神,敛汗。用于血虚心悸,怔忡,健忘,失眠,多梦,眩晕;体虚自汗、盗汗等。

【临床应用】

1. 单方验方

失眠:酸枣仁粉为散剂,置锅内用文火炒熟取出放凉。炒时勿用铁器,勿炒焦。每晚睡前冲服熟酸枣仁粉 10～15g,最多不得超过 20g[6]。

2. 配伍应用

(1)用于养心安神

酸枣仁配柏子仁、远志:补肝养心,宁心安神,又交通心肾。用于心肝血虚之惊悸怔忡、失眠及肝血不足、心肾不交之失眠、惊悸胆怯。如天王补心丹(《摄生秘剖》)。

酸枣仁配茯苓、知母、川芎:养血安神,清热除烦。用于肝虚有热之虚烦不眠。如酸枣仁汤(《金匮要略》)。

酸枣仁配当归、黄芪、党参:益气补血,养心安神。用于心脾气血两虚之心悸怔忡,失眠健忘。如归脾汤(《济生方》)。

酸枣仁配生栀子:清心除烦安神。用于心火过盛而致烦躁不宁、失眠多梦等(《施今墨对药》)。

酸枣仁配丹参:清心养血,除烦安神。用于瘀血阻络,心神失养之虚烦不寐、心悸者,冠心病虚烦不寐者更为适宜。如天王补心丹(《摄生秘剖》)。

（2）用于安神、收敛止汗

酸枣仁配五味子：宁心安神，敛汗。用于阴血不足之心神不宁，惊悸失眠，烦躁多汗等（《施今墨对药》）。

3. 鉴别应用

酸枣仁、朱砂：两者均能安神，但酸枣仁主要是养心安神，用于心肝阴血亏虚，心失所养之心悸怔忡、健忘失眠、多梦等症；且能敛阴止汗，用治体虚自汗、盗汗。朱砂则能重镇安神，主要用于心火亢盛，内扰心神之心神不安、惊悸失眠、惊风、癫痫等；且能清热解毒，治疗热毒疮疡，咽喉肿痛，口舌生疮。

【用法用量】　水煎服，9～15g。研末吞服，每次1.5～3g。炒后质脆易碎，便于煎出有效成分，可增强疗效。

【制剂与成药】

1. 复方酸枣仁胶囊：主要含酸枣仁、延胡索乙素。用于失眠症。口服，每次2粒，晚上服。

2. 枣仁安神颗粒（糖浆）：主要含酸枣仁、丹参、五味子。用于健忘、头晕、失眠、神经衰弱、更年期综合征等。口服，颗粒剂，每次1袋，临睡前开水冲服；糖浆剂，每次10～20ml，每日1次，临睡前服。

【使用注意】　酸枣仁用于治疗失眠，久服可产生耐药性，降低疗效，故宜交替使用。

参考文献

[1] 郑晔等.四川生理科学杂志,2006,28(1):35.

[2] 任凤芝等.基层中药杂志,2001,15(1):46.

[3] 王健.中成药,1989,11(1):18.

[4] 王健等.中成药,1994,16(10):24.

[5] 娄松年等.中成药研究,1987,2:18.

[6] 朱爱静.医学理论与实践,2000,13(12):748.

柏子仁

【基源】　为柏科植物侧柏 *Platycladus orientalis* (L)Franco 的种仁。

【成分研究】　柏子仁含柏木醇、谷甾醇和双萜类成分。尚含脂肪油，主要为不饱和脂肪酸。还含有少量挥发油、皂苷、维生素A和蛋白质等。

【药理研究】

1. 改善睡眠　柏子仁醇提物可以使猫慢波睡眠时间延长，有利于恢复体力。

2. 改善记忆　用电极热损伤破坏小鼠两侧前脑基底核，灌胃给予柏子仁乙醇提取物，在避暗法和跳台法实验中均证明其对损伤造成的记忆再现障碍及记忆消失有明显改善作用，对损伤所致的获得障碍亦有改善倾向，对损伤造成的运动低下无拮抗作用[1]。

3. 促进神经节生长　柏子仁石油醚提取物的主要成分为不饱和脂肪酸和不饱和脂肪酸酯，对鸡胚背根神经节突起的生长有轻度促进作用[2]。

【炮制研究】　柏子仁生用易致恶心或呕吐，而炒柏子仁对油脂含量影响不大，又能矫味，故多数临床情况下均被采用。

研究还发现，柏子仁经碾成泥、布包、加热、压榨去油，制成柏子仁霜后，其化学成分炮制前后有一定变化。药理实验表明，柏子仁霜对小鼠阈下催眠剂量异戊巴比妥钠有显著协同作用。与生柏子仁相比，两者有非常显著的差别[3]。由于柏子仁霜脂肪油有所降低，含量不超过5%，故服用无滑肠致泻之弊，可以确保养心安神之效。

【性味归经】　甘，平。归心、肾、大肠经。

【**功效主治**】 养心安神,润肠通便。用于心悸失眠,健忘;肠燥便秘。

【**临床应用**】

1. 单方验方

老年性便秘:柏子仁 10~15g ,去杂质,研碎煎之,待煮沸后,加入适量蜂蜜。每日 1 剂,分次饮用,一般 1~2 天即可排便,并对有心悸、失眠、健忘等症状的老年人有治疗作用,可达到通便健体的目的[4]。

2. 配伍应用

(1)用于养心安神

柏子仁配五味子:养心安神,敛阴止汗。用于心阴不足之虚烦不寐、心悸怔忡、盗汗者。如柏子仁丸(《普济本事方》)。

柏子仁配石菖蒲、茯神:宁心安神益智。用于心肾不交之心悸不宁、心烦失眠、梦遗健忘者。如柏子养心丸(《体仁汇编》)。

柏子仁配当归:养血宁心安神。用于阴血亏虚之虚烦不眠、多梦寐差、心悸。如柏子养心丸(《体仁汇编》)。

柏子仁配侧柏叶:柏子仁滋养阴血通心脉;侧柏叶收敛心神,清心凉血。两药合用,轻养轻清轻敛,不滞腻不苦寒闭遏。用于心阴心血不足、虚烦不寐。

(2)用于润肠通便

柏子仁配郁李仁、桃仁、苦杏仁、松子仁:润肠通便。用于治老年人及产后肠燥便秘。如五仁丸(《世医得效方》)。

3. 鉴别应用

柏子仁、酸枣仁:两者皆有养心安神之效,用治阴血不足,心神失养所致的心悸怔忡、失眠健忘等,常相须为用。但柏子仁质润多脂,能润肠通便,故治疗失眠兼有肠燥便秘者更好。酸枣仁安神作用较强,且味酸,收敛止汗作用好,体虚自汗、盗汗常选用。

【**用法用量**】 水煎服,10~20g。大便溏者宜用柏子仁霜代替柏子仁。

【**使用注意**】 便溏及多痰者慎用。

参考文献

[1] 王喜习等.中药材,2007,30(2):244.　　　　[3] 张志杰.黑龙江中医药,1983,2:52.
[2] 韩淑芬等.辽宁中医药大学学报,2008,10(3):142.　　[4] 李金梅等.山东中医杂志,2005,24(1):46.

灵　芝

【**异名**】 灵芝草。

【**基源**】 为多孔菌科真菌赤芝 *Ganoderma lucidum*(Leyss. ex Fr.) Karst. 或紫芝 *Ganoderma sinense* Zhao. Xu et Zhang 的干燥子实体。

【**成分研究**】

1. 三萜类　灵芝子实体和孢子中可分离出三萜类化合物约 130 种,多为高度氧化的羊毛甾烷衍生物,包括灵芝酸(A、B、C、D、E 等)及赤芝酸(A、B、C、D、E、F、O 等)[1]。

2. 多糖类　灵芝多糖是灵芝的主要功效成分之一,大多数具有生理活性的灵芝多糖是以 β-(1→3)-葡萄糖为主链结构构成的葡聚糖,一般由 D-葡萄糖、D-半乳糖、D-甘露糖、D-木糖、L-岩藻糖、L-鼠李糖、L-阿拉伯糖等单糖组成[2]。

3. **甾醇类** 灵芝子实体及孢子中含有大量甾醇类化合物,目前已分离到近20种,其骨架分为麦角甾醇和胆甾醇[1]。

4. **氨基酸和多肽类** 灵芝中含有丰富的氨基酸,如天门冬氨酸、谷氨酸、精氨酸、赖氨酸、鸟氨酸、脯氨酸等[1]。

5. **核苷类和生物碱类** 灵芝中含有腺嘌呤核苷、尿嘧啶核苷、灵芝苷、腺嘌呤、尿嘧啶、灵芝嘌呤等核苷类化合物,以及胆碱、甜菜碱、灵芝碱甲、灵芝碱乙、烟酸等生物碱类化合物[1]。

6. **其他** 呋喃类、微量元素、油脂类成分等[1]。

【药理研究】

1. **调节免疫** 灵芝多糖具有广泛的免疫调节活性,能促进细胞免疫和体液免疫功能。灵芝多糖提取物能够提高癌症晚期病人的免疫功能,增强免疫应答;通过激活PI3K途径抑制嗜中性粒细胞自发性凋亡;活化MAPK和PKC刺激嗜中性粒细胞的吞噬和趋化功能;直接或间接激活T淋巴细胞、B淋巴细胞、巨噬细胞、NK细胞等免疫细胞;通过与补体受体CR_3、$\alpha M\beta_2$整合蛋白、$CD_{11}b/CD_{18}$结合而激活免疫效应细胞,诱导细胞因子产生[1,2,4]。

2. **抗肿瘤** 灵芝孢子粉可明显抑制小鼠HAC肝癌、移植性S_{180}肉瘤的生长;灵芝孢子提取物对体外培养的肿瘤细胞系(人宫颈癌Hela细胞、人肝癌HepG2、人白血病HL-60、小鼠肉瘤Meth-A等)有细胞毒作用,可阻滞Hela细胞生长周期,使细胞分裂停留在G_1期,并可抑制MDA-MB-231和PC-3细胞的迁移[3,4]。

3. **抗病毒** 灵芝蛋白多糖有抗病毒活性,灵芝三萜类化合物具有抗HIV作用,可抑制HIV-1蛋白酶活性[1,3]。

4. **对神经系统的作用** 灵芝提取物具有一定的镇静催眠、镇痛和神经保护作用。灵芝提取物可明显减少小鼠自主活动,延长戊巴比妥和巴比妥引起的睡眠时间;延长热板法和水浴法引起的痛反应潜伏时间,减少由醋酸引起的小鼠扭体次数;降低神经系统兴奋性,抑制神经元高频放电,保护神经元[3]。

5. **保肝** 灵芝三萜类成分可减轻化学药物/毒物对肝脏的损伤,加强肝脏代谢药物/毒物的解毒功能。灵芝孢子粉可降低由D-氨基半乳糖所致肝损伤小鼠的死亡率,其提取物能够降低CCl_4所致的肝细胞损伤程度;灵芝蛋白多糖能够降低血清中天冬氨酸转移酶、丙氨酸转移酶、碱性磷酸酶和总胆红素的含量,并改善胶原蛋白和肝细胞的组织形态,从而发挥保肝作用[1,3]。

6. **其他** 抗衰老、抗氧化,抑制胃溃疡,降血糖和血脂作用等[1~3]。

【性味归经】 甘,平。归心、肺、肝、肾经。

【功效主治】 补气安神,止咳平喘。用于心神不宁,失眠心悸,肺虚咳喘,虚劳短气,不思饮食。

【临床应用】

1. 单方验方

(1)失眠 ①灵芝120g,研末吞服,1次3g,1天2次,20日为一疗程[5]。②口服灵芝糖浆,每次20ml,每日3次。以1个月为一个疗程[6]。

(2)老年性高血压 灵芝原药500g,黄酒或白酒4000~5000ml。酒加热至70~80℃,灵芝切碎一同装入瓷罐内,封口置于灶台等过火处。夏天可置于户外任阳光曝晒10~15天即可服用。每日饭前服10~15ml,早晚各服1次[7]。

(3)阳痿 以紫灵芝为佳,每次6g,切片文火久煎成浓汁,每服约100~150ml,晨起空腹服或午饭前 1h 服尤佳。可加少许冰糖或 1 个鸡蛋。15 天为 1 个疗程,可连续服用 1～2 个疗程[8]。

(4)慢性胆囊炎 每天取灵芝干品 10g,切片放入带盖的水杯中,加开水 200～300ml,浸泡 30～40min 后即可代茶饮用[9]。

(5)压疮 用灵芝孢子粉撒向压疮面,用无菌纱布遮盖。Ⅱ～Ⅲ期压疮 1 次/日,Ⅳ期褥疮 2 次/日[10]。

(6)白细胞减少症 ①灵芝 15g,黄芪 18g。与猪蹄筋适量共煮食(《补品知识》)。②灵芝胶囊(每粒 0.5g),每日 3 次,每次 4 粒。饭后服,10～20 天为 1 个疗程[11]。

(7)病毒性肝炎 ①口服 20%红灵芝糖浆,每次 100ml,每日 3 次[11]。②灵芝 20g,大枣 5 枚,去核,生姜 3 片。水煎,每日 1 剂,3 次分服[11]。

2. 配伍应用

灵芝配人参、生地黄:补养气血。用于虚劳短气、不思饮食、手足逆冷或烦躁口干等症,如紫芝丸(《圣济总录》)。

灵芝配山药:补五脏精气,生精化血,润肌养颜。用于精气不足者。

灵芝配酸枣仁、柏子仁:补气安神。用于失眠心悸。

灵芝配党参、半夏、五味子:益气敛肺,化痰止咳。用于肺虚咳嗽,痰多气喘。

灵芝配麻子仁、白瓜子:养血润燥,润肠通便。用于肠燥便秘。

【**用量用法**】 水煎服,6～12g,研末吞服 1.5～3g。

【**制剂与成药**】

1. 20%灵芝糖浆:用于神经衰弱,功能性子宫出血,肝炎。口服,每次 100ml,每日 3 次。

2. 灵芝浸膏片:每片含灵芝 1g。用于神经衰弱,失眠,食欲不振,肝炎。口服,每次 3 片,每日 3 次。

3. 灵芝北芪片:每片含灵芝 0.5g,黄芪浸膏 0.2g。用于失眠、多梦、短气多汗、健忘呆滞、高脂血症等。口服,每次 4～5 片,每日 3 次。

【**不良反应**】 口服灵芝无不良反应,但使用灵芝注射液可能有过敏反应。轻者出现荨麻疹、心慌气短、腹痛、胃痛、呕吐、喉头水肿等,严重者出现过敏性休克。

参考文献

[1] 张晓云,杨春清. 国外医药(植物药分册),2006,21(4):152.
[2] 刘佳,王勇. 现代药物与临床,2012,27(6):629.
[3] 林志彬,王鹏云. 北京大学学报(医学版),2006,38(5):541.
[4] 刘高强,王晓玲. 菌物学报,2010,29(1):152.
[5] 占永良等. 实用中医药杂志,2009,25(3):154.
[6] 王振勇等. 湖南中医杂志,2007,23(2):54.
[7] 甄义,王文贤. 医学理论与实践,2004,17(5):524.
[8] 林呈钱,郑振宇. 福建中医药,1995.26(1):15.
[9] 宋效芝,毕爱丽. 山西中医,1998,14(1):9.
[10] 谢晓明. 中国误诊学杂志,2010,10(8):1794.
[11] 宋立人等. 现代中药学大辞典,北京:人民卫生出版社,2001:1116.

远　志

【**基源**】 为远志科植物远志 *Polygala tenuifolia* Willd. 或卵叶远志 *P. sibirica* L. 的干燥根。

【**成分研究**】

1. 三萜皂苷类 基本母核为齐墩果酸。

2. 呫吨酮类 也称苯并色原酮类。

3. 寡糖酯类 主要以蔗糖为共同母核,在此基础上以不同形式的糖苷链连接葡萄糖(少数为鼠李糖)。乙酸、苯甲酸类和苯丙烯酸类与糖分子形成酯。

4. 生物碱类 N-甲酰基哈尔满、1-丁氧羰基-β-咔啉、1-乙氧羰基-咔啉、1-甲氧羰基-β-咔啉、降哈尔满和哈尔满[1]。

【药理研究】

1. 对中枢神经系统的作用 远志有镇静、催眠和抗惊厥作用,可以对抗五甲烯四氮唑所致惊厥,有协同戊巴比妥钠催眠作用。远志还具有安神、益智、抗衰老、等作用。远志可以促进老化小鼠(SAM)记忆、学习。

2. 抗菌 远志水煎剂可以抑制肺炎球菌,乙醇浸液对革兰阳性菌、痢疾杆菌、伤寒杆菌、人型结核杆菌均有抑制作用。

3. 其他 镇痛、祛痰、镇咳、降血压、兴奋平滑肌、抑制心脏、增强体力、抗突变、抗癌、调节血糖和血脂、利胆、利尿与消肿、抗凝血等作用[2]。

【炮制研究】 远志药用部位为干燥根,传统要求"去心"(根的木质部分),因为木质部分为非药用部分,故去心是合理的。

远志临床生用、蜜炙用或甘草制用。但生远志有"戟人咽喉"等不良反应,蜜炙或甘草水炙用的目的是减轻对胃肠道的刺激作用。对远志炮制前后做层析比较,并对阈下催眠剂量异戊巴比妥钠的协同、祛痰作用进行实验,结果表明生远志、蜜炙远志、甘草水炙远志与对照组比较均有非常显著的镇静、祛痰作用,而生品与炙制品在药理和层析结果无显著差别[3]。

【性味归经】 苦、辛,温。归心、肾、肺经。

【功效主治】 宁心安神,祛痰开窍,消散痈肿。用于失眠多梦,心悸怔忡,健忘,癫痫惊狂;咳嗽痰多;痈疽疮毒,乳房肿痛及喉痹等。

【临床应用】

1. 单方验方

(1)疮疡肿毒 远志50~80g(用量根据病灶大小而定),去心,放入白酒100ml与食醋100~120ml混合液中煮烂,捣为泥外敷患处,上盖塑料膜或油纸,胶布固定,24h换药1次,1周为一个疗程[4]。

(2)急性乳腺炎 远志12g,水煎后加米酒50ml兑服,每日1次。服后体温恢复正常,局部症状消失并恢复哺乳者为痊愈[5]。

2. 配伍应用

(1)用于祛痰开窍

远志配石菖蒲:祛痰开窍,宁心安神。用于痰蒙心窍所致神志不清,昏愦不语或癫痫惊狂,以及痰浊气郁影响神明所致的心悸、健忘、失眠及耳聋、目昏等。如远志丸(《鸡峰普济方》)。

(2)用于宁心安神

远志配茯苓、人参、石菖蒲:宁心安神,化痰益智。用于心气不足,忧伤抑郁,健忘失眠等。如定志小丸(《古今录验》)。

远志配朱砂:镇惊安神。用于心神不安之惊悸、失眠。如远志丸(《普济本事方》)。

远志配龙骨、龟甲:潜镇安神。用于心肾不足、痰火内扰之健忘失眠。如枕中丹(《备急千金要方》)。

远志配莲子心:清心宁神,交通心肾。用于心肾不交之夜寐失眠或多梦遗精等。

远志配郁金:解郁清心除烦。用于治痰气郁滞的怔忡、惊悸、健忘及神志模糊等。如菖蒲郁金汤(《温病全书》)。

(3)用于祛痰止咳

远志配桔梗:祛痰止咳。用于痰气郁滞、肺气失宣之咳嗽痰多。如远桔汤(《诚书》)。

【用法用量】 水煎服,5~10g。外用适量。化痰止咳宜炙用,其他可生用。

【制剂与成药】

1. 远志流浸膏:用于咳痰不爽。每次服 0.5~2ml,每日 3 次。

2. 远志酊:含远志流浸膏20%。用于咳痰不爽。口服,每次 2~5ml,每日 3 次。

【使用注意】 有胃炎及胃溃疡者慎用。

参考文献

[1] 滕红梅等.中草药,2007,38(8):1276:附 2.

[2] 张耀春等.国外医药·植物药分册,2004,19(2):59.

[3] 李光巍等.黑龙江中医药,1994,5:41.

[4] 刘桂然等.中国民间疗法,1994,4:36.

[5] 段其芬等.中国民间疗法.2001,9(8):45-46.

合 欢 皮

【基源】 为豆科植物合欢 *Albizia julibrissin* Durazz. 的干燥树皮。

【成分研究】 合欢皮含皂苷、鞣质、黄酮类、三萜酸及多糖。

【药理研究】

1. 催眠 合欢皮水煎液能明显缩短戊巴比妥钠引起的小鼠入睡潜伏期,延长小鼠睡眠时间[1]。

2. 对子宫平滑肌的作用 合欢皮冷水提取物可以使豚鼠或人的子宫收缩频率升高,收缩力增强。

3. 抗血小板活化因子 合欢皮温水提取物经甲醇溶出部分具有较强的抗血小板活化因子受体的作用[2]。

4. 其他 抗肿瘤、提高 T 淋巴细胞增殖能力、抗生育等作用[3]。

【性味归经】 甘,平。归心、肝、肺经。

【功效主治】 安神解郁,活血消肿。用于心神不宁,忿怒忧郁,烦躁失眠;跌仆损伤,血瘀肿痛,疮痈肿毒等。

【临床应用】

1. 单方验方

(1)腮腺炎 鲜合欢皮50g、冰片1g、芒硝3g、鸡蛋1个,将鲜合欢皮、冰片、芒硝用锤捣碎,鸡蛋去黄取清,用蛋清将上药拌成糊状备用,根据病变部位大小,取药适量均匀涂于纱布上,贴敷患处,用胶布固定(以不脱落为宜),每日换药 1 次[4]。

(2)骨折 合欢皮25g、骨碎补20g、桃仁10g、红花6g,每日 1 剂水煎服。同时将合欢皮50g、骨碎补30g、栀子10g 捣烂成泥,加 95%乙醇调匀,外敷于骨折处,蕉叶覆盖以保持湿润,外用弹力绷带包扎。每天更换 1 次。可在 24h 内明显消肿[5]。

2. 配伍应用

(1)用于解郁安神

合欢皮配白芍:养血和血,解郁安神。用于肝气郁结,心神不宁而致的神情抑郁、焦虑忧惚、烦躁失眠等。

合欢皮配丹参:养血活血,解郁除烦安神。用于心神不宁、烦躁、失眠。

合欢皮配首乌藤:养血解郁、宁心安神。用于阴虚血少,心神失濡,忧郁不乐,虚烦不眠,多梦易醒等。

(2)用于活血消肿

合欢皮配麝香、乳香:活血定痛。用于跌仆损伤,损筋折骨(《续本事方》)。

合欢皮配鱼腥草、芦根:清肺消痈排脓。用于肺痈。

合欢皮配蒲公英、紫花地丁:清热解毒。用于疮痈肿毒。

3. 鉴别应用

合欢皮、合欢花:两药同出一物,系不同药用部位,其功效主治相似。合欢花为合欢树的花或花蕾,其解郁安神作用较合欢皮强,尤适宜精神抑郁、虚烦失眠、健忘多梦者。合欢皮在活血消肿方面较合欢花强。合欢花煎服用量 5～10g。

【用法用量】 水煎服,6～12g。外用适量。

【使用注意】 孕妇慎用。

参考文献

[1] 霍长虹等.河北医科大学学报,2002,23(4):217.
[2] 高学敏.中药学.北京:人民卫生出版社,2000.
[3] 颜正华.中药学.第 2 版.北京:人民卫生出版

社,2006.
[4] 高科学等.国医论坛,1996,11(1):48.
[5] 吴丽霞等.中国民间疗法,2004,12(11):26.

首乌藤

【异名】 夜交藤。

【基源】 为蓼科植物何首乌 *Polygonum multiflorum* Thunb. 的干燥藤茎。

【成分研究】 首乌藤主要成分为蒽醌类,包括大黄素、大黄酚及大黄素甲醚。首乌藤叶含多种黄酮,如木犀草素-5-*O*-木糖苷。已分得大黄素、大黄素甲醚、大黄素-8-*O*-β-D-葡萄糖苷,并含 β-谷甾醇。此外,首乌藤尚含首乌藤乙酰苯苷,即 2,3,4,6-四羟基乙酰苯-3-*O*-β-D-葡萄糖苷。

【药理研究】

1. 镇静催眠 首乌藤具有明显的镇静催眠作用,对睡眠时相的影响与安定相似,连续服用催眠作用增强。

2. 对慢性炎症的作用 首乌藤能明显抑制大鼠棉球植入法所致的肉芽肿,对慢性炎症具有较强的抑制作用,而对二甲苯所致小鼠急性耳肿胀则无抑制作用。

3. 抑菌 首乌藤体外对金黄色葡萄球菌、大肠杆菌、卡他奈瑟球菌、流感杆菌、肺炎链球菌有抑制作用,其可能对呼吸道等感染有治疗作用,特别是慢性炎症有较好的效果。

4. 其他 首乌藤还有防治动脉粥样硬化、促进免疫功能等作用[1]。

【性味归经】 甘,平。归心、肝经。

【功效主治】 养血安神,祛风通络。用于心神不宁,失眠多梦;血虚身痛,风湿痹痛及风疹、疥癣等皮肤瘙痒症。

【临床应用】

1. 单方验方

失眠:首乌藤 60g,加大枣(用枣肉)60g,水浓煎 100ml,每晚睡前饮[2]。

2. 配伍应用

(1)用于养血安神

首乌藤配合欢皮(合欢花):养血解郁,宁心安神。用于阴虚血少,心神失濡,忧郁不乐,虚烦不眠,多梦易醒等。

首乌藤配酸枣仁:养血安神。用于血虚失眠,多梦而易醒。

首乌藤配柏子仁、远志:化痰宁心安神。用于痰浊上扰所致的心神不安、惊悸失眠。

首乌藤配龙齿、珍珠母:养血镇惊安神。用于阴虚阳亢,彻夜不眠者。如甲乙归藏汤(《医醇賸义》)。

(2)用于祛风通络

首乌藤配鸡血藤:养血活血,祛风通络止痛。用于风湿痹痛日久不愈,腰膝酸痛等。

首乌藤配五加皮:祛风除湿,强筋活络。用于风湿痹痛,关节肿胀,肢体麻木者。

(3)用于祛风湿止痒

首乌藤配蝉蜕、地肤子:祛风湿止痒。煎汤外洗,用于风疹、疥癣等皮肤瘙痒。

【用法用量】 水煎服,9~15g。

参考文献 ⸺⸺⸺⸺⸺⸺⸺⸺⸺⸺⸺⸺⸺⸺⸺⸺⸺⸺⸺⸺⸺⸺⸺⸺⸺⸺⸺⸺⸺⸺

[1] 王付荣等.江西中医学院学报,2007,19(5):98.　　　[2] 常美华等.时珍国药研究,1994,5(1):27.

第十四章　开窍药

麝　香

【异名】　当门子,元寸香。

【基源】　为鹿科动物林麝 *Moschus berezovskii* Flerov、马麝 *M. sifanicus* Przewalski 或原麝 *M. moschiferus* Linnaeus 成熟雄体香囊中的干燥分泌物。

【成分研究】

1. 大环酮类　麝香酮、麝香醇、3-甲基环十三酮。

2. 吡啶类　麝香吡啶、羟基麝香吡啶 A 和羟基麝香吡啶 B(同分异构体)等。

3. 甾体类　胆甾醇、胆甾-4-烯-3-酮等。

4. 多肽类　麝香醇溶物含有精氨酸、脯氨酸、甘氨酸、丙氨酸。水解氨基酸中天冬氨酸、丝氨酸、丙氨酸、胱氨酸、异亮氨酸、苯丙氨酸、赖氨酸、组氨酸的含量较高。

5. 其他　脂肪酸酯类、纤维素、脲囊素和尿素等[1]。

【药理研究】

1. 对心血管系统的作用　天然麝香具有明显的强心作用,使离体蟾蜍心脏收缩振幅增加,收缩力增强,心排出量增加。麝香能扩张外周血管,使心脏处于低耗氧水平状态,缓解心绞痛。麝香能减慢培养心肌细胞的自主节律,不完全对抗 α 受体和 β 受体兴奋剂的作用。麝香可使家兔、狗、麻醉猫的血压上升[1]。

2. 对中枢神经系统的作用　麝香对中枢神经系统具有双向调节作用,小鼠腹腔注射麝香或麝香酮能明显缩短戊巴比妥钠的睡眠时间,相反用高剂量则可使戊巴比妥钠引起的小鼠睡眠时间延长。麝香对大鼠实验性脑缺血神经元损伤具有保护作用,麝香能增强中枢对缺氧的耐受力,延长急性呼吸停止后脑电波的存在时间[2]。

3. 抗炎、抗菌　麝香水提物对小鼠巴豆油耳部炎症、大鼠琼脂性关节肿、酵母性关节肿、佐剂关节炎均具有明显的抑制作用,对大鼠烫伤性血管渗透性增加、羧甲基纤维素钠引起的腹腔白细胞游走亦具有明显的抑制作用。麝香的抗炎机制与兴奋神经-垂体-肾上腺皮质系统有关。麝香酮稀释液在试管内能抑制大肠杆菌和金黄色葡萄球菌。

4. 对呼吸系统的作用　麝香和麝香酮均具有兴奋动物呼吸的作用,应用后使动物呼吸频率和深度增加[1]。

5. 其他　免疫调节、抗溃疡、抗肿瘤、雄激素样作用、兴奋在体和离体子宫等作用。

【性味归经】　辛,温。归心、脾经。

【功效主治】　开窍醒神,活血通经,消肿止痛,催产下胎。用于闭证神昏;疮疡肿毒、瘰疬痰核,咽喉肿痛;血瘀经闭,癥瘕,心腹暴痛,头痛,跌仆损伤,风寒湿痹证;难产,死胎,胞衣不下等。

【临床应用】

1. 单方验方

(1)压疮　天然麝香 1.0g,加入 0.9%氯化钠溶液 250ml 的玻璃瓶内,压盖后高压灭菌备用。先常规消毒清洗,清除分泌物及坏死组织。再用无菌棉球将麝香水涂在创面上,创面保持暴露状态,每日换药1次[3]。

(2)慢性溃疡 常规处理创面,有坏死组织清除,然后将麝香粉少许均匀撒在创面。最后剪一块较创面略大的无菌塑料薄膜覆盖于创面上,包扎固定。3~5天换药1次。一般经1~3次换药后,可见肉芽健康生长。填满创面后,则再经1~2次换药,可有皮岛出现,继而愈合[4]。

(3)带状疱疹 患者取坐位或卧位,在皮疹部位用75%乙醇进行常规消毒。点燃麝香灸炷,首先在患部周缘快速点灸,然后点灸丘疱疹中心。每日治疗1次,5次为一个疗程[5]。

(4)风湿性关节炎 麝香(研末)3g,先将食醋20ml用墨在砚台上磨调成枯糊状,再加麝香末调匀备用。每次以阿是穴、辅以病变经络穴位5~10个。用梅花针轻捣刺穴位,有渗血为佳,然后将药物涂敷于穴位上,厚约0.3cm,待6~10天自行结痂脱落。治疗时间限在三伏天,每伏治疗1次[6]。

(5)面瘫 取患侧下关、阳白、颧髎、地仓、四白、迎香、牵正、颊车等穴。每次选5穴,直刺或斜刺15~25mm,得气后出针。取麝香约半粒绿豆大小(约0.1g),放置于针孔处,上扣自制直径2~3cm、厚0.5~1cm面团,面团上放置蚕豆大小艾炷,点燃艾炷施灸,待1壮燃尽,易炷再灸,每次灸7~9壮。每日1次,12日为一个疗程[7]。

(6)顽固性哮喘 麝香0.3g,生姜30g,切成薄片。取天突穴、气海穴,放上少许麝香,再放2mm厚生姜一片,上置艾炷,大如半粒花生米,先灸3壮,然后去掉生姜,仅隔麝香,再用艾炷灸4壮,至麝香成灰炭状,共为7壮。然后取大椎穴、双肺俞穴、双膏肓穴,用上述同样灸法各灸7壮。灸毕,在灸处贴上普通膏药一张。每24h调换一次。约经30天,灸疮结痂、脱落,局部留有瘢痕。每年夏季三伏天中的任何一天灸1次,3次为一个疗程[8]。

2. 配伍应用

(1)用于开窍醒神

麝香配牛黄、冰片:开窍醒神,豁痰息风,清热解毒。用于温热病高热神昏谵语,痰火上蒙之中风神昏痰壅肢厥,或癫狂神志错乱,或咽喉肿痛等。如安宫牛黄丸(《温病条辨》)。

麝香配苏合香、安息香:辛温开窍醒神。用于脑卒中、痰厥、气厥等猝然昏仆,牙关紧闭,不省人事之属于寒闭者。如苏合香丸(《太平惠民和剂局方》)。

(2)用于活血止痛

麝香配木香、桃仁:行气活血止痛。用于气血瘀滞所致的心腹疼痛。如麝香汤(《圣济总录》)。

麝香配红花、桃仁、川芎:活血散结,化瘀止痛。用于瘀血阻滞、闭经、痛经、癥瘕积聚等。如通窍活血汤(《医林改错》)。

麝香配水蛭、虻虫、三棱:破血消癥。用于癥瘕痞块等血瘀重证。如化癥回生丹(《温病条辨》)。

麝香配血竭、乳香、没药:活血化瘀,消肿止痛。用于跌仆损伤,骨折扭伤。如七厘散(《良方集腋》)。

麝香配雄黄:活血解毒消肿止痛。用于疮疡肿毒。如醒消丸(《外科全生集》)。

麝香配牛黄、蟾酥、珍珠:清热解毒,活血消肿。用于咽喉肿痛。如六神丸(《喉科心法》)。

(3)用于催产下胎

麝香配肉桂:活血通经,催生下胎。用于难产,死胎,胞衣不下。如香桂散(《张氏医通》)。

麝香配猪牙皂、天花粉:催产下胎。用于流产引产。如堕胎丸(《河北医药集锦》)。

3. 鉴别应用

麝香、牛黄:两者均为开窍醒神之要药,用于热病神昏及脑卒中痰迷等,常相须为用;两者均能消肿疗疮,可治热毒疮肿。但麝香辛温,芳香走窜力强,重在开窍,不但热闭常用,寒闭也可用。牛黄性凉而苦,偏于清心豁痰定惊,故仅宜热闭,并更适用于痰瘀热盛之昏迷及惊狂癫痫之证。此外,麝香性善走窜,其活血化瘀,消肿止痛作用显著,故宜于痈肿热毒初起未溃者,及跌打伤痛,为伤科要药;牛黄长于清热解毒,故一切痈肿疮毒皆可应用,尤以热毒壅盛者最为适宜。

【用法用量】 入丸、散剂,每次0.03~0.1g。外用适量。不宜入煎剂。

【制剂与成药】

1. **麝香酮片**:每片含麝香酮3mg。用于冠心病、心绞痛、胸闷等。含于舌下,每次1/2~1片。

2. **麝香酮气雾剂**:每瓶14g,含麝香酮20mg。用于冠心病、心绞痛、胸闷等。每次1~2下,每日3次。

3. **麝香保心丸**:每丸22.2mg,含麝香酮6%、蟾酥4%、苏合香脂8%、人工牛黄12%、肉桂24%、冰片19%及人参提取物27%。用于心肌缺血引起的心绞痛、胸闷及心肌梗死等的治疗和预防。含服,每次1~2粒,每日3次。或在症状发作时吞服。孕妇忌服。

4. **麝香伤湿膏**:由麝香、伤湿止痛流浸膏、薄荷脑等组成。用于风湿关节痛,肌肉痛,扭伤。贴患处。

【不良反应】 麝香和人工合成麝香酮毒性都很小,偶有外用麝香膏剂致过敏[9]。

【使用注意】 孕妇禁用。

参考文献

[1] 孙蓉等.齐鲁药事,2005,24(5):296.
[2] 郝吉福等.时珍国医国药,2004,15(4):249.
[3] 林丽娟.中国药师,2003,6(5):321.
[4] 孙德纯等.中国中西医结合外科杂志,1997,3(3):171.
[5] 杨迎民.中国民间疗法,2001,9(5):18.
[6] 汤水林等.交通医学,1998,12(3):355.
[7] 李民兰.中国针灸,2004,24(10):708.
[8] 贝时英等.中医外治杂志,1999,8(6):15.
[9] 张玉清.中华皮肤科杂志,1986,6:362.

冰 片

【基源】 为龙脑香科植物龙脑香 *Dryobalanops aromatica* Gaertn. f. 树脂加工品,或龙脑香树的树干、树枝切碎,经蒸馏冷却而得的结晶,称龙脑冰片,亦称梅片。由菊科植物艾纳香(大艾)*Blumea balsamifera* DC. 叶的升华物经加工劈削而成,称艾片。现多用松节油、樟脑等,经化学方法合成,称机制冰片。

【成分研究】 天然冰片主要含右旋龙脑,合成冰片除含有龙脑外,还含有大量异龙脑。异龙脑是龙脑的差向异构体[1]。

【药理研究】

1. 对中枢神经系统的作用 冰片对中枢神经兴奋性有较强的双向调节作用,既能镇静安神,又有醒脑作用。通过小鼠颈上神经节体外培养表明,冰片能促进神经胶质细胞分裂和生长。龙脑和异龙脑均能使戊巴比妥引起的小鼠睡眠时间延长[2]。

2. 抗炎 龙脑和异龙脑均能显著抑制蛋清所致大鼠足跖肿胀,异龙脑的抑制效果强于龙脑。异龙脑还能显著抑制巴豆油所致的小鼠耳郭肿胀,原理可能与拮抗前列腺素和抑制炎症介质的释放有关。

3. 抗心肌缺血　冰片具有促进其他药物透皮吸收的作用,有利于冠脉痉挛的防治,可减轻心肌缺血损伤[1]。

4. 抗菌　冰片可抑制或杀灭金黄色葡萄球菌、乙型溶血性链球菌、肺炎链球菌、绿色链球菌、大肠杆菌等常见细菌。对黑曲菌、红色癣菌等真菌也有抗菌作用。抗菌作用原理与冰片易透过细胞壁引起细胞膜损伤,破坏和改变其通透性有关。龙脑和异龙脑的抑菌效果一致,两者既无拮抗作用也无协同作用。

5. 其他　止痛、抗生育、引产作用[2]。

【性味归经】　辛、苦,微寒。归心、脾、肺经。

【功效主治】　开窍醒神,清热止痛。用于闭证神昏;目赤肿痛,喉痹口疮,疮疡肿痛;疮溃不敛,水火烫伤。

【临床应用】

1. 单方验方

(1)腹痛呕吐　冰片用量每次 0.5～0.8g,每日 1 次,加水溶化后顿服,一次无效可连用3～7 次,用量用法同前[3]。

(2)胆囊炎　冰片 5g、芒硝 50g 混匀,用一块大小适合的纱布块平铺桌面上,撒上药粉约1cm 厚,纱布向一面折数层,将薄层面敷于腹部胆囊投影区,用胶布固定,再裹数层纱布,3 天换药 1 次,3 次为一个疗程[4]。

(3)慢性肛门湿疹　用温水清洁肛门,擦干后,在瘙痒部位外涂冰片霜,早晚各 1 次。7 天为一个疗程,连用 3 个疗程[5]。

(4)静脉滴注外渗　将冰片 30～50g 加入 75％乙醇 100ml 中,配成冰片醇溶液。用棉球蘸之,在肿痛处以针眼为中心螺旋式涂擦布满肿胀区,向外扩 0.5cm,干后可再涂一遍,连续2～3 次[6]。

(5)静脉炎　将鲜生姜洗净、晾干,取 15～30g,加冰片细粉末 10～15g,捣成泥状,搅拌均匀,然后用双层纱布包裹,四周向内折叠,置于患处,治疗面积应与局部炎症累及的范围相一致,每日治疗 1～2 次。局部贴敷 0.5～1h 后疼痛可减轻,一般 1～4 天治愈,无不良反应[7]。

(6)蜂窝织炎　取冰片、芒硝按 1∶10 比例混合拌匀,研成细末,放置干燥阴凉处备用。应用时局部常规消毒,视创面的大小将冰片芒硝均匀置于敷料上(厚度约 3mm),贴于患处,敷料四周用胶布固定即可。隔日换药 1 次[8]。

(7)乳头破裂　将鸡蛋 2 个煮熟后取出蛋黄,放于勺中用文火熬炼成油,加冰片少许,哺乳后涂患处[9]。

(8)烫伤　冰片 3g、白糖 90g,先将白糖放于铁锅内加热熬成炭状与冰片混合在一起研成细末,即制成冰片白糖散。用时加香油调成糊状。涂于创面约 1cm 厚,水疱表面可稍厚些,然后用纱布覆盖、绷带包扎固定。开始隔日换药,以后每 2～3 日换药 1 次。反复换药直至痊愈[10]。

(9)口腔溃疡　冰片 1g,薄荷脑 2g,50％乙醇(或 48°～52°白酒)30ml,溶解后加蒸馏水至100ml。生理盐水棉球清洁口腔后,用棉签蘸药液涂患处,每日 3 次[11]。

(10)风火牙痛　冰片 2g、樟脑 2g、小茴香 2g,混合均匀。用两个酒盅,把上药放在酒盅内,上面盖上一个酒盅,用微火烧下面的酒盅底,加热后,药品化完为止,升在酒盅上面的蒸汽经过冷凝后为霜剂,用时用棉球浸药后抹在疼痛的牙齿上[12]。

(11)软组织损伤 将鲜生姜洗净晾干,取 15～20g,冰片 10～15g,凡士林等量,调为膏剂,用棉棒蘸药膏均匀地涂于患处,面积大小与伤处范围吻合,每日早晚各涂 1 次,4 天即可治愈[13]。

2. 配伍应用

(1)用于开窍醒神

冰片配麝香:开窍醒神。用于温热病邪陷心包、脑卒中痰厥、热痰蒙闭心窍所致的高热烦躁、神昏谵语及中暑、热邪闭窍、神志昏迷等热闭神昏。如安宫牛黄丸(《温病条辨》)。

(2)用于清热解毒

冰片配硼砂、朱砂、玄明粉:清热解毒,祛腐生肌止痛。用于外治咽喉肿痛、口舌生疮、牙痛等。如冰硼散(《外科正宗》)。

3. 鉴别应用

(1)冰片、麝香 两者同为开窍醒神之品,然麝香开窍力强而冰片力逊。另外,冰片性偏寒凉,以清热止痛见长,善治口齿、咽喉、耳目之疾,外用有清热止痛、防腐止痒、明目退翳之功;麝香辛温,活血散结止痛功效显著,善治血瘀经闭、癥瘕及心腹暴痛、跌仆伤痛,又可催产、下死胎。

(2)梅片、艾片、机制冰片 由于药材基源不同,商品冰片有上述三种。梅片为龙脑香科植物龙脑香树脂加工品,或龙脑香树的树干、树枝切碎,经蒸馏冷却而得的结晶,称龙脑冰片,亦称梅片。由菊科植物艾纳香(大艾)叶的升华物经加工劈削而成,称艾片。现多用松节油、樟脑等经化学方法合成,称机制冰片。梅片和艾片为天然冰片,质优价贵,效用更好,临床不良反应的发生率也低。机制冰片价廉,功效与天然冰片相近。

【用法用量】 入丸、散剂,每次0.15～0.3g。外用适量,研粉点敷患处。不宜入煎剂。

【不良反应】 有报道用含冰片的冰硼散外敷治脚癣糜烂瘙痒而引起皮肤过敏,表现为用药局部皮肤潮红、奇痒并有散在性皮疹。患者另用2%硼酸液泡足无不良反应,故可排除硼酸过敏[14]。

【使用注意】 冰片辛香走窜,现代研究表明冰片具有生殖毒性,故孕妇忌服。冰片为龙脑香树脂,具有抗原性,故过敏体质者慎用。

参考文献

[1] 吴寿荣等.中草药,2001,32(12):1144.
[2] 周小雅.中国现代应用药学杂志,1998,15(3):17.
[3] 刘黎明等.河南中医,1999,19(2):35.
[4] 王远进.中国乡村医药杂志,2005,12(2):44.
[5] 张一辉.江苏中医,2001,22(5):30.
[6] 连秀娜等.河北中医,2005,27(1):14.
[7] 刘淑茹等.护理研究,2003,17(6 上半月版):678.
[8] 王洁伟.中国民间疗法,2006,14(12):14.
[9] 祁桂芬等.中医药研究,1992,6:16.
[10] 徐佩等.中国民间疗法,2003,11(1):29.
[11] 李传真.山西中医,2001,17(3):42.
[12] 侯居平等.河南中医,1997,17(3):159.
[13] 刘淑茹等.山东中医杂志,2002,21(7):441.
[14] 钟传珍.云南中医学院学报,1990,13(2):556.

苏 合 香

【基源】 为金缕梅科植物苏合香树 *Liquidambar orientalis* Mill. 的树干渗出的香树树脂。

【成分研究】

1. 树脂部分 ①树脂酯类,为树脂醇类与芳香酸(主要是桂皮酸、苯甲酸)结合而成的酯类。②树脂酸类,主要为齐墩果酮酸和3-表-齐墩果酮酸。

2. 油状液体 大多由芳香族化合物和萜类化合物组成,芳香族化合物主要为桂皮酸及其酯类,萜类主要为单萜及倍半萜类。

【药理研究】

1. 抗心肌缺血 苏合香能延长小鼠耐缺氧时间,增加心肌梗死犬的冠状窦血流量(CSF),减慢心率和心脏动-静脉血氧差(MA-VO$_2$),表明其抗心肌缺血与减慢心率、改善心肌氧代谢有关。

2. 抗血小板聚集 苏合香有明显抗血小板聚集作用,桂皮酸是主要有效成分。桂皮酸能明显对抗由 ADP 和胶原诱导的血小板聚集,其机制可能是抑制血栓素合成酶的作用,降低血浆血栓素(TXA)水平[1]。

【性味归经】 辛,温。归心、脾经。

【功效主治】 开窍醒神,辟秽,止痛。用于脑卒中昏厥,惊痫等属寒闭神昏者;寒湿闭阻之胸腹冷痛、满闷;湿浊吐利以及冻疮等。

【临床应用】

1. 单方验方

(1)冠心病心绞痛 服用苏冰滴丸,每次 2～4 丸,吞服,多数服药后 2～3h 起效[2]。

(2)多种痛证 用苏合香丸(《太平惠民和剂局方》)治疗血卟啉病(腹痛、胁痛)、阴缩、巅顶头痛等,均能收到止痛效果。疼痛时嚼服 1 丸[3]。

(3)冻疮 苏合香适量,溶于 70%乙醇中,涂敷于冻疮患处(《现代实用中药》)。

2. 配伍应用

(1)用于开窍

苏合香配麝香、安息香:温通开窍。用于脑卒中昏厥、痰厥、气厥等属寒闭者。如苏合香丸(《太平惠民和剂局方》)。

(2)用于止痛

苏合香配冰片:开窍化浊,祛寒行气止痛。用于寒闭神昏或寒凝气滞之胸脘痞满、冷痛等。如冠心苏合丸(《中国药典》1985 年版)。

苏合香配广藿香:解暑化湿,行气止痛。用于夏日感受暑湿,猝然腹痛吐泻者。

(3)用于豁痰定惊

苏合香配天竺黄:豁痰定惊。用于小儿惊痫。

3. 鉴别应用

苏合香、麝香:两者均为辛温芳香走窜之品,有开窍启闭醒神之功,用治窍闭神昏证。但麝香辛窜开窍之力较强,经配伍寒闭、热闭皆可应用,为治疗闭证神昏之要药。此外,麝香善于活血散结止痛,可治疗经闭癥瘕、心腹暴痛、跌仆损伤、痈肿疮疡、难产死胎等。苏合香开窍醒神之功与麝香相似,但药力较弱,主要用于寒闭神昏。另外,又长于辟秽化浊、开郁止痛,为治疗胸腹满闷暴痛所常用。

【用法用量】 入丸、散剂,每次0.3～1g。不宜入煎剂。外用适量。

【制剂与成药】

1. 苏冰滴丸:由苏合香油、冰片组成。用于冠心病、心绞痛。含化或吞服。每次 2～4 粒。

2. 冠心苏合丸:由苏合香、冰片、制乳香、檀香、青木香组成。用于心绞痛、胸闷憋气。嚼服,每次 1 丸,每日 1～3 次。

参考文献

[1] 罗光明等.江西中医学院学报,1997,9(1):43.　　[3] 张方乙.辽宁中医杂志,1988,1:31.
[2] 邓文龙.中成药研究,1985,3:33.

安 息 香

【基源】 为安息香科植物白花树 *Styrax tonkinensis* (Pierre) Craib ex Hart. 的干燥树脂。

【成分研究】 安息香主要成分为树脂(约90%),其成分有 3-桂皮酰苏门树脂酸酯、松柏醇桂皮酸酯、苏合香素、桂皮酸苯甲醇酯及游离苯甲酸、桂皮酸[1]。

【药理作用】

1. 祛痰　安息香能直接刺激呼吸道黏膜,增加其分泌,促进痰液变稀排出。

2. 防腐　安息香具有防腐作用,可作为防腐剂[2]。

【性味归经】 辛、苦,平。归心、脾经。

【功效主治】 开窍祛痰,行气活血,止痛。用于闭证神昏;心腹疼痛,风寒痹痛等。

【临床应用】

1. 单方验方

婴儿脐疝:安息香400g研细,加入30%乙醇适量静置过夜。过滤,加30%乙醇至1000ml,分装备用。治疗时先在脐旁两侧皮肤上(脐孔除外)涂一层安息香酊,然后用一条 7～8cm 宽、10～15cm 长的胶布一端粘贴在脐旁一侧的皮肤上,再用手压脐疝使之内陷复位,并将胶布另一端稍加拉力闭拢脐环粘贴在腹部的另一侧,贴好后以脐部皮肤起纵形皱褶表示粘贴恰当。胶布每周更换 1 次[3]。

2. 配伍应用

安息香配五灵脂:行气活血止痛。用于产后血晕,恶露不下,神志昏迷者(《本草汇言》)。

安息香配附子、天麻、乳香:活血通络,蠲痹止痛。用于风痹、顽痹。

3. 鉴别应用

安息香、苏合香:两者均为温开药,同具开窍醒神之效,适用于闭证神昏证。然安息香性平偏温,香气较淡,开窍之功似苏合香而力逊,但能祛痰,故闭证神昏而痰涎壅盛者尤宜;本品尚能行气活血止痛,宜治气滞血瘀引发的心腹疼痛及风寒痹痛。苏合香性温气烈,开窍力胜于安息香,又善辟秽化浊,主治脑卒中痰厥、气郁暴厥、中恶昏迷之寒闭证;还能温通行气、散寒止痛,用治胸腹满闷冷痛及冠心病心绞痛。

【用法用量】 入丸、散剂,每次 0.6～1.5g。不宜入煎剂。外用适量,研粉点敷患处。

【制剂与成药】 安息香酊:每 100ml 含安息香 20g,90%乙醇适量。用于支气管炎及急性喉炎。吸入法,每次 1～4ml。

参考文献

[1] 颜正华.中药学.第 2 版.北京:人民卫生出版社,2006.
[2] 高学敏等.临床中药学.石家庄:河北科学技术出版社,2006.
[3] 张勇等.中成药,1999,21(2):105.

石菖蒲

【基源】 为天南星科植物石菖蒲 *Acorus tatarinowii* Schott. 的干燥根茎。

【成分研究】

1. 挥发性成分　6 个特征性成分,即甲基丁香酚、顺式甲基异丁香酚、反式甲基异丁香酚、榄香素、α-细辛醚、β-细辛醚。

2. 水溶性成分　2,4,5-三甲氧基苯甲酸、4-羟基-3-甲氧基苯甲酸、2,4,5-三甲氧基苯甲醛、辛二酸、5-羟甲基糠醛、2,5-二甲氧基苯醌等。

3. 其他　多糖等[1]。

【药理研究】

1. 对中枢神经系统的作用

(1)镇静、催眠　石菖蒲水提液、醇提液、煎剂、挥发油、去油水煎剂均能使小鼠自发活动减少,能协同戊巴比妥钠的睡眠作用,表现为快速入睡和睡眠持续时间延长。其中挥发油的作用最强,可能机制为降低单胺类神经递质及其主要代谢物含量。

(2)抗惊厥　石菖蒲醇提物能明显对抗大鼠、小鼠的最大休克发作和小鼠的戊四氮最小阈发作及小鼠的士的宁惊厥反应。石菖蒲水提液能延长回苏灵及戊四氮所致的小鼠惊厥潜伏期,降低死亡率。

(3)兴奋中枢　石菖蒲醇提液有兴奋脊髓、大脑和中脑的作用,水提液主要兴奋中脑和大脑,而挥发油则有兴奋脊髓的作用。

(4)益智　石菖蒲的去油煎剂、总挥发油、β-细辛醚、α-细辛醚对正常小鼠学习均有促进作用,对小鼠各种记忆障碍模型均有不同程度的改善作用。石菖蒲水提液能明显延长小鼠跳台潜伏期,减少错误次数,提高小鼠迷宫实验的正确率。

(5)抗抑郁　石菖蒲水煎剂可使小鼠尾悬挂的失望时间和大鼠强迫游泳的不动时间显著缩短。机制可能是阻断中枢神经对 5-羟色胺(5-HT)的重摄取,使神经细胞突触间隙中可供生物利用的 5-HT 增多,发挥抗抑郁作用。

2. 对心血管系统的作用　石菖蒲醇提物的水溶液和挥发油对心脏有抑制作用,可以降低蛙心收缩频率和幅度,其中 β-细辛醚作用强而持久,非挥发油成分通过对异位节律点的抑制作用而达到抗心律失常作用。石菖蒲可以抑制血小板聚集,增强红细胞变形能力,其机制可能是通过作用于血小板环磷腺苷(cAMP)系统,增强腺苷酸环化酶(AC)活性,抑制磷酸二酯酶(PDE)活性,升高血小板内 cAMP 水平及降低血小板对致聚因子 ADP 的敏感性,发挥抑制血小板聚集作用,而且还与改善红细胞能量代谢有关。

3. 抗癌　挥发油对小鼠肝癌、S_{180} 有明显抑制作用,煎剂在体外能杀死小鼠腹水癌细胞。

4. 平喘　石菖蒲中含的 β-细辛醚有平喘作用,能对抗组胺引起的支气管收缩,α-细辛醚能完全对抗乙酰胆碱引起的豚鼠气管收缩。

5. 其他　促进消化液分泌、制止胃肠异常发酵、阻止肠管平滑肌痉挛、杀蛔、抑菌、降脂和降温等作用[2]。

【性味归经】 辛、苦,温。归心、胃经。

【功效主治】 开窍醒神,化湿和胃,宁神益智。用于痰蒙清窍,神志昏迷;湿阻中焦,脘腹痞满,胀闷疼痛;噤口痢;健忘、失眠、耳鸣、耳聋等。

【临床应用】

1. 单方验方

(1)腹泻 腹泻轻者(临床诊断为肠炎或大便常规正常者),石菖蒲研末 10g,装入胶囊,每日 3 次,口服,7 天为一个疗程。重者(临床诊断为急性菌痢者),石菖蒲 30g,水煎服,每日 3 次,7 天为一个疗程[3]。

(2)咽喉疾患 石菖蒲治疗以声音嘶哑甚至失音、咽喉不适、咳后则舒为主要表现的咽喉多种疾患有效。以鲜品为佳,无鲜品者,干品亦可。每日 10～15g,切片泡水,小口频服。鲜品适当加量。石菖蒲可单用,亦可酌情配伍蝉蜕、玄参、马勃等清咽润喉之品,效亦佳[4]。

2. 配伍应用

(1)用于祛痰开窍

石菖蒲配半夏、胆南星:涤痰开窍。用于中风痰迷心窍,舌强不能言语者。如涤痰汤(《严氏济生方》)。

石菖蒲配黄连、枳实、竹茹:清热化痰,开窍宁神。用于痰火蒙蔽清阳、心窍的神志昏迷、癫痫抽搐。如清心温胆汤(《古今医鉴》)。

(2)用于化湿和胃

石菖蒲配黄连、厚朴:清热燥湿,理气宽中。用于脾胃呆滞、湿浊不化、腹胀、食欲不振及湿热霍乱吐利。如连朴饮(《霍乱论》)。

石菖蒲配黄芩、滑石、茵陈蒿:清热利湿化浊。用于湿温时疫,症见发热胸闷腹胀、身黄、尿赤、吐泻等。如甘露消毒丹(《温热经纬》)。

石菖蒲配黄连、茯苓、石莲子:芳香化湿,清热和胃。用于湿浊、热毒蕴结所致不思饮食、痢疾后重等。如开噤散(《医学心悟》)。

(3)用于宁神益智

石菖蒲配人参、远志:宁神益智。用于健忘证。如不忘散(《证治准绳》)。

石菖蒲配酸枣仁:安神定志。用于失眠、多梦、心悸怔忡。如安神定志丸(《杂病源流犀烛》)。

3. 鉴别应用

(1)石菖蒲、郁金 两者均可开窍醒神,治疗窍闭神昏证。但石菖蒲辛苦性温,长于化浊开窍,治疗痰蒙心窍、神昏癫狂;又能化湿浊而健脑益智、通窍聪耳、除湿开胃,用治痰湿阻滞、清阳被困之健忘耳聋或湿滞中焦、脘痞吐泻之证。郁金辛苦性寒,长于清热开窍,治疗热陷心包,或痰热蒙蔽清窍、神昏癫狂等,且有活血行气、消肿止痛、清肝利胆、凉血之功,擅治气血瘀滞、胸腹诸痛及热迫血行之吐衄、肝胆湿热之黄疸等。

(2)石菖蒲、远志 两者均有祛除痰湿之功,既能开窍醒神,又可安神益智,用于痰湿秽浊蒙蔽清窍之神志昏乱、癫狂痴呆及心神不安、失眠、健忘等。但石菖蒲偏于化湿,兼能和胃,常用于湿浊中阻,脘痞胀痛及噤口痢;远志偏于化痰,兼能止咳,常用于咳嗽痰多,消散痈肿作用也较优,善治痈疽肿毒、乳房肿痛等。

(3)石菖蒲、九节菖蒲 古代本草文献称石菖蒲以"一寸九节者良",故本品亦称九节菖蒲。但现在临床所用九节菖蒲实为毛茛科多年生草本植物阿尔泰银莲花 *Anemone altaica* Fisch. 的根茎。虽然九节菖蒲与石菖蒲功能相似,但因其有一定毒性,故不得与石菖蒲相混淆。九节菖蒲味辛、性温,归心、肝、脾经。功能开窍除痰,安神健脾。用于热病神昏,癫痫,胸腹胀闷,食欲不振;外用治痈疽疮癣。

【用法用量】 水煎服,3～9g,鲜品加倍。外用适量。

【制剂与成药】 石菖蒲注射液:每 2ml 含石菖蒲挥发油 10mg。用于肺性脑病及急性脑损伤昏迷、脑性昏迷、小儿脑炎、脑栓塞后遗症等。每次 5～10ml,重型病证可用到 20ml,用 25％或 5％葡萄糖溶液适量稀释后做缓慢静脉推注或静脉滴注,每日 1 次。

参考文献

[1] 吴样瑞等.浙江中医药大学学报,2007,31(6):789.

[2] 孙桂波等.医药学刊,2002,20(5):641.

[3] 王凤.北京中医,1997,5:33.

[4] 万增志.中医杂志,1996,37(11):646-647.

蟾 酥

【基源】 为蟾蜍科动物中华大蟾蜍 *Bufo bufo gargarizans* Cantor 或黑眶蟾蜍 *B. melanostictus* Schneider 的耳后腺及皮肤腺分泌的白色浆液,经加工干燥而成。

【成分研究】

1. **蟾蜍毒素类** 包括蟾毒、蟾毒配基脂肪酸酯和蟾毒配基硫酸酯等。

2. **蟾毒配基类** 脂蟾毒配基、华蟾毒精和蟾毒灵等。

3. **水溶性吲哚类生物碱** 蟾毒色胺类。

4. **其他** 吗啡和肾上腺素等。

【药理研究】

1. **对心血管系统的作用**

(1)强心 小剂量蟾酥可增强离体蟾蜍心脏的收缩力,大剂量则使麻醉猫、犬、兔、蛙心率变慢。蟾毒及其配基均有洋地黄样强心作用。来西蟾毒配基(RBG)、华蟾毒灵(CBL)、蟾毒灵(BL)等对心肌细胞的 Na^+-K^+-ATP 酶有强烈抑制作用,从而使心肌细胞内 Na^+ 浓度相对增高,钙离子则通过 Na^+-Ca^{2+} 交换进入心肌细胞,结果使心肌收缩力加大。

(2)对心肌缺血的作用 蟾酥可使纤维蛋白原的凝集时间延长,其抗凝作用与尿激酶类似,可使纤维蛋白溶酶活性化,从而增加冠状动脉灌流量。蟾酥能增加心肌营养性血流量,改善微循环,增加心肌供氧,对因血栓形成所致的冠状动脉血管狭窄而引起的心肌梗死等缺血性心脏病有一定疗效。

(3)升压 蟾酥升高动脉血压作用与肾上腺素相似,其升压作用主要来自于周围血管的收缩,部分来自心动作用,该作用可被 α-受体阻断剂阻断。

2. **抗肿瘤** 蟾毒配基类对小鼠肉瘤 S_{180}、兔 BP 瘤、子宫颈癌、腹水型肝癌等均有抑制作用。

3. **镇痛** 蟾酥能提高痛阈,具有镇痛作用。蟾酥镇痛的活性成分主要存在于氯仿提取物中,包括 RBG 等 6 种单体化合物。

4. **局麻** 蟾酥乙醇提取物有表面麻醉作用,局麻作用以 BL 最强[1]。

5. **其他** 蟾酥可以增强去甲肾上腺素所引起的大鼠输精管收缩,提高免疫功能、镇咳、平喘、致幻、抗菌、抗炎、利尿、兴奋呼吸、促进糖原产生和抑制乳酸生成的胰岛素样作用,子宫收缩作用及增强机体对放疗和化疗的耐受力等[2]。

【炮制研究】 蟾酥炮制大多采用酒炙法。蟾酥在酒炙前后成分无变化,但酒炙后总强心甾含量提高。酒炙不仅利于粉碎,而且可增强药效[3]。以蟾酥活性成分之一酯蟾毒配基为指标,对酒炙品、乳炙品进行含量测定比较,结果酒炙品含量高于乳炙品[4]。毒性比较,鲜牛奶炮制品＞60％乙醇炮制品。说明传统酒炙法既经济又节省时间,且标准易掌握[5]。

【性味归经】 辛,温;有毒。归心经。

【功效主治】 开窍醒神,止痛,解毒。用于痧胀腹痛,神昏,吐泻;恶疮,瘰疬,咽喉肿痛,牙痛等。近年也用治各种癌肿。

【临床应用】

1. 单方验方

(1)周围性面神经麻痹 将蟾酥研成粉末,每次取 0.02g,分别外敷于患侧太阳穴和地仓穴,用胶布贴住,以防脱落。贴敷 24h 后患部有轻微烧灼感,3 天后局部皮肤起疱,系药物正常反应,一般 5～7 天即出现明显效果。1 周未愈者,取下更换[6]。

(2)落枕 取活蟾蜍 2 只,置于 20℃温水中待用。先将两块砖放于炉上加温至炙手,再将蟾蜍背部贴在砖上,使蟾酥滋出。待砖冷却至不能灼伤皮肤时(要有烫感),将有蟾酥的一面紧贴在痛剧处,至完全冷却时取下换上另一块,每天 1 次,2 天为一个疗程[7]。

(3)小儿头皮感染 取活蟾蜍 1 只,洗净备用。治疗时,用小棒适度敲击蟾蜍全身,待其皮肤腺体(尤其是耳后腺)分泌出乳白色蟾酥时,将蟾蜍紧贴患儿头皮感染部位反复涂抹(溃烂破损部位应适当多涂),直至感染部位全部涂抹为止[8]。

2. 配伍应用

(1)用于开窍醒神

蟾酥配麝香:辟秽开窍醒神,解毒消肿止痛。用于治疗夏伤暑湿秽浊不正之气所致昏厥之证及疮痈肿毒、咽喉肿痛等。如蟾酥丸(《玉机微义》)。

(2)用于清热解毒消肿

蟾酥配雄黄:解毒消肿止痛。用于热毒痈疽、疔疮、无名肿毒。如蟾酥丸(《外科正宗》)。

蟾酥配牛黄:清热解毒,消肿止痛。用于咽喉肿痛、烂喉丹痧、乳蛾、喉风。如六神丸(《喉科心法》)。

3. 鉴别应用

蟾酥、樟脑:两者都有开窍醒神、辟秽止痛之功,能治疗痧胀腹痛、吐泻不止、神昏等。蟾酥又有较强的解毒消肿、止痛功效,治疗痈疽恶疮、咽喉肿痛、各种牙痛,内服外敷均有效,但外用不可入目;樟脑外用具有除湿杀虫、温散止痛之效,可用于疥癣瘙痒、湿疮溃烂及牙痛、跌打伤痛等。

【用量用法】 入丸、散剂,每次 0.015～0.03g。外用适量。

【制剂与成药】

1. 蟾酥注射液:每 2ml 相当于新鲜蟾酥 4mg。用于急、慢性化脓性感染。肌注,每次 2ml,每日 1～2 次,小儿酌减。

2. 蟾力苏注射液:主要成分为脂蟾毒苷元。用于低血容量休克、创伤性休克、心源性休克、心力衰竭、呼吸抑制等。静注,每次 2～4mg,重复给药应相隔 10～20min。

【不良反应】 内服蟾酥或含蟾酥的中药复方制剂(如六神丸)过量,易发生中毒,一般在进食后 0.5～2h 发病,出现剧烈的恶心、呕吐、腹痛、腹泻等消化道症状;神经系统症状有头痛、头昏、嗜睡、口唇四肢麻木、出汗、膝反射迟钝或消失;并可出现各种心律紊乱,心电图改变酷似洋地黄中毒,表现为各种传导阻滞、早搏、心房颤动,以及 S-T 段压低和 T 波改变,甚至发生心源性脑缺血综合征,血压下降和休克。蟾酥浆汁溅入眼内可致剧痛难忍、眼睛红肿、角膜损伤,甚至失明[9]。

【中毒救治】

1. 对症和支持治疗:出现类似洋地黄中毒者,可口服或静脉滴注氯化钾 1～2g;出现房室传导阻滞,可用阿托品0.5～1mg肌内或皮下注射,严重者加用异丙基肾上腺素,同时纠正水、电解质紊乱,心律紊乱和循环衰竭等则对症处理[9]。

2. 溅入眼内时,可用3%硼酸液局部冲洗。

3. 中药治疗:生甘草15g,生姜10g,绿豆30g,煎汤内服;或用鲜芦根捣汁内服[10]。

【使用注意】 蟾酥有毒,内服切勿过量;外用不可入目。年老体弱、婴幼儿慎用。蟾酥可使子宫收缩,故孕妇忌服。本品有强心作用,应避免与强心苷类药物、排钾利尿药同用,也不宜与钙剂以及有消化道刺激作用的药物同时应用。

参考文献

[1] 高艳荣等.武警医学院学报,2003,12(5):406.

[2] 张英等.中草药,2006,37(12):1907.

[3] 葛莉等.中成药,1993,15(2):16.

[4] 王志巍等.中医药学报,1994,(1):43.

[5] 朱志农等.陕西中医,1989,10(2):84.

[6] 孙元东等.山东中医杂志,1995,14(1):35.

[7] 王立宁等.中国民族民间医药杂志,2002,54:24.

[8] 张贞香.中国农村医学,1998,26(9):51.

[9] 陈灏珠.实用内科学.第11版.北京:人民卫生出版社.2001.

[10] 张冰等.中药药源性疾病学.北京:学苑出版社,2001.

樟 脑

【基源】 为樟科常绿乔木樟 *Cinnamomum camphora* (L.) Presl. 的枝、干、叶及根部,经提炼制成的颗粒状结晶。

【成分研究】 樟脑主要成分是一种双环萜酮($C_{10}H_{16}O$)物质。

【药理研究】

1. 对中枢神经系统的作用 可兴奋中枢神经系统,对高级中枢尤为明显。大量作用于大脑皮层运动区及脑干,引起癫痫样惊厥,一般剂量对呼吸无明显作用[1]。

2. 局部作用 樟脑轻擦皮肤可产生类似薄荷的清凉感,此乃刺激冷觉感受器的作用;用力擦则使皮肤发红。

3. 其他 强心、轻度局麻作用[2]。

【性味归经】 辛,热;有毒。归心、脾经。

【功效主治】 开窍辟秽,除湿杀虫,温散止痛。用于痧胀腹痛,吐泻,神昏;疥癣瘙痒,疮疡湿烂,寒湿脚气;牙痛,跌打伤痛等。

【临床应用】

1. 单方验方

(1)小儿呕吐 右手食指用温开水浸湿后拈取樟脑粉少许,快速抹在悬雍垂上,然后禁食水1h,1h后若再呕吐可重复应用1次[3]。

(2)口腔黏膜溃疡 溃疡局部先用1%碘甘油涂布少许,稍干后用与稍大于溃疡面积的樟脑酚棉片湿敷于溃疡面,上放置干燥棉球,放置为时间每日3次至创面基本愈合,长者1周即可愈合,不留瘢痕[4]。

(3)阴虱病 用10%樟脑醋50～100ml浸湿于小毛巾或纱布块上,覆盖于阴部,局部再敷以塑料贴膜,尽量减少药物挥发,5h后洗涤即可,每日1次,连续2～3次。局部皮肤有抓破者,涂红霉素软膏[5]。

2. 配伍应用

樟脑配硫黄、枯矾:除湿杀虫止痒。用于治疗疥疮有脓。如樟脑散。

樟脑配雄黄:解毒杀虫,除湿消肿。用于瘰疬溃烂,虫蚀牙痛。如樟雄散(《医级》)。

樟脑配没药、乳香(1∶2∶3):辟秽化浊,温散止痛。研细末,茶水调服,每次 0.1g,治感受秽浊疫疠或暑湿之邪,而致腹痛闷乱,吐泻昏厥诸证(《本草正义》)。

3. 鉴别应用

樟脑、冰片:两者均有通窍作用,但其性味不同,治疗迥异。冰片辛、苦、微寒,开窍醒神,清热止痛,多用于各种昏厥及喉痹口疮、疮疡肿痛。樟脑辛热,通窍辟秽,止痛杀虫,多用于痧胀腹痛、吐泻、神昏、跌打伤痛。

【用量用法】 入丸、散剂,或用酒溶化内服,每次 0.1～0.2g,不宜入煎剂。外用适量,研末撒或调敷。

【制剂与成药】

1. 十滴水:由樟脑、桉叶油、大黄、桂皮、干姜、小茴香、70%乙醇等组成。用于因中暑引起的头晕、恶心、呕吐、腹痛及肠胃不适。内服,每次 2～5ml,小儿酌减。

2. 樟脑搽剂:樟脑、花生油按 1∶4 比例制成。用于神经痛、肌肉痛或关节痛。外用,涂搽患处。

3. 冻疮药水:樟脑 50g,辣椒酊 80ml,氯仿 50g,碘酊 40ml,甘油 50ml,60%乙醇适量。用于未溃的冻疮。外用,涂于患处每日数次。

【不良反应】 内服樟脑 0.5～1.0g 可致头晕、头痛、温热感,乃至兴奋、谵妄等。内服 2g以上在短暂的中枢抑制后,即引起大脑皮层的兴奋,导致癫痫样痉挛、呼吸衰竭,甚至死亡。儿童摄食 0.75g 即可死亡[6]。

长期服用或吸入少量樟脑,可引起慢性中毒。

【中毒救治】 中毒早期可催吐,饮鸡蛋清5～7只;用温水或 0.5%～1%活性炭混悬液洗胃,服泻药。中期可静脉滴注生理盐水,补充水分。选速效巴比妥类、安定、水合氯醛、乙醚等控制兴奋或抽搐。其他治疗方法与中枢兴奋药中毒救治相同[7]。

【使用注意】 内服宜慎,并控制剂量。孕妇忌服。

参考文献

[1] 高学敏.中药学.北京:人民卫生出版社,2000.

[2] 颜正华.中药学.第 2 版.北京:人民卫生出版社,2006.

[3] 程玉平等.中国民间疗法,1996,5:45.

[4] 罗鸣云等.张家口医学院学报,2000,17(1):42.

[5] 冯先炳等.中国性病艾滋病防治,2000,6,(4):248.

[6] 安徽医学院.中毒急救手册.上海:上海科学技术出版社,1978.

[7] 杨仓良等.毒剧中药古今用.北京:中国医药科技出版社,1991.

第十五章 补 益 药

第一节 补 气 药

【基源】 为五加科植物人参 *Panax ginseng* C. A. Mey. 的根。

【成分研究】

1. 皂苷类 到目前为止,从人参中分离并确定结构的皂苷成分计 40 余种,有 Rg1、Rg2、Rb1、Rb2 和 Rb3 等。

2. 糖类 主要有单糖、低聚糖和多糖,有生理活性的成分为人参多糖。

3. 脂肪酸类 有 35 种成分,主要成分为十八碳 6,9-二烯酸。

4. 氨基酸与多肽类 人参中已检测出至少 17 种氨基酸,除含人体必需的 8 种氨基酸外,还含有具有生物活性的低聚肽及多肽等成分。

5. 其他 微量元素、维生素、酶类、酚酸类、甾醇类及山柰酚、三叶豆苷、人参黄酮苷等黄酮类化合物[1]。

【药理研究】

1. 对中枢神经系统的作用 腹腔注射 Rg1 能改善老龄动物衰退的活动能力;红参甲醇提取物可以延长游泳时间;茎叶皂苷可增加递质的含量;Rb1 等对海马神经细胞有较强的保护作用;人参根及茎叶皂苷能使群养小鼠的自发运动明显增加;人参甲醇提取物有抗抑郁作用;人参水煎剂能明显对抗连续应用吗啡出现镇痛作用的耐受性。

2. 对心血管系统的作用 Rg1、Rg2、Rb 对心肌缺血再灌注损伤都有明显防护作用;总皂苷和单体皂苷 Re 均可扩张冠脉,Re 还使心输出量增加;人参二醇组皂苷作为外源性氧自由基清除剂,对缺血心肌再灌注损伤发挥保护作用,对烧伤后心功能也具有保护作用;茎叶皂苷Rb1、Rb2 和 Rb3 对自由基损伤的大鼠心肌细胞具有钙通道阻滞作用;三醇类皂苷有血管舒张作用;Rc 可增加血管壁细胞的环氧化酶基因表达,具有抗血栓形成、抗动脉硬化作用。

3. 对呼吸系统的作用 人参水提取物中的碱性四肽,对正常人支气管上皮细胞和表皮成纤维细胞的成长有较强的促进作用;人参总皂苷对大鼠油酸型呼吸窘迫有一定防治作用;Rb1对肺缺血再灌注损伤具有明显的保护作用,表现为肺组织中 SOD 含量的升高,丙二醛含量降低,使肺动脉压降低。

4. 对消化系统的作用 人参皂苷能增强消化、吸收功能,提高胃蛋白酶活性,保护胃肠细胞,改善脾虚症状。连续用红参或红参与补中益气汤等合用,可明显减轻肝硬化程度。

5. 对血液及造血系统的作用 人参总皂苷可通过诱导细胞培养液的集落刺激因子和 IL-6 等造血生长因子的产生,刺激小鼠红细胞生成,促进骨髓细胞有丝分裂而补血,可以改善贫血症状。

6. 对内分泌系统的影响 人参能加速大鼠的性成熟过程,三醇总苷能保护生殖内分泌轴功能,并促进 X 线辐射损伤的修复。其多糖成分有降血糖作用,而皂苷对内分泌有调节作用。

7. 其他 补气活血、养血安胎、增强免疫、抗肿瘤、抗辐射、抗衰老、解毒等作用[2]。

【炮制研究】 关于去参芦问题:参芦与人参根所含成分近似,参芦所含人参皂苷、皂苷元的量甚至更高,且动物实验与临床观察均未发现参芦有涌吐作用,故认为一般情况下不必去参芦。但参芦的作用尚未完全阐明,且中医临床历来注重辨证,对用参芦"敏感"者仍需慎用。

关于红参加工工艺:影响红参质量的因素主要有浸泡时间、蒸参温度和含水量。研究认为采用高温(110℃)、高压(0.5MPa/cm²)加工红参,外观、色泽均为理想,且人参皂苷含量亦高。

关于白参加工工艺:采用沸水烫鲜参 5～10min,然后在 60～70℃烘干,可以使人参中的酶因受热变性而灭活,以利于人参皂苷不被酶解[3]。

【性味归经】 甘、微苦,微温。归脾、肺、心经。

【功效主治】 大补元气,补脾益肺,生津止渴,安神益智。用于气虚欲脱,脉微欲绝;脾气不足,倦怠乏力,食少便溏;肺气虚弱,短气喘促;心气虚衰,失眠健忘,心悸怔忡;热病气津两伤,身热口渴及消渴证;血虚萎黄,肾虚阳痿等。

【临床应用】

1. 单方验方

(1)弱精子症不育 高丽人参(规格≥25～30g/支),软化后切成薄片蒸服,每天服用 3～4g,连续治疗 25～30 天为一个疗程[4]。

(2)先兆流产 选用红参15g,水煎服,分 3～5 天服完,并注意卧床休息,稳定情绪,禁止性生活[5]。

(3)蛋白尿 野山参 0.1g、西洋参 2g、生晒参 2g、别直参 0.5g,畏寒肢冷明显者用别直参2g 替代生晒参;五心烦热者不用别直参。加水适量,文火蒸 30min 左右,每晚睡前顿服。疗程根据病情,一般 2～3 个月,如服 3 个月无效则停用,如有效可继续服用,力求蛋白尿能完全消失[6]。

(4)原发性低血压 将生晒参150g 切片,放入 500ml 白酒内,浸泡 1 个月后每次饮用10～20ml,每日早晚各 1 次[7]。

(5)慢性消化性溃疡 以高丽参或红参为主,将人参切成 1～2g 薄片,拌炒米储存备用。人参薄片生嚼含服,每天 2 次,每次 1 片,分上、下午空腹时细嚼慢咽,连服 30 天为一个疗程。巩固疗效时改服每天 1 次,服药期间戒生冷、辛燥、酸辣等刺激性食物[8]。

(6)慢性肾炎 人参5g、藏红花 2g,每日 1 剂煎服,3 个月为一个疗程[9]。

2. 配伍应用

(1)用于补脾益肺

人参配黄芪:补气健脾益肺。用于脾虚食少便溏,倦怠乏力;中气下陷之脱肛、胃下垂、子宫脱垂等;肺虚气短喘促,汗出易感者。如补中益气汤(《脾胃论》)。

人参配白术、茯苓:补气健脾。用于脾胃气虚所致食少便溏、神疲乏力等。如四君子汤(《太平惠民和剂局方》)。

人参配干姜、白术:温补脾胃。用于脾胃虚寒之脘腹冷痛、呕吐泄泻、畏寒肢冷。如理中丸(《伤寒论》)。

(2)用于补益肺肾

人参配蛤蚧:补肺益肾,纳气定喘,壮阳益精血。用于肺肾两虚,肾不纳气的虚喘见咳喘短气,动辄喘甚以及肾虚阳痿、遗精、早泄等。如人参蛤蚧散(《卫生宝鉴》)。

人参配核桃仁:温补肺肾,纳气定喘。用于肺肾两虚,摄纳无权,咳嗽虚喘等。如人参胡桃汤（《济生方》）。

（3）用于益气生津

人参配石膏、知母：清热泻火，益气生津。用于热病气阴两伤之口渴多汗等。如白虎加人参汤（《伤寒论》）。

人参配麦冬、五味子：益气养阴，敛汗生津。用于热伤气阴，肢体倦怠，气短懒言，汗出口渴，细虚数者。如生脉散（《医学启源》）。

（4）用于益气壮阳

人参配鹿茸：益气壮阳，补养精血。用于先天不足，后天劳伤所致腰酸腿软，肢冷神疲，男子阳痿、遗精、早泄或女子宫寒不孕。如人参鹿茸丸（《医级》）。

（5）用于益气养血

人参配熟地黄、当归：益气养血。用于气血两亏诸证。如八珍汤（《正体类要》）。

人参配何首乌：益气养血，扶正截疟。用于气血两虚，疟久不愈。如何人饮（《景岳全书》）。

（6）用于益气养心安神

人参配酸枣仁、龙眼肉：益气养血，宁心安神。用于气血两虚之神疲乏力、心悸、头晕、失眠、健忘。如归脾汤（《济生方》）。

人参配丹参：补气养血安神。用于气血两虚之心悸、头晕、失眠、乏力。如天王补心丹（《摄生秘剖》）。

人参配莲子：益气养心安神，健脾止泻。用于心气虚弱，心悸怔忡，健忘，失眠及脾虚泄泻，食少乏力等。如参苓白术散（《太平惠民和剂局方》）。

（7）其他

人参配三七：益气活血，止血化瘀，止痛。用于虚劳咳嗽，年老体弱之痰嗽，经久不愈，或胸痹心痛，及各种出血病证。如施今墨以之治虚劳咳嗽及冠心病心绞痛（《施今墨对药》）。

人参配桂枝：益气养血，温经通阳。用于气虚外感风寒，恶寒发热，体倦乏力或气虚血滞，肢体麻木，疼痛，以及女性月经不调、闭经等。如桂枝人参汤（《伤寒论》）。

人参配黄连：补气养阴，清热燥湿。用于治噤口痢，症见饮食不进或呕不能食，中毒明显者，伴有四肢厥逆，神志模糊，脉细弱等；亦可用于慢性痢疾、慢性肠炎等属脾胃不运、湿热滞中者。如朱丹溪用其治噤口痢。

人参配诃子：敛肺止咳，健脾止泻。用于肺气虚损，咳嗽无力，动则气促或久嗽失音；脾虚滑泻，久泻久痢或气虚下陷脱肛等。如真人养脏汤（《太平惠民和剂局方》）。

3. 鉴别应用

（1）野山参、园参　野山参是山野自生品，又名"山参"，生长年限较长，由几十至百余年不等。园参是人工栽培品，由种植到采收需要六七年。两者功效基本相同，但野山参药力雄厚，作用峻猛，见效迅速，有起死回生之效；而园参药力相对淡薄，作用缓和，效果明显不如野山参。

（2）生晒参、糖参、红参　因加工方法不同，商品人参一般分为上述三大类。鲜参洗净后干燥者称"生晒参"；蒸制后干燥者称"红参"；焯烫浸糖后干燥者称"糖参"或"白参"。生晒参味甘、性平，偏重于补气生津、安神，尤以清补为佳，特别适用于气阴不足、肺虚喘咳、津伤口渴、内热消渴。红参味甘而厚，性偏微温，具有大补元气、复脉固脱、益气摄血之功，尤以温补见长，用于气血亏虚、脉微肢冷、气不摄血、崩漏下血。至于糖参，功同生晒参而力逊。

（3）人参、参须、参芦　人参用其根，参须用其细小须根，两者都是人参入药的主要部位。一般认为，人参根的作用强，而参须药力稍逊。参芦为人参掰下来的芦头，传统上认为具有催吐作用,故人参入药时须除去芦头,免吐。但因其有催吐作用,而又略带补性,可用于痰饮滞于胸膈,而体虚不耐其他涌吐药者。

【用量用法】　水煎服,5~10g,宜文火另煎,将参汁兑入其他药汤内饮服。研末吞服,每次1~2g,每日2~3次。如挽救虚脱,当用大量(15~30g)煎汁分数次灌服,如昏迷者,可鼻饲给药。平素体虚,服人参调补,也可5~7日服1次。

【制剂与成药】

1. 3%人参酊:用于神经衰弱、乏力、食欲不振、阳痿早泄等。口服,每次10ml,每日3次。

2. 20%人参注射液:用于危重症元气大虚、昏厥、脉微欲绝。肌注,每次1ml,每日1~2次。

3. 生脉注射液:每支2ml,每毫升含人参0.1g、麦冬0.312g、五味子0.156g。用于心肌梗死轻中度心源性休克虚脱。肌注或静注,静滴,每次2~4ml。

4. 参附注射液:每100ml相当于红参9.375g,黑附片15.625g,丹参15.625g。用于各种原因引起的休克。静脉滴注,每次40~100ml,每日1次。

5. 参茸片:由人参、鹿茸组成,每片含生药0.094g。用于体虚畏寒、心悸气短、腰膝酸软、阳痿遗泄。口服,每次3~5片,每日2次。

【不良反应】　人参毒性很小,但一次用量过大或长期服用或不适当的滥用,可诱发中枢神经精神系统兴奋,出现欣快、易激动、失眠、多汗、食欲减退、低血钾等类似皮质类固醇样中毒症状;还可诱发或加重心律失常,诱发眼底及消化道出血,引起性早熟或雌激素样作用,如不正常阴道出血。小儿中毒表现为哭闹不安、烦躁惊跳,而后出现发绀、抽搐、呼吸急促、心动过缓、心音减弱、呕吐咖啡样物等;严重者甚至死亡[10,11]。

口服人参制剂有过敏反应的报道,主要表现为皮疹,微微作痒,有的伴有水肿、头痛。人参注射液肌注后有致过敏性休克、人参蜂王浆致急性肾炎血尿加重等报道[12]。

【使用注意】　本品为补气佳品,毒性小,但不可不分虚实滥用人参。若应用于保健,亦须在医师指导下确定合宜剂量、应用方法及使用时间。

参考文献

[1] 孔增科等.常用中药药理与临床应用.赤峰:内蒙古科学技术出版社.2005.
[2] 王筠默.人参研究,2001,13:2.
[3] 叶定江等.中药炮制学.上海:上海科学技术出版社,2003.
[4] 仇仁良等.现代中西医结合杂志,2008,17(10):1515.
[5] 袁燕华.浙江中医杂志,2003,38(12):512.
[6] 陈伊伦.中国医药学报,1998,13(4):42.
[7] 李小林.航空航天医药,1999,10(3):154.
[8] 董德容.实用医学杂志,1999,15(7):593-594.
[9] 李中源.中华肾脏病杂志,1995,11(3):187.
[10] 孙一帆等.湖北中医杂志,1999,21(5):223.
[11] 沈映君.中药药理学.北京:人民卫生出版社,2000.
[12] 张冰等.中药药源性疾病学.北京:学苑出版社,2001.

西洋参

【异名】　花旗参。

【基源】　为五加科多年生草本植物西洋参 *Panax quinquefolium* L. 的根。

【成分研究】

1. 皂苷类　西洋参中主要活性成分为人参皂苷,母体结构大致分属三个类型,即达玛烷型、齐墩果烷型、奥克悌隆型。根部以人参皂苷 Rb 的含量最高。

2. **挥发油类** 已鉴定出有 33 种,其中 β_2-金合欢烯含量较高。

3. **氨基酸类** 共鉴定出 17 种以上的氨基酸,其中包括 7 种人体必需氨基酸,含量最高的 3 种氨基酸的排列为精氨酸、谷氨酸、天冬氨酸。

4. **无机元素类** 西洋参含有 18 种以上的无机元素,锰、铁、铜、钴、锌的含量均较高,但微量元素铷的含量在西洋参中较低,铝含量却较高。

5. **糖类** 从西洋参中已分离出蔗糖和人参三糖,西洋参中还可提取由半乳糖醛酸、半乳糖、葡萄糖、阿拉伯糖、木糖、鼠李糖和少量未知糖组成的水溶性果胶。

6. **其他** 脂肪酸类、酶类、聚乙炔类等[1,2]。

【**药理研究**】

1. **对中枢神经系统的作用** 西洋参茎叶总皂苷能显著抑制小鼠自发活动,有明显的镇静作用,西洋参皂苷还有促进记忆的作用。

2. **对心血管系统的作用** 西洋参茎叶皂苷对心肌细胞的电压依赖性钙通道有阻断作用;而其叶 20S-原人参二醇组皂苷(PQDS)能增加心肌营养性血流量。

3. **对内分泌系统的作用** 西洋参总皂苷能明显降低高血糖大鼠血糖、血清总胆固醇和甘油三酯水平,且提高血清高密度脂蛋白和胰岛素含量,还能发挥抗肥胖作用。

4. **对免疫系统的作用** 用西洋参茎叶皂苷(PQS)对乳腺癌放疗患者的细胞免疫功能有明显增强作用。

5. **其他** 西洋参还能抗衰老、抗癌、保肝、刺激体外培养的大鼠垂体分泌促性腺激素、促进性腺发育、显著降低高脂血症大鼠血小板聚集率;西洋参根粗多糖(PPQ)通过促进脾间质细胞的增生,发挥代偿性髓外造血功能,防止白细胞减少、增加胰岛素抵抗大鼠对胰岛素的敏感性、治疗原发性三叉神经痛等[3]。

【**性味归经**】 甘、微苦,凉。归心、肺、肾经。

【**功效主治**】 补气养阴,清热生津。用于热病气阴两伤,烦倦,口渴;肺虚短气喘促,咳嗽少痰;心气心阴不足,心悸,失眠,多梦等。

【**临床应用**】

1. 单方验方

(1)病毒性心肌炎 取西洋参根粉 40mg,用温水冲服,或放在稀饭、奶液中,每日 3 次,口服;也可将西洋参粉装在空心胶囊中,每日 3 次,每次 1 粒,口服。治疗一个月至一个半月,临床症状、体征减轻,心功能改善。继续巩固治疗 3～6 个月,可稳定治疗效果,逐步改善心功能[4]。

(2)慢性疲劳综合征 采用西洋参饮片,每日 6～10g,代茶饮,14 天为一个疗程,至少需 2 个疗程,病情需要时也可长期服用[5]。

2. 配伍应用

西洋参配生地黄:清热养阴生津。用于肺虚久咳,耗伤气阴,阴虚火旺,干咳少痰或痰中带血等。

西洋参配麦冬:补气养阴,清热生津。用于外感热病,热伤气阴,身热汗多,烦渴,体倦少气等。

西洋参配知母:益气养阴,清热生津。用于外感热病,热伤气阴,肺胃津枯之烦渴少气、体倦多汗等。

西洋参配玉竹、川贝母:益气养阴,润肺止咳。用于燥热伤肺,咳嗽痰少,咽干咯血等。

3. 鉴别应用

西洋参、人参:两者同为五加科植物,皆有补气、生津作用。然人参微温,益气救脱之力较强,可用于气虚欲脱、脉微欲绝的危重证候,单用即可收效。西洋参性凉,益气救脱和补益脾肺之气的作用均弱于人参,但兼有养阴、清热之功,故宜用于气阴两脱或脾肺气阴两虚或阴虚有热之证。此外,人参尚能益智安神,常用于健忘、失眠、心悸等。

【用量用法】 水煎服,3～6g,另煎兑服。

【使用注意】 本品不宜与藜芦同用。

参考文献

[1] 包文芳等.沈阳药科大学学报,1998,15(2):149.

[2] 舒思洁.时珍国医国药,2006,17(12):2603.

[3] 王筠默.中药药理与临床,2001,17(4):46.

[4] 林艳等.中国护理研究,2004,18 (2B):296.

[5] 牛春霞.现代中医药,2008,28(2):22.

党 参

【基源】 为桔梗科多年生草本植物党参 *Codonopsis pilosula* (Franch) Nannf. 及同属多种植物的根。

【成分研究】 党参含多糖,构成营养物质的多种氨基酸(赖氨酸、蛋氨酸、亮氨酸、缬氨酸、苯丙氨酸等),多种无机元素,铁、铜、钴、钾、钠、钙、镁等微量元素,及甾醇、苷类、内酯、挥发油、生物碱等物质。

【药理研究】

1. 对网状内皮系统的作用 党参能增强网状内皮系统的吞噬功能,提高机体的抗病能力。

2. 对心血管系统的作用 党参碱具有明显的降压作用,其提取物能提高心排血量而不增加心率,并能增加脑、下肢和内脏的血流量;党参浸膏对肾上腺素的升压反应有明显的对抗作用。

3. 对肾上腺皮质的作用 党参水煎液不论给小鼠灌服、静脉注射或腹腔注射,均可使血浆中皮质酮量增加,亦能部分拮抗地塞米松引起的血浆皮质酮下降,其有效成分是皂苷及糖类,作用在垂体以上水平。

4. 对环磷酸腺苷的作用 用党参煎剂给小白鼠腹腔注射,能使血浆、脾中的 cAMP 含量增加,肝脏中的 cAMP 含量稍下降,而 cAMP 的少量增加能增强机体的免疫功能。

5. 其他 促凝、升血糖、抗高温、抗疲劳、补血及对胃肠道的调节作用等[1]。

【炮制研究】 党参大多生用。蜜炙后能增强补中作用,在提高小鼠巨噬细胞吞噬能力和抗疲劳能力方面,蜜炙党参优于生党参和米炒党参,而米炒党参又弱于生党参[2]。

【性味归经】 甘,平。归脾、肺经。

【功效主治】 补脾益肺,养血,生津。用于脾肺气虚,体虚倦怠,食少便溏,肺虚喘咳;津伤口渴,血虚头晕,心悸等。

【临床应用】

1. 单方验方

(1)冠心病 党参口服液每支 10ml,每毫升含党参生药 1g。用药前 5 天及服药期间停服一切中西药(除复方降压药外)。观察期间给予党参口服液每天 60ml(相当于生药 60g),分 3 次服,连续 4 周[3]。

(2)低血压　党参 30g、黄精 30g、炙甘草 20g、桂枝 10g。每日 1 剂,4 剂为一个疗程。阴虚火旺者去桂枝[4]。

(3)月经过多、产后恶露不尽　党参 20g,用 400ml 清水文火煎 40min,取药汁 150～200ml,兑入阿胶(烊化)10g 顿服,每日 1 次,服 3～7 剂,停药后未复发[5]。

(4)崩漏　党参、生地榆各 30～60g。一般患者每日 1 剂,于发病开始服用至血止,而后加入滋肾或补肾阳药 3～4 味,每月 5～10 剂,连续服用 1～3 个月[6]。

2. 配伍应用

(1)用于补益脾肺

党参配白术:补气健脾燥湿。用于脾气虚弱所致食少、便溏、吐泻等。

党参配黄芪:补脾益肺。用于肺脾气虚之气短乏力、食少便溏、咳嗽气促、语声低弱等。

党参配茯苓:补中益气,健脾祛湿。用于脾气虚弱所致食少、便溏、吐泻等。

(2)用于生津养血

党参配当归、熟地黄:补气生血。用于气血双亏所致面色萎黄、头晕心悸、体弱乏力等。

党参配麦冬:补气生津。用于热伤气阴、津液大耗、心虚脉微等。

3. 鉴别应用

(1)党参、明党参　两者皆能补益脾肺。明党参系伞形科植物明党参 *Changium smyrniodes* Wolff 的干燥根,味微苦而性微寒,主入肺、脾、肝经,善于润肺化痰、养阴和胃,但健脾益气之力较党参弱,主治肺热咳嗽、咽干音哑、食少口干。党参为桔梗科植物,性质平和,主入脾经,功专补中益气、健脾生津,主治气虚倦怠、食少便溏、肺气亏虚、语声低弱,以及气津两伤、气血双亏。两者效用有一些差别。

(2)党参、人参　两者皆有补益脾肺之气、生津功效,适用于脾肺气虚、气津两伤之证。然人参能大补元气,复脉固脱作用较强,可用于气虚欲脱、脉微欲绝的危重证候。党参补气作用缓和,药力较人参薄弱,故遇重症、急症需益气固脱者,仍需用人参为宜,党参不可替代。党参药性不燥不腻,功效以补益脾肺之气为主,且有益气生血、益气生津的作用,故可用于一般脾肺气虚,或气血两虚或气津两虚之轻证。此外,人参尚有安神益智与摄血、壮阳之效,可用于失眠健忘、气不摄血及阳痿证。

【用量用法】　水煎服,10～30g。

【制剂与成药】

1. 四君子丸:由党参、白术、茯苓、甘草组成。用于脾胃气虚、胃纳不佳、食少便溏。口服,每次 3～6g,每日 3 次。

2. 参芪膏:由党参,黄芪组成。用于病后气虚体弱、四肢无力。口服,每次 9g,每日 2 次。

参考文献

[1] 焦红军.临床医学,2005,25(4):92.

[2] 杨中林等.中药材,1990,(4):25.

[3] 徐西等.中国中西医结合杂志,1995,15(7):398.

[4] 林惠珠.中国民间疗法,2006,14(10):61.

[5] 郝世平等.河北中西医结合杂志,1995,4(3):30.

[6] 何文扬.中国中医药科技,2004,11(3):163.

太子参

【异名】　孩儿参。

【基源】　为石竹科多年生草本植物孩儿参 *Pseudostellaria heterophylla* (Miq.) Pax ex

Pax et Hoffm. 的块根。

【成分研究】

1. 苷类 主要有太子参皂苷 A(Pseudostellarinoside A)、尖叶丝石竹皂苷 D 等。

2. 糖类 从太子参中除分离得太子参多糖 PHP-A 和 PHP-B 外,还分离得蔗糖、麦芽糖及 A-槐糖等。

3. 氨基酸类 包括 8 种人体必需氨基酸在内的大量氨基酸,其中以精氨酸、谷氨酸、天冬氨酸含量较高。

4. 磷脂类 主要有磷脂酰胆碱、磷脂酰肌醇、磷脂酰丝氨酸、磷脂酰乙醇胺、磷脂酰甘油及磷脂酸等。

5. 其他 环肽类、脂肪酸类、微量元素、挥发油及去甲莺尾素 A、肌-肌醇-3-甲醚、1-甘油单硬脂酸酯、吡咯-2-羧酸-3′-呋喃甲醇酯等。

【药理研究】

1. 抗疲劳、抗应激 太子参水提物、醇提物、多糖及皂苷均可明显延长小鼠负重游泳时间,还能明显延长小鼠常压缺氧情况下的存活时间;太子参水提物对皮下注射利血平所致小鼠体重下降有一定的保护作用,能明显抑制小鼠肠推进距离;多糖及总皂苷还能提高小鼠的耐低温能力。

2. 增强免疫 太子参 75％醇提物能明显对抗环磷酰胺(Cy)所致胸腺、脾脏重量减轻,能降低小鼠脾虚发生率,升高脾虚小鼠体重、肛温、胸腺指数及脾脏指数,增加胸腺 DNA、RNA 和脾脏 DNA 的含量;太子参多糖及总皂苷能增加小鼠免疫器官的重量,并提高小鼠免疫后血清中溶血素的含量;太子参煎剂可明显对抗大鼠淋巴细胞血清所致的大鼠细胞免疫功能低下;太子参水煎醇沉剂对淋巴细胞增殖有明显的刺激作用。

3. 抗菌、抗病毒 糠醇类成分有较强的抗菌作用;太子参皂苷 A 有抗病毒作用,特别对疱疹病毒活性最强。

4. 抗氧化及延缓衰老 太子参甲醇-水(1:1)提取液具有稳定的非酶类除超氧自由基的 "SOD 样作用"物质,提示太子参具有一定的体外 SOD 样药理活性。5％太子参能使果蝇的平均寿命和最高寿命延长。

5. 其他 镇咳、保护细胞完整性、降脂、健脑、强精和预防脑血管疾病等作用[1]。

【性味归经】 甘、微苦,平。归脾、肺经。

【功效主治】 补气生津,补脾益肺。用于脾气虚弱,胃阴不足,食少倦怠;热病后期气阴两伤;阴虚肺燥,干咳少痰等。

【临床应用】

1. 单方验方

急、慢性肝炎:太子参、玉米须各 30g,水煎服,每日 1 剂,早晚分服(《全国中草药汇编》)。

2. 配伍应用

(1)用于补益脾肺

太子参配山药:健脾益气。用于脾胃亏虚、食少、乏力自汗,初进补剂用之尤宜。

太子参配沙参:养阴润肺止咳。用于燥邪或热邪客肺,气阴两伤所致的肺虚燥咳、气短痰少等。

(2)用于补气生津

太子参配石斛:补气养阴生津。用于脾气虚弱、胃阴不足所致的倦怠乏力、食欲不振、咽干口渴等。

太子参配酸枣仁：补气生津，养心安神。用于气津两伤兼见心悸失眠。

太子参配浮小麦：益气生津，固表止汗。用于气阴不足之自汗。

3. 鉴别应用

(1)太子参、人参　两者均具补气生津、补脾益肺之功，可用于脾肺气虚、气津两伤之证。然太子参性质平和，补气之力远不如人参，更无大补元气之功，本品以益气生津为主，多用于脾气虚弱、胃阴不足之证。人参补益力强，能大补元气、复脉固脱，用于气虚欲脱、脉微欲绝之危重证急救；尚有安神益智、摄血、壮阳之效，可用于失眠健忘、气不摄血及阳痿证。

(2)太子参、西洋参　两者均有补气生津作用，可治气阴两伤之证。然太子参性平，补气、益阴、生津之力均弱于西洋参，且无明显清火效用。临床大凡脾虚气弱、胃阴不足之轻证，火不盛者及小儿，宜用太子参；热病气阴两伤、烦倦口渴、火热之象明显者当用西洋参。

【用量用法】　水煎服，10～30g。

【制剂与成药】　健脾消食片：由太子参、陈皮、山药、麦芽、山楂组成。用于脾胃虚弱，消化不良。口服，成人每次 4～6 片，7 岁以上儿童 2～3 片，3～7 岁 1～2 片，每日 3 次。

参考文献

[1] 余永邦等.中国野生植物资源,2003,22(4):1.

黄 芪

【基源】　为豆科多年生草本植物蒙古黄芪 Astragalus membranaceus (Fisch.) Bge. var. mongholicus(Bge.)Hsiao 或膜荚黄芪 A. membranaceus(Fisch.)Bge. 的根。

【成分研究】

1. 皂苷类　皂苷是黄芪中重要的有效成分。目前从黄芪及其同属近缘植物中已分离出 40 多种皂苷,主要有黄芪苷、异黄芪苷及大豆皂苷Ⅰ等。

2. 多糖类　主要有葡聚糖和杂多糖。

3. 黄酮类　已分得 30 多种黄酮或黄酮类物质,主要有槲皮素、山奈黄素、异鼠李素等。

4. 氨基酸类　γ-氨基丁酸、天冬酰胺、天冬氨酸、苏氨酸、丝氨酸、谷氨酸等。

5. 其他　微量元素、甾醇类物质、叶酸、亚麻酸、亚油酸、甜菜碱、胆碱、咖啡酸、克洛酸、香豆素、尼克酸、核黄素、维生素 P、淀粉 E 等。

【药理研究】

1. 对免疫系统的作用　黄芪多糖不仅能作用于多种免疫活性细胞,促进细胞因子的分泌和抗体生成,还可以从不同角度发挥免疫调节作用。其机制在于可使活化小鼠 T 淋巴细胞内游离钙增加,也能通过影响巨噬细胞来增强细胞免疫作用。

2. 对心血管系统的作用　黄芪皂苷通过扩张血管达到降压目的,而通过改善心肌收缩舒张功能使冠脉流量增加,对心功能起到保护作用;皂苷浓度低时兴奋 Na^+-K^+-ATP 酶,浓度高时抑制 Na^+-K^+-ATP 酶,从而间接抑制 Na^+-Ca^{2+} 交换对心脏的作用。此外,黄芪皂苷对脑血管系统和血液流变性均有作用;黄芪多糖可以改善微循环,收缩心肌,缩小梗死面积,减轻心肌损伤。

3. 对代谢的作用　黄芪多糖具有增强 RNA 酶(RNase)抑制剂的作用,且在脾脏最强,肝脏次之,在血和肾中对 RNase 无抑制作用。黄芪多糖使小鼠肝脾细胞 RNA 含量增加,使肝脾细胞中碱性 RNase 活力显著性下降,导致组织中 RNA 蓄积,从而使 RNA 的合成代谢降低。

4. 抗氧化及抗衰老 黄芪总黄酮和总皂苷等成分具有显著的抗氧化活性,能抑制自由基的产生和清除体内过剩的自由基,保护细胞免受自由基产生的过度氧化作用,进而延长细胞寿命,机制在于所含糖苷与自由基发生反应,阻止新自由基的形成。

5. 其他 保肝、降血糖、调节骨髓造血、抗骨质疏松、减轻肾炎、抗肿瘤等作用[1]。

【炮制研究】 临床黄芪生用或蜜炙后用。黄芪蜜炙后,其黄酮、氨基酸、谷甾醇、胡萝卜素和浸出物等成分均有增加,但其磷脂总量有所下降(下降 1.5% ~2.8%),这与磷脂成分受热易氧化分解有关。采用传统蜜炙制法,黄芪中所含黄芪甲苷含量明显降低,通过正交设计实验研究,蜜炙黄芪的最佳炮制工艺是用蜜量为 30%,温度 100℃,烘制时间为 30min。按这一新工艺炮制的蜜炙黄芪,其中黄芪甲苷含量是 0.1088%,而生黄芪为 0.033%,两者相差 3 倍。

对生黄芪与蜜炙黄芪水提液的抗氧化作用研究表明,生黄芪对超氧阴离子自由基(O_2^-)清除作用优于蜜炙黄芪;但从黄芪对气虚动物模型的保护作用研究来看,蜜炙黄芪的补气作用强于生黄芪,蜜炙黄芪对人体受损伤红细胞变形能力的保护作用强于生黄芪。所以,古人认为"黄芪生品用于生肌固表,蜜炙黄芪用于补中益气"是有一定道理的。蜜炙黄芪与生黄芪效用上的差别,可能是由于皂苷成分的脱乙酰化和糖苷的水解所致[2]。

【性味归经】 甘,微温。归脾、肺经。

【功效主治】 补气升阳,益卫固表,利尿消肿,托疮生肌。用于脾气虚弱,中气下陷,气虚水肿;咳喘气短,表虚自汗;气血亏虚,疮疡难溃,或久溃不敛。也可用于气虚血滞所致筋脉失养,肌肤麻木或半身不遂等。

【临床应用】

1. 单方验方

(1)过敏性鼻炎 用单味生黄芪 50g,加水 100~150ml,覆盖,隔水炖,每日 2 次,口服[3]。

(2)胃溃疡 黄芪 200g,白及 100g,炙甘草 100g,研极细末备用。每餐前 20min 服用 5g,温开水调成浆服用,1 个月为一个疗程[4]。

(3)震颤麻痹合并低血压 每日用黄芪 10~15g,加水 500ml,浸泡 40min 后煮沸,频频代茶饮,每日 1 剂[5]。

(4)小儿慢性腹泻 黄芪 30g,加水 100ml 煎至 50ml,1 岁以内每次口服 5ml,每增加 1 岁多服 5ml,每天 2~3 次,连续服用 7 天为一个疗程[6]。

(5)顽固性斑秃 黄芪 60g,水煎两次,混合,早晚分服,连续用药直至毛发新生,疗程 3 个月至半年[7]。

(6)老年原发性高血压性肾损害 黄芪注射液 40ml+5% 葡萄糖注射液 250ml,静脉滴注,每天 1 次,连续应用 30 天。结果表明黄芪注射液可明显降低尿蛋白[8]。

(7)肌源性上睑下垂 炙黄芪(30~100g)煎汤温服,每日 2 次,饭后服,忌油腻[9]。

2. 配伍应用

(1)用于补气升阳

黄芪配升麻、柴胡:补中益气,升阳举陷。用于脾虚中气下陷之久泻、脱肛、内脏下垂。如补中益气汤(《脾胃论》)。

黄芪配山药:补气健脾。用于气虚脾弱所致倦怠乏力、食少便溏等。如名老中医徐景藩用其治胃溃疡,施今墨用治糖尿病皆有效(《中药药对大全》)。

(2)用于益卫固表

黄芪配白术、防风:益卫固表。用于卫气不固,表虚自汗而易感风邪者。如玉屏风散(《丹溪心法》)。

黄芪配牡蛎、麻黄根:益气固表敛汗。用于气虚自汗。如牡蛎散(《太平惠民和剂局方》)。

(3)用于利尿消肿

黄芪配白术、茯苓:益气利水消肿。用于气虚水肿,水肿尿少。

(4)用于托疮生肌

黄芪配穿山甲、皂角刺:消肿托疮溃脓。用于痈疮脓成不溃或已溃脓汁清稀、排出不畅等。如透脓散(《外科正宗》)。

黄芪配肉桂:温运气血,托疮生肌。用于气血不足、疮疡溃后久不收口。如内补黄芪汤(《外科发挥》)。

(5)其他

黄芪配当归:补气生血。用于劳倦内伤、肌热面赤、烦渴、脉虚大乏力及疮疡、血虚发热、诸气血不足等。如当归补血汤(《内外伤辨惑论》)。

黄芪配桂枝:益气通脉,温经和血。用于气血营卫不足、肌肉疼痛、肩臂麻木等。如黄芪桂枝五物汤(《金匮要略》)。

黄芪配川芎、地龙:补气活血通络。用于气虚血滞之半身不遂、口角㖞斜流涎。如补阳还五汤(《医林改错》)。

黄芪配附子:温阳益气,助卫固表。用于气弱阳虚者,症见汗出恶风、小便不利、肢体沉重麻木等。如芪附汤(《严氏济生方》)。

3. 鉴别应用

黄芪、人参:两者均为补气之要药,主要补益脾肺之气,常相须为用。然人参能大补元气、复脉固脱,用于气虚欲脱、脉微欲绝之危重证;又可益气生津、安神益智,用于热病口渴、气津两伤、消渴证及失眠健忘等。黄芪擅长益气升阳,常用于脾虚中气下陷者;兼能益卫固表、利水消肿、托疮生肌,用于卫表不固、自汗易感、气虚水肿、小便不利、疮疡内陷、脓成不溃、溃久不敛等。

【用量用法】 水煎服,10~20g,大剂量30~60g。固表止汗、托疮排脓、生肌敛疮、利水退肿宜生用,补脾益气升阳宜炙用。

【制剂与成药】

1. 黄芪注射液:每支2ml,含生药2g。用于病毒性肝炎、消化性溃疡、萎缩性胃炎、冠心病、慢性肾炎、支气管哮喘、慢性支气管炎、变应性鼻炎等。肌注,每次2ml,每日2次。

2. 芪枣冲剂:由黄芪、红枣、茯苓、鸡血藤膏组成,每袋15g。用于白细胞减少症及病后体虚、免疫功能下降等。冲服,每次1~2袋,每日3次。

3. 玉屏风颗粒(口服液):由黄芪、白术、防风组成。用于表虚不固、自汗恶风、面色苍白、体虚易感风邪者。颗粒冲剂,每次10g,每日3次;口服液,每次10ml,每日3次。

【不良反应】 少数患者服用黄芪制剂后可出现荨麻疹、散在性粟粒样血疹等过敏反应[10]。使用黄芪注射液有致敏及过敏性休克的报道[11,12]。

【使用注意】 凡表实邪盛,内有积滞,阴虚阳亢,疮疡属阳证、实证者,均不宜用。妊娠晚期慎用黄芪,以免引起难产[13]。

参考文献

[1] 卢彦琦等.保定师范专科学校学报,2004,17(4):40.　　社,2003.

[2] 叶定江等.中药炮制学.上海:上海科学技术出版　　[3] 王飞儿.中医杂志,2000,41(6):331.

[4] 宋志刚.云南中医中药杂志,2005,26(3):61.

[5] 张合红.中医杂志,2000,41(6):329.

[6] 江蓉蓉等.哈尔滨医药,2004,24(6):46-47.

[7] 孟作仁等.中国皮肤性病学杂志,1994,8(3):170.

[8] 倪小玲等.中国医院药学杂志,2004,24(11):700-701.

[9] 王维志等.江西中医药,1994,25(增刊):33.

[10] 杨润兰.新中医,1997,29(5):57.

[11] 李玉梅.新中医,1997,29(5):56.

[12] 马惠兰.中药新药与临床药理,1999,10:4.

[13] 郑虎占等.中药现代研究与应用.北京:学苑出版社,1997.

白　术

【基源】 为菊科多年生草本植物白术 *Atractylodes macrocephala* Koidz. 的根茎。

【成分研究】

1. **挥发油类**　白术的主要化学成分为挥发油,包括有白术内酯Ⅰ、白术内酯Ⅱ、白术内酯Ⅲ,8-β-乙氧基白术内酯-Ⅲ,14-α-甲基丁酰-8-反白术三醇等。

2. **酮类**　酮类在白术提取组分中占 65% 以上,其中苍术酮的含量最高(61%)。

3. **氨基酸类**　含谷氨酸等 14 种氨基酸。

4. **其他**　树脂、维生素 A、多糖(如甘露聚糖 Am23)等。

【药理研究】

1. **抗糖尿病**　白术有加速体内葡萄糖代谢和阻止肝糖原分解作用,白术 atractan A 对四氧嘧啶诱发的高血糖小鼠有显著的降血糖作用,β-桉叶油醇因可选择性阻断神经肌肉接头而对糖尿病并发症有治疗作用;煎剂内服后有保护肝脏,防止四氯化碳引起的肝糖原减少。

2. **对神经系统的作用**　白术对植物神经系统有双向调节作用,可通过调整植物神经系统功能,治疗脾虚患者类似消化道功能紊乱有关诸症。β-桉叶油醇有降低骨骼肌乙酰胆碱受体敏感性等作用,苍术醇对平滑肌以抗胆碱作用为主,兼有 Ca^{2+} 拮抗作用,此两者使白术具有镇痛作用,后者更与白术健胃作用密切相关。

3. **对消化道的作用**　白术对胃底肌条有较强的兴奋作用,大剂量使用时可促进胃肠推进运动。苍术酮对应激性溃疡有很强的预防效果,缓和应激状态下引起的全身性机能低下,有类似促肾上腺皮质激素(ACTH)的作用。

4. **对免疫系统的作用**　白术多糖对小鼠脾淋巴细胞免疫功能具有调节作用,在一定浓度范围内能单独或协同 ConA/PHA 促进淋转并能明显提高白介素-2(IL-2)的分泌水平,此调节作用与异丙肾上腺素相关。白术能增强网状内皮系统的吞噬功能,白细胞减少症时有升高白细胞作用,还能提高自然玫瑰花形成率,促进细胞免疫功能,且明显增高血清 IgG,有健脾胃、提高机体抗病能力的作用。

5. **其他**　利尿、抗肿瘤、抗炎、抗菌、抗衰老、抑制子宫平滑肌收缩、抗凝血、扩张血管、防护放射线损害等作用[1]。

【炮制研究】 白术经炮制后挥发油含量有所减少,但挥发油炮制前后的折射率变化不大;白术麸炒后层析图谱显示成分有所增加,尤其是内酯类成分含量增多。所以,可以认为生品含挥发油较多,临床用于燥湿,炒制品因挥发油减少而燥性降低,又因其内酯类或其他成分增加而具有和胃或消导等作用。

但也有认为白术炒制似无必要[3]。理由是生、炒白术对兔离体肠管活动皆有双向调节作用,生白术作用较炒白术强。另外,由于挥发油受水中溶解度的限制,生白术和炒白术煎剂中挥发油含量甚低,其含量也相差不多,所以用炮制来减少挥发油含量以降低燥性(不良反应)、改变药性理由尚不充足[2]。

【性味归经】 苦、甘,温。归脾、胃经。

【功效主治】 补气健脾,燥湿利水,止汗,安胎。用于脾胃气虚,痰饮水肿;气虚自汗;脾虚胎动不安等。

【临床应用】

1. 单方验方

(1)腹泻 白术15g、生姜3g、大米(用文火炒至米色变黄)250g,加水煲成粥食用,每日3次[3]。

(2)小儿腹泻 白术10g、茯苓10g、广藿香3g、木香10g,共混匀研末,用细纱布2层包裹,敷于小儿脐部,每日1次,敷1~2h,7天为一个疗程。敷贴过程注意脐部消毒,认真敷盖,束带加以固定,加强护理,避免小儿手抓拭等[4]。

(3)便秘 生白术30g、柴胡10g、杏仁10g、赤芍10g。上药加水400ml浸泡30min,文火煎开30min,取汁100ml;二煎加水约300ml,以文火煎开30min,取汁100ml。两次药液相混合,分为两等份,早、晚各服1次,1个月为一个疗程[5]。

2. 配伍应用

(1)用于健脾消积

白术配山楂、神曲、麦芽:健脾和胃消食。用于脾胃气虚,饮食不化之食少难消、脘痞腹胀、便溏等。如健脾丸(《证治准绳》)。

白术配鸡内金:健脾消积化滞。用于脾胃虚弱,食滞不化之脘腹胀满痞闷、纳谷不香、食谷难消等。如名老中医朱良春治慢性萎缩性胃炎(《中药药对大全》)。

(2)用于健脾利水

白术配茯苓、桂枝:温化痰饮,健脾利湿。如苓桂术甘汤(《金匮要略》)。

白术配黄芪、防己:补气健脾利水。用于气虚水湿内停之水肿、小便不利。如防己黄芪汤(《金匮要略》)。

(3)用于安胎

白术配砂仁:健脾理气安胎。用于脾虚气弱、胎动不安。

白术配黄芩:益气清热,和阴安胎。用于素体气虚、里有湿热的胎动不安等。如良方白术散(《景岳全书》)。

白术配续断:益气补肾安胎。用于肝肾不足、胎元不固的胎动不安等。如泰山磐石散(《景岳全书》)。

白术配当归、阿胶:健脾益气,养血安胎。用于妇女妊娠,脾虚气弱,生化无源,胎动不安等。如安胎饮(《医学心悟》)。

(4)其他

白术配白芍:健脾柔肝止泻。用于肝旺脾虚之肠鸣腹痛、大便泻泄等。如痛泻要方(《丹溪心法》)。

3. 鉴别应用

(1)生白术、土炒白术、麸炒白术 生白术以燥湿健脾、利水消肿为主,用于痰饮、水肿以及风湿痹痛等。土炒白术,因借土气助脾,故补脾止泻力胜,用于脾虚食少、泄泻便溏等。麸炒白术能缓和燥性,借麸入中,增强健脾作用,用于脾胃不和、运化失常、食少胀满、倦怠乏力、表虚自汗、胎动不安等。

(2)白术、茯苓 两者均具健脾之功,治脾虚诸证,且常相须用。但茯苓甘淡平,功善利水渗湿,且能宁心安神,用治各种水肿、心悸失眠。白术苦甘温,长于燥湿健脾、利水,又能固表止汗、益气安胎,用治脾失健运、肌表不固、胎动不安。

【用量用法】 水煎服,5～15g。燥湿利水宜生用;补气健脾宜炒用;健脾止泻宜炒焦用。

参考文献

[1] 陈华萍等.广东药学,2002,12(5):19.
[2] 叶定江等.中药炮制学.上海:上海科学技术出版社,2003.
[3] 邹筱平等.中国民间疗法,2006,14(10):60.
[4] 裴俊清等.山东中医杂志,2006,25(3):181.
[5] 孟彦彬等.承德医学院学报,2004,21(4):311.

山 药

【异名】 薯蓣。

【基源】 为薯蓣科多年蔓生草本植物薯蓣 *Dioscorea opposita* Thunb. 的块茎。

【成分研究】

1. **多糖类** 山药多糖是山药主要活性成分之一。

2. **氨基酸及蛋白质类** 富含人体必需的 8 种氨基酸在内的 18 种氨基酸,而黏蛋白是一种多糖蛋白质的混合物。

3. **微量元素** 主要有丰富的微量元素锌、铁、锰、铜、铯和常量元素钙[1]。

4. **其他** 尿囊素、淀粉酶等。

【药理研究】

1. **对免疫系统的作用** 山药富含多糖,可刺激或调节免疫系统功能。

2. **对胃肠道的作用** 山药中所含尿囊素能修复上皮组织,促进皮肤溃疡面和伤口愈合,具有生肌作用,可用于胃及十二指肠溃疡。

3. **抗肿瘤** 体外实验证明,山药可作为抗癌作用的扶正药,这可能与其具有很强的免疫调节功能有关。

4. **其他** 降糖、抗衰老、降脂等作用,尿囊素还具有抗刺激物、麻醉镇痛、促进上皮生长、消炎和抑菌作用[2]。

【炮制研究】 通过对山药生品、清炒、土炒和麸炒四种山药炮制品中薯蓣皂苷元和水溶性浸出物含量的测定,说明山药经炮制后,其主要有效成分薯蓣皂苷元的含量有较大差异。土炒品和清炒品比生品的薯蓣皂苷元含量高近 3 倍,麸炒品比生品的薯蓣皂苷元含量高出 2 倍。水溶性浸出物,四种炮制品之间含量相差不大[3]。

以炭粒廓清实验为指标,研究了山药生品、麸炒品及土炒品对小鼠非特异性免疫功能的影响,结果表明各给药组与对照组比较均有非常显著性差异,生品强于麸炒品和土炒品,而麸炒品与土炒品之间比较则没有显著性差异[3]。

【性味归经】 甘,平。归脾、肺、肾经。

【功效主治】 益气养阴,补脾肺肾,涩精止带。用于脾虚食少,倦怠乏力,便溏泄泻;肺虚喘咳;肾虚遗精,带下尿频;阴虚内热,消渴多饮等。

【临床应用】

1. **单方验方**

(1)小儿腹泻 ①将山药用土炒至黄色。炒山药粉具补脾止泻作用,适用于腹泻病,尤其适用于脾虚久泻和消化不良泄泻。每日 3 次,每次 5～10g,用水、牛奶、果汁等调成稀糊状,按患儿大小适量酌减[4]。②将山药磨成细粉,新生儿每次 5g,1 岁以下 10g,1～2 岁 20g,每日 3 次,用水煮成稀粥喂服,3 天为一个疗程。伴脱水患儿可同时服补液盐[5]。③山药文火焙干过筛成粉 30g,鸡蛋黄一个文火炒干研成粉,加开水适量拌成稀粥为 1 剂,每日服 3～4 次[6]。

(2)糖尿病 鲜山药 120g,蒸食,饭前 1 次吃完,每日 2 次[7]。

(3)外敷治疗输液引起的液体外渗将山药洗净切片,厚 1cm 左右,根据肿胀范围选择山药大小。以山药片覆盖肿胀部位,用胶布十字固定。一般 5～11h 即能使水肿减轻或痊愈,并可在此处重复进行静脉穿刺,采用山药片外敷可使 96％的患者局部疼痛缓解[8]。

2. 配伍应用

(1)用于益气养阴

山药配黄芪、知母、天花粉:益气养阴生津止渴。用于气阴两虚之消渴,症见口渴引饮、小便频数量多、困倦气短等。如玉液汤(《医学衷中参西录》)。

(2)用于调补脾肺

山药配人参(党参)、白术、茯苓:补脾益气,养阴生津。用于脾胃虚弱,胃阴不足的食少纳呆、体倦乏力或泄泻等。如七味白术散(《小儿药证直诀》)。

山药配薏苡仁:健脾补肺。用于肺脾两虚、食少体弱、虚热劳嗽。如珠玉二宝粥(《医学衷中参西录》)。

山药配扁豆:调补脾胃,和中化湿。用于脾虚泄泻、食欲不振、倦呆乏力及妇女带下等,病后脾虚调养尤宜。如参苓白术散(《太平惠民和剂局方》)。

(3)用于益肾涩精

山药配熟地黄、山茱萸:健脾益气,滋肾涩精。用于肝肾不足,精血亏虚所致腰膝酸软、头晕耳鸣、遗精等。如六味地黄丸(《小儿药证直诀》)。

山药配芡实:补脾益肾,收涩止泻,固精止带。用于脾肾两虚之泄泻、遗精、白带、小便不禁等。如易黄汤(《傅青主女科》)。

(4)用于健脾利湿止带

山药配黄柏、车前子:健脾利湿清热。用于脾虚湿热带下,症见带下色黄、量多黏稠、头晕乏力等。如易黄汤(《傅青主女科》)。

山药配白术、苍术、车前子:健脾化湿止带。用于脾虚湿浊下注,带下清稀,倦怠便溏等。如完带汤(《傅青主女科》)。

3. 鉴别应用

(1)生山药、土炒(或麸炒)山药 生山药以补肾益精,益脾肺阴为主,多用于肾虚遗精,夜尿频多,肺虚喘咳,阴虚消渴等。土炒(或麸炒)山药以补脾止泻为主,多用于脾虚食少,脾虚久泻。

(2)山药、白术 两者均为补脾之品,治脾胃虚弱之证。然白术苦温略燥,专入脾、胃,能燥湿利水,兼有固表止汗、安胎之功,用于脾虚水停、卫表不固、胎动不安。山药性平,不燥不寒,兼归肺、肾,既可补气,又能养阴,为平补阴阳之品,且有收涩之性,故尚能补肺益肾固精,用于肺肾不足、阴虚内热、消渴。

【用量用法】 水煎服,10～30g,大剂量 60～250g;研末吞服,每次 6～10g。补脾益肾宜生用,健脾止泻宜炒黄用。

参考文献 ━━━━━━━━━━━━━━━━━━━━━━━━━━━━━━━━━━━━━━

[1] 宋永刚等.江西食品工业,2007,4:45.

[2] 赵彦青等.中医研究.2000,13(10):49.

[3] 叶定江等.中药炮制学. 上海:上海科学技术出版社,2003.

[4] 章明.时珍国医国药,2003,14(9):523,563.

[5] 仇兆丰.青岛医药,2007,39(3):206.

[6] 靳宪莲等.黑龙江医药,2001,14(5):369.

[7] 王继平等.中国民间疗法,1998,6(4):50.

[8] 张承心.中国社区医师,2006,22(14):42.

白扁豆

【基源】 为豆科一年生缠绕草本植物扁豆 *Dolichos lablab* L. 的种子。

【成分研究】 白扁豆含蛋白质、脂肪、碳水化合物、钙、磷、铁、植物钙、镁、泛酸、锌,还有胰蛋白酶抑制物、淀粉酶抑制物、氨基酸、生物碱、黄酮及维生素 A、维生素 B、维生素 C,血球凝集素 A、血球凝集素 B,尚含糖类等。

【药理研究】

1. **抗菌解毒** 白扁豆煎剂对痢疾杆菌有抑制作用,对食物中毒引起的呕吐、急性胃肠炎等有解毒作用。

2. **抗病毒** 白扁豆对小鼠 Lolumbia SK 病毒有抑制作用。

3. **对免疫系统的作用** 白扁豆冷盐浸液对活性 E-玫瑰花结形成有促进作用,对机体免疫功能下降有促恢复作用。

4. **升白** 白扁豆可使注射环磷酰胺后小鼠白细胞总数下降恢复到正常水平。

5. **对凝血系统的作用** 白扁豆中含有对人红细胞的非特异性凝集素,其具有某些球蛋白特征,但对牛、羊红细胞并无凝集作用[1]。

【性味归经】 甘,微温。归脾、胃经。

【功效主治】 补脾,化湿,消暑。用于脾虚食少,便溏或泄泻,湿浊带下;暑湿吐泻。此外,对食物中毒所致呕吐,尚有解毒和中作用。

【临床应用】

1. **单方验方**

小儿腹泻:车前子 30g、白扁豆 25g,脱水者加麦冬 20g。将上药加水 2000ml,煎 15~20min,并加白酒 100ml,洗双足及胫下 1/3 处,先熏后洗,每次 30~50min,每日 1 剂,每剂洗 2~3 次。并结合调节饮食,纠正脱水和电解质紊乱,合并感染者适当选用抗生素[2]。

2. **配伍应用**

(1)用于健脾化湿

白扁豆配人参、白术、茯苓:健脾燥湿。用于脾虚湿盛,食少纳呆,呕吐泄泻,苔腻脉缓等。如参苓白术散(《太平惠民和剂局方》)。

白扁豆配苍术:健脾燥湿,止带。用于妇女脾虚湿盛,湿浊下注之白带清稀量多,体倦乏力等。

(2)用去消暑化湿

白扁豆配香薷:祛暑解表,化湿和中。用于暑令外感于寒,内伤暑湿所致恶寒发热,头重身倦,脘痞吐泻等。如香薷散(《太平惠民和剂局方》)。

白扁豆配广藿香:健脾化湿,和中解暑。用于伤暑吐泻等。如六和汤(《太平惠民和剂局方》)。

(3)用于解毒

白扁豆配豆蔻:解酒食毒,和中止泻。用于酒食中毒,腹泻腹痛等。

3. **鉴别应用**

白扁豆、扁豆衣、扁豆花:三者来源相同,皆能健脾和中、解暑化湿,用于脾虚有湿,暑湿内蕴,脾失运化之吐泻、食欲不振、倦怠乏力等证。白扁豆功用较全面,健脾之力强,但化湿逊于扁豆衣,解暑不如扁豆花,故多用于脾虚有湿诸证。扁豆衣为扁豆之干燥种皮,健脾和胃之力逊于白扁豆,但清暑利湿之功优于白扁豆,故适用于夏伤暑湿、湿邪偏重之呕吐泄泻。扁豆花为扁豆之花,健脾祛湿之力逊于白扁豆,但解散暑邪之功优于白扁豆,适用于暑湿内蕴、暑重于湿。

【用量用法】 水煎服,10～20g。健脾止泻宜炒用;消暑解毒宜生用。

参考文献

[1] 颜正华.中药学.第2版.北京:人民卫生出版社,2006.　　[2] 张连伟.中国民间疗法,1998,6(1):26.

大 枣

【基源】 为鼠李科落叶灌木或小乔木枣树 *Ziziphus jujuba* Mill. 的成熟果实。

【成分研究】

1. **糖类** 含多糖及水溶性糖类 D-果糖、D-葡萄糖、低聚糖、阿聚糖、半乳聚糖、蔗糖等。

2. **黄酮类** 当药黄素、黄酮-C-葡萄糖苷、乙酰 SpinosinA、乙酰 SpinosinB、乙酰 SpinosinC 等。

3. **皂苷类** 枣皂苷Ⅰ、枣皂苷Ⅱ、枣皂苷Ⅲ及酸枣仁皂苷 B、齐墩果酸、山楂酸 3-O-反式(顺式)香豆酰酯等皂苷。

4. **生物碱类** 苯基异喹啉型、阿扑啡型、厚阿扑啡型、枣碱及枣宁等。

5. **其他** 苹果酸等酸类,天门冬氨酸、谷氨基酸等多种氨基酸,蛋白质,维生素 A、维生素 B_2、维生素 C、维生素 P 及环磷酸腺苷。

【药理研究】

1. **增强免疫** 大枣多糖能增强巨噬细胞的分泌功能,具有抗补体活性,还可促进小鼠脾细胞增殖。大枣中性多糖能促进小鼠脾细胞自发增殖反应和混合淋巴细胞培养反应。小鼠连续灌服大枣多糖,可显著提高小鼠腹腔细胞的吞噬功能,促进溶血素和溶血空斑,促进淋巴细胞转化及提高外周血淋巴细胞分解。

2. **抗氧化及抗衰老** 灌服不同剂量的大枣提取物均可提高小鼠脑组织 SOD 活性,并能降低脑组织 MAD 含量,有延缓小鼠衰老等作用,大枣多糖还可明显拮抗衰老所致小鼠胸腺及脾脏的萎缩,可能与大枣多糖的清除自由基作用有关。

3. **抗肿瘤** 大枣水提物有抗白血病作用,其机制是大枣中性多糖可通过作用于免疫细胞而间接抑制肿瘤,其中巨噬细胞可能是多糖调节免疫、抑制肿瘤的靶细胞之一。连续给药桦木酸、山楂酸对内瘤增殖有抑制效应。

4. **抗突变** 小鼠灌服大枣煎液,能明显降低环磷酰胺所致的 SEC 值升高。

5. **其他** 黄酮类化合物还具有镇静、催眠、降血压、抗过敏、抗炎等作用[1]。

【性味归经】 甘,温。归脾、胃经。

【功效主治】 补中益气,养血安神,缓和药性。用于脾胃虚弱,食少便溏;血虚萎黄,心悸失眠,妇女脏躁,心神不安等。

【临床应用】

1. 单方验方

(1)过敏性紫癜 取大枣 150g、甘草 20g。水煎,每日 1 剂,吃枣饮汤,7 天为一个疗程[2]。

或用带红衣花生米 50g、大枣 10～15 枚,加适量水用文火煮 30～40min。一次服下,每日服用 3 次,5～10 日为一个疗程[3]。

(2)小儿泄泻 山药大枣粉:取晒干的山药片 500g、大枣(将成熟的果实煮熟、晒干、炒黄)100g 共研细粉包好备用,每包 2g。一般 6 个月以下婴幼儿每次 1/3 包,每日 2 次;6 个月～1 岁者每次 1/2 包,每日 2 次;1～3 岁者,每次 1 包,每日 2 次;3～5 岁者每次 2 包,每日 2 次[4]。

(3)痛经 将黑豆 100g、大枣 50g 加水适量,煮成粥状,加红糖 20g 调服,为一剂量。每次月经来潮前 3 天开始服用,每日 1 剂,连服 10 剂为一个疗程[5]。

(4)自汗证 甘草 15g、浮小麦 30～60g、大枣 10 枚。上三味,加水 500ml,文火煎煮后,去渣留汁约 300ml,另加红糖适量,温分三服,每日 1 剂[6]。

(5)小儿多动症 甘草 10g、浮小麦 50g、大枣 10 枚。先将浮小麦洗净,冷水浸泡 2h,文火煎熬至熟为止,然后加入甘草、大枣再煎。至枣烂易于去皮为止。令患儿饮汤食枣,上、下午各 1 次,连服 3 个月[7]。

2. 配伍应用

(1)用于养血安神

大枣配熟地黄、当归:养血补脾。用于脾虚不能化生营血,气虚血少,面色萎黄,心悸失眠等。如人参养荣汤(《太平惠民和剂局方》)。

大枣配小麦:补养心脾,安神除烦。用于妇女脏躁,悲伤欲哭等。如甘麦大枣汤(《金匮要略》)。

(2)用于缓和药性

大枣配甘遂、京大戟、芫花:峻下逐水而不伤正。用于饮停胸胁之咳唾胸痛,水肿腹胀喘满,二便不利。如十枣汤(《伤寒论》)。

【用量用法】 劈开,煎汤服,3～12 枚,或 10～30g。或去皮核捣烂为丸服。

【制剂与成药】 脑乐静糖浆:由大枣、甘草、小麦、蔗糖组成。用于精神忧郁,烦躁失眠。口服,每次 30ml,每日 3 次。7 岁以上儿童,每次服 15ml;3～7 岁,服 10ml。

参考文献

[1] 苗明三等.河南中医,2003,23(3):59.

[2] 张学林等.四川中医,1995,8:49.

[3] 张华民等.中国民间疗法,2000,8(1):44.

[4] 王瑞琴等.中国民间疗法,2001,12(9):58.

[5] 王焕新等.新中医,1998,30(4):31.

[6] 李言庆等.社区医学杂志,2007,5(2)68.

[7] 赵怀康.中国社区医师,2005,21(3):42.

绞 股 蓝

【异名】 七叶胆。

【基源】 为葫芦科植物绞股蓝 *Gynostemma pentaphyllum* (Thunb.) Makino 的根茎或全草。

【成分研究】

1. 皂苷类 皂苷类成分在绞股蓝植物中大量存在,为绞股蓝的主要药效成分。现已明确分离鉴定出 130 余种绞股蓝皂苷,其苷元主要为达玛烷型四环三萜结构,与人参皂苷骨架相似,其中绞股蓝皂苷-3 与人参皂苷 Rb1 完全相同,绞股蓝皂苷(-4、-8、-7)与人参皂苷(Rb1、Rd、F2)相同[1~3]。

2. 黄酮及黄酮苷类 绞股蓝含有芦丁、芸香苷、商陆苷及商陆黄素等十余种黄酮及其苷类[1,3]。

3. 多糖类 多糖类化合物为绞股蓝中含量较多的成分之一,茎和叶均含有果糖、葡萄糖、半乳糖和低聚糖,叶中所含游离糖高于茎。其多糖水解产物包括鼠李糖、木糖、阿拉伯糖、葡萄糖和半乳糖[1,5]。

4. 其他 氨基酸、微量元素、丙二酸、苯甲醇葡萄糖苷、甜味素等[1]。

【药理研究】

1. 抗肿瘤 绞股蓝总皂苷对小鼠 Lewis 肺癌有明显的抑制作用,可增加荷瘤小鼠脾淋巴细胞数目,提高外周血及脾脏 NK 细胞活性;多种绞股蓝皂苷可抑制体外培养的肿瘤细胞系(黑色素瘤细胞 B16、子宫颈癌细胞 Hela S3、肺癌细胞 3LL、肝癌细胞 MH1C1 等)增殖[2~4]。

2. 心脑血管保护作用 绞股蓝皂苷可改善大鼠心肌缺血,对抗氧自由基对心脏的损伤,保护心肌细胞膜完整性,改善心肌缺血状态下心肌舒张功能等[3,4]。

3. 调节免疫 绞股蓝总皂苷可增强环磷酰胺所致免疫低下模型小鼠的免疫功能,促进小鼠淋巴细胞增殖,并促进大鼠脾脏细胞分泌白细胞介素 2[2~4]。

4. 降血糖、降血脂 绞股蓝及其复方制剂具有一定的改善糖尿病并发症、高脂血症、高黏滞血症、动脉粥样硬化的作用。绞股蓝皂苷可刺激胰岛细胞释放胰岛素,改善肾功能,减少蛋白尿,改善糖尿病并发症症状;绞股蓝总苷能降低高脂喂养的大鼠血清中总胆固醇、三酰甘油、低密度脂蛋白的浓度,提高高密度脂蛋白浓度,减少动脉粥样硬化形成;复方绞股蓝胶囊可提高超氧化物歧化酶(SOD)活性,并降低血清过氧化产物丙二醛(MDA)含量[2~4]。

5. 保肝 绞股蓝总皂苷可保护大鼠肝功能,抑制大鼠肝纤维化形成[2];并可保护 CCl$_4$ 所致小鼠肝损伤,降低肝组织一氧化氮含量,升高肝组织谷胱甘肽水平[4]。

6. 抗氧化、抗衰老 绞股蓝总皂苷可通过提高老龄大鼠红细胞 SOD 活性,增强机体抗氧化能力,降低自由基水平[4]。

7. 抗溃疡 口服绞股蓝总皂苷可明显降低水浸应激所致的小鼠胃溃疡发生率,防治溃疡发生[4]。

8. 其他 镇痛、强心、抗运动疲劳、耐缺氧等[3,4]。

【性味归经】 甘、苦,寒。归脾、肺经。

【功效主治】 益气健脾,化痰止咳,清热解毒。用于脾胃气虚,纳差乏力,肺虚咳嗽;高脂血症,肝炎等。

【临床应用】

1. 单方验方

(1)高脂血症 绞股蓝 30g,每日 1 剂,煎水代茶饮,1 个月为一疗程[6]。

(2)慢性活动性乙型肝炎 绞股蓝 100g。每日 1 剂,水煎,分 3 次服。4 月为一疗程[7]。

(3)慢性气管炎 绞股蓝 2.5~3g,研末服,每天 3 次。对痰湿化热型近期疗效好[8]。

(4)糖尿病 ①以烦渴多饮为主症:绞股蓝 30g,每日 1 剂,水煎,分 2 次服。②以多食善饥、大便秘结为主症:绞股蓝 15g,生石膏 15g,熟地黄 9g,麦冬 6g,知母、牛膝各 5g。每日 1 剂,水煎,分 2 次服。③以尿频头晕腰痠为主症:绞股蓝 15g,黄芪 30g,枸杞子 15g。每日 1 剂,水煎,分 2 次服[8]。

2. 配伍应用

绞股蓝配白术:益气健脾,共补脾胃。用于脾胃气虚,体倦乏力、纳食不佳者。

绞股蓝配川贝母、百合:润肺止咳化痰。用于气阴两虚,肺中燥热,咳嗽痰黏。

【用量用法】 水煎服,10~20g,亦可泡服。研末服,每次 2~3g,每日 3 次。

【制剂与成药】　绞股蓝总苷片(胶囊):绞股蓝。养心健脾,益气和血,除痰化瘀。用于心脾气虚,痰阻血瘀的高脂血症及动脉粥样硬化、心血管疾病。口服,每次 2～3 片(粒),每日 3 次。

【不良反应】　少数患者服后可能有恶心、呕吐、腹泻等反应,无需对症处理,不影响治疗。

参考文献

[1] 张钊等.食品研究与开发,2011,32(11):193.
[2] 侯慧丽,傅童生.动物医学进展,2006,27:59.
[3] 李杰等.湖北中医杂志,2012,34(10):74.
[4] 史林等.药物评价研究,2011,34(2):125.
[5] 边古筝等.农业与技术,2014,34(2):1.
[6] 商娅,林青.福建中医药,1996,27(3):14.
[7] 王百龄.成都中医学院学报,1993,16(3):25.
[8] 宋立人等.现代中药学大辞典,北京:人民卫生出版社,2001:1632.

红景天

【基源】为景天科植物大花红景天 *Rhodiola crenulata* (Hook. f. et Thoms.) H. Ohba 的根茎。

【成分研究】

1. **黄酮类**　黄酮类化合物是红景天发挥药用价值的主要有效成分之一,主要包括黄酮醇及其苷类化合物[1]。现已发现槲皮素、棉皮素、山柰酚、花色苷、异槲皮苷、芦丁苷等存在形式[2]。

2. **苯丙素类**　红景天中含有多种类型的苯丙素类化合物,是评价红景天药材质量的主要标志成分之一,其结构类型包括简单苯丙素类、香豆素类和木脂素类,主要存在形式为香豆素、7-羟基香豆素、莨菪类化合物等[2]。

3. **苷类**　红景天中苷类主要为黄酮醇苷和苯烷基苷类,其中黄酮醇苷为红景天属植物的主要有效化学成分,苯烷基苷类主要包括乙基苷类(红景天苷)、苯丙素苷类(酪萨维)和酚苷。另外,还包括单萜苷、异槲皮素苷、芦丁苷等[1]。

4. **挥发油类**　目前已从红景天中鉴定出二十余种挥发油类物质,主要成分为肉桂醇、香茅醇、桃金娘醇等[2]。

5. **其他**　氨基酸、维生素等[1]。

【药理研究】

1. **抗辐射**　红景天对电脑辐射造成的自由基损伤具有明显的保护作用[2]。红景天苷可与 DNA 竞争,与自由基进行反应,从而减少自由基对 DNA 攻击造成的损伤,并可有效防护 X 射线对脂质细胞膜的损伤[3,4]。

2. **调节免疫**　红景天苷可增强机体免疫功能,并对抗病毒感染[3]。

3. **抗缺氧**　红景天提取物可使氧耗速度大幅下降,供氧效率提高,从而使大脑静脉血氧压差增大,增强机体对缺氧的耐受力。复方红景天可减少低压缺氧小鼠的死亡数量,延长小鼠存活时间,提高存活率[4]。

4. **抗衰老**　红景天根茎醇提物可显著降低老年大鼠血清过氧化产物丙二醛(MDA)含量,增强超氧化物歧化酶(SOD)活性,改善自由基代谢,从而发挥抗衰老作用[4]。

5. **抗疲劳**　红景天干粉及其浸出液可增强血清乳酸脱氢酶的活力,加速乳酸分解,降低血液中乳酸浓度,从而消耗运动时肌糖原无氧分解产生的乳酸,发挥抗疲劳作用[3]。

6. 其他 抗肝纤维化、消炎镇痛、神经保护等[3,4]。

【性味归经】 甘,苦,平。归肺、心经。

【功效主治】 益气活血,通脉平喘。用于气虚血瘀,倦怠气喘,胸痹心痛,中风偏瘫,跌打损伤。

【临床应用】

1. 单方验方

(1)慢性脑供血不足 大株红景天胶囊,每次4粒(每粒0.38g),每天3次,15天为1个疗程[5]。

(2)胆囊炎胆结石 高山红景天全草9g,研粗末,每日开水冲泡,代茶饮。另用高山红景天根研极细末,装胶囊备用,每粒胶囊重0.35g。慢性患者每次服胶囊2~3粒,每日3次,高山红景天水送服。急性发作期者每次服5粒,隔30~60min口服1次。2周为1个疗程[6]。

(3)低氧血症 口服红景天胶囊,每次2粒(每粒0.35g),每天2次,20天为一疗程[7]。

(4)高原红细胞增多症 红景天糖浆15~20ml,口服,每日3次,4周为一疗程[8]。

2. 配伍应用

红景天配山药、白术:益气健脾。用于脾虚倦怠乏力。

红景天配南沙参、百合:清肺润肺止咳。用于肺阴虚咳嗽痰黏。

【用量用法】水煎服,3~6g。或制成糖浆服。外用适量,捣敷,或研末调敷。

参考文献

[1] 崔艳梅等. 北京师范大学学报(自然科学版),2008, 44(3):328.
[2] 季宇彬等. 天津中医药,2007,24(1):81.
[3] 韩雪娇等. 中国生化药物杂志,2015,35(1):171.
[4] 刘明成,张得钧.亚太传统医药,2013,9(6):65.
[5] 吴泽铭等. 辽宁中医药大学学报, 2007, 9(3):126.
[6] 张金菊. 中国民间疗法, 2005, 13(8): 43.
[7] 叶久勤等. 成都医药, 2004, 30(4): 210.
[8] 汪学文等.华西药学杂志,1994,9(1):57.

饴 糖

【基源】 为米、大麦、粟或玉蜀黍等粮食经发酵糖化制成的糖类食品。

【成分研究】 饴糖又称麦芽糖,是由两个葡萄糖组成的双糖。

【药理研究】 饴糖对酮体和非酯型脂肪酸的产生有抑制作用。虽然这种作用比葡萄糖所产生的作用弱,但这种作用持续时间较长[1]。

【性味归经】 甘,温。归脾、胃、肺经。

【功效主治】 补中益气,缓急止痛,润肺止咳。用于脾胃虚寒,脘腹疼痛;肺燥咳嗽,干咳无痰等。

【临床应用】

1. 单方验方

功能性便秘:选取甘润可口、水分丰富、质地细润的马铃薯500g,做清洁去皮、去芽处理,切块,蒸熟,捣泥后加饴糖60g和少许盐拌匀食用,早晚各1次,可以代替早晚正餐[2]。

2. 配伍应用

(1)用于缓急止痛

饴糖配桂枝、白芍:温中补虚,缓急止痛。用于中焦虚寒之脘腹冷痛,食少便溏等。如小建中汤(《伤寒论》)。

饴糖配当归:补血活血,缓急止痛。用于脾胃虚寒兼有血虚较重者。如当归建中汤(《千金翼方》)。

饴糖配黄芪:补脾益气,益卫固表。用于劳倦伤中,脾胃虚寒较甚,脘腹冷痛兼有自汗发热者。如黄芪建中汤(《金匮要略》)。

饴糖配干姜:温中补虚,散寒止痛。用于中阳虚衰,阴寒内盛,腹痛而不可触者。如大建中汤(《金匮要略》)。

(2)用于润肺止咳

饴糖配百部、杏仁:补虚润肺止咳。用于肺虚咳嗽,干咳无痰,气短作喘等。

【用量用法】 入汤剂须烊化冲服,每次 15～20g。也可熬膏或为丸服。

参考文献

[1] 贺明丽等.齐鲁药事.2004,23(6):3.　　　　[2] 张更林.中国医药导报,2007,26(4):162.

甘 草

【基源】 为豆科多年生草本植物甘草 *Glycyrrhiza uralensis* Fisch.、胀果甘草 *G. inflata* Bat. 或光果甘草 *G. glabra* L. 的根及根茎。

【成分研究】

1. **黄酮类** 分离得到的有 150 多种,包括甘草苷、异甘草苷、新甘草苷、新异甘草苷、甘草利酮等。

2. **皂苷元类** 乌拉尔甘草中提取分离出至少 7 个皂苷元,包含 2,4-二羟基甘草内酯等。

3. **多糖类** 主要有甘草多糖 GPS 等。

4. **其他** 甘草酸、甘草次酸、甘草酸铵等[1]。

【药理研究】

1. **对消化系统的作用** 甘草浸膏、甘草次酸、甘草苷和 FM100 等对大鼠多种实验性溃疡模型均有抑制作用,能改善症状促进愈合。甘草煎剂、异甘草素等对离体肠管有明显抑制作用,可降低收缩幅度,但对频率无明显影响。甘草制剂和甘草甜素对多种实验性肝损害都有明显保护作用,可降低肝硬化发生率及血清转氨酶活力,增加肝细胞内糖原和 RNA 含量,促肝细胞再生。

2. **肾上腺皮质激素样作用** 甘草粉、甘草浸膏、甘草甜素、甘草次酸对健康人及多种动物均能促进去钾保钠保水作用,呈现去氧皮质酮样活性。而甘草浸膏、甘草甜素能使大鼠胸腺萎缩,肾上腺重量增加,血中嗜酸性粒细胞和淋巴细胞减少,尿中游离型 17-羟皮质类固醇增加。

3. **抗炎、抗超敏反应** 甘草具有皮质激素样抗炎作用。甘草水煎剂能抑制被动皮肤过敏反应,降低小鼠血清 IgE 抗体水平。甘草次酸的抗炎效价约为氢化可的松的 1/10,甘草甜素则能拮抗组胺、乙酰胆碱等对兔离体回肠和豚鼠离体气管平滑肌收缩。

4. **镇咳祛痰** 甘草浸膏口服后能覆盖在发炎的咽部黏膜上,缓和炎症刺激而镇咳。

5. **其他** 抗病毒、降脂及抗动脉粥样硬化、解毒、抗心律失常、抗肿瘤、抗氧化衰老等作用[2]。

【炮制研究】 生甘草与 6 种不同加蜜量炙甘草之间甘草酸含量没有显著变化,甘草中的甘草酸含量与加蜜量多少无关。蜜炙甘草增加了药材微量元素的含量,从而增强了药物的疗效。小白鼠痛阈测定实验证实,蜜炙甘草能增强缓急止痛的功效;免疫学指标炭粒廓清实验表明,蜜炙甘草能提高小白鼠巨噬细胞功能,提高机体免疫功能与健脾益气作用相关;蜜炙甘草在对抗氯化钡(BaCl₂)诱发大白鼠心律失常方面,其作用强于生甘草;生甘草、蜜炙甘草、清炒甘草的解痉作用,不论是单用还是在组方中均无显著差异[3]。

【性味归经】 甘,平。归心、肺、脾、胃经。

【功效主治】 补脾益气,祛痰止咳,缓急止痛,清热解毒,调和药性。用于心气不足,脉结代,心动悸;脾气虚弱,倦怠乏力;咳嗽痰多;热毒疮痈,咽喉肿痛,药食中毒;脘腹、四肢挛急疼痛;调和药性等。

【临床应用】

1. 单方验方

(1)胃及十二指肠溃疡 甘草12g,加水适量,水煎浓缩成100ml,分早晚2次口服,2周为一个疗程[4]。

(2)荨麻疹 生甘草30g,开水500ml冲泡,热服、凉服均可,每天代水饮,30天为一个疗程[5]。

(3)过敏性紫癜 生甘草20~30g,水煎,每日分2次服,20日为一个疗程[6]。

(4)脚癣 取木瓜与甘草各等份(一般各250~500g),加水1500~2000ml,浸泡1h后,将患足浸入药液中(注意药液要漫过患处)约2h,然后晾干。用同一份药液,每日按时浸泡1次,连用7天为一个疗程[7]。

(5)静脉炎 将红花、甘草按1∶1比例研粉,用50%乙醇调匀成糊,涂于纱布(双层)上,四边向内折叠包好,敷于患处,干后可再加少许乙醇保持湿润,持续湿敷,每日1次,一般1~3次可消肿止痛,3日后静脉变软,恢复弹性[8]。

2. 配伍应用

(1)用于益气补中

甘草配人参(党参)、白术、茯苓:补气健脾。用于气虚脾弱的食少乏力,腹泻便溏等。如四君子汤(《太平惠民和剂局方》)。

甘草配人参、阿胶、桂枝:益气养血,通阳复脉。用于心气不足,心动悸,脉结代等。如炙甘草汤(《伤寒论》)。

(2)用于祛痰止咳

甘草配麻黄、苦杏仁:解表宣肺止咳。用于外感风寒,咳嗽痰多。如三拗汤(《太平惠民和剂局方》)。

甘草配干姜、细辛:温肺散寒,化痰止咳。用于寒邪犯肺、内有伏饮所致咳嗽气喘、形寒背冷、痰多清稀等。如小青龙汤(《伤寒论》)。

甘草配半夏、陈皮:燥湿化痰。用于湿痰犯肺所致咳嗽痰多、色白成块、胸膈满闷、呕恶眩晕、苔腻脉滑等。如二陈汤(《太平惠民和剂局方》)。

(3)用于清热解毒

甘草配绿豆:清热解毒。用于诸药中毒,食物中毒,疮痈肿毒。

(4)用于缓急止痛,调和药性

甘草配饴糖、桂枝、白芍:温中补虚,缓急止痛。用于中气虚寒,营血不能温养之脘腹疼痛、四肢挛急作痛等。如小建中汤(《伤寒论》)。

甘草配附子:减缓附子毒性。如四逆汤(《伤寒论》)。

甘草配大黄、芒硝:缓下热结。用于阳明腑实之大便秘结、腹满拒按。如调胃承气汤(《伤寒论》)。

3. 鉴别应用

生甘草、炙甘草、甘草梢:生甘草味甘偏凉,长于清热解毒、祛痰止咳,多用于肺热咳嗽、痰黄,咽喉肿痛,痈疽疮毒,食物中毒,药物中毒等。炙甘草味甘偏温,以补脾和胃、益气复脉力胜,主治脾胃虚弱、倦怠乏力、心动悸、脉结代等。甘草梢即甘草之尾部细小部分,多为生用,味甘偏凉,功专清热通淋,适用于小便短赤、灼热涩痛、口舌生疮、胸闷心烦之心胃有热等。

【用量用法】　水煎服,1.5~9g。清热解毒宜生用;补中缓急宜炙用;止茎中痛宜用甘草梢。

【制剂与成药】

1. **甘草流浸膏**:用于气管炎、咽喉炎、支气管哮喘、消化性溃疡病及慢性肾上腺皮质功能减退症的辅助治疗。口服,每次 2~5ml,每日 6~15ml。

2. **复方甘草片(合剂)**:由甘草、酒石酸锑钾、复方樟脑酊或阿片组成。用于镇咳、祛痰。口服,片剂每次 1~2 片,每日 3~4 次;合剂每次 5~10ml,每日 3 次,服时摇匀。

3. **安胃疡胶囊**:为甘草提取的有效部位。用于胃及十二指肠溃疡病、消化不良。口服,每次 2 粒,每日 4 次。

4. **甘草酸二铵(甘利欣)**:为甘草提取物。用于急、慢性病毒性肝炎。口服,每次 0.15g,每日 3 次;静滴,每次 0.15g,10%葡萄糖注射液 250ml 稀释后缓慢滴注,每日 1 次。

【不良反应】　大剂量(甘草酸每日剂量超过 500mg)或小剂量长期服用(连续服用 1 个月以上)甘草及其制剂,部分患者可能出现水肿、低血钾、血压升高或"满月脸"及四肢、面部多毛现象,出现假性醛固酮增多症的临床表现[9~12]。

服用甘草片或甘草合剂也可引起过敏反应,出现荨麻疹或风团样皮疹等报道[13]。

【使用注意】　甘草及其制剂不宜长期服用。对老年人及患有心血管病和肾脏病患者更易致高血压,应酌情慎用。湿浊中阻而脘腹胀满、水肿者忌用。

参考文献

[1] 慕桂娟.包头医学,2005,29(2):25.

[2] 田庆来等.天然产物研究与开发,2006,18:343.

[3] 叶定江等.中药炮制学.上海:上海科学技术出版社,2003.

[4] 胡允彩等.中国民间疗法,1999,10(7):35.

[5] 杨倩宇.河南中医,2003,23(9):56.

[6] 杨孟考.中国社区医师,2005,22(21):36.

[7] 姜旭东等.中国乡村医生杂志,1996,6:28-29.

[8] 王文玲等.河北中医,2002,24(11):810.

[9] 曹涛等.首都医学院学报,1991,12(2):142.

[10] 王清图等.中药新药与临床药理,1995,6(3):43.

[11] 陈光辉等.江苏医药,1997,23(5):366.

[12] 高希斋等.新药与临床,1994,13(1):54.

[13] 郑萍等.中医药学报,1998,5:29.

第二节　补　血　药

当　归

【基源】　为伞形科植物当归 *Angelica sinensis* (Oliv.)Diels 的根。

【成分研究】

1. **苯酞类**　含有少量香荆芥酚、苯酚、对甲苯酚、间乙苯酚等,以藁本内酯为主要成分。

2. **香豆素类** 重毛齿当归的根及根茎中分得 19 种 6-脂代-7-氧香豆素或 8-脂代-7-氧香豆素和 13 种二氢呋喃香豆素衍生物。

3. **黄酮类** 滨海当归分离出 3 个查耳酮衍生物,有木犀草素-7-O-β-D-葡萄糖苷及木犀草素-7-O-芦丁糖。

4. **有机酸类** 阿魏酸是较早被分离和鉴定出的当归有效成分,也是当归有机酸部分的主要成分之一,当归的有机酸部分还含有烟酸、香草酸、棕榈酸等。

5. **其他** 当归多糖、丰富的氨基酸、尿嘧啶、腺嘌呤、胆碱、5-羟基呋喃醛、微量元素(如锌、铜、铁、锰、钾、钠、钙等)、磷脂及维生素 A、维生素 B_{12} 等成分。

【药理研究】

1. **抗血栓** 阿魏酸钠能选择性抑制 TXA_2 合成酶活性。另外,当归挥发油部分可抑制血小板花生四烯酸代谢。

2. **改善血液循环** 消旋丁基苯酞及左旋丁基苯酞(dl-NBP,1-NBP)预防和治疗给药均可增加中脑动脉闭塞术后的软脑膜微动脉管径及血流速度,从而改善软脑膜微循环。

3. **对心血管系统的作用** 当归煎剂和流浸膏对离体蟾蜍心脏有抑制作用,剂量加大,可使心跳停止于舒张期。当归还对大鼠心肌缺血再灌注的心律失常具有保护作用。

4. **对平滑肌的作用** 挥发油是当归对血管平滑肌解痉起作用的主要活性部分,其中藁本内酯活性最强。挥发油成分正丁烯基苯酞和藁本内酯在体外有松弛气管平滑肌作用。

5. **其他** 抗炎、镇痛、抗脂质过氧化、补血、降血脂、抑制动脉粥样硬化、利胆保肝、保护肾脏、保护肺、增强免疫功能等作用[1]。

【炮制研究】 以测定阿魏酸含量为指标的实验研究结果表明,酒炒、土炒当归中阿魏酸含量几乎不降低,而高温煅炭或炒炭后,阿魏酸含量明显降低[2]。酒制后水溶物增高,炒炭后鞣质成分比生品高 2 倍[3]。

【性味归经】 甘、辛,温。归肝、心、脾经。

【功效主治】 补血调经,活血止痛,润肠通便。用于血虚证,面色萎黄,眩晕心悸;血虚或夹有瘀滞的月经不调,经闭,痛经;虚寒性腹痛,跌打损伤,痈疽疮疡,风湿痹痛;血虚肠燥便秘等。

【临床应用】

1. **单方验方**

(1)全血黏度增高 把全当归粉碎为细末,装入胶囊,每粒 0.5g。每次服 6 粒,每日服 1 次。60 天为一个疗程[4]。

(2)糖尿病周围神经病变 25%当归注射液 250ml 静滴,每天 1 次,20 天为一个疗程[5]。

(3)肿瘤顽固性呃逆 取双侧足三里穴,皮肤常规消毒,用 6 号针头垂直刺入穴位 1.5～2.0cm,用强刺激法,使有酸胀感后,抽吸无回血,缓慢注入当归注射液 2ml。每日一次,7 次为一个疗程[6]。

(4)肾病综合征低蛋白血症 常规治疗基础上加服黄芪 30g,当归 20g,煎服,每日 1 剂,2 次分服,连续服用 2 周[7]。

2. **配伍应用**

(1)用于补血养血

当归配熟地黄、白芍:补血滋阴。用于血虚精亏,面色萎黄,头晕目眩,心悸失眠,月经失调等。如四物汤(《太平惠民和剂局方》)。

当归配黄芪:补气生血。用于劳倦内伤、肌热面赤、烦渴、脉虚大乏力及疮疡、血虚发热、诸气血不足等。如当归补血汤(《内外伤辨惑论》)。

当归配人参:气血双补。用于气血两亏诸证。如八珍汤(《正体类要》)。

(2)用于养血调经

当归配川芎、桃仁、红花:活血养血,行气止痛。用于血虚、血瘀之头痛、月经不调、痛经闭经、产后瘀血腹痛、风湿痹痛等。如桃红四物汤(《医宗金鉴》)。

当归配阿胶:养血止血。用于崩漏下血,月经过多,淋漓不止或产后出血不止,妊娠下血等。如胶艾汤(《金匮要略》)。

当归配赤芍:凉血散瘀止痛。用于瘀热之月经不调、痛经闭经,以及痢疾腹痛、便下脓血等。如血府逐瘀汤(《医林改错》)。

(3)用于活血止痛

当归配乳香、没药:活血祛瘀,通络止痛。用于跌仆损伤等瘀血阻滞病证。如活络效灵丹(《医学衷中参西录》)。

当归配大黄、柴胡:活血祛瘀,通络止痛。用于跌仆损伤,瘀血滞留胁下者。如复元活血汤(《医学发明》)。

当归配桂枝:养血温经散寒。用于血虚感寒之手足厥冷,寒凝经络之腰腿疼痛麻木者。如当归四逆汤(《伤寒论》)。

(4)用于养血祛风

当归配秦艽、独活:祛风清热,养血活血。用于风中经络之手足麻木、疼痛等。如大秦艽汤(《素问病机气宜保命集》)。

当归配羌活、防风:祛风除湿,养血和营。用于风痹,身体重痛,项背拘急,手足麻木等。如蠲痹汤(《是斋百一选方》)。

(5)用于润肠通便

当归配肉苁蓉:温肾养血,润肠通便。用于肾虚气弱便秘,症见大便秘结、小便清长、腰膝酸软等。如济川煎(《景岳全书》)。

(6)用于疮痈肿毒

当归配金银花、皂角刺、穿山甲:清热活血,消肿止痛。用于热毒痈疮初起,局部红肿热痛者。如仙方活命饮(《校注妇人良方》)。

当归配金银花、玄参、甘草:清热解毒,活血止痛。用于脱疽,患处皮色暗红,灼热微肿,疼痛剧烈,甚则溃烂。如四妙勇安汤(《验方新编》)。

3. 鉴别应用

(1)生当归、酒当归、当归炭　生当归质润,长于补血、调经、润肠通便,多用于血虚便秘、血虚体亏、痛疽疮疡等。酒当归功善活血补血调经,多用于血瘀经闭、痛经、月经不调、风湿痹痛等。当归炭以止血和血为主,多用于崩中漏下、月经过多、血虚出血。

(2)当归头、当归身、当归尾、全当归　当归可分头、身、尾三个部位入药,但又可不分而合用之,称全当归。古人认为"归头补血,归身养血,归尾破血,全当归养血活血",但目前药店大多不分,而以全当归统装饮片供应之。实际上确实不必拘泥。

(3)当归、川芎　两者均能活血、调经、止痛,皆可治血瘀寒凝之月经不调、经闭痛经及跌仆肿痛、风湿痹痛。然川芎为"血中气药",辛温升散,能"上行头目",祛风止痛,为治头痛之要药。头痛无论风寒、风热,外感、内伤均可应用。当归甘温质润,功擅补血养血,为补血之圣药,兼能润肠,故常用于血虚诸证及血虚肠燥便秘。

【用量用法】水煎服,5～15g。

【制剂与成药】

1. **当归注射液**:含当归提取物。用于妇女因血虚瘀阻而致之闭经、痛经、月经不调,因经行不畅而致之诸痛,局部闪、扭、挫伤及疼痛。肌注,每次 2~5ml,每日 1 次;穴位注射,每次每穴 0.3~0.5ml,每次 2~6 个穴,每日或隔日 1 次。

2. **当归冲剂(浓缩丸)**:由当归、甘草组成。用于月经不调、经期腹痛、赤白带下、血虚头痛。口服,冲剂每次 1 袋,每日 2 次,或遵医嘱;浓缩丸剂每次 15~20 粒,每日 2 次。

3. **当归膏**:由当归、生地黄、白芍、川芎组成。用于月经不调、体弱血虚、经期腹痛、崩漏等。口服,每次 15g,每日 2 次。

4. **养血饮口服液**:由当归、黄芪、大枣组成。用于气血两亏、崩漏下血、体虚羸弱、血小板减少及贫血,亦可作为放疗和化疗后引起白细胞减少的辅助治疗。口服,每次 1 支,每日 2 次。

【不良反应】 当归无明显毒性,不良反应少。当归挥发油穴位注射可引起局部剧痛,并伴有全身发热、头痛、口干、恶心等反应,但可自行缓解。当归注射液静脉滴注偶有输液反应[8]。

【使用注意】 湿盛中满、大便泄泻者慎用。

参考文献

[1] 黄伟晖等.中国中药杂志,2001,26(3):147.
[2] 高逢喜.中国医院药学杂志,1989,8:363.
[3] 于少军等.中国中药杂志,1991,16(3):148.
[4] 王金瑞.天津中医,2001,18(6):34-35.
[5] 吴开松等.医学新知杂志,1998,8(3):11-13.
[6] 黎壮伟等.实用中医内科杂志,2008,22(9):67.
[7] 李华.咸宁医学院学报,2001,15(1):50.
[8] 沈映君.中药药理学.北京:人民卫生出版社,2000.

熟 地 黄

【基源】 为玄参科植物地黄 *Rehmannia glutinosa* Libosch. 的块根,经加工炮制而成。

【成分研究】

1. **环烯醚萜类** 益母草苷、地黄苷、地黄素等。
2. **单萜类** 焦地黄素、焦地黄内酯等。
3. **氨基酸类** 含多种氨基酸,但没有赖氨酸,且总体含量较少。
4. **糖类** 熟地黄中单糖含量为生地黄的 2 倍。
5. **其他** 琥珀酸、亚油酸等。

【药理研究】

1. **对造血系统的作用** 熟地黄水煎剂可促进贫血动物红细胞、血红蛋白的恢复,加快多能造血干细胞、骨髓红系造血祖细胞的增殖、分化。
2. **抗氧化、抗衰老** 熟地黄多糖有较强的抗氧化作用。
3. **对内分泌系统的作用** 熟地黄能提高机体的适应性,与其兴奋皮质-肾上腺皮质的功能有关。
4. **保护心肌** 熟地黄可使氧自由基清除酶、超氧化物歧化酶和谷胱甘肽过氧化物的活性提高,过氧化脂质含量降低,减少自由基造成的再灌注心肌损伤,保护心肌。
5. **其他** 降脂、抗血栓形成、降血糖、利尿、促进肝糖原合成、抗甲状腺功能亢进、抗溃疡、止血等作用[1]。

【炮制研究】 炮制对地黄化学成分的影响十分明显,有量变,也有质变。如原存在于干地黄中的环烯醚萜及环烯醚萜苷在熟地黄中已基本不存在,其次是苷类的分解,和多糖、低聚糖的转化等也比较明显。地黄制熟后,水苏糖、半乳糖含量有所减少,而葡萄糖、果糖的含量明显增加,总糖量没有明显变化[2]。地黄炮制成熟地黄后5-羟甲基糠醛含量增加20倍[3]。

药效学实验研究证实,应用纤维蛋白平板法通过纤维蛋白溶酶原激活作用,探讨对纤溶系统活化作用的实验证明,熟地黄具有活化作用而生地黄则无此作用[4]。

【性味归经】　甘,微温。归肝、肾经。

【功效主治】　补血滋阴,益精填髓。用于血虚诸证,血虚萎黄,心悸,失眠及月经不调,崩漏下血;肝肾阴虚,精血两亏,腰膝酸软,盗汗遗精,耳鸣耳聋,头晕目眩,须发早白等。

【临床应用】

1. 单方验方

(1)糖尿病酮症　黄芪25g、人参10g、熟地黄75g。水煎服,每日1剂。在改善症状的同时,可降低或消除酮体[5]。

(2)药源性便秘　熟地黄100g,浓煎500ml,每日晚顿服,连服3天[6]。

2. 配伍应用

熟地黄配白芍:补血养阴,养肝滋肾。用于阴血亏虚,月经失调,头晕目眩,心悸怔忡,健忘失眠等。如四物汤(《太平惠民和剂局方》)。

熟地黄配人参、黄芪:补益气血。用于气血两亏,形神不足等。如十全大补汤(《太平惠民和剂局方》)。

熟地黄配山茱萸、山药:滋阴补肾,固精止遗。用于肝肾不足的头晕耳鸣,腰膝酸软无力,阳痿,遗精遗尿,盗汗等。如六味地黄丸(《小儿药证直诀》)。

熟地黄配龟甲:补血填精,滋阴潜阳。用于阴虚火旺的头晕耳鸣,失眠健忘,潮热盗汗,遗精等。如大补阴丸(《丹溪心法》)。

熟地黄配知母、黄柏:滋阴降火。用于阴虚火旺的骨蒸潮热、盗汗、遗精等。如知柏地黄丸(《医宗金鉴》)。

熟地黄配五味子:补肾纳气,敛肺止咳。用于肾虚不能纳气,咳嗽气喘,呼多吸少等。如都气丸(《医贯》)。

熟地黄配附子、肉桂:温补肾阳,滋阴填精。用于肾阳不足之畏寒肢冷、腰膝酸软、夜尿频多、遗尿遗精等。如肾气丸(《金匮要略》)。

熟地黄配鹿角胶、菟丝子:温补肾阳,填精益髓。用于肾阳不足之畏寒肢冷、腰膝酸软、阳痿遗精等。如右归丸(《景岳全书》)。

熟地黄配砂仁:补血养阴,填精益髓,化湿行气。使熟地黄无滋腻碍胃之弊。用于精血亏虚,月经失调,头晕目眩,胃气不和等。如泰山磐石丸(《景岳全书》)。

3. 鉴别应用

熟地黄、当归　两者皆能养血补血,治疗血虚证,常配伍同用。但熟地黄质地偏滋腻,养血兼能滋补肝肾之阴,常用于肝肾阴虚,精血两亏之证;当归则养血兼有活血止痛、调经功能,常用于血虚兼夹瘀滞之证,如妇女月经不调、痛经,跌打损伤等。此外,当归尚有润肠通便作用,血虚便秘者尤宜。

【用量用法】　水煎服,10~30g。

【使用注意】　熟地黄质黏腻,凡气滞痰多、胃脘胀满、食少便溏者忌服。

参考文献 ....

[1] 丁兆梦.中药药效与临床.北京:中国医药科技出版社,1999.

[2] 罗宽.中医药研究杂志,1986,(4):37.

[3] 刘美丽等.中草药,1995,26(1):13.

[4] 刘成基等.中药材,1990,13(5):25.

[5] 毕雅安.江苏中医,2000,21(1):33.

[6] 刘玉娟等.实用医技,1999,6(7):489.

白 芍

【基源】 为毛茛科植物芍药 *Paeonia lactiflora* Pall. 的根。

【成分研究】

1. **苷类** 芍药苷、羟基芍药苷、白芍苷、牡丹酚、芍药花苷,还含有芍药内酯苷等。

2. **黄酮类** 从白芍中分离的黄酮类有 kaempferol-3-O-β-D-glucoside 等。

3. **萜类** 芍药中含有三萜类,包括 30-norhederagenin 等。

4. **鞣质** 已分离得到了没食子酰鞣质化合物。

5. **其他** SA、SB、PA、BS-1 等多糖及单宁、没食子酸、没食子酸乙酯、d-儿茶素、苯甲酸、β-谷甾醇、挥发油、脂肪油、树脂、糖、淀粉、黏液质、蛋白质、金属元素及氨基酸等成分[1]。

【药理研究】

1. **对免疫系统的作用** 白芍水煎剂对巨噬细胞功能有明显的促进作用。

2. **对中枢神经系统的作用** 芍药苷静脉注射,对大鼠有轻度镇静作用。增加药量,可致作用逐渐加深,出现呼吸减慢、肌松现象。

3. **对消化系统的作用** 白芍能抑制副交感神经的兴奋性而具有解痉作用。

4. **对心血管系统的作用** 白芍总苷(TGP)能使离体兔耳血管扩张,使每分钟滴数和血管容量均增加。TGP 本身对离体兔主动脉无明显作用,但能显著地增加 NA 对兔动脉的收缩作用。

5. **其他** 抗炎、抗应激、抗病原、抗菌、降体温、利尿等作用[2]。

【炮制研究】 白芍含有芍药苷、丹皮酚、苯甲酸、挥发油、氨基酸、鞣质等活性成分。分别以上述活性成分为指标,研究白芍的加工炮制方法对其含量的变化,结果认为芍药根趁鲜刮去外皮而不经水煮者与去外皮后经水煮切片者相比较,前者芍药苷和丹皮酚的含量较高[3]。白芍炮制后芍药苷、丹皮酚的含量均有所下降。含量变化大体为生白芍 ＞ 麸炒白芍 ＞ 酒炒白芍 ＞ 醋炒白芍 ＞ 清炒白芍。但其苯甲酸含量则变化不大[4]。

白芍外皮中也含有芍药苷,所以带皮者中的芍药苷含量略高于去皮者。

【性味归经】 甘、酸,微寒。归肝、脾经。

【功效主治】 养血敛阴,柔肝止痛,平抑肝阳。用于肝血亏虚,眩晕心悸,月经不调;血虚肝旺,肝脾不和,胸胁脘腹疼痛,或四肢挛急疼痛;肝阳上亢,头痛眩晕,自汗盗汗等。

【临床应用】

1. **单方验方**

(1)习惯性便秘 生白芍 40g、生甘草 15g,水煎服,每日 1 剂。一般 3 剂显效,7 剂为一个疗程[5]。

(2)牙痛 白芍 45g、蒲公英 30g、细辛 3g、甘草 15g,每日 1 剂,水煎服。用于各种原因引起的牙痛,也可治疗头痛、痉挛性腹痛等症[6]。

(3)类风湿关节炎　白芍总苷(帕夫林胶囊)每次 2 粒,每日 3 次,6 个月为一个疗程[7]。

(4)坐骨神经痛　白芍 50g,鸡血藤、威灵仙各 20g,木瓜 15g,牛膝 12g,独活、没药各 10g,川乌、草乌各 5～10g,防己 9g,随症加减。每日 1 剂,水煎服[8]。

(5)痛经　白芍 30～40g、香附 30～40g、当归 15g、党参 10g、川芎 10g、延胡索 10g、艾叶 10g,并随症加减。每日 1 剂,月经来潮前 10 天开始服用,来潮时停用。10 天为一个疗程[9]。

(6)腰椎增生症　白芍 30～90g,木瓜、炙甘草各 15g,鸡血藤、威灵仙、杜仲各 20g。随症加减,每天 1 剂,水煎,分 3 次口服[10]。

(7)腰腿痛　白芍 30g、甘草 8g、牛膝 10g、狗脊 10g、延胡索 6g、威灵仙 10g、土鳖 10g、地龙 10g、金樱子 10g、杜仲 10g、黄柏 10g、三七 5g。酌情加减。每日 1 剂,水煎 2 次,分 2 次空腹温服[11]。

2. 配伍应用

(1)用于养血调经

白芍配川芎:养血活血。用于肝郁血滞,月经不调,闭经,痛经,胸胁胀痛。如温经汤(《金匮要略》)。

(2)用于柔肝缓急止痛

白芍配甘草:健脾柔肝,缓急止痛。用于气血不和的腹痛、筋脉挛急等。如芍药甘草汤(《伤寒论》)。

白芍配白术、防风:健脾柔肝。用于脾虚肝旺,肠鸣腹痛,大便泄泻,或脘胁胀闷,食欲不振等。如痛泻要方(《景岳全书》)。

白芍配木香:行气和血,缓急止痛。用于气血凝滞的腹痛下痢等。如芍药汤(《素问病机气宜保命集》)。

(3)用于平抑肝阳

白芍配牛膝、赭石:镇肝潜阳息风。用于肝阳上亢之头晕目眩、耳鸣目胀、烦躁不宁、失眠多梦等。如建瓴汤(《医学衷中参西录》)。

白芍配石决明、钩藤:平肝潜阳。用于肝阳上亢之头痛、眩晕、急躁易怒等。如阿胶鸡子黄汤(《通俗伤寒论》)。

白芍配龟甲、鳖甲:滋阴潜阳,平肝息风。用于肝肾不足、肝阳上亢的眩晕头痛及热病伤津,虚风内动的手足瘛疭等。如大定风珠(《温病条辨》)。

(4)用于敛阴止汗

白芍配牡蛎、浮小麦:敛阴止汗。用于阴虚盗汗。

【用量用法】　水煎服,5～15g,大剂量 15～30g。

【不良反应】　《吴普本草》引桐君云白芍“无毒”,唯《名医别录》和《汤液本草》云“有小毒”。现代临床应用中证明白芍总苷不良反应较轻,长期服用可能出现稀便和大便次数增多[12]。

服白芍煎剂引起过敏反应,出现猩红热样或荨麻疹样药疹,亦有发热的报道[13,14]。

【使用注意】　虚寒之证不宜用。反藜芦。

参考文献

[1] 田庚元. 国新药杂志,2006,15(6):416.

[2] 刘汉珍等. 安徽技术师范学院学报,2001,5(4):54.

[3] 孙秀梅等. 中国中药杂志,1993,18(7):411.

[4] 孙秀梅等. 中国中药杂志,1990,15(6):24.

[5] 于清军等. 辽宁中医杂志,2002,29(6):346.

[6] 霍光磊. 山东中医杂志,1995,14(6):276.

[7] 魏艳秋. 现代医药卫生,2005,21(13):1709.

[8] 宋镇星等. 四川中医,2000,18(12):27.

[9] 修中建. 中医研究,2002,15(6):27-28.

[10] 李洪洲. 新中医,2008,40(10):26.

[11] 张华伟. 时珍国医国药,2004,15(10):689-690.

[12] 王芬等. 安徽医科大学学报,2001,36(4):282.

[13] 马增华. 中国中药杂志,1999,24(8):495.

[14] 欧明等. 中药及其制剂不良反应大典. 沈阳:辽宁科学技术出版社,2002.

何首乌

【基源】 为蓼科植物多年生草本植物何首乌 *Polygonum multiflorum* Thunb. 的块根。

【成分研究】

1. **醌类** 醌类化合物以蒽醌类为主,从云南何首乌中分得大黄素甲醚、大黄酚等。

2. **二苯乙烯苷类** 此类化合物在何首乌中含量较高,已报道的二苯乙烯苷单体成分有2,3,5,4'-羟基二苯乙烯-2-O-β-D-葡萄糖苷等。

3. **磷脂类** 磷脂酰乙醇胺、磷脂酰甘油、双磷脂酰甘油、磷脂酰肌醇、磷脂酸等。

4. **其他** 决明酮-8-O-β-D-葡萄糖苷、穆平马兜铃酰胺、五味子素、胡萝卜苷、儿茶素等,微量元素含量较多,铁的含量最高[1]。

【药理研究】

1. **对心脑血管系统的作用** 二苯乙烯苷能抑制啮齿动物脑缺血再灌注所导致的脑组织受体结合力升高,降低神经细胞内钙离子浓度,减轻钙超载所致的脑组织损伤。

2. **增强免疫** 何首乌中二苯乙烯苷具有较强的抗补体活性,可能参与调节机体免疫功能。

3. **对消化系统的作用** 大黄酚能促进肠蠕动,起通便作用。

4. **益智** 何首乌中的大黄素-8-O-β-D-吡喃葡萄糖苷能提高正常小鼠学习记忆力,机制在于对胆碱酯酶可逆性的抑制。

5. **其他** 抗衰老、抗炎、调脂等作用[2]。

【炮制研究】 何首乌经加黑豆汁蒸制后,可使其有致泻作用的结合蒽醌衍生物水解成无致泻作用的游离蒽醌衍生物,缓和或消除其泻下的不良反应。炮制后,卵磷脂溶出增加,还原糖及总糖含量增加,能使饥饿动物肝糖原升高,免疫作用增强。故制首乌具有补益作用。

现代研究结果表明,在继承传统的基础上以蒸32h为宜,其制品色泽、外观质量最好,霉变情况明显减少,并有较多药效、毒理的实验依据[3]。

【性味归经】 苦、甘、涩,微温。归肝、肾经。

【功效主治】 制用:补益精血,固肾乌须。用于精血亏虚,头晕眼花,须发早白,腰膝酸软。生用:截疟解毒,润肠通便。用于体虚久疟,痈疽,瘰疬,肠燥便秘等。

【临床应用】

1. **单方验方**

(1)脱发 制何首乌60g,猪油(生)60g,洗净煎沸2次,每次加水500ml,煎至200ml,早晚2次空腹服。隔日服1剂,7剂为一个疗程,连服3个疗程[4]。

(2)毛囊炎 将何首乌10g,苦参10g,加水200ml,浓煎100ml。用药液将消毒过的纱布浸透,拧至不滴水,展开置于患处,用以湿敷,纱布干后取下再浸药液,每次敷30min,每日早晚各1次。一般于用24～48h即可消肿,3～4天炎症消散[5]。

(3)胃及十二指肠溃疡 将生何首乌去除杂质,研粉过100目筛,瓷瓶贮藏。用大米熬成稀粥,根据患者食量盛取,每次将生何首乌粉2g置于刚煮沸的稀粥内搅拌,待其温后食下,每日 3 次[6]。

(4)痔疮 痔疮发作期,以鲜何首乌 200g 切片,装入约 20cm 长之猪大肠内,以线扎紧两端,入锅内,加水 1500ml,文火缓缓炖至猪大肠熟透(如水炖干可酌加开水),然后取出猪肠放凉,切片,1 日内分 3～4 次同锅内药汁空腹服完。如无鲜何首乌,可改用干何首乌 100g,研粗末装猪肠,如上法炖服。同时外用鲜何首乌 100g 或干何首乌 50g,食盐 6g,冷水适量煎取药液反复外用熏洗肛门,每日洗 3～4 次。连续内服外洗 20～30 天,病情即可控制。此后无须再用上法,可改变给药方式,用干何首乌适量炒黄,研细末,每次冷开水送服 3g,每日服 3～4 次,坚持长期服用,直至症状消失,肛门镜检痔疮消退,病情痊愈,方可停药[7]。

(5)肛裂 何首乌 60g,枳壳 30g,共研细末,每剂煎出液体 250ml,早晚分服,次日再煎一次分服(即每 2 日服 1 剂),4 剂为一个疗程,治疗期间停用其他治疗[8]。

(6)腰椎间盘突出症 制何首乌 30g,每日 1 剂,水煎分早晚 2 次服。或以制何首乌、丹参制成丸剂,每丸 9g,每次 2 丸,每日 2 次口服[9]。

(7)血管性痴呆 何首乌浸膏片(湖北仙桃市中药厂生产),每片相当于制何首乌 0.8g,每次服用 6 片,每天 3 次,连续服用 12 周。结果显示,何首乌可改善痴呆患者的认知功能、情感、人格及日常生活自理能力,安全性好[10]。

(8)高脂血症 何首乌口服液,每天 30ml(含制首乌 15g),分 3 次口服[11]。

2. 配伍应用

(1)用于补益精血,固肾乌须

制首乌配熟地黄、当归:滋阴养血,润下通便。用于肝肾不足,阴血亏虚,头眩耳鸣,心悸失眠,腰酸腿软,须发早白,肠燥便秘等。如何首乌酒(《医宗金鉴》)。

制首乌配当归、补骨脂:补肾固精,乌发壮骨。用于肝肾精血亏虚,须发早白,齿牙动摇,腰酸腿软,梦遗滑精等。如七宝美髯丹(《本草纲目》)。

制首乌配桑寄生:滋肾柔肝,益精养血。用于肝肾亏虚之腰膝酸软、头晕眼花、耳鸣耳聋等。如首乌合剂。

(2)用于截疟解毒,润肠通便

生首乌配金银花、连翘:清热解毒散结。用于痈疽疮疡等。如何首乌汤(《疡医大全》)。

生首乌配防风、苦参:养血燥湿,祛风止痒。用于风疹瘙痒等。如何首乌丸(《世医得效方》)。

生首乌配火麻仁:润肠通便。用于肠燥便秘。如麦冬麻仁汤(《温病条辨》)。

3. 鉴别应用

(1)生首乌、制首乌 生首乌苦泄性平兼发散,具有截疟、解毒消痈、润肠通便的作用,主治瘰疬疮痈、风疹瘙痒、肠燥便秘及高脂血症。制首乌(黑豆汁制后)味甘而厚,功善补肝肾、益精血、乌须发、强筋骨,用于血虚萎黄、眩晕耳鸣、须发早白、腰膝酸软、肢体麻木、崩漏带下等。

(2)赤首乌、白首乌 何首乌在古代有赤、白之分,赤首乌即正品何首乌,来源于蓼科植物;白首乌为萝藦科植物牛皮消 *Cynanchum auriculatum* Royle ex Wight 和戟叶牛皮消 *C. bungei* Decne. 的块根,习称牛皮消、隔山消。两者功效相似,均有补益精血之功,皆治精血亏虚、腰膝酸软、眩晕耳鸣等。然白首乌性质平和,滋补之力较弱,其功效更偏重于消食健胃,兼有理气止痛作用。常用于饮食积滞,脘腹胀痛等证。水煎服,6～15g;研末吞服,1～3g,效果比煎服好。何首乌制后甘涩微温,滋补之力更强,但不腻滞,生品又能截疟解毒、润肠通便。

【用量用法】 水煎服,10～30g。

【制剂与成药】

1. 首乌片(糖浆):用于体虚气弱,精血不足,头昏眼花,四肢酸麻,腰膝无力等。口服,片剂,每次 5 片,每日 3 次;糖浆,每次 10～20ml,每日 2 次。

2. 降脂灵片(颗粒):由制首乌、枸杞子、黄精、山楂、决明子组成,每片 0.35g。用于肝肾阴虚之头晕目眩、须发早白,对高脂血症、高血压、冠心病亦有效。口服,每次 5 片,每日 3 次。

【不良反应】
口服何首乌,部分病例有消化道反应,可出现稀便、大便次数增多或腹泻,少数伴有恶心、呕吐和轻微腹痛[13]。也有个别患者引起荨麻疹、面部充血、血管神经性水肿、头痛、发热、寒战、心动过速、血压下降,及黄疸、转氨酶升高和肝脏损害等过敏反应的报道[12～15]。

【使用注意】
生首乌含结合性蒽醌苷类化合物,具有泻下作用,经加热蒸制后,结合性蒽醌苷类化合物水解成游离蒽醌衍生物,泻下作用消除或明显缓和,同时卵磷脂溶出增加,还原糖及总糖含量增加,呈现滋补作用。故用于滋补,何首乌须经炮制后方可入药。

参考文献

[1] 王文静等. 云南中医学院学报,2007,30(3):61.
[2] 方欢乐等. 现代中医药,2006,26(6):60.
[3] 叶定江等. 中药炮制学. 上海:上海科学技术出版社,2003.
[4] 阮晖容. 中国民间疗法,2000,8(3):46.
[5] 崔雪艳等. 中国民间疗法,2002,10(1):60.
[6] 吴志明等. 中医杂志,2004,45(8):571-572.
[7] 饶文举. 中医杂志,2004,45(10):735.
[8] 丁保顺等. 中国民间疗法,2000,8(8):21-22.
[9] 于广勤. 中医杂志,2004,45(8):572.
[10] 谭佩珍等. 河南医药信息,2002,10(12):7-9.
[11] 何松林等. 广东医学,2000,21(11):977-978.
[12] 李广勋等. 中药药理毒理与临床. 天津:天津科技翻译出版公司,1992.
[13] 黄进业等. 中成药,1990,10:226.
[14] 叶亲华等. 中国中西医结合杂志,1996,16(12):732.
[15] 朱少丹. 中草药,1998,29(9):605.

阿 胶

【基源】
为马科动物驴 *Equus asinus* L. 的皮,经漂泡去毛后熬制而成的胶块。

【成分研究】
阿胶含蛋白质、多肽、包括 8 种必需氨基酸在内的 17 种水解氨基酸、硫酸皮肤素、生物酸及钾、钠、钙、镁、铁、铜、铝、锰、锌等金属元素[1]。

【药理研究】

1. 补血 阿胶有促进造血功能,明显提高红细胞及血红蛋白含量,对缺铁性贫血和失血性贫血有显著疗效。

2. 增强免疫 阿胶对年老体弱、久病体虚、易患感冒者有很好的治疗与预防效果,同时可作为因免疫功能低下所致疾病及放、化疗患者的辅助药物。

3. 对钙吸收和储存的作用 阿胶可作为中老年人预防、治疗骨质疏松症的有效药物。

4. 抗应激、抗休克 阿胶能扩充血容量,使休克动物的血压迅速回升。

5. 其他 能促进骨愈合、提高耐缺氧、耐疲劳的作用,改善血管壁的通透性和止血作用[2]。

【炮制研究】
阿胶炮制目的是矫臭矫味,降低其腻滞之性。炒成珠后,可入汤剂煎煮;由于质地酥脆,亦易于粉碎后制备丸、散剂。阿胶炮制后成阿胶珠,辅料大多为蛤粉,也有用蒲黄,以增强止血作用。

阿胶珠与阿胶丁所含氨基酸种类相同,但阿胶丁氨基酸总量为 63.55%,阿胶珠氨基酸总量为 73.13%。阿胶炮制后氨基酸总量有所增加。其原因是阿胶烫炒受热后,肽键易断裂,亦使氨基酸含量提高。由于受热时间短,氨基酸种类并无变化[3]。

【性味归经】 甘,平。归肺、肝、肾经。

【功效主治】 补血,止血,滋阴润燥。用于血虚诸证;多种出血证;热病伤阴,心烦失眠,虚风内动;阴虚燥咳等。

【临床应用】

1. 单方验方

(1)贫血 用阿胶 10g 捣成细末,鸡蛋一枚打碎置小碗内。加黄酒、红糖适量,搅拌。加少许水,隔水蒸成蛋糊,每日服 1 次(经期或大便溏薄时停服)[4]。

(2)恶性肿瘤放疗所致血小板减少 放疗结束后 7 天查外周血小板计数低于$50×10^9$/L,即口服阿胶 20~30g(加适量开水蒸化,饭后服用),每日 2 次。结果显示,大剂量阿胶组外周血小板计数在服药 7 天后有明显增多,21 天后外周血小板恢复正常且稳定性好。大剂量阿胶对放疗所致外周血小板减少有明显的治疗作用,能刺激血小板的再生与恢复[5]。

(3)月经过多、产后恶露不尽 党参 20g,加水 400ml,文火煎 40min,取药汁 150~200ml,兑入阿胶 10g(烊化)顿服,每日 1 次[6]。

(4)肺结核咯血 单味阿胶 10~15g,开水炖,溶化徐服,每天 1 剂[7]。

2. 配伍应用

(1)用于补血,止血

阿胶配熟地黄、当归:补血养阴。用于血虚萎黄,眩晕,心悸等。如补气黄芪汤(《圣济总录》)。

阿胶配人参、白及:滋阴益肺,补血止血。用于肺气阴不足之咳嗽、咯血。如阿胶散(《仁斋直指方论》)。

阿胶配灶心土、白术、附子:温阳健脾,养血止血。用于脾气虚寒便血或吐血等。如黄土汤(《金匮要略》)。

阿胶配蒲黄:养血止血而不留瘀。用于妇人漏下不止等多种出血证,出血而兼血虚者。如阿胶汤(《圣济总录》)。

(2)用于滋阴润燥

阿胶配黄连:滋阴清热。用于热病伤阴,肾水亏而心火亢,心烦不得眠。如黄连阿胶汤(《伤寒论》)。

阿胶配龟甲、牡蛎、生地黄:滋阴潜阳,息风止痉。适用于温热病后期,真阴欲绝,阴虚风动,手足瘛疭等。如大定风珠(《温病条辨》)。

阿胶配麦冬:养阴润燥,止咳止血。既适用于热病伤阴、虚羸少气、舌红少津等症,又可用于虚劳咳嗽、咳嗽不爽或痰中带血等。如清燥救肺汤(《医门法律》)。

阿胶配黄芩、桑白皮:清肺润燥,化痰止咳。用于燥热伤肺,咽痒干咳,咳甚则痰黏带血。如阿胶黄芩汤(《通俗伤寒论》)。

阿胶配猪苓、茯苓:利水渗湿而不伤阴。用于小便不利,烦渴欲饮。如猪苓汤(《伤寒论》)。

3. 鉴别应用

阿胶、蛤粉炒阿胶、蒲黄炒阿胶:阿胶擅长滋阴补血,用于血虚萎黄、眩晕心悸、心烦失眠、虚风内动等。蛤粉炒阿胶既降低了滋腻之性,又矫正了不良气味,善于益肺润燥,用于阴虚咳嗽、久咳少痰或痰中带血。蒲黄炒阿胶则以止血安络为主,用于阴虚咯血、崩漏、便血。

【用量用法】 入汤剂,宜烊化冲服,5~15g。

【制剂与成药】 复方阿胶浆口服液:由阿胶、熟地黄、人参、党参、山楂组成。用于白细胞减少、缺铁性贫血及血小板减少性紫癜。口服,每次 20ml,每日 3 次。儿童酌减。

【使用注意】 阿胶滋腻,有碍消化,脾胃虚弱者慎用。

参考文献

[1] 胡军影等. 中国药事,2007,21(3):193.

[2] 张小平等. 中国误诊学杂志,2003,3(4):622.

[3] 叶定江. 中药炮制学. 上海:上海科学技术出版社,1996.

[4] 金安萍. 中国民间疗法,1996,2:47.

[5] 刘焕义等. 西南军医,2006,8(2):31-32.

[6] 郝世平等. 河北中西医结合杂志,1995,4(3):30.

[7] 陈军等. 现代中西医结合杂志,2000,9(4):362.

龙 眼 肉

【基源】 为无患子科常绿乔木龙眼 *Dimocarpus longan* Lour. 的假种皮。

【成分研究】

1. **脂类** 龙眼肉含有磷脂,如溶血磷脂酰胆碱、磷脂酰胆碱等;糖基鞘脂,如大豆脑苷Ⅰ、大豆脑苷Ⅱ、大豆脑苷Ⅲ等。

2. **脂肪酸类** 龙眼核含丰富的脂肪油,油中含大量连接有长短不同碳链的环丙烷类脂肪酸和二氢苹婆酸。

3. **甾体类** 龙眼肉主要含有 β-谷甾醇、豆甾醇、豆甾醇-D-葡萄糖苷、16-三十一烷醇等。

4. **酚类** 龙眼肉含没食子酸、鞣花酸、没食子酰-2-葡萄糖苷等。

5. **氨基酸类** 龙眼肉含有 2-氨基-4-甲基-己炔(5)酸、2-氨基-4-羟甲苯-己炔(5)酸及 2-氨基-4-羟基-庚炔(6)酸等。

6. **其他** 龙眼肉含龙眼三萜 A、龙眼三萜 B,苯并噻唑、苯并异噻唑、新戊酸 6-荣烯脂等挥发油,龙眼多糖、肥皂草素、皂苷、栎精(亦槲皮素)、栎素(亦槲皮苷)、鞣质等。

【药理研究】

1. **抗衰老** 龙眼肉对单胺氧化酶 BC(MAO-B)有较强的抑制作用。

2. **抗脂质过氧化** 龙眼多糖对肝微粒体脂质过氧化的抑制呈双相性。

3. **抗癌** 龙眼肉水浸液对于宫颈癌 JTC26 肿瘤细胞有 90% 以上的抑制率。

4. **降脂护心** 龙眼肉可降血脂,增加冠状动脉血流量,而且具有良好的降血糖效果。

5. **其他** 抑菌,促进生长发育,增加卵泡刺激素(FSH)、孕酮(P)含量,还有非特异性的免疫增强及补血、镇静、抗焦虑作用[1]。

【性味归经】 甘,温。归心、脾经。

【功效主治】 补心安神,养血益脾。用于心脾两虚,惊悸,失眠,健忘,气血亏虚等。

【临床应用】

1. 单方验方

(1)乳糜尿 龙眼肉 20g、山茱萸 10g、大米 50g,盐适量。先用水煮米粥如常法,将熟,放入龙眼肉、山茱萸煮熟,加少许盐做早餐。下午加泡龙眼肉 20g 当茶喝。忌食油,连续服食 1～3 个月[2]。

(2)刀伤出血 先将龙眼核敲破,去掉外层的光皮,然后将核放入锅内焙焦,研成粉末,贮瓶中备用。用时,将药末(适量)撒在伤口上,覆上消毒纱布,用手轻按在伤口上,待血止后,再用消毒纱布包扎好,一般数日即愈[3]。

(3)失眠 龙眼肉蒸熟,随便当点心吃(《医学衷中参西录》)。

(4)脾虚泄泻 龙眼干 14 粒、生姜 3 片。煎汤服(《泉州本草》)。

2. **配伍应用**

龙眼肉配人参:补养心脾,安神益智。用于思虑过度,劳伤心脾之惊悸怔忡、失眠健忘等。如归脾汤(《严氏济生方》)。

龙眼肉配黄芪:补养心脾,养血安神。用于心脾两虚之失眠健忘、心悸等。如归脾汤(《严氏济生方》)。

龙眼肉配当归:养血活血,补心安神。用于血虚失眠、健忘多梦、惊悸怔忡及眩晕等。如天王补心丹(《摄生秘剖》)。

龙眼肉配枸杞子:滋阴养血安神。用于年老体弱,病后失养之心悸、失眠、健忘、烦躁、晕眩、倦怠无力、腰酸腿软等。如杞圆膏(《摄生秘剖》)。

龙眼肉配柏子仁、远志:养心安神益智。用于阴血不足之心悸怔忡、失眠多梦、健忘等。如天王补心丹(《摄生秘剖》)。

3. **鉴别应用**

龙眼肉、酸枣仁:两者均甘平入心经而养心安神,皆治虚烦不眠、惊悸多梦。然酸枣仁味酸涩入肝、胆经,又能益肝,兼可敛汗生津,为止汗佳品,主治体虚多汗、津伤口渴。龙眼肉又入脾经,善补心脾、益气血,且不滋腻,用于思虑过度、劳伤心脾之证,以及脾虚气弱之便血崩漏,亦可治一般气血不足证。

【用量用法】 水煎服,10～25g;大剂量 30～60g。

【使用注意】 湿盛中满或有痰、火者忌用。

参考文献
[1] 吴妮妮等. 海峡药学,2006,18(4):17. [3] 刘浩. 四川中医,1988,5:75.
[2] 陈协平等. 河北中医,2001,2:87.

第三节 补 阴 药

北沙参

【基源】 为伞形科多年生草本植物珊瑚菜 *Glehnia littoralis* Fr. Schmidt ex Miq. 的根。

【成分研究】

1. **多糖类** 北沙参成分中以多糖类所占比例最大,也是其主要有效成分之一。

2. **氨基酸类** 至少含有 17 种氨基酸,以精氨酸的含量最高。

3. **微量元素** 带根皮的全参在根皮部对某些元素有富集作用,特别是钙、镁、钾、钠、磷、铁、铬等,磷和钾的含量明显地高于其他所测元素。

4. **其他** 磷脂、香豆素等。

【药理研究】

1. **对免疫系统的作用** 北沙参多糖不仅具有抑制体液免疫的功能,而且对细胞免疫功能和细胞增生均有抑制作用,但对免疫器官影响不大。

2. **解热镇痛** 北沙参根乙醇提取物可使正常家兔体温轻度下降,对伤寒疫苗引起发热的家兔也有解热作用。

3. **对呼吸系统的作用** 北沙参对浓氨水致咳小鼠具有镇咳作用,对咳嗽潜伏期有明显延长作用,还有较明显的祛痰作用。

4. **抗肿瘤** 精氨酸有促进人体激素分泌,抑制肿瘤诱导和发生,增强中性白细胞与单核巨噬细胞的吞噬功能,刺激胸腺使其重量增加等作用。

5. **抗突变** 北沙参水或乙醇浸液具有抗突变作用[1]。

【性味归经】 甘、微苦,微寒。归肺、胃经。

【功效主治】 养阴清肺,益胃生津。用于阴虚肺热燥咳,干咳少痰,或痨嗽久咳,咽干音哑;胃阴不足,胃脘隐痛、嘈杂、干呕;热病伤津,口燥咽干,烦热口渴等。

【临床应用】

1. **单方验方**

(1)顽固性呃逆 麦冬、北沙参各5g,沸水冲泡后代茶饮,连服10天为一个疗程,可连服2～3个疗程[2]。

(2)小儿迁延性肺炎 北沙参25g,甘草15g,拳参10g,紫草茸10g,共研细末,制成汤剂,视患者年龄选3～5g,用牛奶或水煎服,每日3次,15天为一个疗程[3]。

2. **配伍应用**

(1)用于养阴生津

北沙参配麦冬、玉竹:养阴清肺,益胃生津。用于热伤肺阴所致的干咳痰少,咽干口渴;胃阴不足或热病伤津,口燥咽干,烦热口渴等。如沙参麦冬汤(《温病条辨》)。

北沙参配生地黄:养胃阴,生津止渴。用于温热病邪热伤津或胃阴不足,口燥咽干,烦热口渴等。如益胃汤(《温病条辨》)。

北沙参配当归、枸杞子:滋阴养血。用于肝肾阴血不足之胁痛、吞酸、咽干口燥等。如一贯煎(《续名医类案》)。

(2)用于润肺止咳

北沙参配知母、天花粉:养阴润肺润燥。用于阴虚劳热,咳嗽咯血等。如宁肺汤(《杂病源流犀烛》)。

北沙参配浙贝母:养肺阴,润燥化痰。用于肺燥咳嗽、痰稠咳吐不爽,舌红而干等。如桑杏汤(《温病条辨》)。

北沙参配苦杏仁:养阴润肺止咳。用于肺虚燥咳或劳嗽久咳,干咳少痰,咽干音哑等。如桑杏汤(《温病条辨》)。

北沙参配桑叶:滋养肺阴,清肺润燥。用于肺燥咳嗽,干咳少痰等。如沙参麦冬汤(《温病条辨》)。

【用量用法】 水煎服,10～15g。亦可熬膏或入丸剂。

【使用注意】 不宜与藜芦同用。

参考文献

[1] 耿增岩. 现代中医药,2006,26(6):62.　　　[3] 楚伦巴特尔. 中国民族医药杂志,1996,2(2):19.

[2] 李光静. 实用中医药杂志,2004,20(2):75.

南沙参

【异名】 泡参。

【基源】 为桔梗科植物轮叶沙参 *Adenophora tetraphylla* (Thunb.)Fisch. 或杏叶沙参

A. stricta Miq. 的根。

【成分研究】 南沙参主要含三萜皂苷、蒲公英赛酮、胡萝卜素、胡萝卜苷、β-谷甾醇、磷脂酸、多糖、淀粉及微量元素钙、铅等。

【药理研究】

1. 强心　南沙参浸剂对离体蟾蜍心脏有明显强心作用,可使其收缩振幅增大。

2. 对血液系统的作用　南沙参水浸剂给大鼠灌胃,能明显改善血液"黏"和"凝"的倾向,可使红细胞解聚,有明显的活血作用。

3. 调节免疫　杏叶沙参煎剂腹腔注射,可提高小鼠细胞免疫和非特异性免疫功能,提高淋巴细胞转换率,但抑制体液免疫。

4. 抗辐射　南沙参多糖能增强谷胱甘肽过氧化酶活性,清除辐射过程中的脂质过氧化物,间接抑制脂质过氧化物分解产物对器官和组织的损伤。

5. 其他　祛痰、抗真菌等[1]。

【性味归经】 甘,微寒。归肺、胃经。

【功效主治】 养阴清肺,益胃生津,化痰,益气。用于肺阴虚之燥热咳嗽,干咳少痰,或痰黏不易咳出者;热病后气津不足或胃阴虚有热之口燥咽干,舌红少津,食少不饥等。

【临床应用】

1. 单方验方

(1)肺热咳嗽　南沙参半两,水煎服之(《卫生简易方》)。

(2)百日咳　杏叶沙参6～12g,水煎服(《湖南药物志》)。

(3)肺结核痰中带血,虚火牙痛,咽痛　南沙参30g,鸡蛋2个,白糖适量。南沙参与鸡蛋加水同煮,蛋熟后去壳再煮0.5h,加糖调味,饮汤食蛋(《偏方大全》)。

2. 配伍应用

南沙参配麦冬、玉竹:养阴清肺,益胃生津。用于阴虚肺燥或热伤肺阴所致的干咳痰少、咽干舌燥以及温热病邪热伤津,或阴阳不足之咽干口渴、大便干燥等。如沙参麦冬汤(《温病条辨》)。

南沙参配生地黄:清胃热、养胃阴而生津液。用于温热病邪热伤津,或胃阴不足,口燥咽干,烦热口渴等。如益胃汤(《温病条辨》)。

3. 鉴别应用

南沙参、北沙参:沙参古代原指南沙参,现分为南沙参和北沙参两种。两种药材植物来源不同,但均具养阴清肺、益胃生津之功。然南沙参养阴清肺、益胃生津之力略逊于北沙参,不过南沙参兼能化痰、益气,更适用于肺热咳嗽、劳嗽有痰及胃阴伤轻者。北沙参长于滋阴,更适用于燥咳无痰、阴虚劳嗽及胃阴伤甚者。

【用量用法】 水煎服,10～15g。

【使用注意】 不宜与藜芦同用。

参考文献

[1] 颜正华. 中药学. 第2版. 北京:人民卫生出版社,2006.

百　合

【基源】 为百合科植物卷丹 *Lilium lancifolium* Thund. 、百合 *L. brownii* F. E. Brown *var. viridulum* Baker 或细叶百合 *L. pumilum* DC. 的肉质鳞叶。

【成分研究】

1. 苷类 已分得两个酚性苷类化合物,还有甾体糖苷。

2. 酚酸甘油酯类 1,3-O-二阿魏酰基革油和 1-O-阿魏酰-3-O-P-香豆酰基甘油。

3. 多糖类 得到的水溶性多糖有 BHP。

4. 磷脂类 有脑磷脂、卵磷脂等多种磷脂成分。

5. 生物碱类 秋水仙碱等。

【药理研究】

1. 止咳 给小鼠灌服百合水提液可明显延长 SO_2 引咳潜伏期,并减少 2min 内动物咳嗽次数,对氨水引起的小鼠咳嗽也有止咳作用。

2. 祛痰 百合水提液可明显增强小鼠气管酚红排出量,表明百合可以通过增加气管分泌起到祛痰作用。百合固金汤有显著的抗炎、镇咳、化痰作用。

3. 抗癌 秋水仙碱能抑制癌细胞的增殖,尤其对乳腺癌的抑制效果较好。

4. 增强免疫 百合水溶性多糖(BHP)对小鼠免疫功能有明显的调节作用。

5. 其他 降糖、抗过敏、平喘、镇静、延长缺氧小鼠的存活时间等[1]。

【性味归经】 甘,寒。归肺、心经。

【功效主治】 养阴润肺止咳,清心安神。用于阴虚燥咳,劳嗽咯血;热病余热未清,虚烦惊悸,失眠多梦等。

【临床应用】

1. 单方验方

(1)肺虚久咳 取新鲜百合 30~100g,置药罐中,加水以高出药面 70ml 为宜,煮沸后,利用余热焖 5min,趁热连同百合一起服用。服用次数视病情而定[2]。

(2)哮喘 百合 500g、枸杞子 120g,共研细末,用蜂蜜将药末制成丸剂,每丸重约 9g,每次用温开水送服 1 丸,每日服 2~3 次,10 日为一个疗程[3]。

(3)老年性便秘 百合 50~60g(鲜者 80~100g),蜂蜜 20g。将干百合浸泡 4h(鲜者无需浸泡),加水 300ml,文火煎 30min,煮至百合烂熟后入蜂蜜和匀。每日 1 剂,分早晚 2 次服,15 天为一个疗程[4]。

(4)疮疡 百合,野生家养均可,但以野生者佳。将百合采集后,首先除去泥土,剪去茎秆和根须,再用凉开水洗干净,剥去外皮。取净药 100g 左右,用消毒器具捣烂如泥,内加冰片少许和匀。然后依疮口大小,摊于无菌纱布上,盖于疮口处,外用胶布固定或绷带缠之。轻者隔日换药 1 次,重者每日换药 1 次,一般 1 周左右疮口即可愈合[5]。

(5)带状疱疹 取鲜百合捣烂取汁涂于皮疹处,每日 3 次。涂至水疱干涸结痂为止[6]。

2. 配伍应用

(1)用于养阴润肺止咳

百合配麦冬:养阴清肺,润肺止咳。用于阴伤肺燥,干咳痰少,咽干口渴;肺肾阴虚,咳痰带血,咽干,手足心热等。如百合固金汤(《慎斋遗书》)。

百合配桔梗:宣肺利咽化痰,润肺止咳。用于咳嗽,胸中痰壅,咽喉不利,以痰多有热呼吸不利为主症者。如复元散(《麻科活人书》)。

(2)用于清心安神

百合配生地黄:清热养阴。用于热病伤阴,虚烦惊悸等。如百合地黄汤(《金匮要略》)。

百合配鸡子黄:养阴清心,除烦安神。用于百合病邪郁日久,心烦口渴,小便赤涩者。如百合鸡子汤(《金匮要略》)。

3. 鉴别应用

百合、玉竹:两者皆为甘寒之品,均能清肺养阴、清热生津,常相须为用。百合尚具清心安神之功,可用于虚烦惊悸、失眠多梦之证;玉竹则善滋胃阴、润胃燥、生津止渴,常用于热病伤阴、津亏液少、烦热口渴之证。

【用量用法】 水煎服,10～30g;蒸食、煮粥食或拌蜜蒸食。外用捣敷。

【不良反应】 百合含秋水仙碱成分,剂量过大或长期大剂量应用,部分患者可出现恶心、呕吐、食欲减退、腹泻或便秘、骨髓抑制等不良反应[7]。

参考文献

[1] 郭朝晖等. 中医药学报,2004,32(3):27.
[2] 胡焕萍等. 湖北中医杂志,2006,28(8):40.
[3] 刘鹏涛. 中国民间疗法,2006,14(11):64.
[4] 郑红. 江苏中医,2001,22(4):24.
[5] 龙宽斌等. 山西中医学院学报,2000,3(1):54.
[6] 肖孝葵. 临床皮肤病杂志,1998,27(3):166.
[7] 李广勋等. 中药药理毒理与临床. 天津:天津科技翻译出版公司,1992.

麦 冬

【异名】 麦门冬。

【基源】 为百合科植物麦门冬 *Ophiopogon japonicus*(L. f)Ker-Gawl. 的干燥块根。

【成分研究】 麦冬块根含多种糖苷,其中苷元主要有罗斯考皂苷元、薯蓣皂苷元、麦冬苷元、龙脑等;又含高异类黄酮成分,还含 β-谷甾醇、豆甾醇、挥发油,以及钾、钠、钙、镁、铁、铜、锰等 28 种无机元素[1]。

【药理研究】

1. 抗心肌缺血 山麦冬总皂苷、总氨基酸和麦冬提取物都具有明显的抗心肌缺血作用,麦冬总皂苷及总多糖可显著增加小鼠心肌营养血流量。

2. 耐缺氧 短葶山麦冬皂苷 C 可延长小鼠的缺氧存活时间,麦冬多糖可使结扎后脑内乳酸含量显著降低。

3. 降糖 麦冬多糖灌胃对葡萄糖、四氧嘧啶及肾上腺素引起的小鼠高血糖均有抑制作用,对正常小鼠血糖亦有降低作用。

4. 对免疫系统的作用 短葶山麦冬皂苷 C 和麦冬多糖均可显著增加小鼠免疫器官胸腺、脾脏重量,激活小鼠网状内皮系统的吞噬功能,提高血清溶血素抗体水平。

5. 其他 抗衰老、抗肿瘤及抗辐射、抗血栓形成、抑制支气管收缩、保护小鼠生殖细胞遗传物质、改善血液流态等[2]。

【性味归经】 甘、微苦,微寒。归肺、胃、心经。

【功效主治】 养阴润肺,益胃生津,清心除烦。用于肺阴不足,而有燥热,干咳痰黏,咽干鼻燥,劳嗽痰血;胃阴虚或热伤胃阴,口渴舌燥,饥不欲食,肠燥便秘;心阴虚及热病邪扰心营,心烦失眠,舌绛而干等。

【临床应用】

1. 单方验方

(1)顽固性呃逆 麦冬、沙参各 5g,沸水冲泡后代茶饮,连服 10 天为一个疗程,可连服 2～3 个疗程[3]。

(2)乳头皲裂 麦冬 50g,研末装瓶内备用。治疗时用生理盐水将患处洗净,然后取适量麦冬末用食醋调成糊状,均匀地敷于患处,每隔 5h 换药 1 次,3 天为一个疗程。用药期间忌食辛辣物质,暂停哺乳[4]。

(3)糖尿病 鲜麦冬全草 50g,切碎,煎汤代茶饮服[5]。

(4)冠心病心绞痛 麦冬注射液 40ml,加入 5％葡萄糖水 500ml 中静滴,每日 1 次,连续用药 4 周。有明显心绞痛症状者,则临时舌下含化硝酸甘油[6]。

(5)化疗后口腔溃疡 麦冬、金银花、桔梗各 10g,加 70～80℃热水 500ml 冲泡,温服,每天 4～5 次,每次 200ml,7 天为一个疗程,饭前、饭后均可饮用[7]。

2. 配伍应用

(1)用于养阴润肺,益胃生津

麦冬配玉竹:养阴润燥,生津止渴。用于胃阴不足或热病伤津,口燥咽干,烦热口渴等。如玉竹麦冬汤(《温病条辨》)。

麦冬配天冬:养阴润燥,清火生津。用于劳热咳嗽,阴虚潮热,津伤口渴,肠燥便秘等。如二冬膏(《张氏医通》)。

麦冬配知母、天花粉:清热养阴,润肺止咳。用于燥热伤肺,咳嗽喘逆,痰黏难咳,胸中烦满等。如清咽养荣汤(《疫喉浅论》)。

麦冬配贝母:养阴清热化痰。用于燥热咳嗽痰少质黏难咳等。如养阴清肺汤(《重楼玉钥》)。

麦冬配生地黄、玄参:清热滋阴润燥通便。用于热病津伤,肠燥便秘等。如增液汤(《温病条辨》)。

麦冬配人参、五味子:益气养阴,敛汗生津。用于热伤气阴,肢体倦怠,气短懒言,汗出口渴,细虚数者。如生脉散(《医学启源》)。

麦冬配熟地黄、牛膝:滋阴清热,引血下行。用于阴虚火旺之牙痛、齿衄、烦热口干等。如玉女煎(《景岳全书》)。

(2)用于清心除烦

麦冬配酸枣仁、柏子仁:清心除烦,养心安神。用于阴虚火旺,心肾不交,心烦失眠,惊悸神疲,梦遗健忘等。如天王补心丹(《摄生秘剖》)。

麦冬配茯神:清心养心安神。用于心阴虚,心烦失眠,健忘,惊悸等。如柏子养心丸(《体仁汇编》)。

麦冬配丹参:清心养阴安神。用于热伤心阴,心烦失眠、谵语等。如清营汤(《温病条辨》)。

3. 鉴别应用

麦冬、沙参:两者均味甘微苦性微寒,归肺、胃经,皆有养阴清肺、益胃生津之功,治肺热燥咳、胃阴不足之证。然沙参以养阴清热见长,其中北沙参滋阴作用强,南沙参兼能祛痰、益气,治阴虚劳嗽,外感热病或久病胃阴被伤之口干舌燥之证。麦冬长于养阴润肺、清心除烦,兼润肠,治肺热燥咳痰黏、阴虚火旺、心肾不交之心烦失眠、肠燥便秘。

【用量用法】 水煎服,10～15g。

【不良反应】 部分患者口服初期有腹胀、嗳气、大便增多等消化道症状,一般在 2 周后可自行消失。肌内或静脉注射均未发现不良反应[8]。

参考文献 ··

[1] 丁兆梦. 中药药效与临床. 北京:中国医药科技出版社,1999.

[2] 林晓等. 上海中医药杂志,2004,38(6):59.

[3] 李光静. 实用中医药杂志,2004,20(2):75.

[4] 耿金凤等．中医杂志，2002,43(2):157.
[5] 丁仰宪．中草药，1994,9:478.
[6] 马俊坚．中国农村医学，1998,26(6):41.
[7] 陈静云等．护理学杂志，2005,20(20):76-77.
[8] 沈映君．中药药理学．北京：人民卫生出版社，2000.

天 冬

【异名】 天门冬。

【基源】 为百合科植物天门冬 *Asparagus cochinchinensis*(Lour.)Merr. 的干燥块根。

【成分研究】 天冬含多种甾体皂苷、氨基酸及多糖等。

【药理研究】

1. 抗肿瘤　水煎剂对小鼠肉瘤 S_{180} 具明显的抑制作用，对急性淋巴细胞性白血病、慢性粒细胞性白血病患者的白血球脱氢酶有抑制作用。

2. 改善心肌收缩功能　天冬氨酸能改善心肌收缩功能，同时降低耗氧量。

3. 增强肝功能　天冬氨酸参与鸟氨酸循环，可促进氨和二氧化碳生成尿素，从而降低血液中氨和二氧化碳量，增强肝脏功能。

4. 对免疫系统的作用　在以甲胎球蛋白做抗原免疫家兔实验中，天冬能延长抗体的存在时间。

5. 其他　镇咳、祛痰、抗菌、杀灭蚊蝇幼虫等[1]。

【性味归经】 甘、苦，寒。归肺、肾经。

【功效主治】 养阴润燥，清肺降火。用于肺阴虚之燥热咳嗽，干咳痰黏，劳嗽咯血，咽痛音哑；肾阴不足，阴虚火旺的潮热盗汗、遗精；热病津伤口渴，肠燥便秘及内热消渴等。

【临床应用】

1. 单方验方

慢性单纯性鼻炎：将生蜂蜜(中华蜜蜂所酿者为佳)盛于洁净之陶罐中，纳入去皮鲜天冬，蜂蜜量以恰好淹没天冬为宜，罐口密封，20 天后启用。每次生食天冬 2 支，开水冲服浸用蜂蜜20g，早晚各 1 次，10 天为一个疗程[2]。

2. 配伍应用

天冬配沙参：养阴润肺。用于燥热咳嗽，痰少难咳。

天冬配阿胶：滋阴降火，润肺止咳，化痰止血。用于肺痿日久，阴虚内热，咳痰带血等。如天门冬丸(《普济本事方》)。

天冬配贝母、桔梗：滋阴润肺，清化痰热。用于痰热壅肺，伤津耗液，痰黏难咳等。如门冬清肺汤(《证治准绳》)。

天冬配知母、天花粉：清肺养阴润燥。用于肺热阴伤或肺虚燥热，干咳痰少，咽干者。如宁肺汤(《杂病源流犀烛》)。

天冬配熟地黄：滋阴降火，润燥生津。用于阴虚火旺，潮热盗汗，梦遗滑精，头晕目眩，腰膝无力，咽干口燥，舌红苔少等。如天门冬散(《圣济总录》)。

天冬配人参、生地黄：益气养阴。用于阴虚内热消渴，热病津伤口渴。如三才汤(《温病条辨》)。

天冬配生地黄、玄参：用于热伤津液之肠燥便秘。如清咽养荣汤(《疫喉浅论》)。

3. 鉴别应用

天冬、麦冬：两者均为百合科植物块根，属清滋润燥之品，皆能养阴清肺、润燥通肠，治肺热燥咳、劳嗽咯血、内热消渴及津枯肠燥便秘,常配伍同用。然麦冬性微寒、味微苦,润燥清热力较小,滋腻性亦小,又能养胃生津、清心除烦,善治温热病或久病胃阴被伤之口干舌燥、阴虚有热或温病热入营血之心烦不眠。天冬性大寒、味苦,清火润燥力较强,又滋肾阴,善治肾阴亏虚、阴虚火旺之潮热盗汗、遗精。

【用量用法】 水煎服,10～15g。

【使用注意】 天冬甘寒滋腻,故脾虚泄泻、痰湿内盛者忌用。

参考文献

[1] 颜正华. 中药学.第 2 版.北京:人民卫生出版社,2006.　　[2] 卢训丛. 中国民间疗法,1997,2:44.

石　斛

【基源】 为兰科多年生草本植物环草石斛 *Dendrobium loddigesii* Rolfe.、马鞭石斛 *D. fimbriatum* Hook. var. *oculatum* Hook.、黄草石斛 *D. chrysanthum* Wall.、铁皮石斛 *D. candidum* Wall ex Lindl. 或金钗石斛 *D. nobile* Lindl. 的茎。

【成分研究】

1. 菲类　从截叶金石斛和流苏金石斛一共分得菲类化合物 12 种。

2. 二萜类　克罗烷型二萜、海松烷型二萜等。

3. 芳香族类　联苄化合物 gigantol、酚性成分 ephemeranthone 及松脂醇等。

4. 甾体和脂肪族类　含有(24*R*)-豆甾-1,5-二烯-3-β-醇、硬脂酸、18-环己基十八烷、24-环己基二十烷等脂肪族化合物[1]。

【药理研究】

1. 对消化系统的作用　不同种类的石斛作用于胃肠时会有抑制、兴奋两种完全不同的结果。

2. 降糖　石斛合剂对肾上腺素和四氧嘧啶诱发的高血糖模型动物有较强的降糖作用,能够用于治疗糖尿病。

3. 抗衰老及调节免疫　石斛能显著提高 SOD 水平起到抗衰老作用,还能升高血中游离的羟脯氨酸;铁皮石斛多糖能抵消环磷酰胺的不良反应。

4. 抗肿瘤　4,7-二羟基-2-甲氧基-9,10-二氢菲具有抗肿瘤活性,毛兰素、毛兰菲、鼓槌菲均有不同程度抗肿瘤活性。

5. 其他　治疗白内障作用及扩张肠系膜血管[2]。

【炮制研究】 石斛主含生物碱,酒洗、酒炙有利于成分的溶出,但宜用文火,不宜高温。石斛碱在高温下不稳定,用砂烫、火烤可将其破坏而影响疗效。《本草衍义》谓:"石斛一经炒透,便成枯槁,非特无以养阴,且恐不能清热,形优而质已非。"故石斛以鲜用或生用为宜。

【性味归经】 甘,微寒。归胃、肾经。

【功效主治】 益胃生津,养阴清热,明目强腰。用于热病津伤,低热烦渴;胃阴不足,口渴咽干,食少呕逆,胃脘嘈杂,隐痛或灼痛;肾虚目暗,视力减退,内障失明,筋骨痿软等。

【临床应用】

1. 单方验方

(1)咽炎　鱼腥草 10～15g,石斛6～10g,水泡代茶饮,每日 1 次,7 天为一个疗程,发热者适当加用抗生素[3]。

(2)酗酒性胃炎 鲜石斛晶(广西南宁中药二厂生产),开水冲服,每次 20g,每日 3～4 次,疼痛较剧时加服阿托品 0.6mg。症状解除后继续巩固治疗 2～3 周[4]。

(3)慢性萎缩性胃炎 竹叶、石斛、麦冬、法半夏、川楝子、甘草各 10g,白芍、党参各 15g,白花蛇舌草 30g。每天 1 剂,水煎服。适用于慢性萎缩性胃炎、胃窦炎,证属脾胃气阴两虚、肝胃不和者[5]。

2. 配伍应用

(1)用于养阴生津清热

石斛配麦冬:清热养阴生津。用于阴虚津亏,咽干而痛,舌红少津,虚热不退等。如清暑益气汤(《温热经纬》)。

石斛配北沙参:益胃生津。用于杂病胃阴不足,饮食不香,胃中嘈杂,胃脘隐痛或灼痛,干呕或呃逆,舌光红少苔等。如滋阴清化汤(《温病刍言》)。

石斛配竹茹:清胃养阴,降逆止呕。用于胃阴不足,胃虚有热,干呕,食少,口渴咽干,胃脘嘈杂隐痛等。

石斛配生地黄:清热养阴,生津止渴。用于热病伤津,口干咽燥,低热烦渴等。如清热保津法(《时病论》)。

石斛配天花粉:益胃生津止渴。用于胃热炽盛,胃阴不足,消谷善饥之中消证。如祛烦养胃汤(《医醇賸义》)。

(2)用于养阴明目强腰

石斛配熟地黄:补益肝肾,强筋壮骨,填精益髓。用于肝肾不足,筋骨痿软,腰膝无力等。如石斛散(《普济本事方》)。

石斛配牛膝、杜仲:补益肝肾,强筋壮骨。用于肝肾不足,阴血亏虚,腰腿酸痛等。如石斛丸(《太平圣惠方》)。

石斛配枸杞子:补益肝肾,益精明目。用于肝肾不足,眼目失养,两眼昏花等。如石斛夜光丸(《原机启微》)。

石斛配淫羊藿、苍术:补肾益精明目。用于肝肾亏虚挟湿之雀目,症见眼目昼视精明、暮夜昏暗、视不见物等。如石斛散(《圣济总录》)。

3. 鉴别应用

(1)铁皮石斛、金钗石斛、霍山石斛、耳环石斛 铁皮石斛滋阴、生津、除热之力最佳;金钗石斛作用稍弱。临床认为,霍山石斛(原产安徽霍山故名)适用于虚人、老人津液不足、不宜大便者;耳环石斛(为铁皮石斛的幼嫩茎加工盘卷而成,别名枫斗)品质为优,生津而不寒凉,可以代茶饮。

(2)鲜石斛、干石斛 鲜石斛清热生津之力较胜,宜用于热病口渴;内伤阴虚口干者多用干石斛。

【用量用法】 水煎服,6～12g,鲜品 15～30g。

【使用注意】 本品有敛邪助湿之弊,故舌苔厚腻、腹胀者慎用。

参考文献

[1] 陈业高等. 时珍国医国药,2005,16(8):725.
[2] 张纪立,等. 时珍国医国药,2000,11(5):469.
[3] 何欣,等.浙江中西医结合杂志,2006,1(11): 696-697.
[4] 陈生春. 实用中医药杂志,1998,14(4):43.
[5] 仝玉柱. 新中医,2002,34(11):31.

玉 竹

【异名】 萎蕤。

【基源】 为百合科多年生草本植物玉竹 *Polygonatum odoratum*(Mill.)Druce 的根茎。

【成分研究】

1. 氨基酸类 含有除色氨酸外的所有人体必需氨基酸,还有精氨酸和组氨酸等。

2. 多糖类 玉竹多糖是玉竹的主要有效成分。

3. 甾醇类 玉竹根茎乙醇提取物中得到了 2 个甾醇,即 β-谷甾醇(S-A)和 β-谷甾醇-3-*O*-β-D-吡喃葡萄糖苷(S-B)。

4. 苷类 玉竹中甾体皂苷被认为是玉竹的有效成分,现已分离出 4 个甾体皂苷 POD-Ⅰ、POD-Ⅱ、POD-Ⅲ、POD-Ⅳ和 1 个呋喃烷苷。

5. 其他 挥发油、微量元素、淀粉、蛋白质、生物碱、维生素、鞣质、黏液质和二肽成分。

【药理研究】

1. 抗衰老 玉竹多糖能提高老年鼠机体超氧化物歧化酶活性,增强对自由基的清除能力,减轻对机体组织的损伤以延缓衰老。

2. 增强免疫 玉竹多糖能够显著增加小鼠的脾指数,提高其免疫功能,对亚急性衰老小鼠免疫器官的功能具有一定调节作用。POD-Ⅲ能协同刀豆球蛋白 AC(Con A)和脂多糖(LPS)对淋巴细胞的转化作用。

3. 抗肿瘤 玉竹提取物对人结肠癌 CL-187 等细胞具有诱导凋亡或抑制增殖作用。

4. 其他 降糖、增强心肌收缩性能、抑制 T 源性淋巴瘤细胞的增殖,并能诱导人 T 淋巴细胞白血病细胞系(CEM)细胞凋亡,但对人 T 淋巴细胞的增殖没有影响[1]。

【性味归经】 甘,微寒。归肺、胃经。

【功效主治】 养阴润燥,生津止渴。用于阴虚肺燥,干咳痰少;胃热津伤口渴,内热消渴;阴虚外感,头痛身热等。

【临床应用】

1. 单方验方

蛲虫病:1～3 岁患儿用黄精、玉竹各 10g,3～8 岁病儿用黄精、玉竹各 25g。将药物加水浸泡 60～90min,然后放在锅里隔水蒸 25～30min,去渣服汤,再将药渣用上法蒸 2 次,分 2 次服下,每日 1 剂,分 3 次服用,连服 3 天。同时对患儿的内衣及被褥采取煮沸和曝晒的方法进行消毒[2]。

2. 配伍应用

玉竹配沙参、麦冬:养阴润燥,生津止渴。用于燥热伤肺,干咳少痰,胃阴不足或热病伤津,口燥咽干,烦热口渴等。如玉竹麦冬汤(《温病条辨》)。

玉竹配生地黄:清热养阴,生津止渴。用于热病伤阴,津亏液少,烦热口渴,口舌干燥等。如益胃汤(《温病条辨》)。

玉竹配天花粉:玉竹长于养阴润燥,清热生津止渴。用于肺燥咳嗽,热病津伤口渴,消渴多饮等。如沙参麦冬方(《温病条辨》)。

玉竹配薄荷:滋阴解表。用于阴虚之人,外感风热,头痛身热,心烦口渴,舌质红,脉浮数等。如加减葳蕤汤(《通俗伤寒论》)。

玉竹配白薇:滋阴清热。用于阴虚外感之证。如葳蕤汤(《备急千金要方》)。

玉竹配山药:益气养阴。用于气阴两虚,形体羸瘦,神疲乏力等。如养正汤(《时疫白喉捷要》)。

3. 鉴别应用

玉竹、知母:两者均具有滋阴润肺、生津止渴的功效,用于阴虚燥咳、干咳少痰及热病伤阴、津亏液少、烦热口渴、口舌干燥等。然知母善清肺胃气分实热、除烦止渴,又能滋肾阴而退骨蒸,并可润肠通便,用于肠燥便秘。玉竹尚可用于阴虚外感证及虚热发热、气阴两虚者。

【用量用法】 水煎服,10～15g。大剂量可用至30g。

[1] 晏春耕,曹瑞芳. 中国现代中药,2007,9(4):33.　　　[2] 贾淑芳. 中级医刊,1995,30(7):56.

黄 精

【基源】 为百合科多年生草本植物黄精 *Polygonatum sibiricum* Red.、滇黄精 *P. kingianum* Coll. et Hemsl. 或多花黄精 *P. cyrtonema* Hua 的根茎。

【成分研究】

1. 糖类 黄精多糖甲、黄精多糖乙、黄精多糖丙,低聚糖甲、低聚糖乙、低聚糖丙。

2. 皂苷类 呋喃甾烷类皂苷、螺旋甾烷类皂苷等。

3. 黄酮及蒽醌类 多花黄精叶中含有牡荆素木糖苷和5,4'-二羟基黄酮的糖苷。

4. 其他 赖氨酸、苏氨酸、丙氨酸等11种氨基酸及人体必需的铁、锌、铯、钡、镉等微量元素。

【药理研究】

1. 抗衰老 黄精口服液能显著降低心、肝过氧化物脂质生成,增加谷胱甘肽过氧化物酶活力以及 SOD 活力。

2. 调节免疫 黄精多糖能明显促进正常小鼠胸腺和脾脏重量的增加,可明显增强小鼠静脉注射胶体炭粒的廓清速率,激活小鼠网状内皮系统吞噬功能。

3. 改善学习和记忆能力 黄精多糖能显著改善老龄大鼠学习记忆及记忆再现能力,减少错误次数。

4. 抗炎、抑菌 黄精多糖具有良好的抗炎作用。黄精煎液对伤寒杆菌、金黄色葡萄球菌、结核杆菌、耐酸杆菌等都有抑制作用。

5. 其他 调脂、抗疲劳、抗肿瘤等[1]。

【炮制研究】 黄精生用刺人咽喉,故多蒸用。有研究表明,黄精经炮制后其总糖量稍有减少,但还原糖增加80%以上,黏多糖大量水解成低聚糖、单糖;游离氨基酸由4个增加至10个;水和醇浸出物大量增加。在炮制过程中,蒸、烘一次的制黄精,其外观性状即达到传统质量要求,且成品率高。蒸、烘次数多,总糖及还原糖含量均呈递减趋势,且成品率下降,外观性状也受影响。故研究认为黄精炮制以蒸、烘一次为宜。黄精炮制后毒性下降,水、醇提物皆比生品含量增加,且随蒸制时间延长而递增,以蒸制10h最明显[2]。

【性味归经】 甘,平。归脾、肺、肾经。

【功效主治】 润肺滋阴,补脾益气。用于肺虚燥咳,劳嗽咯血;脾虚倦怠,食欲不振,或口干食少;肾虚精亏,头晕,腰膝酸软,须发早白及内热消渴等。

【临床应用】

1. 单方验方

(1)小儿脾疳 取黄精300～500g,研成细末,温水冲服。3岁以下每次服3g,3～5岁每次服4g,6～10岁每次服5g,11～13岁每次服6g,早晚各服1次,10天为一个疗程,连服1～3个疗程[3]。

(2)耐药性肺结核 黄精50g、黄芩20g、百部30g,每日1剂[4]。

(3)呼吸道继发真菌感染 将黄精煎制成1∶1(1ml药液含黄精1.0g)药液,漱口后咽下,每日50～60ml[5]。

(4)糖尿病 用单味黄精50g,每日1剂,水煎,分2次服,一般1周可见效。长期服用无不良反应[6]。

(5)脚癣 黄精250g、丹参250g、蛇床子200g、小米醋500g。将上述诸药打碎浸泡在米醋中,30min后备用。将患处浸泡在药液中,每天早晚各1次,洁肤后涂搽效果更佳[7]。

2. 配伍应用

(1)用于润肺滋阴

黄精配沙参:滋补肺肾,养阴生津。用于肺阴不足,燥咳少痰,舌红少苔等。

黄精配玉竹:滋阴润肺,生津止渴。用于肺燥咳嗽,阴虚劳嗽,内热消渴,以及久病阴伤之口干舌燥等。

黄精配天冬、百部:滋补肺肾,润肺止咳。用于肺肾阴虚,潮热盗汗,劳嗽咯血等。

黄精配枸杞子:滋肾益精,润肺止咳。用于肺肾亏虚所致腰酸遗精、咳嗽等。如枸杞丸(《奇效良方》)。

黄精配制首乌:补精血,填精髓,乌须发。用于病后虚羸,精血亏虚,眩晕心悸,腰膝酸软,须发早白等。

(2)用于补脾益气

黄精配山药:益气养阴。用于脾胃虚弱,体倦乏力等。

黄精配黄芪:补脾益气。用于脾气不足之倦怠乏力、纳呆食少等。

黄精配党参、白术:补脾益气。用于脾虚倦怠乏力,食欲不振等。

黄精配麦冬、石斛:补脾益胃生津。用于脾胃阴虚之口干食少、饮食无味、舌红无苔者。

3. 鉴别应用

黄精、玉竹:两者均源于百合科植物之根茎,皆善养阴润肺、益胃生津,治肺燥咳嗽、阴虚劳嗽、内热消渴,以及热病伤津或久病阴伤之口干舌燥。然玉竹药力平和,不滋腻恋邪,长于益胃生津,善治热病伤阴、烦热口渴、口干舌燥,又治阴虚外感。黄精既补脾益气,又能滋肾填精,善治气阴两虚及脾胃虚弱证,亦治肾虚精亏之头晕、腰膝酸软、须发早白。

【用量用法】 水煎服,10～30g。熬膏或入丸、散剂。

【制剂与成药】

1. 黄精浸膏:每毫升相当于黄精5g。用于肺结核病。口服,每次10ml,每日2次。

2. 黄精片:黄精、当归各等份。用于气血亏损、面黄肌瘦、腰腿无力、精神倦怠、饮食减少,兼治胎动不安、乳汁短少。口服,每次4片,每日2次。

3. 黄精赤芍冲剂:黄精、赤芍按2∶1比例组成。用于冠心病、心绞痛。口服,每次1袋,每日1次。4周为一个疗程。

【不良反应】 少数患者服用黄精糖浆后有轻度腹胀,饭后服可避免。

参考文献

[1] 胡敏等. 广东药学,2005,15(5):68.

[2] 叶定江等. 中药炮制学. 上海:上海科学技术出版社,2003.

[3] 叶芳. 中医杂志,2001,42(1):13.

[4] 王丽初. 中医杂志,2000,41(9):521.

[5] 傅利民等. 山东中医杂志,1998,17(2):60.

[6] 高洪民. 中国民间疗法,2003,11(7):62.

[7] 李杰等. 河南医药信息,2003,24(1):31.

枸杞子

【基源】 为茄科落叶灌木植物宁夏枸杞子 *Lycium barbarum* L. 的干燥成熟果实。

【成分研究】

1. **糖类** 含有大量还原糖、果糖、蔗糖、醛基糖等。

2. **氨基酸类** 有 19 种氨基酸(含 8 种必需氨基酸),而各地品种会有不同的氨基酸缺如。

3. **微量元素** 锰、锌、铜、钴、镉、镍、钠、钙、镁、钾、锶、铅、砷、硒等。

4. **维生素** 鲜枸杞子中含胡萝卜素,而且几乎是所有食品中含量最高者。此外,还含有维生素 E、维生素 D 等。

5. **其他** 一氢叶黄素、二氢叶黄素、莨菪亭、磷脂等。

【药理研究】

1. **调节免疫** 枸杞多糖可显著增强小鼠在 Con A 诱导下脾脏淋巴细胞的转化反应,能增强小鼠腹腔巨噬细胞 C3b 和 Fc 受体的数量和活性。

2. **抗疲劳、抗衰老** 枸杞子煎剂可使老年大鼠降低的 SOD 活力显著升高,血浆 LPO 含量显著下降,并能显著增高老龄鼠血浆皮质醇水平。

3. **降糖** 枸杞多糖可降低正常动物血糖,较高剂量对四氧嘧啶诱发的高血糖动物有治疗作用。

4. **保肝降脂** 枸杞多糖可增加已损伤肝脏的肝糖原含量,提高机体能量贮备,降低肝组织丙二醛含量,保护肝细胞膜,使 sGPT 活性降低。

5. **抗癌** 枸杞多糖对 U14 宫颈癌细胞 DNA 合成的阻断效应发生在 G_1 期,复方枸杞液对阳性致突变物(环磷酰胺)有较强的拮抗作用。

6. **其他** 枸杞子能增加心肌 β 受体密度;枸杞多糖可降低大鼠收缩期、舒张期血压,能抗辐射,且对体外培养的滋养层细胞具有营养和保护作用,而不诱导细胞的分化[1]。

【性味归经】 甘,平。归肝、肾经。

【功效主治】 补肾益精,养肝明目。用于肝肾阴虚,头晕目眩,视力减退,内障目昏,腰酸遗精,内热消渴等。

【临床应用】

1. **单方验方**

(1)老年黄斑变性 单用枸杞子一味,蒸熟嚼食,每次 30g,每日 3 次。连服 6 个月以上,视力均有不同程度提高,眼底所见黄白色点状渗出明显吸收,色素沉着及色素紊乱改善,视网膜出血吸收瘢痕形成[2]。

(2)老年高脂血症 枸杞子 30g,洗净后温开水冲泡,饮水食果[3]。

(3)妊娠贫血 用枸杞子 250g 加乌鸡(1000g 左右),用文火煮熟,放入少量糖服用[4]。

(4)慢性萎缩性胃炎 枸杞子洗净,烘干打碎分装,每日 20g,分 2 次于空腹时嚼服,2 个月为一个疗程,服药期一般应停服其他中西药物[5]。

(5)老年夜间口干症 枸杞子 10g,置于水杯内加开水 500ml 浸泡。待枸杞子泡开后,先嚼服枸杞子,再将泡枸杞子水喝净。每日饮用 3～4 次,每日用枸杞子的总量为 30～40g,10 天为一个疗程[6]。

(6)2 型糖尿病 在饮食控制和其他辅助治疗的同时,每次服用枸杞液 50ml,每日 3 次,连续服用 3 个月[7]。

2. 配伍应用

(1)用于补肾益精

枸杞子配熟地黄、山茱萸:滋补肝肾,填精益髓。用于肝肾阴不足,腰膝酸软,形容憔悴,阳痿遗精等。如左归丸(《景岳全书》)。

枸杞子配菟丝子、鹿角胶:填精益髓,补肾固精。用于肾虚精少,阳痿早泄,遗精精冷,久不生育等。如右归丸(《景岳全书》)。

枸杞子配附子、肉桂:补肾填精,温肾壮阳。用于肾阳不足,命门火衰,腰膝酸痛,神疲乏力,畏寒肢冷等。如右归饮(《景岳全书》)。

枸杞子配牛膝:滋补肝肾,强筋壮骨。用于肾虚骨痿,腰膝酸痛,足不任地等。如七宝美髯丹(《本草纲目》)。

枸杞子配当归:益阴养血。用于肝肾阴血亏虚,胁痛吞酸,咽干口燥等。如一贯煎(《续名医类案》)。

枸杞子配阿胶:补血滋阴。用于阴虚痨嗽,干咳少痰等。

(2)用于益肝明目

枸杞子配菊花:益肝明目。用于内外障眼,青盲症,视物不明。如杞菊散(《仙拈集》)、杞菊丸(《御药院方》)。

3. 鉴别应用

枸杞子、沙苑子:两者皆善补肝肾而明目,治肾虚腰痛、遗精尿频及肝肾不足之目暗不明、头晕眼花。然沙苑子性温,长于补肾固精,善治肾阳不足、下元虚冷、精关不固、遗精遗尿。枸杞子性平质润,长于益肝明目,善治肝肾不足、视力减退、内障目昏。且枸杞子为平补阴阳之品,故无论肾阴虚或肾阳虚都可配伍应用。

【用量用法】 水煎服,6～12g。熬膏、浸酒或入丸、散剂。也可蒸熟后嚼食。

参考文献

[1] 杜毅等.内蒙古中医药,2000,4:40.
[2] 王晓霞等.现代中西医结合杂志,2000,9(5):434.
[3] 顾汉荣等.中国乡村医生杂志,1996,3:26-27.
[4] 芮抗美.中国民间疗法,2000,9(8):47.
[5] 高瑞霞等.中国民间疗法,2006,14(1):33.
[6] 李翠静等.中国民间疗法,2004,12(4):27.
[7] 田丽梅等.实用中医药杂志,2004,20(6):337.

墨旱莲

【异名】 旱莲草。

【基源】 为菊科一年生草本植物醴肠 *Eclipta prostrata* L. 的干燥地上部分。

【成分研究】 墨旱莲含 15 种皂苷、多种噻吩、香豆醚类;黄酮类化合物,如芹菜素;木犀草素、槲皮素;以及烟碱、鞣质、维生素 A、豆甾醇、β-谷甾醇、胡萝卜苷、蛋白质、硬脂酸等。

【药理研究】

1. **对免疫系统的作用** 墨旱莲可以增强机体非特异性免疫功能及机体细胞免疫功能,其乙酸乙酯总提物有调节小鼠免疫功能的作用。

2. **升高白细胞** 墨旱莲可能有减轻环磷酰胺所致白细胞减少的作用。

3. **抗染色体损伤、抗诱变** 墨旱莲对环磷酰胺所致的小鼠骨髓多染红细胞微核具明显的抑制作用,对动物机体遗传物质损伤有一定的防护作用,具有抗诱变活性。

4. **保肝** 墨旱莲乙醇提取物对四氯化碳诱导的鼠肝损伤呈现明显的保护作用。

5. **其他** 墨旱莲具有增加冠脉流量、耐缺氧、止血、镇静、镇痛、抗炎、抗菌等作用[1]。

【性味归经】 甘、酸,寒。归肝、肾经。

【功效主治】 滋补肝肾,凉血止血。用于肝肾阴虚,头晕目眩,须发早白,腰膝酸软,遗精耳鸣;阴虚血热之咯血衄血,便血尿血,妇女崩漏等。

【临床应用】

1. **单方验方**

(1)老年夜间口干症 墨旱莲40g、生地黄12g。加水700ml,水煎30min,频服代茶饮,每日1剂,连服7剂为一个疗程[2]。

(2)过敏性鼻炎 用单味墨旱莲30g,每日水煎取100ml,早晚分服[3]。

(3)寻常疣 取鲜墨旱莲适量,放在较大的疣体上,用手指在其上反复揉擦,至有灼热或微痛感即可,每日2～3次,擦前洗净患处,擦后不要用水洗患处,一般治疗一周即可[4]。

(4)扁平疣 墨旱莲、芝麻花各30g,加水适量,水煎后外洗患处,洗时以纱布反复擦洗,每次15～20min,2次/天,每日1剂,每周观察1次皮损变化情况及不良反应,15天为一个疗程[5]。

(5)斑秃 取墨旱莲20g,洗净后放入锅内蒸20min,冷却,置入玻璃容器内,用75%乙醇200ml,密闭浸泡2周。蘸取浸泡液外涂患处,每日6～10次,2周为一个疗程,至起效后继续用药1～2周,以巩固疗效[6]。

(6)带状疱疹 用新采集的鲜墨旱莲清水洗净,搓揉,挤压取汁,涂擦患处,每日3～4次,直至痊愈[7]。

(7)霉菌性阴道炎 鲜墨旱莲300g、鲜冬青枝叶300g(若为干品各100g),加水1500ml左右(干品要多加些水),煮开后文火煎至1200ml,倒入盆中,先熏患部,再坐浴20min,分早、中、晚每天3次,轻者早晚各1次[8]。

2. **配伍应用**

墨旱莲配女贞子:补益肝肾,滋阴止血。用于肝肾阴虚所致眩晕耳鸣、腰膝酸软、须发早白、月经量多等。如二至丸(《医方集解》)。

墨旱莲配车前草:凉血止血,利尿通淋。用于小便尿血等。

墨旱莲配生地黄、阿胶:滋阴清热,凉血止血。用于阴虚血热之咯血、衄血、便血、尿血、崩漏等。

【用量用法】 水煎服,10～15g。熬膏,捣汁或入丸、散剂。外用适量。

参考文献

[1] 颜正华. 中药学.第2版.北京:人民卫生出版社,2006.

[2] 兰友明等. 中医杂志,2004,45(2):92.

[3] 王晓杰. 中医杂志,2004,45(1):11.

[4] 金立华. 中医杂志,2004,45(2):92.

[5] 常淑玲等. 医学理论与实践,2004,17(6):680.

[6] 吴瑞等. 现代中西医结合杂志,2000,10(9):950.

[7] 钱萍. 实用中医药杂志,1997,1:27.　　　　　　[8] 肖辉. 衡阳医学院学报,1998,26(2):235.

女贞子

【基源】 为木犀科常绿乔木植物女贞 *Ligustrum lucidum* Ait. 的干燥果实。

【成分研究】

1. **苷类** 女贞子中有女贞苷等裂环环烯醚萜苷类化合物,还有对羟基苯乙醇-β-D-葡萄糖苷等。

2. **挥发油类** 女贞子含有大量酯类、醇类和醚类,其次是硫酮、烃类和少量胺类与醛,而其药用成分主要是桉油精等。

3. **多糖类** 女贞子含有由鼠李糖、阿拉伯糖、葡萄糖和岩藻糖 4 种单糖组成的、由 β-糖苷链连接的多糖。

4. **磷脂类** 女贞子由溶血磷脂酰胆碱、磷脂酰胆碱等 7 种磷脂组成,其中以磷脂酰胆碱的含量最高。

5. **其他** 女贞子含钾、钙等 11 种微量元素及齐墩果酸、甘露醇、熊果酸、葡萄糖、亚油酸。种子含脂肪油,油中有棕榈酸与硬脂酸、油酸、亚麻酸等。

【药理研究】

1. **保肝** 给大鼠皮下注射齐墩果酸可使血清谷丙转氨酶降低,对四氯化碳诱发大鼠肝损害亦有明显保护作用,促进肝细胞再生。

2. **抗炎** 女贞子水煎剂有明显抑制炎症后期肉芽组织增生,增加大鼠肾上腺重量,降低大鼠炎性组织前列腺素 E(PGE)含量等作用。

3. **增强免疫** 齐墩果酸具有促进植物血凝素(PHA)、Con A 及美洲商陆致有丝分裂原刺激淋巴细胞增殖的作用,而女贞子多糖也具有显著的免疫增强作用。

4. **抗衰老** 齐墩果酸能提高更年期鼠雌二醇(E2)、超氧化物歧化酶(SOD)、谷胱甘肽(GSH)、过氧化物酶(Px)水平,降低丙二醛(MDA)水平。女贞子多糖通过清除氧自由基,提高 SOD 及 GSH、Px 活力,发挥抗脂质过氧化作用。

5. **其他** 保护神经细胞、升白、抗癌、抑菌、降血脂及抗动脉粥样硬化等[1]。

【炮制研究】 女贞子古代基本上都是加辅料炮制,尤其是用液体辅料拌蒸为历代所采用。现代实验研究表明,酒蒸女贞子炮制品其齐墩果酸的含量及煎出效果、水解氨基酸含量、微量元素含量都较生品高。对降低血清中 SGPT、保护肝脏的作用以及升高白细胞、增强非特异性免疫功能、抗炎等方面,酒蒸品均优于生品。而且酒蒸品对小肠推动功能无影响,即无滑肠作用。所以酒蒸方法已被《中国药典》列为法定的炮制方法[2]。

【性味归经】 甘、苦,凉。归肝、肾经。

【功效主治】 滋补肝肾,乌须明目。用于肝肾阴虚之头晕目眩,目暗不明,须发早白,腰膝酸软,遗精耳鸣,内热消渴,骨蒸劳热等。

【临床应用】

1. 单方验方

(1)心律失常 女贞子 250g,加水 1500ml,文火熬至 900ml 备用。每次 30ml,每日 3 次口服。4 周为一个疗程[3]。

(2)降血脂、改善心肌供血 女贞子 30~40g,煎服或代茶饮。每日 1 剂,1~2 个月为一个疗程。苔腻不渴者加葛根 60g;便溏者加泽泻 30g。该药入方常用量为 10g 左右,但用于降脂、改善心肌供血,需用至 30～40g 方有效[4]。

(3)口腔溃疡 女贞子 30g,加水 300ml,浸泡 30min 后水煎,沸后煎 10～15min,取汁 150ml,同法再煎 1 次,2 次药液混合,共 300ml,分 3 次口服,每次 100ml,每日 1 剂[5]。

(4)老年虚性便秘 女贞子 30g,当归 15g,生白术 15g。煎汤代茶饮服。一般服药后 3～7 天,大便趋于正常[6]。

2. 配伍应用

(1)用于补肝肾,乌须明目

女贞子配枸杞子:养肝滋肾明目。用于肝肾不足之目暗不明、腰膝酸软、须发早白、头晕耳鸣。如补阴丸(《医学心悟》)。

女贞子配何首乌:滋补肝肾,益精乌发。用于久病虚损,肝肾不足,腰膝酸痛,精亏早衰,须发早白等。

女贞子配熟地黄:滋补肝肾,养血滋阴。用于肝肾不足,阴虚发热,骨蒸劳热,盗汗遗精等。如补天五子种玉丹(《产科心法》)。

女贞子配菟丝子:滋补肝肾,养肝明目。用于肝肾不足,阴虚阳亢,头晕目眩,视物模糊,耳鸣健忘等。

(2)用于滋阴清热

女贞子配地骨皮、知母:滋阴清虚热。用于阴虚内热,潮热心烦。

女贞子配生地、山药:养阴生津止渴。用于肾阴亏虚,内热消渴。

女贞子配石决明、谷精草:滋阴清肝明目。用于阴虚有热,目微红羞明,眼珠作痛者。

3. 鉴别应用

女贞子、枸杞子:两者皆能补肝肾、明目,常相须为用,治肝肾不足之目暗不明、腰膝酸软、须发早白、头晕耳鸣。然枸杞子性平,为阴阳平补之品,故阴虚阳虚均可配伍应用,其益精明目功效较女贞子更好。女贞子性凉兼苦味,偏补肝肾之阴,兼退虚热,可治肝肾阴虚之骨蒸劳热、盗汗遗精、内热消渴等。

【用量用法】 宜炮制后用,水煎服,10～15g。或入丸、散剂。

【制剂与成药】 二至丸:由女贞子、墨旱莲组成。用于肝肾阴虚之头晕目眩、耳鸣、鼻咽干燥、烦躁失眠、月经过多。口服,每次 9g,每日 2～3 次,空腹服用。

【使用注意】 女贞子有效活性成分为齐墩果酸,难溶于水,经黄酒拌后蒸制,其煎出液中齐墩果酸、水解氨基酸及微量元素的含量均较生品高。故女贞子需炮制后才能入药,以确保疗效的发挥。

参考文献

[1] 靳晓明等. 中医药信息,2008,25(1):40.

[2] 叶定江等. 中药炮制学. 上海:上海科学技术出版社,2003.

[3] 何重荣. 中医杂志,1998,39(9):518.

[4] 张子臻. 中医杂志,1998,39(9):518.

[5] 张晓春等. 成都中医药大学学报,2001,24(2):60-61.

[6] 唐英. 中医杂志,1998,39(9):520.

桑 椹

【基源】 为桑科落叶乔木植物桑 *Morus alba* L. 的果穗。

【成分研究】

1. **氨基酸类** 桑椹主要含有人体所必需的 8 种氨基酸及其他氨基酸。

2. **维生素** 桑椹含有丰富的维生素,其中维生素 C 含量特别高,还含有维生素 B_6、维生素 A 和维生素 D。

3. **微量元素及矿物质** 桑椹中含有丰富微量元素及矿物质成分,还含有磷及另外一种生命必需的微量元素硒。此外,在桑椹中还含有抗衰老微量元素钼、锶。

4. **生物碱类** 桑椹主要含有甲氧苷烷生物碱 $2\alpha,3\beta$-二羟基去甲氧苷烷、$2\beta,3\beta$-二羟基去甲氧苷烷等。

5. **其他** 桑椹中含有水杨酸、琥珀酸、己六醇等。鲜桑椹中含有磷脂、转化糖和大量的水分,还含有黄酮类物质,如云香苷、花青素、芦丁、桑色素等。

【药理研究】

1. **增强免疫** 桑椹提取汁具有中度促进淋巴细胞转化作用,促进 T 淋巴细胞成熟,使人类因衰老而减少的白细胞得以恢复,从而能有效增强身体的免疫力。

2. **促造血细胞生长** 桑椹能使粒系祖细胞产率明显增加,对粒系祖细胞的生长有促进作用。

3. **对细胞膜上 Na^+-K^+-ATP 酶的作用** 桑椹使 6 月龄及 18 月龄 BALB/cdx 鼠与 3 月龄、12 月龄及 18 月龄 IACAdx 鼠红细胞膜上的 Na^+-K^+-ATP 酶活性显著下降。

4. **降糖** 以桑椹为君药自拟糖宁方治疗 2 型糖尿病,不但可以有力地控制血糖,对糖尿病并发手足麻疼、视物模糊、尿蛋白等并发症也有明显疗效。

5. **其他** 抗诱变、降脂、抗氧化及延缓衰老、抗病毒等[1]。

【**性味归经**】 甘、酸,寒。归心、肝、肾经。

【**功效主治**】 滋阴补血,生津润肠。用于肝肾阴虚,头晕耳鸣、目睛昏花,失眠多梦,须发早白;津伤口渴,内热消渴及肠燥便秘等。

【**临床应用**】

1. **单方验方**

(1)糖尿病 用鲜桑椹绞汁,每次服 15ml,每天 3 次。同时用鲜胡萝卜 80g,洗净切碎,粳米 60g 文火煮粥,每天 2 次。以适量青菜及肉类佐餐[2]。

(2)咽炎 采用成熟桑椹果实,每次 20～25 粒,含食,0.5h 内服完,不饮水,3 天为一个疗程(可采鲜果于冰箱内备用)。服食期间停用其他中西药物,忌烟酒及煎炸之物[3]。

2. **配伍应用**

(1)用于滋阴补血

桑椹配何首乌:滋补阴血,固肾乌发。用于肝肾不足,阴血亏虚之眩晕耳鸣、目暗昏花、腰膝酸软、须发早白等。如延寿丹(《世补斋医书》)。

桑椹配女贞子、墨旱莲:滋补肝肾精血。用于肝肾精血亏虚之腰膝酸软、眩晕耳鸣、视物模糊、须发早白等。如延寿丹(《世补斋医书》)。

桑椹配覆盆子:补肾固精。用于男子精寒,女子血虚,老年无子。如长寿丹(《滇南本草》)。

(2)用于润肠通便

桑椹配生地黄、天花粉:滋阴清热,生津止渴。用于热盛津伤口渴,阴虚内热消渴。

桑椹配肉苁蓉:滋阴益精,润肠通便。用于大肠津亏之大便秘结等。

桑椹配火麻仁:润肠通便。用于肠燥便秘。

【**用量用法**】 水煎服,10～15g。熬膏,浸酒,入丸、散剂。鲜品可生食,用于肠燥便秘。

【制剂与成药】　桑椹子膏:桑椹子与砂糖按 5∶2 比例制成。用于血虚生风,血痹风痹,肝肾两亏,腰膝酸软,老年肠枯,大便秘结。口服,每次 9～15g,每日 2 次,开水冲服。

参考文献

[1] 黄勇等 . 广西蚕业,2006,43(3):16.　　　　　[3] 马延萍 . 新疆中医药,2002,20(6):83-84.
[2] 李艺 . 陕西中医,1999,20(2):54.

龟　甲

【异名】　龟板。

【基源】　为龟科动物乌龟 *Chinemys reevesii*(Gray)的背甲及腹甲。

【成分研究】

1. **氨基酸类**　龟甲主要含有包括人体必需的 8 种氨基酸在内的 18 种氨基酸,如天冬氨酸、苏氨酸、丝氨酸、谷氨酸等。

2. **无机物类**　微量元素铯的含量高,其次是锌、铜。

3. **其他**　龟甲还含有动物胶、角质、蛋白质、维生素、脂肪等[1]。

【药理研究】

1. **对免疫系统的作用**　龟上、下甲含有的氨基酸,特别是必需氨基酸,都能起到增强免疫功能的作用。

2. **对甲状腺的作用**　龟甲能有效地降低甲状腺功能亢进型大鼠的甲状腺功能。

3. **对肾脏 β-肾上腺素受体的作用**　龟甲能纠正甲状腺功能亢进大鼠肾脏 β 受体数量的增加,能促使肾上腺皮质恢复生长,皮质球状带增厚,束状带单位面积细胞数虽减少,但胞体增大,胞浆丰满,肾上腺重量增加,使血浆皮质醇及尿 17-羟类固醇含量降低而恢复至正常。

4. **对血浆黏度及痛阈的调节作用**　给予龟甲后,降低甲状腺功能亢进型阴虚模型血浆黏度,加速血液流动,痛阈也明显延长。

5. **其他**　龟甲能明显兴奋子宫,抗衰老,降低甲状腺功能亢进型阴虚大鼠整体耗氧量,减慢心率,升高血糖,降低血浆皮质醇含量,还能降低血清中铜元素的含量及铜/锌的比值[2]。

【炮制研究】　历代炮制龟甲的方法很多,但近年来各地的炮制规范中收载的大多是砂炒醋淬法。

龟甲经炮制后,可使其质地疏脆,便于粉碎,易于煎出有效成分。实验研究表明,龟甲炮制后,较生品的煎出率可提高 4 倍。龟腹甲经砂炒醋淬后,在煎出物量、微量元素的含量方面均优于龟背甲。

龟甲去筋膜皮肉的方法古今有多种,如浸泡法、土埋法等。但大多费工费时,臭味难闻,且只可夏季生产。近年改用热解法或酶解法脱残肉,如蛋白酶、胰酶、酵母菌等,去肉皮较彻底,时间也较短。其中,酵母菌法对龟甲有效成分动物胶不会造成损失,含胶量多[3]。

【性味归经】　甘、咸,寒。归肝、肾、心经。

【功效主治】　滋阴潜阳,益肾健骨,养血补心,固经止血。用于阴虚内热,骨蒸潮热,盗汗遗精,阴虚阳亢之眩晕,虚风内动,手足蠕动;肾虚筋骨痿软,囟门不合;阴血不足,心神失养之惊悸、失眠、健忘;阴虚血热,冲任不固所致崩漏、月经过多等。

【临床应用】

1. 单方验方

小儿脑积水:熟地黄(焙干)500g、龟甲200g、生山药150g,共为细末混匀,过80~100目筛,装瓶备用。1岁以内每次服1g,1~2岁每次服2g,2~3岁每次服3g。每日3次,一直服到前囟闭合为止[4]。

2. 配伍应用

(1)用于滋阴潜阳

龟甲配牛膝、赭石:滋阴潜阳。用于阴虚阳亢,眩晕头痛,耳鸣等。如镇肝熄风汤(《医学衷中参西录》)。

龟甲配生地黄、白芍:滋阴平肝潜阳。用于肝肾阴虚,肝阳上亢之眩晕头痛等。如三甲复脉汤(《温病条辨》)。

龟甲配知母、黄柏:滋阴降火。用于阴虚内热,骨蒸潮热,盗汗遗精。如大补阴丸(《丹溪心法》)。

(2)用于益肾健骨

龟甲配鹿角胶:滋阴壮阳,补肾益精健骨。用于精血亏虚,元阳不足之腰膝酸软、精少阳痿、久不孕育、小儿五迟等。如龟鹿二仙膏(《摄生秘制》)。

龟甲配紫河车:填精益髓,补益肝肾,强筋壮骨。用于肝肾不足,筋骨痿软,小儿囟门不合,行迟齿迟等。如河车大造丸(《扶寿精方》)。

龟甲配牛膝:滋补肝肾,强壮筋骨。用于肝肾不足,筋骨痿软。如补肾丸(《丹溪心法》)。

(3)固经止血

龟甲配黄芩、黄柏、椿根皮:滋阴清热,固经止血。用于阴虚血热之崩漏、月经过多。如固经丸(《丹溪心法》)。

(4)用于养血补心

龟甲配人参:滋阴养血,安神益智。用于心虚惊悸,失眠健忘等。如龟鹿二仙胶(《医便》)。

龟甲配石菖蒲、远志:养血补心,安神定志。用于劳伤阴血,心虚惊悸,失眠健忘等。如孔圣枕中丹(《备急千金要方》)。

【用量用法】 水煎服,15~30g。入汤剂宜打碎先煎。外用适量,烧灰研末敷。龟甲经砂炒醋淬后,有效成分煎出率提高,且可去腥味,便于制剂。

【制剂与成药】 龟鹿二仙膏:由龟板、鹿角、人参、枸杞子组成。用于久病肾虚,腰膝酸软,遗精阳痿。口服,每次15~20g,每日3次。

参考文献 ....

[1] 余建清. 中医药信息,1992,6:43.

[2] 李长泉. 长春中医学院学报,2003,19(4):55.

[3] 叶定江等. 中药炮制学. 上海:上海科学技术出版

社,2003.

[4] 李忠森. 河南中医药学刊,1995,10(1):61.

鳖 甲

【基源】 为鳖科动物鳖 *Trionyx sinensis* Wiegmann 的背甲。

【成分研究】 鳖甲主要含骨胶原、碳酸钙、磷酸钙、中华鳖多糖以及天冬氨酸、丝氨酸、甘氨酸等17种氨基酸,其中脯氨酸含量最高,占氨基酸总量的27%左右,其次是甘氨酸,占氨基酸总量的 17% 左右,还含有铁、铜、锌、镁、磷等十多种微量元素。

【药理研究】

1. 抗辐射 鳖甲粗多糖具有一定的辐射防护作用,明显升高受 6Gy X 线照射小鼠外周血白细胞总数,显著提高吞噬消分率及吞噬指数,并能降低外周血淋巴细胞微核率。

2. 抗突变 鳖甲可以抑制小鼠骨髓细胞姐妹染色单体互换(SCE 值)升高,或者从高值下降,具有抗突变效应。

3. 抗肿瘤 鳖甲提取物对 Lewis 肿瘤细胞 DNA 合成具有一定的抑制作用,对 S_{180} 和 H22 细胞的杀伤作用强。

4. 抗疲劳及耐缺氧 鳖甲能有效地降低小鼠游泳后的血乳酸水平,提高血乳酸恢复速率,延长小鼠游泳时间。

5. 其他 保肝、增强免疫等[1]。

【炮制研究】 鳖甲大多采用砂炒醋淬法。鳖甲炮制前后蛋白质含量基本相近,但炮制后煎出率显著提高。煎煮 3h 后,蛋白质煎出量是生品的 11.6 倍。鳖甲炮制前后均含有铬、锰、铜、锌、铁、铯、铝等 7 种人体必需微量元素。炮制后锌、铁、铯、钙含量明显增高。

鳖甲药材中附有残肉和皮膜。传统净制采用水浸泡法,使其自然腐烂后,再用水漂洗去除。该法生产周期长,污染环境,且有效成分损失。现普遍采用酵母菌或蛋白酶的方法。使生产周期由传统法 40～50 天,缩短为 7～8 天,并且成分损失少[2]。

【性味归经】 咸,寒。归肝、肾经。

【功效主治】 滋阴潜阳,退热除蒸,软坚散结。用于阴虚内热,骨蒸盗汗,阴虚阳亢,头晕目眩;热病伤阴,虚风内动,手足瘛疭;肝脾肿大,癥瘕积聚等。

【临床应用】

1. 单方验方

(1)肝炎肝硬化 对症治疗基础上,用炙鳖甲粉(鳖甲用醋反复炙透,电烘箱烘干,趁热用电动粉碎机加工成细粉,分装入 12g 为单位的塑料袋中密封备用),口服,每日 3g,1 年为一个疗程[3]。

(2)痔疮 取鲜鳖甲 1 个,装陶器中,上扣盖。以泥土封闭后置火中煅至陶器发红。离火冷却后,取出研末,敷于患处。每次用量 3～10g,每日 1 次,7 日为一个疗程[4]。

(3)灼伤 取 1 只鳖甲烧成灰面,用麻油调和,涂搽于灼伤处,每日 3 次,一般 2 周内即可愈合[5]。

2. 配伍应用

(1)用于滋阴潜阳,退热除蒸

鳖甲配地骨皮、银柴胡:滋阴清热,凉血退蒸。用于肝肾阴虚,低热不退;或邪热炽盛,盗汗骨蒸,形销骨立,遗精滑泄等。如清骨散(《证治准绳》)。

(2)用于软坚散结

鳖甲配土鳖虫、桃仁:破血逐瘀,软坚消癥。用于疟疾日久不愈,胁下痞硬成块,以及癥瘕积聚、闭经等。如鳖甲煎丸(《金匮要略》)。

鳖甲配当归:软坚散结,活血消癥。用于胸腹痞块,癥瘕积聚等。如三甲散(《瘟疫论》)。

鳖甲配莪术、穿山甲:破血逐瘀,软坚散结。用于疟疾寒热,日久不愈,胁下痞硬成块,发为疟母等。如久疟全消丸(《急救经验良方》)。

3. 鉴别应用

(1)鳖甲、龟甲 两者均味咸性寒,皆能滋阴潜阳清热,治阴虚发热、骨蒸潮热、阴虚阳亢之头晕目眩及虚风内动等。然龟甲滋阴力强,又长于益肾健骨、养血补心、固经止血,故多用于阴虚阳亢、肾虚腰脚痿弱、筋骨不健、囟门不合、心虚惊悸、失眠健忘及阴虚血热、冲任不固之崩漏、月经过多等。鳖甲长于滋阴退虚热,又可软坚散结,故多用于阴虚发热、癥瘕积聚、肝脾肿大及闭经等。

(2)鳖甲、牡蛎 两者均味咸性寒,功能平肝潜阳、软坚散结,主治阴虚阳亢、头晕目眩、癥瘕痞块。然牡蛎还有镇惊安神、收涩固涩之功,还可治烦躁不安、惊悸失眠、自汗盗汗、遗精崩漏。鳖甲长于滋阴清热除蒸,多用治阴虚发热、骨蒸潮热,或热病伤阴、夜热早凉、虚风内动等。

【用量用法】 水煎服,15～30g。宜先煎。滋阴潜阳宜生用,软坚散结宜砂炒醋淬后用。砂炒醋淬后有效成分更易煎出,并可去腥味,易于打碎,方便制剂。

参考文献 --

[1] 黄献.海峡药学,2007,19(8):9.

[2] 叶定江等.中药炮制学.上海:上海科学技术出版社,2003.

[3] 姜宏伟.临床医学,2007,27(6):93.

[4] 安凤山.中国民间疗法,2002,10(10):57.

[5] 丛珂.中国民间疗法,2005,13(1):64.

第四节 补 阳 药

鹿 茸

【基源】 为脊椎动物鹿科梅花鹿 *Cervus nippon* Temminck 或马鹿 *C. elaphus* Linnaecus 等雄鹿头上尚未骨化而带茸毛的幼角。

【成分研究】

1. **氨基酸类** 鹿茸含有包括人体 8 种必需氨基酸及组氨酸等约 19 种氨基酸。其中甘氨酸、谷氨酸、脯氨酸含量最高。

2. **脂类** 鹿茸主要含有溶血磷脂酰胆碱等至少 10 种磷脂及豆蔻酸等至少 8 种脂肪酸组分。

3. **糖类** 发现的糖类有己糖、戊糖、己糖胺等,其中的鹿茸酸性黏多糖与硫酸软骨素同属一类物质。

4. **微量元素** 含有铁、氟、硒、锌、铜、钼、镁等 14 种人体必需的微量元素,其中铁、铜、锰的含量较高。

【药理研究】

1. **抗单胺氧化酶** 鹿茸提取物对单胺氧化酶 A(MAO-A)呈混合型抑制作用,对单胺氧化酶 B(MAO-B)则呈竞争型抑制作用。

2. **抗氧化及抗衰老** 鹿茸提取物能显著增加年轻细胞中琥珀酸脱氢酶(SDH)和多糖(PSR)的含量,提示其具有延缓衰老的作用。

3. **提高性功能** 鹿茸中性激素成分有雌二醇、睾酮,可作为一种慢调节物质在体内逐步起作用。

4. **提高耐力及增强记忆** 鹿茸中神经节苷脂能促进小鼠脑内蛋白质合成,对抗破坏记忆药物的作用。

5. **对心血管系统的作用** 鹿茸精含有多种微量元素,其中镁离子是 Na^+-K^+-ATP 酶的辅酶,对该酶有明显修饰作用,从而增加酶活性。

6. 其他 抑制肿瘤、抗溃疡、增强肠道运动和分泌功能、保护遗传物质、促进蛋白质合成、免疫增强等[1]。

【炮制研究】 鹿茸炮制后,除去非药用部位茸毛,便于调剂服用。酒炙后,能增强有效成分的溶出,提高疗效。

茸毛为非药用部位,如不除去,内服易刺激咽喉,引起咳嗽,故炮制时必须除去茸毛。

【性味归经】 甘、咸,温。归肝、肾经。

【功效主治】 壮肾阳,益精血,强筋骨,调冲任,托疮毒。用于肾阳虚衰,精血不足,阳痿早泄,宫冷不孕;肾虚骨弱,腰膝无力,小儿发育不良,骨软行迟,囟门过期不合;妇女冲任虚寒,崩漏带下;疮疡久溃不敛,阴疽疮肿内陷不起等。现亦用于血小板和白细胞减少症、慢性再生障碍性贫血,可刺激造血功能。

【临床应用】

1. 单方验方

(1)阳痿 将鹿茸研细粉,装入胶囊,每丸重 0.4g,每次服 2 丸,每日 3 次,10 天为一个疗程[2]。

(2)宫颈糜烂 用棉球擦拭宫颈口及阴道分泌物后,将鹿茸粉均匀外涂于宫颈表面,超出糜烂边缘。治疗时间为 4 周[3]。

2. 配伍应用

(1)用于壮肾阳,补精血

鹿茸配人参:补肾壮阳,益气固本。用于诸虚百损,五劳七伤,元气不足,畏寒肢冷,阳痿早泄,宫冷不孕,小便频数等。如参茸固本丸(《中国医学大辞典》)。

鹿茸配肉苁蓉:补肾阳益精血。既适用于肾阳不足,阳痿早泄,腰膝冷痛等,又可用于肝肾不足,精血亏虚,筋骨痿软等。如鹿茸丸(《史载之方》)。

鹿茸配熟地黄、山茱萸:补肾阳,益精血。用于肾虚阳痿、遗精、腰痛、眩晕、耳聋、妇女阴寒带下、胞冷不孕者。如加味地黄丸(《医宗金鉴》)。

鹿茸配山药:补肾健脾,阴阳并调。用于脾肾两虚所致眩晕耳鸣、疲乏无力、腰膝酸软、阳痿遗精、白带过多等。如鹿茸酒(《普济方》)。

(2)用于补肝肾,调冲任

鹿茸配阿胶、当归:补肝肾,调冲任,固崩止带。用于肝肾不足,气血虚弱,冲任不固之月经过多、崩漏带下等。如鹿茸散(《圣济总录》)。

鹿茸配桑螵蛸、龙骨:补肾固摄。用于肾气虚寒,小便频数,或夜间多尿遗尿。

鹿茸配杜仲、补骨脂:补肝肾,强腰脊。用于肾虚腰脊痛,不能转侧。

鹿茸配骨碎补、续断、牛膝:补肝肾,续筋骨。用于骨折后期愈合不良。

(3)用于托毒排脓

鹿茸配黄芪、当归:补益气血,托毒排脓。用于疮疡脓成不溃,久溃不敛或阴疽内陷。

3. 鉴别应用

鹿茸、鹿角、鹿角胶、鹿角霜:鹿茸为雄鹿头上尚未骨化而带茸毛的幼角;鹿角为已骨化的老角;鹿角胶为鹿角加水反复熬炼出的胶质液体,经蒸发浓缩待冷却凝固而成;鹿角霜为熬炼鹿角胶剩余的骨渣。四者均味咸性温,均能补肝肾、壮元阳、益精血、强筋骨。鹿茸,温补力最强,多用于肝肾不足、阳痿早泄、宫冷不孕及筋骨软弱重证;又能固冲任带脉、温补托疮,可治冲任虚寒、崩漏带下及阴疽久溃不敛、脓出清稀。鹿角胶,味甘黏腻,温补力次之,长于止血,药力较鹿茸缓和,可治虚劳羸瘦、阴疽内陷及吐衄崩漏尿血而偏于虚寒者。煎服,5~15g,用开水或黄酒加温烊化服。鹿角,温补力更次,但能行血散瘀消肿,常用治疮疡乳痈肿痛、产后瘀血腹痛、胞衣不下等。煎服,5~15g。鹿角霜,温补力虽最弱,但不滋腻,且有收敛之性,每用于肾阳不足兼脾胃虚寒之崩漏带下、呕吐食少、小便频多;外用能止血敛疮。煎服,10~25g;外用适量。

【用量用法】 研细末,每次 0.5~1g,每日 3 次;或配方入丸剂,亦可浸酒服。

【制剂与成药】

1. **鹿茸精**:鹿茸浸出物每毫升含原生药 0.1g。用于神经衰弱,食欲不振,病后虚弱,肾虚阳痿,泄泻,伴低血压的慢性循环障碍等症。口服,每次1~3ml,每日 3 次,饭前服;肌注或皮下注射,每次1~2ml,每日 1 次或隔日 1 次。

2. **鹿茸片**:每片含鹿茸粉 93.75mg。用于神经衰弱,体虚怕冷,劳伤虚损,腰膝痠弱等症。口服,每次 3~5 片,每日 2 次。

【使用注意】 鹿茸服用宜从小剂量开始,缓慢增加,不可骤用大剂量,以免阳升风动、头晕目赤,或伤阴动血。凡阴虚阳亢、血分有热及外感热病者均不宜服用。

参考文献

[1] 鄢德俊等.上海中医药杂志,2004,38(3):63.　　[3] 牛煜等. 辽宁中医杂志,2005,32(6):560.
[2] 王凯. 医学信息,1996,9(2):30.

巴 戟 天

【基源】 为茜草科植物巴戟天 *Morinda officinalis* How 的根。

【成分研究】

1. **蒽醌类** 蒽醌类化合物是巴戟天中的主要有效成分。目前已分离得到甲基异茜草素、甲基异茜草素-1-甲醚,1-羟基蒽醌等。

2. **环烯醚萜苷类** 水晶兰苷、四乙酰车叶草苷、环烯醚萜内酯及环烯醚萜苷等。

3. **低聚糖类** 主要有水溶性低聚糖类单体耐斯糖、菊淀粉系列的六聚糖和七聚糖。

4. **氨基酸类** 主要含 11 种游离氨基酸和 17 种水解氨基酸,有除色氨酸外的 7 种人体必需氨基酸。

5. **微量元素** 根皮中有 24 种无机元素,其中含铁、锰、铜、锌等 11 种人体必需微量元素。

6. **其他** 龙脑等挥发油组分及琥珀酸、十九烷、β-谷甾醇、24-乙基胆甾醇、单糖混合物等[1]。

【药理研究】

1. **对骨生长的作用** 巴戟天能诱导骨髓基质细胞向成骨细胞分化,而巴戟天所含的无机元素锰是许多酶系统的重要活化剂,能促进生长发育。

2. **对神经系统的作用** 巴戟素对脑细胞缺氧损伤有保护作用;巴戟天中的菊淀粉型低聚糖 4 种单体成分有抗抑郁活性。

3. **对造血系统的作用** 巴戟天中某些成分能直接地促进造血干细胞的增殖和分化。

4. **对心血管系统的作用** 巴戟天能提高超氧化物歧化酶、乳酸脱氢酶活性,降低丙二醛含量,增加一氧化氮,具有明显的抗缺氧损伤、保护心肌作用。

5. **其他** 增强免疫、抗肿瘤、抗衰老及抗疲劳、降低雄性小鼠的精子畸形率等[2]。

【炮制研究】 巴戟天传统用药要求"去心",文献认为去心的目的是"免人烦躁"。据现代研究,巴戟天的"木心"与根皮的化学成分有一定差异,微量元素锌、铁、锰等根皮含量较高。而有毒的铅则在木心中含量较高,其他有关的化学成分也有一定差别[3]。虽然木心令人烦躁之说尚未得到现代研究证明,但去除非药用部分"木心"仍有其一定的合理性。

【性味归经】 辛、甘,微温。归肾、肝经。

【功效主治】 补肾壮阳,强筋骨,祛风湿。用于肾阳虚弱,阳痿早泄,宫冷不孕,月经不调,少腹冷痛,小便频数;肾虚腰膝酸软,风湿痹痛等。

【临床应用】

1. 单方验方

(1)阳痿 巴戟天30g、吴茱萸40g、细辛10g,共为细末。用上药适量,加温水调成糊状,每晚睡前敷于脐部用纱布胶布固定,晨起取下,治疗期间忌房事[4]。

(2)长期服用可的松呈典型库欣症候群的儿童肾病综合征 巴戟天、山茱萸各30g,水煎,每日1剂。治疗期间逐步递减激素剂量,直至完全停用激素[5]。

(3)蛋白尿 巴戟天、黄芪、熟地黄、山药各10～30g。随证加减,水煎服,2个月为一个疗程[6]。

2. 配伍应用

(1)用于补肾壮阳

巴戟天配淫羊藿、仙茅:补肾壮阳益精。用于肾阳虚,阳痿、遗精,女子宫冷不孕、小腹冷痛、腰膝无力及崩漏带下等。如赞育丸(《景岳全书》)。

巴戟天配菟丝子:补肾壮阳固精。用于肾亏阳痿、遗精,女子胞宫虚冷、小腹冷痛、腰膝无力及崩漏带下等。如补真丸(《严氏济生方》)。

巴戟天配高良姜、肉桂、吴茱萸:温肾散寒。用于下元虚冷,少腹冷痛,月经不调等。如巴戟丸(《太平惠民和剂局方》)。

巴戟天配熟地黄、山茱萸:补肾助阳,固精止遗。用于肾虚阳痿,早泄遗精,虚寒带下,遗尿尿频等。如地黄饮子(《黄帝素问宣明论方》)。

(2)用于补肝肾,强筋骨

巴戟天配杜仲:补肝肾、祛风湿、强筋骨。用于肝肾亏虚所致筋骨痿软、腰膝疼痛,风湿痹痛日久步履艰难等。如金刚丸(《张氏医通》)。

巴戟天配牛膝:补肝肾、祛风湿、强筋骨。用于风湿痹痛,腰膝酸软,下肢无力等。如巴戟丸(《太平圣惠方》)。

巴戟天配桑寄生、续断:补肝肾,强筋骨,除风湿。用于腰酸背痛,下肢无力等。如巴戟去痹汤(《中药临床应用》)。

3. 鉴别应用

巴戟天、淫羊藿:两者皆能补肾阳、强筋骨、祛风湿,治肾阳虚阳痿、不孕、尿频,肝肾不足之痿软无力、风湿痹痛、拘挛麻木。然淫羊藿辛温燥烈,长于温肾壮阳,且祛风湿力胜,善治肾阳虚阳痿、不孕、肢体麻木拘挛,亦治肾阳虚喘咳及更年期高血压。巴戟天微温不烈,补肾除湿之力稍逊,主治肾阳虚弱,肝肾不足。

【用量用法】 水煎服,3～10g。

【使用注意】 阴虚火旺及有热者不宜服。

参考文献

[1] 胡疆等. 药学实践杂志,2004,22(4):196.

[2] 凌昆等. 福建中医学院学报,2007,17(3):67.

[3] 李赛. 中药通报,1988,13(2):17.

[4] 尹毅. 交通医学,2000,14(4):425.

[5] 沈道修等. 上海中医药杂志,1985,11:46.　　　　[6] 杨景柱. 河南中医,1991,11(4):32.

淫羊藿

【异名】 仙灵脾。

【基源】 淫羊藿为小檗科植物淫羊藿 *Epimedium brevicornum* Maxim. 或箭叶淫羊 *E. sagittatum*(S. et Z.)Maxim. 或柔毛淫羊藿 *E. pubescens* Maxim. 等的全草。

【成分研究】

1. 黄酮类　各种淫羊藿均以黄酮为主要成分,含淫羊藿苷、淫羊藿次苷及淫羊藿新苷等。

2. 其他　淫羊藿含多糖、生物碱、木脂素、亚麻酸、维生素、挥发油、蜡醇、三十一烷、植物甾醇、鞣质、油脂及微量元素锰、锌等。

【药理研究】

1. 对心脑血管系统的作用　淫羊藿总黄酮选择性阻断心肌 β_1 受体,而对气管和血管平滑肌 β_2 受体无阻断作用。

2. 对血液系统的作用　淫羊藿总黄酮体外给药能显著抑制血小板的聚集反应、延长凝血酶原时间、抑制家兔体外血栓形成等,其抑制血栓作用可能与降低红细胞聚集性及降低全血黏度有关。

3. 对免疫系统的作用　淫羊藿对机体免疫功能有双向调节作用,淫羊藿总黄酮对免疫功能低下小鼠有良好的免疫促进作用,淫羊藿多糖和淫羊藿苷对胸腺都有免疫激活作用。

4. 抗骨质疏松　淫羊藿总黄酮对大鼠骨质疏松症有良好的防治作用,与己烯雌酚联合用药有协同作用,且没有刺激子宫的不良反应。

5. 对生殖系统的作用　长期口服淫羊藿苷可提高阴茎海绵体蛋白质表达,可能对勃起功能具有长期治疗效果。

6. 其他　抗衰老、抗肿瘤、抗炎、抗菌、抗过敏及降血糖等作用[1]。

【炮制研究】 淫羊藿具有祛风除湿,补肾壮阳作用。一般认为,生用祛风除湿,羊脂油炙用则补肾壮阳更好。实验研究表明,淫羊藿经羊脂油炮制后,淫羊藿苷的含量变化报道不完全一致。但小鼠血浆睾酮、睾丸湿重、提肛肌及附睾重量,炮制品皆明显高于生品。说明炮制品有明显的增强性功能作用,另外也提示淫羊藿苷可能不是淫羊藿中唯一的助阳成分[2]。

【性味归经】 辛、甘,温。归肝、肾经。

【功效主治】 补肾壮阳,强筋骨,祛风湿。用于肾阳虚衰,阳痿早泄,虚寒带下,宫冷不育,尿频余沥不尽;风寒湿痹,筋骨不利,肢体麻木;妇女更年期高血压等。

【临床应用】

1. 单方验方

(1)绝经后骨质疏松症　以单味淫羊藿 150g,加水 300ml,浸泡 20min 后,煎取 100ml,复煎渣取 50ml,混匀分 3 次于餐后 0.5h 服用,服药期间不服用影响骨代谢的止痛药物,30 天为一个疗程,需治疗 3 个疗程[3]。

(2)排卵期出血　淫羊藿 10～15g,温开水洗净,开水泡 10min 饮用,泡饮3～5 次无苦味时停用。自月经第 9 天起,每日饮 1 剂,连用 1 周为一个疗程,月经第 15 天后停用,下一个月经周期重复使用。一般一个疗程见效[4]。

(3)阳痿　淫羊藿、菟丝子各 150g,共为末。每次 5g,黄酒送服,每日 3 次。20 天为一个疗程。同时配合自我按摩会阴及阴部,先自左向右,再自右向左,反复按摩 10 次。每日按摩 3 次;再配合用川芎、细辛各 15g,煎水坐浴 20min,每晚 1 次。治疗期间禁房事 3 个月,并避免过劳及受寒[5]。

(4)皮肤血管性水肿 以 15%～30%淫羊藿甲醇提取液(浓度因年龄、体质、部位而异)浸透 6 层纱布后置病灶上湿敷,每次 30min,每日 3 次[6]。

(5)2 型糖尿病 淫羊藿 40g,枸杞子 30g。上药放暖水瓶内,开水浸泡 2h,频服代茶饮,第 2 天再用开水浸泡一遍。2 日 1 剂,用药期间,可逐渐减量或停用降糖药物。"三多一少"症状明显者,可加服黄连素 0.2～0.4g,每日 3 次。同时要适当控制饮食。30 天为一个疗程[7]。

(6)席汉综合征(即妇女产后垂体功能减退症) 淫羊藿 30g,当归、川芎、菟丝子、枸杞子、阿胶各 10g,熟地黄 12g,黄芪 25g。每日 1 剂,水煎服[8]。

(7)乳腺增生、乳腺纤维瘤 淫羊藿 12g,鹿角、制香附、山慈菇各 9g,益母草 30g,生山楂 30g。水煎服,每日 1 剂[9]。

(8)外阴白斑 淫羊藿研成极细末,用适量鱼肝油调成软膏。用棉签蘸药膏涂患处,每日 2 次,至愈为止[9]。

2.配伍应用

(1)用于补肾壮阳

淫羊藿配肉苁蓉、巴戟天:补肾壮阳。用于肾虚阳痿遗精等。如填精补髓丹(《丹溪心法》)。

淫羊藿配补骨脂:补阳固精。用于肾阳虚弱之下元不固的阳痿、早泄、遗尿、尿频等。

淫羊藿配熟地黄:补益精血、补肾助阳。用于肾阳不足,精血亏虚之阳痿滑精、女子月经不调等。如补天育麟丸(《辨证录》)。

淫羊藿配山药、五倍子:补肾止遗。用于遗尿症。

淫羊藿配五味子:补肾纳气。用于肾虚不能摄纳之咳喘。

(2)用于祛风湿

淫羊藿配威灵仙、川芎:祛风除湿,通络止痛。用于风湿痹痛,肢体麻木,筋脉拘挛,屈伸不利,尤宜于肾虚者。如仙灵脾散(《太平圣惠方》)。

淫羊藿配杜仲、桑寄生:补肝肾,强筋骨,祛风湿。用于风湿痹痛兼见筋骨痿软,不能行走等。

(3)用于更年期高血压

淫羊藿配仙茅、知母、黄柏:温肾,泻火,调养冲任。用于妇女更年期综合征,高血压,闭经等。如二仙汤(上海中医学院《中医方剂临床手册》)。

3.鉴别应用

生淫羊藿、炙淫羊藿:生淫羊藿长于祛风湿,多用于风寒湿痹、脑卒中偏瘫、小儿麻痹;羊脂油制后,能增强温肾壮阳之功,常用治肾阳不足、阳痿、宫冷不孕。

【用量用法】 水煎服,5～15g。

【制剂与成药】

1.抗麻痹注射液:每 2ml 相当于淫羊藿、桑寄生原生药各 1g。用于小儿麻痹症急性期及后遗症。急性期,肌注,每次 2ml,每日 2 次;后遗症期,穴位注射,每穴 0.3ml,隔日 1 次,10～20 日为一个疗程。

2.仙灵骨葆片(胶囊):由淫羊藿、续断、补骨脂等组成。用于骨质疏松、骨折、骨关节炎等。口服,预防量,每次 2 片,每日 3 次;治疗量,每次 3 片,每日 3 次。4～6 周为一个疗程,或遵医嘱。

【使用注意】 阴虚火旺者不宜服。

参考文献 ┈┈┈

[1] 葛淑兰等. 中国药师,2005,8(6):462.

[2] 叶定江等. 中药炮制学. 上海:上海科学技术出版社,2003

[3] 曾炎辉. 陕西中医,2005,26(5):405-406.

[4] 张惠玲. 中医杂志,1999,40(12):711.

[5] 曹向明. 中国民间疗法,1999,11:30-31.

[6] 李卫红. 中医杂志,1999,40(11):647-648.

[7] 刘洪禄. 中医杂志,1999,40(11):645.

[8] 邱志强. 中医杂志,1999,40(11):646.

[9] 宋立人等. 现代中药学大辞典,北京:人民卫生出版社,2001.

仙 茅

【**基源**】 为石蒜科植物仙茅 *Curculigo orchioides* Gaertn. 的根茎。

【**成分研究**】

1. **皂苷类** 仙茅皂苷 A、仙茅皂苷 B、仙茅皂苷 C、仙茅皂苷 D、仙茅皂苷 E、仙茅皂苷 F、仙茅皂苷 K、仙茅皂苷 L、仙茅皂苷 M 等。

2. **酚类** 有仙茅素 A、仙茅素 B、仙茅素 C 等。

3. **酚苷类** 仙茅苷、苔黑酚葡萄糖苷等。

4. **微量元素** 含量从高到低的顺序为钙、钾、硼、硫、铁等。

5. **其他** 石蒜碱五、丝兰皂苷元、β-谷甾醇、5,7-二甲氧基杨梅酮-3-O-α-L-木糖、4-乙酰基-2-甲氧基-5-甲基三十烷、2,6-二甲氧基苯甲酸、胡萝卜苷等。

【**药理研究**】

1. **抗缺氧及抗高温** 仙茅醇有明显的抗缺氧、抗高温作用。

2. **对中枢神经系统的作用** 仙茅能延长小鼠对巴比妥所致的睡眠时间,延长小鼠对印防己毒素所致惊厥的潜伏期。

3. **抗骨质疏松** 仙茅对成骨样细胞的增殖有明显促进作用。

4. **对乳腺的作用** 仙茅能够预防与改善性激素水平低下导致的成年大鼠乳腺萎缩,并促进大鼠乳腺发育。

5. **抗生殖系统老化** 仙茅合剂能抑制卵巢和睾丸的萎缩,促进雄性大鼠睾丸精原细胞的增殖、成熟精子量增多,卵巢各级发育阶段的卵泡及成熟卵泡增多。

6. **其他** 增强免疫、抗衰老、抗炎、提高 Na^+-K^+-ATP 酶活性、促进胆囊收缩素释放等作用[1]。

【**性味归经**】 辛,热;有毒。归肾、肝、脾经。

【**功效主治**】 补肾壮阳,强筋骨,祛寒湿。用于肾阳不足,命门火衰,阳痿早泄,遗尿尿频;肾虚腰膝痿软,筋骨冷痛,寒湿久痹;脾肾虚寒之脘腹冷痛,泄泻等。

【**临床应用**】

1. **单方验方**

(1)阳痿 仙茅、淫羊藿各 10g,菟丝子、枸杞子、当归、生白芍各 15g,五味子 6g,蜈蚣 2 条,炙刺猬皮 12g。每日 1 剂,3 次分服。15 天为一个疗程,2～3 个疗程[2]。

(2)女性更年期综合征 仙茅、淫羊藿各 10g,黄芪、党参各 12g,炒酸枣仁、防己、连皮茯苓、续断、合欢皮各 10g,莲心 1g。水煎,每日 1 剂,分 2～3 次服,连服 8 周[3]。

2. **配伍应用**

(1)用于温肾壮阳

仙茅配淫羊藿:温肾壮阳,强壮筋骨。用于命门火衰,阳痿不举,尿频遗尿,腰痛,筋骨软弱等。如仙茅酒(《万病回春》)。

仙茅配金樱子:温肾助阳,固精缩尿的功效。用于阳痿、精冷、滑泄无度等(《中药药对大全》)。

仙茅配山药、茯苓:温肾助阳,补气健脾。用于脾肾虚弱,腰膝酸软,食欲不振等。如仙茅丸(《杨氏家藏方》)。

仙茅配枸杞子:培补肝肾。用于肝肾亏虚,须发早白,目昏目暗。如仙茅丸(《圣济总录》)。

(2)用于强筋骨,祛风湿

仙茅配杜仲:补肾阳、强筋骨。用于阳痿遗精、腰膝酸痛无力等。

仙茅配威灵仙、羌活:温肾逐寒,祛风除湿。用于寒湿腰膝冷痛。如仙茅丸(《圣济总录》)。

仙茅配苍术:补肾健骨,祛风除湿。用于风湿痹痛,腰膝酸软等。如仙茅丸(《圣济总录》)。

3. 鉴别应用

仙茅、淫羊藿:两者均具有补肾壮阳、强筋骨、祛风湿的功效。然淫羊藿辛甘温,温肾壮阳,强阳起痿之力更强,为治疗肾虚阳痿的良药。仙茅辛热,善补命门之火衰以温煦脾土,故又有温阳止泻的功效,可用治脾肾阳虚、脘腹冷痛、少食腹泻等。

【用量用法】 水煎服,5～15g。或酒浸服,亦可入丸、散服。

【不良反应】 《海药本草》首载"有小毒"。《开宝本草》言其"有毒"。不过,迄今临床应用中尚未见不良反应报道。

【使用注意】 阴虚火旺者忌服。

参考文献

[1] 黄有霖. 中药材,2003,26(3):225.　　[3] 谈勇等. 中医杂志,1987,5:253.
[2] 俞大毛. 江西中医药,1993,8:26.

补骨脂

【异名】 破故纸。

【基源】 为豆科植物补骨脂 *Psoralea corylifolia* L. 的成熟果实。

【成分研究】

1. 香豆素类 主要有补骨脂素、异补骨脂素、补骨脂定、新补骨脂素等。

2. 黄酮类 活性成分主要是补骨脂乙素。

3. 单萜酚类 包括补骨脂酚等。

4. 挥发油类 主要成分为补骨脂酚、反-石竹烯、石竹烯氧化物等。

5. 其他 三酰甘油、二酰甘油、单酰甘油、游离脂肪酸及卵磷脂等磷脂类成分[1]。

【药理研究】

1. 光敏 补骨脂乙醇提取物能明显提高酪氨酸酶活性,促进皮肤黑色素合成。

2. 抑菌、抗病毒 挥发油对革兰阳性菌有抑制作用,补骨脂酚在体外能抑制金黄色葡萄球菌生长。

3. 抗肿瘤 补骨脂乙素在体外有抑制 Hela 细胞作用,补骨脂能抑制 50％以上的实体瘤 A549 细胞粘连。

4. 扩张冠状动脉 补骨脂乙素对离体豚鼠心脏有明显的增加冠状动脉流量作用。补骨脂甲素开环生成查耳酮后也有扩张冠状动脉作用,补骨脂素衍生物也能增加冠状动脉及末梢血管血流量。

5. 其他　增强免疫、补骨、加速药物在体内的代谢与转化过程、促进造血细胞粒系祖细胞的生长、能促进视网膜功能恢复[2]。

【炮制研究】　补骨脂生品辛热温燥,内服易伤阴致口干、舌燥、咽痛,对胃有一定刺激性。故临床内服一般盐水制用。

补骨脂所含活性成分香豆精、黄酮化合物及挥发油等,炮制前后无质的差别,而在量的方面略有差异。补骨脂果实坚硬,炒炙后鼓起,迸裂,质地疏松。因而炮制品中所含补骨脂素、异补骨脂素的煎出率明显高于生品,铜、锌、锰等微量元素溶出增多,故能增强补肾助阳的治疗作用。炮制后所含挥发油减少,则缓和了生品补骨脂过于辛燥之性[3]。

【性味归经】　辛、苦,温。归肾、脾经。

【功效主治】　补肾壮阳,固精缩尿,温脾止泻,纳气平喘。用于阳痿不举,腰膝冷痛,遗精滑精,遗尿尿频;脾肾阳虚,五更泄泻;肾不纳气,虚寒喘咳等。

【临床应用】

1. 单方验方

(1)五更泻　补骨脂100g研末,用黄酒、米醋各半,调成糊状,外敷于神阙穴,先用棉花、再用纱布或一般棉布覆盖,胶布固定,每2日换药1次。补骨脂研末,每次10g,温黄酒送服,10天为一个疗程,一般15天可见效[4]。

(2)无症状性蛋白尿　补骨脂30~60g,煎服,或代茶饮,每日1剂,1~2月为一个疗程[5]。

(3)腰痛　补骨脂研末,每次5g冲服,每日3次。若自觉腰部寒冷,可用黄酒送服;排尿不畅可用泽泻20g煎水送服;若腰部患处肿胀配三七粉2g冲服[6]。

(4)乳腺增生　补骨脂800g,文火炒微黄,研细末,每次服3g,日服3次。或补骨脂150g,蜈蚣10条,入食醋1000ml浸泡,半月后局部外搽,每天3~4次。上法可连续应用1~3月,直至治愈[7]。

(5)寻常疣、跖疣　在100ml乙醇内加入30g粉碎的补骨脂浸泡1周,过滤后待用。使用时用火柴梗蘸少许补骨脂酊滴在疣体表面,每日数次,至痊愈止[8]。

(6)汗斑　取补骨脂60g,75%乙醇100ml密封浸泡1周,涂搽患处,每日2次,搽药后,轻微按摩皮肤,使之潮红为宜。治疗期间禁食腥辣及刺激性食物,保持皮肤清洁[9]。

(7)寻常型银屑病　取补骨脂酊(补骨脂粉30g,加入55%乙醇100ml中,浸泡5~7天,过滤后备用)均匀涂于患处皮肤表面,每日2次,两个月为一个疗程[10]。

(8)白癜风　取补骨脂50g,75%乙醇100ml密闭浸泡7天后,用2层纱布过滤得暗褐色滤液,取滤液煮沸浓缩至原量1/2即可。取药液直接涂擦白癜风患处,每次擦药后配合日光照晒(夏天晒5~10min,春秋天晒15~20min,冬天晒25~30min)[11]。

2. 配伍应用

(1)用于补肾壮阳,固精缩尿

补骨脂配鹿茸:补肾壮阳固精。用于肾阳不足,阳痿早泄,遗精、滑精等。如补髓丹(《是斋百一选方》)。

补骨脂配菟丝子:补肾壮阳固精。用于肾虚阳痿,下元虚败。如补骨脂丸(《太平惠民和剂局方》)。

补骨脂配杜仲、核桃仁:补肾壮腰。用于肾虚腰痛。如青娥丸(《太平惠民和剂局方》)。

(2)用于温脾止泻,纳气平喘

补骨脂配五味子、肉豆蔻:温肾暖脾,涩肠止泻。用于脾肾阳虚,五更泄泻等。如四神丸

（《内科摘要》）。

补骨脂配罂粟壳:温补肾阳,涩肠止泻。用于久泻难止之证(《是斋百一选方》)。

补骨脂配人参、沉香:补肾纳气平喘。用于肾不纳气,虚寒喘咳等。

【用量用法】 水煎服,6～15g。外用适量,酒浸搽,或研末擦。

【制剂与成药】

1.100％补骨脂注射液:用于银屑病。肌内深部注射,每次 4ml,每日 1 次,10 次为一个疗程。

2. 补骨脂浸膏:用于外阴白斑。外用,涂于患部,隔日 1 次。

【不良反应】 补骨脂含光敏物质成分,皮肤接触大剂量补骨脂,被日光照射后,暴露皮肤可致光毒性接触性皮炎,皮肤局部出现烧灼感和痒痛、肿胀。

用 100％补骨脂注射深部肌内注射治疗银屑病,少数患者用药后出现畏寒发热、头晕,或心悸,或食欲不振、恶心,或肌注部位形成硬结。以上不良反应均于停药或减量后消失。

使用补骨脂注射液偶尔可引起过敏性休克[12]。

【中毒救治】 出现光毒性接触性皮炎,可用 B 族维生素,特别是烟酰胺口服可降低皮肤光敏作用;小剂量间歇使用氯喹和羟氯喹对某些多形性日光疹有效;发作期间尚需服用抗组胺药,严重者有时需用皮质激素或免疫抑制剂如硫唑嘌呤等控制病情。

【使用注意】 阴虚内热者忌服。肝肾功能异常者慎用。补骨脂制剂外用,避免强光照射,以免引起光毒性接触性皮炎。

参考文献

[1] 黄剑等. 药学进展,2000,24(4):212.

[2] 郭秀芝等. 中医药学报,2005,33(5):52.

[3] 叶定江等. 中药炮制学. 上海:上海科学技术出版社,2003.

[4] 张桂祥. 天津药学,2001,13(2):30.

[5] 温伟强. 中医杂志,2002,43(5):414.

[6] 任国宏等. 河北医学,2001,12(7):1134-1135.

[7] 饶文举. 中医杂志,2002,43(5):332.

[8] 厉慧等. 吉林中医药,1999,5:35.

[9] 李明. 实用中医内科杂志,2001,15(4):41.

[10] 吕克己等. 中国皮肤性病学杂志,1998,12(3):188-189.

[11] 倪守荣等. 中医函授通讯,1999,18(4):37.

[12] 夏丽英. 现代中药毒理学. 天津:天津科技翻译出版公司,2005.

益 智

【基源】 为姜科植物益智 *Alpinia oxyphylla* Miq. 的成熟果实。

【成分研究】

1. 挥发油类 其中含量较高的有聚伞花烃香橙烯、香橙烯、芳樟醇等。

2. 萜类 以倍半萜居多,包括香橙烯、圆柚酮、圆柚醇、oxyphyllol A,oxyphyllol B,oxyphyllol C 等。

3. 黄酮类 已分离得到杨芽黄酮、白杨素、izalpiin 等黄酮类成分。

4. 庚烷类 益智酮甲、益智酮乙、益智新醇、益智醇。

5. 其他 含锌、铜、铁、锰、镍等 8 种元素;益智果实中还含总糖、还原糖、粗纤维;粗蛋白及 19 种氨基酸、脂肪酸、维生素、β-谷甾醇、胡萝卜苷等。

【药理研究】

1. 对心血管系统的作用 益智酮具有强心作用,可抑制心肌 Na^+-K^+泵,对豚鼠左心房具有正性肌力作用,nootkatol 在兔大动脉中有拮抗钙活性作用。

2. **抗炎、抗癌** 益智酮甲、益智酮乙能对抗十四烷佛波醇酯引起的炎症,抑制表皮鸟氨酸脱羧酶的活性和抑制母鼠皮肤癌细胞增殖。

3. **抗衰老** 益智仁经提取挥发油后的药渣及益智茎、叶的提取物对猪油脂质均有较强的抗氧化活性。

4. **抗炎、抗过敏** Oxyphyllenone A 可抑制脂多糖活化巨噬细胞中 NO 的产生,还能抑制氨基酸已糖脂酶从大鼠嗜碱性白血病细胞(RBL-2H₃)上脱粒。

5. **对中枢神经系统的作用** 益智仁口服液能抑制小鼠自发活动,与戊巴比妥钠合用有协同作用,有明显的镇静、催眠作用。

6. **其他** 止泻、抑制胃损伤、镇痛、杀灭黑腹果蝇幼虫、利尿、抗痴呆、提高动物学习能力、促皮质激素样作用等[1]。

【**炮制研究**】 益智药材是益智的干燥成熟果实,但临床又要求用仁,名益智仁。现代炮制常采用清炒法,去壳取仁。炒制目的是为了去壳,并非直接炒制种子。

【**性味归经**】 辛,温。归肾、脾经。

【**功效主治**】 温肾固精缩尿,温脾止泻摄涎。用于肾阳不足,尿频遗尿,遗精滑精;脾胃虚寒,脘腹冷痛,吐泻食少,口涎自流。

【**临床应用**】

1. **单方验方**

(1)儿童多动症 鹿角粉、益智各 6g,熟地黄 20g,砂仁 4.5g,生龙骨 30g,炙龟甲、丹参各 15g,石菖蒲、栀子各 9g,炙远志 3g。水煎服,每日 1 剂,分 3 次服。鹿角粉用药液冲服,每次 2g。连服 2 个月[2]。

(2)遗尿症 麻黄 42g,五味子、菟丝子各 28g,益智 21g。共研细末,分成 7 包,每晚临睡前开水冲服 1 包,年幼者酌减[3]。

2. **配伍应用**

(1)用于补肾助阳,固精缩尿

益智配补骨脂:补肾助阳,固精缩尿。用于肾阳虚之遗精滑精等。如补骨脂丸(《郑氏家传渴浊方》)。

益智配桑螵蛸:补肾助阳,固精缩尿。用于肾阳亏虚所致遗尿尿频等。

(2)用于温脾止泻摄涎

益智配茯苓:温肾健脾利湿。用于下元虚冷,小便浑浊等。如益智仁散(《补要袖珍小儿方论》)。

益智配茴香:温肾暖脾散寒。用于脾肾虚寒之疝气痛、泄泻等。如益智仁汤(《济生方》)。

益智配干姜:温脾止泻。用于脾胃虚寒,腹中冷痛,呕吐泄泻,涎多泛酸等。如益智散(《太平惠民和剂局方》)。

益智仁配党参、白术:补脾摄唾。用于脾胃虚寒,口多涎唾或涎水自流等(《全国中草药汇编》)。

3. **鉴别应用**

益智、补骨脂:两者皆有温补脾肾、固精缩尿止泻之功,治肾虚遗精、尿频及脾肾阳虚泄泻。然补骨脂长于温补肾阳,善治阳痿遗精、腰膝冷痛;又能纳气平喘,可用于肾虚喘咳,并外用治疗白癜风。益智助阳之力较弱,偏于温脾开胃摄涎,故多用于脾阳虚、腹中冷痛、食少多唾、小儿流涎不止等。

【**用量用法**】 水煎服,3～10g。或入丸、散剂。

参考文献

[1] 冯淑香等. 现代中药研究与实践,2003,17(5):58.　　[3] 贺哲. 中医杂志,1990,11:666.
[2] 刘先福. 中西医结合杂志,1982,1:22.

海狗肾

【**异名**】 腽肭脐。

【**基源**】 为海狗科动物海狗 *Callorhinus ursins* Linnaeus 或海豹科动物海豹 *Phoca vitulina* Linnaeus 的雄性外生殖器。

【**成分研究**】 海狗肾含有蛋白质等。

【**药理研究**】

1. **壮阳**　海狗肾具有补肾壮阳、益精补髓作用,有治疗虚损痨伤、阳痿精衰、腰膝痿弱等功效,自古以来就被作为壮阳药使用。

2. **抗衰老**　海狗肾能显著提高老龄小鼠体内 SOD 和谷胱甘肽过氧化物酶(GSH-Px)活性,降低老龄小鼠体内活性氧(ROS)和丙二醛(MDA)含量,降低机体的过氧化水平而延缓衰老[1]。

【**炮制研究**】 海狗肾韧性强,不易粉碎,气味腥臭,一般不宜生用。经炮制后,使质地变酥松,有效成分易于溶出,还可矫味、矫臭,便于服用。

【**性味归经**】 咸,热。归肾经。

【**功效主治**】 暖肾壮阳,益精填髓。用于肾阳虚衰,阳痿精冷,精少不育;心腹冷痛等。

【**临床应用**】

1. **单方验方**

老人性功能衰弱:海狗肾 5 个,肉苁蓉、山茱萸各 50g,巴戟天 40g。各切细,加高粱烧酒 1000ml,温浸 2～3 日,去渣,加酒至足量 1000ml。每日 3 次,每次饭后饮 5～10ml(《现代实用中药》)。

2. **配伍应用**

海狗肾配鹿茸、人参:补肾益精,补益气血。用于肾阳不足,精血亏虚所致阳痿早泄,宫冷不孕,遗精滑精,遗尿尿频,眩晕耳鸣,腰膝酸软,肢冷神疲等。如腽肭脐丸(《严氏济生方》)。

海狗肾配蛤蚧:温肾壮阳。用于男子阳痿遗精,女子宫冷不孕、崩中漏下,以及腰膝冷痛等。如补天育麟丸(《辨证录》)。

海狗肾配附子:补肾壮阳,散寒止痛。用于肾阳不足所致脐腹冷痛、阳痿早泄、宫冷不孕、遗精滑精、遗尿尿频等。如腽肭脐丸(《严氏济生方》)。

海狗肾配吴茱萸、高良姜:温肾散寒止痛。用于下元虚冷所致脐腹冷痛。如腽肭脐散(《圣济总录》)。

【**用量用法**】 宜单煎另炖兑服,5～15g。入丸、散剂,每次 1～3g,阴干或酒炙脆后研末用;亦可浸酒服。

【**使用注意**】 阴虚火旺,骨蒸痨嗽者忌服。

参考文献

[1] 王静凤等. 中国海洋大学学报,2006,36(2):241.

海 马

【基源】 为海龙科动物线纹海马 *Hippocampus kelloggi* Jordan et Snyder、刺海马 *H. histrix* Kaup、大海马 *H. kuda* Bleeker、三斑海马 *H. trimaculatus* Leach 或小海马(海蛆) *H. japonicus* Kaup 的干燥体。

【成分研究】

1. **甾体类** 胆甾醇、胆甾醇硬脂酸酯、胆甾-5-烯-3β、Tα-二醇等。

2. **脂肪酸类** 主要以十六酸、9-十八碳烯酸、8,11-十八碳二烯酸为主。

3. **氨基酸类** 有必需氨基酸赖氨酸、苯丙氨酸、亮氨酸、异亮氨酸、蛋氨酸、缬氨酸等。

4. **微量元素** 约有 20 种,其中锰、锌含量相对较高,这与其补肾壮阳作用相吻合,而铁含量也相对较高。

5. **磷脂类** 以磷脂酰胆碱、溶血磷脂酰胆碱和神经鞘磷脂为主。

【药理研究】

1. **激素样作用** 克氏海马乙醇提取物能增加正常雄性小鼠的精子数和精子活率,但对正常小鼠的性器官和附性器官基本无影响。

2. **抗衰老** 大海马具有抗应激、抗氧自由基、降血脂、调节免疫功能、促进血液流变学改变和改善微循环等作用。

3. **抗疲劳** 三斑海马能延长小鼠负重游泳时间,有效降低游泳后血乳酸含量,延缓疲劳发生和加速疲劳恢复,抗疲劳作用比人参效果好。

4. **抗肿瘤** 海马乙醇提取物能明显增强小鼠巨噬细胞吞噬能力,抑制迟发型超敏反应,具有一定的免疫调节作用。

5. **增强学习记忆能力** 斑海马中分离出 1 种肽类抑制剂,可以拮抗谷氨酸单钠引起的仔鼠不能抓牢绳或者能抓绳但不能在绳上爬行等现象的作用[1]。

【性味归经】 甘、咸,温。归肝、肾经。

【功效主治】 补肾壮阳,活血散结,消肿止痛。用于阳痿不举,遗精遗尿;癥瘕积聚,跌仆损伤;肾虚作喘,疔疮肿毒等。

【临床应用】

1. 单方验方

(1)腰椎管狭窄症 用单味海马煎剂(海马 30g,500ml 清水煎成 100ml 备用)口服,每次10ml,每天 3 次,连续用药 4 周,除非其他疾病需要,不另外给药[2]。

(2)再生障碍性贫血 海马 15g、鹿茸 2g,共为细末,以仙鹤草 50g 煎汤,分 2 次送服,每日1 剂[3]。

2. 配伍应用

(1)用于补肾壮阳

海马配鹿茸:补肾壮阳。用于肾阳虚,精血不足所致的畏寒肢冷、阳痿早泄、宫冷不孕、小便频数、腰膝冷痛、头晕耳鸣、精神疲乏等。

海马配枸杞子:温补肾阳,滋补肾阴。用于肾阳亏虚之阳痿不举、夜尿频繁及肝肾阴虚之潮热盗汗、头晕耳鸣等。如海马汤(《中药临床应用》)。

(2)用于活血消肿散结

海马配穿山甲:活血消肿散结。用于气血凝滞,经络阻塞,肌肉腐溃之疮疡肿毒。如海马拔毒散(《急救仙方》)。

海马配血竭:活血散瘀,消肿止痛。用于气血不畅,跌仆瘀肿。如补真丹(《宣明论方》)。

海马配木香、大黄:补肾阳,行气活血化瘀。用于积聚癥块,日久阳虚者尤宜。如海马汤(《圣济总录》)。

(3)用于补肾纳气

海马配蛤蚧:补肾纳气。用于肾阳不足,摄纳无权所致的咳喘。

3. 鉴别应用

(1)海马、海狗肾　两者皆有补肾、壮阳、益精之功,治肾阳虚衰之阳痿精冷、宫寒不孕、腰膝酸软、遗精尿频等。然海狗肾性热而专入肾经,有较强的壮阳补精作用,尤善治阳痿精冷及精少不孕。海马性温入肾、肝二经,兼能活血散结、消肿止痛,可用于癥瘕积聚及跌仆损伤、阴疽疮肿、外伤出血。

(2)海马、海龙　两者均有温肾壮阳功能,常用于肾虚阳痿,宫冷不孕等证。海龙为海龙科动物刁海龙、拟海龙、尖海龙除去皮膜及内脏的全体。尚有催生下胎,散结消肿功能,可用于临产宫缩无力、癥痕、瘿瘤、跌打损伤等病证。煎汤服,3～10g,研末服,1～3g,或浸酒服。阴虚火旺者忌服,孕妇慎服。

【用量用法】　水煎服,3～9g;研末服,每次1～3g;或浸酒饮。外用适量,研末点敷患处。

【使用注意】　孕妇及阴虚阳亢者忌服。

参考文献

[1] 姜素芬等. 中药材,2007,30(7):884.
[2] 周琦石等. 新中医,2002,34(9):35.
[3] 钟志贵. 浙江中医杂志,1996,7:308.

肉苁蓉

【异名】　大芸。

【基源】　为列当科植物肉苁蓉 *Cistanche deserticola* Y. C. Ma 的带鳞叶的肉质茎。

【成分研究】

1. 苯乙醇苷类　肉苁蓉苷类、松果菊苷、类叶升麻苷等。

2. 环烯醚萜类　已分得8-表马钱子酸、8-表去氧马钱子酸、Gluroside、京尼平酸等。

3. 木质素类　松脂醇粉末、(＋)Pinoresinol-*O*-β-D-glucopyranoside 和松脂酸等。

4. 挥发性成分　大致分为三类,即正构烷烃 C_{16}～C_{28} 酯类化合物、香草醛和异丁子香酚等。

5. 其他　β-谷甾醇、胡萝卜苷、丁二酸、钙、镁、锌、铜、肉苁蓉碱等。

【药理研究】

1. 增强免疫　肉苁蓉多糖可促进免疫器官的生长、吞噬细胞系统的吞噬能力以及体液免疫和细胞免疫功能。

2. 抗衰老　D-甘露醇和肉苁蓉多糖有延缓皮肤衰老,增强机体免疫功能,激活超氧化物歧化酶和降低体内脂褐质堆积等作用。

3. 雄激素样作用　麦角甾苷和甜菜碱具有雄性激素作用,肉苁蓉醇提物对肾功能亦有一定保护作用。

4. 通便　肉苁蓉水煎剂具有明显的通便作用,可改善肠蠕动,抑制大肠水分吸收,缩短排便时间。

5. 其他　苯乙醇苷类化合物对神经毒素 1-甲基-4-苯基吡啶离子(MMP$^+$)诱发的细胞凋亡具有明显保护作用;肉苁蓉多糖能提高体内抗氧化酶活性,呈现较好的抗氧化作用,从而可很好地预防糖尿病肾病[1]。

【炮制研究】　肉苁蓉主含甜菜碱、甘露醇、麦角甾苷、游离氨基酸等。肉苁蓉经过酒蒸制后,甜菜碱和氨基酸含量均增加,麦角甾苷含量降低,故壮阳补益作用增强,润下作用缓和[2,3]。

肉苁蓉的最佳炮制工艺,以甜菜碱和麦角甾苷的含量为指标,对酒炖法中的不同工艺进行正交设计,结果是加入黄酒 30％、水 25％,蒸炖 12h 为最佳。新工艺蒸炖时间缩短一半,节省劳力,技术参数明确,易于掌握,质量能得到保证[4]。

【性味归经】　甘、咸,温。归肾、大肠经。

【功效主治】　补肾阳,益精血,润肠通便。用于肾阳亏虚,精血不足,阳痿早泄,宫寒不孕,腰膝冷痛,筋骨无力;肠燥津枯便秘等。

【临床应用】

1. 单方验方

(1)小儿便秘　肉苁蓉 10g,水煎,分 2～3 次服,每日 1 剂[5]。

(2)高脂血症　肉苁蓉 400g,山楂、金樱子各 200g,共研细末加蜂蜜 900g,制成 10g 重蜜丸,每日 3 次,每次 1 丸,1 个月为一个疗程[6]。

(3)地方性氟中毒所致氟骨症　肉苁蓉 1 份,熟地黄 2 份,鸡血藤、生姜各 1.5 份,海桐皮、川芎、鹿衔草各 1 份。制成蜜丸,每丸 9g。每天早、晚各服 1 丸,连服半年[7]。

2. 配伍应用

(1)用于补肾阳,益精血

肉苁蓉配锁阳:补肾阳,益精血,润肠通便。用于肾虚阳痿,腰膝冷痛或精血不足、大便燥结等。如补天育麟丸(《辨证录》)。

肉苁蓉配巴戟天、杜仲:补肾助阳,强壮筋骨。用于肾虚腰膝酸软冷痛,筋骨无力。如金刚丸(《张氏医通》)。

肉苁蓉配菟丝子:补肾益精。用于肾虚所致的阳痿遗精、腰膝冷痛、不孕等。如补真丸(《圣济总录》)。

肉苁蓉配熟地黄、山茱萸:补肾壮阳益精。用于肾虚阳痿,腰膝冷痛等。如地黄饮子(《黄帝素问宣明论方》)。

肉苁蓉配枸杞子:补肝肾,益精血。用于肾虚阳痿遗精、宫寒不孕等。如补肾丸(《银海精微》)。

(2)用于润肠通便

肉苁蓉配火麻仁:补肾益精,润肠通便。用于老年人气血虚衰的津枯便秘等。如润肠丸(《严氏济生方》)。

肉苁蓉配当归、牛膝:补肾益精,润肠通便。用于肾虚大便不通,小便清长,腰酸背冷。如济川煎(《景岳全书》)。

3. 鉴别应用

肉苁蓉、补骨脂:两者均能补肾阳,可治肾阳不足之证。然补骨脂不仅长于补肾助阳,又能固精缩尿、暖脾止泻、纳气平喘,故可治脾肾阳虚泄泻、肾虚气喘,还治白癜风。肉苁蓉其性柔润,药力和缓,偏于益精血,兼可润肠通便,适用于肾阳虚衰,精血不足之腰膝软弱、筋骨无力、肠燥便秘。

【用量用法】　水煎服,10～15g。

【制剂与成药】 苁蓉通便口服液:由肉苁蓉、何首乌、枳实、蜂蜜组成。用于老年便秘和产后便秘。口服,每次 10~20ml,每日 1 次,睡前或清晨服用。

【使用注意】 阴虚火旺、大便溏泄或肠胃实热、大便秘结者不宜服。

参考文献

[1] 陈绍淑等. 甘肃畜牧兽医,2005,3(总 182):41.
[2] 张淑运等. 中国中药杂志,1995,7:409.
[3] 张思世等. 中国药学杂志,1996,6:335.
[4] 陈妙华等. 中药材,1996,10:528.
[5] 郑群等. 中国民间疗法,2002,12(10):63.
[6] 吴长青. 中医杂志,2003,44(2):91.
[7] 姚荣泉. 陕西中医,1986,6:154.

锁 阳

【基源】 为锁阳科肉质寄生草本植物锁阳 *Cynomorium songaricum* Rupr. 的肉质茎。

【成分研究】

1. 有机酸类 没食子酸、原儿茶酸、琥珀酸等。

2. 黄酮类 (＋)-儿茶素、柑橘素 4′-O-吡喃葡萄糖苷、柑橘素为苷元的配糖体、(－)-儿茶素等。

3. 三萜类 熊果酸、乙酰熊果酸、熊果酸丙二酸半酯、齐墩果酸丙二酸半酯、三萜类皂苷等。

4. 甾体类 α-谷甾醇、胡萝卜苷、α-谷甾醇-α-D-葡萄糖苷、α-谷甾醇棕榈酸酯等。

5. 其他 儿茶素类鞣质,包括有 7 种人体必需氨基酸在内的 17 种氨基酸,锌、锰等 15 种微量元素,花色苷,糖和糖苷,淀粉,蛋白质,挥发油,多种维生素及负离子等。

【药理研究】

1. 对性功能及肾脏的作用 α-谷甾醇为性激素样成分去掉侧链后形成的睾酮和雌二醇中间体,而锌可影响脑垂体分泌促性腺激素。

2. 润肠通便 锁阳具有润肠通便作用,可能是所含无机盐类泻药所致。

3. 抗氧化 锁阳能显著阻止体内 SOD 活性降低及过氧化脂质升高,体外实验表明锁阳内含物具有直接清除羟自由基作用。

4. 耐缺氧、抗应激、抗疲劳 锁阳总糖、总苷类和总甾体类均能延长小鼠常压耐缺氧时间、硫酸异丙肾上腺素能增加耗氧致缺氧的存活时间。

5. 其他 增强免疫、抗血小板聚集、抗癌及抑制艾滋病毒增殖等作用[1]。

【性味归经】 甘,温。归肝、肾、大肠经。

【功效主治】 补肾阳,益精血,润肠通便。用于肾阳虚衰,精血不足,阳痿,不孕;肝肾不足,足痿筋软;血虚精亏,肠燥便秘等。

【临床应用】

1. 单方验方

(1)阳痿早泄 锁阳 15g,党参、山药各 12g,覆盆子 9g。水煎服(《陕甘宁青中草药选》)。

(2)老年气弱阴虚,大便燥结 锁阳、桑椹子各 15g。水煎取浓汁加白蜂蜜 30g,分 2 次服(《宁夏中草药手册》)。

2. 配伍应用

(1)用于补肾阳,益精血

锁阳配补骨脂、菟丝子:补肾壮阳,强筋壮骨。用于肾阳不足,命门火衰所致阳痿不举、腰膝冷痛、遗精遗尿、精冷不育等。如补益丸(《医学纲目》)。

锁阳配熟地黄、龟甲:补肾益精,强筋健骨。用于肾虚骨痿,腰膝痿软,足软无力,步履艰难等。如虎潜丸(《丹溪心法》)。

锁阳配牛膝、杜仲:补益肝肾,强筋壮骨。用于肝肾亏虚之筋骨痿软无力等。如补中虎潜丸(《便览》)。

(2)用于润肠通便

锁阳配当归:益精养血,润肠通便。用于老年虚弱、精血亏损或血虚津亏之肠燥便秘等。

锁阳配火麻仁:润肠通便。用于老年虚弱肠燥便秘。

3. 鉴别应用

锁阳、肉苁蓉:两者均味甘性温,皆能补肾阳、益精血、润肠通便,治肾阳虚衰、精血不足之阳痿遗精、宫冷不孕、腰膝酸软、筋骨无力及津枯肠燥便秘。但肉苁蓉偏温润,润肠养血效力胜于锁阳。锁阳性偏温燥,兴阳益精之力较大,润肠作用不及肉苁蓉。

【用量用法】 水煎服,10~15g。

【使用注意】 阴虚火旺,脾虚泄泻者不宜服。

参考文献

[1] 苏格尔等. 中国民族医药杂志,2005,12(6):46.

菟 丝 子

【基源】 为旋花科植物菟丝子 *Cuscuta chinensis* Lam. 的成熟种子。

【成分研究】

1. 黄酮类 槲皮素、紫云英苷、金丝桃苷、异鼠李素、d-芝麻素等。

2. 甾体类 α-谷甾醇、α-谷甾醇-3-O-α-D-吡喃木糖苷、豆甾醇、Δ^5-燕麦甾醇、菜油甾醇、胆固醇等。

3. 萜类 从南方菟丝子中分离鉴定出二萜糖苷类化合物南方菟丝子苷 A。

4. 挥发油类 3-乙基-2-己烯、3-乙烯-2-酮、2,3,3-三甲基-1-丁烯等。

5. 其他 菟丝子胺等生物碱类、木脂素类及多糖类等。

【药理研究】

1. 对免疫系统的作用 菟丝子能明显增强衰老模型小鼠的细胞免疫功能,具有延缓衰老作用。

2. 对生殖系统的作用 菟丝子可明显提高人精子体外活动功能,而对精子的膜功能无明显不良影响,还能明显促进小鼠睾丸及附睾的发育,证明菟丝子具有促性腺激素样作用。

3. 对内分泌系统的作用 菟丝子黄酮下调心理应激大鼠下丘脑神经递质 α-内啡肽,上调垂体促黄体生成素(LH)水平,可能是菟丝子黄酮调节下丘脑-垂体-卵巢轴功能的机理之一。

4. 对心血管系统的作用 菟丝子黄酮可减轻实验性心肌缺血的程度和范围,并有效改善心脏血流动力学、增加冠脉血流量、减少冠脉阻力,而使缺血心肌供血量增加;同时降低心肌耗氧,而使心肌能量消耗下降。

5. 其他 抗衰老、保肝明目及神经营养因子样作用[1]。

【炮制研究】 菟丝子生品,质地坚硬,又较细小,不易粉碎,煎出效果较差。菟丝子的炮制,常采用盐炙或酒炙法。目的是利于煎熬和粉碎。生品和炮制品在功效上基本一致。盐炙品与酒炙品则略有区别。盐炙品能平补阴阳;酒炙品则偏于温补脾肾[2]。

【性味归经】　甘,温。归肝、肾、脾经。

【功效主治】　补肾固精,养肝明目,止泻,安胎。用于肾虚腰痛,阳痿遗精,尿频,宫冷不孕;肝肾不足,目暗不明;脾肾阳虚,便溏泄泻;肾虚胎动不安,妊娠漏血等。

【临床应用】

1. 单方验方

(1)男性不育症　菟丝子9g,研末,分3次冲服,或装胶囊吞服。肾阴虚明显者,配合每日嚼食枸杞子30g。2个月为一个疗程[3]。

(2)隐匿性肾炎　低盐低脂饮食,每日以菟丝子30g,水煎300ml,2次分服。连服3个月[4]。

(3)类风湿关节炎　单味菟丝子,水煎服,每日30~50g,30天为一个疗程[5]。

(4)带状疱疹　菟丝子60g,文火焙黄干,研细粉,加香油适量,调至稀糊状,装瓶备用。先用0.1%氯己定棉球或凉开水洗净患处待干,将菟丝子搽剂涂布于患处。每日换药1次[6]。

(5)先兆流产　菟丝子9g、桑寄生15g、阿胶9g,水煎服。已出血者加煅龙骨、煅牡蛎、生黄芪各15g(《内蒙古中草药》)。

2. 配伍应用

(1)用于补肾固精

菟丝子配鹿茸、肉苁蓉:补肾固精。用于肾阳虚,阳痿遗精,遗尿尿频。如补天育麟丸(《辨证录》)。

菟丝子配五味子、覆盆子:补肾涩精。用于阳痿遗精,久不生育等。如五子衍宗丸(《摄生众妙方》)。

菟丝子配杜仲、牛膝:补益肝肾,强筋壮骨。用于肾虚骨痿,腰膝冷痛等。如菟丝子丸(《全生指迷方》)。

菟丝子配附子、肉桂:补肾壮阳。用于肾阳虚弱之阳痿遗精、腰膝酸软等。

菟丝子配熟地黄、山茱萸:补肾固精。用于肾阳虚弱之阳痿遗精、腰膝酸软等。如补肾丸(《丹溪心法》)。

菟丝子配人参、黄芪、茯苓:温肾补脾,升阳止泻。用于脾肾两虚之便溏泄泻等。如菟丝子丸(《圣济总录》)。

菟丝子配桑螵蛸、泽泻:补肾摄精。用于膏淋,茎中微痛。如菟丝丸(《奇效良方》)。

菟丝子配金樱子:补肾固精缩泉。用于夜尿多、遗精(《现代实用中药》)。

菟丝子配茯苓、石莲子:补肾健脾,固精止遗。用于遗精,溺有余沥,小便白浊。如茯菟丸(《太平惠民和剂局方》)。

(2)用于养肝明目

菟丝子配熟地黄、枸杞子、车前子:补肾益精,养肝明目。用于肝肾不足,目失所养而致目昏目暗、视物模糊等。如驻景丸(《证治准绳·类方》)。

(3)用于安胎

菟丝子配桑寄生、续断、阿胶:补肝肾,养血安胎。用于胎动不安,妊娠漏血等。如寿胎丸(《医学衷中参西录》)。

3. 鉴别应用

菟丝子、桑寄生:两药均具有补益肝肾、固冲任、安胎的功效,用于肝肾不足、冲任不固所致胎漏、胎动不安。但桑寄生可养血,以养血安胎为主;菟丝子以补肾安胎为主。桑寄生且能祛风湿、强筋骨,用于风湿痹痛、腰膝酸痛、筋骨无力等;菟丝子则可补肾固精缩尿、养肝明目、止泻,用于肾虚阳痿遗精、尿频遗尿、肝肾不足、目暗不明及脾肾两虚之便溏泄泻等。

【用量用法】 炮制后入药,水煎服,10～20g。

【使用注意】 阴虚火旺、大便燥结、小便短赤者不宜服。

参考文献

[1] 郭澄等. 时珍国医国药,2005,16(10):1035.

[2] 叶定江等. 中药炮制学. 北京:人民卫生出版社,2003.

[3] 王建国. 河北中医,2001,23(1):53.

[4] 谢麦棉. 浙江中西医结合杂志,2000,10(7):439.

[5] 兰友明等. 中医杂志,2000,41(10):584.

[6] 刘召敏. 江西中医药,1998,29(4):62.

沙 苑 子

【异名】 沙苑蒺藜,潼蒺藜。

【基源】 为豆科植物扁茎黄芪 *Astragalus complanatus* R. Br. 的成熟种子。

【成分研究】

1. **脂肪酸类** 沙苑子至少含有 14 种脂肪酸,包括庚烯酸、十四酸(肉豆蔻酸)、十五酸、(棕榈酸)、油酸、硬脂酸、花生酸、二十烯酸等。

2. **氨基酸类** 沙苑子主要含 14 种氨基酸,其中谷氨酸含量最高,并有除色氨酸外的其余 7 种人体必需氨基酸。

3. **黄酮苷类** 沙苑子中有沙苑子苷、沙苑子新苷、沙苑子杨梅苷、α-谷甾醇、鼠李柠檬素-3-O-α-D-葡萄糖苷等。

4. **微量元素** 铁、锌、锰、铜、铬、镍、钴、钼和硒等微量元素,各元素含量比较相近。

5. **其他** 沙苑子还有鼠李柠檬素、芒柄花素、豆甾醇、磷脂酰乙醇胺、胡萝卜素苷、土麻苷、杨梅素-3-O-α-D-葡萄糖苷、异槲皮素苷等。

【药理研究】

1. **对血液流变的作用** 沙苑子总黄酮会使大鼠全血比黏度和全血还原度显著下降、红细胞压积升高、血沉减慢、红细胞电泳时间加快,亦能显著地抑制 ADP 和胶原引起的血小板聚集。

2. **对免疫功能的作用** 沙苑子煎剂可能增强巨噬细胞的生存能力,促进其代谢,从而使其能分泌出较多的溶菌酶,提高机体的非特异性免疫功能。

3. **对心血管系统的作用** 沙苑子水煎醇沉剂会使血压和心肌张力指数显著下降。

4. **抗炎** 沙苑子能显著抑制大鼠甲醛等引起的关节肿和炎性肉芽肿的形成,也能直接对抗组胺兴奋离体豚鼠肠平滑肌的作用,并能抑制组胺引起的毛细血管通透性亢进。

5. **其他** 降脂、降低体温、明显提高小鼠的耐寒能力、显著延长小鼠游泳时间、明显增加小鼠体重等[1]。

【性味归经】 甘、温。归肝、肾经。

【功效主治】 补肾固精,养肝明目。用于肾虚腰痛,阳痿遗精,遗尿尿频,白带过多;肝肾不足,目暗不明,头晕眼花等。

【临床应用】

1. **单方验方**

(1)白癜风 取沙苑子 1000g,以文火炒至腥香气味溢出时倒入盛有 100ml 白酒的容器内,搅匀后加盖密封 1h,晾干研细末。每日以水送服 30g,连服 6 个月[2]。

(2)肾虚腰疼　沙苑子 1 两。水煎,日服 2 次(《吉林中草药》)。

(3)目昏不明　沙苑子 9g、茺蔚子 6g、青葙子 9g,共研细末。每次 3g,每日 2 次(《吉林中草药》)。

2. 配伍应用

(1)用于补肾固精

沙苑子配芡实:补肾健脾,固精缩尿。用于肾虚遗精,尿频遗尿等。如金锁固精丸(《医方集解》)。

沙苑子配五味子:补肾固精。用于肾虚精关不固,遗精滑泄。如聚精丸(《证治准绳》)。

沙苑子配杜仲:补益肝肾,强筋壮骨。用于肾虚腰痛,下肢酸软无力等。

沙苑子配菟丝子、女贞子:补肾固精,明目养肝。用于肾虚遗精,肝肾不足,眼目失养所致的目昏目暗,视力减退等。如补肾明目散(《中药临床应用》)。

(2)用于养肝明目

沙苑子配枸杞子:补肾固精,养肝明目。用于肝肾不足之视物昏花等。

【用量用法】　水煎服,10～20g。

参考文献

[1] 李昌勤. 时珍国医国药,2000,11(11):1041.　　　　[2] 李跃进. 河北中医,1998,20(3):148.

蛇 床 子

【基源】　为伞形科一年生草本植物蛇床 *Cnidium monnieri*(L.)Cuss. 的成熟果实。

【成分研究】

1. 简单香豆素类　蛇床子素、auraptenol、demethyl auraptenol、2'-deoxymeranzin hydrate、水合橙皮内酯等。

2. 线型呋喃香豆素类　欧芹属素乙、别英波托林等。

3. 角型呋喃香豆素类　白芷素、2'-乙酰白芷素、orselone 等。

4. 色原酮类　此类化合物以色原酮为基本结构,如 dlumtatin、cnidimol A、cnidimol B、cnidimol C、cnidimol D、cnidimol E 等。

5. 其他　含双香豆素母核的化合物,如 cnidimonal、cnidimarin;苯并呋喃类化合物,如 cnideoside A、cnideoside B、cnideol B;还有如 coumaric acid、diosmetin、α-谷甾醇、单萜、倍半萜、萜醇类以及多种糖苷类化合物。

【药理研究】

1. 对心血管系统的作用　蛇床子水提取物、总香豆素、蛇床子素、花椒毒酚对心肌细胞膜的钠离子内流有明显的抑制作用,蛇床子素有松弛血管平滑肌及一定的降压作用。

2. 对呼吸系统的作用　蛇床子总香豆素具有松弛由组胺、乙酰胆碱引起的支气管痉挛和直接舒张支气管的作用,还有较强的祛痰作用。

3. 对免疫系统的作用　蛇床子素能增强小鼠网状内皮细胞的吞噬功能,显著增加炭粒廓清指数及吞噬指数。蛇床子素和花椒毒酚可抑制二甲苯引起的小鼠耳郭肿胀及醋酸引起的小鼠腹腔毛细血管通透性增高,明显抑制小鼠肉芽肿。

4. **对神经系统的作用** 总香豆素对中枢神经系统有一定的抑制作用,还能促进小鼠学习记忆的作用,显著改善小鼠记忆获得、巩固及方向辨别障碍。

5. **对生殖系统的作用** 蛇床子对人精子的表面形态和超微结构均有明显的破坏和损伤。

6. **其他** 抗菌、止痒、抗诱变及抗癌等[1]。

【炮制研究】 蛇床子究竟宜生用或者炒用,古代医家认识不统一。如《本草纲目》记载:"凡服食……取仁微炒杀毒,即不辣也。"而《本草述钩元》则认为:"蛇床子之用,全在辣甚,炒殊不宜。"近代大多生用,但内服用于温肾壮阳,是否炒制后用,似有进一步研究价值。

【性味归经】 辛、苦,温;有小毒。归肾经。

【功效主治】 温肾壮阳,杀虫止痒,燥湿祛风。用于肾虚阳痿,宫冷不孕;阴部湿痒,湿疹,疥癣;寒湿带下,湿痹腰痛等。

【临床应用】

1. **单方验方**

(1)小儿脱肛 以蛇床子适量,水洗淘净沙土及杂质,文火炒黄,研极细末,贮瓶备用。治患儿大便后脱肛,取蛇床子15g、甘草10g、白矾15g,加水300ml煎沸待温熏洗肛门及脱出的直肠黏膜。洗后擦干,将蛇床子粉撒在脱出的直肠黏膜部分,再还纳复位。每次脱出后用上法1次,连用5~10天[2]。

(2)隐匿性肾炎 蛇床子10g,加水500ml煎服,水煎2次,每日1剂。一般3个月为一个疗程[3]。

(3)神经性皮炎 蛇床子以20%比例,用75%乙醇浸泡1周,过滤备用,每日涂擦3~4次,1个月为一个疗程[4]。

(4)滴虫性阴道炎 蛇床子20g、苦参30g、甘草6g,煎水熏洗外阴,熏洗20~30min。每日早晚各1次。男方亦同时治疗[5]。

(5)白癜风 将蛇床子300g放入75%乙醇1000ml中浸泡1周,过滤后即得30%蛇床子酊。药物涂于白斑区,每日2次。用药3个月为一个疗程[6]。

(6)婴儿湿疹 将蛇床子粉碎,用乙醇浸泡渗滤,回收渗滤液反复抽滤,加热,静置析出结晶,得蛇床子素。将蛇床子素研成细粉,加凡士林研匀,制成10%蛇床子软膏。用蛇床子素软膏适量涂于患部,并轻轻揉擦,每日3次,疗程不超过3周[7]。

(7)小儿痱子 蛇床子60~90g、苦参15~30g,加水1000ml,煎汁温洗患处,每日3~4次。一般2~3天即愈[8]。

2. **配伍应用**

(1)用于温肾壮阳

蛇床子配菟丝子:温肾助阳。用于男子阳痿滑泄,女子宫冷、虚寒带下、不孕。如补益干地黄丸(《圣济总录》)。

蛇床子配覆盆子:温肾壮阳固精。用于肾阳不足之阳痿滑泄、宫寒不孕等。如补肾覆盆子丸(《太平圣惠方》)。

蛇床子配鹿茸:温肾壮阳益精。用于肾阳不足之阳痿滑泄、宫寒不孕等。如补天育麟丸(《辨证录》)。

(2)用于燥湿杀虫止痒

蛇床子配苦参:燥湿杀虫止痒。用于阴痒、湿疹(《外科大成》)。

蛇床子配白矾:杀虫止痒。用于皮肤瘙痒、湿疮等(《濒湖集简方》)。

蛇床子配雄黄:燥湿杀虫。用于湿热郁于肌肤所致的湿疮、瘙痒。

3. 鉴别应用

(1)蛇床子、地肤子　两者均可止痒,用治湿疮、湿疹、阴痒、带下。但蛇床子可散寒燥湿、杀虫止痒,宜用于寒湿或虚寒所致者,并治疥癣;地肤子清热利湿以止痒,尤宜湿热所致者。蛇床子又温肾壮阳,治阳痿、宫冷不孕以及湿痹腰痛;地肤子清热利湿尚可治小便不利、热淋涩痛。

(2)蛇床子、苦参　两者均味苦,外用有较好的燥湿祛风、杀虫止痒作用,用于阴痒带下、皮肤瘙痒、疥癣等。苦参味苦性寒,能清热燥湿,治疗湿热所致的黄疸、泻痢、带下、阴痒等;有显著的清热燥湿、利尿作用,用于湿热蕴结、小便不利、灼热涩痛之证。蛇床子味辛苦,性温,内服有温肾壮阳的作用,用于阳痿、宫冷不孕;并可散寒祛风燥湿,治疗寒湿带下、湿痹腰痛等。

【用量用法】　水煎服,3～9g。外用适量,多煎汤熏洗或研末调敷。

【制剂与成药】　蛇床子栓:蛇床子乙醇浸膏 20g、白蜂蜡 4g、乌桕脂 74g,制成栓剂,每个栓剂重 2g。用于滴虫性阴道炎。每晚用 10% 蛇床子煎剂冲洗阴道后,放入蛇床子栓 1 个,7 日为一个疗程。

【不良反应】　主要是过敏反应。如有报道用含蛇床子的煎剂熏洗致皮肤局部灼热、甚痒,出现红色斑疹,红肿起疱,流黄水等[9]。此外,实验研究表明,蛇床子对雄性动物有生殖毒性[10],尽管迄今临床尚未有相关文献报道,但应引起足够重视,并需要做进一步观察研究。

【使用注意】　阴虚火旺或下焦有湿热者不宜内服。

参考文献

[1] 陈艳等.沈阳药科大学学报,2006,23(4):256.
[2] 邓泽潭.中医杂志,2000,41(8):457.
[3] 谢麦棉.湖北中医杂志,2000,22(4):7.
[4] 武三卯等.中国皮肤性病学杂志,1994,8(3):196.
[5] 姜绍芳.中国民间疗法,1999,7:30.
[6] 刘永祥.皮肤病与性病,2003,25(4):29-30.
[7] 柯昌毅等.中国药业,2003,12(5):67.
[8] 杨普选.中医函授通讯,1997,16(4):22.
[9] 欧明等.中药及其制剂不良反应大典.沈阳:辽宁科学技术出版社,2002.
[10] 张英姿等.哈尔滨医科大学学报,1995,29(1):22.

杜　仲

【基源】　为杜仲科植物杜仲 *Eucommia ulmoides* Oliv. 的根皮。

【成分研究】

1. **木质素类**　主要包括双环氧木质素类、单环氧木质素类、新木质素类和倍半木质素类等。

2. **环烯醚萜类**　为臭蚁二醛的缩醛衍生物,分子中含有环戊烷结构单元,还包括环烯醚萜多聚体。已从杜仲中分离 15 种,包括京尼平苷、京尼平苷酸、桃叶珊瑚苷、杜仲苷等。

3. **苯丙素类**　绿原酸、绿原酸甲酯、咖啡酸、松柏酸、松柏苷、丁香苷、香草酸等 11 种。

4. **多糖类**　杜仲总多糖是近年来发现的活性成分,组成明确的有酸性聚多糖杜仲糖 A 和酸性聚多糖杜仲糖 B。

5. **黄酮类**　山奈酚、槲皮苷、紫云英苷、陆地棉苷、芦丁。

6. **其他**　白桦脂醇、白桦脂酸、熊果酸、α-谷甾醇和胡萝卜苷等萜类,氨基酸、抗真菌蛋白、杜仲胶、微量元素、挥发油及多种营养物质,包含有脂肪酸、维生素等。

【药理研究】

1. **对心血管系统的影响**　杜仲的降压作用与其中含有生物碱、桃叶珊瑚苷、绿原酸和糖类等物质有关。此外,水溶性硅和钙的含量都很高,可参与调节心血管功能。

2. **对免疫系统的影响** 糖醛酸的酸性多糖类有抗人体免疫系统病毒的功能,有可能用于预防和治疗艾滋病。

3. **调节免疫** 杜仲能增强机体的非特异性免疫功能,对细胞免疫具有双向调节作用。

4. **促骨细胞增殖** 杜仲中极性大的部分可能含有直接作用于成骨细胞的活性成分。

5. **其他** 抗肿瘤、利尿、促进胆汁分泌、泻下、利胆、降血脂、保胎、增强肌肉、中枢抑制作用等[1]。

【**炮制研究**】 杜仲皮中含有大量胶质物质,水煎时阻碍有效成分溶出,杜仲经"断丝"炮制后,胶质物质被破坏,有利于有效成分的溶出。因此,杜仲炮制以"断丝"为标准[2]。

松脂醇二葡萄糖苷是杜仲中主要降压成分,应用 HPLC 法测定了生杜仲、清炒杜仲、盐杜仲、砂烫杜仲及烘杜仲中松脂醇二葡萄糖苷的含量。结果表明,杜仲炮制后松脂醇二葡萄糖苷含量明显升高,各炮制品之间含量无明显差异[3]。

【**性味归经**】 甘,温。归肝、肾经。

【**功效主治**】 补肝肾,强筋骨,安胎。用于肾虚腰痛,下肢痿软,阳痿,尿频;肝肾亏虚,下元虚冷的妊娠下血,胎动不安,或习惯性流产;高血压病等。

【**临床应用**】

1. **单方验方**

(1)慢性腰肌劳损 取马钱子、杜仲等份,研为细末,过 100 目筛备用。治疗时取药末 0.5g 置于腰部疼痛处,外用伤湿止痛膏覆盖以免药末漏出。每日换药 1 次,10 天为一个疗程[4]。

(2)短暂性脑缺血发作 川芎 15g、红花 10g、杜仲 15g,水煎服 100ml,每日分 2 次口服,可长期服用[5]。

2. **配伍应用**

(1)用于补肾阳,强筋骨

杜仲配桑寄生:祛风湿,补肝肾,强筋骨,安胎。用于痹痛日久,肝肾亏虚,腰膝酸痛,筋骨痿软以及肝肾不足之胎动不安等。如独活寄生汤(《备急千金要方》)。

杜仲配补骨脂、核桃仁:补肾阳,强筋骨。用于肾阳不足,腰膝冷痛,筋骨痿软等。如青娥丸(《太平惠民和剂局方》)。

杜仲配川芎:补益肝肾,强筋壮骨,活血止痛。用于外伤腰痛等。如杜仲散(《外台秘要》)。

杜仲配威灵仙:祛风湿,强筋骨。用于腰肌劳损、腰痛。如杜仲灵仙散(《百病奇效良方》)。

杜仲配鹿茸:补肾壮阳。用于肾虚阳痿,精冷不固,小便频数等。如杜仲酒(《医心方》)。

(2)用于补肾安胎

杜仲配续断:补肾安胎,强筋骨。用于适用于肾虚胎动不安,腰痛如坠,胎漏下血,腰膝酸软无力。如杜仲丸(《校注妇人良方》)。

杜仲配山药:补脾益气,补肾安胎。用于脾肾两虚之习惯性堕胎。

3. **鉴别应用**

(1)杜仲、桑寄生 两药均具有补肝肾、强筋骨、安胎的作用,治肝肾亏虚之腰膝酸痛、胎动不安等。但桑寄生又长于祛风湿,对痹证日久、伤及肝肾、腰膝酸软、筋骨无力者尤宜。杜仲则治肾虚腰痛尤宜,有扶正固本之效。

(2)生杜仲、炒杜仲、盐杜仲 生杜仲药材中含有较多胶质,不利于有效成分煎出,故临床上生杜仲应用较少。杜仲炒后可破坏药材内胶质,利于有效成分的煎出,故比生用效果好。炒杜仲长于益肝补肾,多用于头目眩晕,湿重腰痛。盐制后可直走下焦,增强补益肝肾作用,用于肾虚腰痛,阳痿遗精,胎元不固。

【用量用法】 水煎服,10～15g。炒用疗效较生用为佳。

【制剂与成药】 杜仲冲剂:由杜仲、杜仲叶等组成。用于肾虚腰痛,腰膝无力,眩晕尿频,高血压病等。冲服,每次 1 袋,每日 3 次。

【使用注意】 阴虚火旺者慎用。

参考文献

[1] 辛晓明等. 医学综述,2007,19(13):1507.
[2] 叶定江等. 中药炮制学. 上海:上海科学技术出版社,2003.
[3] 郝武常等. 中国中药杂志,1996,21(7):410.
[4] 赵明. 中国民间疗法,2003,11(7):28-29.
[5] 张方元. 中外健康文摘,2008,8(5):129-130

续　断

【基源】 为川续断植物川续断 *Dipsacus asper* Wall. ex Henry 的干燥根。

【成分研究】

1. 三萜皂苷类　川续断中的主要成分是三萜皂苷类,现已分离得到 22 种,苷元为齐墩果烷型,另分离得到了常春藤皂苷元。

2. 环烯醚萜类　从川续断根的乙醇提取物中分离得到了 6 种环烯醚萜类化合物,包括林生续断苷I和Ⅲ、马钱子苷、双环烯醚萜葡萄糖苷、茶茱萸苷、当药苷[1]。

3. 生物碱类　薄层层析法仅发现了两个生物碱斑点,经分离鉴定确定为 Catttleyine 和喜树碱。其中,Catttleyine 可能是在续断提取过程中由其他成分转化而来[2]。

4. 挥发油类　续断挥发油中共鉴定出 41 种化合物,萜类种类较少,而酚类化合物种类较多,其中含量最高的组分为莳萝艾菊酮,达 8.54%。

5. 其他　蔗糖、胡萝卜苷、β-谷甾醇、正二十五烷酸、正三十二烷酸以及 6 种具有抗氧化活性的咖啡内酯奎宁酸类,此外还含 Ca、Fe、Mg、Na、Zn、Cu 等微量元素[1]。

【药理研究】

1. 促进骨损伤愈合　续断具有促进成骨细胞增殖的作用,续断水煎液及其总皂苷粗提物均有明显的促进骨损伤愈合的作用。

2. 对生殖系统的影响　川续断浸膏、总生物碱及挥发油对未孕或妊娠小鼠子宫皆有显著的抑制收缩作用,有望成为治疗早产、流产及痛经的药物。

3. 对免疫系统的影响　川续断根的热水提取物中存在着抗补体多糖和具有免疫调节活性的高分子量活性成分。

4. 抗炎　续断乙醇提取物能显著抑制大鼠蛋清性足肿胀、二甲苯所致的小鼠耳部炎症、醋酸所致的小鼠腹腔毛细血管通透性亢进以及纸片所致的肉芽组织增生[3]。

5. 抗菌　川续断挥发油对金黄色葡萄球菌有较强的抑菌能力。

6. 抗氧化、抗衰老　川续断对淀粉样前体蛋白在神经元的过度表达有明显的抑制作用,并可以改善大鼠学习记忆能力。川续断能明显提高衰老小鼠的抗氧化能力,降低 MDA 含量[4]。

7. 其他作用　续断还有抗维生素 E 缺乏症的作用,对痈疡有排脓、止血、镇痛、促进组织再生的作用[3]。

【性味归经】 苦、辛,微温。归肝、肾经。

【功效主治】 补益肝肾,续筋健骨,通利血脉,止血安胎。用于肝肾不足,腰膝酸痛,寒湿痹痛;跌仆损伤,筋伤骨折;崩漏下血,胎动不安等。

【临床应用】

1. 单方验方

(1)乳痛 续断(酒浸,炒)240g,蒲公英(晒干,炒)120g。俱为末,每日早晚各服 9g,白汤调下(《本草汇言》)。

(2)骨折 续断 15g、骨碎补 15g、补骨脂 15g、黄芪 10g、丹参 10g、自然铜 10g。每日 1 剂,按每一剂加水 1000ml,浸泡 30min,煎成药液 200ml,每天上下午各服 100ml,10 天为一个疗程,共需 3 个疗程[5]。

(3)骨质疏松症 续断、骨碎补、牛膝、生地、鸡血藤、香附等份,煎煮浓缩制成水泛丸。每次 6g,口服,每日 3 次。3 个月为一个疗程[6]。

2. 配伍应用

(1)用于补肝肾,强筋骨

续断配杜仲、牛膝:补益肝肾,强筋壮骨。用于肝肾不足,腰膝酸痛等。如续断丸(《扶寿精方》)。

续断配萆薢、防风:祛风湿,补肝肾,强筋骨。用于风寒湿痹,筋骨疼痛。如续断丸(《太平惠民和剂局方》)。

续断配自然铜、土鳖虫:续筋接骨,通利血脉。用于跌仆损伤,筋伤骨折。如壮筋续骨丸(《伤科大成》)。

(2)用于止血安胎

续断配当归:养血活血,止血安胎。用于崩漏下血,妊娠下血等。如续断汤(《济阴纲目》)。

续断配菟丝子、阿胶:补肾止血安胎。用于肝肾不足之胎漏下血、胎动欲坠、滑胎等。如寿胎丸(《医学衷中参西录》)。

3. 鉴别应用

续断、桑寄生:两者皆能补肝肾、强筋骨、安胎,治肝肾不足之腰膝酸痛、筋骨软弱、胎漏下血及胎动不安。然桑寄生尤善祛风湿、止痹痛,兼能养血,治风湿痹痛兼血虚、肝肾不足者。续断温补力较强,且补而不滞,又能疗伤续折、消肿止痛,可用于跌仆瘀肿、骨折筋伤及痈肿疮毒。

【用量用法】 水煎服,9～15g。或入丸、散剂。外用适量研末敷。崩漏下血宜炒用。

【使用注意】 风湿热痹者忌服。

参考文献

[1] 白玫等. 中外医疗,2014,22:197.
[2] 高秀芝等.. 亚太传统医药,2010,6(7):142.
[3] 晏媛,郑萍. 中医药研究,2002,18(5):53.
[4] 何国萍. 中国药物滥用防治杂志,2010,16(2):120.
[5] 陈远林等. 国际医药卫生导报,2007,13(6):84-85.
[6] 瞿群威等. 中国民间疗法,2007,15(8):24-25.

韭菜子

【异名】 韭子。

【基源】 为百合科植物韭菜 *Allium tuberosum* Rottl. ex Spreng. 的干燥种子。

【成分研究】 韭菜子含棕榈酸、亚油酸、油酸、硬脂酸、花生酸、花生烯酸、19 种氨基酸、苷类、维生素及多种无机元素[1]。

【炮制研究】 韭菜子古代以炒制和酒制较常用,目前盐制已成为主要炮制方法,炒法仅个别地区保留。盐制韭菜子是根据盐制入肾理论创立的方法。

【性味归经】　辛、甘,温。归肾、肝经。

【功效主治】　温补肝肾,壮阳固精。用于阳痿遗精,遗尿尿频,白带白淫;肝肾不足,腰膝酸软等。

【临床应用】

1. 单方验方

(1)阳痿　细辛 5g,韭菜子 7.5g,加开水 200ml 浸泡 10min 后当茶频频饮服,每日 1 剂。治疗期间忌房事,停用其他药物[2]。

(2)化疗后呃逆　用韭菜子粉(置韭菜子于瓦片上,用文火焙干、研粉)3g,温开水冲服,每日 2 次[3]。

2. 配伍应用

韭菜子配菟丝子:补肾壮阳,固精止遗。用于肾气不足之腰膝酸痛,阳痿遗精,尿频遗尿,白带过多等。如补真玉露丸(《卫生宝鉴》)。

韭菜子配补骨脂:补肾壮阳。用于肾阳不足之阳痿遗精。如韭子煎(《杂病源流犀烛》)。

韭菜子配核桃仁:补肾壮阳。用于肝肾不足,腰膝酸痛等。如补髓青娥丸(《魏氏家藏方》)。

韭菜子配巴戟天:补肾壮阳,强筋壮骨。用于肝肾不足,筋骨痿软,步履艰难,屈伸不利等。如韭子丸(《魏氏家藏方》)。

韭菜子配益智:补肾壮阳,固精缩尿。用于下焦虚寒,小便频数,小儿遗尿尿频,遗精滑精等。如韭子丸(《魏氏家藏方》)。

韭菜子配龙骨:补肾壮阳,固精缩尿。用于肾阳不足之遗精早泄,尿频遗尿,白带过多等。如四妙丸(《丹台玉案》)。

【用量用法】　水煎服,3～9g。或入丸、散剂。

【使用注意】　阴虚火旺者忌服。

参考文献

[1] 颜正华. 中药学. 第 2 版. 北京:人民卫生出版社,2006.　　　[3] 李双兰等. 护理学杂志,2001,16(8):496-497.
[2] 冷长春等. 中国民间疗法,1999,4:23.

阳起石

【基源】　为硅酸盐类矿物阳起石 *Actinolite* 或阳起石石棉 *A. asbestus* 的矿石。

【成分研究】　有三种矿物当阳起石入药,即透闪石(Tremolite)$Ca_2 Mg[Si_4 O_{11}]_2 (OH)_2$,为钙镁硅酸盐;阳起石(Actinolite)$Ca_2 (Mg, Fe)_5 [Si_4 O_{11}]_2 (OH)_2$,为钙镁铁硅酸盐;普通角闪石(Homblende)$Ca_2 Na (Mg, Fe)(Al, Fe)_4 [(Si, Al)_4 O_{11}]_2 (OH)_2$,比前两种增加了钠和铝[1]。

【炮制研究】　以含量较高的钙、镁、锌、铁、铜、铝、锰元素测定结果进行统计学处理,其炮制方法的优劣顺序为煅赤酒淬 7 次＞煅赤酒淬 3 次＞煅赤酒淬 1 次＞煅赤水淬 3 次＞生品,说明煅淬时以黄酒为液体辅料为好,煅淬次数以 7 次为佳[2]。

【性味归经】　咸,温。归肾经。

【功效主治】　温肾壮阳。用于肾阳虚衰,阳痿不举,宫冷不孕,腰膝冷痛等。

【临床应用】

1. 单方验方

(1)阴痿、阴汗　阳起石(煅,为末),每服二钱,盐酒下(《普济方》)。

(2)丹毒　阳起石(烧,研末),新水调涂肿处。如阳起石散(《儒门事亲》)。

2. 配伍应用

阳起石配鹿茸:壮阳起痿,补精填髓。用于肾阳不足,精血亏虚,阳痿早泄,宫冷不孕,遗精滑精,遗尿尿频,耳聋耳鸣,肢冷神疲等。如补真丸(《严氏济生方》)。

阳起石配菟丝子:温肾壮阳固精。用于肾阳不足,阳痿早泄,宫冷不孕,遗精滑精,遗尿尿频等。如阳起石丸(《严氏济生方》)。

阳起石配海马:温肾壮阳。用于肾阳不足,阳痿早泄,宫冷不孕,遗精滑精等。如补真丹(《宣明论方》)。

阳起石配钟乳石、附子:温肾壮阳。用于肾虚不固,遗精早泄,遗尿尿频等。如白丸(《严氏济生方》)。

阳起石配熟地黄、吴茱萸:温肾散寒。用于子宫虚寒不孕。如阳起石丸(《太平惠民和剂局方》)。

【用量用法】　水煎服,3～6g。或入丸、散剂。

【使用注意】　阴虚火旺者忌服。不宜久服。

参考文献

[1] 丁兆梦. 中药药效与临床. 北京:中国医药科技出版社,1999.

[2] 彭智聪等. 中国中药杂志,1994,19(6):347.

胡芦巴

【基源】　为豆科植物胡芦巴 *Trigonella foenum-graecum* L. 的成熟种子。

【成分研究】　胡芦巴含胡芦巴多糖(主要含大量甘露半乳糖)、胡芦巴碱、胆碱、挥发油、蛋白质、少量脂肪油、维生素 B_1 等。

【药理研究】

1. 抗菌　胡芦巴多糖的水解产物能够促进肠道中双歧杆菌、乳酸杆菌的生长,抑制大肠杆菌生长,改善肠道菌群的平衡。

2. 降糖　胡芦巴中含有丰富的生物碱有降血糖作用。

3. 其他　强壮身体、镇痛等作用[1]。

【性味归经】　苦,温。归肾经。

【功效主治】　温肾助阳,散寒止痛。用于肾阳不足、寒疝腹痛及寒湿脚气等。

【临床应用】

1. 单方验方

(1)2 型糖尿病　胡芦巴总皂苷胶囊(0.35g/粒),每日 3 次,每次 6 粒,温水送服,联合磺脲类降糖药,12 周为一个疗程[2]。

(2)肾脏虚冷,腹胁胀满　胡芦巴 60g,附子(炮裂,去皮、脐)、硫黄(研)各 1g。上三味,捣研为末,酒煮面糊丸如梧桐子大。每服 20～30 丸,盐汤下。如胡芦巴丸(《圣济总录》)。

(3)头痛　胡芦巴(炒)、三棱(酒浸,焙)各 15g,干姜(炮)8g。上为细末。每服 6g,温生姜汤或温酒调服,不拘时饮(《严氏济生方》)。

2. 配伍应用

胡芦巴配吴茱萸、小茴香:温肾助阳,散寒止痛。用于寒湿凝聚下焦所致寒疝腹痛等。如胡芦巴丸(《太平惠民和剂局方》)。

胡芦巴配巴戟天、牛膝:温肾助阳,强筋健骨。用于肾阳虚弱,腰膝冷痛,遗精阳痿等。如胡芦巴丸(《圣济总录》)。

胡芦巴配补骨脂、肉苁蓉:补肾助阳,散寒止痛,温脾止泻。用于脾肾阳虚之泄泻、脘腹冷痛、阳痿遗精等。如补下丸(《圣济总录》)。

胡芦巴配阳起石:补肾助阳。用于肾阳虚弱,腰膝冷痛,遗精阳痿等。如补真丸(《严氏济生方》)。

胡芦巴配覆盆子:补肾固精。用于肾阳亏虚所致滑精、腰酸背痛、性功能减退等。

胡芦巴配木瓜:助阳散寒,除湿止痛。用于寒湿脚气,腿膝冷痛,胫肿无力等。如胡芦巴丸(《杨氏家藏方》)。

【用量用法】 水煎服,3~10g。或入丸、散剂。

【使用注意】 阴虚火旺者忌服。

参考文献

[1] 丁兆梦.中药药效与临床.北京:中国医药科技出版社,1999.　　[2] 卢芙蓉等.中国中药杂志,2008,33(2):184-187.

核桃仁

【异名】 胡桃肉。

【基源】 为胡桃科落叶乔木胡桃 *Juglans regia* L. 果实的核仁。

【成分研究】 核桃仁中含有脂肪、蛋白质、碳水化合物、无机盐、胡萝卜素、硫胺素B、维生素B_{20}、维生素B_3、丰富的氨基酸以及钙、铁、锌、镁、锰、铜、铬等微量元素。它还含有人体不能合成的亚油酸甘油脂及亚麻酸、油酸甘油脂及磷脂等。

【药理研究】

1. 抗氧化　核桃油含有亚油酸、亚麻酸等不饱和脂肪酸以及多种微量元素和维生素,能够抑制生物膜的不饱和脂肪酸发生过氧化,从而达到稳定细胞膜的作用。

2. 健脑益智　核桃仁提取物在一定的剂量范围内可以提高发育期小鼠的神经递质如一氧化氮(NO)的水平,调节海马长时程增强效应,具有改善小鼠学习与记忆的作用。

3. 其他　补肾壮阳等[1]。

【性味归经】 甘,温。归肾、肺、大肠经。

【功效主治】 补益肺肾,纳气定喘,润肠通便。用于肾阳不足,腰膝酸痛,小便频数;虚寒喘咳;肠燥便秘及石淋等。

【临床应用】

1. 单方验方

(1)上尿路结石　生鸡内金250g,洗净,晒干,研末,核桃仁500g研碎,混合后加入蜂蜜500ml充分搅拌均匀。口服上述配方两汤匙(约30g),白水送服,早晚各1次。连续服用2周为一个疗程,疗程间隔1周[2]。

(2)肌内注射后皮下硬结　将核桃仁泥涂于2层或3层纱布上再敷于硬结处,纱布大小根据硬结范围而定,其上覆盖一层塑料膜,胶布固定,每两天更换1次[3]。

(3)牙齿感觉过敏症　患牙用30ml/L过氧化氢液和生理盐水小棉球清洁牙面,将准备好的核桃仁用医用酒精灯烧灼发黄为度,立即涂布于过敏区,反复操作2~3遍,每天1次,共2周[4]。

2. 配伍应用

(1)用于纳气平喘

核桃仁配补骨脂:补肾壮阳,纳气平喘。用于肾阳不足,命门火衰,阳痿不举,腰膝冷痛以及肾不纳气,呼多吸少,虚寒喘咳。如胡桃丸(《御药院方》)。

核桃仁配苦杏仁:补益肺肾,纳气定喘,润肠通便。用于肺肾两虚的咳喘,大便干燥等。

(2)用于润肠通便

核桃仁配火麻仁:润肠通便。用于老人、虚人或妇女产后血虚津枯,肠燥便秘等。

【用量用法】 水煎服,10～30g。或入丸、散剂。定喘止嗽带皮用,润肠通便去皮用。

【使用注意】 痰热咳嗽及便溏者忌服。

参考文献

[1] 陈勤等. 安徽大学学报,2005,29(1):86.
[2] 戴兴歧等. 现代中西医结合杂志,2005,22(14):2982.
[3] 侯喜玲等. 山西护理杂志,1997,11(4):170.
[4] 阿达来提. 牙体牙髓牙周病学杂志,2007,17(4):235.

蛤 蚧

【基源】 为脊椎动物壁虎科动物蛤蚧 *Gekko gecko* Linnaeus 除去内脏的干燥体。

【成分研究】 蛤蚧含18种氨基酸和至少15种微量元素(如锌、铁、镁、钙等)及生物碱类,还含有丰富的脂类物质,包括磷脂、糖脂及各种简单脂,胆固醇、甘油脂肪酸、甾醇脂和其他脂肪酸等。

【药理研究】

1. 抗炎 蛤蚧乙醇提取物的水溶性和脂溶性成分均能明显降低冰醋酸所致小鼠腹腔毛细血管通透性的增加,并能对抗二甲苯所致的小鼠耳肿胀。

2. 平喘 蛤蚧乙醇提取物在整体动物实验中,对氯化乙酰胆碱所致的哮喘有明显抑制作用,对磷酸组胺所致的豚鼠离体气管平滑肌收缩亦有松弛作用。

3. 增强免疫 蛤蚧提取物能明显对抗氢化可的松所致的免疫抑制作用,可逆转强的松龙所致的白细胞数量下降。

4. 抗衰老 蛤蚧提取物对大鼠肝肾组织抗氧自由基代谢有积极的作用,对鼠脑B型单胺氧化酶(MAO-B)含量有显著的抑制作用。

5. 其他 激素样作用及降糖等[1]。

【炮制研究】 古人认为蛤蚧眼有毒,足无药用价值,故蛤蚧炮制要去头足。现在研究认为,蛤蚧头足与身尾的化学成分是一致的,蛤蚧头足也有明显的药理作用,且无任何不良反应,可以作为药用部分应用于临床,不必去除[2]。

炮制蛤蚧大多采用油酥炙、酒炙法,目的是使质地酥脆,便于粉碎和制剂。近年也有采用滑石粉烫,砂烫法炮制,认为这种方法简便,既可除去腥臭味,又便于粉碎和制剂,值得推广使用[3]。

【性味归经】 咸,平。归肺、肾经。

【功效主治】 补肺益肾,纳气定喘,助阳益精。用于肺肾两虚,虚喘劳嗽;肾阳不足,精血亏虚,阳痿遗精等。

【临床应用】

1. 单方验方

(1)防治小儿哮喘 取蛤蚧1对,去头足、鳞片,研成粗粉。隔日取蛤蚧粗粉3～5g、生黄芪30～50g,加水适量煎煮2遍,合并2次煎出液,浓缩至60～100ml,早晚分2次口服。20剂为一个疗程[4]。

(2)术后短气 取生蛤蚧去头足及尾上、腹上肉毛,用酒浸透,焙之干,切块。然后取蛤蚧块 500g、蜂蜜 80g,先将蜂蜜加入白开水 150ml 搅匀后,连同蛤蚧块共入瓷器中搅拌匀,盖上盖闷一晚,再入锅内文火焙焦,研末,装入胶囊,每次服 5～10g,一日 3 次,30 天为一个疗程[5]。

2. 配伍应用

(1)用于纳气、定喘、定咳

蛤蚧配阿胶:补肺益肾,定喘止血。用于肺肾不足,久咳虚喘,劳嗽咯血。如蛤蚧散(《三因极一病证方论》)。

蛤蚧配贝母、杏仁:补肺清热,化痰止咳。用于肺虚而有痰热的咳喘。如蛤蚧丸(《圣济总录》)。

(2)用于助阳益精

蛤蚧配鹿茸、肉苁蓉:补肾壮阳益精。用于肾阳不足,阳痿遗精等。如补天育麟丸(《辨证录》)。

【用量用法】 炮制后入药,水煎服,5～10g。研末每次 1～2g,每日 3 次。或浸酒服用。

参考文献

[1] 王锦刚,卫生职业教育,2007,25(8):141.

[2] 龚千锋等.中药材,1998,21(4):194.

[3] 叶定江等.中药炮制学.北京:人民卫生出版社,2003.

[4] 吴菊花等.海峡药学,1995,7(1):50-51.

[5] 王建平等.佳木斯医学院学报,1997,20(6):44.

冬虫夏草

【基源】 为麦角菌科植物冬虫夏草菌 *Cordyceps sinensis* (Berk.) Sacc. 寄生在蝙蝠蛾科昆虫幼虫上的子座及幼虫的尸体的复合体。

【成分研究】

1. 氨基酸类 冬虫夏草蛋白总含量约为 25%,其中含有 18 种氨基酸。

2. 核酸类 冬虫夏草主要含有腺嘌呤、腺苷、胸腺嘧啶、尿嘧啶、尿苷等核苷类成分,其中腺苷和虫草素是冬虫夏草的主要活性成分。

3. 多糖类 冬虫夏草多糖有由半乳糖与甘露糖按摩尔比组成的半乳甘露聚糖及人工培养基的菌丝体中分离到的 CSF10 等。

4. 甾醇类 冬虫夏草的虫体和子座中均含有甾醇及其衍生物,其中麦角甾醇是真菌类的特征甾醇,含量相对恒定,还分得具有抗癌活性的麦角甾醇-3-*O*-α-D-吡喃葡萄糖等。

5. 其他 冬虫夏草含有 37 种无机元素,以磷的含量最高,其次是钠、钾、钙、镁、铝、锰、铁、铜、锌、硼、镍、锉、金、锡、锑、铯等。冬虫夏草中还含有甘露醇且含量随子座发育成熟而增加[1]。

【药理研究】

1. 对造血系统的作用 冬虫夏草对辐射造成的动物血小板减少及脾脏萎缩有明显的保护作用,具有显著的促生血作用。

2. 对心血管系统的作用 冬虫夏草水提液对小鼠有较强的扩张冠状动脉的功能,能降低心肌耗氧量,促进心肌细胞钙内流,促进大鼠血小板凝聚。

3. 对内分泌系统的作用 冬虫夏草能显著刺激雄激素分泌,有雄激素样作用。给小鼠灌胃可使小鼠血浆皮质醇含量增加,肾上腺增重,改善小鼠的阳虚症状。

4. 对呼吸系统的作用 verticiol 对呼吸道疾病有特殊效果。冬虫夏草水提液还能够改善慢性阻塞性肺疾病患者的通气功能,有提高血氧分压的作用。

5. 对中枢神经系统的作用 冬虫夏草可明显抑制小鼠自发性活动及睡眠时间,延长戊巴比妥钠睡眠时间,还有抗惊厥作用。

6. 其他　抗肿瘤、抗病原微生物、改善肾脏功能、抗炎、保肝护肝、促机体代谢、增强免疫、降脂作用等[2]。

【性味归经】　甘,平。归肺、肾经。

【功效主治】　益肾壮阳,补肺平喘,止血化痰。用于阳痿遗精,腰膝酸痛;久咳虚喘,劳嗽咯血等。现亦用于慢性支气管炎、高脂血症、慢性肾功能不全等。

【临床应用】

1. 单方验方

(1)遗精　冬虫夏草 25～30g,置一只鸡腹内,炖熟食用。每只鸡连吃 3～4 天,隔 3～4 天再按上法吃一只鸡,连吃 4 只鸡为一个疗程[3]。

(2)慢性阻塞性肺疾病　口服人工冬虫夏草胶囊(百令胶囊),每次 1.0g,每日 3 次,1 个月为一个疗程。可显著改善患者肺通气功能[4]。

(3)糖尿病肾病　冬虫夏草 2g,水煎服 200ml,每日 1 次[5]。

(4)慢性肾功能衰竭　在优质低蛋白、低磷饮食及对症治疗同时加用冬虫夏草,每日 5g,煎汤连渣口服,平均治疗 3 个月为一个疗程[6]。

(5)单纯性血尿　在西医治疗基础上,加用青海产冬虫夏草 5g,隔日 1 次,水炖含虫体嚼碎吞服[7]。

(6)心律失常　口服冬虫夏草胶囊 2 丸(每丸 0.25g),每日 3 次,2 周为一个疗程[8]。

2. 配伍应用

(1)用于补益肺肾,纳气平喘

冬虫夏草配人参:补益肺肾,纳气平喘。用于肺肾两虚,摄纳无权,久咳虚喘。

冬虫夏草配核桃仁:补肾壮阳,纳气定喘。用于肾阳不足,阳痿遗精,肺肾两虚,摄纳无权,久咳虚喘等。

(2)用于补肾壮阳

冬虫夏草配杜仲:补肾壮阳。用于肾阳不足的阳痿遗精、遗尿、腰膝酸软等。

(3)用于补肺止血

冬虫夏草配阿胶:温肾补肺,养血止血。用于气阴不足,劳嗽咯血等。

3. 鉴别应用

(1)冬虫夏草、蛤蚧　两者皆能补肾、温肺、平喘,用于肺肾两虚之喘咳。然蛤蚧补益力强,偏补肺气,长于纳气定喘,为治肺肾虚喘之要药。冬虫夏草平补肺肾阴阳,兼止血化痰,用于久咳虚喘,劳嗽痰血,为诸痨虚损调补之要药。

(2)冬虫夏草、虫草菌丝体　冬虫夏草为天然产物,虫草菌丝体为虫草菌通过人工发酵获得的药用产物,后者在化学成分和药理作用方面与前者相似,目前已成为冬虫夏草替代品在许多中成药配方中使用。

【用量用法】　水煎服,5～10g;研末,每次 1.5g,或与鸡、鸭、鱼、肉等炖服。

【制剂与成药】　金水宝胶囊:发酵虫草菌丝体干粉。用于肺肾两虚,精气不足所致阳痿、早泄、月经不调、腰酸腹痛、白带清稀、神疲畏寒等症,慢性支气管炎、高脂血症、慢性肾功能不全有上述表现者。口服,每次 3 粒,每日 3 次,饭后服用。

【不良反应】　部分患者服后有口干,偶有胃肠不适。

【使用注意】　有表邪者不宜用。

参考文献

[1] 张兴辉等. 中药材,2000,23(11):722.
[2] 周建树等. 人参研究,2005,1:18.
[3] 袁红芬等. 当代医学,2008,142:153.
[4] 钱皓瑜. 医药论坛杂志,2004,25(11):20.
[5] 周兴磊等. 临床医学,2000,20(1):54.
[6] 李庆河等. 青岛医学杂志,2001,33(6):462.
[7] 尹继明等. 中国中西医结合肾病杂志,2001,5(2):269.
[8] 俞惠义. 浙江中医学院学报,1985,6:28.

紫河车

【基源】 为健康产妇的胎盘。

【成分研究】
1. **激素类** 紫河车主要含有胎盘蛋白激素、绒毛膜促性腺激素、促肾上腺皮质激素等。
2. **微量元素** 紫河车含有铁、钴、锰、铜、锌、钙、镁等人体必需元素。
3. **其他** 紫河车含丙种球蛋白、干扰素、巨球蛋白、免疫因子和核酸等。

【药理研究】
1. **激素样作用** 胎盘提取物有促进发育作用,能显著促进胸腺、脾、子宫、阴道、乳腺的发育,对甲状腺、睾丸也有促进发育作用。
2. **兴奋子宫** 胎盘血清对离体豚鼠子宫有兴奋作用,作用类似垂体后叶激素。
3. **升压** 胎盘蛋白含有"肾素样"物质,能升高血压。
4. **抗结核** 给小鼠口服胎盘粉,能减轻其结核病变,而在试管中能促进结核杆菌生长。
5. **其他** 紫河车还能调节免疫、抗变态反应、抗感染、稳定纤维蛋白凝块、促进创伤愈合、防治胃溃疡、预防由香烟引起的小鼠慢性支气管炎等[1]。

【炮制研究】 紫河车从唐代开始使用辅料和采用不同的炮制方法,近年来各地炮制规范中收载的大多是酒炙法。炮制后大多可矫正其不良气味,并使之便于粉碎。

【性味归经】 甘、咸,温。归肺、心、肾经。

【功效主治】 补肾益精,养血益气。用于肾阳不足,精血亏虚,阳痿遗精,腰酸耳鸣,女子不孕;气血不足,消瘦乏力,面色萎黄,产后少乳;肺肾虚喘等。

【临床应用】
1. 单方验方
(1)顽固性胃、十二指肠溃疡 紫河车煎服,隔日1次,每次20g(鲜品40g),连服6周[2]。
(2)术后刀口不敛溃疡和外伤溃疡 鲜品紫河车60g,煎服,每日1次。连服3周[2]。
(3)常年性变应性鼻炎 紫河车制剂每次3粒(每粒含纯粉0.3g),每日2次,1个月为一个疗程[3]。
(4)小儿支气管哮喘缓解期 紫河车(熟粉)50g,黑芝麻250g炒熟研粉,两药混合拌匀,可加少量白砂糖调味。每次用10g,早晚服食,可用温开水调成糊状[4]。
(5)促进乳汁分泌 紫河车150g,洗净后,去除脐带及胎膜,加入5g左右生姜(去腥),及适量的食盐,以4余倍水量煎煮1h,煎至250~300ml,饮尽汤汁,口服,7天为一个疗程[5]。
2. 配伍应用
(1)用于补肾益精
紫河车配鹿茸:补肾阳,益精血。适用于肾阳虚衰、精血不足所致的足膝无力、头昏耳鸣,男子遗精,女子不孕等。如补天育麟丸(《辨证录》)。

紫河车配人参:补精助阳,养血益气。用于阳痿遗精,腰酸耳鸣,消瘦乏力,面色萎黄,肺肾虚喘等。如河车丸(《妇人良方》)。

紫河车配熟地黄、山茱萸:补肾益精。用于阴阳两虚的形寒肢冷、腰膝酸软、阳痿遗精等。如河车地黄丸(《寿世保元》)。

紫河车配黄芪、当归:补益气血。用于气血不足之产后乳汁缺少、面色萎黄、消瘦、体倦乏力等。如补天大造丸(《医学心悟》)。

紫河车配杜仲、牛膝:滋补肝肾,强筋壮骨。用于肾阳虚衰、精血不足所致的足膝无力、头昏耳鸣,男子遗精,女子不孕。如补天丸(《摄生众妙方》)。

紫河车配黄柏、龟甲:滋阴补肾,壮阳益精。用于阴阳两虚的形寒肢冷、腰膝酸软、阳痿遗精等。如补天丸(《摄生众妙方》)。

(2)用于补益肺肾,纳气定喘

紫河车配冬虫夏草:补肺益肾,止咳定喘。用于肺肾两虚,摄纳无权之久咳虚喘而偏于虚热者。

3. 鉴别应用

(1)紫河车、冬虫夏草　两药均具有温补肾阳、补肺气、纳气平喘的功效,用治肾阳不足、精血虚少所致阳痿遗精、头晕耳鸣、腰膝酸痛及肺肾虚喘。但冬虫夏草平补肺肾,兼止血化痰,用于久咳虚喘、劳嗽痰血,为诸痨虚损调补之要药。紫河车尚具有养血益气的功效,可用于气血双亏之消瘦乏力、面色萎黄者。

(2)紫河车、鹿茸　两者皆具补肾、益精、助阳之功,治肾虚精血不足之不孕、阳痿、腰膝酸痛、头晕耳鸣。然鹿茸补益力更强,为峻补之品,用于肾阳虚之重证;且能强筋骨、调冲任、托疮毒,用于肝肾不足、筋骨痿软无力,或小儿发育不良,或妇女冲任虚寒、带脉不固之崩漏、带下,或阴疽久溃不敛、脓出清稀等精血亏虚诸证。紫河车温而不燥,兼能益气养血,为平补气血阴阳之品,可治肺肾两虚之喘嗽,气血双亏之消瘦乏力、面色萎黄等。

(3)紫河车、脐带　紫河车为胎盘;脐带系新鲜胎儿脐带洗净,用金银花、甘草及黄酒同煮,烘干入药,又名坎炁。两者皆有补肾益精功能,但脐带更长于补肾纳气、平喘、敛汗。用于肺肾两虚的喘咳、盗汗等症。大多研末服,每次1.5~3g,每日2~3次;亦可炖服,每次1~2条。

【用量用法】　研末装胶囊服,每次1.5~3g,每日2~3次。也可入丸、散剂。如用鲜胎盘,每次半个至1个,水煮服用。

【制剂与成药】　胎盘片:每片含紫河车0.2g。用于体质虚弱、气喘、盗汗、遗精、阳痿、妇女气血不足。口服,每次3~5片,每日2次,饭后服。

【使用注意】　阴虚火旺者不宜单独应用。

参考文献 ‧‧

[1] 颜正华. 中药学. 第2版. 北京:人民卫生出版　　　　40-41.
社,2006.　　　　　　　　　　　　　　　　　　[4] 饶正乔. 新医学学刊,2008,5(5):769-770.
[2] 庄建宣. 江西中医药,2002,33(1):56.　　　　　[5] 徐红. 实用临床医学,2006,9(7):106.
[3] 欧阳长庚等. 浙江中西医结合杂志,2003,13(1):

第十六章 收 涩 药 ▶▶

第一节 固表止汗药

麻黄根

【基源】 为麻黄科植物草麻黄 *Ephedra sinica* Stapf 或中麻黄 *Ephedra intermedia* Schrenk et C. A. Mey. 的干燥根及根茎。

【成分研究】 麻黄考宁、麻黄新碱 A、麻黄新碱 B、麻黄新碱 C 等。

【药理研究】

1. 止汗　麻黄根为收涩药物,主要用于自汗、盗汗。

2. 降压　麻黄考宁及麻黄新碱 A、麻黄新碱 B、麻黄新碱 C 都有降低血压的作用[1]。

【性味归经】 甘,平。归心、肺经。

【功能主治】 固表止汗。用于自汗,盗汗。

【临床应用】

1. 单方验方

(1)产后虚汗不止　麻黄根二两,牡蛎三分。捣细罗为散,扑身上(《太平圣惠方》)。

(2)虚汗无度　麻黄根、黄芪等份,为末,飞面糊,做丸梧子大。每用浮麦汤下百丸,以止为度(《谈野翁试验方》)。

(3)酒渣鼻　麻黄根、生麻黄节各 80g,白酒 1500ml,同煎 30min,置于阴凉处 3h,用纱布过滤去渣,置入瓶内备用。每次服 25ml,每日服 2 次(早晚各服 1 次),10 天为一个疗程,需用 2～3 个疗程[2]。

2. 配伍应用

麻黄根配牡蛎:收敛固涩,止汗固表。用于自汗,盗汗。两药研细末外扑身上,还可治疗产后虚汗不止。如牡蛎散(《太平惠民和剂局方》)。

麻黄根配黄芪:益气固表,实卫止汗。用于表虚自汗,气阴两虚所致的盗汗等。如麻黄根散(《太平圣惠方》)。

麻黄根配浮小麦:益气除热,养心止汗。用于体虚多汗、自汗;阴虚盗汗。

3. 鉴别应用

(1)麻黄根、浮小麦　两者均有固表止汗的作用,用于治疗自汗、盗汗,常可配伍同用。但麻黄根功专敛汗,只可用于自汗、盗汗,而无他用。浮小麦益气除热而止汗,具有扶正祛邪之意,故除用于虚汗外,又可用于劳热骨蒸。

(2)麻黄根、牡蛎　两者均有收敛止汗之功,常相须为用。但牡蛎潜阳敛阴而止汗,对于阴虚盗汗更为适用,且煅用为宜。此外,牡蛎尚可用于阴虚阳亢之烦躁不安、失眠多梦、头晕目眩、耳鸣耳聋、虚风内动,遗精带下也可用之。而麻黄根功效单一,为止汗专品,固表止汗作用较强。

【用量用法】 水煎服,3～9g。外用适量研粉撒扑。

【使用注意】 有表邪者忌用。

参考文献

[1] 林仁礼.海峡药学,2000,12(1):29.　　　　[2] 张和平.湖北中医杂志,1991,(3):14.

浮 小 麦

【基源】 为禾本科一年生草本植物小麦 *Triticum aestivum* L. 未成熟的颖果。

【成分研究】 浮小麦主要含淀粉、糖类、酶类、油酸、亚油酸、卵磷脂和氨基酸等。

【药理研究】

1. 降脂 浮小麦有降低高脂血症小鼠血清胆固醇及甘油三酯含量的作用。

2. 保肝 浮小麦会使小鼠肝组织中的脂质及过氧脂质含量显著降低,有保护肝脏的作用[1]。

【性味归经】 甘,凉。归心经。

【功能主治】 固表止汗,益气,除虚热。用于自汗,盗汗;阴虚发热,骨蒸痨热。

【临床应用】

1. 单方验方

(1)盗汗及虚汗不止 浮小麦,文武火炒令焦,为末,每服 6g,米饮汤调下,频服为佳(《卫生宝鉴》)。

(2)肺结核盗汗 浮小麦、稽衣各 9g,加水 200ml,浓煎至 100ml,每服 50ml,每日 2 次[2]。

2. 配伍应用

浮小麦配黄芪、煅牡蛎:益气固表,养心清热止汗。用于表虚自汗诸证。如牡蛎散(《太平惠民和剂局方》)。

浮小麦配酸枣仁:养心益气,宁神止汗。用于心阴心血不足,或虚热内生、心液外泄所致的虚烦失眠、自汗盗汗,或心气不足之体倦汗出。

浮小麦配地骨皮、麦冬:清虚热,止汗。用于阴虚发热、盗汗。

3. 鉴别应用

(1)浮小麦、小麦 两者均有益气养心除热的作用,皆可用于虚烦证。但浮小麦善走表分而止汗退浮热,故虚汗及骨蒸劳热多用之。小麦益气清心除烦力胜,临床多用于脏躁心烦不宁,如《金匮要略》甘麦大枣汤。

(2)地骨皮、浮小麦 两药均有除蒸退热之功,可配伍用于骨蒸劳热之证。但地骨皮甘寒清润,除有汗之骨蒸,为退虚热、疗骨蒸之佳品,其功力胜过浮小麦。同时兼有清肺降火、凉血止血、生津止渴的作用,可治疗肺热咳嗽及血热妄行的吐血、衄血、尿血等,也可用于内热消渴。浮小麦则有敛汗的作用,用于自汗、盗汗等。

【用量用法】 水煎服,15～30g。研末服,每次 3～5g。

【使用注意】 表邪汗出者忌用。

参考文献

[1] 孔增科等.常用中药药理与临床应用.赤峰:内蒙古科学技术出版社,2005.　　[2] 徐树楠.中药临床应用大全.石家庄:河北科学技术出版社,1999.

糯稻根须

【基源】 为禾本科植物糯稻 *Oryza sative* L. 的根及根茎。

【成分研究】 糯稻根须含玉蜀黍嘌呤及其葡萄糖苷和小麦黄素-7-鼠李糖葡萄糖苷。

【性味归经】 甘,平。归心、肝经。

【功能主治】 固表止汗,养胃生津,退虚热。用于自汗,盗汗;阴虚口渴,低热不退,骨蒸潮热。亦可用治丝虫病乳糜尿。

【临床应用】

1. 单方验方

(1)慢性肾炎蛋白尿 糯稻根须 30g,黄芪 15g,糯米 30g,水煎服(《中药临床应用》)。

(2)病后自汗少食 糯稻根须 60g,莲子肉 30g,水煎服(《全国中草药汇编》)。

(3)丝虫病乳糜尿 糯稻根须 62～124g,红枣 4～6 枚,水煎服(《食治本草》)。

(4)小儿虚汗 糯稻根须 150g,加冷水 2500ml 同煎(以小儿体重 15kg 计算,每增加 2kg,需增加糯稻根 50g,冷水 500ml),水沸开始计时 20min 后去渣取汁备用。将糯稻根煎剂冷却至 41～46℃,给小儿沐浴 30min,每天 1 次,连续 3～7 天[1]。

(5)急性传染性肝炎 用糯稻根甘草糖浆(每 100ml 含原生药糯稻根 9g,甘草 0.9g)口服,成人每日 100ml,儿童 60ml,分 2～3 次服,14 天为一个疗程[2]。

2. 配伍应用

糯稻根须配黄芪:益卫固表,利水消肿。用于水肿见肌表不固,表虚自汗等。

糯稻根须配大枣:益气养血,固表止汗。用于治疗虚汗等。

【用量用法】 水煎服,15～30g。

参考文献

[1] 陈佩仪. 新中医,2003,35(2):51.

[2] 宋立人等. 现代中药学大辞典. 北京:人民卫生出版社,2001.

第二节 敛肺涩肠药

五 味 子

【基源】 为木兰科植物五味子 *Schisandra chinensis* (Turcz.) Baill *chisandra*. 或华中五味子 *S sphenanthera* Rehd. et Wils. 的干燥成熟果实。前者习称"北五味子",后者习称"南五味子"。

【成分研究】

1. 木脂素类 五味子甲素及五味子酯甲、五味子酯乙、五味子酯丙、五味子酯丁、五味子酯戊等。

2. 氨基酸与微量元素 在北五味子果实中有除色氨酸外的 7 种人体必需氨基酸,五味子中还有磷、钾、镁、铁、锌等人体必需的微量元素。

3. 其他 五味子多糖、五味子乙素及挥发油等。

【药理研究】

1. 抗肿瘤 五味子多糖对 S_{180} 荷瘤小鼠的实体瘤有抑制作用,浓五味子多糖具有一定的抑瘤作用,且对肿瘤化疗可能有增效作用。

2. **抑菌** 五味子对金黄色葡萄球菌、痢疾杆菌、绿脓杆菌有抑菌作用。

3. **增强免疫** 五味子多糖可显著提高正常小鼠腹腔巨噬细胞的吞噬百分率和吞噬指数,促进溶血素和溶血空斑形成,促进淋巴细胞转化。

4. **保肝** 五味子甲素和五味子醇甲均对 CCl_4 所致肝损伤具有一定的保护作用。

5. **保护神经** 五味子酯甲能增强 PC12 细胞对谷氨酸的摄取,降低细胞外谷氨酸浓度,并拮抗 6-羟多巴胺(6-OHDA)对 PC12 细胞摄取谷氨酸的抑制作用和对细胞存活率的影响[1]。

【炮制研究】 五味子临床上生用、蜜炙用或醋炙用。五味子含有机酸、挥发油、木脂素等成分。其中酸性成分有祛痰作用,挥发油有镇咳作用,木脂素类成分具有强壮作用。经炒制后,酸性成分及挥发油减少,木脂类成分含量增高;酒炙、醋炙后挥发油略有减少,但木脂素类成分含量均比生品偏高。这一实验观察结果,与古人"入补药熟用,入嗽药生用"(《仁术》)的认识相一致[2]。

炮制品水煎液中总木脂素量只有种子中的 1/6～1/5。这一结果也与临床所证明的"烤熟五味子粉或蜜丸疗效最高,而水煎剂、生五味子粉疗效最差"相一致[3]。

【性味归经】 酸、甘,温。归肺、心、肾经。

【功能主治】 收敛固涩,益气生津,补肾宁心。用于久咳虚喘,自汗,盗汗,梦遗滑精,久泻不止;津伤口渴,内热消渴,短气脉虚,心悸失眠。

【临床应用】

1. 单方验方

(1)神经衰弱 五味子 10～15g,水煎服;或五味子 30g,用 300ml 白酒浸 7 天,每次饮酒 15ml(《全国中草药汇编》)。

(2)无黄疸型传染性肝炎 五味子烘干,研成细粉(或炼蜜为丸)。每次 3g,每日 3 次,1 个月为一个疗程。谷丙转氨酶恢复正常后,仍宜继续服药 2～4 周,以巩固疗效(《全国中草药汇编》)。

(3)小儿盗汗 取五倍子、五味子各 5g,山莨菪碱(654-2)10mg。共研成细末。先将患儿脐部用温水洗净擦干,后取药末置于脐窝,外用伤湿止痛膏固定,外敷 24h 换药 1 次,连用 3 次[4]。

(4)重度哮喘 五味子 30～50g、地龙 9～12g、鱼腥草 30～80g,浸泡 2～4h,用文火煎 15～20min,水煎 2 次,约 250ml,于下午 4:00、8:00 各服一半[5]。

(5)婴幼儿腹泻 山药(炒黄)4 份,五味子(焙干)1 份,混合磨成细粉。新生儿每次 5g;1 岁以下每次 10g;1～2 岁每次 15g。冲服,每日 3～4 次,3 天为一个疗程[6]。

(6)冠心病室性早搏 丹参 30g、五味子 10g、麦冬 15g、黄芪 30g、党参 20g、炙甘草 6g。每日 1 剂,水煎至 400ml,分早晚温服,连服 6 周[7]。

2. 配伍应用

(1)用于收敛固涩

五味子配五倍子:止咳定喘,涩精止泻。用于肺肾两虚、火气浮散之干咳喘嗽;久泻久痢;男子遗精滑精,女子赤白带下、崩漏;自汗、盗汗。

五味子配桑螵蛸:涩精止遗。用于下焦虚寒,滑精不止,尿频遗尿。如桑螵蛸丸(《杨氏家藏方》)。

(2)用于益气生津

五味子配黄芪、山药:益气生津。用于阴虚内热,口渴多饮之消渴证。如玉液汤(《医学衷中参西录》)。

五味子配酸枣仁:收敛心气,养心安神。用于心阴不足,心失所养之心悸失眠、健忘等。如天王补心丹(《摄生秘剖》)。

(3)用于补肾固精

五味子配熟地黄:滋阴补肾,纳气平喘。用于肾阴虚气喘。方如都气丸(《医贯》)。

五味子配菟丝子:温肾固精。用于肾虚精少,阳痿早泄,久不生育。如五子衍宗丸(《摄生众妙方》)。

3. 鉴别应用

(1)北五味子、南五味子 五味子有北五味子、南五味子之分,前者为木兰科植物五味子的成熟果实,主产于辽宁、黑龙江等地,习称"北五味子"。后者为华中五味子的成熟果实,主产于西南及长江流域以南各省,习称"南五味子"。两者功效相似,但一般认为产于辽宁的北五味子质量更佳,疗效更好。

(2)生五味子、醋炙五味子、酒炙五味子、蜜炙五味子 生五味子长于敛肺止咳、生津敛汗,宜用于咳喘、体虚多汗、津伤口渴;亦能涩精止泻。醋炙五味子涩精止泻作用更强,多用于遗精滑泄、久泻不止;亦可用于久咳肺气耗散者。酒炙五味子能增强其温补作用,多用于心肾虚损、梦遗滑精、心悸失眠。蜜炙五味子补益肺肾作用增强,用于久咳虚喘。

【**用量用法**】 水煎服,3~6g。研末服,每次 1~3g。

【**制剂与成药**】

1. **五味子酊**:每毫升含生药 0.4g。用于体力及脑力机能低下及神经衰弱等。口服,每次 2~5ml,每日 3 次。

2. **五味子糖浆**:每毫升含生药 0.2g。用于头晕、失眠、神经衰弱。口服,每次 5~10ml,每日 3 次。

3. **五味子片**:每片含五味子干浸膏 0.32g。用于久咳、失眠、心悸、自汗、盗汗、神经衰弱、梦遗滑精。口服,每次 2~4 片,每日 2 次。

4. **五酯片(胶囊)**:每片含五味子酯甲不低于 7.5mg。用于迁延性、慢性肝炎丙氨酸转氨酶升高者。口服,每次 3 片,每日 3 次。

5. **五酯胶丸**:每粒含五味子酯甲 4~6.5mg。用途同五酯片。口服,每次 2 粒,每日 2 次。

【**使用注意**】 凡表邪未解、内有实热、咳嗽初起、麻疹初期者均不宜用。

参考文献

[1] 范美华. 西北药学杂志,2007,22(5):281.

[2] 饶伟文等. 中药通报,1986,11(3):26.

[3] 刘耕陶. 药学学报,1983,18(9):714.

[4] 孙益连等. 中国社区医生,2005,20:45.

[5] 宋志琪等. 中医杂志,1988,9:47.

[6] 刘珍华等. 时珍国医国药,1999,10(4):476.

[7] 李卫东. 实用中医内科杂志,2011,25(6):59-60.

乌 梅

【**基源**】 为蔷薇科植物梅 *Prunus mume*(Sieb.)sieb. et Zucc. 的干燥近成熟果实。

【**成分研究**】

1. **有机酸类** 乌梅中含有丰富的有机酸,如柠檬酸、苹果酸、草酸、乳酸、琥珀酸、焦精谷氨酸、甲酸、丙酸、乙酸、延胡索酸等,含量较高的主要是柠檬酸和苹果酸。

2. 黄酮类 鼠李柠檬素-23-O-鼠李糖苷、山柰酚-3-O-鼠李糖苷、鼠李素-3-O-鼠李糖苷、槲皮素-3-O-鼠李糖苷等。

3. 萜类 主要有蛇麻脂醇-20(29)-烯-7,15-二醇-3-棕榈酸酯、硬脂酸酯、花生四烯酸酯等三萜脂肪酸酯,主要三萜类成分为熊果酸。

4. 甾醇类 谷甾醇、菜油甾醇、豆谷甾醇、Δ^5-燕麦甾醇、胆甾醇和 Δ^7-豆谷甾醇及甾醇酯等。

5. 其他 2,2,6,6-四甲基哌啶酮、叔丁基脲、挥发油、糖类、脂类、超氧化物歧化酶及丰富的微量元素;还含有与其他水果含量近似的维生素 C 和维生素 B_1,但维生素 B_2 的含量是其他水果的数百倍。

【药理研究】

1. 驱虫 乌梅可使蛔虫活动增强且可使大部分蛔虫从引流胆囊中后退,这与乌梅具有收缩胆囊作用并可增加胆汁分泌、使胆汁趋于酸性和松弛胆道口括约肌有关。

2. 对平滑肌的作用 乌梅煎液能增强豚鼠离体膀胱逼尿肌张力,增加其收缩频率和收缩波平均振幅。

3. 抗菌 乌梅提取液在体外对大肠杆菌、痢疾杆菌、伤寒杆菌、副伤寒杆菌、霍乱杆菌、百日咳杆菌、变形杆菌、炭疽杆菌等均有抑制作用。

4. 抗肿瘤 乌梅水提液、醇提液具有抑制人原始巨核白血病细胞和人早幼粒白血病细胞生长,对这两种细胞的克隆形成都有不同程度的抑制作用。

5. 其他 抗早孕、抗过敏、抗氧化、解毒、抑凝血、抗纤溶活性、抗衰老和保肝等作用[1]。

【性味归经】 酸、涩,平。归肝、脾、肺、大肠经。

【功能主治】 敛肺止咳,涩肠止泻,生津止渴,安蛔止痛。用于肺虚久咳,久痢滑肠;虚热消渴;蛔厥呕吐、腹痛。

【临床应用】

1. 单方验方

(1)化脓性指头炎 乌梅肉加适量食醋研烂,或用乌梅 2 份,凡士林 1 份,制成乌梅软膏外敷,每日上药 1 次。此药对脉管炎所引起的指(趾)头溃疡也有效(《草医草药简便验方汇编》)。

(2)钩虫病 乌梅 15~30g,加水 500ml,煎成 120ml,清晨空腹 1 次服完,二煎在午餐前 1 次服下;或用乌梅去核,文火焙干研末,水泛为丸,每次 3~6g,每日 3 次,饭前服[2]。

(3)顽固性咳嗽 取陈皮 500g,沸水泡去白令极净,乌梅、大草青盐各 200g,浓煎取汁浸透,晒半干,再加入白糖 300g 拌匀,用薄荷叶盖上煮 30min 即可,每次 1 汤匙,每日 6 次,3 天为一个疗程[3]。

(4)足跟痛 乌梅 200g,加水 2000ml,水煎 40min,过滤去渣,加食醋 200ml,用生铁块 300g 左右烧红放入药液,2min 后取出,待药液温度适宜,浸泡足跟,每晚 1 次,浸泡 1h 左右。下次浸泡将药液加热,可重复使用[4]。

(5)小儿脱肛 乌梅 30g,五倍子 35g,白矾 15g,升麻 15g。先取五倍子 5g 研细末,过 120目筛备用。将上药每剂煎 2 次,每次取 300ml,于大便后熏洗约 10min,之后用五倍子粉均匀敷于脱出的肛管黏膜上,再将脱出肠肛管送回,适当休息,5 次为一个疗程[5]。

(6)鸡眼 乌梅 4~5g,剥除内核后加少许食醋捣烂,再加少许食盐混合均匀,配制成乌梅肉泥。贴用时先将鸡眼部位用温水洗净、揩干,将乌梅肉泥贴于其上,以无菌纱布包扎,每日换药 1 次,一般 7~14 日可治愈[6]。

(7)手足癣 乌梅 25g,金银花 50g。头煎 30min,复煎 25min,将两煎所得滤液 20~30ml

过滤去渣。用棉签蘸此液涂搽患处,每日 5 次[7]。

2. 配伍应用

(1)用于敛肺,涩肠

乌梅配甘草:敛肺止咳,涩肠止泻。用于久咳肺气浮散之症以及脾虚久泻,大肠滑泻不止,甚至脱肛不收。如乌梅煎(《太平圣惠方》)。

乌梅配艾叶、黄柏:祛寒温经,治痢止泻。用于痢下属虚寒者。如延年乌梅丸(《外台秘要》)。

(2)用于安蛔

乌梅配黄连:泄热除烦,制蛔止痛。用于肝胃热盛,不欲饮食,甚则烦躁,腹痛,面赤,心烦,舌赤,脉数,身热吐蛔。如乌梅丸(《伤寒论》)。

(3)用于生津

乌梅配木瓜:生津止渴,益脾和胃。用于胃阴不足,消化无力,食欲不振,口干少津,舌红,脉细。如乌梅木瓜汤(《证治准绳》)。

乌梅配麦冬:滋阴清热,养阴生津。用于消渴,喉干不可忍,饮水不止,腹满急胀者。

3. 鉴别应用

生乌梅、醋炙乌梅、乌梅炭:生乌梅长于生津止渴、敛肺宁咳、安蛔,多用于肺虚久咳、久泻久痢、虚热消渴、蛔厥腹痛。醋炙乌梅则加强其敛肺、安蛔作用,乌梅中主要成分为有机酸(苹果酸和枸橼酸),在植物体中常与金属离子结合成盐,醋炙可复成游离形式,发挥药理作用,多用于肺虚久咳、蛔厥腹痛,其作用较生品更强。炒炭后乌梅涩性增强,长于涩肠止泻、止血,多用于久泻久痢及便血、尿血、血崩等。

【用量用法】 水煎服,6~12g,大剂量可用至 30g。外用适量,捣烂或炒炭研末外敷。止血止泻宜炒炭用。

【使用注意】 外有表邪或内有实热积滞者不宜应用。

参考文献

[1] 张飞等 . 海峡药学,2006,18(4):21.
[2] 徐树楠 . 中药临床应用大全.石家庄:河北科学技术
    出版社,1999.
[3] 王强 . 医药导报,2002,21:28.
[4] 王治法 . 中医杂志,2002,7:494.
[5] 赵宝林 . 河北中医,1998,20(3):167.
[6] 王俊涛等 . 中国民间疗法,2003,11(3):34.
[7] 李淑华等 . 中国民间疗法,2010,18(4):18.

五倍子

【基源】 为漆树科植物盐肤木 *Rhus chinensis* Mill. 、青麸杨 *Rhus potaninii* Maxim. 或红麸杨 *Rhus punjabensis* Stew. Var. *sinica* (Diels)Rehd. et Wils. 叶上的虫瘿,主要由五倍子蚜 *Melaphis chinensis* (Bell)Baker 寄生而形成。

【成分研究】 五倍子主要含没食子酸、鞣质(五倍子鞣质)、树脂、脂肪、蜡质、淀粉等[1]。

【药理研究】

1. 收敛 五倍子中含有鞣酸,皮肤黏膜溃疡后接触鞣酸,其组织蛋白被凝固,形成一层被膜而呈收敛作用。

2. 止血 五倍子可使小血管被压迫收缩,血液凝固而有止血的效果。

3. 局麻 五倍子可引起神经末梢蛋白质沉淀而有微弱的局麻作用。

4. **解毒** 五倍子与金属、生物碱或苷类可形成不溶解化合物,可作为解毒剂。

5. **其他** 抗菌、抗病毒、止泻、抗突变及很强的清除自由基等作用[2]。

【**性味归经**】 酸、涩,寒。归肺、大肠、肾经。

【**功能主治**】 敛肺降火,涩肠止泻,固精止遗,敛汗止血,收湿敛疮。用于肺虚久咳,肺热痰嗽;久泻,久痢;自汗,盗汗;遗精,滑精;崩漏,便血痔血,外伤出血;皮肤湿疮,疮疖肿毒。

【**临床应用**】

1. 单方验方

(1)青少年牙龈出血 将五倍子 10g,研磨成粉末,用薄荷油适量调和成糊状,装瓶,指导患者进行口内按摩。用消毒棉签蘸取少量糊剂,在口内唇及舌侧牙龈反复做小圆形旋转加压按摩,再向牙冠方向施加力量,以清除牙龈下食物残渣并使药物渗透到龈缘内。每个牙龈区要反复按摩数次,初期会引起牙龈出血,但出血量会逐渐减少。按摩后立即漱口,按摩 3min,每日睡前 1 次,15 天为一个疗程[3]。

(2)压疮 将五倍子适量烘干,用粉碎机碎成细小粉末(过 120 目筛),然后用香油调匀备用。先用生理盐水棉球将疮口渗液或脓液拭去,露出新鲜组织,再将药膏适量涂于压疮创面上,最后用关节止痛膏固定,每日换药 2 次。嘱经常变换体位,避免病变部位受压及揉搓[4]。

(3)盗汗 五倍子 60g,枯矾 30g,何首乌 30g,共研细粉,用清水适量和匀,成饼敷肚脐,外用纱布缠绕,固定 48h 治疗一次,3 次为一个疗程[5]。

(4)小儿鞘膜积液 将五倍子乙醇提取液与五倍子水煎提取液混合,制备五倍子涂膜剂,洗净擦干患儿阴部,用干净消毒棉球将五倍子涂膜剂涂于阴囊肿物处,尽可能一次涂成,以免影响成膜效果。24h 换药一次,换药时揭去薄膜,洗净擦干后再如法涂药。7 日为一个疗程[6]。

(5)复发性口腔溃疡 五倍子研细粉末,过筛装瓶备用。用 0.9%氯化钠溶液含漱后,隔湿,用消毒药匙将药粉撒在溃疡面上,20min 后取出隔湿棉球,每日 1 次,连用 3 天[7]。

(6)银屑病 五倍子 100g,在瓦片上煅后研末,取其粉末 10g 在器皿中用醋调匀后涂于患处,每日 2 次,7 天为一个疗程[8]。

2. 配伍应用

(1)用于收湿敛疮

五倍子配大黄:收湿敛疮,清热通腑。用治肿毒。如五倍子散(《圣济总录》)。

五倍子配蔓荆子:收湿敛疮,疏风散热。用于风毒上攻,眼肿痒涩痛不可忍者,或上下睑眦赤烂,浮肉瘀翳侵睛等。如神效驱风汤(《证类本草》)。

(2)用于涩肠止泻

五倍子配龙骨、茯苓:涩精止遗,安神。用于心肾两亏,小便白浊,梦寐频泄。如秘传玉锁丹(《太平惠民和剂局方》)。

3. 鉴别应用

五味子、五倍子:两者不仅名称相似,且功用亦相近,均味酸收敛,有敛肺止咳、敛汗止汗、涩精止遗、涩肠止泻的作用。都可用于肺虚久咳、自汗盗汗、遗精滑精、久泻不止等。但五味子性偏温,酸敛之中,尚有滋肾之性;五倍子性寒,功专收敛,又能降火,而无滋补之功。

【**用量用法**】 水煎服,3~9g。入丸、散服,每次 1~1.5g。外用适量。

【**使用注意**】 五倍子含大量鞣质,外敷黏膜或创伤面积不宜过大,以免吸收鞣质过量致肝脏损伤。湿热泻痢者忌服。

参考文献

[1] 孔增科等.常用中药药理与临床应用.赤峰:内蒙古科学技术出版社,2005.
[2] 蒲春霞.现代临床医学,2005,31(2):119.
[3] 卢春生等.吉林医药学院学报,2004,27(2):93.
[4] 焉洁.河北中医,2004,26(8):581.
[5] 杨修策.光明中医,2003,2:43.
[6] 吕仁柱.中医外治杂志,2004,13(2):15.
[7] 徐英新.辽宁中医杂志,2008,35(3):388.
[8] 杨桂芹等.中国乡村医生杂志,2001,2:40.

罂粟壳

【基源】　为罂粟科植物罂粟 *Papaver somniferum* L. 的干燥成熟果壳。

【成分研究】　罂粟壳主要含吗啡、可待因、那可汀、地巴应、那碎因、罂粟碱、罂粟壳碱及多糖等。

【药理研究】

1. **镇痛**　吗啡有显著的镇痛作用,并有高度选择性,镇痛时不但患者意识不受影响,其他感觉也存在。

2. **催眠**　吗啡有催眠作用,但睡眠浅而易醒,不能视为真正的催眠药。

3. **抑制呼吸**　吗啡对中枢有高度的选择性抑制作用,在低于镇痛剂量时对呼吸有抑制作用,而地巴因与那碎因对呼吸有兴奋作用。

4. **止咳**　吗啡有很强的止咳作用,那可汀具有与可待因相等的镇咳作用。

5. **对平滑肌的作用**　吗啡可治便秘,那碎因有刺激小肠蠕动的作用,而罂粟碱能抑制肠平滑肌,但作用较弱。大剂量吗啡可使支气管收缩,但在治疗剂量时却罕有发生,吗啡还有显著的缩瞳作用。

6. **对心血管系统的作用**　那可汀能抑制心肌,但在止咳剂量时这些作用不出现;那碎因能强烈降低血压作用[1]。

【性味归经】　酸、涩,平;有毒。归肺、大肠、肾经。

【功能主治】　敛肺止咳,涩肠止泻,止痛。用于久咳,久泻,久痢;胃痛,腹痛,筋骨疼痛。

【临床应用】

1. **单方验方**

(1)久痢不止　罂粟壳醋炙为末,蜜丸弹子大,每服 1 丸,水 200ml,姜 3 片,煎汤温服(《本草纲目》)。

(2)久嗽不止　粟壳去筋,蜜炙为丸,蜜汤下(《世医得效方》)。

(3)突发性耳聋　以罂粟碱 60mg 溶于 10% 葡萄糖溶液 500ml 中,静脉滴注,每日一次,10 次为一个疗程,间隔 3~5 天继续第二个疗程,共治疗 3~6 个疗程。以第 1~2 个疗程疗效最明显,未见其他明显不良反应[2]。

(4)小儿泄泻　如无发热及其他并发症时即给予罂粟壳 3~10g,用醋炙后加水 100~150ml,煎沸 10min,取汁 30~80ml,放凉后灌肠并保留 20~30min,每日 2 次,如肛周湿红、热象明显或下痢脓血便者,可加黄芩、黄柏各 5~10g 以清热燥湿、止泻止痛[3]。

(5)顽固性呃逆　取干燥、无霉变的罂粟壳适量,研末备用,治疗时取罂粟壳 15g 用纸卷点燃,用鼻深嗅其烟,每次约 5min,每日 2 次。另取罂粟壳 12g,开水冲泡代茶服[4]。

2. 配伍应用

罂粟壳配麻黄:敛肺止咳,宣肺平喘。用于咳嗽已久,肺气不收,干咳少痰,咳嗽不止,甚则影响睡眠等(《施今墨对药》)。

罂粟壳配乌梅:敛肺涩肠,止咳止泻。用于肺气浮散,气不归元之咳喘无力,久嗽不止无痰或少痰,咳甚则自汗出或下焦滑脱之久泻久痢。

罂粟壳配肉豆蔻:涩肠止泻,温中健脾。用于久泻无度,脾虚肠滑。

3. 鉴别应用

(1)罂粟壳、诃子　两者的酸收之性相似,均能涩肠止泻、敛肺止咳,凡上焦肺虚久咳、中焦虚寒久泻久痢之证,两药可配伍应用。然罂粟壳以收敛固气为主,敛肺涩肠又能固肾气,且有较好的止痛作用,常用治胃痛、腹痛及心腹筋骨诸痛;而诃子性偏寒凉,下气降火,利咽消痰开音较好,常用于久嗽失音不能言语者。

(2)罂粟壳生品、蜜炙品、醋炙品　三者均以敛涩之功见长。生品应用面较广,蜜炙和醋炙罂粟壳应用针对性较强。蜜炙品主要用于肺虚久咳,如《世医得效方》治久咳不止,用罂粟壳去筋,蜜炙为末,蜜汤送服。醋炙品主要用于滑泻久痢,如《本草纲目》治久痢不止,用罂粟壳醋炙品为末,蜜丸如弹子大,姜3片,煎汤送服。

【用量用法】　水煎服,3～6g。止咳蜜炙用,止痛止泻醋炙用。

【不良反应】　罂粟壳主要含吗啡、可待因、罂粟碱等。大剂量服用可引起中枢性呕吐、缩瞳及抽搐。严重中毒者可出现昏迷、大汗、面色苍白、口唇发绀、呼吸深度抑制、瞳孔缩小、血压极度降低,甚至休克等[5]。

【中毒救治】　急性中毒时,先用黄酒20～30滴,加入温开水中,让患者饮服。然后反复洗胃,洗胃后再用20%药用炭混悬液及50%硫酸镁溶液注入胃内。对症治疗及保护肾脏。呼吸抑制者用呼吸中枢兴奋剂;呼吸衰竭者给吸氧(含5% CO_2 的氧气),施行人工呼吸,也可用阿托品、盐酸烯丙吗啡等。

【使用注意】　罂粟壳内服易成瘾,故应严格控制使用,不宜过量或长期服用。咳嗽、泻痢初起邪实者忌服。婴儿、孕妇及哺乳期、肺源性心脏病、支气管哮喘患者忌服。

参考文献

[1] 颜正华. 中药学. 第2版. 北京:人民卫生出版社,2006.

[2] 冯照远等. 中华耳鼻咽喉科杂志,1984,19(1):5.

[3] 张慧芳. 西藏医药杂志,1999,20(2):23.

[4] 刘广庆. 中医外治杂志,1995,5:20.

[5] 夏丽英. 现代中药毒理学. 天津:天津科技翻译出版公司,2005.

诃　子

【异名】　诃黎勒。

【基源】　为使君子科植物诃子 *Terminalia chebula* Retz. 或绒毛诃子 *Terminalia chebula* Retz. var *tomentella* Kurt. 的干燥成熟果实。

【成分研究】

1. 三萜酸类　包括有2α-羟基马可莫酸、马斯里酸、2α-羟基乌苏酸、粉蕊黄杨醇酸、阿江榄仁素、阿江榄仁酸、诃子醇等。

2. 鞣质类　诃子含鞣质,其成分为诃子酸、诃黎勒酸、诃子次酸、1,3,6-三没食子酰葡萄糖、1,2,3,4,6-五没食子酰葡萄糖、鞣云实精、原诃子酸等。

3. **氨基酸类** 天冬氨酸、谷氨酸、精氨酸、赖氨酸、脯氨酸等。

4. **酚酸类** 并没食子酸、没食子酸、没食子酸三甲酯,以及莽草酸、去氢莽草酸、奎宁酸等。

5. **其他** 番泻苷A、鞣酸酶、多酚氧化酶、过氧化物酶、抗坏血酸氧化酶、阿拉伯糖、果糖、葡萄糖等。

【药理研究】

1. **抗菌** 诃子对4~5种痢疾杆菌都有效,尤以诃子壳为佳。诃子水煎液除对各种痢疾杆菌有效外,对绿脓杆菌、白喉杆菌作用也较强。诃子在体外有良好的抗伤寒杆菌作用。

2. **强心** 大剂量诃子苯及氯仿提取物具有中等强心作用,而乙酸乙酯、丁酮、正丁醇和水提取物具有很强的强心作用。

3. **抗氧化** 诃子对活性氧有清除作用,诃子提取的鞣质亦有抵抗氧自由基和促癌物的作用。

4. **其他** 解痉、先致泻而后收敛、抗肿瘤及抗艾滋病毒等作用[1]。

【炮制研究】 诃子止泻主要是通过抑制肠蠕动和鞣质收敛的综合作用来实现的。炮制后鞣质含量增加,抑制肠蠕动作用增强。这与传统理论诃子"煨熟温胃固肠"的认识相一致。

诃子炮制常采用煨法,从现代实验结果、生产成本、简化操作等方面综合考虑,以麸煨为佳。诃子核中鞣质含量低,作用很弱,而其重量约占果实的50%。因此,诃子入药前去核十分必要[2]。

【性味归经】 苦、酸、涩,平。归肺、大肠经。

【功能主治】 涩肠止泻,敛肺止咳,利咽开音。用于久泻久痢,便血脱肛;肺虚喘咳,久嗽不止,咽痛音哑。

【临床应用】

1. 单方验方

(1)口疮经久不愈 诃子5个,冰片一份。共研匀细,不时掺入少许,口含徐徐咽下(《本草汇言》)。

(2)急性湿疹 诃子100g,水500ml,加米醋500ml,煮沸即可,用药液浸洗或湿敷患部,每次30min,每日3次,每日1剂[3]。

2. 配伍应用

(1)用于涩肠敛肺

诃子配人参:涩肠敛肺,健脾补肺。用于肺气虚损之咳嗽无力、动则气促或久嗽失音者;脾虚滑泄、久泻久痢者;气虚下陷之脱肛者。如真人养脏汤(《证治准绳》)。

诃子配干姜:温中摄肠止泻。用于脾阳不足之久泻脱肛。如诃子皮饮(《兰室秘藏》)。

诃子配乌梅:酸涩收敛,止咳止泻。用于久咳不止,久泻脱肛。

诃子配黄连、木香:清利湿热,理气化滞。用于治疗泻痢日久,腹痛而有热者。如诃子散(《保命集》)。

(2)用于利咽开音

诃子配陈皮:降火利咽,健脾化痰。用于咽喉不爽,声音嘶哑等。

诃子配桔梗、甘草:宣肺利咽,开音止咳。用于音哑、音嘶诸证(慢性咽炎,喉头息肉等喉部疾患)。如诃子汤(《宣明论方》)。

3. 鉴别应用

(1)五味子、诃子　两药均能敛肺止咳、涩肠止泻、涩精止带。诃子利咽开音,五味子生津济源以润肺,故对肺虚燥咳及久咳失音有协同治疗作用。对于遗精带下之证两药也可配伍应用。但五味子止泻偏于治疗肾虚之五更泄泻,诃子偏于治疗脾虚脏寒之久泻;五味子有敛心气生津液、固卫气止自汗作用,为诃子所不具。

(2)诃子、肉豆蔻　两者均能涩肠止泻,皆为治疗久泻久痢的常用药。诃子收涩作用优于肉豆蔻,临床上不仅用于久泻久痢,也常用于崩漏带下、遗精尿频等。肉豆蔻长于温中暖脾、涩肠止泻,适宜于虚寒性久泻久痢。另外,诃子善于敛肺止咳、下气降火、利咽,常用于久咳咽痛失音;肉豆蔻能下气行滞止痛,可用于虚寒性脘腹胀痛、呕吐等。

【用量用法】　水煎服,3～9g。涩肠止泻宜煨用,敛肺止咳、利咽开音宜生用。

【制剂与成药】　红白痢症丸:由诃子肉、鸦胆子肉去油、乌梅肉、木香、红茶叶等分制丸。用于红白痢疾、水泻症。口服,每次2g,每日3次。

【使用注意】　外有表邪、内有湿热积滞者忌服。

参考文献

[1] 张海龙等.沈阳药科大学学报,2001,18(6):452.　　社,2003.
[2] 叶定江等.中药炮制学.上海:上海科学技术出版　[3] 张季高等.中西医结合杂志,1988,8(7):442.

赤石脂

【基源】　为硅酸盐类矿物多水高岭石族多水高岭石,主含四水硅酸铝[$Al_4(Si_4O_{10})(OH)_8 \cdot 4H_2O$]。

【成分研究】　赤石脂中含有水化硅酸铝及铁、锰、镁、钙的氧化物。

【药理研究】

1. 收敛　赤石脂能吸附消化道内有毒物质、细菌毒素及食物异常发酵的产物,并保护消化道黏膜,治疗胃肠道出血。

2. 对血浆钙化时间的作用　赤石脂能显著缩短家兔血浆钙化时间。

3. 对磷的吸附作用　家兔黄磷烧伤后,创面应用赤石脂吸附磷,并服用绿豆汤治疗,可降低血磷,促进尿磷排泄并降低死亡率[1]。

【炮制研究】　赤石脂中黏土矿物组分是决定其化学性质的主要成分,赤石脂中铁化合物的物相组成、粒度等对铁的溶出率影响很大。生品入汤剂的水溶出率为0.34%,煅品入汤剂水溶出率为0.66%,这与煅制过程中高岭石与共存矿物颗粒间充分崩解增大自由界面有关。镁、铁、钙以及微量元素相对集中于酸溶液,说明共存的碳酸盐褐铁矿较高岭石富集有多种微量元素。这一点对生、煅赤石脂是一致的[2]。

【性味归经】　甘、酸、涩,温。归大肠、胃经。

【功能主治】　涩肠止泻,收敛止血,生肌敛疮。用于久泻久痢,大便出血,崩漏带下;外治疮疡久溃不敛,湿疮流水、外伤出血等。

【临床应用】

1. 单方验方

(1)烧伤　赤石脂、冰片,用量比例为10:1,将两药分别研成细末,过筛,和匀,密贮于瓷瓶(广口玻璃瓶也可)内备用。凡烧伤面未溃烂而有水疱者,局部消毒后以消毒三棱针刺破水疱,待积液排净,局部用盐水洗净,用药棉拭干,再将药末调入生菜油中涂敷患处,每天换药 1次;如烧伤部已溃者,则先用生理盐水洗净溃面,再用药末撒于溃面,亦可用菜油调敷,并以消毒纱布覆盖患面,每天换药 1 次[3]。

(2)药物所致腹泻　赤石脂 20～40g,碾成粉末,加入少量开水调匀,待温热时吞服或鼻饲导入,每日 2～4 次[4]。

(3)小儿脱肛　用石榴皮(鲜者佳,干者亦可)30～60g 煮水外洗肛门,然后将赤石脂(研为极细面)均匀洒在敷料上,敷托住肛门用胶布固定[5]。

2. 配伍应用

(1)用于涩肠止泻

赤石脂配禹余粮:涩肠止泻,止血生肌。用于下元不固,久泻久痢不止,脱肛,便血,崩漏带下。如赤石脂禹余粮汤(《伤寒论》)。

赤石脂配干姜:温脾散寒,涩肠止泻。用于少阴病,脾肾阳虚,肠失固摄所致的便下脓血,日久不愈,腹痛绵绵,喜温喜按等。如桃花汤(《伤寒论》)。

赤石脂配白石脂:涩肠止泻,止血固精。用于久泻,久痢,便血,崩漏带下,月经过多,男子遗精等症。

(2)用于收敛止血

赤石脂配海螵蛸:收涩止血,温补肾阳。用于虚寒型月经过多。如赤石脂散(《太平圣惠方》)。

(3)用于收湿敛疮

赤石脂配龙骨:收湿敛疮,生肌。用于疮疡久溃不敛、烫伤、湿疹等。

3. 鉴别应用

赤石脂、五倍子:两药均具有涩肠止泻、收敛止血的作用,用于久泻、久痢及崩漏下血或便血痔血。但五倍子酸涩收敛,性寒,能清肺中浮热,既能敛肺止咳,又有清热降火之功,用于肺虚久咳或肺热痰嗽。赤石脂甘温而酸涩,无清热作用。此外,赤石脂外用敛疮生肌作用较好,多用于疮疡久溃不敛等症。

【用量用法】　水煎服,10～20g。外用适量,研细末撒患处或调敷。

【使用注意】　湿热积滞泻痢者忌用。孕妇慎用。

参考文献

[1] 颜正华. 中药学. 第 2 版. 人民卫生出版社,2006.
[2] 李大经等. 中国矿物药. 北京:地质出版社,1988.
[3] 陶昔安. 四川中医,1985,8:53.
[4] 许树柴. 时珍国药研究,1993,8(4):39.
[5] 解秀英等. 吉林中医药,1990,5:32.

石 榴 皮

【基源】　为石榴科植物石榴 *Punica granatum* L. 的干燥果皮。

【成分研究】　石榴皮中有鞣质、蜡、树脂、甘露醇、糖、树胶、菊粉、黏质、没食子酸、苹果酸、果胶、草酸钙、异槲皮苷、石榴皮碱及多种氨基酸,如天冬氨酸、苏氨酸、丝氨酸、谷氨酸等。

【药理研究】

1. 抗病毒　鞣质是一种具有沉淀蛋白质特性的水溶性多元酚类化合物,抗病毒功能就是利用这一特性。

2. **抗菌** 石榴皮中的鞣质因其能凝固微生物体内的原生质及影响多种酶活性而对多种细菌、真菌有抑制作用。

3. **抗癌** 石榴皮有显著的抗乳腺癌特性,石榴皮可以代替雌激素预防绝经后妇女心脏病和骨质疏松,而且它能选择性破坏雌激素依赖的肿瘤细胞。

4. **对免疫系统的作用** 口服石榴皮悬浮液能刺激家兔的细胞免疫和体液免疫。

5. **对胃的保护作用** 石榴皮中的没食子酸能抑制胃酸分泌,使胃不受坏死性介质影响[1]。

【性味归经】 酸、涩,温。归大肠经。

【功能主治】 涩肠止泻,收敛止血,杀虫。用于久泻,久痢;便血,崩漏,带下;虫积腹痛。

【临床应用】

1. 单方验方

(1)久痢不瘥 陈石榴焙干为细末,米汤调下三四钱(《普济方》)。

(2)汤火烫伤 石榴果皮适量。研末,麻油调搽患处(《贵州草药》)。

(3)牙龈出血不止 取石榴皮适量,煎水。漱口,不能咽下(《祖传秘方大全》)。

(4)小儿轮状病毒性肠炎 石榴皮经粉碎为粗末,密封保存。2～6 月龄者每日 0.3～0.5g,6 个月～1 岁者每日 0.5～1g,1～2 岁者每日 1～2g。水煎沸后煮 5min 即可,取汁 30～60ml,每次 10～20ml,每日 3 次,连用 5 天[2]。

(5)烧伤 取石榴皮 500g,用清水洗净后放入锅内加水 500ml,文火煎至 250ml,滤过后置瓶中备用。创面经清洗后用浸有药液之纱布块外敷。观察创面,如无渗液,纱布块干燥不必换药,直至痊愈纱布块自行脱落。如纱布块被渗出液浸湿,应及时去除、重新更换浸有药液的纱布块,至痊愈纱布块自行脱落。儿童患者取包扎法,创面用成人方法处理完后再用无菌纱布予以包扎,外面用弹力绷带舒松固定[3]。

(6)痔疮 石榴皮 100g,烘干后研细末,装入胶囊中,每粒胶囊 0.3～0.5g。每次 4 粒,每日 3 次口服,3 周为一个疗程,不愈者可续服第 2 疗程。习惯性便秘者每日上午配合服用通便灵胶囊 2 粒[4]。

(7)鸡眼 将石榴皮粉碎,研成细末,过 60 目筛后与蜂胶混合即得膏样物质。使用时将蜂胶石榴皮膏涂鸡眼表面[5]。

2. 配伍应用

(1)用于涩肠止泻

石榴皮配黄连:清热燥湿,涩肠止泻。用于治疗赤白下痢,久泻不止。

石榴皮配香附:收敛止泻,调理气机。用于产后泄泻而无邪者。

石榴皮配熟艾叶:涩肠止泻,温经止痛。用于产妇暴泻不止,腹痛。如石榴皮汤(《产经方》)。

(2)用于驱虫

石榴皮配槟榔:驱虫止痛。用于诸虫心痛不可忍,多吐酸水。如石榴皮散(《太平圣惠方》)。

3. 鉴别应用

(1)石榴皮、石榴根皮 石榴根皮的作用与石榴皮相似,具有涩肠止泻、固崩止血、驱虫及杀虫止痒等作用。但石榴根皮的杀虫力强,主要用于虫积腹痛,且有毒性,服后对胃有刺激,故胃病患者不宜使用。

(2)生石榴皮、石榴皮炭 驱虫必须生用,治疗崩漏下血,则以炒炭为佳;用于泻痢则生品或炒炭品均可。一般脾虚久泻,可选用石榴皮炭,菌痢则宜生用。

(3)诃子、石榴皮 两药均能涩肠止泻,用于久泻、久痢、脱肛。但诃子苦酸涩,性平,既能敛肺下气止咳,又能清肺利咽开音,用于肺虚久咳、失音。石榴皮酸涩,性温,尚有杀虫、涩精、止带、止血的作用,用于蛔虫、蛲虫、绦虫等肠道寄生虫病及遗精、带下、崩漏等。

【用量用法】 水煎服,3～9g。驱虫生用,止血宜炒炭用。

【不良反应】 石榴皮所含生物碱有一定毒性,用量过大可引起轻度中毒,出现眩晕、视物模糊、小腿痉挛、蚁走感、震颤。严重者致恶心、呕吐、腹泻、头痛、反射亢进、惊厥,继则肌肉软弱无力、瞳孔散大、视力障碍、复视、虚脱,甚至呼吸肌麻痹而致死[6]。

【使用注意】 石榴皮有一定毒性,用量不宜过大以免中毒。部分地区有将石榴根皮入药,亦简称石榴皮,主要用于驱虫,但其毒性较大,且对胃黏膜有刺激性。注意鉴别应用。

参考文献

[1] 杨丽平等. 云南中医中药杂志,2004,25(3):45.
[2] 林秀珍. 中古国社区医生,2004,3:35.
[3] 王宝山. 吉林中医药,1983,4:29.
[4] 郭建山. 中国民间疗法,1997,6:40.
[5] 何宗战. 中国临床医生,2001,29(6):23.
[6] 郭晓庄等. 有毒中草药大辞典. 天津:天津科技翻译出版公司,1992.

肉豆蔻

【基源】 为肉豆蔻科植物肉豆蔻 *Myristica fragrans* Houtt. 的干燥种仁。

【成分研究】 肉豆蔻中含挥发油,并含肉豆蔻醚、丁香酚、异丁香酚等。

【药理研究】

1. 对心血管系统的作用 肉豆蔻对单胺氧化酶有中度抑制作用,可引起血管状态不稳定、心率加快等。

2. 对中枢神经系统的作用 肉豆蔻挥发油可缩短由乙醇引起的鸡睡眠时间延长,该作用可能与抑制单胺氧化酶有关。此外,通过腹腔注射其挥发油丁香酚类能使小鼠翻正反射消失。

3. 对胃肠平滑肌的作用 肉豆蔻水煎液基本无止泻作用,挥发油是止泻的主要成分,其抑菌止痢的主要成分为丁香酚类。

4. 抗肿瘤 肉豆蔻对3-甲基胆蒽烯诱发的小鼠子宫癌、甲基苯并蒽诱发的小鼠皮肤乳头状瘤有一定抑制作用;肉豆蔻醚能明显提高肝和其他靶组织中谷胱甘肽 S-转移酶(GST)活性,能使活体产生肝 DNA 附加体,表明有癌症预防作用。

5. 其他 抗血小板聚集、抗炎、镇痛等[1]。

【炮制研究】 肉豆蔻主要含挥发油、脂肪油等化合物,生品内服有滑肠之弊,且具有较强的刺激性。肉豆蔻醚具有毒性,有致幻作用。所以,肉豆蔻内服通常都制用,以降低挥发油和脂肪油及毒性成分含量。

肉豆蔻炮制,历代均以煨法为主。煨法常用辅料有面粉、麦麸、滑石粉等。从效果、成本、操作等方面综合考虑,以麸煨为好。煨制的温度和时间是影响炮制品质量的主要因素。有学者研究发现肉豆蔻醚含量,基本上随温度升高和时间延长而降低。麦麸煨以130～150℃,20min 为宜。其制品中挥发油含量较生品减少约20%,肉豆蔻醚含量通常可减少30%[2,3]。

药理实验表明,各种煨肉豆蔻的水煎剂,对家兔离体回肠肠管均呈抑制作用,而生品水煎液对肠管略呈兴奋作用;煨肉豆蔻对小鼠腹泻有很好的止泻作用[4]。

【性味归经】 辛,温。归脾、胃、大肠经。

【功能主治】 涩肠止泻,温中行气。用于脾胃虚寒,久泻不止,脘腹胀痛,食少呕吐。

【临床应用】

1. 单方验方

腹泻:肉豆蔻 15g,雄黄 1g,共研为粉剂。取研好的粉剂 1~2g(能盖满脐部为准),置于玻璃片上或瓶盖内,用陈醋 1~3 滴稍加搅拌(不要成糊状)。用竹签取追风膏药泥约 1.5g,在火上熔化后,均匀地摊在半张伤湿止痛膏胶布中央,直径比脐周大出约 0.1cm。将拌好的药粉先放于脐上,再用备好的伤湿止痛膏胶贴好即可。每天或隔日换 1 次[5]。

2. 配伍应用

肉豆蔻配补骨脂:脾肾双补,涩肠止泻。用于脾肾虚寒,五更泻,肠鸣腹痛。如四神丸(《证治准绳》)。

肉豆蔻配诃子:温中涩肠,止泻。用于久泻,久痢,证属脾肾两虚者。如加味四君子汤(《世医得效方》)。

肉豆蔻配木香:温中调胃,宽肠行气。用于脾胃虚寒,不思饮食,脘腹满或痛,或呕吐诸证,类似于慢性胃炎,消化不良者。如豆蔻木香丸(《普济方》)。

肉豆蔻配罂粟壳:温中涩肠,止泻止痛。用于久泻而腹痛者。如肉豆蔻丸(《是斋百一选方》)。

3. 鉴别应用

草豆蔻、肉豆蔻:两药均具有温中、行气、止呕的作用,用于胃寒气滞呕吐。但草豆蔻芳香温燥,长于燥湿化浊、温中散寒、行气消胀,故脾胃寒湿偏重、气机不畅者宜之,亦用于脾虚久泻。肉豆蔻长于涩肠止泻,且有温中行气的作用,用于胃寒气滞、胃寒胀痛、食少呕吐及脾胃虚寒久泻者。

【用量用法】 水煎服,3~9g。入丸散服,每次 0.5~1g。须煨熟去油用。

【不良反应】 肉豆蔻所含发挥油中有肉豆蔻醚等有毒物质,有中枢兴奋作用,并能增强5-羟色胺的作用。一次服肉豆蔻粉 7.5g,可引起眩晕乃至谵妄与昏睡,大剂量服用甚至可致死[6]。

【使用注意】 肉豆蔻入药须经炮制,煨用,既增强了止泻作用,又使所含肉豆蔻醚明显减少,以降低不良反应的发生率。用量不宜过大。湿热泻痢者忌服。

参考文献 ··

[1] 张子英等 . 内蒙古医学杂志,2007,39(4):458.

[2] 贾天柱等 . 中国中药杂志,1991,16(5):275.

[3] 李铁林等 . 中国中药杂志,1990,15(8):23.

[4] 叶定江等 . 中药炮制学 . 上海:上海科学技术出版

社,2003.

[5] 张爱芬 . 中国民间疗法,2002,10(8):21.

[6] 陈冀胜等 . 中国有毒植物 . 北京:科学出版社,1987.

第三节 固精缩尿止带药

山茱萸

【异名】 山萸肉。

【基源】 为山茱萸科植物山茱萸 *Cornus officinalis* Sieb. et Zucc. 的干燥成熟果肉。

【成分研究】

1. **有机酸及酯类**　没食子酸、苹果酸、酒石酸、原儿茶酸和3,5-二羟基苯甲等。

2. **五环三萜酸及其酯类**　2α-羟基熊果酸、齐墩果酸、熊果酸等。

3. **环烯醚萜类**　马鞭草苷(即山茱萸苷)、莫诺苷、马钱子苷、獐牙菜苷、7-O-甲基莫诺苷、7-脱氢马钱苷、脱水莫诺苷元、山茱萸新苷等。

4. **鞣质类**　共分得11个鞣质类化合物,包括4个没食子酸鞣质和7个鞣花鞣质,其中3个为含橡菀酰基的鞣花鞣质,最新又发现了单没食子酰景天庚酮糖苷。

5. **氨基酸类**　天冬氨酸、苏氨酸等17种氨基酸。

6. **微量元素及其他成分**　含23种矿物质元素,如铁、铝、钙、铍、锰、锌、钠、磷等。其他成分还有5-羟甲基糠醛、5,5'-二甲基糠醛醚等。

【药理研究】

1. **调节免疫**　山茱萸水提物中糖类表现为免疫增强作用,总苷表现为免疫抑制作用,马钱子素对免疫系统有双向调节作用。熊果酸有一定的免疫抑制作用,且可抗感染,具有杀细胞及杀菌作用。

2. **抗炎**　山茱萸总苷对大鼠佐剂性关节炎有显著抑制作用,此实验显示了山茱萸总苷的抗炎及免疫抑制作用。

3. **降糖**　山茱萸乙醚提取物及其有效成分具有明显的降低尿糖作用,乌苏酸(熊果酸)是山茱萸抗糖尿病的活性成分。

4. **抗休克**　山茱萸注射液能增加心肌收缩力,提高心脏效率,扩张外周血管,增加心脏泵血功能,有利于失血性休克的治疗。

5. **抗氧化**　山茱萸鞣酸能抑制脂质过氧化,阻止脂肪分解,也能抑制肾上腺素和肾上腺皮质激素促进脂肪分解的作用;水煎剂对大鼠心肌SOD活力有明显的提高作用。

6. **其他**　利尿降压、抑菌、保肝、抗癌及升白等[1]。

【炮制研究】　山茱萸药性平和,微温不燥。临床上除敛汗生用外,补肝肾均以制用为主。清蒸品与酒蒸品作用大致相同,但酒蒸品温性及流通血脉作用较清蒸品强,故温补肾阳的方剂及治腰部疼痛、胁肋或心腹痛伴有肝肾不足者,用酒蒸品效果稍胜一筹。

【性味归经】　酸、涩,微温。归肝、肾经。

【功能主治】　补益肝肾,涩精固脱。用于眩晕耳鸣,腰膝酸痛,阳痿;遗精、遗尿,尿频;崩漏下血,月经过多;大汗虚脱,内热消渴。

【临床应用】

1. 单方验方

(1)肩周炎　山茱萸(去核)35g,水煎,分2次服,每日1剂。病情好转后,代茶泡服[2]。

(2)复发性口腔溃疡　以干山茱萸400g,碾碎成末,陈醋200ml,备用,每晚睡前取粉末10g,陈醋调成糊丸,敷于双足涌泉穴,纱布包扎,次晨揭开洗净,10日为一个疗程,连敷4个疗程,疗程间隔10天[3]。

(3)糖尿病　山茱萸、五味子、丹参各30g,黄芪40g。水煎服,每日1剂,分2～3次服。1个月为一个疗程[4]。

2. 配伍应用

山茱萸配白术:益气健脾,固冲摄血。用于肝肾亏损、冲任不固所致的崩漏下血及月经过多。如固冲汤(《医学衷中参西录》)。

山茱萸配人参:益气敛阴固脱。大剂量煎服,用于冷汗不止,元气耗散,气息欲断。如摄阳汤(《辨证录》)。

山茱萸配牡蛎:敛阴止汗,救亡固脱。用于自汗,盗汗诸症;男子遗精、滑精,女子带下诸症。如来复汤(《医学衷中参西录》)。

山茱萸配补骨脂:温补肾气,固精缩尿。用于肾阳不足,阳痿,遗精、遗尿。如草还丹(《扶寿精方》)。

3. 鉴别应用

(1)山茱萸、吴茱萸 两药虽仅一字之别,但功效迥异。山茱萸补益肝肾,主治肝肾亏虚证和气血滑脱诸证。吴茱萸散寒止痛,温中止呕,助阳止泻,主治寒滞肝脉诸痛证,胃寒呕吐及虚寒泄泻。

(2)山茱萸、五味子 两药均能补养肝肾,具收敛固摄之功。但五味子以敛为主,入肺而止喘咳,入心而治心烦口渴,入肾可固肾滋肾水。山茱萸则偏于滋补肝肾,敛阴阳欲绝之汗,其作用强于五味子,且于收敛之中兼具补益之性,大收元气,振作精神,固涩滑脱,用于肝肾亏虚、头晕目眩、腰膝酸软、阳痿、遗精、遗尿、崩漏下血及月经过多、大汗不止、体虚欲脱证。

【用量用法】 水煎服,6～12g;急救固脱 20～30g。

【使用注意】 素有湿热致小便淋涩者,不宜应用。

参考文献

[1] 贾德贤等. 中国中医药信息杂志,2002,7,9.

[2] 宋麒. 中医杂志,1984,11:35.

[3] 刘智敏. 新中医,1992,3:16.

[4] 李寿森. 中医杂志,1992,11:25.

覆盆子

【基源】 为蔷薇科植物华东覆盆子 *Rubus chingii* Hu 的干燥果实。

【成分研究】

1. 萜类 覆盆子叶中含有二萜类成分,果实中却含有三萜类成分,日本覆盆子果实中分得乌苏烷型三萜苷成分。

2. 微量元素 覆盆子主要含与人体代谢密切相关的铜、锌、铁、钴、锰五种微量元素,果实中所含锰元素普遍较高。

3. 其他 氨基酸、挥发油、黄酮、鞣花酸、α-谷甾醇等。

【药理研究】

1. 抗诱变 覆盆子水溶液提取物在 Ames 实验、小鼠骨髓微核实验、SOS 显色反应中,对阳性诱变物具有很强的诱导抑制作用,但对磷酸肌酸(CP)诱导小鼠微核率(MNR)的抑制作用不明显。

2. 改善学习能力、延缓衰老 覆盆子可明显缩短衰老模型小鼠的游泳潜伏期,降低脑MAO-B 活性。说明覆盆子具有改善学习记忆能力、延缓衰老作用。

3. 增强免疫 覆盆子水提取液、醇提取液、粗多糖和正丁醇组分均有明显的促进淋巴细胞增殖作用,而增强免疫。

4. 对下丘脑-垂体-性腺轴的作用 覆盆子水提取液能降低下丘脑黄体生成素释放激素(LHRH)、垂体促排卵素(FSH)、黄体生成素(LH)水平,升高睾酮水平,而促进胸腺 LHRH 合成可能是其促进细胞免疫功能的途径之一[1]。

【性味归经】 甘、酸,温。归肝、肾经。

【功能主治】 益肾,固精,缩尿。用于肾虚遗尿,小便频数,阳痿早泄,遗精滑精,及肝肾不足,目暗不明。

【临床应用】

1. 单方验方

(1)阳事不起 覆盆子酒浸,焙干为末,每次服 10g,温酒下(《濒湖集简方》)。

(2)肺虚寒,小便频数 覆盆子取汁,加蜜少许,同煎熬成膏,每服 3g,每日 3～4 次(《本草衍义》)。

(3)遗尿 取覆盆子 30g,加水 2 碗,文火煎至 1 碗,去渣取汤,再用药汤煮猪瘦肉 100～150g,不加料。肉熟服食,每天 1 次,2～3 次可愈(《家庭偏方秘方验方大全》)。

2. 配伍应用

(1)用于益肾固精

覆盆子配蛇床子:温肾阳,益精气,除寒湿。用于男子精寒不育之症。

覆盆子配菟丝子:益肾固精,补肾助阳。用于肾虚遗精、滑精、阳痿、不孕者。如五子衍宗丸(《摄生众妙方》)。

(2)用于固精缩尿

覆盆子配金樱子:温肾助阳,涩精缩尿。用于肾虚不固之遗精、早泄、遗尿、腰膝痠软。

覆盆子配桑螵蛸:益肾缩尿。用于肝肾不足之肾虚尿频、遗尿等。

(3)用于益肝肾明目

覆盆子配枸杞、桑椹子:益肝肾明目。用于肝肾不足,目暗不明者。

3. 鉴别应用

(1)覆盆子、金樱子 两药均为收涩药,能固精缩尿,主治肾气不足之遗精、滑精、遗尿、尿频以及带下等。然覆盆子固精之中且有益肝肾、明目功效,可治肝肾不足之目暗不明及肾虚阳痿早泄者。而金樱子专主收涩而无补益之功,除固精缩尿止带外,尚有涩肠止泻之功,可用于久泻、久痢等。

(2)覆盆子、菟丝子:两药均能益肾固精缩尿,用于遗精、尿频、带下等,且能益肾养肝,用于肝肾不足、目失所养而致目昏目暗、视力减退之症。但菟丝子补肾益精作用强,尚能温补肾脾而止虚泻,又能固胎元治肾虚胎动不安。而覆盆子功效偏重于固精缩尿,以收涩为主,补益作用弱。

【用量用法】 水煎服,6～10g。

参考文献

[1] 苗菊茹等.江西中医药,2004,1(1):54.

金樱子

【异名】 刺梨子。

【基源】 为蔷薇科植物金樱子 *Rosa laevigata* Michx. 的干燥成熟果实。

【成分研究】 金樱子含有维生素、糖(主要是果糖等还原糖)、可溶性固形物、果酸(柠檬酸、苹果酸等)及 20 种氨基酸(包括 8 种人体必需氨基酸)。另外,还含有粗纤维、树脂、皂苷、18 种无机盐及丰富的微量元素如铁、锌、锰、硒等。

【药理研究】

1. 对消化系统的作用 金樱子口服既能促进胃液分泌、帮助消化,又能使肠黏膜收缩分泌减少而止泻。

2. 抗菌、抗病毒 金樱子煎液对金黄色葡萄球菌、大肠杆菌、绿脓杆菌有抑制作用,对流感病毒有较强的抑制作用。

3. 其他 金樱子浸酒及熬膏可治遗尿、小便频数、自汗、盗汗、崩漏带下、高血压、神经性头痛、久咳、慢性肾炎等[1]。

【性味归经】 酸、甘、涩,平。归肾、膀胱、大肠经。

【功能主治】 固精缩尿,涩肠止泻。用于遗精滑精,遗尿尿频,崩漏带下,久泻久痢。

【临床应用】

1. 单方验方

(1)早泄 取金樱子15g,水煎,弃渣取汁;粳米100g洗净,放入药汁中煮粥。早晚温热服食(《饮食辨录》)。

(2)婴幼儿秋季腹泻 金樱子3000g,加水3000ml,煎煮浓缩至1500ml,按2%比例加尼泊金防腐。1岁以下服10ml,1~2岁服15ml,2岁以上服20ml,每日3次,空腹服[2]。

2. 配伍应用

(1)用于固精缩尿

金樱子配芡实:益肾健脾,涩肠止泻。用于男子遗精,白浊,尿频,妇女带下。如水陆二仙丹(《仁存堂经验方》)。

(2)用于涩肠止泻

金樱子配党参:涩肠止泻,补气健脾。用于脾虚久泻。如金樱子汤(《泉州本草》)。

(3)用于固精升陷

金樱子配黄芪、升麻:补中益气,升阳举陷。用于子宫下垂症(《安徽中草药》)。

3. 鉴别应用

金樱子、山茱萸:两药均为酸涩之品,收敛固涩以治虚性滑泄、精滑遗泄、遗尿、带下及久泻不止之证。然金樱子功专收涩,无补益之性,而山茱萸则收涩之中又具有补益之功,应用范围远比金樱子为广,凡肝肾不足及元阳欲脱之证,均为适用。

【用量用法】 水煎服,6~12g。

【制剂与成药】 金樱子浸膏溶液:每毫升相当于原生药1.5g。用于慢性肠炎,下痢泄泻,遗精梦泄,小便频数,妇女带下等症。口服,每次2~6ml,每日2次。

参考文献

[1] 郭振东. 家庭医学. 2005,11:38.　　[2] 梅德勤等. 中医杂志,1984,26(6):471.

桑 螵 蛸

【基源】 为螳螂科昆虫大刀螂 *Tenodera sinensis* Saussure、小刀螂 *Statilia maculata* (Thunberg)或巨斧螳螂 *Hierodula patellifera* (Serville)的干燥卵鞘。

【成分研究】 桑螵蛸含蛋白质、氨基酸、磷脂类、脂肪、粗蛋白、粗纤维、铁钙胡萝卜素样色素、柠檬酸钙结晶、糖蛋白及脂蛋白,此外,桑螵蛸还含有铁、铜、锌、锰、碘、钴、铬、镍等 20 余种微量元素等。

【药理研究】

1. 抗疲劳 桑螵蛸能延长小鼠常压缺氧及游泳时间,增加小鼠胸腺、脾脏、睾丸指数和阳虚小鼠的体温,降低高脂大鼠肝中过氧化脂质(LPO)含量。

2. 利尿 桑螵蛸有抗利尿作用,临床上有治疗遗尿、小便频数等作用,可缩小已增生的前列腺,减轻下尿路梗阻程度,提高尿流率,改善血液流变性和血黏度异常。

3. 镇静 桑螵蛸对小鼠有镇静催眠作用,还能延长阈下剂量戊巴比妥钠小鼠睡眠时间[1]。

【炮制研究】 桑螵蛸为螳螂的干燥卵鞘。采集后一般需经清蒸,或加辅料(醋)蒸法炮制处理,以便杀灭虫卵,利于贮存。且能矫正气味,清除致泻等不良反应,并能增强固精缩尿作用。

【性味归经】 甘、咸,平。归肝、肾经。

【功能主治】 固精缩尿,补肾助阳。用于遗精滑精,遗尿尿频,小便白浊;肾虚阳痿。

【临床应用】

1. 单方验方

(1)咽喉骨鲠 桑螵蛸,醋煎呷之(《经验良方》)。

(2)内痔及出血 桑螵蛸 15g。烧灰研末,调茶油涂患处(《新编偏方秘方汇海》)。

(3)带状疱疹 桑螵蛸 10g(蛹未出者更好)、干芙蓉花 15g。将桑螵蛸文火焙干,研成细末,芙蓉花研极细末,两药末混合,加适量香油调匀即可。用时以羽毛蘸药膏涂患处,每天 3～4 次。此法治疗带状疱疹,一般 1～2 天即愈[2]。

(4)遗尿症 将桑螵蛸除去杂质,筛去泥沙,置笼内加热蒸 20min,或用手挤,不冒白浆时取出,干燥。将净桑螵蛸置锅内,文火炒至带焦斑时取出,放凉。将桑螵蛸置通风干燥处,防蛀。用时取本品 10g,分 2 次直接食用,年龄在 10 岁以上者可增至 18g。也可以将炒熟的桑螵蛸研成粉末,按照上述用量用开水冲服。14 天为一个疗程,一般 2～3 个疗程可见效[3]。

2. 配伍应用

桑螵蛸配海螵蛸:补肾益气,固精缩尿。用于产后遗尿或尿频。

桑螵蛸配茯神、龙骨:调补心肾,涩精止遗。用于小便频数,遗尿遗精,心神恍惚,健忘。如桑螵蛸散(《本草衍义》)。

桑螵蛸配金樱子:补肾助阳,固精缩尿。用于肾虚之遗精滑泄、小便频数甚至小便失禁;小儿遗尿。

3. 鉴别应用

(1)桑螵蛸、覆盆子 两者性能相近,均为补而固涩之品,皆可用于治疗肾虚之遗尿、尿频、遗精、阳痿等证。但覆盆子助阳之力不及桑螵蛸,临床上用于治疗遗尿、尿频、遗精、阳痿等证而以阳虚不明显者为宜,尚可用于肝肾不足之眩晕、视力减退。桑螵蛸助阳之力强于覆盆子,偏于补肾壮阳,临床上多用于治疗肾阳虚弱、精关不固诸证。

(2)桑螵蛸、益智仁 两者均能温补下元而缩尿固精,对于下焦虚寒所致的遗尿、尿频及遗精滑泄等病证,可相须为用,以协同助阳固涩的作用。两者的不同点是桑螵蛸主要用于虚寒之遗尿、尿频、遗精之证;而益智仁有温脾摄唾止泻之功,可用于脾胃虚寒之多涎、呕吐、泄泻。

【用量用法】 水煎服,5～9g。

【使用注意】 桑螵蛸助阳固涩,故阴虚阳亢、膀胱有热而小便频数者忌用。

参考文献

[1] 葛德燕等 . 山地农业生物学报,2006,25(5):455.

[2] 李学清. 山东中医杂志,1984,6:45.

[3] 王昌荣等. 中国民间疗法,2007,15(11):32.

海 螵 蛸

【异名】 乌贼骨。

【基源】 为乌贼科动物无针乌贼 *Sepiella maindroni* de Rochebrune 或金乌贼 *Sepia esculenta* Hoyle 的干燥内壳。

【成分研究】 海螵蛸中含碳酸钙、壳角质、黏液质,并含少量氯化钠、磷酸钙、镁盐等。海螵蛸中存在甲壳素和壳聚糖[1]。

【药理研究】

1. 抗溃疡 碳酸钙、磷酸钙能中和盐酸,这是其能抑制胃酸过多的原因,能有效减轻应激性胃黏膜损伤形成,促进溃疡愈合。

2. 成骨 海螵蛸植入动物体内,不引起周围组织炎症、毒性反应及免疫反应,从节段缺损、空洞缺损的修复情况看,处理后的海螵蛸与兔骨无明显差异。海螵蛸还与血管形成有关,对骨折后软骨早期形成具有促进和诱导作用,并对成骨细胞的增殖及骨形成有较大影响。

3. 抗癌 海螵蛸乙二胺四乙酸二钠(EDTA)或醋酸提取液对小鼠肉瘤 S_{180} 的抑制率达 59.1%,使染瘤鼠存活时间延长 2.85 倍。此外,海螵蛸中有机质含有大量甲壳素,甲壳素去乙酰化后得到的壳聚糖及其衍生物具备多种医学功效,如伤口促愈、凝血与抗凝血活性及免疫与抗肿瘤活性等[2]。

【性味归经】 咸、涩,温。归脾、肾经。

【功能主治】 收敛止血,涩精止带,制酸,敛疮。用于遗精滑精,赤白带下;吐血衄血,崩漏便血;溃疡病,胃痛吞酸;外用治湿疮,湿疹,溃疡不敛,外伤出血。

【临床应用】

1. 单方验方

(1)吐血及鼻衄不止 海螵蛸捣细罗为散,不计时候,以清粥饮调下 6g(《太平圣惠方》)。

(2)肾虚带下 海螵蛸 30g、女贞子 15g。水煎服(《中国民间小单方》)。

(3)反流性食管炎 海螵蛸、浙贝母各 50g,炒糯米 500g,碾末混合,每次 20g 加温水 30ml,每日 4 次,2 个月为一个疗程[3]。

(4)浅度溃疡期压疮 用海螵蛸极细末,高压消毒后备用。创面常规消毒后,将药粉撒在上面,再用纱布覆盖,2~3 日换药 1 次[4]。

(5)新生儿尿布皮炎 每次用药前用温开水清洗臀部待干爽后将海螵蛸研末(或用小匙、刀片刮下呈粉末状),清洗双手后取少量均匀轻涂抹于患处,置换干净、柔软、通气性好的棉布尿布包裹,不用塑料布、化纤类布及市售一次性尿布,轻者每日 1~2 次,重者每日 2~3 次,疗程 3 天[5]。

(6)慢性哮喘 海螵蛸(鲜品效果更好)置于锅内焙干,也可用烘干箱直接烘干,取

1000g研细,加冰糖1500g捣末后混合调匀,存放干瓷瓶内备用。成人每次服20～25g,儿童酌减,每日3次,白开水送服。服药期间忌食辛辣发物。糖尿病患者慎服[6]。

(7)齿衄　海螵蛸60g、五倍子60g,加400ml温水浸泡1h后,煎煮得药液200ml,用以含漱。上药含漱每日7～10次,每次10～15min,直至齿衄停止[7]。

2.配伍应用

(1)用于收敛止血

海螵蛸配白及:收敛止血,敛疮生肌。用于胃、十二指肠溃疡引起的呕血。

海螵蛸配黄芪:补气摄血,收敛止血。用于崩漏下血。如固冲汤(《医学衷中参西录》)。

(2)用于止带

海螵蛸配白芷:收敛燥湿,止带。用于妇人带下。如白芷散(《校注妇人良方》)。

(3)用于制酸止痛

海螵蛸配白芍:制酸止痛,柔肝缓急。用于肝气犯胃之胃痛吐酸。如乌芍散。

海螵蛸配浙贝母:制酸止痛。用于胃、十二指肠溃疡,胃酸过多。如乌贝散(《中国药典》1977年版)。

海螵蛸配瓦楞子、延胡索:制酸止痛。用于胃痛,胃酸过多。

3.鉴别应用

(1)海螵蛸、桑螵蛸　两者均为收敛固涩之品,都有固精止带的作用,皆可用于治疗遗精、滑泄、带下等病证。但桑螵蛸偏于固肾精、缩小便,尚能补肾助阳,临床多用于精关不固之遗精滑泄、阳痿及遗尿、尿频等。海螵蛸温涩之功较强,但无补性,固精不及桑螵蛸,而止血止带作用较优,且能制酸止痛、收湿涩疮,临床上多用于崩漏下血、吐血、赤白带下、胃痛吐酸及湿疹湿疮。

(2)五倍子、海螵蛸　两药均具有固精止遗、收敛止血的作用,用于肾虚遗精、滑精及崩漏带下或便血痔血。但五倍子酸涩收敛,寒能清热,既能敛肺止咳,又有清热降火之功,用于肺虚久咳或肺热痰嗽;还具有涩肠止泻的功效,用于久泻、久痢;并能敛汗,用于自汗、盗汗。海螵蛸咸、涩,有良好的制酸止痛作用,用于胃痛吐酸;外用能收湿敛疮,用于湿疮、湿疹、溃疡不敛等。

【用量用法】　水煎服,6～12g。外用适量,研末敷患处。

【制剂与成药】

1.乌贝散:海螵蛸粉85g、浙贝母15g。用于胃及十二指肠溃疡,胃酸过多。口服,每次3g,每日3次,饭前开水送服。

2.舒胃片:海螵蛸100g、姜半夏10g,制片,每片重0.5g。用于胃酸过多,胃溃疡,慢性胃炎,胃痛呕吐等症。口服,每次4～6片,每日4次。

3.204胃药片:海螵蛸粉3份、枯矾粉4份、延胡索粉1份,制片,每片重0.7g。用于胃及十二指肠溃疡,胃痛胃胀,嗳气泛酸。口服,每次5～7片,每日3～4次。胃痛时随时服。

参考文献

[1] 郭一峰等.中药材,2007,8(3):1042.

[2] 刘永刚等.时珍国医国药,2005,16(1):72.

[3] 朱炳良.世界华人消化杂志,2001,9(9):1098.

[4] 黄玉英.中西医结合杂志,1987,11(7):696.

[5] 杨东明.中国社区医师,2002,8:42.

[6] 高淑琴.中国民间疗法,2007,15(5):25.

[7] 明双等.中国民间疗法,2005,13(8):20.

莲 子

【基源】 为睡莲科植物莲 *Nelumbo nucifera* Gaertn. 的干燥成熟种子。

【成分研究】 莲子中除含大量淀粉和棉子糖外,还含有 α-谷甾醇、蛋白质、脂肪、生物碱及丰富的钙、磷、铁和维生素等。莲子荚含荷叶碱、N-去甲基荷叶碱、氧化黄心树宁碱。

【药理研究】 莲子有镇静、强心、抗衰老、抗肿瘤等作用[1]。

【性味归经】 甘、涩,平。归脾、肾、心经。

【功能主治】 补脾止泻,益肾涩精,养心安神。用于脾虚久泻,遗精带下,心悸失眠。

【临床应用】

1. 单方验方

(1)久痢不止 老莲子(去心)60g,为末,每服 3g,陈米汤调下(《世医得效方》)。

(2)慢性腹泻 莲子 9～18g,水煎液加冰糖食用,每日 2 剂(《临床药物新用联用大全》)。

(3)失眠症 服用中药莲子粉,每日 2 次,每次 1 包,每包 15g,连续治疗 30 天,效果良好[2]。

2. 配伍应用

(1)用于益肾涩精

莲子配沙苑子:益肾涩精。用于肾虚不固遗精。如金锁固精丸(《医方集解》)。

(2)用于补脾止泻

莲子配山药:益气健脾,涩肠止泻。用于脾胃气虚、运化失健所致的便溏泄泻、食少纳呆、消瘦乏力、面色无华、胸脘痞闷等。如参苓白术散(《太平惠民和剂局方》)。

莲子配芡实:健脾止泻,补肾固精,涩精止带。用于脾虚泄泻,久久不愈者;脾虚湿盛,白带过多或肾虚所致梦遗,滑精,小便频数,小便失禁等症(《施今墨对药》)。

莲子配黄连:补脾止泻,清热燥湿。用于湿热脾虚之痢疾,症见饮食不进或呕逆不食,谓之噤口痢者。如莲肉汤(《本草经疏》)。

(3)用于养心安神

莲子配酸枣仁:养心安神,补脾益肾。用于心脾不足的心悸失眠,怔忡健忘等。

3. 鉴别应用

(1)莲子、莲须、莲子心、莲房、荷叶 以上五者均源于同一种植物的不同入药部位,其功效及临床应用也有所不同。莲子为睡莲科植物莲的成熟种仁,具有补脾止泻、益肾涩精、养心安神的作用,为滋养收涩之品,常用于治疗脾虚久泻、虚损、噤口痢、遗精带下、心悸失眠等。莲须为莲花中的花蕊,味甘、涩,性平,具有清心固肾、涩精止遗的作用,用于遗精、滑精、带下、尿频等。莲子心为莲子中的青嫩胚芽,味苦,性寒,能清心除热,多用于治疗温热病烦热神昏,也有止血、涩精之功,可用治吐血、遗精等。莲房为莲的成熟花托,即莲壳,味苦涩,性温,功能消瘀止血,可用于一切下血病证,也可用于脱肛,入药宜炒炭用。荷叶为莲的叶片,性味甘、涩、平,具有清暑利湿、升阳止血的作用,可用于治疗暑热病证及脾虚泄泻和多种出血证。

(2)莲子、芡实 两者功能相近,均有补脾止泻、益肾固精的作用,皆可用于治疗脾虚泄泻、肾虚遗精、滑泄。两药常配伍同用。但芡实偏于治遗精、带下、遗尿之证,莲子偏于治脾虚泄泻之证。且莲子能养心安神止血,对于心肾不交所致的心悸失眠、虚烦消渴及尿血崩漏等症较为常用。

【用量用法】 水煎服,9～15g。去心打碎用。

参考文献

[1] 李超英.医药常识,2007,7:22.　　　　[2] 陈保正等.浙江中医杂志,2008,43(6):334.

芡　实

【异名】　鸡头果。

【基源】　为睡莲科植物芡 *Euryale ferox* Salisb. 的干燥成熟种仁。

【成分研究】　芡实中含有大量淀粉、蛋白质、脂肪、碳水化合物、钙、磷、铁、核黄素、抗坏血酸等成分。

【药理研究】

1. 益智　单服芡实有增聪、益智、强思的作用。

2. 固涩　芡实可用于治疗遗精、淋浊、带下、小便不禁、大便泄泻等[1]。

【性味归经】　甘、涩,平。归脾、肾经。

【功能主治】　益肾固精,补脾止泻,祛湿止带。用于梦遗滑精,遗尿尿频,脾虚久泻,白浊,带下。

【临床应用】

1. 单方验方

(1)遗精　取芡实120g,捣碎洗净,将糯米120g洗净,一同放入锅中,加水煮粥食用(《本草纲目》)。

(2)慢性肠炎　将生芡实、生鸡内金研末,与面烙成焦饼,分次服用[2]。

2. 配伍应用

芡实配茯苓:补脾固肾,分清泌浊。用于治疗脾肾两虚,小便白浊。如分清丸(《摘玄方》)。

芡实配山药、黄柏:补脾,清热利湿。用于治疗脾虚湿热下注,带下色黄。如易黄汤(《傅青主女科》)。

3. 鉴别应用

芡实、金樱子:两药都能涩肠止泻、固肾涩精,对于肾虚遗精滑精、脾虚久泻久痢两药常相须为用。但芡实收涩之中兼具补性,且能利湿,故脾虚湿盛之泄泻用之更好;金樱子功专酸涩,无补益之功,对于肾虚滑泻,用此药涩而固之,作用较好。

【用量用法】　水煎服,9～15g。

参考文献

[1] 朱平.家庭中医药,1998,5:47.　　　　[2] 孙以民等.中国民间疗法,1998,3:42.

第十七章 消食药

山楂

【基源】 为蔷薇科植物山里红 *Crataegus pinnatifida* Bge. Var. *major* N. E. Br. 或山楂 *Crataegus pinnatifida* Bge. 的干燥成熟果实。

【成分研究】

1. 有机酸类　对羟基苯甲苹果酸、枸橼酸、原儿茶酸、没食子酸、对羟基苯甲酸等。

2. 三萜类　熊果酸、桦木素、熊果醇等。

3. 黄酮类　牡荆碱金丝桃苷、鼠李糖苷、牡荆素、槲皮素等。

4. 其他　正三十一烷、十六烷酸二十八烷醇酯、二十烷酸三十八烷醇酯、二十九烷醇-10、α-谷甾醇等。

【药理研究】

1. 对心肌的保护作用　山楂中的金丝桃苷(Hyp)对心肌缺血与再灌注均有保护作用,还有抑制丙二醛(MDA)产生、抗心肌脂质过氧化、增强心肌收缩力、增加心输出量、减慢心率等作用。

2. 对脑的保护作用　Hyp 可显著减少一氧化氮(NO)和氧自由基(OFR)含量,抑制超氧化物歧化酶(SOD)和乳酸脱氢酶(LDH)活性,还能抑制脑组织中谷胱甘肽氧化酶活性的降低,减少脑组织脂质过氧化产物 MDA 含量的增高,并促进脑电图(EEG)变化的恢复。

3. 降血脂、防止血管粥样硬化　Hyp 具有抗氧化作用,并能扩张冠状血管,增加冠脉血流量,降低心肌耗氧量和增加氧利用率;熊果酸是山楂三萜类物质的主要成分,具有抗氧化和降低血脂的作用。

4. 抗凝血　槲皮素(Que)有降低凝血酶和活化血小板作用,亦可降低内皮细胞培育液中内皮素(ET)含量,升高细胞内皮环磷酸鸟苷(cGMP)含量,Que 还对 OFR 有清除作用,起抗凝血作用。

5. 其他　抗肿瘤、利尿、止痛、止血等作用[1]。

【炮制研究】 山楂中所含黄酮类、有机酸类、维生素 C、微量元素和磷脂类成分,在山楂炮制时,随受热温度的升高、受热时间的延长,其含量发生较大变化。一般温度达到 175℃后,黄酮类成分和有机酸含量减幅明显增大。当温度达 200℃时,总黄酮下降 40%,总有机酸下降达 55%。炒炭品中总磷脂含量与生品比较,下降了 62.65%;以炮制品磷脂成分分布来看,随炒制温度的增加,溶血磷脂酰胆碱和磷脂酸的含量有所增加,而其他磷脂成分则有所下降。炒山楂、山楂炭中微量元素含量较生品大多增加[2]。

对各炮制品的药理实验表明,生品或炒品对消化能力影响较大,亚硝酸盐含量较低。故认为山楂入消胀药以生品或炒品为好。焦山楂和生山楂对福氏痢疾杆菌、宋内痢疾杆菌、变形杆菌、大肠杆菌等均有很强的抑制作用,两者无明显差别。

【性味归经】 酸、甘,微温。归脾、胃、肝经。

【功能主治】 消食健胃,行气散瘀。用于肉食积滞,胃脘胀满,泻痢腹痛;瘀血经闭,产后瘀阻,心腹刺痛,疝气疼痛;也用于高脂血症。

【临床应用】

1. 单方验方

(1)子宫肌瘤 山楂 15g,生大黄 6g,共研为末,开水冲泡代茶饮,每日 1 剂,经期停用。1 个月为一个疗程,一般 2～3 个疗程见效[3]。

(2)冻疮 取山楂切厚片,放于炉火烧烤或炒至焦黑,取出研末待用。治疗时嘱患者先用温水浸泡患部(水温宜在 40℃ 以下),然后将山楂炭末撒于患部后反复涂擦十余次。如患部已有水疱或溃破者,则将药末均匀撒于局部。每日治疗 2～3 次[4]。

(3)单纯性乳糜尿 生山楂 90g,每日 1 剂水煎服,15 天为一个疗程,治疗时忌油脂[5]。

(4)产后宫缩痛 每日给生山楂 100g,加红糖适量煎服,取汁 300ml,分 3～5 次口服,共服 1～2 日,服药后疼痛明显缓解[6]。

(5)高脂血症 红参 10g、生山楂 30g,泡水代茶饮,频服。3 个月为一个疗程[7]。

2. 配伍应用

(1)用于消食健胃

山楂配神曲、麦芽:消食除积,破滞除满。用于饮食停滞之脘腹胀痛、嗳气腐臭、矢气频频,或腹泻、大便臭如败卵等。

山楂配连翘:消食和胃,清热散结。用于食积发热,症见脘腹痞满胀痛,嗳腐吞酸,恶食呕逆,苔厚腻,脉滑数。如保和丸(《丹溪心法》)。

山楂配青皮、木香:行气消滞。用于积滞脘腹胀痛。如匀气散(《证治准绳》)。

(2)用于行气散瘀

山楂配丹参:行气活血,祛瘀止痛。用于冠心病心绞痛,高脂血症。

山楂配小茴香:化瘀散结,散寒止痛。用于寒疝腹痛。

山楂配紫草:活血化瘀,和解毒透疹。用于麻疹不透。

山楂配当归、香附:化瘀止痛。用于产后瘀阻腹痛、恶露不尽或痛经。如通瘀煎(《景岳全书》)。

3. 鉴别应用

(1)生山楂、炒山楂、焦山楂 生山楂长于活血化瘀,多用于治疗瘀血停滞,如产后瘀阻腹痛、血瘀闭经、疝气疼痛、心脉瘀滞之心痛等;炒山楂酸味减弱,可缓和对胃的刺激性,善于消食化积,常用于积食停滞、脾虚食滞;焦山楂不仅减弱酸味,而且产生苦味,可增强其消胀止泻痢的功能,多用于治疗食积停滞之脘腹胀满、嗳腐吞酸、呕恶纳呆等。

(2)山楂、神曲、麦芽 三者均有健胃消食作用,常用于治疗食积不消、胃脘胀满、不思饮食等症,三者炒后合用,通常称之为"炒三仙",能互相增加其消食导滞的能力。但神曲善消谷食积滞,且有一定的解表作用,对于感冒而兼有谷食积滞不化者尤为适宜;山楂善消肉积,且有行气散瘀的作用,多用于肉食积滞及瘀血阻滞之心腹疼痛、产后腹痛等;麦芽善消面积,且生者通乳,炒者回乳,多用于面食积滞、乳汁郁积不通(生用)、回乳断奶(炒用)。

【用量用法】 水煎服,10～15g。生山楂、炒山楂多用于消食散瘀,焦山楂多用于止泻止痢。

【制剂与成药】

1. 脉安冲剂:每袋 30g,相当于山楂、麦芽各 15g。用于 IIa 及 IIb 型高脂血症。冲服,每次 1 袋,每日 3 次。

2. 心舒片:每片含山楂干浸膏 0.21g。用于冠心病、高血压病、动脉硬化、高脂血症等。口服,每次5～6片,每日3次。

3. **山楂糖浆**:每毫升含原生药0.65g。用于高血压病。口服,每次20ml,每日3次,饭后服。

【使用注意】 胃酸分泌过多者慎用。

参考文献 ┄┄

[1] 宋学玲等. 甘肃中医,2007,20(10):47.

[2] 叶定江等. 中药炮制学. 上海:上海科学技术出版社,2003.

[3] 曲选君. 湖南中医药导报,1996,2(2):48.

[4] 张会珍等. 河北中医药学报,2001,16(3):17.

[5] 张金荣. 中国民间疗法,2003,11(7):56.

[6] 朱玛. 云南中医中药杂志,2004,25(2):25.

[7] 吴建英等. 中国中医药信息杂志,2009,16(10):55.

神　曲

【异名】 六神曲。

【基源】 为辣蓼、青蒿、杏仁、赤豆粉、苍耳草等药加入面粉或麸皮混合后,经发酵制成的曲剂。

【成分研究】 神曲主要含有酵母菌、淀粉酶、维生素B、麦角固醇、蛋白质、脂肪等。

【药理研究】

1. **调节肠道菌群**　神曲对大黄煎剂造成的肠道菌群失调病理模型所引起的肝脏、肾脏和肠道病变有调整和保护作用。

2. **助消化**　神曲所含的多种酶类能促进消化,增进食欲,维持正常消化功能。

3. **其他**　健胃止泻、解热等[1]。

【性味归经】 甘、辛,温。归脾、胃经。

【功能主治】 消食和胃。用于饮食停滞,消化不良,脘腹胀满,食少纳呆,呕吐泻痢。

【临床应用】

1. **单方验方**

(1)妇女产后欲断奶　神曲120g,略炒,研细末。每次用温酒调服6g,每天2次(《本草纲目》)。

(2)婴儿腹泻　炒神曲3～6g,用温开水调糊,加红糖服用,每日3次;配合常规治疗(《临床药物新用联用大全》)。

(3)癫痫　以神曲、赭石各等份,研极细末。1～5岁每次服6～10g,6～10岁每次服10～15g,11～15岁每次服15～20g,16岁以上按成人量每次服20～25g。每天服3次,饭后开水调敷,1个月为一个疗程。如伴抽搐严重者,可加蜈蚣、全蝎少量[2]。

2. **配伍应用**

神曲配陈皮:消积导滞,健脾化痰。用于饮食积滞,胃失和降之腹痛腹胀、嗳腐吞酸或痰湿停滞之恶心呕吐、脘腹胀闷,或咳嗽气逆、胸闷等症。如保和丸(《丹溪心法》)。

神曲配苍术:消食健脾。用于食积内停、湿阻脾胃之脘闷腹胀、食欲不振、恶心呕吐、腹泻等症。

神曲配麦芽、木香:消食行气。用于食欲不振,气滞腹胀。

3. **鉴别应用**

(1)生神曲、焦神曲　生神曲偏于消食解表,多用于饮食积滞而挟外感之证,症见脘腹胀满、不思饮食、恶寒发热等。焦神曲能增强醒脾和胃、化积止泻的功能,多用于治疗食积泄泻、脾虚食少。

(2)神曲、建神曲 神曲、建神曲所用原料和工艺各不相同,功用有一些差别。神曲用面粉、赤小豆、杏仁、鲜青蒿、鲜苍耳子草、鲜辣蓼6种药发酵而成,其味甘辛,性温,为消食化滞和胃常用药。建神曲又名泉州神曲、范志曲,简称建曲。建神曲用108种草药发酵制成,故又称百草曲。表面黄褐色,有草质纤维外露,有草腥气,主产于福建泉州。现代应用的建神曲为面粉、麸皮、紫苏、荆芥、防风、厚朴、白术、木香、枳实、青皮等40多种药物经混合发酵而成。味微苦,性温,功能与神曲相似,但因本品尚有理气化湿、发散风寒,兼有健脾和中的功效,故宜用于风寒感冒、食滞胸闷、小儿感冒挟食者;也可用于暑湿泄泻、呕吐不食等症。

【用量用法】 水煎服,10～15g。

参考文献

[1] 孔增科等. 常用中药药理与临床应用. 内蒙古科学技术出版社,2005.

[2] 李修五. 吉林中医药,1992,1:31.

麦 芽

【基源】 为禾本科植物大麦 *Hordeum vulgare* L. 的成熟果实经发芽干燥而得。

【成分研究】 麦芽含α-淀粉酶、β-淀粉酶、α-生育三烯酚、转化糖酶、催化酶、过氧化异构酶等。另含α-生育醌、大麦芽碱、大麦芽胍碱A、大麦芽胍碱B、腺嘌呤、胆碱、蛋白质、氨基酸、维生素B、维生素D、维生素E、细胞色素C及麦芽毒素即白栝楼碱等[1]。

【药理研究】

1. 抗结肠炎 麦芽中含有富含谷胺酰胺的蛋白质和富含半纤维素的纤维,这些物质对溃疡性结肠炎有治疗作用。

2. 肌松 麦芽细根中含有一种毒素白栝楼碱即p-羟-$β$-苯乙基三甲铵盐基属于一种快速去极化肌肉松弛剂,既有去极化作用,又能降低肌肉对乙酰胆碱的敏感性,在某些组织上还表现出烟碱样作用。

3. 抗衰老 麦芽醇能减轻由活性氧及H_2O_2所诱发的溶血,抑制红细胞膜脂质过氧化,使MDA、脂褐质及亚油酸胆固醇的过氧化物形成减少。

4. 抗动脉粥样硬化 麦胚芽能降低血清胆固醇及甘油三酯含量,同时可抑制高脂饮食诱导肝组织胆固醇、甘油三酯过氧化脂质含量的增加。

5. 其他作用 调节肠道菌群、降血糖、回乳和催乳、助消化等作用,另外麦芽醇还对缺血所致的血管内皮细胞损伤有保护作用[2]。

【炮制研究】 麦芽消食作用如以所含淀粉酶为指标,那么实验结果对麦芽炒制都持否定意见。因为炒制或水煎服对淀粉酶影响严重,淀粉酶受热易破坏。但近期研究发现,麦芽经炒制和水煎处理后,仍存在着动物α-淀粉酶激活剂(硝酸根离子和氯离子)。这类物质不但对胰淀粉酶有激活作用,对唾液淀粉酶也有激活作用,从而促进淀粉类食物的消化。而且,麦芽中还含有维生素B、乳酸等物质,乳酸也是麦芽消导成分之一。麦芽随炒制程度增高,其乳酸含量相应增加。所以,单纯用淀粉酶含量来否定焦麦芽和煎剂显然存在一定的片面性[3]。

【性味归经】 甘,平。归脾、胃经。

【功能主治】 消食健胃,回乳消胀。用于食积不消,脘腹饱胀;乳汁郁积,乳房胀痛,回乳断奶。

【临床应用】

1. 单方验方

(1)浅部真菌感染　5％乙醇浸泡麦芽,以浸液备用,每日早晚各搽 1 次,4 周为一个疗程[4]。

(2)乳腺小叶增生症　生麦芽 30～50g,泡水代茶饮,连续服药 30～90 天,总剂量 1000～3000ml,并注意服药期间的情志调节[5]。

2. 配伍应用

麦芽配鸡内金:疏肝解郁,健脾消食。用于治疗脾胃虚弱,消化不良,食欲不振,久病及温热病之后,胃气不生,不饥少纳;各种癌肿放化疗后食欲不振等(《施今墨对药》)。

3. 鉴别应用

(1)生麦芽、炒麦芽、焦麦芽　生麦芽健脾和胃,疏肝行气,用于脾虚食少、乳汁积滞。炒麦芽行气消食回乳,用于食积不消、妇女断乳。焦麦芽消食化滞,用于食积不消、脘腹胀痛。现代研究认为,麦芽生用、炒用均有回乳作用,故哺乳期妇女忌用麦芽,现已在大多中药文献使用注意中有所记载。

(2)麦芽、谷芽　两者均能消食开胃,皆可用于治疗食积不消、脾虚食少之证,常配伍同用。但麦芽善消面食,消导之力较谷芽强,且能退乳消胀,多用于面食积滞、乳汁郁积不通、回乳断奶。谷芽消食之力较缓和,善消谷食,能和中补虚,多用于谷食积滞及脾虚食少之证。

【用量用法】　水煎服,9～15g,回乳 60～120g。

【使用注意】　哺乳期妇女不宜使用。

参考文献

[1] 凌俊红等. 沈阳药科大学学报,2005,22(4):267.

[2] 孔增科等. 常用中药药理与临床应用. 内蒙古科学技术出版社,2005.

[3] 金学万等. 中国中药杂志,1995,20(7):408.

[4] 马淑珍等. 中西医结合杂志,1987,4:710.

[5] 牟庆爱. 山东中医杂志,1996,15(6):266.

谷　芽

【基源】　为禾本科植物粟 *Setaria italica*(L.)Beauv. 的成熟果实经发芽干燥而得。

【成分研究】　谷芽中主要含淀粉分解酶、蛋白质、脂肪等。

【药理研究】　谷芽含有的淀粉分解酶能把淀粉分解为单糖,起到健胃、助消化作用,可以开胃、消滞[1]。

【性味归经】　甘,温。归脾、胃经。

【功能主治】　消食和中,健脾开胃。用于食积不消,腹胀口臭,脾胃食少。

【临床应用】

1. 单方验方

(1)脾虚久泻,完谷不化　炒谷芽 20g,大枣 10 枚。水煎服《山西中草药》。

(2)病后脾土不健者　谷芽蒸露,代茶饮(《中国医学大辞典》)。

2. 配伍应用

谷芽配鸡内金:疏肝解郁,健脾消食。用于脾胃虚弱,消化不良,食欲不振或久病之后,不饥食少,甚无食欲等。

谷芽配砂仁、白术:健脾开胃。用于脾虚食少。如谷神丸(《澹寮方》)。

谷芽配麦芽:消食和中,健脾开胃。用于米面薯芋食滞,脘腹饱胀,或脾虚食少等。常相须配伍为用。

3. 鉴别应用

生谷芽、炒谷芽、焦谷芽:生谷芽以养胃消食力胜,具有养胃和中、快脾进食、促进食欲之功,用于热病后期、胃中气阴两伤、不思饮食等。炒谷芽健脾消食力强,健脾启运,开胃进食,用于治疗食谷不化、脘腹痞满、饮食减少、大便不实等。焦谷芽和脾止泻力强,善化积食,用治饮食停滞、脘腹胀闷、不饥而恶食等。

【用量用法】 水煎服,9～15g。生用长于和中开胃,炒用偏于消食。

参考文献

[1] 丁兆梦. 中药药效与临床. 中国医药科技出版社,1999.

莱菔子

【基源】 为十字花科植物萝卜 *Ra-phanus sativus* L. 的干燥成熟种子。

【成分研究】

1. 挥发油类 甲硫醇、α-乙烯醛、β-乙烯醛和 β-乙烯醇、γ-乙烯醇等。

2. 脂肪油类 莱菔子主要包含多量芥酸、亚油酸、亚麻酸以及芥子酸甘油酯等。

3. 植物抗生素类 莱菔子主要含有莱菔子素等。

4. 其他 芥子碱硫氰酸盐以及一种以半胱氨酸为主的由 51 个氨基酸组成的肽、辛烯醛、邻苯二甲酸丁二酯。此外还含有硬脂酸、γ-谷甾醇及 β-谷甾醇、正三十烷、酚类、生物碱、黄酮苷、维生素类(维生素 C、维生素 B_1、维生素 B_2、维生素 E)等。

【药理研究】

1. 抗菌 莱菔子的抗菌成分为莱菔子素,体外有强烈抗菌活性,sulforaphen 可对抗链球菌、化脓球菌、肺炎球菌、大肠杆菌的生长,有学者认为"sulforaphen"与莱菔素可能是同一物质。

2. 祛痰、镇咳、平喘 炒莱菔子水提醇沉液具平喘、镇咳和祛痰作用。

3. 降压 莱菔子降压片对肠管平滑肌有松弛作用,并增加狗肢体血流量,通过扩张血管,降低血管阻力而起降压作用。

4. 抗肾上腺素 莱菔子可能有拮抗去甲肾上腺素能神经递质的作用。

5. 对人参补益作用的影响 莱菔子可解除人参的补益作用,但不拮抗人参的抗疲劳作用,且对人参提高小鼠的耐缺氧、耐寒、耐热等抗应激等方面的作用未见影响[1]。

【炮制研究】 莱菔子生用,易致恶心,故目前临床上大多炒用(炒黄或炒香)。莱菔子炒制后,其脂肪油含量、物理常数、化学组分均有不同程度的变化;莱菔子素的含量,生品高于炒制品。莱菔子经炮制后,能增强离体兔回肠节律性收缩的作用和抑制小鼠胃排空率的作用。两者均有利于"消食除胀"。上述作用生品弱于炒制品。

【性味归经】 辛、甘,平。归肺、脾、胃经。

【功能主治】 消食除胀,降气化痰。用于食积气滞,脘腹胀痛,大便秘结,积滞泻痢;喘咳痰多,胸闷食少。

【临床应用】

1. 单方验方

(1)术后腹胀 炒莱菔子 200g,研成细末,用纱布包成药垫状,置于脐部,再用 TDP 照烤加温,至腹胀缓解[2]。

(2)术后尿潴留 在手术后采用中药莱菔子 5g 放在神阙穴上,用麝香止痛膏固定,以防止药物外漏。同时,用热水袋热敷,促进药物吸收。8h 后酌情再用[3]。

(3)崩漏 莱菔子 1500～2000g,用纱布包紧取汁 250～300ml,加入白糖 30g,为一次量,搅匀后炖热温服,每日早晚各 1 次。一般服药后 30min 即见出血减少,1h 后出血即可停止[4]。

(4)老年习惯性便秘 用炒莱菔子 50g,加水 500ml,煎 30min,取汁分 2 次空腹服,每日 1 剂,7 天为一个疗程。据病情轻重,可连续重复数个疗程[5]。

(5)退乳 炒莱菔子 30g,打碎,水煎,分 2 次温服,此为一天量。效果不明显者,可重复使用[6]。

(6)急性湿疹 莱菔子 60g,放置于热砂锅中拌炒 30min,取出冷却后研末,与适量棉籽油调成糊状,备用。用时取适量莱菔子膏敷在患处,每日 1 次[7]。

2. 配伍应用

(1)用于消食除胀

莱菔子配木香:消食导滞,消胀除满。用于食积气滞之胃脘痞满胀痛,嗳气酸腐,腹胀肠鸣,矢气频频等症。

莱菔子配山楂:行气除胀,消食化积。用于食滞的胃脘痞胀、嗳腐吞酸、腹痛泻痢,并常与神曲、麦芽同用。如保和丸(《丹溪心法》)。

莱菔子配白术:健脾消食。用于食积气滞兼脾虚者。如大安丸(《丹溪心法》)。

(2)用于降气化痰

莱菔子配苦杏仁:宣肃肺气,化痰化滞。用于痰气不利的咳嗽、气喘、痰多。如治痰嗽方(《丹溪心法》)。

莱菔子配白芥子:降气消痰,止咳平喘。用于痰涎壅盛之咳嗽喘逆、痰多胸痞,食少难消等症。如三子养亲汤(《韩氏医通》)。

3. 鉴别应用

(1)生莱菔子、炒莱菔子 生莱菔子具有消食除胀、降气化痰之功,涌吐痰涎力强,用于痰涎壅盛、脑卒中口噤等;炒莱菔子药性缓和,有香气,可避免生品服后恶心的不良反应,并长于消食除胀、降气化痰,可用于食积腹胀、恶食嗳腐、脘腹痞满胀痛、痰壅气滞、咳嗽喘逆等。

(2)莱菔子、莱菔叶、地骷髅 三者为同一来源、不同部位,分别为十字花科莱菔的成熟种子(莱菔子)、叶(莱菔叶)、结果植株的根(地骷髅)。莱菔子,味辛、甘、平,长于消食除胀、降气化痰,用于饮食停滞、脘腹胀痛、大便秘结、积滞泻痢、痰壅喘咳。莱菔叶,味辛、苦,性平,能消食和中、化痰止咳,有生津利气之效,可用于胸膈痞满、食滞不消、嗳气呃逆、妇女乳肿、乳汁不通等。地骷髅,味辛、甘,性凉,有化痰消谷、下气宽中、解毒之功,用于食积腹满、痰咳失音、消渴口干。

【用量用法】 水煎服,4.5～9g。生用吐风痰,炒用消食下气化痰。

【使用注意】 不宜与人参同用。

参考文献

[1] 谭鹏等. 实用中医药杂志,2005,21(4):254.
[2] 吴超杰等. 中医杂志,1998,39(8):456.
[3] 王丽钧等. 湖北中医杂志,2007,29(5):31.
[4] 陈祖泽. 中级医刊,1982,1:51.
[5] 赵东茹. 辽宁医学院学报,2008,2:109.
[6] 孙庆君. 湖北中医杂志,1990,4:16.
[7] 傅玉山. 中医杂志,1998,39(8):457.

鸡内金

【基源】 为雉科动物家鸡 *Gallus gallus domesticus* Brisson 的干燥沙囊内壁。

【成分研究】 鸡内金主要含蛋白质、17 种氨基酸、微量的胃蛋白酶、淀粉酶及维生素 B_1、维生素 B_2、维生素 C 等,并含有胃激素。

【药理研究】 鸡内金含有大量蛋白质,不仅能促进胃腺分泌,还能增强胃运动,具有理脾胃、消水谷、去积、止痢、止遗尿的功效[1]。

【炮制研究】 实验研究表明,鸡内金经清炒,或砂烫,或醋炙炮制后,所含淀粉酶活性有所下降,但鸡内金本身淀粉酶的活性低,可能不是鸡内金的主要有效成分。鸡内金蛋白酶含量高,活性强,由于蛋白酶对温度不敏感,炮制后蛋白酶的活力有所提高,而且在酸性环境中活力最强,故醋炙鸡内金蛋白酶活力高于生鸡内金[2]。口服炙鸡内金后,胃液分泌量、酸度及消化力三者均见增高,胃运动功能明显增强,胃排空率也大大加快。

【性味归经】 甘,平。归脾、胃、小肠、膀胱经。

【功能主治】 健胃消食,涩精止遗,化坚消石。用于食积不消,呕吐泻痢,小儿疳积;遗尿,遗精;石淋,胆结石。

【临床应用】

1. 单方验方

(1)遗精 鸡内金 18g,焙干后研末,分 6 包,早晚各服 1 包,以热黄酒 150ml 冲服(《吉林中草药》)。

(2)遗尿 鸡内金 30g,焙干后,研成细末,分成 6 小包,每日早晚各 1 包,温开水送服(《中国民间小单方》)。

(3)多发性肾结石 将鸡内金烤干,研成粉末,用玻璃瓶装好备用。使用时将鸡内金粉 15g 倒入杯中,冲 300ml 开水,15min 后即可服用。早晨空腹时服,一次服完,然后慢跑,以助结石排出[3]。

(4)扁平疣 鸡内金 100g,白醋 300ml,均装入封口瓶内,浸泡 30h 后,用镊子夹住消毒棉球蘸上药液,涂擦患处,每日 3 次,10 天为一个疗程,不愈者继续用药一个疗程[4]。

(5)胃、十二指肠溃疡 鸡内金(微炒研细末)70g,蜂蜜 500ml。每次取蜂蜜约 25ml,冲开水适量,吞服鸡内金 5g,每日 2 次,早晚饭前 1h 服[5]。

(6)小儿厌食症 全蝎 8g、鸡内金 10g,共研极细末,装瓶备用。2 岁以下每次 0.3g,每日 2 次。3 岁以上每次 0.6g,每日 2 次,连服 4 天为一个疗程,可服2~3 个疗程,每个疗程间隔 3 天,服药期间禁食生冷油腻食物[6]。

2. 配伍应用

(1)用于消食健胃

鸡内金配槟榔:健脾胃、消积滞。用于食积内停之腹痛拒按、食少纳呆、腹泻等症。

鸡内金配白术:健脾宽中、消积化滞之功。用于脾胃虚弱,食滞不化所致的脘腹胀满痞闷、纳谷不香、食谷难消之症;且多用于年老、小儿或病后调养。如益脾饼(《医学衷中参西录》)。

(2)用于涩精止遗

鸡内金配菟丝子、桑螵蛸:涩精止遗。用于遗尿。如鸡膍胵散(《太平圣惠方》)。

(3)用于化坚消石

鸡内金配海金沙:通淋化石、清热消积。用于石淋。

3. 鉴别应用

(1)生鸡内金、炙鸡内金、醋炙鸡内金　生鸡内金以攻积祛瘀、化石通淋力强,多用于治疗砂石淋证、食滞腹胀。炙鸡内金偏于消食化积、固脬缩尿,多用于治疗饮食停积、小儿疳积、遗尿及脾虚食少泄泻等症。醋炙鸡内金作用与炙鸡内金相同,但除腥及疏肝助脾作用较前者为强,多用于治疗气郁膹胀。

(2)鸡内金、山楂　两者均有消食导滞的作用,皆可用于食积停滞胃脘之脘闷腹胀、嗳气吞酸、食少便溏等症,常可相须为用。但鸡内金健脾消食,善消一切宿食积滞,并能化石、通淋、缩泉止遗,适用于砂石淋证、遗尿。山楂善于消肉积,兼能活血化瘀,可用于产后瘀血腹痛、恶露不尽及疝气坠胀疼痛、儿枕痛。

【用量用法】　水煎服,3～9g。研末服,每次1.5～3g,每日2～3次。研末服效果比煎服好。

参考文献

[1] 王彦勤. 特种经济动植物,2002,10:9.
[2] 吕武清. 中国中药杂志,1994,19(4):222.
[3] 蒋改苏. 湖南中医杂志,1986,3:20.
[4] 刘耀驰等. 中国中药杂志,1991,16(10):627.
[5] 杨忠英. 四川中医,1992,10(7):33.
[6] 吴焕波等. 河北中医,1990,(6):20.

鸡矢藤

【基源】　为茜草科植物鸡矢藤 *Paederia scandens*(Lour.)Merr. 或毛鸡矢藤 *P. scandens*(Lour.)Merr. Var. *tomentosa*(Bl.)H. - M. 的地上部分及根。

【成分研究】

1. 挥发油　鸡矢藤茎叶中含多种挥发油成分,如乙酸异戊酯20.21%、乙酸苯甲酯8.04%、十五碳酸乙酯6.79%、软脂酸6.78%、癸酸异戊酯5.72%[1]。

2. 黄酮类　从鸡矢藤中分离出多个黄酮类化合物,主要为山柰酚、槲皮素及其苷类[2]。

3. 环烯醚萜类　鸡矢藤茎叶中含多种环烯醚萜苷类化合物,如车叶草苷、鸡矢藤苷、鸡矢藤次苷、鸡矢藤酸、车叶草苷酸等[3]。

4. 苯丙素类　鸡矢藤的苯丙素类成分结构多样,主要包含异东莨菪素、5-羟基-8-甲氧基吡喃香豆素、臭矢菜素B和D、异落叶松树脂醇、咖啡酸及香豆酸等[4]。

5. 其他　胡萝卜苷、齐墩果酸等。

【药理研究】

1. 镇痛　鸡矢藤甲醇提取物的石油醚萃取部位可显著提高小鼠对辣椒素、醋酸、福尔马林及热板法的痛阈,并减少小鼠甩尾次数,其镇痛作用可能与K^+-ATP通道有关。

2. 抗炎　鸡矢藤提取液,可明显减轻二甲苯引起的小鼠耳部急性炎性渗出、大鼠蛋清性足趾肿胀、大鼠皮下棉球肉芽组织增生和大鼠甲醛性关节炎,其作用强度与水杨酸钠相似[5]。

3. 降低尿酸水平　鸡矢藤提取物可降低高尿酸血症大鼠的血清尿酸水平,降低痛风性关节炎的发生率,其作用主要是通过促进尿酸分级排泄和抑制肝脏黄嘌呤氧化酶活性。

4. 保肝　鸡矢藤中京尼平苷抑制肝脏中 P4503A 氧化酶活性,增加谷胱甘肽含量,从而起到保护肝脏的作用[6]。

5. 其他　抗惊厥、抗肿瘤等。

【性味归经】　甘、苦,微寒。归脾、胃、肝、肺经。

【功效主治】　消食健胃,化痰止咳,清热解毒,止痛。用于饮食积滞,小儿疳积,热痰咳嗽,热毒泻痢,咽喉肿痛,痈疮疖肿,烫火伤,多种痛证。

【临床应用】

1. 单方验方

(1)气郁胸闷,胃痛　鸡矢藤根一至二两(30～60g),水煎服(《福建中草药》)。

(2)食积腹泻　鸡矢藤一两(30g),水煎服(《福建中草药》)。

(3)皮肤溃疡久不收口　鲜鸡矢藤叶或嫩芽适量(视病变范围而定),捣烂搽患处,每次搽5 分钟,每日 2～3 次,连用 7 日(《全国中草药汇编》)。

(4)软组织损伤　取鸡矢藤鲜叶捣烂,贴敷患部(压痛点)皮肤上,形成约 3～5mm 厚的药层,然后点燃艾条,实行回旋灸,烘熏至温热深透患部深处,持续约 3～5min 后,去掉烘干的药层,重新更换上湿药,又如上继续施灸,一般更换湿药 2～3 次即可,每日灸治 1 次,直至痊愈为止[7]。

(5)糖尿病足　足部溃疡给予清创,取鸡矢藤鲜药 200～250g 洗净,(干药用 100g 先浸泡1h),煎煮后去渣加少许盐,将药液盛于干净容器内待凉,温度为 37～40℃时,患者有病变的脚浸泡于药液中(将溃疡面全部浸泡于药液中)浸泡时间为 10～15min。泡脚后患肢自然晾干,再用无菌纱布覆盖溃疡面。每天浸泡 2 次。4 周为一疗程[8]。

(6)麦粒肿　取鲜鸡矢藤 10g,洗净,加水 300ml,加盖,煮沸,然后文火煮 10min,加入豆腐200g,再文火煮 10min,去药渣,即可食用。患者吃豆腐喝汤,分早、晚各 1 剂,饭后半小时食用[9]。

(7)慢性阑尾炎　以鸡矢藤、败酱草,鲜品各用 150g 或者干品各用 60g 加水煎服,每日 1 剂,分4 次服,以 10 天为 1 个疗程。症状及体征消失后,可改为每天适量餐后热饮 1～2 周,以巩固疗效。

2. 配伍应用

(1)用于消食健胃

鸡矢藤配山楂、神曲:消食健胃。用于饮食积滞所致的腹痛、腹泻等证。

鸡矢藤配党参、白术:健脾消食。用于脾虚食少,消化不良。

(2)用于化痰止咳

鸡矢藤配瓜蒌皮、枇杷叶:清热化痰,止咳平喘。用于肺热所致的咳嗽,气喘,咳吐黄痰等。

(3)用于清热解毒

鸡矢藤配金银花、黄芩:清热解毒,消肿止痛。用于热毒泻痢,咽喉肿痛,痈疮疖肿等。

【用法用量】　水煎服,10～15g,大剂量可用到 30～60g。外用适量,捣敷或煎水洗。

【使用注意】　孕妇忌服。服用过量可能会出现头晕。

参考文献

[1] 马养民等.西北植物学报,2000,20(1):145.

[2] 马养民,毛远.陕西林业科技,2002,2:73.

[3] 王鑫杰等.世界临床药物,2012,33(5):303.

[4] 邹旭等.中国中药杂志,2006,31(7):1436.

[5] 金伟华等.中国新药杂志,2004,13(6):567.

[6] 许永炎.新医药学杂志,1977,1:28.

[7] 彭丽环.现代医院,2008,8(6):82.

[8] 郑苍贫.中国乡村医药,1997,4(9):17.

[9] 何耀东.中国社区医师,2010,23:8.

第十八章　驱　虫　药

使君子

【基源】　为使君子科植物使君子 *Quisqualis indica* L. 的干燥成熟果实。

【成分研究】　使君子中主要含使君子酸钾、脂肪油,油中含油酸、棕榈酸、硬脂酸、亚油酸、肉豆蔻酸、花生酸、甾醇。种子还含有蔗糖、葡萄糖、果糖、戊聚糖、苹果酸、柠檬酸、琥珀酸、胡芦巴碱、脯氨酸等。

【药理研究】

1. 杀虫　以驱蛔虫为主,在体外对猪蛔、蚯蚓、水蛭等均有较强的抑制效果。有效成分一般认为是使君子酸钾。

2. 抗真菌　使君子水浸剂对多种皮肤真菌有不同程度的抑制作用[1]。

【炮制研究】　使君子驱虫的有效部分是水溶性成分,其中使君子酸钾为驱虫的有效成分之一。此外,脂肪油也有一定的驱虫作用。使君子生用不良反应较大,炒制可减轻不良反应。使君子炮制宜采用低温均匀加热的方法[2]。

【性味归经】　甘,温。归脾、胃经。

【功能主治】　杀虫,消积。用于蛔虫病,蛲虫病;虫积腹痛,小儿疳积。

【临床应用】

1. 单方验方

(1)蛲虫病　百部、使君子放入砂锅或磁罐内,加凉水 200ml,浸泡 30min 以上。煮沸后改用小火煎 30min 以上,待药液浓缩到 100ml 时去渣,冷后加入米醋。用时加热到 37℃,或将药液倒在手背上感觉适宜则可灌肠。6 岁以下用 25ml,6～13 岁用 50ml,14 岁以上用 100ml。最好保留一夜。次日如法再灌第 2 剂,一周后再灌第 3 剂[3]。

(2)小儿脱肛　取使君子适量,捣烂后加入适量饴糖制成丸剂,每丸重 3g。每次服 1 丸;同时用精瘦猪肉 100～250g,炖熟,吃肉喝汤,均每 3 天 1 次,3 次为一个疗程[4]。

(3)化脓性中耳炎　使君子、白矾、冰片按 4∶3∶1 比例,将使君子撬 1 小孔,塞入白矾,烧至白矾溶化,再加冰片共研细末。用时洗净患耳,吹入药末,每日 1 次[5]。

2. 配伍应用

使君子配槟榔:驱虫消积。用于蛔虫病腹痛,喜食生米、泥土等。

使君子配党参:健运脾胃,消积驱虫。用于小儿蛔疳,脾虚面黄肌瘦,食欲不振,腹胀便溏者。

使君子配芦荟:杀虫消积,攻下通便。用于虫积于肠,热壅便秘。

使君子配苦楝皮:驱虫。用于蛔虫病、蛲虫病。如使君子散(《证治准绳》)。

使君子配厚朴、陈皮:驱虫消积。用于小儿五疳,心腹膨胀,不思饮食。如使君子丸(《博济方》)。

使君子配麦芽、神曲:驱虫消积。用于小儿疳积,面色萎黄,形瘦腹大,腹痛有虫者。如肥儿丸(《医宗金鉴》)。

3. 鉴别应用

(1)使君子、雷丸　两者均有杀虫消积作用,皆可用于虫积腹痛、小儿疳积,但使君子杀虫,功专驱杀蛔虫与蛲虫;雷丸杀虫,擅长驱杀绦虫与钩虫。

(2)使君子、榧子　两者均为毒性很小的驱虫药,驱虫而不伤脾胃,且有润肠通便作用,驱虫时无需另加泻药。但榧子以驱钩虫、绦虫效果好,且有润肺止咳的作用,可用于肺燥咳嗽;使君子以驱蛔虫效果最佳,且能益脾胃、除虚热,为治疗小儿疳积之要药。

(3)使君子、苦楝皮　两者均能驱虫,且皆善于驱杀蛔虫。但苦楝皮苦寒有毒,伤脾胃,且有燥湿疗癣的作用,可外用于疥癣瘙痒;使君子甘温,益脾胃,有很好的健脾消积疗疳作用,可用于小儿疳积、乳食停滞。

【用量用法】　使君子 9～12g,捣碎入煎剂;或取使君子仁炒香嚼服,小儿每岁每次 1～1.5 粒,成人每次 15～20 粒,空腹服,每日 1 次,连服 3 天。

【不良反应】　服量过大或与热茶同服,可引起呃逆、眩晕、呕吐等不良反应,严重者致抽搐、呼吸困难、血压下降,甚至死亡[6]。有报道患儿内服使君子 8 粒,5h 后出现头晕、呕吐、大汗、心悸、肢凉、面色苍白、心率加快[7]。有个案报道口服生使君子引起过敏性紫癜[8]。

【中毒救治】　轻度中毒出现呃逆,可用使君子壳煎水饮服,或用绿豆煎水内服。必要时对症处理。

【使用注意】　剂量不宜过大。不宜与热茶同服。

参考文献

[1] 颜正华. 中药学. 第 2 版. 人民卫生出版社,2006.
[2] 吕文海等. 中药材,1989,12(12):31.
[3] 吴贤标. 吉林中医药,1999,2:32.
[4] 陈孟桑. 中医杂志,1985,2:34.
[5] 李治方. 湖北中医杂志,1985,5:26.
[6] 欧明等. 中药及其制剂不良反应大典. 沈阳:辽宁科学技术出版社,2002.
[7] 邹商群等. 第一军医大学学报,1991,11(2):125.
[8] 戴俭哨. 青海医药杂志,1989,4:7.

苦楝皮

【基源】　为楝科植物川楝 *Melia toosendan* sieb. et Zucc. 或楝 *Melia azedarach* L. 的干燥树皮及根皮。

【成分研究】　苦楝皮的主要成分为川楝素(苦楝素),尚含苦楝碱、川楝酮、树脂、鞣质等。

【药理研究】

1. 杀虫及抗真菌　苦楝皮驱蛔虫的有效成分为川楝素,高浓度的苦楝皮药液在体外对小鼠蛲虫也有麻痹作用;苦楝根皮醇提物有抗血吸虫作用;苦楝皮水和醇提取物均能杀灭绦虫原头蚴。

2. 抗肉毒素　川楝素对肉毒素中毒实验动物有明显的治疗作用[1]。

【性味归经】　苦,寒;有毒。归肝、脾、胃经。

【功能主治】　杀虫,疗癣。用于蛔蛲虫病、蛲虫病、钩虫病、虫积腹痛;外治疥癣瘙痒。

【临床应用】

1. 单方验方

(1)蛔虫病　鲜苦楝皮 30～45g,水煎服,连用 2～3 天。或配大黄 90g,后下,水煎加红糖适量,每晨空腹,连用 2 天(《全国中草药汇编》)。

(2)疥疮　以新鲜苦楝皮 150g,切碎,置容器内,加入乙醇密盖,浸渍 3～5 日,取渍液过滤,静置 24h,再取上清液加入薄荷脑 20g,溶解后再加入 50％乙醇至 1000ml。每日外搽患处2～3次[2]。

2. 配伍应用

(1)用于杀虫

苦楝皮配槟榔:杀虫取蛔。用于治疗蛔虫病。

苦楝皮配苦参:杀虫止痛。用于治疗蛲虫病。

苦楝皮配石榴皮:驱杀钩虫。用于治疗钩虫病。

苦楝皮配百部:驱杀蛲虫。用于治疗蛲虫病。

(2)用于疗癣

苦楝皮配猪牙皂:燥湿止痒。用于治疗疥疮湿癣。

3. 鉴别应用

苦楝皮、川楝子:两者性味皆苦寒,均有驱虫疗癣作用,可用于治疗虫积腹痛、头癣。但苦楝皮驱虫作用显著,为驱杀蛔虫良药,且可用于疥疮;川楝子舒肝行气止痛力强,偏用于治疗肝气郁结之胁肋疼痛、肝胃不和之脘腹胀痛及疝气疼痛。

【用量用法】 水煎服,4.5～9g;鲜品 15～30g。有效成分难溶于水,需文火久煎。外用适量,研末,用猪脂调敷患处。

【不良反应】 参见川楝子条。

【使用注意】 不可过量,也不可持续服用,以免川楝素蓄积中毒。体弱、脾胃虚寒、肝肾功能障碍者及孕妇均应慎服。

参考文献

[1] 颜正华. 中药学. 第 2 版. 人民卫生出版社,2006.　　[2] 张重九. 中国医院药学杂志,1988,8(4):37.

槟　榔

【基源】 为棕榈科植物槟榔 *Areca catechu* L. 的干燥成熟种子。

【成分研究】 槟榔中主要有生物碱、脂肪酸、氨基酸、甘露醇、半乳糖、甘蔗、α-儿茶素、无色花青素、槟榔红色素、鞣质等。

【药理研究】

1. 驱虫　槟榔直链脂肪酸有较强的杀犬蛔虫蚴体作用,氢溴酸槟榔碱有排蠕虫作用。

2. 对神经系统的作用　槟榔碱具有兴奋胆碱受体作用,而且有中枢抑制作用。

3. 对消化系统的作用　槟榔煎剂能促进小鼠胃肠推进运动,槟榔碱也有明显促进豚鼠离体回肠自发性收缩的作用。

4. 对泌尿生殖系统的作用　槟榔水煎剂可增加大鼠膀胱逼尿肌收缩活动,表现为增加张力和收缩波平均振幅,但对频率无影响。

5. 其他　抗病原微生物、抑制小鼠分离血浆中的淀粉酶、促智等作用,作为治疗阿尔茨海默病的新药已进入临床实验阶段[1]。

【炮制研究】 槟榔质地坚硬,软化困难,传统的软化方法采用浸润法。此法存在诸多弊端,主要是有效成分槟榔碱损失较多。采用减压蒸汽焖润法,则槟榔碱损失少,软化时间短。且蒸法切片较理想,饮片外观平整、光滑,容易干燥[2]。

【性味归经】 苦、辛,温。归胃、大肠经。

【功能主治】 杀虫消积,行气,利水,截疟。用于绦虫、蛔虫、蛲虫、钩虫、姜片虫病,虫积腹痛;食积气滞,泻痢后重;水肿,脚气及疟疾。

【临床应用】

1. 单方验方

(1)肠道毛鞭虫病 槟榔(打碎)50g,水煎2次,得药液300ml,加入蔗糖20g,溶化后分2次早晚饭前各服150ml,5剂为一个疗程,可连服2个疗程[3]。

(2)乳糜尿 槟榔、海藻各60g,随证加味,水煎服,每日1剂[4]。

(3)呃逆 槟榔粉研末过细筛,取其粉剂,每次3g,温开水调匀,每日3次口服。腹泻患者忌服,心功能不全者慎用[5]。

2. 配伍应用

(1)用于杀虫消积

槟榔配鸡内金:健运脾胃,消食导滞。用于食积内停之腹痛拒按、食少纳呆、腹泻等。

槟榔配木香:消导积滞,理气止痛。用于食积腹胀、腹痛,嗳腐吞酸,大便不爽,或痢疾下痢赤白,里急后重。如木香槟榔丸(《儒门事亲》)。

(2)用于降气行水

槟榔配商陆:行气利水,消肿。用于气滞水湿内停证,症见遍身水肿、二便不利。如疏凿饮子(《济生方》)。

槟榔配木瓜:利水消肿,祛湿舒筋。用于寒湿脚气,症见下肢肿痛、麻木冷痛、恶寒发热,或挛急上冲,甚至胸闷呕恶。如鸡鸣散(《证治准绳》)。

槟榔配大腹皮:行气消胀,利水消肿。用于腹水,症见腹大如鼓、面目水肿、小便不利者;气滞食积之脘腹胀满、食欲不振、嗳腐食臭等。

(3)用于截疟

槟榔配常山:破滞祛瘴,截疟祛痰。用于治疗疟疾。如截疟七宝饮(《杨氏家藏方》)。

3. 鉴别应用

槟榔、大腹皮:两者源于用一植物不同入药部位。大腹皮为植物槟榔的果皮,能散无形之积滞,行水消肿,适用于湿阻气滞之脘腹胀满、水肿、脚气病。槟榔为去皮后的成熟种子,能泻有形之积滞,善杀虫,适用于虫积腹痛、积滞泻痢及各种虫证。槟榔对人体多种寄生虫有效,尤对绦虫病疗效最佳,并有缓泻作用,使虫体易于排出。

【用量用法】 水煎服,6~15g;单用驱杀绦虫、姜片虫时,可用30~60g。

【制剂与成药】

1. 槟榔浸膏片:每片含槟榔碱5.2mg。用于绦虫病、姜片虫病,虫积腹痛,食积胀满,水肿,泄泻,里急后重等症。口服,驱虫用,每次2~8片;消食去积,每次1~3片。

2. 槟榔抗青光眼药水:每毫升含生药1g。用于急性充血性及慢性单纯性青光眼。滴眼,每5min1次,共6次,随后每半小时1次,共3次,以后按病情每2h1次。

【不良反应】 槟榔毒性较小,临床常见的不良反应为恶心、呕吐(20%~30%)、腹痛、头昏与心慌。过量服用可引起流涎、呕吐、昏睡与惊厥等。一般服食0.5~3h后出现症状。

嚼食槟榔干果可引起槟榔醉,出现头昏(94%)、出汗(88%)、心悸(83%)、四肢颤动(67%)、腹痛(52%)、便意(46%)、脉搏加速(72%)、血压下降(63%)等。

长期嚼食槟榔可引起口腔黏膜下纤维性变(OSF),其癌变多发生在诊断为OSF后的3~10年,癌变平均年龄为64.4岁[6]。

【使用注意】 脾虚便溏或气虚下陷者忌用;孕妇慎用。民间嚼食槟榔干果不宜提倡。

参考文献 ────────────────────────────────────

[1] 倪依东等.中药新药与临床药理,2004,15(5):224.
[2] 余南才.中药通报,1987,12(10):21.
[3] 郑祥光.中西医结合杂志,1987,8(7):504.
[4] 承伯钢.江西中医药,1986,4:35.
[5] 臧胜民.河北中医,2004,26(2):87.
[6] 夏丽英.现代中药毒理学.天津:天津科技翻译出版公司,2005.

南 瓜 子

【基源】 为葫芦科植物南瓜 *Cucurbita moschata* (Duch.)Poiret. 的种子。

【成分研究】 南瓜子主要含驱虫的有效成分南瓜子氨酸,并含脂肪酸、蛋白质、尿素分解酶、维生素 A、维生素 B_1、维生素 B_2、维生素 C、胡萝卜素等。

【药理研究】 南瓜子有杀虫作用。在体外对牛肉绦虫及猪肉绦虫均有麻痹作用,且主要作用于孕卵节片,故与槟榔配伍呈协同作用。南瓜子及南瓜子氨酸还可抑制小鼠血吸虫童虫的生长发育,甚至有杀灭作用[1]。

【性味归经】 甘,平。归大肠经。

【功能主治】 杀虫,下乳。用于绦虫、血吸虫病;产后缺乳。

【临床应用】

1. 单方验方

(1)绦虫病 取带壳南瓜子 200g,炒熟后去壳研成细末,晨起空腹先服南瓜子,2h 后取槟榔 100～300g,煎至 100ml,顿服,半小时后再服 50％硫酸镁 50ml,儿童减半。一般在服药 4～6h 绦虫即从大便排出,随后腹痛等症状消失,大便检查绦虫卵转阴[2]。

(2)内痔 南瓜子 1000g,煎水熏之,每日 2 次,连熏数天(《岭南草药志》)。

(3)钩虫病 南瓜子榨油,每次 1 茶匙,内服后 4h 服泻下剂(《泉州本草》)。

(4)产后缺奶 南瓜子 60g,研末,加红糖适量,开水冲服(《青岛中草药手册》)。

(5)慢性前列腺炎 新鲜南瓜子晒干,每天嚼服 30g(剥壳),同时坚持每天按摩关元穴 100次,使局部有酸胀感。按压之后,顺、逆时针各轻揉关元穴 100 次。以上治疗每天 1 次,连用 30天为一个疗程[3]。

2. 配伍应用

南瓜子配槟榔:杀虫,行气导滞。用于绦虫病效果最佳。

3. 鉴别应用

南瓜子、槟榔:两者均有良好的驱虫作用,尤其善驱绦虫,临床上以南瓜子与槟榔配用,对驱除牛肉绦虫有良好的协同作用,可大大提高治疗效果。但南瓜子虽为驱绦虫及蛔虫的专药,且有健脾之功,可用于脾虚虫积。槟榔除驱杀绦虫、蛔虫、姜片虫外,尚有消积导滞、下气除满之功,多用于食积气滞、泻痢后重、水肿脚气等。

【用量用法】 研粉,冷开水调服,或制成乳剂服。用于驱绦虫、下乳,每次60～120g;用于治疗血吸虫病,每次120～200g。

参考文献 ────────────────────────────────────

[1] 颜正华.中药学.第 2 版.人民卫生出版社,2006.
[2] 郭宝庆等.浙江中医杂志,1988,2:55.
[3] 李彤等.中国民间疗法,1999,6:33.

鹤草芽

【基源】　为蔷薇科植物龙芽草 *Agrimonia pilosa* Leded. 带短小根茎的冬芽。

【成分研究】　鹤草芽的有效成分为酚性物质鹤草酚。

【药理研究】　驱杀:鹤草芽及根对绦虫和囊虫均有驱杀作用,有效成分为鹤草酚,主要作用于头节,对颈节、体节也有作用。可能是其能显著和持久地抑制虫体细胞代谢,切断维持生命的能量供给所致。鹤草酚还能明显抑制血吸虫,杀灭阴道毛滴虫及抗疟,对猪蛔虫也有持久兴奋作用。鹤草酚还有杀精子活性[1]。

【性味归经】　苦、涩,凉。归肝、小肠、大肠经。

【功能主治】　杀虫。用于绦虫病,阴道滴虫病。

【临床应用】

(1)滴虫性阴道炎　用鹤草芽栓剂,每晚睡前置阴道内,10 次为一个疗程[2]。

(2)慢性宫颈炎　于月经干净 3 天开始用药,每晚用阴道清洁液冲洗阴道后,放入一枚鹤草芽栓剂,连用 10 天为一个疗程[3]。

【用量用法】　研末吞服,成人 30g,儿童用量按每千克体重 0.7～0.8g 计算。每日 1 次,早晨空腹服用。不宜入煎剂,因有效成分几乎不溶于水,且遇热易被破坏。

【制剂与成药】

1. **鹤草芽浸膏**:用于绦虫病、滴虫性肠炎。口服,成人 1.5g,小儿每千克体重 40mg。治牛肉绦虫病用量增加 1/2。早晚空腹 1 次顿服,并常规导泻。

2. **鹤草酚片(每片含 0.1g)**:用于绦虫病、滴虫性肠炎、滴虫性阴道炎。治绦虫病,成人 0.8g,小儿每千克体重 25mg;治牛肉绦虫病用量增加 1/2。早晨空腹 1 次顿服,并常规导泻。治滴虫性肠炎,口服,每次 0.3g,每日 3 次,7 天为一个疗程,连续 2 个疗程,小儿酌减。治滴虫性阴道炎,每晚临睡前取 0.3g 置阴道深处,7 天为一个疗程,必要时连续 3 个疗程。

【使用注意】　服药后偶见恶心、呕吐、腹泻、头晕、出汗等不良反应。服药时忌食油腻及饮酒。

参考文献

[1] 颜正华. 中药学. 第 2 版. 人民卫生出版社,2006.　　[3] 袁慧琴. 河南医药信息,1997,11(5):38.
[2] 叶景志等. 辽宁医药,1978,3:23.

雷　　丸

【基源】　为白蘑科真菌雷丸 *Omphalia lapidescens* Schroet. 的干燥菌核。

【成分研究】　雷丸主要含雷丸素(一种蛋白酶)、雷丸多糖和镁等。

【药理研究】

1. **驱虫**　雷丸所含雷丸素能对绦虫的蛋白质进行分解,致使虫节破坏。雷丸对钩虫、阴道毛滴虫及囊虫也有杀灭作用。

2. **抗滴虫**　雷丸煎剂对阴道毛滴虫有抑制作用。

3. **抗肿瘤**　雷丸蛋白酶对动物 walker$_{256}$ 瘤有一定抑制作用。

4. **抗炎**　雷丸多糖对小鼠巴豆油耳炎症、大鼠琼脂性及酵母性关节炎肿均有明显抑制作用。雷丸多糖经酸、蛋白酶水解纯化得到的分子量较小的多糖仍有较弱抗炎作用。

5. 增强免疫　雷丸多糖对机体非特异性及特异性免疫都有增强作用[1]。

【炮制研究】　雷丸主要含一种蛋白分解酶,即雷丸素,系驱绦虫的有效成分。雷丸素溶于水,加热易于破坏,故雷丸常粉碎后直接吞服,不入煎剂。雷丸素在碱性溶液中作用最强,在酸性溶液中则失效,因此雷丸粉宜装入胶囊中服用为好。

【性味归经】　微苦,寒。归胃、大肠经。

【功能主治】　杀虫消积。用于绦虫、钩虫、蛔虫病;虫积腹痛,小儿疳积。

【临床应用】

1. 单方验方

(1)钩虫病　雷丸300g。将雷丸洗净,低温干燥,研为细末,过筛即得,每服6g,每日3次,2日为一个疗程,温开水送下。密闭防潮,勿令受热。入汤剂无效(《冉氏经验方》)。

(2)脑囊虫病　雷丸、公鸡肉各5g,全蝎2g,每次12g,每日3次,饭前白开水冲服,33天为一个疗程[2]。

(3)小儿顽固性食积腹痛　雷丸适量研细粉,备用。另外制备槟榔煎剂,槟榔片50～80g,雷丸粉15～20g,加冷水适量,浸泡一夜,文火煎两遍,两煎合得100～150ml。当日服雷丸散3次,每次0.4克/kg体重,早晨空腹,午、晚饭后2h温水冲服。次日晨起空腹服槟雷煎剂为1次治疗[3]。

2. 配伍应用

雷丸配槟榔:驱虫。用于治钩虫病、蛔虫病。如追虫丸(《证治准绳》)。

雷丸配大黄、牵牛子:驱虫。用于治蛲虫病。

雷丸配半夏、茯苓:驱虫。用于治脑囊虫病。

雷丸配苦楝皮:两药均有杀虫作用,配伍后可增强药效。用于绦虫、蛲虫等虫病。

雷丸配使君子:驱虫消积。用于小儿虫积所致的疳积症。如雷丸散(《杨氏家藏方》)。

3. 鉴别应用

雷丸、槟榔:两者皆为杀虫佳品,能驱杀"三虫",其中对绦虫疗效最好。但槟榔尚可消积导滞、破气除胀、行气利水、截疟,还可用于治疗积滞泻痢、里急后重、水肿脚气、疟疾等。雷丸杀虫消积作用专一,常用治驱杀绦虫、钩虫、蛔虫等及小儿疳积等,近年用治脑囊虫病取得很好的效果。

【用量用法】　入丸散剂,每次5～7g;驱绦虫每次12～18g,饭后用凉开水调服,每日3次,连服3天。

【不良反应】　古本草云其"有小毒"或"有毒",临床服用雷丸偶有短暂恶心、上腹部不适等不良反应。

【使用注意】　雷丸有效驱虫成分雷丸素是一种蛋白酶,加热(60℃左右)或在酸的作用下易被破坏失效,故不宜煎服,不宜与酸性食物同用。脾胃虚寒者慎服。

参考文献

[1] 孔增科等. 常用中药药理与临床应用. 内蒙古科学技术出版社,2005.
[2] 李侠等. 中医药学报,1988,4:26.
[3] 廉辰. 河北中医,1989,5:29.

鹤　虱

【基源】　为菊科植物天名精 *Carpesium abrotanoides* L. 或伞形科植物野胡萝卜 *Daucus carota* L. 的干燥成熟果实。前者习称"北鹤虱",后者习称"南鹤虱"。

【成分研究】　鹤虱中含δ-杜松烯、菖蒲烯、棕榈酸、油酸、亚油酸、β-芹子烯、十四烷烯、六氢麝子油基丙酮、香豆素及天名精内酯等。

【药理研究】

1. 驱虫　鹤虱煎剂可驱除绦虫及蛔虫,对水蛭有特效。

2. 抗菌　鹤虱水提物对金黄色葡萄球菌、伤寒杆菌、绿脓杆菌、大肠杆菌及福氏痢疾杆菌有抑制作用,可作为皮肤消毒剂,有杀菌和抑菌作用。

3. 中枢抑制　鹤虱有抗惊、协同巴比妥睡眠、抑制脑组织呼吸、降温、降压等作用。

4. 对平滑肌的松弛作用　鹤虱水提醇沉液对平滑肌的收缩有抑制作用。

5. 钙拮抗　鹤虱所含香豆素有钙拮抗作用,可抑制乙酰胆碱引起的回肠收缩[1]。

【性味归经】　苦、辛,平;有小毒。归脾、胃经。

【功能主治】　杀虫消积。用于蛔虫、蛲虫、绦虫病;虫积腹痛,小儿疳积。

【临床应用】

1. 单方验方

(1)蛔虫心痛　鹤虱0.6g,为末,温酢(即食醋)150ml,和服之(《外台秘要》)。

(2)蛲虫病　鹤虱研末,制成油膏,涂于肛门周围(《实用中医内科手册》)。

(3)钩虫病　鹤虱100g,洗净,水煎2次,药液混合后浓缩至60ml,过滤,加少量白糖调味。成人晚上临睡前服30ml,连服2晚;小儿及老年体弱者用量酌减[2]。

2. 配伍应用

鹤虱配槟榔:杀虫驱虫。用于蛲虫、绦虫病。

鹤虱配川楝子:两者均为杀虫药,配伍同用后作用增强。用于蛔虫腹痛。

3. 鉴别应用

北鹤虱、南鹤虱、鹤虱风:菊科植物天名精的果实习称北鹤虱,伞形科植物野胡萝卜的果实习称南鹤虱。两者性能功效相同,临床上都可以作为鹤虱使用。鹤虱风为伞形科植物野胡萝卜的全草,鹤虱风味苦微甘,性寒,有小毒,能燥湿、杀虫、止痒。用于皮肤痒疹、湿疹、湿疮、斑秃等;也治小儿疳积。外用,煎汤洗或捣敷;内服,煎汤,5～10g。

【用量用法】　水煎服,5～15g。

【不良反应】　鹤虱古本草记载有"小毒",临床应用治疗剂量,偶有头昏、恶心、腹痛、腹泻等不良反应,但可自行消失。内服过量会引起恶心、呕吐、食欲不振、头晕、头痛、四肢软弱无力、不能行走、说话困难;严重时出现阵发性痉挛、抽搐[3]。

【使用注意】　不宜大剂量服用。孕妇慎服。

参考文献

[1] 孔增科等. 常用中药药理与临床应用. 赤峰:内蒙古科学技术出版社,2005.

[2] 宋立人等. 现代中药学大辞典. 北京:人民卫生出版社,2001.

[3] 夏丽英. 现代中药毒理学. 天津:天津科技翻译出版公司,2005.

榧　子

【基源】　为红豆杉科植物榧子 *Torreya grandis* Fort. 的干燥成熟种子。

【成分研究】　榧子中含脂肪油、挥发油、蛋白质、维生素A、维生素B_1、维生素B_2、维生素E、生物素、泛酸、烟酸,还有钙、铁、磷、钾、钠、铜、镁、锌等微量元素。

【药理研究】

1. 抗肿瘤　榧子仁所含的四种酯碱对淋巴细胞性白血病有明显抑制作用,并对治疗和预防恶性程度很高的淋巴肉瘤有益。

2. 润肺止咳,润肠通便　榧子具有润肺滑肠、化痰止咳的功效,适用于便秘、疝气、痔疮、消化不良、食积、咳痰等疾病。

3. 抗衰老　榧子中脂肪酸和维生素E含量较高,经常食用可滋润肌肤、延缓衰老。

4. 保护视力　榧子含有较多的维生素A等有益眼睛的成分,对眼睛干涩、易流泪、夜盲等症状有预防和缓解的作用。

5. 驱虫　榧子可以治疗多种肠道寄生虫病,如小儿蛔虫、绦虫、钩虫等,其杀虫能力与中药使君子相当[1]。

【性味归经】　甘,平。归肺、胃、大肠经。

【功能主治】　杀虫消积,润燥通便,润肺止咳。用于钩虫、蛔虫、绦虫、姜片虫病,虫积腹痛,小儿疳积;肠燥便秘,及肺燥咳嗽。

【临床应用】

1. 单方验方

(1)蛔虫、钩虫、蛲虫、姜片虫、绦虫等　榧子煮熟,每日早晨空腹时适量嚼食(30~60g)(《食物中药与便方》)。

(2)痔疾,疝气,小便频数,小儿疳积,夜盲等　每日嚼食榧子7粒,有养身治病之功(《食物中药与便方》)。

(3)乳房肿痛　生榧子肉研细,米醋调之如糊,涂于患部,每日更换(《食物中药与便方》)。

(4)丝虫病　榧子肉150g,血余炭30g,研末混合调蜜搓成150丸。每次服2丸,每日3次,4天为一个疗程。服1~2个疗程。可使微丝蚴转阴[2]。

2. 配伍应用

榧子配使君子:驱虫消积,健运脾胃。用于小儿虫积脾虚,面黄肌瘦,食欲不振,腹胀便溏者。

榧子配南瓜子:驱虫。用于绦虫病较好。

3. 鉴别应用

生榧子、炒榧子:生榧子以杀虫去积、润肺滑肠力胜,多用于虫积腹痛、肺燥干咳、肠燥便秘。炒榧子长于消谷进食、益中疗疳,多用于小儿疳积。

【用量用法】　水煎服,15~30g。炒熟,去壳取仁嚼服,成人每次30粒。

【使用注意】　入煎剂宜生用。大便溏薄、肺热咳嗽者不宜用。

参考文献

[1] 冯新伟. 饮食科学,2005,10:27.　　[2] 宋立人等. 现代中药学大辞典. 北京:人民卫生出版社,2001.

芜　荑

【基源】　为榆科植物大果榆 *Ulmus macrocarpa* Hance 种子的加工品。

【成分研究】　芜荑主要含有鞣质、糖分等。

【药理研究】

1. 驱虫　芜荑醇提取物在体外对猪蛔虫、蚯蚓、蚂蟥皆有显著杀灭效果。

2. 抗真菌　芜荑浸液在试管内对皮肤真菌有不同程度的抑制作用[1]。

【性味归经】　辛、苦,温。归脾、胃经。

【功能主治】　杀虫,消积。用于蛔虫、蛲虫病,虫积腹痛,小儿疳积;外用治疗癣瘙痒、皮肤恶疮。

【临床应用】

1. 单方验方

(1)虫积腹痛　芜荑60g,和面炒令黄色,为末,每服2g,米饮调下(《备急千金要方》)。

(2)脾胃冷积泄泻日久　芜荑150g,捣为末,饭为丸,如梧桐子大。每服30～40丸,食前米饮送下(《续传信方》)。

2. 配伍应用

(1)用于杀虫消积

芜荑配使君子:杀虫消积。用于蛔虫病,小儿疳积,虫积腹痛。如布袋丸(《补要袖珍小儿方论》)。

芜荑配槟榔、木香:杀虫消积。用于肠道多种寄生虫病。如芜荑散(《仁斋直指方论》)。

(2)用于散寒止痛

芜荑配大茴香:温中散寒,燥湿止痛。用于腹中诸积冷气疼痛。

【用量用法】　内服,煎汤3～9g,研末,入丸散,每次2～3g。外用,适量,研末调敷。

【使用注意】　脾胃虚弱者慎服。

参考文献

[1] 颜正华.中药学.第2版.人民卫生出版社,2006.

第十九章 涌 吐 药

瓜 蒂

【异名】 甜瓜蒂。

【基源】 为葫芦科一年生草质藤本植物甜瓜 *Cucumis melo* L. 的果蒂。

【成分研究】 瓜蒂主要含有葫芦素 B、葫芦素 E(即甜瓜素或甜瓜毒素)、葫芦素 D、葫芦素异 B 及葫芦素 B 苷等。

【药理研究】

1. 催吐 瓜蒂和甜瓜素有强烈的催吐作用,可能是由于服后刺激胃黏膜,引起呕吐中枢兴奋所致。

2. 保肝降酶 葫芦素 B、葫芦素 E、葫芦素 B 苷均有保肝、降酶作用,葫芦素 B 能明显抑制受损肝脏的纤维增生。

3. 对免疫系统的作用 瓜蒂能提高机体的细胞免疫功能。

4. 抗癌 几种葫芦素对人鼻咽癌细胞及子宫癌细胞均有细胞毒作用,可引起艾氏腹水癌、固体黑瘤及腹水黑瘤细胞变形[1]。

【性味归经】 苦,寒;有毒。归胃经。

【功能主治】 涌吐痰食,祛湿退黄。用于风痰或痰热壅塞喉间,或宿食停滞胃脘,气逆上冲者,或食物中毒诸证;湿热黄疸。

【临床应用】

1. 单方验方

(1)鼻中息肉 瓜蒂 0.3g,为末,以羊脂和,以少许敷息肉上,每日 3 次(《太平圣惠方》)。

(2)急性传染性肝炎、慢性肝炎、肝硬化 瓜蒂焙黄研粉。每包 0.1g,4 包为一个疗程,每 7～10 日用 1 包。将 1 包药分成 3 份,早饭后分 3 次吸入两鼻孔中,每次间隔 40min。用药前拭净鼻孔,用药后鼻腔有黄水排出,少数有咽干、胸闷、鼻红肿等反应,数日内可自行消失[2]。

(3)慢性鼻炎 瓜蒂粉 3g、黄连粉 0.9g、冰片 0.3g,研细,混合均匀。用喷粉器将药粉喷入鼻腔,每日 1 次,3 次为一个疗程[3]。

(4)非胰岛素依赖型糖尿病 黄连、瓜蒂(苦丁香)各等份,制成 25%滴鼻液加防腐剂分装于 10ml 滴鼻塑料瓶内。治疗前曾服用其他降糖药物者,停服原降糖药 1 个月,每日餐前 0.5h 用,黄连瓜蒂滴鼻液滴鼻 3 滴,两侧鼻腔交替给药,30 日为一个疗程[4]。

2. 配伍应用

(1)用于涌吐痰食

瓜蒂配赤小豆:涌吐痰食,清热解毒。用于痰涎壅塞胸中,或宿食停滞上脘,以及误食毒物不久,尚留于胃者。如瓜蒂散(《伤寒论》)。

瓜蒂配栀子:涌吐痰食,泻火除烦。用于瘟疫,痰涎留于上焦,胸膈烦闷,欲吐者。

(2)用于祛湿退黄

瓜蒂配丁香:祛湿退黄,温中降逆。用于湿热黄疸,目黄不除,恶心呕吐者(《食疗本草》)。

（3）用于祛风除湿

瓜蒂配川芎：祛风除湿止痛。用于湿家头痛，头目昏眩，鼻塞而烦等。

3. 鉴别应用

瓜蒂、柿蒂：瓜蒂苦寒，为涌吐药，具有涌吐痰食，祛湿退黄之功。而柿蒂苦涩，具有降气止呃的功效，多用于胃气上逆之呃逆。

【用量用法】 水煎服，2.5～5g。入丸、散剂，每次 0.3～1g。外用适量，研末吹鼻，待鼻中流出黄水即停药。

【制剂与成药】

1. 甜瓜蒂肠溶片：每片 25mg。用于慢性迁延性肝炎。口服，每次 2 片，每日 3 次，2～3 月为一个疗程。

2. 葫芦素 BE 片：瓜蒂乙醇提取物。用于慢性肝炎。口服，每次 0.2～0.3mg，每日 3 次，连续 3 个月为一个疗程。

3. 瓜蒂素片：瓜蒂水提取物，每片 0.3mg。用于慢性活动性、慢性迁延性肝炎。口服，每次 0.9～1.5mg，每日 3 次。

【不良反应】 瓜蒂有毒，用量过大可致中毒。中毒症状多在服瓜蒂 30min 左右出现。早期见头晕眼花，上腹不适，胃部灼痛，呕吐频繁，呕吐物带血或为胆汁，泻水样便，并可引起脱水、休克甚至昏迷、抽搐，终至循环衰竭及呼吸中枢麻痹而死亡[5]。

【中毒救治】

1. 中毒后宜用 1∶4000 高锰酸钾溶液洗胃，服活性炭、大量补液。用醋酸钠或维生素 C 和葡萄糖，有明显解毒作用。也可用细胞色素 C、三磷酸腺苷、辅酶 A 等药。

2. 对症处理：如剧烈呕吐，可取生姜自然汁 5ml，或用麝香 0.01～0.015g，开水冲服。呼吸困难者，可注射呼吸中枢兴奋剂，如尼可刹米、咖啡因；吸氧。昏迷抽搐者，用 20％甘露醇或 25％山梨醇 250ml，于 0.5～1h 内静脉滴注。有大汗淋漓、四肢厥冷、血压下降者，予抗休克治疗。

【使用注意】 由于瓜蒂致呕吐作用剧烈，易导致体虚患者虚脱，故体虚、胃弱、吐血、咯血、孕妇及上部无实邪者忌用。

参考文献

[1] 颜正华. 中药学. 第 2 版. 人民卫生出版社，2006.

[2] 夏岩. 吉林医学，1981，1：54.

[3] 中国人民解放军 85 医院五官科，上海赤脚医生杂志，1987，4：8.

[4] 张立培. 实用中医药杂志，1998，9：28.

[5] 杨仓良等. 毒剧中药古今用. 北京：中国医药科技出版社，1991.

常　山

【基源】 为虎耳草科植物常山 *Dichroa febrifuga* Lour. 的干燥根。

【成分研究】 常山中主要含常山碱、常山次碱、4-喹唑酮和伞形花内酯等。

【药理研究】

1. 抗疟 常山碱甲、常山碱乙、常山碱丙对于染鸡疟原虫的小鸡均有抗疟作用，其中以常山碱丙的抗疟作用最强。

2. 催吐 常山碱甲、常山碱乙、常山碱丙给鸽静脉注射，均可引起呕吐。

3. 抗原虫、抗病毒　常山碱乙在体外对组织阿米巴原虫及大鼠感染肠阿米巴原虫均有抑制作用。

4. 对心血管系统的作用　常山碱甲、常山碱乙、常山碱丙给麻醉犬静脉注射均能降压,使脾肾容积增加、心脏收缩振幅减少。

5. 其他　解热、抗肿瘤作用等[1]。

【炮制研究】　常山的抗疟有效成分主要为常山碱甲、常山碱乙、常山碱丙,尤以常山碱丙的抗疟效价最高。常山炮制研究表明,常山中的生物碱含量,生品与炮制品之间相差1.4~1.9倍。毒性试验结果,生品毒性比炮制品大,两者相差5.5~7.5倍。抗疟试验结果表明,抗疟效价生品大于各炮制品。在取炮制品LD$_{50}$的1/2量测定其抗疟效价时,炮制品所用剂量常山生物碱的含量高于生品3.4~4.4倍,但抗鼠疟效价却低于生品,两者具有显著性差异。由此可见,在炮制过程中除了部分生物碱损失外,可能有部分高效生物碱转化为低效或无效成分。根据实验结果,常山经酒制或炒制后虽然毒性降低,但亦降低疗效和含量,生常山的毒性虽然较其炮制品大5~7倍,但用其炮制品1/5~1/7剂量时,疗效却显著高于炮制品。故用减少生常山用量,以降低毒性,比用炮制减毒的方法更可取[2]。

常山质地坚硬,为了方便切制操作,目前多采用水浸泡或焖润处理后切片。但实研究表明,常山浸7天后,其生物碱含量损失近1/3;采用较长时间焖润法炮制切片,生物碱亦有一定程度损失。因此,有学者提出采用不经水处理而将净药材直接切片或粉碎成粗末应用[2]。

【性味归经】　苦、辛,寒;有毒。归肺、肝、心经。

【功能主治】　涌吐痰涎,截疟。用于胸中痰饮证,疟疾。

【临床应用】

1. 单方验方

疟疾、气管炎:常山根或叶6~9g,水煎服;外用鲜叶捣烂敷患处,治外伤蓄瘀(《广西本草选编》)。

2. 配伍应用

(1)用于截疟

常山配草果:除痰截疟,化湿和胃,减轻常山致呕等不良反应。用于浊湿郁伏之瘟疫、瘴疟。如截疟七宝饮(《杨氏家藏方》)。

常山配柴胡:除痰截疟,疏解少阳。用于各种疟疾。如柴胡截疟饮(《医宗金鉴》)。

常山配鳖甲:除痰截疟,软坚散结。用于疟久不愈而成疟母。

常山配黄芪:除痰截疟,补气升阳固表。用于虚人久疟不止。

(2)用于涌吐痰涎

常山配甘草:涌吐痰涎,止咳化痰。用于痰饮停聚,胸膈壅塞,不欲饮食,欲吐而不能吐者(《补缺肘后方》)。

常山用于涌吐痰涎,与甘草配伍最佳用量之比为1:1;若常山用量大,甘草用量过小,则催吐不明显。

3. 鉴别应用

(1)生常山、酒常山　传统习惯认为涌吐宜生用,截疟宜酒炒用。但现代实验研究发现,常山经酒制或炒制后虽然毒性降低,但亦降低其抗疟有效成分含量和疗效,生常山的毒性虽然较其炮制品大5~7倍,但用其炮制品1/5~1/7剂量时,疗效却显著高于炮制品。故用减少生常山用量,以降低毒性,比用炮制减毒的方法更可取[2]。

(2)常山、草果　两者均有燥湿祛痰、截疟的作用。但常山性寒祛热痰,截湿疟;草果性温祛寒痰寒湿,治瘴疟。常山治疟的有效成分是常山碱,其味苦辛寒,适用于热疟、湿疟;草果含挥发油,其性味辛温,适用于痰饮痞满、脘腹冷痛。草果尚能消食化积,治疗食积;亦可止呕补胃下气。故两者配伍,用于截疟,可减少呕吐等不良反应。

【用量用法】 水煎服,5~9g。治疟疾应于病发前半天或 2h 服用。

【制剂与成药】 复方常山注射液:每 2ml 中含常山碱乙二盐酸盐 8mg、过饱和柴胡油水溶液 1.5ml。用于各种疟疾。肌注,每次 2~4ml。

【不良反应】 常山有毒,服用过量可致中毒。中毒潜伏期 30min~2h。早期有恶心、呕吐、腹痛、腹泻、便血,严重者可出现胃出血、心悸、心律不齐、发绀、血压下降,甚至循环衰竭而死亡[3]。

【中毒救治】

1. 用法半夏、生姜煎水解毒。

2. 葡萄糖及葡萄糖盐水静脉滴注,以促进毒物排泄,维持电解质平衡。

3. 口服维生素 B、维生素 C、维生素 K 等,对症治疗。如呕吐剧烈,可肌注氯丙嗪 25~50mg,每日 2 次。

【使用注意】 用量不宜过大,体虚及孕妇忌服。常山煎剂宜凉服,服药前后 1h 禁食热饮料,以防过度呕吐。

参考文献

[1] 孔增科等 . 常用中药药理与临床应用 . 赤峰:内蒙古科学技术出版社,2005.

[2] 叶定江等 . 中药炮制学 . 上海:上海科学技术出版社,2003.

[3] 高渌纹 . 有毒中药临床精要 . 北京:学苑出版社,2000.

藜 芦

【基源】 为百合科多年生草本植物黑藜芦 *Veratrum nigrum* L. 的干燥根茎。

【成分研究】 藜芦中含藜芦碱、原藜芦碱、伪藜芦碱、红藜芦碱、秋水仙碱、计莫林碱及藜芦酰棋盘花和藜芦嗪、新计巴丁等。

【药理研究】

1. 催吐　藜芦有强烈的局部刺激作用,口服能催吐化痰,为强力催吐剂,吸入鼻内可引起喷嚏、咳嗽。

2. 降压　藜芦浸液静脉注射到麻醉犬等多数实验动物有明显而持久的降压作用,同时伴有心率减慢、呼吸抑制甚至暂停。

3. 抗病原体　藜芦对血吸虫成虫和幼虫有一定的杀灭作用,对结核杆菌、单纯疱疹病毒也有较强的抑制作用[1]。

【性味归经】 苦、辛,寒;有毒。归肺、胃经。

【功能主治】 涌吐风痰,杀虫攻毒。用于风痰壅盛之脑卒中、癫痫、躁狂、喉痹不通;皮肤疥癣,恶疮,白秃等。

【临床应用】

1. 单方验方

(1)诸风痰饮　藜芦 10 份,郁金 1 份,共为末匀,每用 0.5g,温浆水 200ml 和服,探吐(《经验方》)。

(2)脑卒中不语,喉中如曳锯,口中涎沫　藜芦0.4g,天南星1个,同捣,再研细末,用生面为丸,如赤豆大,每服3丸,温开水冲服(《经验后方》)。

(3)头痛鼻塞脑闷　藜芦(研)半两,黄连(去须)三分。上二味,捣研为散。每用少许,吸入鼻中(《圣济总录》)。

(4)疥疮　取藜芦乙醇提取总成分,再配成25%(含生药)藜芦乳膏。外涂周身皮肤(除头、颈部),每日2次,早晚各1次。3天为一个疗程,最短1个疗程,最长2个疗程,平均4.5天[2]。

2. 配伍应用

(1)用于涌吐风痰

藜芦配郁金:涌吐风痰,化痰开窍。用于风痰壅盛之脑卒中不语、癫痫等症(《经验方》)。

藜芦配防风:涌吐寒痰,宣散气壅。用于痰浊壅盛的癫狂,症见精神抑郁,表情淡漠,神志痴呆,语无伦次,胸膈满闷,口多痰涎,脉滑大有力。如三圣散(《儒门事亲》)。

(2)用于杀虫攻毒

藜芦配黄连:杀虫疗癣,清热燥湿。用于疥癣秃疮,瘙痒难忍等。

3. 鉴别应用

藜芦、胆矾:两者均具有涌吐风痰的功效,用于痰涎壅盛、喉痹肿痛。胆矾有强烈的涌吐痰涎的作用,又有解毒收湿、祛腐蚀疮的功效,故又可用于风眼赤烂、口疮牙疳、肿毒不溃等。而藜芦善吐风痰,多用于中风闭证脉滑实,癫痫痰浊壅塞胸中,误食毒物停于上脘者及咽喉肿痛、喉痹不通等;并能杀虫疗癣止痒,故又用于疥癣秃疮、瘙痒难忍。

【用量用法】　内服,研末0.3～0.6g,温开水冲服,或入丸、散。外用:适量,嗜鼻或调敷。

【不良反应】　藜芦治疗量与中毒量很接近,易致急性中毒。中毒症状有胃部发热疼痛、流涎、恶心呕吐、腹痛、腹泻、无力、出汗,严重者意识丧失,或出现心律不齐、震颤、痉挛、谵语昏迷,最后呼吸停止。

【使用注意】　体虚者及孕妇忌服。反细辛、芍药、人参、沙参、玄参、丹参,恶大黄。

参考文献

[1] 孔增科等．常用中药药理与临床应用,赤峰:内蒙古科学技术出版社,2005.　　[2] 杨素华等．辽宁中医杂志,2002,29(2):664.

胆　矾

【基源】　为胆矾的矿石,主含含水硫酸铜。

【成分研究】　胆矾成分为含水硫酸铜。

【药理研究】

1. 止血和修补血管　硫酸铜可与出血面的血浆蛋白形成不可溶解的复合物,沉积在出血面毛细血管端形成以纤维蛋白为主的人工白色血栓,从而有止血与修补缺损血管的作用。另外,硫酸铜的化学灼伤作用使得血浆蛋白硬化凝固,毛细血管血流减慢,达到止血效果。

2. 催吐　胆矾内服后刺激胃壁知觉神经,经反射至延髓呕吐中枢,反射性引起呕吐。

3. 其他　胆矾的浓溶液对局部黏膜有腐蚀作用,稀溶液则有收敛制泌作用[1]。

【性味归经】　酸、辛,寒;有毒。归肝、胆经。

【功能主治】　催吐,解毒收湿,祛腐蚀疮。用于风痰壅塞,咽喉痹阻,癫痫;误食毒物;风眼赤烂,口疮,牙疳;肿毒不溃,胬肉疼痛。

【临床应用】

1. 单方验方

(1)沙眼　取胆矾 1g,加水 120ml,煮沸 10 分钟,澄清或过滤,点眼,每日3～4 次,每次 1～2 滴(《常见病验方选编》)。

(2)拔牙术后出血　胆矾按 1.5% 的比例加水溶解,煮沸 15min,冷却,过滤,250ml 瓶灌分装,100℃ 30min 灭菌备用。临用时将消毒纱布浸于止血液中浸透,以药液不会滴下为度,即为止血纱布,将止血纱布置于拔牙创面渗血点即可[2]。

2. 配伍应用

(1)用于涌时痰涎

胆矾配白僵蚕:涌吐痰涎,化痰散结。用于风热痰涎壅盛,喉痹肿痛等。

(2)用于清热解毒

胆矾配胡黄连:清热解毒,收湿敛疮。用于口疮牙疳。

3. 鉴别应用

胆矾、瓜蒂:两者均为苦寒之药,有涌吐痰涎的作用,均可用于风痰壅塞、喉痹、癫痫之证。但胆矾的涌吐作用强于瓜蒂。两者均可外用,不同处是胆矾研末撒或调敷,有解毒收湿、蚀疮去腐之功,可用于风眼赤烂、牙疳和肿毒不溃、胬肉疼痛等;瓜蒂研末主要吹鼻取涕,可祛湿热,治疗因湿热引起的湿热黄疸和湿家头痛。

【用量用法】　温水化服,0.3～0.6g。外用适量,研末撒或调敷,或以水溶化后外洗。

【不良反应】　胆矾有毒,致毒成分为硫酸铜。胆矾为多亲和性毒物,可作用于全身各系统。对口腔、胃肠道黏膜有强烈的刺激作用,反射引起呕吐,引起局部黏膜充血、水肿、溃疡;对心、肝、肾有直接毒性作用;对中枢神经系统亦有很强的亲和力。此外,还能引起溶血性贫血。成人口服 10～15g 可致死。潜伏期为 15min～1h[3]。

【中毒救治】

1. 用 0.1% 黄血盐溶液洗胃,洗至不见红棕色的沉淀物为止。

2. 洗胃后可服用氧化镁、活性炭等。可服硫酸镁 25～30g 导泻,以排除毒物。注意不能服用牛奶、豆浆及含脂肪类和酸类的食物。

3. 用依地酸钙钠(EDTA-Ca、Na),口服,每次 1g,一天 4 次;或肌注,每次 0.25～0.5g,一天 2 次,每疗程 3～5 日[4]。

【使用注意】　内服或外用均应严格控制剂量,不宜过量或久服,体虚者忌服。

参考文献

[1] 张保国. 矿物药. 北京:中国医药科技出版社,2005.

[2] 佘清华等. 湖南中医杂志,1998,4:34.

[3] 夏丽英. 现代中药毒理学. 天津:天津科技翻译出版公司,2005.

[4] 陈灏珠. 实用内科学:上册. 第 11 版. 北京:人民卫生出版社,2001.

第二十章 外 用 药

硫 黄

【基源】 为自然元素类矿物硫族自然硫,采挖后,加热熔化,除去杂质,或用含硫矿物经加工制得。

【成分研究】 硫黄主要含硫,并含少量的碲、硒、铁、砷等杂质。

【药理研究】

1. **抗真菌、杀疥虫** 硫黄与皮肤分泌液接触,可形成硫化氢及五硫磺酸,具有杀灭真菌及疥虫的作用。

2. **溶解角质、脱毛** 以硫化钡为主的硫化物,有溶解角质及脱毛的作用,可以软化皮肤,并对皮肤有局部刺激作用。

3. **致泻** 硫黄内服后,可在肠中形成硫化钾或硫化氢,刺激胃肠黏膜而促肠蠕动,使粪便软化而缓泻。

4. **其他** 一部分经吸收从肺及皮肤排出,而有祛痰发汗之效[1]。

【性味归经】 酸,温;有毒。归肾、大肠经。

【功能主治】 外用解毒杀虫疗疮;内服补火助阳通便。外治用于疥癣,秃疮,阴疽恶疮;内服用于阳痿足冷,虚喘冷哮,虚寒便秘。

【临床应用】

1. 单方验方

(1)疥疮 以硫黄、石灰按1∶1比例放入容器内加水适量,煎熬1h左右,待硫黄与石灰混合成橘黄色液体,过滤冷却,滤液装瓶。每用该滤液200ml加热水混合淋洗全身,对疥疮处重点淋洗,每日1次,严重者每日2次[2]。

(2)溃疡久不收口 以新鲜鸡蛋1个,用筷子捣一孔,搅匀蛋内蛋清与蛋黄,边搅边下硫黄末30g,然后用黄胶泥包裹严密,投入黄豆秆烧熟,取出研极细末,外敷创面,敷料和胶布包扎固定,每日或隔日换药1次[3]。

(3)鹅掌风 以硫黄霜和徐长卿细末按10∶1调和均匀,涂在患部,以电吹风吹热风于其上,间隔5min左右,再涂药,每次吹烘15min左右,2~3日治疗1次[4]。

(4)酒渣鼻 以硫黄洗剂100ml,加灭滴灵2.6g,振匀后涂患处,每日2次,6周为一个疗程[5]。

(5)蛲虫病 以硫黄研细香油调涂肛门,每晚睡前一次。大多用药7~10天痊愈[6]。

(6)扁平疣 硫黄0.5g加入鲜鸭蛋(绿皮)中蒸熟(将绿皮鸭蛋凿一小孔,把硫黄放入,用胶布封住小孔,蒸熟后去皮吃。在蒸煮过程中大部分硫黄粘在蛋皮内层,仅少量被食用),每天1次,7天为一个疗程;另外配合薏苡仁30g加适量水煎服,每日2次。若第一个疗程效果不满意者,可5~7天后再用1个疗程[7]。

(7)小儿遗尿 用硫黄30g,2cm长连须葱白3支,共捣如泥。临睡前敷于患儿脐上,外用纱布覆盖,胶布固定。8~10天后除掉。接连敷药2~3次[8]。

(8)脂溢性皮炎 硫黄 10g,冰片、硼砂各 5g,共研细末,用 75％乙醇 200ml 调匀涂患处,每日 2 次[9]。

(9)圆形脱发(斑秃) 复方硫黄软膏:20％硫黄软膏 100g,生半夏粉 15g,加适量松节油调制成。涂患处,每日 2 次。连涂 1 周后可见新发生长[10]。

2. 配伍应用

(1)外用解毒杀虫

硫黄配石灰:解毒敛疮,燥湿止痒。用于治疗癣疮、疥疮。如硫黄散(《圣济总录》)。

硫黄配白矾:收湿杀虫止痒。用于疥癣或湿疮瘙痒流水之症。

硫黄配大黄:杀虫敛疮。用于肺风粉刺,面鼻疙瘩,赤肿疼痛。如颠倒散(《医宗金鉴》)。

硫黄配荞麦粉:解毒敛疮。研末,水调敷,用于痈疽发背。如真君妙贴散(《仙传外科集验方》)。

(2)内服补火助阳通便

硫黄配阳起石:壮肾阳,补肾火。用于治疗命门火衰,阴寒内盛而致之阳痿遗精、腰膝酸软冷痛等。

硫黄配半夏:补火助阳,降浊通便。用于老年肾阳虚衰,浊阴不降之便秘。如半硫丸(《太平惠民和剂局方》)。

3. 鉴别应用

(1)生硫黄、制硫黄 生硫黄以外用为主,取其解毒杀虫疗疮之功,多用于疥癣、湿疹、湿疮、癫疮、阴疽恶疮。内服需用豆腐制,以降低其毒性。制硫黄能补火助阳通便,多用于阳痿足冷、虚喘冷哮、虚寒便秘。

(2)硫黄、雄黄 两者均为性温有毒之品,具有解毒杀虫之功,皆可用于治疗疥癣、痈疽疮毒。但硫黄杀虫止痒力强,为治疗疥疮要药,多用于治疗疥癣、湿疹、湿疮、癫疮及皮肤瘙痒。雄黄毒性强烈,解毒疗疮作用较佳,善治痈疽疔疮、虫蛇咬伤,为外科之要药。硫黄内服能补火助阳通便,多用于阳痿足冷、虚喘冷哮、虚寒便秘。雄黄内服有燥湿祛痰、驱杀蛔虫的作用,可用于治疗虫积腹痛、痰热惊搐、小儿惊痫等病症。

【用量用法】 外用适量,研末油调涂敷患处。内服 1.5～3g,炮制后入丸、散服。

【制剂与成药】 5％～10％硫黄软膏剂:升华硫。用于疥疮、痤疮等。外用,每日 2～3 次,涂患处。

【不良反应】 硫黄有毒,主要毒性成分为硫化氢,及硫黄中混杂的砷。长期服用、误服或大量吸入硫黄和硫化氢,可致中毒。出现全身乏力、头痛、头晕、耳鸣、心悸、气短、恶心、呕吐、腹胀、腹痛、腹泻,甚则意识模糊、瞳孔缩小、对光反射迟钝,继而昏迷,以致死亡。也有出现中毒性肺炎为主的一系列症状,严重者肺组织大面积实变,呼吸困难加重,甚至发生肺水肿。

【中毒救治】

1. 洗胃、导泻清除毒物。

2. 用 1％美兰或 20％硫代硫酸钠静脉注射解毒。

3. 对症处理。

4. 中药:生绿豆粉 15g,每日 1～4 次,温开水冲服。

【使用注意】 硫黄有毒,内服宜慎,并须炮制后用。硫黄经炮制后,混杂其中的砷含量降低,其中又以豆腐炮制品降低最为显著。阴虚火旺者及孕妇忌服。

参考文献 ┈┈┈┈┈┈┈┈┈┈┈┈┈┈┈┈┈┈┈┈┈┈┈┈┈┈┈┈┈┈┈┈┈┈┈┈┈┈┈

[1] 邢晓娟. 现代医药卫生,2007,23(15):2358.　　　[6] 金万斌. 黑龙江中医药,1988,2:38.

[2] 吴仲安. 中国中药杂志,1990,15(9):569.　　　　[7] 侯永红等. 中国民间疗法,2006,14(3):29.

[3] 李留记. 浙江中医杂志,1987,22(11):499.　　　　[8] 邓德卿. 中医杂志,1982,23(12):63.

[4] 禤国维等. 新中医,1993,7:41.　　　　　　　　[9] 时立泽. 中国乡村医生,1989,(2):12.

[5] 金淑艳. 铁道医学,1990,3:133.　　　　　　　[10] 成自强. 新医药学杂志,1986,(2):44.

雄 黄

【基源】　为硫化物类矿物雄黄族雄黄,主含二硫化二砷(As_2S_2)。

【成分研究】　雄黄主要成分是 As_4S_4 或 As_2S_2,另外还含有少量三氧化二砷(As_2O_3)及五氧化二砷(As_2O_5)。

【药理研究】

1. **抗菌、抗病毒**　雄黄具有广谱抗菌作用,对金黄色葡萄球菌、链球菌、白色念珠菌、痢疾杆菌、结核杆菌等有较强的抗菌作用。雄黄及含雄黄复方治疗带状疱疹等病毒性皮肤感染与其具有解疫毒、燥湿祛风等作用有关。

2. **抗肿瘤**　雄黄可抑制 K_{562}、HL-60/ADR、S_{180} 癌细胞生长,机制可能为:①诱导肿瘤细胞凋亡。②促进肿瘤细胞成熟、分化。③抑制肿瘤细胞核酸的合成、抑制血管内皮细胞的生长及直接杀瘤作用。④增加细胞膜 HSP_{70} 及 MT 蛋白表达[1]。

【性味归经】　辛,温;有毒。归肝、大肠经。

【功能主治】　解毒杀虫,燥湿祛痰,截疟。用于痈肿疔疮,湿疹疥癣,蛇虫咬伤;虫积腹痛;疟疾。

【临床应用】

1. **单方验方**

(1)带状疱疹　取雄黄 1～2g,研极细末,以 75% 乙醇适量将雄黄调成糊状,以鸡(鹅)毛蘸药涂患处,每日 2 次,不需包扎,结痂后停用,适用于带状疱疹初、中期。切忌内服,用后密闭备用[2]。

(2)胆道蛔虫病　取雄黄 50～100g,研细与 2 个鲜鸡蛋调匀,以猪油煎成薄饼,用布包好敷于疼痛区,外加热水袋续热[3]。

(3)脓疱疮　取适量 75% 乙醇,加入雄黄末适量,调成稀糊状,放置阴凉处备用。先常规消毒病损处,已成脓疱者,剪去疱壁除去脓液,已结痂者,去痂用生理盐水冲洗糜烂面,然后用棉签蘸药涂患处。每日 1 次,至痊愈为止[4]。

(4)儿童流行性腮腺炎　取雄黄、冰片研末,凡士林调匀局部外敷,平均消肿时间为3.1 日[5]。

(5)阴痒　将雄黄 5g,桃仁适量,混合,捣烂如泥,摊于纱布上,敷于外阴部固定。3 天为一个疗程[6]。

(6)蛲虫病　雄黄 15g,研细末,与凡士林 60g 混合调匀,每晚临睡前涂于肛门内及周围,次日晨用干净布擦去,连用 3～7 天[7]。

2. **配伍应用**

(1)用于解毒杀虫

雄黄配蛇床子:解毒杀虫止痒。用于疥癣遍身瘙痒。

雄黄配五灵脂:两药均可解蛇虫之毒,合用后解毒之力更强。调酒灌服,并外敷。用于治疗蛇、蝎或蜈蚣等虫咬伤(《瑞竹堂经验方》)。

雄黄配乳香、没药:活血消痈。用于痈疽肿毒、疔疮。如醒消丸(《外科全生集》)。

雄黄配白矾:解毒收湿止痒。用于湿疹疥癣瘙痒。如二味拔毒散(《医宗金鉴》)。

雄黄配牵牛子、槟榔:驱虫止痛。用于虫积腹痛。如牵牛丸(《沈氏尊生书》)。

(2)用于燥湿祛痰

雄黄配黄柏:清热燥湿,解毒杀虫。用于湿热留滞肌肤所致的皮肤湿疮、瘙痒等。

雄黄配杏仁、巴豆:劫痰止咳。用于小儿喘满咳嗽。如雄黄丹(《证治准绳》)。

【用量用法】 内服,入丸、散用,每次 0.05～0.1g。外用适量,研末撒敷,或香油调敷。

【不良反应】 急性中毒多见于大剂量误服。临床出现急性砷中毒表现,即有恶心、呕吐、腹痛、腹泻、水样大便带血,可致失水和循环衰竭、肾前性肾功能不全或肾衰竭。神经系统表现有烦躁不安、谵妄、四肢肌肉痉挛、意识模糊,以致昏迷、呼吸中枢麻痹死亡。

慢性中毒出现慢性砷中毒的临床表现,除神经衰弱症状外,突出表现为皮肤损害,好发在胸背部皮肤皱褶或湿润处,见皮肤干燥、粗糙,出现丘疹、疱疹、脓疱,少数患者有剥脱性皮炎。指(趾)甲出现 1～2mm 宽的白色横纹,称米氏线,为砷吸收的证据。黏膜受刺激,引起鼻咽部干燥、鼻炎、鼻出血,甚至鼻中隔穿孔;结膜炎、齿龈炎、口腔炎和结肠炎等[8]。

【中毒救治】 急性砷中毒解毒药选用:①二巯丙磺钠,首剂 5% 溶液 2～3ml 肌内注射;以后 1～2.5ml,每 4～6h 1 次,1～2 天后 2.5ml,每日 1 次,疗程 1 周左右。②二巯丙醇,首次剂量为 2.5～3.0mg/kg 体重,每 4～6h 深部肌注 1 次,共 1～2 天。第 3 天按病情改为每 6～12h 1 次;以后每日 1～2 次。共用药 10～14 天。③青霉胺,0.3g 口服,每日 3～4 次,连用 5～7 天,停药 2～3 天。用药前应做青霉素过敏试验。

慢性砷中毒选用 5% 二巯丙磺钠2.5～5.0ml,肌内注射,每日 1 次,连续 3 天,停药 4 天,为一个疗程。一般用药 2～3 个疗程。此外,还可用 10% 硫代硫酸钠 10ml,静脉注射,以辅助砷排泄。皮肤或黏膜病损处可用 2.5% 二巯基丙醇油膏或地塞米松软膏。口腔炎者给予对症处理[8]。

【使用注意】 雄黄有毒,内服宜慎,不可多用或久服。外用涂搽面积不可过大或长期持续使用,以免皮肤吸收蓄积中毒。入药须经水飞炮制处理,不宜火煅或煎炒。阴虚血亏者及孕妇、哺乳期妇女忌服。

目前中成药有 20 多个品种含有雄黄,临床应用也同样不可多服、久服。在服用含有雄黄的中成药时,不宜同时服用亚铁类、亚硫酸盐,以免在胃酸作用下生成硫化砷酸盐而降低疗效,增加毒性。也不宜与链霉素、新霉素等合用,以免上述药物硫酸盐分解产生的少量硫酸与雄黄中硫化砷剂发生氧化,增强雄黄毒性。

参考文献

[1] 刘嵘等. 时珍国医国药,2007,18(4):982.
[2] 牛余森. 山东中医杂志,1983,3:29.
[3] 管中华. 山东中医杂志,1984,6:45.
[4] 孙平周. 四川中医,1984,3:45.
[5] 韩宏妮等. 吉林中医药,1992,6:16.
[6] 张平仁等. 中国民间疗法,2003,11(3):35.
[7] 宋立人等. 现代中药大辞典. 北京:人民卫生出版社,2001.
[8] 陈灏珠. 实用内科学. 第 11 版. 北京:人民卫生出版社,2001.

硼　砂

【基源】　为天然硼砂经精制而成的结晶。

【成分研究】　硼砂学名四硼酸钠($Na_2B_4O_7 \cdot 10H_2O$),为矿石硼砂炼制而成的结晶。

【药理研究】

1. 抗病原微生物　10%硼砂溶液体外对大肠杆菌、绿脓杆菌、炭疽杆菌、费氏痢疾杆菌、志贺痢疾杆菌、伤寒杆菌、副伤寒杆菌、变形杆菌以及葡萄球菌、白色念珠菌、单纯疱疹病毒均有抑制作用。

2. 对物质代谢的作用　缺硼影响机体维生素D_3的分泌,使鸡和小鼠生长受阻,血浆碱性磷酸酶活性增高。硼是动物氟中毒的重要解毒剂,可减轻和延缓骨氟积累,纠正过量的钙、磷平衡失调。硼能不同程度地降低血清总胆固醇、血清总脂、血清甘油三酯的含量[1]。

3. 收敛、保护黏膜　硼砂外用对皮肤黏膜有收敛和保护作用。

4. 抗惊厥　硼砂有较强的抗惊厥作用,小鼠灌胃或腹腔注射给药,有明显的抗电惊厥的作用,对戊四氮阵挛性惊厥也有拮抗作用[2]。

【性味归经】　甘、咸,凉。归肺、胃经。

【功能主治】　外用解毒防腐,内服清热化痰。外用,治咽喉肿痛,口舌生疮,目赤翳障胬肉,阴部溃疡。内服,治痰热咳嗽,痰黄黏稠,咳吐不利。

【临床应用】

1. 单方验方

(1)复发性口疮　以2%～3%硼砂溶液饭后漱口或刷牙,每日至少2次[3]。

(2)腰扭伤　将硼砂粉煅至干枯状,制成颗粒备用。用时将硼砂粒放在患者睛明穴,若单侧腰扭伤只需放在患侧睛明穴,若双侧腰扭伤,则放双侧睛明穴内,上药后让患者左右旋转10°～12°,一般10min即可见效[4]。

(3)皮肤汗斑　硼砂研细末,过100目筛,取20g硼砂末,加入75%乙醇100ml,封闭浸泡2天,常规消毒皮肤,按皮损面积用软毛笔蘸取药液涂于患处,每日4次,擦后勿用水洗去[5]。

(4)氟骨症　每日口服硼砂4.5g,分3次服。连服3个月[6]。

2. 配伍应用

(1)外用解毒防腐

硼砂配冰片:清热解毒,消肿防腐。用于咽喉肿痛、口舌糜烂等。如冰硼散(《外科正宗》)。

硼砂配炉甘石:解毒防腐,明目去翳,为外科外治要药。用于目赤肿痛或生翳障。如白龙丹(《证治准绳》)。

(2)内服清热化痰

硼砂配瓜蒌:清热化痰。用于痰热蕴肺,痰黄黏稠,咯吐不利者。

3. 鉴别应用

(1)硼砂生品、煅硼砂　硼砂多生用、外用。入清热剂中宜用生品,外用性凉可清热消肿防腐,可治口舌生疮;内服能清肺化痰,可治咽喉肿痛、目赤翳障、咳嗽痰稠。煅硼砂味微咸性平,具有解毒消肿、燥湿敛疮的作用,能促进溃疡愈合,常作为辅助之品用于吸湿剂中,治溃疡创面有渗出物者,可吸收局部渗出物,减少刺激性,用于喉科散药。

(2)硼砂、炉甘石　两者对皮肤、黏膜刺激性小,常用于治疗眼病。硼砂以清热消痰、消肿防腐为主,除内服用于痰热咳嗽及痰结喉痹之外,外用主要用于黏膜性炎症(包括口腔、咽喉、目疾、妇科炎症等)。炉甘石只供外用,以收湿敛疮为主,凡疮疹多脓水而不收口者,用之最宜。

【用量用法】　内服,入丸、散剂,每次 1.5～3g。外用适量,研细末撒布或调敷患处,或沸水溶解,待温后,冲洗创面;或配制眼科药剂外用。化痰可生用,外敷宜煅用。

【制剂与成药】　冰硼散:由冰片、硼砂、朱砂、玄明粉组成。清热解毒,消肿止痛。用于咽喉肿痛、齿龈肿痛、口舌生疮。吹敷患处,每次少许,每日数次。

【不良反应】　硼砂经消化道黏膜及皮肤吸收很快,并可在体内蓄积而导致中毒。误服大剂量硼砂可引起急性中毒,中毒首先表现为恶心、呕吐、腹痛、腹泻,继而出现血便、出冷汗、呼吸急促、体温降低、肢体麻木、脱水等,最后可引起循环衰竭、血压下降,导致休克而死亡[7]。另有报道硼砂中毒引起肾性尿崩症[8]。

【中毒救治】　防止酸中毒及对症治疗。

【使用注意】　多做外用,内服宜慎。

参考文献

[1] 翟卫红等. 动物医学进展,2007,28(8):87.
[2] 颜正华. 中药学. 第 2 版. 北京:人民卫生出版社,2006.
[3] 蒋昌福. 广西中医药,1991,1:13.
[4] 李文银. 辽宁中医杂志,1990,1:42.
[5] 杨占江. 中医外治杂志,2003,12(4):50.
[6] 赵富阳等. 河北中医,1990,5:8.
[7] 杨仓良等. 毒药本草. 北京:中国中医药出版社,1993.
[8] 杨青等. 中华肾脏病杂志,1993,9(2):87.

炉甘石

【基源】　为碳酸盐类矿物方解石族菱锌矿,主要含碳酸锌($ZnCO_3$)。

【成分研究】　炉甘石主要成分为碳酸锌($ZnCO_3$),尚含少量氧化钙、氧化镁、氧化锰。有的炉甘石品种中尚含少量钴、铜、镉、铅和痕量的锗与铟[1]。煅炉甘石主要含有氧化锌。

【药理研究】
1. 收敛　炉甘石可吸收创面的渗出液,有收敛保护作用,可广泛应用于创伤和皮肤炎症。
2. 抑菌　炉甘石能抑制局部葡萄球菌生长[1]。

【性味归经】　甘,平。归胃经。

【功能主治】　解毒明目退翳,收湿止痒敛疮。用于目赤肿痛,眼缘赤烂,翳膜胬肉;溃疡不敛,脓水淋漓,湿疮,皮肤瘙痒。

【临床应用】
1. 单方验方
(1)婴儿湿疹　煅炉甘石 30g,轻粉 3g。研匀,用煮熟鸡蛋黄炼油,调敷患处(《疮疡外用本草》)。
(2)乳头皲裂　炉甘石、花蕊石、寒水石各 10g。研极细末,加冰片少许,和匀,以菜油调敷患处,每日 2～3 次[2]。
(3)脓疱疮　以炉甘石与土霉素配制成洗剂,用纱布湿敷患处[3]。
(4)肛门瘙痒　以炉甘石粉 30g,青黛 3g 混匀,双层纱布包之,外扑患处,每日 3～5 次[4]。
(5)外痔　炉甘石 30g、冰片 3g、干艾叶 30g、香油 15g。先将香油放入大瓷碗内使其涂布均匀,然后把炉甘石粉撒入碗内,使其均匀地附着在碗壁上。艾叶做成艾团放在平底盘内,用两根比碗口直径稍长一点的铁棍,分别架在盘上,艾团点燃后,把涂有香油和炉甘石粉的碗盖在艾团盘上,待艾团烧尽,取下药碗刮下药粉,调入冰片,放置于乳钵内研成细末。使用时根据痔核大小,取药粉 2～3g,调入香油成糊状,涂擦患处(用药前排尽大便,用温水将肛门洗净),每晚用药 1 次[5]。

2. 配伍应用

(1)用于解毒明目退翳

炉甘石配玄明粉:明目退翳,清热泻火。用于治疗目赤肿痛、胬肉攀睛之证。如白龙丹(《证治准绳》)。

(2)用于收湿敛疮

炉甘石配枯矾:收湿敛疮。用于溃疡不敛、脓水淋漓及皮肤湿疹等。

3. 鉴别应用

炉甘石、白矾:两者均有收湿敛疮之效,皆可用于疮疡疥癣、湿疮湿疹、皮肤瘙痒,为皮肤科疾病的常用药。两者不同的是炉甘石尚有明目退翳的作用,可用于治疗目赤翳障、烂弦风眼之疾;白矾则兼解毒杀虫消痰之效,可用治虫蛇咬伤及癫狂等症。此外,炉甘石基本为外用,而白矾外用、内服均可。

【用量用法】 外用适量。水飞点眼,研末撒或调敷。

【制剂与成药】 炉甘石洗剂:用于湿疹、皮炎等。外用,用前摇匀,涂于患处,每日数次。

【使用注意】 炉甘石专做外用,不做内服。

参考文献 ....

[1] 颜正华. 中药学. 第 2 版. 北京:人民卫生出版
　　社,2006.
[2] 王宏海. 新中医,1974,6:55.
[3] 陈中春. 新医学,1993,9:483.
[4] 贾美华. 广西中医药,1983,6(1):26.
[5] 刘瑞起. 广西中医药,1986,1:42.

白　矾

【异名】 明矾。

【基源】 为硫酸盐类矿物明矾石经加工提炼制成。

【成分研究】 白矾主要为含水硫酸铝钾[$KAl(SO_4)_2 \cdot 12H_2O$]。

【药理研究】

1. 抗菌　白矾有广谱的抗菌作用,对厌氧菌及兼性厌氧菌如产黑素类杆菌、核酸杆菌、变异链球菌、产气杆菌等抑制作用极为明显。并对破伤风杆菌、淋病球菌亦有明显的抑制作用。对表皮癣菌、毛霉菌及白色念珠菌等真菌高度敏感。此外,白矾对金黄色葡萄球菌、变形杆菌、大肠杆菌、炭疽杆菌、痢疾杆菌、伤寒杆菌、副伤寒杆菌、百日咳杆菌、肺炎链球菌、白喉杆菌、布氏杆菌、溶血型链球菌、脑膜炎球菌等均有明显的抑制作用。

2. 抗阴道滴虫　10％白矾液在试管内(终浓度为 5％)有明显抗阴道毛滴虫作用。

3. 止血　将白矾制剂直接施用于出血点有止血作用,可用于治疗上消化道出血、泌尿系统手术出血等,对微血管渗血有明显的止血效果。其机制与促进小血管收缩及缩短凝血时间有关。

4. 其他　抗癌、利胆、凝固蛋白作用;低浓度有收敛、消炎作用,高浓度能引起组织腐烂[1]。

【炮制研究】 白矾生用或煅用。煅后称枯矾。白矾煅制时 50℃开始失重,120℃出现大量吸热过程,大量结晶水失去,260℃左右脱水基本完成。采用远红外线炮制枯矾,质量较好,节时省力,费用低廉。认为用此法 220℃±2℃,经 2h 炮制者最佳,各项符合中国药典和传统指标规定。

抑菌作用研究表明,180～260℃煅制的枯矾对变形杆菌、金黄色葡萄球菌、痢疾杆菌、绿脓杆菌的抑制作用与生品之间没有差异。但白矾用于疡面,在不同 pH 值渗出液中铝的络合情况与枯矾相比大有不同,枯矾不如白矾强烈[2]。

【性味归经】 酸、涩,寒。归肺、脾、肝、大肠经。

【功能主治】 外用解毒杀虫,燥湿止痒;内服止血,止泻,祛痰。外治用于湿疹,疥癣,聍耳流脓;内服用于久泻不止,便血,崩漏,痰厥癫狂,痫证。

【临床应用】

1. 单方验方

(1)腮腺炎 将白矾 20g 研成极细粉末置于碗中,然后取新鲜鸡蛋 2 个,分别用消毒器械击破一小孔,让蛋清流入碗中,与白矾末混合均匀即成。用前将患处用淡盐水清洗干净,再将混合液涂上,涂敷面积大于患部,不需包扎,干则再涂,每日不少于 10 次,一般敷后 1～2 日内红肿消退,少则 2～3 日痊愈,多则 4～7 日痊愈[3]。

(2)口疮 取白矾 10g,加凉开水 200ml 使其溶解,每次取 15～20ml,漱口 2～3min,每日 3～5 次,一般 3～7 日即可痊愈[4]。

(3)鼻中隔糜烂 将白矾粉碎成细末,用香油调成糊状,高压消毒备用。将调成糊状的明矾均匀地涂于鼻中隔糜烂面,每天 1 次,5 天为一个疗程[5]。

(4)腰椎骨质增生 白矾 250g,醋 1000ml,用砂锅文火煮化后外敷患处,温度适中,每日 2 次,每次 25～30min,局部外敷时避免烫伤患处,15 日为一个疗程[6]。

(5)小儿流涎 白矾适量加入热水中,一般 5000ml 热水加白矾 200g。每天早、晚各 1 次频洗双足,7 天为一个疗程[7]。

(6)重度静脉炎 根据静脉炎范围大小取仙人掌 1～2 块,去刺捣烂,加入白矾适量,调制成糊状,外敷静脉炎部位,以无菌干纱布覆盖,每日更换 2 次[8]。

2. 配伍应用

(1)外用解毒杀虫

白矾配雄黄:解毒杀虫,收湿敛疮。用于治疗疥癣、湿疮瘙痒及痈肿疮毒。如二味拔毒散(《医宗金鉴》)。

(2)用于祛除风痰

白矾配郁金:燥湿祛痰,解郁开窍。治疗痰阻心窍而致之癫狂或癫痫。如白金丸(《外科全生集》)。

白矾配皂角:涤除顽痰,开闭催吐。用于中风闭证,痰涎壅盛者。如救急稀涎散(《圣济总录》)。

(3)用于止泻

白矾配诃子:收敛固涩,涩肠止泻。用于久泻久痢之证。如诃黎勒丸(《太平惠民和剂局方》)。

3. 鉴别应用

(1)生白矾、枯矾 生白矾擅长解毒杀虫、消痰、燥湿止痒,用于湿疹、疥癣、癫痫、脑卒中、喉痹;外用可解毒、止痒,用于胬肉、痔疮、脱肛。枯矾酸寒之性降低,增强了收涩敛疮、生肌、止血化腐作用,多用于湿疹湿疮、聍耳流脓、阴痒带下、久泻、便血、崩漏、鼻衄、鼻息肉。

(2)白矾、胆矾　两药均为矿物药,味酸性寒,有燥湿、祛痰作用,均可治疗口疮、恶疮及癫痫。但胆矾为硫酸盐类矿物胆矾的晶体,或为人工制成的含水硫酸铜,有毒,有强烈的涌吐作用,用于风痰壅塞、喉痹、误食毒物等;又有蚀疮去腐作用,治疗肿毒不破或胬肉疼痛。而白矾毒性小,有解毒杀虫、燥湿止痒的作用,外治用于湿疹、疥癣、聤耳流脓;内服用于久泻不止、便血、崩漏、癫痫发狂。

【用量用法】　外用适量,研末敷或化水洗患处。内服入丸散,每次 0.6~1.5g。

【不良反应】　白矾含硫酸铝钾,内服刺激胃黏膜,即便是治疗量亦可能出现呕吐等不良反应。若用量过大可致中毒,中毒症状一般在服药后1~2h出现。初见口腔、喉头烧灼感,继而恶心、呕吐、腹痛、腹泻、倦怠乏力、嗜睡、口唇指端发绀、面色苍白或紫暗、寒战发冷、四肢不温,严重者血压下降、呼吸困难、脉微欲绝,最终可因呼吸循环衰竭而死亡。有的发病急,起病即见口唇指端发绀,迅即死亡[9,10]。

【中毒救治】

1. 中毒早期用牛奶洗胃,并用镁盐作为抗酸剂。超过 4h 者,先服豆浆或牛奶 3 碗,再取芒硝 12g 冲服。

2. 呕吐物为咖啡色者,即用鸡蛋清6~8 个,豆浆或牛奶 2~3 碗调服。

3. 昏睡痰多,腹胀冷痛,口唇指端发绀,呼吸困难,用苏合香丸 1 丸,温开水化服,如无效,半小时后再服 1 丸。

4. 对症处理。

【使用注意】　内服不宜过量,一般不超过 3g。体虚胃弱及肾功能不佳者忌服。

参考文献

[1] 韩进庭. 现代医药卫生,2006,24(22):3763.
[2] 卢长庆等. 中成药研究,1987,4:183.
[3] 吴成等. 中国农村医学,1990,8:50.
[4] 宋淑卿. 浙江中医杂志,1994,4:179.
[5] 罗兆义等. 安徽中医临床杂志,1999,11(2):140.
[6] 田宁智等. 中医外治杂志,1998,8(7):7.
[7] 覃秋. 云南中医杂志,1990,11(6):24.
[8] 张爱华等. 中国民间疗法,2007,15(7):9.
[9] 杨仓良等. 毒药本草. 北京:中国中医药出版社,1993.
[10] 郑德滋. 山东医药,1982,1:34.

轻　粉

【异名】　汞粉。

【基源】　为氯化亚汞(Hg_2Cl_2)。

【成分研究】　轻粉主要含氯化亚汞(Hg_2Cl_2 或 HgCl),化学上又名甘汞。

【药理研究】

1. 抗菌　轻粉水煎剂体外对大肠杆菌、变形杆菌、乙型溶血性链球菌、金黄色葡萄球菌、致病性皮肤真菌均有明显的抑制作用,抗菌谱广。

2. 对皮肤及黏膜的作用　轻粉直接撒布于完好的皮肤不产生组织坏死,撒布于受损皮肤则产生明显的组织变性坏死[1]。

3. 泻下　轻粉口服在肠道中遇碱及胆汁,小部分变成易溶的二价汞离子,能抑制肠壁细胞的代谢与功能活动,阻碍肠道中水和电解质的吸收而引起泻下作用。

4. 利尿　轻粉中一价汞离子转化为二价汞离子被吸收后,可与肾小管细胞中含巯基酶结合,抑制酶活性,影响其再吸收功能出现利尿作用[2]。

【性味归经】　辛,寒;有毒。归大肠、小肠经。

【功能主治】　外用杀虫,攻毒,敛疮;内服祛痰消积,逐水通便。外治用于疥疮,顽癣,臁疮,梅毒,疮疡,湿疹;内服用于痰涎积滞,水肿臌胀,二便不利。

【临床应用】

1. 单方验方

(1)狐臭　取轻粉5g置乳钵中研细,过180～200目筛后与滑石粉5g混匀,即成腋臭散,开始每晚涂腋窝1次,1个月后可改为数日1次[3]。

(2)汗斑　取轻粉、海螵蛸各等份。先将海螵蛸置瓦片上焙干研粉,再入轻粉和匀,即成汗斑散,瓶装备用。用时先洗净局部,再扑擦汗斑散适量(若微汗后擦之效果更好)[4]。

(3)牙痛　疼痛泛化,无法确定牙痛者,先针双侧牙痛穴,使疼痛集中于患牙。取轻粉少许,独头蒜一小片,共同捣成蒜泥,取如高粱米粒般大小蒜泥,置于患牙对侧手腕部的阳溪穴上,用废链霉素瓶胶盖扣上,再用医用胶条固定,24h后取下[5]。

(4)神经性皮炎　用轻粉15g,冰片9g,密陀僧15g。分别研成细末,再混合研匀,用生菜油调成糊状,涂患处[6]。

2. 配伍应用

(1)用于杀虫敛疮

轻粉配大风子:两药均有攻毒杀虫作用,为治疗麻风及梅毒的常用药对。

轻粉配黄连:解毒祛腐,生肌敛疮。用于臁疮溃烂不愈。

(2)用于逐水通便

轻粉配牵牛子:逐水消肿。用于水邪盛而正气尚能耐受攻伐,且一般利尿药乏效者。如舟车丸(《景岳全书》)。

(3)用于敛疮

轻粉配当归、血竭:祛腐生肌,活血镇痛。用于痈疽疮疡溃后脓水将尽,疮口欲敛,但肉芽生长缓慢者。如生肌玉红膏(《外科正宗》)。

3. 鉴别应用

轻粉、砒石:两药均为外用攻毒蚀疮之品,可用治瘰疬、恶疮、疥癣等。其中轻粉内服还可祛痰消积、逐水通便,用于痰涎积滞、水肿臌胀、二便不利。砒石内服尚能祛痰平喘,用于冷哮痰喘,久治不愈。但两者皆有大毒,主要用作外治,内服宜慎。

【用量用法】　外用适量,研末掺敷患处。内服每次0.1～0.2g,每日1～2次,多入丸剂或装胶囊服,服后漱口。

【不良反应】　不良反应多因吸入汞蒸气或口服汞盐所致。口服中毒者可见口腔及咽部烧灼痛、黏膜肿胀、出血、糜烂,口内有金属味,恶心、呕吐、腹痛、腹泻黏液便或血便,甚至出现肠穿孔、惊厥、震颤等。汞吸收入血后,可致"汞毒性肾病",出现水肿、尿少、蛋白尿、管型尿,严重者发生急性肾衰竭、昏迷、抽搐、呼吸衰竭而死亡。慢性中毒以口腔炎、震颤、消化系病变及精神障碍为特征[7]。

【中毒救治】

1. 中毒早期可用2%碳酸氢钠溶液(忌用生理盐水)洗胃,并服蛋白、牛乳,以缓和刺激并防止吸收。

2. 选用解毒剂,如二巯丙磺钠、青霉胺、硫代硫酸钠等。用法可参考雄黄中毒救治。

3. 对症处理。

4. 中药甘草、防风各15g,或土茯苓60g煎服。

【使用注意】 轻粉以外用为主,内服宜慎。外用也不可过量和久用。内服则于服完后及时漱口,以免口腔糜烂及损伤牙齿。轻粉用于利尿,仅适用于心源性水肿,对肝硬化性水肿效果不确切,对肾性水肿因其损害肾脏,故禁用。孕妇、小儿及体弱者忌服。

参考文献

[1] 高学敏等. 临床中药学. 石家庄:河北科学技术出版社,2006.
[2] 梅全喜. 中医药信息,1988,6:9.
[3] 孙长新等. 中成药研究,1982,7:47.
[4] 陈华. 新中医,1988,10:11.
[5] 耿凤兰等. 中国针灸,1995,1:57.
[6] 朱润衡. 贵州医药,1980,1:35.
[7] 高渌纹. 有毒中药临床精要. 北京:学苑出版社,2000.

升 药

【异名】 红粉、红升。

【基源】 为水银、火硝、白矾各等份混合升华而成。

【成分研究】 升药主要成分为氧化汞,有些含有少量硝酸汞。

【药理研究】

1. 抗菌 升药溶液在试管中对绿脓杆菌、乙型溶血性链球菌、大肠杆菌以及金黄色葡萄球菌均有抑制作用,对绿脓杆菌在平板上的抑菌圈与多黏菌素 E 相似[1]。抑菌机制可能是升药中的汞离子与细菌酶的巯基结合,使酶失去活性,导致细菌死亡。

2. 其他 促进伤口愈合、防腐止痒、利尿、泻下作用等[2]。

【性味归经】 辛,热;有大毒。归肺、脾经。

【功能主治】 拔毒提脓,祛腐生肌,燥湿杀虫。用于痈疽疔疮,脓出不畅,腐肉不去,新肉难生;湿疮,黄水疮,顽癣及梅毒。

【临床应用】

1. 单方验方

(1)体表急慢性溃疡 对于创面较小,有脓苔及坏死组织者,可将升药直接撒于患处,每日换药 1 次;有窦道且脓水淋漓者,用药线蘸少许八二丹(由煅石膏 8 份、升药 2 份组成)插入底部,不宜太深,免伤筋骨;创面大,剧痛者用消炎止痛膏(由升药、罂粟壳、黄蜡等配制而成)外涂,每日 2～3 次;慢性久不愈合的溃疡,用生肌收敛散(由升药、煅龙牡、炮象皮组成)局部敷贴,隔日换药 1 次[3]。

(2)高位肛瘘术后创面 二宝丹(由升药 2 份、煅石膏 8 份组成)适量均匀地敷在瘘管深部及内口处,余创面用红油膏(由升药 1 份,煅石膏 9 份,铅丹、凡士林适量组成),3 天后深部创面及内口处改用九一丹(由升药 1 份、煅石膏 9 份组成),6 天后整个创面用红油膏或红油膏纱条换药[4]。

(3)肛周脓肿 黄升药条挂线治疗肛周脓肿,效果满意[5]。

2. 配伍应用

升药配煅石膏:化腐生肌,收湿敛疮。用于痈疽疮疡,腐肉不去。如九一丹(《医宗金鉴》)。

煅石膏与升药用量之比为 9∶1 者称九一丹,拔毒力较轻而收湿生肌力较强;比例 8∶2 者称八二丹,比例 7∶3 者称七三丹,比例 1∶1 者称五五丹,比例 1∶9 者称九转丹,则拔毒提脓之力逐步增强。

【用量用法】　外用适量,研极细末,大多配伍煅石膏外用,干掺或调敷,或以捻蘸药粉用。

【使用注意】　升药有毒,只可外用,不可内服。外用亦不可大量持续使用。本品拔毒化腐作用强烈,故外疡腐肉已去或脓水已尽者不宜用。

参考文献

[1] 高学敏等.临床中药学.石家庄:河北科学技术出版社,2006.
[2] 高学敏.中药学.北京:人民卫生出版社,2000.
[3] 阎念斌.新中医,1991,9:30.
[4] 姚嵋方等.浙江中医杂志,2002,3:112.
[5] 陈新静.河南中医,2000,3:48.

皂　矾

【异名】　绿矾。

【基源】　为硫酸铁盐类矿物水绿矾或化学制品。

【成分研究】　天然皂矾主要含含水硫酸亚铁($FeSO_4 \cdot 7H_2O$),因产地的不同还常含有或多或少的铜、铝、锌、镁等杂质。

【药理研究】

1. 造血　皂矾有增加红细胞和升高血红蛋白的作用[1]。口服皂矾在胃中水解为亚铁离子,被肠道黏膜上皮细胞吸收,大部分进入血液循环。进入血液的亚铁离子立刻被氧化成三价铁离子与血浆中的 α_1 球蛋白即与转铁蛋白结合,成为血浆铁,后者以转铁蛋白为载体,转运到机体各贮铁组织,并供骨髓造血使用[2]。

2. 抗溃疡　皂矾使胃液和胃酸分泌减少,pH 值上升,并对胃蛋白酶的活性有显著抑制作用[1]。

3. 其他　皂矾外用能使蛋白质沉淀,其稀释液有收敛作用,浓厚者产生刺激作用[2]。

【炮制研究】　皂矾主要成分为 $FeSO_4 \cdot 7H_2O$,炮制前皂矾含铁量为 20.13%,炮制后绛矾含铁量为 24.86%。皂矾酸涩之性味极强,对人体的舌和喉部黏膜均有强烈刺激性,醋炙后可缓和其酸涩味和刺激性,同时使其质地疏松,容易研成细粉,并能除去所含杂质而提高纯度。

【性味归经】　酸,凉。归肝、脾经。

【功能主治】　外用解毒燥湿,杀虫止痒;内服燥湿杀虫,补血疗虚。用于疮毒疥癣、黄胖虚肿及虫积腹痛等。

【临床应用】

1. 单方验方

(1)胆囊炎及胆石症　取芒硝、皂矾各等量,制成片剂,每次服 6~9g,每日服 2~3 次,15~20 天为一个疗程[3]。

(2)内痔　用皂矾 2g、甘油 10ml,枸橼酸 0.2g,加蒸馏水至 100ml 制成皂矾注射液。以该液与等量的 1%普鲁卡因混匀,于痔核内局部给药,一般单个痔核注射 1ml 左右,一次注射总量不得超过 3ml。每次间隔 5~7 天[4]。

2. 配伍应用

(1)外用解毒燥湿止痒

皂矾配雄黄、硼砂:解毒疗疮。用于治疗喉疮毒盛。

(2)内服杀虫补血

皂矾配苍术:燥湿行气,补血疗虚。用于治疗中满腹胀、黄胖虚肿。

3. 鉴别应用

(1)皂矾、白矾　两者均可外用解毒杀虫、燥湿止痒,用于治疗疮毒疥癣。但皂矾内服可燥湿杀虫、补血疗虚,可用于治疗黄胖虚肿及虫积腹痛等。而白矾内服作用为止血止泻、祛除风痰,用于久泻不止、便血、崩漏、癫痫发狂等症。

(2)皂矾生用、皂矾煅用　皂矾生品外用有解毒燥湿、杀虫止痒之功,常用于疮疡肿毒、湿疹、疥癣。皂矾煅后色变赤,称绛矾,可内服,有燥湿杀虫、补血疗虚之功,常用于黄胖虚肿、小儿疳积。

【用量用法】　外用适量,研末撒或调敷,或为溶液涂洗。内服宜煅用,每次 0.8~1.6g,或入丸散。

【使用注意】　皂矾有一定腐蚀性,内服过量或过久,会刺激胃肠黏膜而引起胃中不适、胃痛、呕吐、腹痛等。胃弱者慎服。

参考文献

[1] 徐树楠.中药临床应用大全.石家庄:河北科学技术出版社,1999.

[2] 颜正华.中药学.第2版.北京:人民卫生出版社,2006.

[3] 张天.上海中医药杂志,1981,2:8.

[4] 杨文彪等.湖南中医学院学报,1985,4:17.

土 荆 皮

【异名】　土槿皮。

【基源】　为松科植物金钱松 *Pseudolarix amabilis* (Nelson) Rehd. 的干燥根皮或近根树皮。

【成分研究】　土荆皮中可分离出土槿甲酸、土槿乙酸、土槿丙酸、土槿甲酸苷和土槿乙酸苷,还有金钱松呋喃酸和白桦脂酸。土荆皮的籽实中可分得三萜内酯。

【药理研究】

1. 抗真菌　抗真菌有效成分主要是羧酸,土槿乙酸体外对须毛癣菌具有抑菌活性。土荆皮药液对浅部真菌抑制作用明显。

2. 抗生育　土槿乙酸苷、土槿乙酸、土荆甲酸都有明显的抗早孕作用。

3. 抗肿瘤　土荆皮水提取物对人肝癌细胞有抑制作用。土槿乙酸对 CNS、TE_{671}、SK_2MEL_{25}、A_{27801} 瘤株均有细胞毒性。土槿乙酸对肿瘤细胞株 MGC_{280}、MCF_{27}、K_{562} 均有较强的抑制作用[1]。

【性味归经】　辛,温;有毒。归肺、脾经。

【功能主治】　杀虫,止痒。用于体癣,手足癣,头癣,湿疹,皮炎,皮肤瘙痒。

【临床应用】

1. 单方验方

(1)顽癣　土荆皮末 60g、醋 120ml,调和搽患处(《中草药学》)。

(2)癣及神经性皮炎　土荆皮粉 200g、水 350ml、乙醇适量,制成 1000ml,外搽患处(《中草药制剂资料选编》)。

(3)阴囊湿疹　土荆皮 6g、白酒 30ml。将土荆皮在白酒内浸泡 1~2 天,取液外搽患处(《全国中草药汇编》)。

2. 配伍应用

土荆皮配雄黄:解毒杀虫止痒。用于疥癣。

土荆皮配苦参、黄柏:清利湿热,杀虫止痒。用于湿热所致湿疹、皮炎、皮肤瘙痒。

3. 鉴别应用

土荆皮、木槿皮:木槿皮为锦葵科植物木槿 *Hibiscus syriacus* L. 的茎皮或根皮,又名川槿皮。两者外用均有杀虫止痒功效,均可治疗皮肤疥癣。但土荆皮辛温有毒,功专杀虫止痒,专治皮肤疥癣,多不内服。木槿皮甘苦凉,尚能清热利湿,既可外用治疗皮肤疥癣,还可内服治疗带下泻痢。木槿皮煎汤内服,3~9g;外用适量,醋浸或酒浸涂擦,或研末调敷,或煎水熏洗。

【用量用法】 仅适宜外用,适量,醋浸或酒浸涂擦,或研末调涂患处。

【制剂与成药】 复方土荆皮酊:由土荆皮、水杨酸、乙醇组成。用于各种癣疮。外用,一日数次。

【不良反应】 土荆皮含土荆皮酸 A、土荆皮酸 B 等有毒成分,误服主要对胃肠道有较强的刺激作用。中毒表现为呕吐、腹泻、便血、头晕,甚至烦躁不安、大汗淋漓、面色苍白等[2]。

【使用注意】 土荆皮有毒,仅供外用,不可内服。外用谨防入眼,以免损伤角膜,造成角膜上皮脱落、溃疡,结膜坏死。

参考文献

[1] 宋永锋等. 天津药学,2001,13(6):9.

[2] 夏丽英. 现代中药毒理学. 天津:天津科技翻译出版公司,2005.

大 风 子

【异名】 大枫子。

【基源】 为大风子科植物大风子 *Hydnocarpus anthelmintica* Pierre 的干燥种仁。

【成分研究】 大风子中主要分离得到芳香醇苷、木脂素苷、二萜、环戊烯氰醇苷、香豆素和内酯类、三萜、生物碱、黄酮及其他类成分。其中芳香醇苷和二萜类化合物表现出较好的生物活性。

【药理研究】

1. 抗肿瘤 从印度大风子的种子中分离的 3 个黄酮木脂素化合物均可抗鼠 L_{21210} 白血病细胞生长,抗人类鼻咽癌 KB_{562}、结肠癌、骨癌、子宫肉瘤 $HelaS_3$ 的生长。

2. 降脂、降糖 印度大风子的种子中分离得到的黄酮木脂素类成分,明显降低小鼠血脂,腹腔注射能降低血清胆固醇及甘油三酯。

3. 抗氧化 大风子根提取物口服给药,降低小鼠体内已增高的血浆硫代巴比妥酸活性物质、过氧化物、血浆铜蓝蛋白,而体内的谷胱甘肽(GSH)、抗坏血酸和维生素 E 等物质有明显的升高。

4. 其他 抗菌、抗病毒、解毒和体外抑制血小板聚集等作用[1]。

【性味归经】 辛,热;有毒。归肝、脾经。

【功能主治】 祛风燥湿,攻毒杀虫。用于麻风、恶疮、疥癣、梅毒。

【临床应用】

1. 单方验方

(1)麻风症及梅毒恶疮 大风子油配轻粉研末,麻油调涂(《中医百症用药配伍指南》)。

(2)荨麻疹　大风子 30g、大蒜 15g,捣烂,加水 100ml,煮沸 5min,将药液涂患部[2]。

2. 配伍应用

大风子配防风、川芎:祛风解毒。用于麻风病。如大风丸(《解围元薮》)。

大风子配雄黄、硫黄:攻毒杀虫。用于治疗疥癣。如大风丹(《血证论》)。

3. 鉴别应用

大风子、轻粉:两药均为外用攻毒杀虫之品,常配伍应用治疗疥癣、梅毒等。但大风子还可祛风燥湿,历来是治疗瘤型麻风的有效药物。轻粉内服还可祛痰消积,逐水通便。用于痰涎积滞,水肿臌胀,二便不利。但两者皆有大毒,主要用作外治,内服宜慎。

【用量用法】　外用,适量,捣敷或炒炭去油,研末调敷。内服宜慎,须经炮制去油用霜,每次 0.3~1g,多入丸剂服。

【不良反应】　大风子有毒,内服过量中毒可出现头晕、头痛、胸腹痛、恶心、呕吐、四肢乏力、全身发热,严重时可出现溶血、蛋白尿及管型、肝脂肪变等症状[3]。

肌内注射大风子油可产生严重刺激及疼痛,局部组织易发生坏死[4]。

【使用注意】　大风子有毒,内服宜慎,不可过量(<1.5g)或持续服用。内服须经炮制去油用霜。孕妇、体虚及肝肾功能不全者忌用。

参考文献

[1] 柴兴云等. 中国中药杂志,2006,31(4):269.
[2] 黄文湖. 江西中医药,1960,11:28.
[3] 国家中医药管理局中华本草编委会. 中华本草:第

五册. 上海:上海科学技术出版社,1999.
[4] 杨仓良等. 毒药本草. 北京:中国中医药出版社,1993.

木鳖子

【基源】　为葫芦科植物木鳖 *Momordica cochinchinensis*(Lour.)Spreng. 的成熟种子。

【成分研究】

1. **脂肪酸类**　从木鳖子提取出 14 种脂肪酸,其中饱和脂肪酸 7 种,占总脂肪酸含量的 47.32%,不饱和脂肪酸 7 种,占脂肪酸总量的 41.91%[1]。

2. **挥发油**　木鳖子挥发油主要由烷烃、酯、醇、酮、醚、醛、有机酸组成,其中鉴定出烷烃类化合物 11 个、醇类化合物 10 个、酯类化合物 7 个、醛类化合物 6 个,这 4 类化合物占挥发油总量的 60.69%,为挥发油的主要组成物质[2]。

3. **皂苷类**　木鳖子含多量木鳖子皂苷,主要包含皂苷Ⅰ和皂苷Ⅱ两种,被水解后生成齐墩果酸和糖,在植物体内以羧酸盐的形式存在[3]。

4. **蛋白质**　木鳖子的蛋白质类成分主要为木鳖子素[4]。

5. **其他**　木鳖子尚含 α-菠菜甾醇、木鳖子酸等。

【药理研究】

1. **对心血管的作用**　木鳖子皂苷能够引起大鼠血压下降、短暂呼吸兴奋和心搏加快,注射于犬股动脉,可暂时增加后肢血流量,其强度约为罂粟碱的 1/8,对离体蛙心则呈抑制作用[4]。

2. **对肠管的作用**　木鳖子皂苷对离体兔十二指肠收缩呈抑制作用,而对豚鼠回肠则能加强乙酰胆碱的作用,拮抗罂粟碱的作用,高浓度时引起不可逆性收缩。

3. **抗炎**　大鼠口服或皮下注射木鳖子皂苷,能显著抑制角叉菜胶引起的足踝浮肿。

4. **毒性作用**　木鳖子水煎剂长期给药可以造成大鼠肝脏、肾脏损伤,血中丙氨酸转移酶及胆红素含量显著升高,血糖下降。

5. **抗菌杀螨** 木鳖子水煎液对白色念珠菌、嗜热链球菌及人蠕形螨均具一定的抑制作用,木鳖子丙酮提取物对孢子萌发有抑制作用,抑制率在 75% 以上,木鳖子汤剂及粉剂均可抑制葡萄球菌及化脓链球菌的生长,但无杀菌作用[3]。

6. **其他** 抗肿瘤、抗病毒等作用。

【炮制研究】 木鳖子有毒,大多外用。内服宜慎,须先炮制后入药。一般采用去壳取仁,碾末,用草纸包裹数层,外加麻布包紧,压榨去油,反复多次,至草纸不再现油迹,色由黄变灰白色,呈现松散状,研细即可。

【性味归经】 苦、微甘,凉;有毒。归肝、脾、胃经。

【功效主治】 攻毒疗疮,消肿散结。用于疮疡肿毒,瘰疬,乳痈,痔瘘,干癣,秃疮。

【临床应用】

1. 单方验方

(1)面神经麻痹 取木鳖子 10 枚,去壳,捣烂,加适量蜂蜜或陈醋成泥糊状为药。外敷于面部麻痹一侧,每日 2 次,病情较重者,加用蜈蚣(去头尾)1 条,同捣为泥,10 天为一疗程[5]。

(2)脱肛 木鳖子 15g,研极细末备用。先用升麻、乌梅、枳壳各 30g 煎水洗患处,洗后擦干,再用上述药液将木鳖子末调成糊状涂于患处,送入复位,平卧 30min 即可[6]。

(3)扁平疣 取木鳖子 1 个,放在食用醋 1ml 中研磨成糊状,药液点涂疣体,每日 3 次,2 周为一疗程[7]。

(4)泻痢 木鳖子仁 5g(研面)备用;在治疗中如属寒湿者加生姜、葱白;属湿热者加绿豆,或脾肾阳虚者加黑附子、吴茱萸、丁香、肉桂等。均研细末,用时将药面与米醋适量调和如泥,敷于脐部(即神阙穴),外以胶布固定,然后用暖水带,放于脐部热敷半小时以上,水冷可换,每日 1 次,一般 1~2 次即可见效[8]。

(5)急慢性软组织挫伤 先把木鳖子去壳,再用麻油炸黄,把油挤出,然后用米醋磨成软膏备用。把药膏摊在纱布上,外敷于患者损伤部位,2d 换药 1 次[9]。

(6)神经性皮炎 外涂木鳖子酊(见制剂),适用于苔藓化明显的病损,涂药后止痒作用明显,1~2 天后病损处充血,起水泡,4~5 天后开始脱屑,苔藓化也随之消退[10]。

2. 配伍应用

木鳖子配草乌:消肿散结解毒。用于一切诸毒,红肿赤晕不消者。如乌龙膏(《医宗金鉴》)

木鳖子配赤小豆、大黄:清热止痛。用于两耳卒肿热痛。(《圣惠方》)

3. 鉴别应用

木鳖子、马钱子 两者皆为有毒之品,均能消肿散结,通络止痛,用治疮痈肿痛,跌打损伤等证。木鳖子长于攻毒疗疮,多用于恶疮肿毒、瘰疬、乳痈、痔疮等证。马钱子,别名番木鳖,有大毒,内服宜慎,必须经炮制后入药,长于通经络,消结肿,止疼痛,用于风湿顽痹、麻木不遂、跌打伤痛等证,止痛作用强于木鳖子。

【用法用量】 大多外用,适量,研末,用油或醋调涂患处。内服宜慎,须制成霜,或炒焦,或煨去油后使用,每次 0.9~1.2g,多入丸、散用。

【使用注意】 大多外用,内服宜慎。孕妇及体弱者忌服。

参考文献

[1] 丁旭光等. 时珍国医国药,2005,16(3):202.

[2] 邢炎华等. 中医药通报,2016,15(4):56.

[3] 林慧彬等. 时珍国医国药,2009,20(4):785.

[4] 王秀琴等. 辽宁中医药大学学报,2007,9(2):56.

[5] 孙文献等. 白求恩医科大学学报,1981,7(2):114.
[6] 王福兴. 山东中医杂志,1985,(1):48.
[7] 张好生等. 中国皮肤性病学杂志,1999,13(2):114.
[8] 申广亮. 中医外治杂志,1995,3:30.
[9] 焦红波等. 中医外治杂志,2005,14(1):56.
[10] 宋立人等. 现代中药学大辞典,北京:人民卫生出版社,2001:351.

蜂 房

【异名】 露蜂房。

【基源】 为胡蜂科昆虫果马蜂 *Polistes olivaceous* (DeGeer)、日本长脚胡蜂 *P. japonicus* Saussure 或异腹胡蜂 *Parapolybia varia* Fabricius 的巢。

【成分研究】

1. **黄酮类** 蜂房的蜂胶中含有多种黄酮类化合物,主要有芹菜素、白杨素和刺槐素等。此外,还有黄酮醇类和二氢黄酮类,如槲皮素、芦丁、高良姜素、松属素和橙皮苷等[1]。

2. **苯丙素类** 从露蜂房分离得到一系列酚酸类化合物,如对苯二酚、苯甲酸和对羟基苯甲酸等。还有一些苯丙酸类,如咖啡酸和阿魏酸等。

3. **脂肪酸类** 从蜂房中分离并鉴定出棕榈酸、亚油酸和油酸3种高级脂肪酸,在蜂房挥发物中还有24种烃类化合物及酯类化合物,包括鲨烯、癸二酸二乙酯、肉豆蔻酸乙酯、软脂酸乙酯等[2]。

4. **蛋白质** 蜂房的蜂胶中含有多种氨基酸,主要包含丙氨酸、β-丙氨酸、α-氨基丁酸、δ-氨基丁酸、精氨酸、天冬氨酸、胱氨酸、谷氨酸、甘氨酸、组氨酸等25种氨基酸[3]。

5. **其他** 谷甾醇、乌苏酸等。

【药理研究】

1. **抗炎、抗过敏** 露蜂房水提液能够显著抑制二甲苯导致的小鼠耳郭肿胀,并对透明质酸酶活性具有明显的抑制作用,具有抗过敏活性。

2. **抗菌** 蜂胶有较强的抑菌、防腐作用,其有机酸、黄酮、β-桉叶油醇类,对金黄色葡萄球菌、链球菌、沙门菌等20种细菌都有抗菌作用,尤其对金黄色葡萄球菌最为敏感,最小抑菌浓度为0.0625%。

3. **抗溃疡** 蜂胶石油醚萃取物对胃溃疡有明显对抗作用,其机制可能与改善局部血液循环、促进组织再生修复、增加胃黏液 PEG_2 含量、抑制胃酸分泌和影响交感-肾上腺髓质系统等因素有关[4]。

4. **抗肿瘤** 露蜂房蛋白 NVP 能够明显诱导白血病小鼠脾组织和骨髓中白细胞凋亡,并呈一定的剂量依赖关系,其作用机制可能与抑制肿瘤细胞 Bcl-2 蛋白和上调 Bax 蛋白表达有关[5]。

5. **对消化系统作用** 蜂房的丙酮提取物可抑制家兔离体肠管蠕动和紧张度,蜂胶水醇提取物可加速硫酸钡通过消化道的过程,显示其可促进胃肠平滑肌蠕动,并有轻泻作用。

6. **其他** 麻醉、镇静和抗病毒等作用。

【性味归经】 甘,平。归胃经。

【功效主治】 攻毒杀虫,祛风止痛。用于疮疡肿毒,乳痈,瘰疬,皮肤顽癣,鹅掌风,牙痛,风湿痹痛。

【临床应用】

1. 单方验方

(1)流行性腮腺炎 取蜂房1个,将蜂房撕碎,文火焙至焦黄(忌焦黑),研细末,每次1.5～

3g(5 岁以下 1.5g,6～10 岁 2g ,11 岁以上 3g),加入 1 个鸡蛋内搅匀炒食(5 岁以下儿童只取蛋黄炒食),食后多喝开水,盖被发汗,1 日 2 次。同时,取蜂房末,醋调敷患处,每日 1 次[6]。

(2)脱疽　蜂房膏由蜂房、黄蜡、香油组成。将蜂房放在香油中浸泡 3～4 天,泡后将药熬枯去渣,再以文火熬油加黄蜡,待蜡熔化后点水成珠离火,待凉成软膏即可使用。患肢创面局部常规消毒,用蜂房膏油纱条局部外敷,每天 1 次,30 天为 1 个疗程[7]。

(3)顽固性外伤感染　将蜂房 50g 置于 2000ml 水中,于瓷盆中煮沸 5min,温度降至 37～40℃,用以冲洗感染灶 20～30min,每日 2 次[8]。

(4)乳痈　蜂房 2 个,香 3 支,把香插入蜂房的孔内,使烟对准痈熏,并用毛巾围拢,使烟能更长时间地作用于病变部位,大约 15～20min 后,再将另一蜂房(炒黑存性,研粉)粉 20g,合鲜金樱叶 20g(捣烂)外敷,用纱布固定于患处,每日 2 次[9]。

(5)关节痛　用蜂房 500g、松香 500g、苍术 250g、食用醋 500g,先将蜂房连外壳搓揉成粗末,再将松香去除泥沙、树皮及松针等杂质,与苍术共碾成粗末。将三药共入锅内,以文火炒至松香熔化后,迅速投入食醋(边拌炒边喷醋)至湿润状态(手握可成团,手松开时即散),趁热装入已备好的布袋内。立即用以熨贴痛处。每次 30min 左右,每日 2～3 次。药物可以反复多次应用,再熨贴时先行炒热[10]。

2. 配伍应用

(1)用于祛风止痛

蜂房配蝉蜕:祛风止痒,用于治疗白癜风。如蜂房散(《古今医鉴》)。

(2)用于攻毒杀虫

蜂房配全蝎、僵蚕、山慈菇:抗癌止痛,解毒散结,用于治疗多种癌肿疼痛。

蜂房配玄参、黄芪、蛇蜕:解毒排脓生肌。熬膏外敷,用于治疗瘰疬溃后,脓水不尽之症。如蜂房膏(《圣惠方》)。

【用法用量】　外用,适量,研末用油调敷或煎水漱口,或熏洗患处。内服,3～5g,水煎服。

【不良反应】　历代本草记载本品有毒,实验研究也证明其挥发油有毒,服食后易致急性胃炎,但临床至今尚未见使用本品引起严重中毒的报告。

【使用注意】　气血虚弱者内服宜慎。

参考文献

[1] 王斌等 . 国际药学研究杂志,2014,41(2):184.
[2] 张娜,解红霞 . 中国药房,2015,26(24):3447.
[3] 董捷 . 食品科学,2007,28(8):637.
[4] 李彦等 . 中医药信息,2004,21(5):21.
[5] 邵萌等 . 中国中医药现代远程教育,2015,13(4):157.
[6] 崔雪艳等 . 中国民间疗法,2006,14(6):25.
[7] 马鸿鹏 . 中国社区医师,2008,15:44.
[8] 张新等 . 中国民间疗法,2003,11(4):28.
[9] 冯志江 . 四川中医,2009,27(12):87.
[10] 谭力 . 中国民间疗法,2004,12(2):25.

索　引